AO-Instrumente und -Implantate

Springer
Berlin
Heidelberg
New York
Barcelona
Budapest
Hong Kong
London
Mailand
Paris
Tokyo

R. Texhammar C. Colton

AO-Instrumente und -Implantate

Technisches Handbuch

Coautoren F. Baumgart J. Buchanan J. A. Disegi
R. Hertel A. Murphy S. M. Perren

Übersetzer E. Schwab

Geleitwort M. E. Müller

Zweite, völlig neubearbeitete
und erweiterte Auflage

Mit ca. 3000 Abbildungen

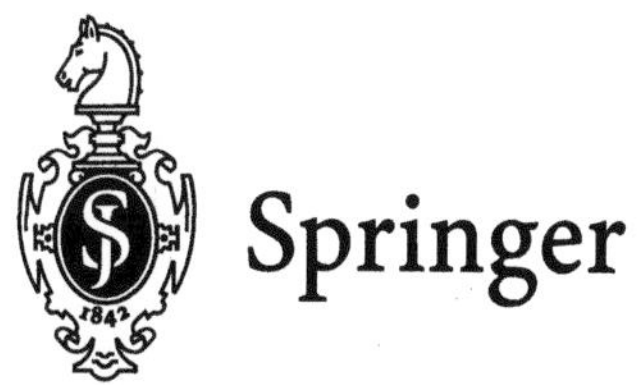

Texhammar, Rigmor, RN
vorm. Direktorin für OP-Personal
AO International
Fatbursgatan 18 A, S-11854 Stockholm, Schweden

Colton, Christopher
M. B., B. S., L. R.C. P., F. R. C. S., F. R. C. S. Ed.
Professor in Orthopaedics and Accident Surgery
at Nottingham University
Senior Orthopaedic Trauma Surgeon and
Consultant Paediatric Orthopaedic Surgeon
at Nottingham University Hospital
Nottingham NG7 2UH, Great Britain

Übersetzer:

Schwab, Eckart, Dr. med.
Chirurg/Unfallchirurg

Unter Mitarbeit von
Bäuerle, Susanne, Ltd. OP-Schwester

Berufsgenossenschaftliche Unfallklinik,
Schnarrenbergstr. 95, D-72076 Tübingen,
Deutschland

Titel der englischen Ausgabe:
R. Texhammar/C. Colton:
AO/ASIF Instruments and Implants - 2nd Ed.

ISBN 978-3-642-79626-5 ISBN 978-3-642-79625-8 (eBook)
DOI 10.1007/978-3-642-79625-8

Die erste Auflage erschien unter dem Titel:
F. Séquin/R. Texhammar: Das AO-Instrumentarium

Die Deutsche Bibliothek - CIP-Einheitsaufnahme
AO-Instrumente und -Implantate : technisches Handbuch / R. Texhammar ; C. Colton. Mitarb. F. Baumgart ... Übers. E. Schwab. Geleitw. M. E. Müller. - 2., völlig neubearb. und erw. Aufl. - Berlin ; Heidelberg ; New York ; Barcelona ; Budapest ; Hong Kong ; London ; Mailand ; Paris ; Tokyo : Springer, 1995
Engl. Ausg. u. d. T.: AO, ASIF instruments and implants
1. Aufl. u. d. T.: Das AO-Instrumentarium
ISBN 978-3-642-79626-5
NE: Texhammar, Rigmor; Schwab, E. [Übers.]

Softcover reprint of the hardcover 2nd edition 1995

Satz: Aprinta, Wemding

SPIN 10127163

24/3135 - 5 4 3 2 1 0 - Gedruckt auf säurefreiem Papier

Geleitwort

Die Erstausgabe dieses Handbuchs erschien unter dem Namen „Die AO-Instrumentierung" und stellte eine exakte und vollständige Beschreibung der AO-Instrumente dar. Das von Fridolin Séquin und Rigmor Texhammar mit großer Sorgfalt herausgegebene Handbuch behandelte auf verständliche Weise die Anwendung und Pflege der verschiedenen AO-Instrumente, mit denen das OP-Personal umgeht. Ein wichtiger Teil der Erstausgabe war eine ausführliche Checkliste für die Bereitstellung der Instrumente, die für die häufigeren operativen Frakturbehandlungsmethoden erforderlich sind.

Fridolin Séquin war als Autor der Erstausgabe ideal geeignet: Er hatte aufgrund seiner 15jährigen Tätigkeit als Entwicklungsingenieur der AO eine gründliche Kenntnis der AO-Instrumente, und er konnte sich auf die klinischen Erfahrungen von Rigmor Texhammar stützen, die Leiterin der weltweiten AO-Kurse für OP-Personal. Durch die gelungene Gegenüberstellung von Text und Abbildungen wurde das Handbuch rasch als Standardnachschlagewerk angesehen. Im Jahre 1981 gab es bereits Übersetzungen in Englisch, Französisch, Spanisch und Italienisch. Das Handbuch erfreute sich – nicht ganz überraschend – großer Beliebtheit.

Der Erfolg der 1. Auflage und die Entwicklung neuer AO-Techniken führte zu den Plänen für eine 2. Auflage. Aufgrund des Todes von Fridolin Séquin war es leider nicht möglich, das Projekt durch das ursprüngliche Team fortzuführen; es konnte jedoch Chris Colton aus Nottingham, England, dafür gewonnen werden. Als Direktor einer der größten Abteilungen für orthopädische Traumatologie Großbritanniens ist er bestens geeignet, diese schwierige Aufgabe zu übernehmen. Die gemeinsamen Anstrengungen von Chris Colton und Rigmor Texhammar führten zu der Betonung eines neuen Schwerpunkts der 2. Auflage, so daß nicht nur für OP-Personal ein Nachschlagewerk geschaffen wurde, sondern auch für eine steigende Zahl junger Chirurgen, die die Erstauflage zur Unterstützung ihres Verständnisses von der operativen Frakturversorgung heranzogen.

Die operative Behandlung von Frakturen ist nicht nur eine lohnende Erfahrung für junge Chirurgen, sondern auch eine schwierige und anspruchsvolle Aufgabe. Aus diesem Grund war es notwendig, einen jederzeit verfügbaren Text zu haben, der die AO-Instrumente und -Techniken umreißt. Die Ziele dieses Handbuchs sind jedoch weiter gesteckt: In den Kapiteln, die in Zusammenarbeit mit S. M. Perren sowie weiteren Klinikern und Forschern mit umfassendem Wissen auf diesem Feld geschrieben wurden, werden die Prinzipien und die Geschichte der AO auf den neuesten Stand gebracht. Ein weiteres Kapitel, von J. Disegi und F. Baumgart, beschreibt die Materialien, die für AO-Instrumente und -Im-

plantate verwendet werden. In jüngster Zeit entwickelte AO-Instrumente und ihr Gebrauch werden beschrieben und neue Entwicklungsrichtungen dargestellt. Um die wesentlichen Schritte eines operativen Eingriffs hervorzuheben, wurde von Chris Colton eine Checkliste über das intraoperative Vorgehen erstellt. Da der Zeitraum zur Vorbereitung einer bestimmten Operation für den traumatologischen Chirurgen gelegentlich begrenzt ist, kann diese Checkliste hierbei sehr hilfreich sein. Durch die Kenntnis der wesentlichen Operationsschritte wird auch das Instrumentierpersonal eher in der Lage sein, die Arbeit des Operateurs zu verstehen.
Chris Colton hat zu der 2. Auflage mit einer Anzahl neuer und wesentlicher Gesichtspunkte beigetragen. Das Kapitel „Grundlagen der Diagnostik und Therapie" wurde zur Information des gesamten OP-Teams über neuere Entwicklungen hinzugefügt. Es findet sich eine klare und zuverlässige Information über verschiedene Themen, wie bildgebende Verfahren (z.B. Tomographie, Kernspintomographie oder Ultraschall) oder Kompartmentsyndrome, um nur einige zu nennen. Für jede beschriebene anatomische Region ist die Frakturklassifikation mit angegeben. Indikationen zur Osteosynthese, präoperative Vorbereitung, Lagerung des Patienten, operativer Zugang und AO-Behandlungsstrategien werden ebenfalls ausführlich dargestellt.

Einer der wichtigsten Bestandteile der 2. Auflage bleibt die detaillierte Instrumentencheckliste, für die Rigmor Texhammar verantwortlich ist und die in ihren Grundzügen bereits in der 1. Auflage so erfolgreich war. Sie wurde jedoch für die 2. Auflage erheblich überarbeitet: Rigmor Texhammars grundlegendes Verständnis der AO-Techniken und ihre langjährige Zusammenarbeit mit der AO sind die wesentlichen Grundlagen für eine sorgfältige Überprüfung und die Erweiterung der ursprünglichen Instrumentencheckliste. Das wesentliche Verdienst für die Organisation und die Abfassung dieses Handbuchs gebührt daher Rigmor Texhammar.
Zwischen der 1. und 2. Auflage wurden viele neue Instrumente, Implantate und Operationstechniken von der AO entwickelt. Es überrascht daher nicht, daß der Umfang dieses Handbuchs von 300 Seiten in der 1. Auflage auf über 500 Seiten in der 2. Auflage zugenommen hat und daß es dreimal so viele Abbildungen enthält. Trotzdem ist die Darstellung von Text und Abbildungen ausgezeichnet. Herzlichen Glückwunsch an die Autoren und den Herausgeber! Erwähnenswert ist auch der Beitrag von Lotti Schwenderer, einer Mitarbeiterin der M.E. Müller-Stiftung; sie hat in mehr als 10 Monaten intensiver Arbeit Tausende hervorragender Photographien gemacht, die als Grundlage für die Abbildungen dienten.

Dieses Buch hat die anfangs von Rigmor Texhammar und Chris Colton gesteckten Ziele weit übertroffen. Es wird mit Sicherheit erneut ein orthopädischer „Bestseller". In diesem Handbuch findet das gesamte OP-Team die notwendigen wesentlichen Informationen für die Durchführung jeder Osteosynthese. In den Kliniken, die AO-Instrumente und -Techniken anwenden, wird es gewiß unentbehrlich werden.

Bern | Maurice E. Müller

Vorwort

Die 1. Auflage dieses Buches wurde von Fridolin Séquin und Rigmor Texhammar geschrieben und erschien 1981 als Handbuch für Operationsschwestern und -pfleger. Im Gegensatz zum AO-Manual für Osteosynthese konzentrierte es sich hauptsächlich auf die technischen und praktischen Gesichtspunkte der Instrumentierung und der Implantate. Seit dieser Zeit hat sich jedoch die AO-Technik mit der Zunahme chirurgischer Erfahrung weiterentwickelt. Da zwischenzeitlich viele neue Instrumente entwickelt wurden, war auch eine Neuauflage dieses Handbuchs notwendig. Durch den Tod von Fridolin Séquin im Jahre 1988 mußte ein neues Team zusammengestellt werden, wodurch sich die Gelegenheit ergab, den Inhalt und die Schwerpunkte der 2. Auflage gründlich zu überarbeiten.

Da sich dieses Buch an dieselbe Leserschaft wie die Erstauflage richtet, baut es zwangsläufig auf dessen Grundlagen auf. Ähnlichkeiten im Inhalt oder Stil sind als Anerkennung an das Basiswerk zu verstehen.

Die Diskussionen der letzten Jahre mit OP-Personal in zahlreichen Ländern haben gezeigt, daß ein tieferes Verständnis der naturwissenschaftlichen und klinischen Grundlagen von chirurgischen Verfahren zu einem leichteren Aufnehmen und Behalten von Detailwissen führt. Hierdurch wird auch der Zusammenhalt des OP-Teams gefördert.

Dieses Handbuch handelt von den Techniken, die im AO-System benutzt werden. Es ist nicht unsere Absicht, eine allgemeine Behandlung von Frakturen darzustellen. Die Benutzung des Buchs ist nur dann sinnvoll, wenn eine operative Frakturbehandlung nach den Grundsätzen der AO durchgeführt werden soll. Die Darstellung von Operationsverfahren wurde bewußt in die Neuauflage aufgenommen, sie werden im Kapitel 7 eingehender beschrieben. Zum besseren Verständnis des chirurgischen Entscheidungsprozesses werden auch einige Indikationsstellungen erwähnt.

Vielleicht kann man einen Vergleich zu einem Handbuch für ein neues Auto ziehen, das sehr ausführlich beschreibt, wie man damit sicher und optimal fährt und wie man es pflegt, um es möglichst wenig abzunutzen. Wann man einsteigen und wohin man fahren soll, erfährt man jedoch nicht.

Zur Vertiefung der in diesem Buch dargestellten Themen finden sich am Ende vieler Abschnitte zusätzliche Literaturhinweise.

Viele Freunde und Kollegen haben bei dieser Neuauflage mitgeholfen. Besonders möchten wir uns bei den Mitautoren der verschiedenen Abschnitte bedanken, sie sind im Inhaltsverzeichnis aufgeführt. Darüber hinaus verdient Lotti Schwenderer unseren speziellen Dank für die Zeit und die Begeisterung bei der Erstellung der ausgezeichneten Abbildungen, ohne die das Buch keinen Wert hätte. Durch die Perfektion unserer Zeichner Frau V. Rohrbach und Herr K. Oberli wird der Text mit hervorragenden Illustrationen bereichert, die von Petra Jareke mit großer Geduld sortiert und numeriert wurden.

Besondere Erwähnung verdienen unsere Kollegen in der AO-Stiftung sowohl für die finanzielle Unterstützung während der Entstehungsphase wie auch die ständige Bereitschaft für Rat und Hilfe bei Fragen zum Inhalt des Buches.

Die Veröffentlichungen von M. E. Müller et al., J. Schatzker und M. Tile, U. Heim und K. H. Pfeiffer, T. Rüedi, A. H. C. von Hochstetter und R. Schlumpf, J. Mast, R. Jakob und R. Ganz sowie natürlich die 3. Auflage des *AO-Manuals der Osteosynthese* waren unschätzbare Nachschlagewerke für uns.

Wir danken auch den drei Herstellern der AO-Instrumente und -Implantate für ihre Unterstützung bei der Erstellung der Abbildungen.

Die Damen und Herren des Springer-Verlags verdienen unseren Dank für die enge Zusammenarbeit bei der „Geburt" dieser Neuauflage. Die üblichen Danksagungen für die Schreibkräfte können entfallen, da wir alles selbst getippt haben – mit Hilfe von Microsoft, IBM und Nescafé!

Durch die Geduld unserer Ehegatten – Bo Jareke und Jo Colton – konnten wir zahllose Stunden der Erstellung und Verbesserung des Textes widmen. Ihr ungerechter Lohn waren lange Phasen der Einsamkeit, welche von Zeiten mit einem müden und abgearbeiteten Partner unterbrochen wurden!

Stockholm — Rigmor Jareke Texhammar
Nottingham — Christopher L. Colton

Inhaltsverzeichnis

Adressenverzeichnis

Autoren

Texhammar, Rigmor, RN
vorm. Direktorin für OP-Personal
AO International
Fatbursgatan 18 A, S-11854 Stockholm, Schweden

Colton, Christopher
M.B., B.S., L.R.C.P., F.R.C.S., F.R.C.S. Ed.
Professor in Orthopaedics and Accident Surgery
at Nottingham University
Senior Orthopaedic Trauma Surgeon and
Consultant Paediatric Orthopaedic Surgeon
at Nottingham University Hospital
Nottingham NG7 2UH, Great Britain

Coautoren

Baumgart, Frank, Prof. Dr.-Ing.
AOTK Sekretariat
Clavadelerstrasse, CH-7270 Davos Platz, Schweiz

Buchanan, Joy, B.Sc.
AO Forschungsinstitut
Clavadelerstrasse, CH-7270 Davos Platz, Schweiz

Disegi, John A.
Materials Development Director
SYNTHES (USA)
1690 Russell Road, Paoli, PA 19301, USA

Hertel, Ralph, M.D.
Abteilung für Orthopädische Chirurgie
Universitätsklinik Bern
Inselspital, CH-3010 Bern, Schweiz

Murphy, Anne, RN
Direktorin für OP-Personal
AO International
Clavadelerstrasse, CH-7270 Davos Platz, Schweiz

Perren, Stephan M., Prof. Dr. med., D.Sc. (h.c.)
AO Forschungsinstitut
Clavadelerstrasse, CH-7270 Davos Platz, Schweiz

Übersetzer

Schwab, Eckart, Dr. med.
Chirurg/Unfallchirurg

Unter Mitarbeit von
Bäuerle, Susanne, Ltd. OP-Schwester

Berufsgenossenschaftliche Unfallklinik,
Schnarrenbergstr. 95, D-72076 Tübingen,
Deutschland

1 Einführung: Grundkenntnisse

R. Texhammar und C. Colton

Grundlagenwissen

Wir gehen von der Voraussetzung aus, daß die Benutzer dieses Handbuchs bereits über ein Grundlagenwissen über die Arbeit im Operationssaal verfügen. Deshalb werden die aseptische Technik, die allgemeine Vorbereitung, Benutzung und Wartung chirurgischer Instrumente sowie die präoperative Vorbereitung des Patienten in diesem Buch nicht behandelt. Unter Berücksichtigung der oftmals komplexen Verletzungen, die in der Traumatologie und Orthopädie zu behandeln sind, müssen diese Grundprinzipien jedoch strikt beachtet werden.
Um aus dem Inhalt dieses technischen Handbuchs über AO-Techniken den optimalen Nutzen zu ziehen, ist für den Leser ein gutes Basiswissen in Anatomie und Pathologie von Verletzungen notwendig.

Präoperative Planung

Da sich dieses Buch ausschließlich mit der AO-Technik beschäftigt, werden auch nur die AO-Instrumente und -Implantate vorgestellt. Es ist unmöglich, alle zusätzlichen Instrumente mit zu berücksichtigen, die für die unterschiedlichen chirurgischen Therapien in der operativen Knochenbruch-behandlung benötigt werden. Die in jeder Einrichtung unterschiedlichen Praktiken bezüglich des Aufbaus der OP-Tische oder der Handhabung anderer Instrumente müssen vom Leser in Betracht gezogen werden.
Eine sorgfältige präoperative Planung ist Voraussetzung jeder operativen Knochenbruchbehandlung. Nach der Planung des chirurgischen Eingriffs sollte der Chirurg das OP-Team darüber informieren, damit das notwendige Material vorbereitet und auf seine korrekte Funktion überprüft werden kann, so daß keine unnötigen Verzögerungen entstehen.

Chirurgische Eingriffe

Die schrittweisen Anweisungen in diesem Buch sollen nur als Beispiele für den allgemeinen Einsatz der AO-Instrumente und -Implantate dienen; sie sind keine detaillierten Anweisungen für den speziellen Eingriff. Die Art der Versorgung jeder Verletzung muß im Einzelfall vom Verletzungsmuster und anderen patientenbezogenen Faktoren abhängig gemacht werden. In jedem Fall bestimmt der präoperative Plan das chirurgische Vorgehen. Außerdem hängt das Ergebnis vom chirurgischen Umfeld ab sowie natürlich von den manuellen Fähigkeiten des OP-Teams.

Teamarbeit

Weitere Voraussetzungen für erfolgreiches Operieren sind professionelle Sachkenntnis und Disziplin aller Mitglieder des OP-Teams. Durch Teamarbeit wird bei der Versorgung Unfallverletzter sichergestellt, daß der Patient die bestmögliche Behandlung erhält und seine Bedürfnisse gedeckt werden. Jedes Mitglied des Teams hat seine eigenen Verantwortlichkeiten, wobei jede Aufgabe wichtig ist und gewissenhaft und mit Geschick ausgeführt werden muß.

2 Geschichte der Osteosynthese

C. Colton

Über Tausende von Jahren bestand die Frakturbehandlung nur aus verschiedenen Formen äußerer Schienung. Die Ägypter benutzten vor 5000 Jahren Palmenrinde und Tuchbandagen; Ton und auch Kalk vermischt mit Eiweiß wurden von unseren Vorfahren gebraucht. Das meistverwendete Material über die Jahrtausende war jedoch Holz.

Auch heute noch wird Holz in vielen Gegenden der Erde als natürliche Schienung benutzt. Diese Methode wird auch in wissenschaftliche klinische Studien einbezogen. So veröffentlichte beispielsweise Amerasinghe aus Sri Lanka gute Ergebnisse über die funktionelle Schienung von Tibiafrakturen durch vorgeformte Bambusplatten.

Die ersten Versuche interner Fixierung wurden etwa 1770 in Toulouse, Frankreich, durch zwei Chirurgen, Lapejode und Sicre, durchgeführt, die Kupferdraht zur Cerclage von Frakturen langer Röhrenknochen benutzten. In den 20er Jahren des 19. Jahrhunderts verwendete John Kearny Rogers Nähte aus Silberdraht zur Stimulierung der Heilung von Pseudarthrosen.

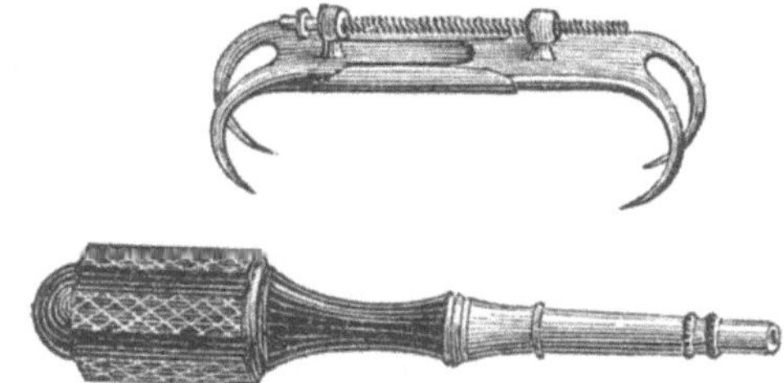

Das erste belegte chirurgische Instrument zur Frakturstabilisierung war die *griffe* (Kralle), die 1843 von Malgaigne beschrieben wurde. Sie bestand aus zwei Paar gebogenen Spitzen, die durch einen Spannwirbel zusammengezogen werden konnten und damit für die Approximierung der auseinandergezogenen Fragmente einer frakturierten Patella benutzt wurden. Dies war eigentlich der erste Fixateur externe, obwohl ein Instrument, das viel eher dem modernen Fixateur-externe-Konzept entspricht, von Dr. Clayton Parkhill aus Denver erst im Jahre 1897 beschrieben wurde.

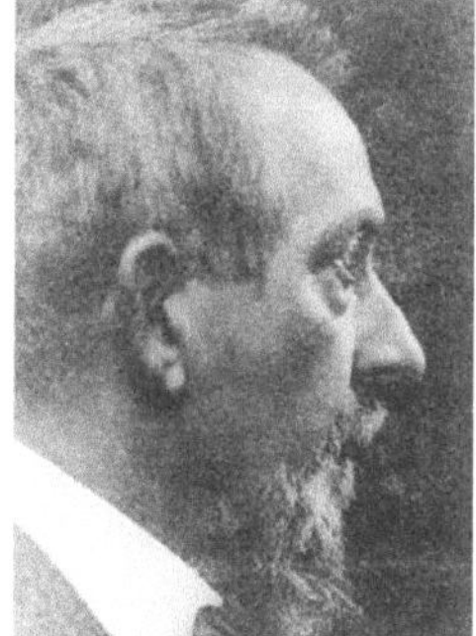

Der Begriff „Osteosynthese" wurde durch Albin Lambotte (1866–1955) geprägt, ein belgischer Chirurg, der allgemein als Vater der modernen inneren und äußeren Schienung angesehen wird. Er entwickelte einen Fixateur externe und zahlreiche verschiedene Platten und Schrauben sowie die entsprechenden chirurgischen Instrumente, die für ihre Implantation bei der operativen Knochenbruchbehandlung notwendig waren. Er war außerdem ein hervorragender Mechaniker und fertigte am Anfang seiner Karriere alle seine Instrumente und Implantate in der eigenen Werkstatt. (Darüber hinaus war er ein geschickter Violinbauer und fertigte 182 Violinen in seinem Leben!)

Obwohl viele andere an Methoden der Frakturstabilisierung während der ersten 50 Jahre dieses Jahrhunderts arbeiteten (Lane, Hey-Groves, König, Sherman, Hoffmann, Smith-Peterson, um nur einige zu nennen), sollte es die belgische Schule sein, die sich an die Spitze des Fortschritts setzte.

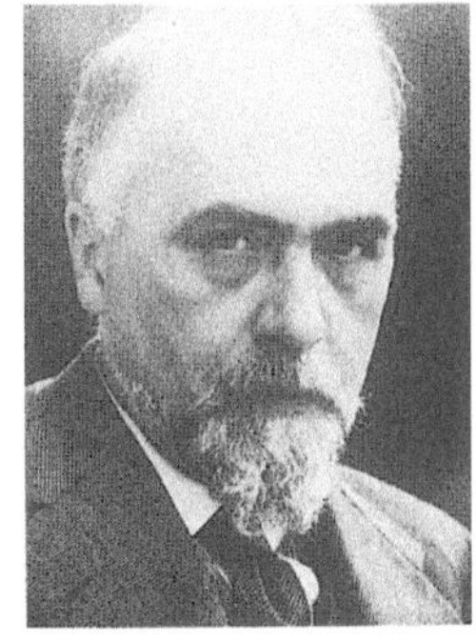

Robert Danis, ein Chirurg aus Brüssel, veröffentlichte 1932 und 1949 zwei Bücher über Osteosynthese. Die zweite Arbeit berichtete über beeindruckende Beobachtungen bei dem Gebrauch von starren Fixierungsvorrichtungen. Durch die operative Behandlung von Frakturen wollte Danis den Knochenbruch so fest stabilisieren, daß dessen Behandlung zweitrangig werden konnte gegenüber dem viel wichtigeren Ziel, die Erholung der Weichteilverletzung, die Gelenkbeweglichkeit und die Muskelfunktion sicherzustellen, also eine sofortige funktionelle Nachbehandlung zu gewährleisten. Hierfür erfand er eine Kompressionsplatte (*coapteur*), mit der er nach anatomischer Reposition der Fraktur beide Knochenenden aufeinander preßte, um so die Stabilität der Fixierung zu erhöhen. Er beobachtete, daß viele der so behandelten Frakturen ohne Kallusbildung heilten, was er *soudure autogène* (oder schweißen) nannte und was man heutzutage als direkte Knochenheilung bezeichnet.

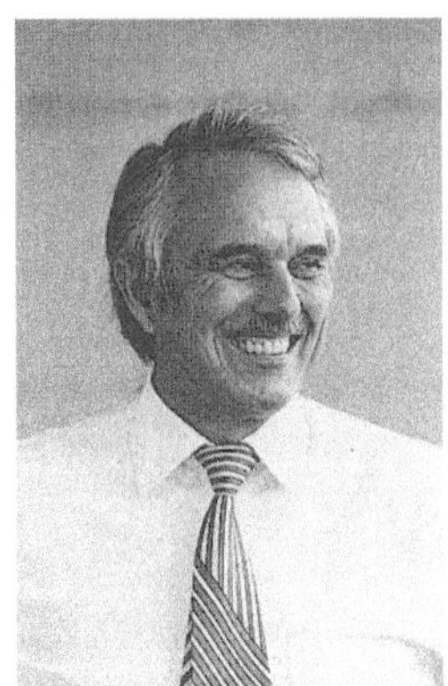

Ein junger Schweizer Chirurg, Maurice E. Müller, war nach der Lektüre von Danis' zweitem Buch voller Begeisterung für die Konzepte der sofortigen funktionellen Nachbehandlung nach starrer interner Fixierung und von der Beobachtung der direkten Knochenheilung fasziniert. Nachdem er Danis 1950 besucht hatte, kehrte Dr. Müller in die Schweiz zurück, um diese Ideen in die Tat umzusetzen und dieses „neue" Heilungsphänomen näher zu erforschen. Um sich herum versammelte er eine Gruppe interessierter Schweizer Chirurgen, die 1958 während eines historischen Wochenendtreffens in Chur beschlossen, eine Arbeitsgruppe zu Fragen der internen Fixierung von Knochen ins Leben zu rufen – die Arbeitsgemeinschaft für Osteosynthesefragen, oder AO.

Diese Gruppe widmete sich der Osteosyntheseforschung (Grundlagenforschung und Biomechanik), der Konstruktion geeigneter Instrumente für die Frakturchirurgie und der Dokumentation ihrer Ergebnisse. Aufgrund des eigenen Erfolges erwuchs das Bedürfnis, das Gelernte weiterzugeben. Die AO-Stiftung ist jetzt eine große, internationale Organisation, deren verschiedene Kommissionen diese Aufgaben erfüllen, die von einem Vorstand mit 90 Chirurgen aus der ganzen Welt koordiniert werden.

Es kann keinen Zweifel daran geben, daß diese Initiative, geboren aus dem Weitblick und dem wissenschaftlichen Streben dieser frühen Pioniere, die Entwicklung der Knochenchirurgie der letzten 3 Jahrzehnte maßgeblich bestimmt hat.

3 Anatomische Grundlagen

R. Texhammar und C. Colton

3.1 Orientierung

Die nachfolgenden Abbildungen sollen die Bedeutung einer einheitlichen Terminologie unterstreichen und als Hilfe zur Orientierung dienen. Es handelt sich um eine Darstellung der verschiedenen Ebenen bei der Betrachtung der menschlichen Anatomie sowie um die Ansicht des Skeletts von vorne.

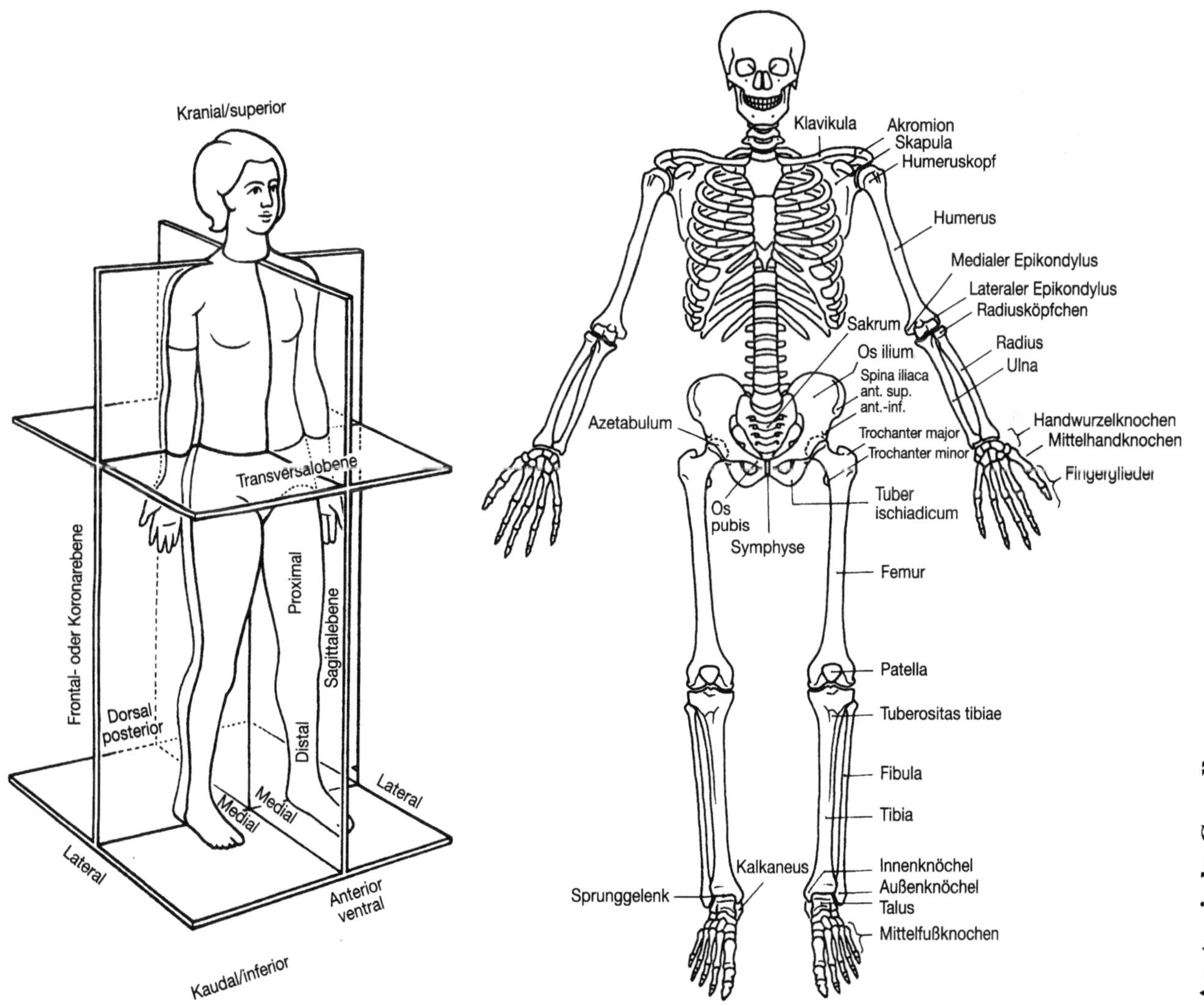

3.2 Glossar

Abduktion: Bewegung eines Körperteils von der Mittellinie weg, z. B. bewegt eine Abduktion an der Schulter den Arm weg vom Körperstamm nach außen.

Adduktion: Bewegung eines Körperteils zur Mittellinie hin, z. B. bewegt eine Adduktion am Hüftgelenk das Bein zur Mittellinie, und bei einer Adduktion beider Beine werden die Knie zusammengepreßt oder die Beine überkreuzt.

Anatomische Position: Die Referenzstellung des Körpers, wie in der vorigen Abbildung dargestellt.

Anterior: Zur Vorderfläche hin. Wenn A vor B liegt in der anatomischen Position, hat A eine anteriore Lage gegenüber B.

Distal: Vom Körperzentrum weg, nach außen hin; z. B. ist die Hand distal vom Ellbogen, die Finger sind distal der Mittelhand. Manchmal bedeutet es auch „näher am Ende als am Anfang“: Im Verdauungstrakt ist z. B. der Magen distal vom Ösophagus, in den ableitenden Harnwegen ist die Blase distal des Harnleiters.

Dorsal: Zur Rückenfläche hin. Der Fuß ist eine Ausnahme: Die Oberfläche des Fußes heißt Fußrücken, obwohl sie anatomisch gesehen nach vorne weist.

Eversion: Anheben des Fußaußenrandes.

Extensor: Muskelgruppen, die eine Streckung eines Körperteils bewirken, werden auch „Extensoren“ genannt. Die Oberfläche des Körperteils, an dem sich die Muskeln befinden, wird auch Streckseite genannt.

Flexor: Muskelgruppen, die eine Beugung eines Körperteils bewirken, werden auch „Flexoren“ genannt. Die Oberfläche des Körperteils, an dem sich die Muskeln befinden, wird auch Beugeseite genannt.

Frontal: Bezieht sich auf die Vorderseite des Körpers. Die Frontalebene liegt parallel zur Stirnfläche (und auch zur Koronarebene, s. unten).

Horizontal: Parallel zum Horizont.

Inferior: Darunter oder kleiner als (s.auch Kaudal). Gegenteil von „superior“.

Inversion: Anheben des Fußinnenrandes.

Kaudal: Zum Steißende hin.

Koronar: Dies ist eine senkrechte Ebene durch den Körper von Seite zu Seite, so daß eine koronare Halbierung des Körpers ihn in eine vordere und eine hintere Hälfte teilt. Die Bezeichnung stammt von dem lateinischen Wort *corona* (Krone), da bei einer Krönung die Krone mit zwei Händen auf beiden Seiten gehalten wird, um sie aufzusetzen; die Hände sind in der „koronaren“ Ebene.

Kranial: Zum Kopfende hin.

Lateral: Von der Medianebene weg. Gegenteil von „medial“.

Medial: Zur Medianebene hin. Gegenteil von „lateral“.

Medianebene: Ist jene Sagittalebene, die den Körper in zwei seitengleiche Hälften teilt.

Opposition: Bewegung des Daumens vor die Handfläche beim Greifen.

Palmar: Zur Handfläche hin, z. B. Palmarfaszie.

Plantar: Zur Fußsohle hin, z. B. Plantarfaszie oder Plantarflexion, d. h. Bewegung der Fußspitze nach unten.

Posterior: s. dorsal

Pronation: Drehbewegung des Unterarms, so daß der Daumen nach innen zeigt und der Handrücken nach oben oder vorne. Bei Pronation des Fußes (Eversion) trägt der Fußinnenrand mehr Körpergewicht als der Fußaußenrand.

Proximal: Zum Körperzentrum hin. Gegenteil von distal, z. B. ist der Ellbogen proximal des Handgelenks. Manchmal bedeutet es auch „näher am Anfang als am Ende“; z. B. ist im Verdauungssystem der Magen proximal des Ileums, in den ableitenden Harnwegen befindet sich die Niere proximal der Blase.

Sagittal: Eine Richtungsangabe im Sinne eines Pfeiles von hinten durch den Körper nach vorne oder umgekehrt. Sagittalebenen sind senkrechte Ebenen durch den Körper von vorne nach hinten (s. Abb.).

Superior: Oberhalb oder größer als. Gegenteil von inferior (s. auch kranial).

Supination: Drehbewegung des Unterarms, so daß der Daumen nach außen zeigt und der Handrücken nach unten oder hinten. Bei Supination des Fußes (Inversion) trägt der Fußaußenrand mehr Körpergewicht als der Fußinnenrand.

Transversal: Quer durch den Körper hindurch. Die transversale Achse verbindet entsprechende Punkte beider Seiten, Transversalebenen sind alle Querschnittsebenen des Körpers (s. Abb.).

Valgus: Achsenknick eines Knochens oder einer Extremität, wobei der distale Teil nach außen hin zeigt, z. B. bei einem X-Bein.

Varus: Achsenknick eines Knochens oder einer Extremität, wobei der distale Teil nach innen hin zeigt, z. B. bei einem O-Bein. Gegenteil von Valgus.

Vertikal: Aufrechtstehend, senkrecht zu horizontal.

4 Grundlagen der AO-Technik: Prinzipien und Ziele

S.M. Perren und J. Buchanan (4.1, 4.3 und 4.4), R. Hertel (4.2) und C. Colton (4.5)

4.1 Grundlagen der Knochenheilung

S.M. Perren und J. Buchanan

Das menschliche Skelett verleiht dem Körper Stabilität, ermöglicht die Fortbewegung und schützt die Organe. Die Abbildung demonstriert, daß intakter diaphysärer Knochen sehr fest ist. Ein Knochensegment des Schienbeins (Tibia) kann das Gewicht eines kleinen Autos tragen, und eine Kortikalisschraube im Oberschenkelknochen (Femur) kann das Gewicht von 3 Personen tragen. Ein intakter gesunder Knochen widersteht erheblichen Belastungen, wie z.B. bei der Landung eines Fallschirmspringers. Bei mechanischer Überbelastung durch Arbeit oder einen Verkehrs- oder Sportunfall bricht der Knochen. Vor dem Unfall war der Knochen in der Lage, einer Belastung standzuhalten, ohne nachzugeben. Ein gebrochener Knochen krümmt und biegt sich, verkürzt oder verdreht sich schon bei einer geringen Krafteinwirkung.

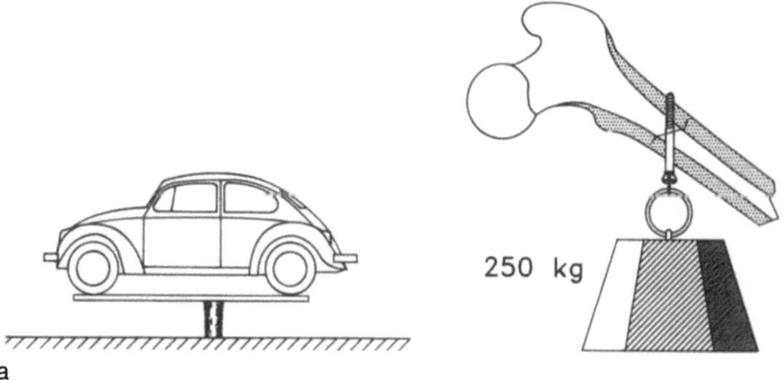

Knochenfestigkeit. Knochen hat eine relativ hohe Festigkeit. Die Festigkeit übersteigt weit die Bedürfnisse der körperlichen Schwerstarbeit. **a** Druckfestigkeit. Ein kurzes Knochensegment der diaphysären Tibia trägt das Gewicht eines kleinen Autos. **b** Festigkeit einer in der Kortikalis befestigten Schraube. Eine 4,5-mm-Standardschraube – in nur einer Femurkortikalis befestigt – kann 2500 N standhalten (das Gewicht von 3 Personen).

Der Bruch eines Knochens ereignet sich innerhalb von Bruchteilen einer tausendstel Sekunde. Eine experimentelle Untersuchung von Robert Moor zeigte, daß im Augenblick des Brucherereignisses auch die Weichteile in der Nähe der Bruchstelle einen erheblichen Schaden durch das Frakturgeschehen erleiden. Daher sind also nicht nur der Knochen, sondern auch die ernährenden Blutgefäße und die Knochenhaut (Periost) geschädigt.

Die Form der Fraktur hängt von der Art der einwirkenden Kraft ab. Drehung um die Längsachse (z.B. beim Skifahren) führt zu einem Spiralbruch. Eine Biegekraft auf den Knochen (z.B. durch die Stoßstange eines Autos gegen den Unterschenkel eines Fußgängers) hat einen Querbruch zur Folge. Genauso kann eine zu starke Zugkraft zu einer Querfraktur der Patella oder des Olekranons führen oder zu einem Knochenabriß an den Knöcheln. Wenn jemand beispielsweise nach einem Sprung von einem Balkon hart landet, wird der Knochen zusammengestaucht, so daß die gebrochenen Gliedmaßen wahrscheinlich verkürzt sind.

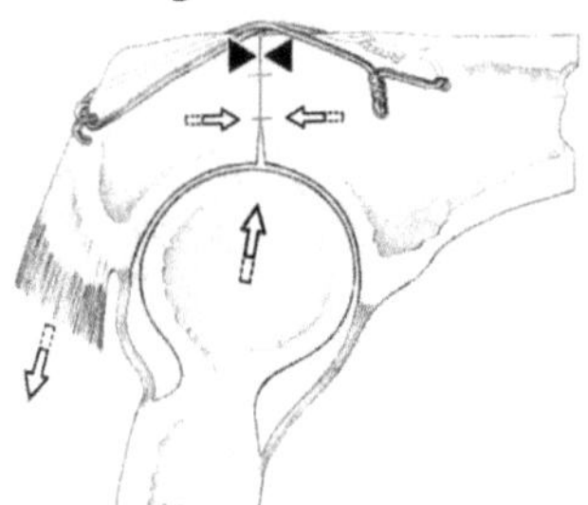

Verschiedene mechanische Situationen und Heilungsarten auf der gleichen Frakturfläche. Unterschiedliche Bedingungen an einer Frakturfläche zu verschiedenen Zeitpunkten (z.B. bei der Zuggurtung am Ellbogen). Die Vorspannung durch den Draht wird durch *schwarze Dreiecke* dargestellt (statische Kompression). Die Wechselbelastungen aufgrund der Bewegung (d.h. Zug des Trizepsmuskels und damit verbundene Gelenkkompression, welche zusätzlich Druck auf die Bruchfläche ausübt) werden durch die *leeren Pfeile* angezeigt.

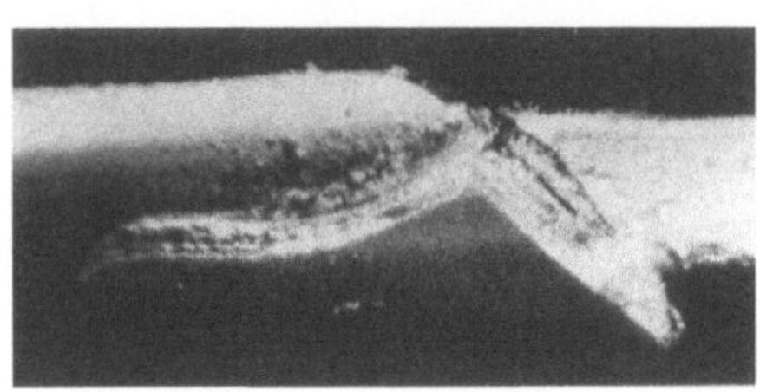

a

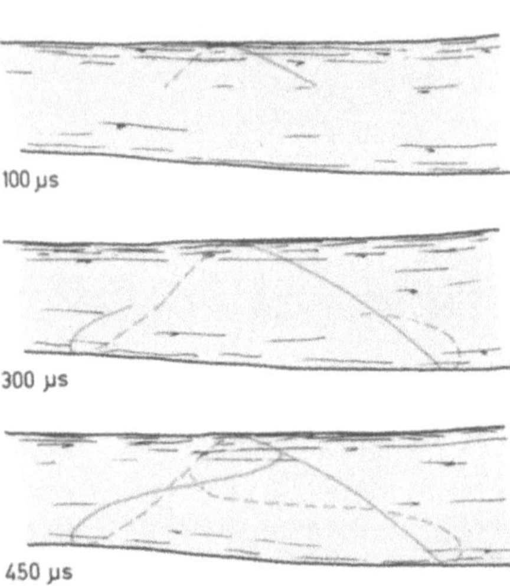

b

Knochenbruch. Die Vorgänge, die eine Spiralfraktur mit zusätzlichem (Drehkeil-) Bruchstück verursachen, analysiert in Zeitlupe: Eine menschliche Leichentibia bricht durch axiale Drehkraft. Der Vorgang, der zur Drehkeilfraktur führte, wurde mit 10000 Bildern pro Sekunde aufgenommen (Moor et al. 1989). **a** Gewebetrauma. Sobald die angewandte Drehkraft die maximale Festigkeit des Knochens überschreitet, klafft plötzlich ein Bruchspalt auf. Ein vorübergehendes Vakuum entsteht mit nachfolgender Implosion, deren Wirkung der Gewalt von Hochgeschwindigkeitsschußwunden entspricht. Ein ausgeprägtes Gewebetrauma in den betroffenen Gebieten ist die Folge. **b** Ablauf der Fraktur und Zeitmessung. Die Skizze zeigt Schritt für Schritt den Frakturvorgang. Innerhalb von 400 µs ist die Fraktur vollständig. Der Ablauf bis zum Auslösen des Keilfragmentes wird auch gezeigt.

4.1.1 Reposition

Die erste Maßnahme in der Behandlung eines Knochenbruchs besteht in dem Einrichten der Knochenbruchstücke, um die Form des Knochens vor der Fraktur wiederherzustellen. Dieser Vorgang heißt „Reposition". Hierbei werden die Kräfte, die zur Verschiebung der Knochenteile („Dislokation") geführt haben, umgekehrt: Falls der Bruch durch eine Außendrehung des Fußes entstanden ist, wird bei der Reposition eine nach innen drehende Kraft mitangewendet, wodurch die Verschiebung aufgehoben wird. Die Reposition kann durch eines der nachfolgenden Verfahren erreicht werden.

4.1.1.1 Geschlossene Reposition

Ein verschobener Knochenbruch kann „von Hand" reponiert werden. Hierbei kann es schwierig sein, eine optimale Reposition zu erreichen. Starke Manipulationen führen sehr oft zu einer beträchtlichen Weichteilschädigung. Falls sich Weichteile, wie z.B. Sehnen, im Frakturspalt befinden, wird eine Reposition unmöglich.

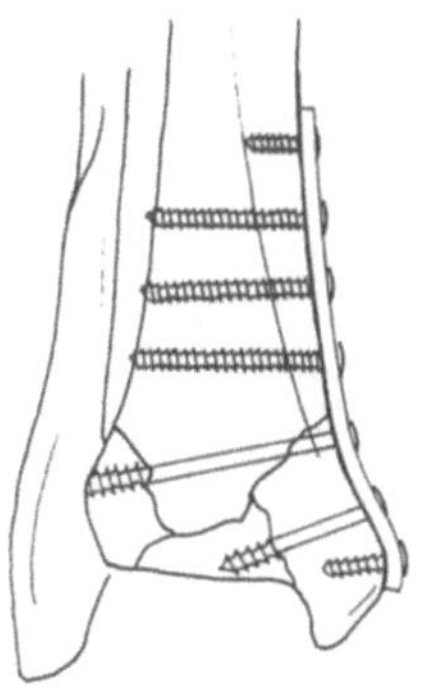

Genaue anatomische Reposition ist notwendig. Verbliebene Unebenheiten in den Gelenkflächen führen wegen des Verlustes der gleichmäßigen Belastungsverteilung zu einer Überbelastung und zu einer posttraumatischen Arthrose.

4.1.1.2 Direkte operative (offene) Reposition

Falls eine geschlossene Reposition nicht möglich oder nicht ausreichend ist, kann eine offene Reposition und eine operative Stabilisierung nach Freilegung der Frakturenden erfolgen. Diese Fragmente werden mit speziellen Zangen gefaßt und reponiert. Auf diese Weise läßt sich normalerweise die ursprüngliche Knochenform wiederherstellen. Eine exakte Reposition ist bei der Behandlung von Gelenkfrakturen zwingend erforderlich, nicht jedoch bei Schaftbrüchen.

4.1.1.3 Indirekte operative Reposition

Bei der indirekten Reposition werden die Knochenfragmente nicht direkt durch die Hände des Chirurgen oder durch Zangen eingerenkt. Ein klassisches Beispiel ist das Einbringen von Steinmann-Nägeln oder Schanz-Schrauben in den Knochen wie beim Fixateur externe. Die freien Enden dieser Nägel oder Schrauben werden dann mit einem speziellen Instrument verbunden („Distraktor“). Allein schon die Durchführung einer Distraktion, d.h. eines Zuges in Längsachse des Knochens, führt zu einer erstaunlich guten Reposition einer Mehrfragmentfraktur. Mast et al. (1989) haben die erste systematische Beschreibung einer „indirekten Reposition“ geliefert. Da die Bruchverschiebung in der Regel durch Muskelzugkräfte entsteht, ist die Anwendung eines Gegenzugs (Distraktion) häufig sinnvoll. Bei einer Trümmerfraktur sind die Bruchstücke sehr oft noch mit Weichteilen verbunden, so daß durch die Anwendung von Zugkräften über indirekte Methoden (z.B. den Distraktor, Platten oder Nägeln) die Fraktur ausreichend gut reponiert wird, um später eine gute Funktion zu ermöglichen. Mit dem Distraktor kann eine erhebliche Zugwirkung erzielt werden, ohne eine Weichteilschädigung zu verursachen, wie sie bei der äußeren Kraftanwendung von Hand entsteht.

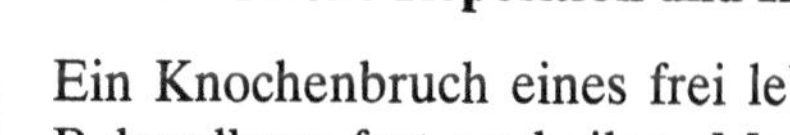

4.1.1.4 Offene Reposition und Knochenheilung

Ein Knochenbruch eines frei lebenden Tieres kann auch ohne Behandlung fest ausheilen. Man kann jedoch annehmen, daß eine unbehandelte Fraktur schwieriger und in Fehlstellung zusammenwächst, da die Verschiebekräfte, die durch den Heilungsprozeß überwunden werden müssen, bei einem abgeknickten Knochen größer sind als bei einem geraden. Die Geschwindigkeit und die Qualität der Knochenheilung wird durch den Weichteilschaden beeinflußt, der von der Manipulation bei geschlossener Reposition und/oder der notwendigen Freilegung bei offener Reposition verursacht wird. So ist z.B. die Kallusbildung bei offener Marknagelung an der Stelle am geringsten, wo das chirurgische Vorgehen die Knochenhaut (Periost) geschädigt hat. Die indirekte Reposition, wie sie von Mast et al. vorgeschlagen wurde, stellt einen Durchbruch in der Verbesserung der Frakturbehandlung dar.

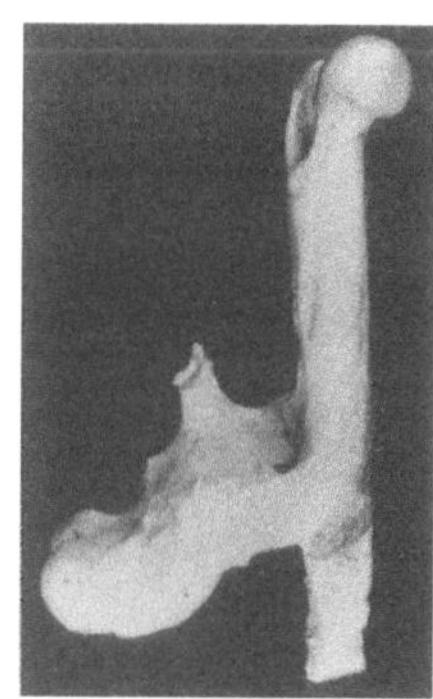

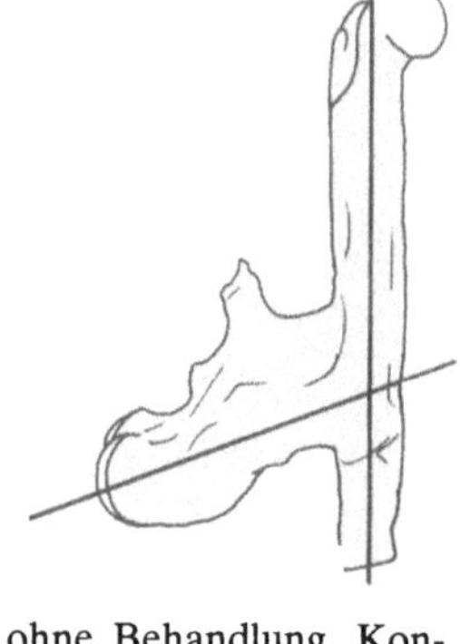

Knochenbruchheilung ohne Behandlung. Konsolidierung einer Oberschenkelfraktur beim Hund ohne Behandlung. Es zeigt sich jedoch eine ausgeprägte Achsenfehlstellung. Der Bruch wurde weder reponiert noch geschient. (Freundlicherweise zur Verfügung gestellt von G. Sumner-Smith)

4.1.2 Schienung

Die durch den Knochenbruch verschobenen Fragmente werden vom Chirurgen reponiert, anschließend müssen sie in ihrer korrekten Stellung gehalten werden. Dies kann durch äußere oder innere Schienung erreicht werden.

4.1.2.1 Weniger Gewebereizung durch Stabilität

Die Bewegung von Fragmentenden gegeneinander ist schmerzhaft. Die durch die Schienung erzielte Stabilität verhindert diese Bewegung und lindert den Schmerz. Die Stabilität der Schienung ist deshalb zur Vermeidung einer Reizung und Ernährungsstörung des umgebenden Gewebes (d.h. Schwellung, Schmerz und verminderte Gelenkfunktion) sehr wichtig.

4.1.2.2 Direkte Gewebedifferenzierung durch Stabilität

Die Stabilität der geschienten Fraktur bestimmt die gebildete Kallusmenge. Eine wenig stabile Bruchstelle wird bald von einer Knochenmanschette (Kallus) umgeben, überbrückt und stabilisiert sein. Es wird in der Regel um so mehr Kallus gebildet, je mehr Bewegung vorliegt. Das Auftreten von Kallus zeigt eine Reaktion an, welche die Knochenbruchheilung unterstützt. Obwohl der Chirurg normalerweise gerne eine Kallusbildung sieht, ist das Auftreten von Kallus in einigen Fällen innerer Schienung ein Zeichen unerwünschter Instabilität. Dies erklärt den Widerspruch, daß der Chirurg keinen Kallus sehen möchte, obwohl der Kallus bei der Frakturheilung hilft.

4.1.2.3 Schmerzfreie Funktion durch Stabilität

Wenn ein bestimmtes Maß an Stabilität durch die Schienung erreicht wurde, kann die verletzte Gliedmaße schmerzfrei bewegt werden. Die Ruhigstellung der Gelenke von Armen oder Beinen führt zu einer Bewegungseinschränkung dieser Gelenke, was den Patienten mehr belästigt als der Knochenbruch. Die frühe Bewegung verhindert, daß Gelenke steif werden. Da eine stabile innere Schienung eine frühe Bewegung von Gelenken erlaubt, liegt der Hauptvorteil der inneren Schienung in der frühen und vollständigen Erholung der Gliedmaßenfunktion.

4.1.2.4 Knochenheilung durch Stabilität der Schienung

Eine stabile Schienung verhindert Bewegung an der Bruchstelle. Neben der Kallusbildung führt eine Bewegung der Fragmentenden – wie wir später sehen werden – auch zu einem oberflächlichen Knochenabbau an der Fraktur und verstärkt die indirekte

Knochenneubildung. Daher hat die Stabilität der Schienung einen bedeutenden Einfluß auf den knöchernen Heilungsverlauf. In dem seltenen Fall einer absoluten Stabilität ohne jede Bewegung im Bereich der Fraktur kann der Bruch sogar ganz ohne Kallusbildung abheilen. Dieser Heilungsverlauf wurde über mehrere Jahrzehnte bevorzugt. Heute wissen wir, daß die Art der Bruchheilung (d. h. mit oder ohne Kallus) von untergeordneter Bedeutung ist, solange sie rasch und komplikationslos abläuft.

4.1.3 Sofortige Funktion

Die frühzeitige und völlig ungestörte Gliedmaßenfunktion ist, wie bereits erwähnt, das vorrangige Ziel der Frakturbehandlung.

4.1.3.1 Vermeidung einer Dystrophie

Eine Dystrophie, die durch Schwellung, Schmerz und Gelenksteife charakterisiert wird, muß möglichst vermieden werden. Die Schweizerische Nationale Versicherungsgesellschaft hat in einer Untersuchung gezeigt, daß der größte Verlust an Arbeitsfähigkeit nach einem Knochenbruch nicht durch eine verzögerte Heilung, sondern durch Dystrophie bedingt ist.

4.1.3.2 Erhaltung der Gelenkbeweglichkeit

Die frühestmögliche volle Bewegung der Gelenke nach einer Fraktur ist die beste Methode, um eine Dystrophie zu vermeiden. Heutzutage befaßt sich die Knochenbruchbehandlung auch mit den Weichteilen, um die frühe Gliedmaßenfunktion wiederherzustellen.

4.1.3.3 Psychische Gesundheit

Die frühe Wiederherstellung der Gliedmaßenfunktion spielt eine wichtige Rolle für die psychische Gesundheit des Patienten. Ein verletzter Patient, der bald nach dem Unfall wieder selbst für seine Bedürfnisse sorgen kann, wird die seelische Beeinträchtigung durch die vorübergehende Behinderung rascher überwinden.

4.1.3.4 Sofortige Funktion und Knochenheilung

Gute Durchblutung ist die Grundlage der Knochenheilung. Deshalb ist jede Maßnahme vorrangig, die die Blutversorgung des Knochens verbessert oder erhält.

4.1.3.4.1 Knochenstruktur

Wie wir später noch sehen werden, ist die ununterbrochene Blutversorgung des Knochens zur Vermeidung von Knochenporosität, d.h. eines Knochenverlustes mit dem Auftreten kleiner Poren innerhalb des Knochens, sehr wichtig.

4.1.3.4.2 Auswirkung auf die Knochenumbildung

Auf lange Sicht reagiert der Knochen auf Entlastung mit einem Strukturverlust. In dieser Hinsicht kann Knochen als ein Baumaterial angesehen werden, das sich unter ansteigender Belastung verstärkt und seine Struktur bei mangelnder mechanischer Stimulation verliert.

4.1.3.4.3 Art der Knochenheilung

Eine rasche Wiederherstellung der Funktion ist für die Erhaltung der Einheit des Bewegungssystems wichtiger als für die Art der Knochenheilung. Indirekt wird die Knochenheilung durch eine gut funktionierende Blutversorgung verbessert, die wiederum aus einer optimalen Wiederherstellung der Gliedmaßenfunktion nach der Fraktur und ihrer Behandlung stammt.

4.1.4 Das Prinzip der Weichteilschonung

In den Anfangsjahren der inneren Schienung konzentrierten sich die Chirurgen auf den Knochen, ohne den umgebenden Weichteilen viel Aufmerksamkeit zu schenken. Man vermutete, daß das Periost (Knochenhaut) mit der Frakturheilung nur wenig zu tun hatte. Im Gegensatz zu dieser veralteten Einstellung wissen wir jetzt, daß jede Einzelheit wichtig ist: der Hautschnitt, der Zugang zum Knochen, die Schonung der Knochenhaut, die Befestigung des Implantats und die Art seines Knochenkontakts. All diese Faktoren tragen zur Wiederherstellung der Funktion und zur ungestörten Knochenheilung bei. Jedes von der Blutversorgung abgeschnittene Gewebe, ob Weichteile oder Knochen, ist infektionsanfälliger.

4.1.5 Das Prinzip der biologischen Schienung

In den letzten Jahren hat ein Verfahren, das unter dem Schlagwort der „biologischen Osteosynthese“ bekannt geworden ist, sehr gute klinische Ergebnisse gezeigt. Der Begriff „biologische Osteosynthese“ weist dabei auf die Tatsache hin, daß bei dieser Technik versucht wird, die biologische Reaktionsfähigkeit des Gewebes weitestgehend zu erhalten. Je weniger die Durchblutung der Knochenfragmente gestört wird, um so besser ist die Kallusbildung und die Infektionsresistenz.
„Biologische Osteosynthese“ bedeutet nicht, daß die Knochenbruchheilung jetzt zum ersten Mal biologisch ist. Es wird jedoch

damit zum Ausdruck gebracht, daß den Weichteilen und dem Knochen zum ersten Mal gleichzeitig besondere Aufmerksamkeit geschenkt wird. Charakteristisch hierfür ist auch, daß die Technik der Osteosynthese nicht als wichtiger angesehen wird als die biologische Umgebung der abheilenden Fraktur.
„Biologische Osteosynthese“ bedeutet sorgfältige Freilegung, indirekte Repositionstechnik und möglichst wenig Implantat. Insbesondere wird darauf geachtet, daß die plattenfernen Knochenfragmente nicht von ihrer Durchblutung abgeschnitten werden. Man könnte erwarten, daß der Mangel an Abstützung auf der plattenfernen Seite (auch „mediale Abstützung“ genannt) zu einem Ermüdungsbruch des Implantats führt. Diese Gefahr wird verhindert durch die frühe Bildung einer Knochenbrücke, die die „mediale“ Kortikalis verstärkt und so das Implantat entlastet.
Die Knochenheilung nach „biologischer“ Osteosynthese entspricht dem bekannten Verlauf bei indirekter Knochenbruchheilung. Man würde bei der weniger starren Fixierung erwarten, daß die Verformung der Weichteile die Frakturheilung behindert, aber da keine einfache Fraktur, sondern eine mehrfragmentäre Fraktur vorliegt und eine exakte anatomische Stellung nicht zwingend notwendig ist, wird die kritische Weichteilschädigung vermindert. Hierdurch läßt sich erklären, warum die Frakturbehandlung mit „biologischer“ Osteosynthese äußerst erfolgreich zu sein scheint.

4.2 Ziele der AO-Technik: Stabilität und Biologie

R. Hertel

Das Ziel der Knochenbruchbehandlung ist die Wiederherstellung der vollen Funktion der verletzten Bewegungseinheit. Die bestmögliche Langzeitfunktion der verletzten Gewebe sollte bei möglichst optimalem kosmetischem Ergebnis erreicht werden. Die Behandlungsmethoden werden der gegebenen Verletzung angepaßt, wobei mögliche Fallstricke, Arbeitsausfall und Gesamtkosten berücksichtigt werden müssen.
Das Grundproblem, das zur Entwicklung von Systemen zur operativen Knochenbehandlung führte, ist immer noch dasselbe: die Unzufriedenheit mit dem funktionellen Ergebnis von gewissen konventionell behandelten Frakturen. Zunehmende Erfahrung hat uns die Bedeutung der Weichteilverletzung erkennen lassen. Tatsächlich kann eine bestimmte radiologische Frakturform je nach Art der Weichteilverletzung durch unterschiedliche Osteosyntheseverfahren behandelt werden. Bei Mehrfachverletzten bestimmt unter Umständen das Verletzungsmuster des gesamten Bewegungsapparates die Vorgehensweise bei den einzelnen Frakturen.
Die Herausforderung besteht darin, das Ziel der Wiederherstellung der vollen Funktion und Integrität unter Vermeidung mögli-

cher ernster Komplikationen zu erreichen. Seit Beginn der AO-Kurse wurde großer Wert auf gewebeschonendes Operieren gelegt. Schlechte OP-Planung und -Technik können zusätzliche Gewebeschädigung hervorrufen. Der daraus resultierende Gewebeuntergang führt zur Infektion. Gewebenekrose und/oder Infekt können Pseudarthrose, Knochen- und Weichteildefekte verursachen, die nur schwierig und unter großem Aufwand behoben werden können. Die Vermeidung von Durchblutungsstörungen und Gewebeschäden sollte daher vorrangiges Ziel sein.

Manchmal beruht ein iatrogener Schaden auch auf einer unterlassenen Behandlung, wie z.B. beim übersehenen Kompartmentsyndrom. Eine Blutzirkulationsstörung wegen eines hohen Drucks im Muskelkompartment durch Anschwellung des kontusionierten Muskels kann zu einem vollständigen Muskeluntergang führen. Bei ungenügendem initialem Débridement (Entfernung abgestorbenen Gewebes) und zusätzlicher Gefäßschädigung durch ungeeignete Stabilisierungstechnik kann es zu einem irreparablen Schaden kommen. Im allgemeinen ist nur lebendes Gewebe – also auch Knochen – in der Lage auszuheilen. Dies bezeichnet man auch als biologisches Potential des Gewebes. Daneben ist zur Ausheilung einer Fraktur zweifellos ein gewisses Maß an Stabilität erforderlich. Wieviel Stabilität notwendig ist, hängt merkwürdigerweise weniger von dem Frakturtyp als von der Art der Stabilisierung ab. Eine theoretische Erklärung hierfür gibt die Zelldehnungstheorie von Perren, die im wesentlichen folgendes besagt: Je kleiner ein Frakturspalt ist, um so größer ist die Dehnung der dazwischenliegenden Zellen. Daher ist eine Plattenosteosynthese, die sehr kleine Frakturspalten beläßt, in dieser Hinsicht anfällig. Bei Frakturen mit geringem zusätzlichem Weichteilschaden und ohne größere Schädigung der inneren oder äußeren Knochenhaut führt eine Gipsruhigstellung unter der Voraussetzung, daß Achse und Länge korrekt sind, zu einer raschen und zuverlässigen Knochenheilung ohne bleibende funktionelle Einbußen. Bei schlechtem biologischem Potential muß die Stabilisierung von längerer Dauer sein, wobei die zusätzliche Gewebeschädigung jedoch möglichst gering sein sollte.

Die praktischen Ziele der Osteosynthese sind mit zunehmender Erfahrung nach und nach verändert und an unterschiedliche Fraktursituationen angepaßt worden. Bei Brüchen mit Gelenkbeteiligung ist eine exakte anatomische Reposition unverzichtbar, wobei die Durchblutung der Fragmente erhalten werden muß. Bei meta- und diaphysären Frakturen ist eine anatomische Reposition aller Fragmente nicht unbedingt notwendig, Achsenstellung und Länge müssen jedoch stimmen. Reposition und Osteosynthese müssen das Heilungspotential erhalten, das durch zu aggressives Freilegen der Fraktur leicht zerstört werden kann. Das Ausmaß der benötigten Stabilität wird dem Frakturtyp angepaßt. Optimale – nicht maximale – Stabilität ist notwendig. Die Durchblutung im verletzten Segment darf niemals gefährdet werden, um ein mechanisches Ziel zu erreichen.

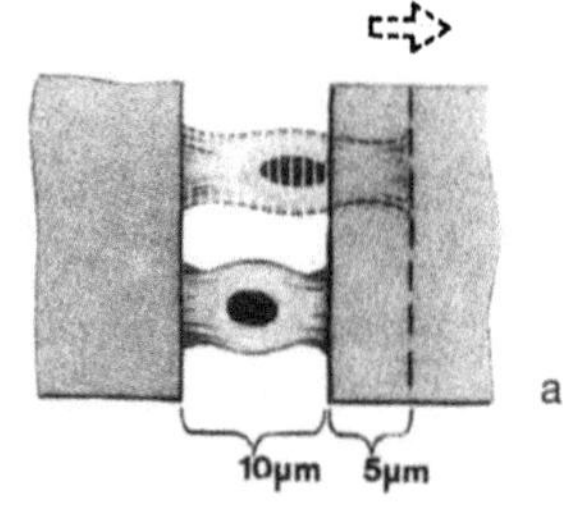

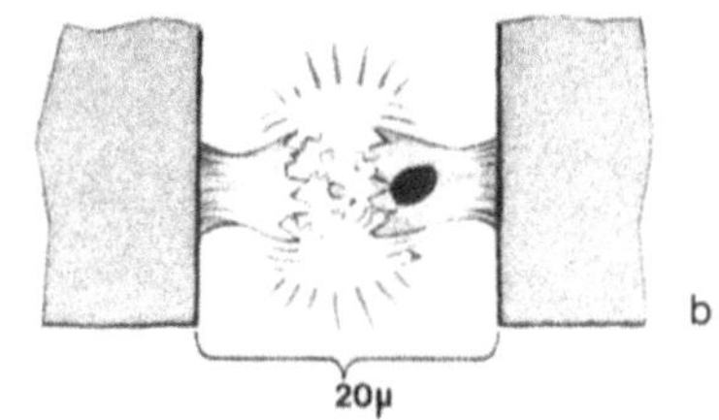

Erhebliche Dehnung bei kleinem Frakturspalt. Die Deformation der Zellen oder des Gewebes kann nur bis zu einem kritischen Wert gehen, oberhalb dessen es zu einer gestörten Funktion oder sogar Ruptur kommt. **a** Eine kleine Verschiebung (5 µm) im Bruchspalt wird von der Zelle toleriert. **b** Eine etwas größere Verschiebung (10 µm) führt zur Zellruptur.

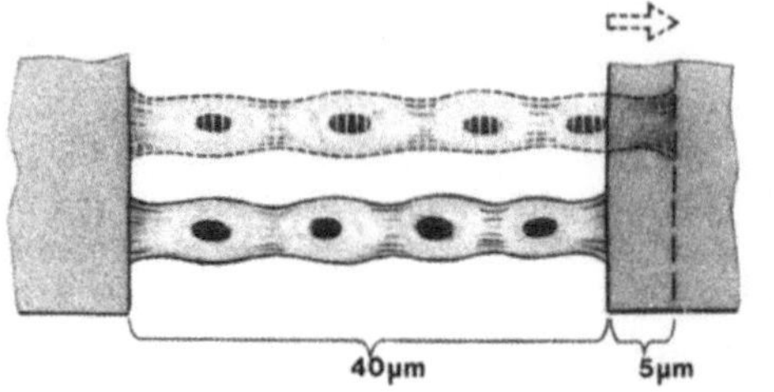

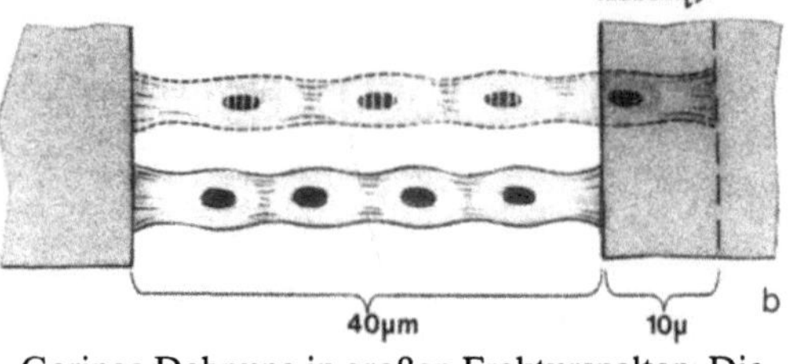

Geringe Dehnung in großen Frakturspalten. Die Dehnung der einzelnen Zelle kann durch Erweiterung des Bruchspalts verringert werden. Die Gesamtverschiebung wird von vielen Gewebeelementen (z.B. Zellen) gemeinsam getragen. **a** Eine kleine Verschiebung im Bruchspalt wird von der Zelle toleriert. **b** Eine größere Verschiebung wird immer noch toleriert.

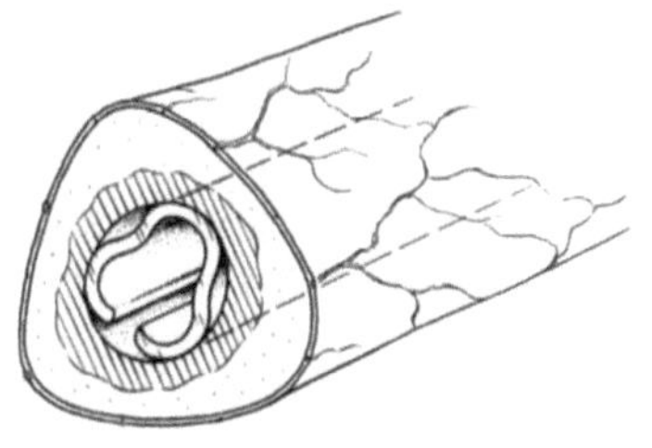

Aufgebohrte Marknagelung. Das Aufbohren des Markraums zerstört die endostale Durchblutung durch direkte Schädigung der Gefäße, durch Mikroembolisierung und durch Hitze. Dies führt zur Durchblutungsstörung des zentralen Kortikalisanteils *(schraffierte Fläche)*.

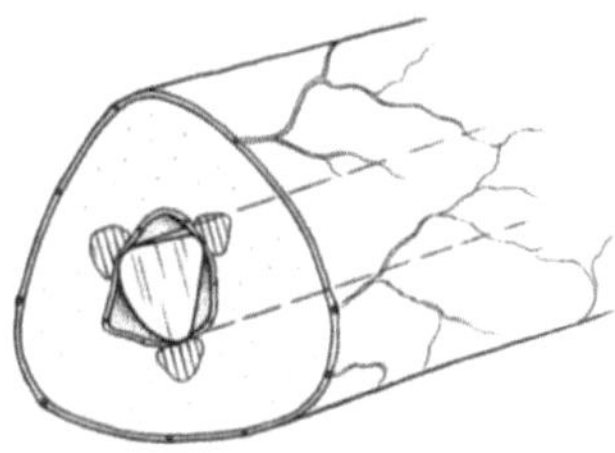

Unaufgebohrte Marknagelung. Wird ein Nagel ohne Aufbohrung eingebracht, kommt es zu keiner oder nur zu einer geringen Durchblutungsstörung der Kortikalis.

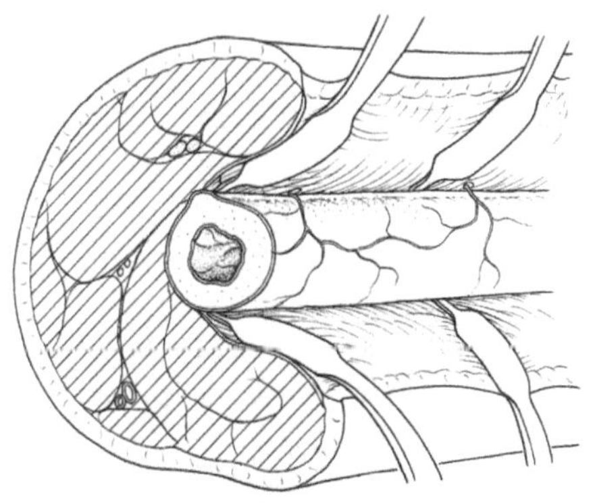

Durchblutungsschonender chirurgischer Zugang. Der Knochen wird über großzügige Hautschnitte unter Beachtung der periostalen Durchblutung freigelegt, hierbei verbleibt eine dünne Gewebeschicht (=Periost, Knochenhaut) über dem freigelegten Teil des Knochens, wodurch die Durchblutung weitgehend gesichert wird. Mindestens die Hälfte des Knochenumfangs bleibt unberührt. Der Einsatz von Hohmann-Haken muß äußerst vorsichtig geschehen, um ungewollte Weichteilschäden zu vermeiden.

4.2.1 Technik

Die Marknagelung erfüllt viele der Kriterien für eine erfolgreiche biologische Osteosynthese. Als „geschlossenes" Verfahren ist sie minimal invasiv und führt zu ausreichender Stabilität. Leider wird die Knochendurchblutung durch das Aufbohren der Markhöhle stark beeinträchtigt. In gewisser Hinsicht gibt es einen Gegensatz zwischen Biologie und mechanischer Stabilität. Seit kurzer Zeit gibt es eine neue Generation sog. solider Nägel, die die kortikale Durchblutung relativ wenig stören, weil auf das Aufbohren verzichtet werden kann. Ein verbessertes Design soll eine optimale Stabilität unter Erhaltung eines größtmöglichen biologischen Potentials ermöglichen.

Bei Plattenosteosynthesen, die hauptsächlich bei Epiphysen-, Metaphysen- oder Mehretagenfrakturen zur Anwendung kommen, sind vorwiegend zwei Faktoren im Hinblick auf eine biologische Osteosynthese zu berücksichtigen: der chirurgische Zugang und die Repositionstechnik. Der chirurgische Zugang ist abhängig vom Zustand der Weichteile. Im allgemeinen sollte man jede unfallbedingte Hautverletzung in die Schnittführung mit einbeziehen. Dadurch kann gequetschtes Gewebe besser entfernt und gesundes Gewebe eher geschont werden. Der Knochen sollte so wenig wie möglich freigelegt und dabei vor allem das Periost (Knochenhaut) geschont werden. Großzügige Hautschnitte helfen bei der Vermeidung ungewollter Schäden während der Manipulationen am Knochen.

Die Repositionstechnik ist von größter Bedeutung, da eine Beschädigung des Periosts häufig die Folge wiederholter erfolgloser Repositionsmanöver ist. Der dadurch bedingte Ärger des Chirurgen führt zu einer aggressiveren Vorgehensweise mit kraftvoller Reposition, die zu einer noch stärkeren Durchblutungsstörung führt. Die übliche manuelle Reposition ist häufig schwierig und zeitaufwendig. Hierbei ist es besonders nachteilig, wenn wiederholt Knochenzangen für erfolglose Repositionsversuche eingesetzt werden. Dies kann zu einem vollständigen Ablösen des Periosts und zu einer Devitalisierung der Knochenfragmente führen. Indirekte Repositionstechniken können bei der Vermeidung dieser Fehler helfen und sind immer anwendbar.

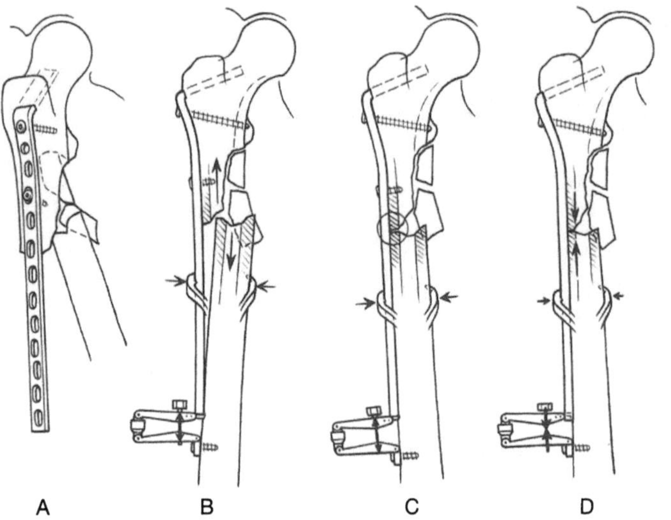

Indirekte Repositionstechnik. **A** Eine lange Kondylenplatte wird an dem proximalen Hauptfragment befestigt, unabhängig von der Lage der distalen Fragmente. **B** Die indirekte Reposition der Hauptfrakturebene wird vorbereitet. Die Platte wird zur Distraktion, Reposition und Kompression benutzt. Der Plattenspanner mit Gelenken wird als Distraktor verwendet und eine Plattenhaltezange wird vorsichtig angelegt. **C** Die Distraktion der Fragmente bei gleichzeitigem, zunehmendem Festziehen der Zange führt zu einer annähernden Reposition der Fraktur. Länge, Achse und Rotation werden nun kontrolliert. **D** Durch die Kompression der Hauptfrakturebene mit dem Plattenspanner wird eine hohe primäre Stabilität erreicht. Zuletzt werden die wesentlichen Schrauben eingebracht (mindestens 2 in jedem Hauptfragment). Eine Reposition und Stabilisierung der medialen (innenseitigen) Fragmente wird nicht unternommen, um eine zusätzliche Durchblutungsschädigung zu vermeiden.

Als erster Schritt nach der schonenden Freilegung wird die Hauptfrakturebene identifiziert. Dann erfolgt die vorläufige Plattenbefestigung am proximalen oder distalen Fragment mit der geschätzten axialen Ausrichtung. Nach annähernder Reposition und Setzen einer großen Zange zum Festhalten der Platte folgt das Auseinanderziehen der Fragmente entweder mit einem Plattenspanninstrument oder einem Distraktor.

Beim zweiten Repositionsschritt wird unter sorgfältiger Kontrolle der Hauptfrakturebene bezüglich der Achsen- und Rotationsstellung eine spitze Repositionszange vorsichtig an strategische Punkte angesetzt. Zuletzt wird eine Kompression von mindestens 1500 N (grüner Ring) mit dem Spanninstrument ausgeübt und die entscheidenden Schrauben werden eingebracht, wobei der genaue Ort der Kompression relativ unwichtig ist. Man muß sicherlich nicht alle Schraubenlöcher besetzen. Ein umsichtiger Einsatz von Schrauben vermeidet unnötigen zusätzlichen Gewebeschaden durch das Bohren und Eindrehen von Schrauben (sog. Ringsequester durch Hitze und Quetschung). Auf jeder Seite des hauptsächlichen Bruches sollten mindestens 2 Schrauben sitzen. Für eine bessere Hebelwirkung werden eher längere Platten empfohlen.

In einigen Fällen ist eine Kombination von äußerer und innerer Schienung vorzuziehen. Dies gilt besonders für Trümmerfrakturen des Schienbeinkopfes, da die beidseitige Anwendung von Platten die Knochen- und Hautdurchblutung ernsthaft gefährden kann. Die Kombination einer einseitigen Platte mit einem Fixateur externe auf der Gegenseite als vorübergehende Abstützung ist ein möglicher Weg, sowohl Biologie als auch Biomechanik zu berücksichtigen.

Bei schwerer Knochen- und Weichteilverletzung ist eine mehrstufige Vorgehensweise häufig vorzuziehen. In der akuten Verletzungsphase erfolgt ein ausgedehntes Débridement mit anschließender Anlage eines Fixateur externe, um eine zusätzliche Schädigung durch eine innere Stabilisierung zu vermeiden. Nach Erholung der Weichteile kann in der Regel einige Wochen spä-

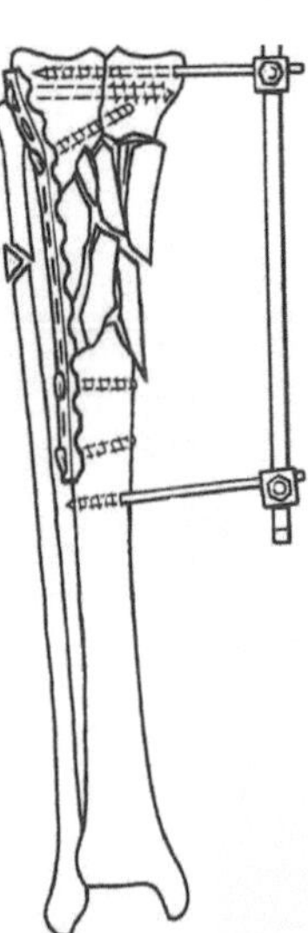

Kombination von Platte und Fixateur externe. Der Gebrauch eines Fixateur externe als Ersatz für eine zusätzliche Platte hat sich zur Verminderung des operativen Schadens als sehr wirksam herausgestellt.

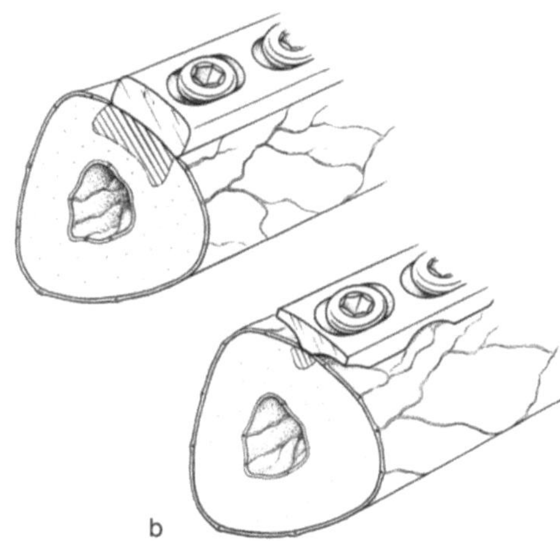

DCP (Dynamic Compression Plate) und LC-DCP (Limited Contact Dynamic Compression Plate). **a** Die normale Platte hat eine große Kontaktfläche mit dem Knochen. Dadurch wird in der darunterliegenden Kortikalis eine Ischämiezone hervorgerufen. **b** Die LC-DCP minimiert die Kontaktfläche und somit auch die Zone der kortikalen Ischämie. Beachte die Lage der Platte auf dem Periost.

ter eine endgültige innere Schienung sicher durchgeführt werden.

Ein anderer Gesichtspunkt der „biologischen Osteosynthese" ist die Verbesserung des Designs und Materials der Implantate. So hat sich z.B. das Design von Platten von einer breiten Kontaktfläche mit dem Knochen zu einem minimalen Kontakt gewandelt, wodurch die Durchblutungsstörung des darunterliegenden Knochens geringer ist als bei breitflächigem Kontakt. Die Nägel sind weiterentwickelt worden zu einem unaufgebohrten Design, da man erkannt hat, daß durch das Aufbohren die Markraumgefäße zerstört und direkte Hitzeschäden ausgelöst werden. Auch die äußere Schienung wird verbessert. Eine „radial vorgespannte" Schanz-Schraube verspricht eine Verringerung von sog. Pininfekten (im Eintrittsbereich der Schanz-Schrauben). Ein neu entwickelter sog. „pinless" Fixateur wird auf der Knochenoberfläche festgeklemmt und vermeidet so die Knochendurchbohrung für das Einbringen der normalen Schanz-Schrauben.

4.3 Biomechanische Aspekte der AO-Technik

S. Perren und J. Buchanan

Der Vorgang des Knochenbruchs verändert zweifellos den mechanischen Zustand des Knochens. Plötzlich ist er nicht mehr intakt, sondern in zwei oder mehrere Teile gebrochen, er kann keine Last mehr tragen und die Bruchstücke sind instabil und verursachen Schmerzen. Wie wir bereits im Abschn. 4.1 festgestellt haben, besteht eine enge Beziehung zwischen dem Ausmaß der Beweglichkeit (Instabilität) der Fraktur und der gebildeten Kallusmenge. Offensichtlich kontrollieren die mechanischen Verhältnisse die biologische Antwort: In unserem Zusammenhang bezieht sich „biomechanisch" auf die biologische Reaktion auf einen mechanischen Reiz, der aus Bewegung oder Kraft besteht. Das Gewicht einer Person belastet den Knochen und verursacht so innere Belastungen. Wenn ein übermäßiges Gewicht auf den Knochen einwirkt, kommt es zum Knochenbruch. Andererseits verliert der Knochen unter Entlastung seine Struktur und wird porös, d.h. im unbelasteten Knochen finden sich kleine Löcher.

Wie wir noch sehen werden, ist die Reaktion des Knochens auf Belastung weniger wichtig als die auf Instabilität. Die Knochenoberfläche toleriert Bewegungen nicht gut. Eine Instabilität (d.h. Bewegung an der Bruchstelle) führt zur Resorption und Verkürzung der Bruchstücke. Durch diesen Vorgang kann der Knochen unter normalen Bedingungen trotz der Instabilität ausheilen. Da die Resorption die Weite des Bruchspaltes vergrößert, wird das Reparaturgewebe im Spalt weniger stark deformiert und weniger wahrscheinlich auseinandergerissen. Bei der Osteosynthese führen Bewegungen zwischen Knochenfragmenten und zwischen Implantat und Knochen zur Oberflächenresorption. Dadurch entsteht eine Lockerung der Frakturstabilisierung, die zunächst zu einer Mikroinstabilität und später zu einer deutlichen Instabilität führen kann, so daß die Bruchheilung gestört wird. Diese Beispiele verdeutlichen das Verhältnis zwischen mechanischem Einfluß und biologischer Reaktion des Knochens. Dieses Verhältnis bestimmt zu einem großen Teil die Art der Frakturheilung, die von den unterschiedlichen mechanischen Bedingungen abhängt, die je nach verwendeter Osteosynthesetechnik vorliegen. Im folgenden werden diese Techniken unter Berücksichtigung der Reaktion besprochen, die sie im gebrochenen und gesunden Knochen hervorrufen.

Wenn ein Chirurg ein gebrochenes Bein wiederherstellt, legt er die gebrochenen Teile wieder an ihren Platz, hält sie mit Zangen zusammen und benutzt eine Schraube, die nur in einem Knochenfragment fest verankert ist, während das andere Fragment dadurch gehalten wird, daß der Schraubenkopf gegen die Knochenoberfläche gepreßt wird. Diese Technik nennt man Zugschraubenprinzip. Das wesentliche Merkmal hierbei ist, daß nur eines der beiden Knochenfragmente Kontakt mit dem Schraubengewinde hat. Das andere Fragment – also das schraubenkopfnahe – kann entlang der Schraube gleiten. Hierfür kann man entweder eine Schaftschraube verwenden oder eher ein Loch in den Knochen bohren, das so groß wie der äußere Durchmesser des Schraubengewindes (sog. Gleitloch) ist. Eine einmalige übermäßige Belastung der Zugschraube zieht diese aus ihrer engen Verbindung zum Knochen, die Schraube reißt aus. Eine Überlastung wird das Funktionsprinzip der Schraube auf Dauer zunichte machen. Beim Zugschraubenprinzip werden Fehler somit nicht verziehen.

Bei der ursprünglichen AO-Technik wurden Platten nur zur Überbrückung einer Fraktur verwendet, die mit einer Zugschraube fixiert worden war. Die Platte dient hierbei als Schienung, wie es auch eine äußere Schiene (Gipsverband) tun würde. Das an den Knochen angelegte starre Implantat nimmt einen Großteil der Belastung von der Fraktur weg und schützt so die Zugschraube vor Überlastung. Der Ausdruck „Neutralisationsplatte" oder besser „Schutzplatte" bedeutet, daß die Platte die Überlastung der Zugschraube und somit das Ausreißen verhindern soll.

Eine Platte, die ohne Zugschraube angewendet wird, wirkt unter Biegung wie eine starrelastische Feder. Jede auf die Platte einwirkende Belastung wird die Platte immer ein wenig deformieren, wodurch an der Frakturstelle Bewegung verursacht wird, die ihrerseits zu Knochenresorption und Kallusbildung führt.

Eine Verbesserung der Stabilität kann bei der Verwendung von Platten dadurch erzielt werden, daß die Platten unter Spannung angebracht werden, wodurch der gebrochene Knochen komprimiert und stabilisiert wird. Zu Beginn der AO-Technik wurden die Platten mit Hilfe einer wieder entfernbaren Spannvorrichtung gespannt. Die sog. dynamische Kompressionsplatte (DCP) ermöglicht die Kompression mit Hilfe eines speziell geformten Schraubenlochs. Dieses Loch hat eine geneigte Oberfläche, so daß die Fraktur durch die Platte komprimiert wird, wenn man die

Schrauben in einer exzentrischen Position (also am Rand des Plattenlochs) einsetzt. Außerdem erlaubt die spezielle Plattenlochform die Anwendung der Schrauben in einem schrägen Winkel, um Bruchlinien zu vermeiden und um ihre gleichzeitige Funktion als Zugschrauben zu verbessern.

Während also in der ursprünglichen AO-Technik die Platten nicht ohne Zugschrauben benutzt wurden, werden Platten bei den neueren Osteosynthesetechniken (biologische Osteosynthese) oft ohne Zugschrauben angewendet. In diesen Fällen ist die Kallusbildung nicht ein unerwünschter Nebeneffekt, sondern sogar das Behandlungsziel. Die herkömmlichen Platten werden aus einem rechteckigen Metallstück mit Schraubenlöchern und einer glatten Unterfläche hergestellt. Der Nachteil des engen Kontakts zwischen der Plattenunterfläche und der Knochenoberfläche ist die Störung der Blutversorgung des Knochens. Die Bemühungen, diesen Nachteil zu überwinden, führten zur Entwicklung der sog. Limited Contact DCP (LC-DCP, dynamische Kompressionsplatte mit begrenzter Auflagefläche) (Perren et al. 1991). Die LC-DCP erlaubt eine ungestörte Blutversorgung des Knochens und läßt sich viel leichter dem Knochen anpassen als das Vorgängermodell, die DCP.

Auch ein Nagel kann in derselben Weise wie eine Platte als Schienung dienen. Während die Platte jedoch an der Knochenoberfläche angebracht wird, führt man den Nagel in die Markraumhöhle des Knochens ein – sog. intramedullärer Nagel (Marknagel). Dies ist ein starrelastischer Körper, der die Knochenform sichert, während die Fraktur in einer gut reponierten Stellung ausheilen kann. Der als Schienung dienende Nagel kann Bewegungen im Bereich der Fraktur ebensowenig vollständig verhindern wie ein schienender Gips oder eine schienende Platte. Er toleriert Biegebelastungen gut, einwirkenden Drehkräften (Torsion) setzt er jedoch relativ wenig Widerstand entgegen, d.h. die Knochenfragmente können sich um die Längsachse drehen. Ein Nagel schützt somit nicht vor Innen- oder Außenrotationsfehlern des Fußes. Außerdem widersteht ein konventioneller Nagel einwirkenden Kräften (z.B. Kompression), die zur Verkürzung des Knochens führen können, nicht wesentlich. Deshalb lassen sich vor allem nur die Knochenfrakturen mit dem Marknagel gut behandeln, die im wesentlichen quer oder wenig schräg verlaufen. Um eine Drehung und Verkürzung bei Mehrfragmentbrüchen zu verhindern, werden sog. Verriegelungsbolzen oberhalb und unterhalb der Fraktur eingebracht (Küntscher, Klemm und Schellmann, Grosse und Kempf). Durch diese Verriegelungsbolzen besteht eine enge Verbindung zwischen Knochen und Nagel, so daß der Marknagel auch für die Behandlung von Trümmerbrüchen verwendet werden kann. Diese Technik – Verriegelungsmarknagelung genannt – hat die Einsatzmöglichkeiten des Marknagels erheblich erweitert.

Eine neue Entwicklung bei der Marknagelung ist der „unaufgebohrte Nagel", d.h. ein dünner solider Nagel wird eingeschlagen, ohne zuvor die Markhöhle aufzubohren. Der unaufgebohrte Nagel der AO basiert auf tierexperimentellen Ergebnissen von Klein und wurde von Frigg im AO-Entwicklungsinstitut entwickelt (Klein et al. 1990). Der Nagel hat einen relativ geringen Durchmesser und gewährleistet allein keine gute Fixierung, so daß er nur als verriegelter Nagel und nur unter begrenzten Belastungsbedingungen verwendet werden kann. Wegen seiner interessanten biologischen Eigenschaften ist der unaufgebohrte Nagel besonders gut für die Erstbehandlung offener Frakturen geeignet.

Eine andere Technik für die Schienung einer Fraktur ist die Verwendung eines „Fixateur externe". Wie beim Verriegelungsnagel wird auch hier eine Schiene durch Bolzen mit dem Knochen verbunden. Die Schiene des Fixateur externe ist die Verbindungsstange, die Bolzen sind entweder sog. Steinmann-Nägel oder Schanz-Schrauben. Der Fixateur externe gewährleistet eine halbstarre flexible Ruhigstellung und wird vorzugsweise bei offenen Frakturen verwendet, bei welchen der Chirurg keine großen Implantate benutzen möchte, um eine möglichst gute Infektresistenz zu erhalten. Der Nachteil des Fixateur externe sind seine (Schanz-)Schrauben („pins"), die die Markhöhle mit der Schiene außerhalb des Körpers verbinden. Da diese Verbindung nach außen zu einer Infektion des Markraumes führen kann, wird bei der neuesten Entwicklung die durch den Knochen und Markraum verlaufende Schraube durch eine zangenartige Klemme ersetzt, die die Knochenschädigung minimiert (Swiontkowski 1992; Frigg 1992).

Lange Spiralbrüche wurden früher mit einem sog. Cerclagedraht behandelt, d.h. ein Draht wurde um den Knochen gelegt und durch Anwendung eines Zwirbels gespannt. Cerclagedrähte sind gut geeignet, um Bruchstücke mit längs verlaufenden Bruchlinien intraoperativ zusammenzuhalten. Sie gewährleisten jedoch keine langfristige Stabilität und nur wenig Festigkeit. Deshalb können Cerclagedrähte nur selten allein verwendet werden. Die Kombination von Cerclagedraht und Gips hat auch keine Vorteile gebracht und wurde deshalb aufgegeben. Heutzutage wird eine Cerclage in der Regel nicht mehr als Dauerimplantat verwendet.

Frakturen kleiner Knochen oder im Bereich der Metaphyse werden häufig mit Kirschner-Drähten oder kleinen Stiften mit und ohne Gewinde vorübergehend fixiert, bevor eine stabile Osteosynthese, z.B. mit einer Platte bei metaphysären Frakturen, erfolgt.

Die folgende Aufstellung gibt einen Überblick über die verschiedenen Techniken im Verhältnis zur erreichten Stabilität.

1.Absolut stabile Fixation. Absolute Stabilität, d.h. keine Bewegung im Frakturbereich unter dynamischer, funktioneller Belastung, kann einzig und allein durch Anwendung von Druckkräften zwischen den Bruchstücken erzielt werden (sog. interfragmentäre Kompression). Die Zugschraube ist ein klassisches Beispiel eines Implantats, das absolute Stabilität gewährleistet. Sie erzielt eine Druckkraft von 3000 N im Bereich der Frakturebene, wodurch die Fragmente so stark zusammengepreßt werden, daß sie den einwirkenden Zug- und Scherkräften aufgrund von Biegung und Drehung des Knochens widerstehen können. Das erste Prinzip heißt: Stabilisierung durch Vorspannung; das zweite Prinzip: Stabilisierung durch Reibung. Die Platte erzielt weniger Kompression (ca. 600 N) und die erreichte Druckwirkung ist asymmetrisch, d.h. die plattennahe Frakturstelle wird komprimiert, während die gegenüberliegende Frakturlinie sich eher öffnet. Der Nagel (AO-Universalnagel und unaufgebohrter Nagel) kann Kompression bewirken, diese ist jedoch nur bei Verwendung von Verriegelungsbolzen dauerhaft. Auch der Fixateur externe erlaubt eine Kompression der Fraktur, aber seine exzentrische (äußere) Anwendung führt zu einer sehr asymmetrischen Druckverteilung im Frakturbereich, die normalerweise nicht sehr effektiv ist. Der Cerclagedraht bewirkt eine Kompression, wenn er angespannt wird. Sobald aber der Zwirbel losgelassen und umgebogen wird, um ein Vorstehen zu vermeiden, geht die Vorspannung vollständig verloren. Kirschner-Drähte und Stifte üben keine Kompression aus, aber sie schienen die Fragmente so, daß die funktionelle Kompression ohne Verschiebung der Frakturebene einwirken kann.

2. Steife, aber nicht absolut stabile Fixation. Hierfür ist die Verwendung steifer Schienen, wie z.B. Marknägel, mit großem Durchmesser notwendig. Die funktionelle Belastung einer Fraktur, die mit einem steifen Implantat geschient wurde, bewirkt nur eine sehr geringe Verschiebung, und der Nagel ist in den meisten Fällen in der Lage, das Körpergewicht zu tragen.

3. Flexible Fixation. Die Fixation durch flexible Schienung, wie sie ein dünner Marknagel bewirkt (z.B. als unaufgebohrter Nagel), erhält die Stellung der Fraktur, erlaubt jedoch regelmäßig auftretende Biege- und Drehbelastungen. Eine solche Fixationsmethode sowie die Fixation unter Verwendung von Platten mit ausgeprägten Ausfräsungen an der Plattenunterfläche zur Verringerung des Kontaktes zwischen Platte und Knochen stellen die Grundlage der biologischen Osteosynthese dar.

4.4 Glossar

S.M. Perren und J. Buchanan

Absolute Stabilität: Der Begriff bedeutet, daß sich die Frakturflächen unter funktioneller Belastung nicht gegeneinander bewegen, dies gilt jedoch nur für einen bestimmten Ort und eine bestimmte Zeit der Beobachtung. Teile einer Frakturfläche können sich u.U. gegenseitig unter Last verschieben, andere Teile gleichzeitig nicht. Absolute Stabilität kann praktisch nur durch interfragmentäre Kompression erzielt werden und ist Voraussetzung der direkten Knochenheilung (Perren 1972).

Abstützung: Wird der Knochen durch das Trauma zusammengepreßt (z.B. im metaphysären Bereich), so bleibt nach der Reposition ein Defekt bestehen. Das Implantat (Platte, Fixateur externe, Marknagel etc.) trägt dann vorübergehend die volle funktionelle Last, während es die ursprüngliche Form des Knochens erhält. Eine frühzeitige Entlastung des Implantats kann z.B. durch autologe Spongiosaplastik erreicht werden *(biologische Abstützung)*.

Biologische Osteosynthese (Mast et al. 1989): Die Osteosynthese setzt ein Abwägen der Vorteile stabiler Fixation gegen die Nachteile des chirurgischen Traumas voraus, das v. a. bei unsachgemäßer Behandlung multifragmentärer Frakturen groß sein kann. Bei diesen Frakturen stellt die „biologische Osteosynthese" ein Verfahren dar, in dem das Hauptgewicht auf die Schonung der Weichteil- und Knochendurchblutung gelegt wird. Nach indirekter Reposition, die schonend auf ein genaues Einpassen der einzelnen Fragmente verzichtet, wird mit einer überbrückenden Platte so fixiert, daß u. U. keine absolute Stabilität erreicht wird. Meist werden nur sehr wenig Plattenschrauben verwendet. Die biologische Osteosynthese ist im wesentlichen charakterisiert durch

- minimales chirurgisches Trauma,
- Verzicht auf genaue Reposition der Nebenfragmente und u. U.
- flexible Fixation.

Bei flexibler Fixation ist die frühe Abstützung der der Platte gegenüberliegenden Kortikalis durch Kallusbildung wichtig. Die biologische Osteosynthese ist, sofern auf absolute Stabilität verzichtet wird, bei einfachen Frakturen kontraindiziert, da bei einfachen, gut adaptierten Frakturen schon die geringste Beweglichkeit der Fragmente zu nicht tolerierten Dehnungen führt.

Blutversorgung der Knochenkortikalis: Wenn der Knochen über eine bestimmte Zeit nicht mit Blut versorgt wird, stirbt er ab. Die Revaskularisation der Knochenkortikalis bedingt einen inneren Knochenumbau. Das Havers-System kann vollständig ersetzt werden durch Aufweitung und Wiedereinfüllung von neuem, lebendem Knochen. Es kann aber auch nur der Kanal eines Osteons partiell aufgeweitet und so neuen Blutgefäßen das Einsprossen ermöglicht werden (Pfister et al. 1979). Die Erneuerung der Blutzirkulation der Kortikalis erfolgt mit Verzögerung, da die Havers-Kanäle mit einer Geschwindigkeit von 0,1 mm/Tag nur langsam wachsen (Schenk 1987). Die Kortikalis kann aber auch vollständig entfernt und durch neu gebildeten Knochen ersetzt werden.

Débricolage: Der französische Ausdruck charakterisiert das mechanische Zusammenbrechen einer Osteosynthese, noch ehe eine Knochenbruchheilung eingesetzt hat. Es handelt sich also um ein rein mechanisches Geschehen bei insuffizienter oder überlasteter Osteosynthese.

Dehnung: Als Dehnung wird in der Technik die relative Deformation bezeichnet (durch Zug oder Druck). Im Bereich der Osteosynthese kommt der Dehnung eine entscheidende Bedeutung zu (Perren u. Cordey 1977). Die Dehnung entspricht der Beweglichkeit der Frakturspalte, dividiert durch die ursprüngliche Weite der Frakturspalte. Eine nicht sichtbare Beweglichkeit (z. B. einige Mikrometer) in einem haarfeinen Spalt (einige Mikrometer) kann, ohne daß der Chirurg dies sehen kann, eine für die Gewebedifferenzierung intolerabel hohe Dehnung bewirken. Generell sollte der Begriff Frakturbeweglichkeit durch Dehnung ersetzt werden. Dies könnte verständlich machen, warum eine Pseudarthrose (mit meist weitem Spalt) unter bedingter Beweglichkeit heilen kann, während eine genau reponierte (schmaler Spalt), aber nicht komprimierte Fraktur selbst unter einer Platte mehr Dehnung zuläßt, als daß eine direkte oder gar überhaupt eine Heilung möglich wäre.

Dehnungsbedingte Induktion der Knochenheilung: Geringe Dehnung irritiert die Weichgewebe und stimuliert die Knochenbildung. Liegt die Dehnung unterhalb einer kritischen Grenze, wird keine Knochenbildung stimuliert. Der innere Knochenumbau bei der direkten Heilung wird durch Nekrose und nicht mechanisch induziert. Hier kann die Knochenheilung als zufälliges Nebenprodukt des durch Knochenbruch oder Behandlung bewirkten Gefäßschadens verstanden werden.

Dehnungstoleranz: Gewebe können nur existieren und sich bilden unterhalb einer Dehnungsgrenze, die der Dehnung des Gewebes bei Bruch entspricht (Perren u. Cordey 1977). Die Tatsache, daß diese Grenze für lamellären Knochen bei nur 2 % liegt, erhellt ihre Bedeutung für die Stabilität der Fixation bei einfachen Frakturen. Kallus kann sich aufgrund seiner dreidimensional gewobenen Struktur bei etwas höherer Dehnung bilden.

Direkte Heilung: Früher oft „primäre Knochenbruchheilung" genannt, bezeichnet einen Vorgang, bei dem der Knochenbruch (unter absoluter Stabilität) durch inneren Umbau bei direkter Knochenbildung, d.h. ohne Umwegdifferenzierung, heilt. Wichtig an der direkten Heilung ist nicht die Abwesenheit des Kallus, sondern das *Vermeiden der Kontaktflächenresorption* und damit sekundär zunehmender Instabilität, die bei sperrenden Implantaten zu einer Verzögerung der Heilung führen kann. Die direkte Heilung ist nicht schneller als die indirekte. Man unterscheidet zwei Arten direkter Heilung: Kontaktheilung und Spaltheilung (s.unten).

Diaphyse: Der zylindrische Mittelteil zwischen den Enden langer Knochen (sog. Röhrenknochen) wird Diaphyse genannt.

Dynamisierung: Zu einem bestimmten Zeitpunkt kann die mechanische Belastung des Knochens erhöht werden, um die Knochenbildung zu verstärken oder die Knochenstrukturierung zu fördern. So kann man z. B. bei der Plattenosteosynthese einige Schrauben entfernen oder beim Fixateur externe einige Klemmbacken öffnen. Eine frühe Dynamisierung, d. h. bevor der Frakturspalt knöchern vollständig durchbaut ist, führt zu einer Stimulierung der Kallusbildung. Die Auswirkungen später Dynamisierung sind weniger eindeutig.

Epiphyse: Die Enden eines langen Knochens heißen Epiphysen, dort befinden sich die Gelenkflächen.

Extraartikuläre Fraktur: Der Bruch verläuft außerhalb der Gelenkfläche, kann aber innerhalb der Gelenkkapsel sein.

Flexible Fixation: Im allgemeinen soll eine Osteosynthese nach den AO-Richtlinien stabil sein, wenn möglich, soll eine genaue Adaptation und Kompression der Fragmente erfolgen. In letzter Zeit konnte gezeigt werden, daß auch eine geringere Stabilität (flexible Osteosynthese unter Verwendung von Platten, Nägeln oder Fixateuren als reine Schienung) zu guten Ergebnissen führt, solange die Fragmente gut durchblutet sind. Unter Bewahrung der Vitalität der Fragmente bewirkt die flexible Fixation eine ausgeprägte Kallusbildung. Es muß jedoch betont werden, daß die Kombination von Instabilität und fehlender Durchblutung schädlich sein kann.

Fraktur (Knochenbruch): Eine plötzliche Kontinuitätstrennung der Knochenstruktur, die dann erfolgt, wenn die durch eine Belastung erzeugte innere Knochenspannung die Festigkeitsgrenze der Knochenstruktur übersteigt. Die typischen Bruchbilder (Stauchungsbruch, Querbruch, Spiralbruch, Abrißbruch etc.) werden durch die Art der Last (Biegung, Drehung, Stauchung etc.) und die Größe der freiwerdenden Energie bestimmt. Bei hoher Energie entstehen multifragmentäre, bei kleinerer Bruchenergie einfache Frakturen.

Frakturkrankheit: Eine „trophische" Störung, die durch Schmerz, Schwellung und Rötung sowie fleckförmigen Knochenverlust und Gelenkversteifung charakterisiert ist (Lucas-Championniere 1907). Die Frakturkrankheit (Sudeck-Dystrophie) kann am besten durch stabile Fixation zur Vermeidung der mechanischen Irritation und durch frühe, aktive Mobilisierung und, wenn möglich, Teilbelastung vermieden werden (Allgöwer 1978).

Gleitende Schiene: Eine Schiene, die bei Verkürzung der Frakturfragmente (sekundäres Zusammenbrechen und/oder Resorption) ein Zusammenrücken und damit Schließen und Abstützen des Knochenbruchs erlaubt (z. B. nicht verriegelter Marknagel).

Gleitloch: Wird eine Schraube mit durchgehendem Gewinde als Zugschraube verwendet, so ist Voraussetzung der Zugschraubenwirkung, daß das Knochenloch in der Nähe des Schraubenkopfes auf den Außendurchmesser des Gewindes aufgebohrt wird.

Havers-System: Im Bereich der Kortikalis findet sich ein System kleiner Kanäle (Osteone), welche einen Durchmesser von 0,1 mm haben; sie enthalten Blutgefäße und werden nach einer Störung der Blutversorgung des Knochens wiederhergestellt.

Heilung: Wiederherstellung der ursprünglichen Integrität. Theoretisch würde der Heilungsprozeß nach einer Fraktur viele Jahre in Anspruch nehmen, d.h. die Zeit, bis die alte Struktur und ihre Ausrichtung durch den lange andauernden Umbau des Havers-Systems wieder erreicht sind. Klinisch kann die Heilung aber als abgeschlossen betrachtet werden, wenn der Knochen wieder steif genug ist, um eine normale Funktion zu gewährleisten.

Indirekte Heilung: Heilungsart, die bei nicht oder unvollständig stabilisierten Frakturen beobachtet wird. Indirekte Knochenbildung (d.h. Umwandlung von faserreichem Bindegewebe und/oder Knorpelgewebe in Knochen) und Stabilisierung durch Kallusbildung sowie Resorption der Frakturflächen sind typische Elemente.

Interfragmentäre Kompression: Zwischen Frakturflächen wirkende Kompression. Sie stabilisiert den Knochenbruch und vermeidet mechanische Irritation. Sie verhindert ferner die Resorption der Kontaktflächen zwischen Knochenfragmenten und zwischen Implantat und Knochen. Statische Kompression hat keine Wirkung auf den inneren Knochenumbau (Matter et al. 1974). Die interfragmentäre Kompression wirkt durch Erzeugung von Vorspannung und Reibung.

Kallus: Er stellt ein Narbengewebe dar. Kallus wird gebildet als Antwort auf verschiedenste Reize: chemische (Küntscher 1970), Infektion und/oder Instabilität (Hutzschenreuter et al. 1969) und andere. Nach stabiler Osteosynthese bedeutet das Erscheinen von Kallus ein Zeichen ungewollter Instabilität (die wegen der Induktion von Resorption unerwünscht ist). Kallus ist aber ein sehr wertvolles Reparaturgewebe.

Kompression: Das Zusammendrücken jeglichen Materials hat eine entsprechende Deformation zur Folge. Im System Knochen – Platte bewirkt die Kompression durch Plattenzug eine Verkürzung des Knochens und eine Verlängerung der Platte. Beide Deformationen sind nur geringgradig (wenige Mikrometer), aber wichtig im Zusammenhang mit der Stabilisierung der Fraktur. Werden Frakturfragmente gegeneinander komprimiert, so kann die Frakturzone ähnlich wie intakter Knochen Kraft aufnehmen und übertragen. Dies ist der wichtigste Grund für die Anwendung von Kompression in der Knochenbruchbehandlung.

Kompressionsplatte: Überbegriff für Platten, die zur Erzielung interfragmentärer Kompression, z.B. mit Hilfe eines Plattenspannapparats, verwendet werden. Hierbei wird ein Plattenende am Knochen befestigt, während am freien Plattenende ein entfernbarer Plattenspanner angebracht wird. Der gleiche Effekt kann durch exzentrisches Plazieren der Schrauben in sog. Kompressionslöcher von DC-Platten oder LC-DC-Platten erreicht werden. Die hierbei erzielte Kompression wirkt außerhalb der Fraktur, ist deshalb asymmetrisch und führt zu hohen lokalen Belastungen in der unmittelbar unter der Platte gelegenen Kortikalis. Mit der Platte läßt sich eine Kompressionskraft von ca. 60 kp erzeugen.

Kontaktheilung: Die Kontaktheilung tritt auf, wenn Knochenbruchflächen in stabilem, d.h. bewegungsfreiem Kontakt stehen. Die Kontaktheilung ist eine spezielle Form der direkten (primären) Knochenheilung. Sie setzt im praktischen Fall interfragmentäre Kompression voraus. Auch bei einer Bruchspaltweite von wenigen Mikrometern kann sie noch erfolgen.

Kortikalis: Der dichte, relativ harte Knochen innerhalb der Diaphyse (Mittelteil) sowie die äußere dünnere Schale im Bereich von Metaphyse und Epiphyse langer Röhrenknochen und um andere, vorwiegend aus Spongiosa bestehende Knochen.

Lockerung der Schanz-Schrauben: Die stabilisierende Wirkung des Fixateur externe beruht auf einem stabilen Kontakt der Schanz-Schrauben oder

Steinmann-Nägel im Knochen. Eine Resorption in der Kontaktzone zwischen Implantat und Knochen ist nicht nur wegen des Stabilitätsverlusts wichtig, sondern auch wegen der aufgrund der Lockerung offensichtlich stärkeren Ausbreitung des Infekts entlang des Kanals. Damit wird die Markhöhle infiziert, und das spätere Umsteigen auf einen Marknagel wird gefährlicher.

Metaphyse: Der Abschnitt eines langen Knochens zwischen Schaft (Diaphyse) und Knochenende (Epiphyse). Er besteht vorwiegend aus spongiösem Knochen.

Neutralisation: Der Begriff Neutralisation soll den Schutz einer Fraktur durch eine Schiene wiedergeben. Dabei wird die Belastung aber nicht neutralisiert, sondern vermindert. „Protektion" wäre hier der bessere Begriff.

Osteoblast/Osteoklast: Zellen, die Knochen bilden oder abbauen. Die Osteoblasten grenzen an die Knochenoberfläche, wo das Knochenwachstum stattfindet. Die Osteoklasten liegen in den Howship-Lakunen (kleine Einbuchtungen in der Knochenoberfläche). Man findet sie typischerweise an der Spitze der Osteone, die den Bruchspalt bei der direkten Knochenheilung überbrücken.

Plattenferne Kortikalis (TRANS-Kortikalis): Die Kortikalis des Knochenrohrs, die auf der plattenabgewandten Seite liegt. Die Rekonstruktion der mechanischen Integrität der plattenfernen Kortikalis ist bei der stabilen Osteosynthese kritisch. Wegen des größeren Hebelarms ist ein knöcherner Defekt in der plattenfernen Kortikalis biomechanisch wesentlich ungünstiger als in der plattennahen.

Plattennahe Kortikalis (CIS-Kortikalis): Die Kortikalis des Knochenrohrs, die auf der plattennahen Seite liegt. Bei Biegung trägt die plattennahe Kortikalis wenig zur Stabilisierung bei.

Präzise Reposition: Die „wasserdichte" Reposition der Frakturfragmente ist weniger wichtig, als früher angenommen wurde (außer bei Gelenkfrakturen). Die Stabilität der Fixation wird durch genaue Reposition kaum verbessert. Nur die Hauptfragmente müssen exakt reponiert sein, damit die Gelenkbelastung optimal ist. Die Nebenfragmente einer Fraktur tolerieren Fehlstellungen sehr gut, sie werden im Laufe der Frakturheilung eingebunden und umgebaut. Trotzdem stellt bei einfachen Frakturen die genaue Reposition einen praktikableren und dadurch sicheren Weg dar. Die genaue Reposition sollte aber bei multifragmentären Frakturen nicht auf Kosten der Blutversorgung erzwungen werden.

Radiale Vorspannung: Um eine Lockerung von Schanz-Schrauben zu verhindern (s. oben), kann die Kontaktzone zwischen Knochen und Implantat vorgespannt werden, d. h. es wird eine statische Kompressionskraft ausgeübt, die bisher durch die ständige Einwirkung einer Biegekraft auf die Schanz-Schrauben erzielt wurde. Zur Zeit wird eine selbstbohrende, selbstschneidende Schanz-Schraube mit einer radialen Vorspannung entwickelt, d. h. die Schraube sitzt dadurch ganz fest, daß ihr Durchmesser etwas größer als das Bohrloch ist. Hierdurch wird die Gefahr der Schraubenlockerung minimiert und der Schraubenkanal so abgedichtet, daß keine Infektion von außen die Markhöhle erreichen kann. Der Unterschied im Durchmesser zwischen Bohrloch und Schraube sollte nicht größer sein als 0,05–0,1 mm, was zuverlässig nur mit einem selbstschneidenden Gewinde erzielt werden kann.

Refraktur: Eine erneute Fraktur nach teilweiser Frakturheilung unter einer Last, die geringer ist als die durch normale Knochenfestigkeit tolerierte. Der Begriff gilt auch für eine erneute Fraktur, die nicht durch die ursprüngliche Knochenbruchfläche erfolgt, wie z. B. eine Fraktur durch einen durch Behandlung oder Fraktur porotischen Bereich des Knochens.

Relative Stabilität: Gewisse Techniken der Osteosynthese, wie z. B. die Marknagelung, erlauben Bewegungen der Fraktur unter funktioneller Last. Sofern keine größeren und bleibenden Deformationen auftreten und die durch Beweglichkeit erzeugten Dehnungen toleriert werden, ist dieser Zustand bei Verwendung gleitender Schienen (Marknagel) harmlos.

Rigide Implantate: Generell werden Implantate aus Metall als rigide angesehen. In Wirklichkeit ist eine Stahlplatte unter Biegung etwa 50mal weniger steif als der entsprechende Knochen. Dies erklärt sich dadurch, daß die Form und die Dimension der Platte viel wichtiger sind als die Materialsteifigkeit. Wird eine Platte (schmal, 4,5 mm) nur um Bruchteile eines Millimeters zu dünn angefertigt, ist sie auf Biegung weniger steif als eine Platte normaler Dimension, die z. B. aus Kunststoff gefertigt ist.

Schienung: Ein schienendes Implantat verringert die Frakturbeweglichkeit oder reduziert die Last, die auf einen rekonstruierten und durch Zugschraube fixierten Knochen wirkt. Die Schienung allein bewirkt keine absolute Stabilität.

Spaltheilung: Untergruppe der direkten Heilung. Sie tritt bei stabil fixierten Spalten auf und besteht im Auffüllen der Spalte durch direkt gebildeten, lamellären Knochen. Es folgt ein Umbauprozeß des Havers-Systems. Die für die direkte Knochenbildung nötige geringe Dehnung der reparativen Gewebe kann in einer schmalen Spalte nur erreicht werden, wenn in der Nähe Kontaktzonen solid abstützen.

Sperrende Schiene: Ein als Schiene wirkendes Implantat, das (bei Lockerung durch Resorption) sperrend wirkt, d. h. kein Zusammensinken der Frakturfragmente erlaubt. Es ist gefährlich, eine einfache Fraktur nur durch eine sperrende Schiene zu stabilisieren. Multifragmentäre Frakturen erlauben aber mit Erfolg die Anwendung schienender oder überbrückender Platten.

Spontane Heilung: Wir verstehen unter diesem Begriff die Heilung des Knochens ohne medizinische Eingriffe. Sie erfolgt normalerweise unter dem Bild der indirekten Heilung, direkte Heilung kann aber auch bei spontaner Stabilität beobachtet werden.

Stabilität der Osteosynthese: Als Stabilität bezeichnen wir im medizinischen Bereich den inversen Begriff der Beweglichkeit der Fraktur. Stabilität und Belastbarkeit sind zwei unterschiedliche Begriffe, so kann z. B. eine durch Zugschraube fixierte Fraktur absolut stabil, aber nur wenig belastbar sein. Andererseits kann eine durch Schiene stabilisierte Fraktur geringgradig instabil, aber hoch belastbar sein (z. B. Marknagel).

Statische Kompression: Kompression, die sich kurzfristig nicht ändert. Sie hat keine *direkte* biologische Wirkung auf den Knochen.

Steifigkeit: Der Widerstand, den eine Struktur der Deformation unter Last entgegensetzt. Die Steifigkeit eines Implantats wird bestimmt durch die geometrische Form und das Material. Form und Dimension sind wesentlich wichtiger als die Materialeigenschaft.

Streßprotektion: Wir haben diesen Begriff verwendet, um den Zusammenhang der Entlastung und des Knochenverlusts nach dem Wolffschen Gesetz auszudrücken (Allgöwer et al. 1969). Die Streßprotektion, d. h. durch mechanische Entlastung bewirkter Knochenverlust, spielt, wie wir heute wissen, bei der Osteosynthese eine geringe Rolle (Gautier et al. 1986).

Verriegelungsnagel: Ein Marknagel kann eine Fraktur gegen Biegeeinflüsse stabilisieren (relative Stabilität). Generell stabilisiert der konventionelle Nagel aber gegen Torsion und Stauchung schlecht. Durch Verriegelung mit Hilfe von Schrauben oder Bolzen kann die fehlende Torsions- und Stauchungsstabilität des Marknagels kompensiert werden.

Vorbiegung der Platte: Genau an die Knochenoberfläche angepaßte Platten bewirken eine asymmetrische Kompression, die nahe Kortikalis wird zu stark komprimiert und die wichtige plattenferne Kortikalis klafft. Wird die Platte in der Mitte so gebogen, daß sie vom Knochen etwas abgehoben ist, wird die plattenferne Kortikalis komprimiert. Vorbiegung ist mechanisch wirksam, v. a. bei kleinen und porotischen Knochen. Sie ist aber in manchen Fällen schwierig anzuwenden, da sich die Knochenfragmente leicht „werfen“. Eine günstige Eigenschaft der Vorbiegung ist ihre Toleranz gegenüber intermittierenden Überlastungen, hier erfolgt ein elastisches Öffnen und Schließen. Die an sich wirksamere Zugschraube (was die Stabilisierung betrifft) ist selbst auf einmalige Überlastung empfindlich, sie verliert dabei irreversibel ihre Kompressionswirkung.

Vorspannung: Interfragmentäre Kompression spannt die Frakturflächen vor und verhindert so unter funktioneller Zugspannung das Auseinanderweichen der Fragmente. Bedingung für den Erhalt der Stabilität ist, daß die Vorspannung größer ist als die durch Funktion (Biegung) erzeugte Zugspannung.

Ziel der Frakturbehandlung: Nach M. E. Mueller et al. (1963) besteht das Ziel der Frakturbehandlung in früher Wiederherstellung der Beweglichkeit der betroffenen Gliedmaße und in optimaler später Funktion. Ziel ist auch das Vermeiden der Frakturkrankheit.

Zuggurtung: Das Prinzip der Anwendung eines zugstarken Implantats (z. B. Draht), das, auf der Zugseite der Fraktur angelegt, eine (relative) Stabilisierung bewirkt.

Zugschraube: Sie komprimiert zwischen Schraubenkopf und Gewinde einer Frakturfläche. Interfragmentäre Kompression bewirkt Vorspannung und Reibung und damit Stabilität der Fraktur. Die durch Zugschraube bewirkte Kompression ist viel höher als die durch sog. Kompressionsplatten. Die Zugschraubenkompression ist auch dadurch überlegen, daß sie innerhalb der Frakturfläche und nicht wie die Plattenkompression exzentrisch wirkt. Allgemein bewirkt die Zugschraube eine hohe Stabilität; sie offeriert aber nur geringe Festigkeit und muß daher meist durch eine Schiene entlastet werden.

4.5 Grundlagen der Knochenübertragung

C. Colton

Im Jahre 1668 füllte Job van Meekeren, ein holländischer Chirurg, den Defekt im Schädel eines verletzten Soldaten mit einem Teil eines Hundeschädels. Der Patient wurde sofort exkommuniziert, und man verlangte die Entfernung des übertragenen Knochens. Dies war nicht mehr möglich, da der Knochen zwischenzeitlich fest eingewachsen war.

Dieser Vorgang war eigentlich ungewöhnlich, da normalerweise nur der eigene Knochen eines Patienten – ein sog. autogenes oder autologes Transplantat – einwächst und nicht abgestoßen wird. Der Knochen von einer anderen Person – ein sog. allogenes oder homologes Transplantat – enthält Bestandteile, die eine Immunantwort beim Empfänger hervorrufen können. Diese Bestandteile kann man durch bestimmte Behandlungsmethoden des Transplantats zerstören, ohne dessen Potenz, die Knochenneubildung zu stimulieren, einzuschränken. Eine Methode ist das Einfrieren bei sehr niedrigen Temperaturen, wie es bei den meisten Knochenbanken durchgeführt wird. MacEwen aus Liverpool in England hat 1880 vermutlich als erster ein menschliches Knochentransplantat benutzt, um einen durch eine Infektion zerstörten Oberarmschaft eines Jungen zu ersetzen.

Die Aufgabe eines Knochentransplantats ist es, entweder die Knochenheilung bei ausbleibender Frakturheilung zu stimulieren oder einen knöchernen Defekt (Verletzung, Infektion oder Geburtsfehler) auszufüllen. Das Transplantat dient dabei als „Gerüst" für den neugebildeten Knochen und regt gleichzeitig die Knochenneubildung an (Osteogenese, Osteoinduktion). Ein Knochen, der blutbildende Knochenmarkzellen enthält, ist am besten zur Stimulation der Knochenneubildung geeignet; Knochen aus der Kortikalis hat eine viel geringere Wirkung. Kleine Transplantatstücke sind besser als ein großer Block, da jedes Transplantat nach der Übertragung abstirbt, jedoch bald durch das Einwachsen von Blutgefäßen von der Transplantatoberfläche wieder durchblutet und in den knöchernen Verbund eingebaut wird („schleichender Austausch"). Je größer die Oberfläche bei einem bestimmten Volumen ist, um so schneller wird der Einbau und damit die knöcherne Heilung ablaufen. Aus all diesen Gründen stellen kleine Stücke („Chips") des körpereigenen spongiösen markhaltigen Knochens das beste Material zur Knochenverpflanzung dar. Die gebräuchlichsten Entnahmestellen hierfür sind der Trochanter major am Femur und die Beckenkämme (s.auch 6.18).

Besondere Knochentransplantate aus Knochenblöcken mit dazugehörigem Gefäßstiel werden gelegentlich unter Anwendung mikroskopischer Operationstechniken verpflanzt (z.B. gestielter Beckenkammspan); die ursprünglichen Hoffnungen haben sich jedoch nicht erfüllt, so daß ihre Verwendung abnimmt.

4.5.1 Immunologie der Knochentransplantation

Jedes körperfremde biologische Material, das auf irgendeine Weise in den Organismus gelangt, kann spezifische chemische

Bestandteile (Antigene) enthalten, die als fremd und potentiell schädlich erkannt werden. Als sog. Immunantwort können daraufhin Antikörper gebildet werden, die die Antigene neutralisieren oder zerstören.
Eine Antigen-Antikörper-Reaktion kann zu einem entzündlichen Zustand führen mit lokaler Freisetzung von Histamin, wie z.B. bei einer allergischen Hautreaktion nach Pflanzenkontakt oder bei einer Entzündung der Schleimhäute in den oberen Atemwegen bei Allergie auf Gräserpollen (Heuschnupfen). Die Histaminausschüttung kann auch größer sein und systemische Wirkungen erzielen, z.B. einen anaphylaktischen Schock. Im Gegensatz dazu führt bei der Verpflanzung von Geweben die Wirkung der Antikörper auf das antigenfreisetzende Material zu einer langsameren Zerstörung des übertragenen Gewebes – einer verzögerten immunologischen Abstoßung.
Ein körpereigenes (autologes) Transplantat wird vom Organismus natürlich nicht als fremd angesehen und ruft daher auch keine Immunantwort hervor. Auf der anderen Seite wird körperfremdes (allogenes) Gewebe aufgrund seiner antigenen Bestandteile vom Immunsystem als Eindringling angesehen, so daß es wahrscheinlich abgestoßen wird, falls nicht die Gewebetypisierung von Spender und Empfänger identisch oder sehr ähnlich ist. Mit Methoden wie der Gefriertrocknung kann man die antigene Wirkung eines allogenen Gewebes zerstören, so daß es vom Immunsystem des Empfängers angenommen wird. Die Tiefkühlung allogener Knochen ist die Grundlage der Knochenbanken.
Eine größere Gefahr als die potentielle Abstoßung des Fremdtransplantats bedeutet heute die Möglichkeit der Übertragung des HIV(AIDS)- oder Hepatitisvirus vom Spender auf den Empfänger. Wenn Knochen in die Bank aufgenommen wird, wird der Spender zunächst auf HIV und Hepatitis untersucht; 3–4 Monate später, bevor das Knochentransplantat freigegeben wird, wird der Test wiederholt. Der zweite Test ist natürlich bei Leichentransplantaten nicht möglich. Die Prüfprotokolle und der Umfang durchgeführter Tests von Spendern und Transplantaten unterscheiden sich bei den verschiedenen Knochenbanken und in verschiedenen Ländern.

4.5.2 Knochenbank

Knochen aus der Knochenbank ist fremdes Material, das abgestoßen werden kann, wodurch auch seine Wirkung auf die Knochenbildung vermindert wird. Er kann auch mit bakteriellen Keimen verunreinigt sein. Das Risiko besteht also in einer Abstoßung oder Infektion. Daher wird dieser Knochen auch nur als letzte Möglichkeit benutzt, wenn man größere Transplantatmengen benötigt, als der Patient liefern kann, z.B. beim Auffüllen großer Defekte, bei ausgedehnten Wirbelsäulenfusionen oder wenn sämtliche Entnahmestellen des Patienten aufgrund früherer Eingriffe ausgeschöpft sind. Bei der Versorgung frischer Frakturen verwendet man nur selten Knochen von der Bank.

4.5.3 Glossar

Allogen: Das Gewebetransplantat stammt von einem anderen Individuum derselben Gattung.
Antigen: Bestandteil eines übertragenen Gewebes, das im Empfänger die Bildung von Antikörpern (s. unten) auslöst, die das Antigen zerstören und so zu einer Abstoßungsreaktion führen können.
Antikörper: Eine molekulare Substanz, die vom Empfänger als Antwort auf die Entdeckung eines Antigens gebildet wird und dieses Antigen angreifen und zerstören soll. Für jedes Antigen gibt es einen eigenen Antikörper.
Autogen, autolog: Gewebetransplantat vom eigenen Körper.
Heterogen: s. allogen
Homogen: s. autogen
Schleichender Knochenersatz: Hierunter versteht man den Einbau eines Knochentransplantats durch das Einsprossen von Gefäßen aus dem Transplantatbett mit anschließender Entfernung des toten Knochens durch Osteoklasten (knochenabbauende Zellen) und Ersatz mit lebendem Knochen durch Osteoblasten (knochenbildende Zellen).
Xenogen: Gewebetransplantat von einem Individuum einer anderen Gattung (z. B. Herzklappen vom Schwein).

(*Anmerkung des Übersetzers:* Im deutschen Sprachgebrauch wird in der Regel nur zwischen sog. *autologer* – körpereigener – und *homologer* – körperfremder – Spongiosaplastik unterschieden.)

4.6 Literatur

Aebi M, Regazzoni P (eds) Bone transplantation. Springer, Berlin Heidelberg New York
Allgöwer M (1978) Cinderella of surgery – fractures? Surg Clin North Am 58: 1071–1093
Allgöwer M, Ehrsam R, Ganz R, Matter P, Perren SM (1969) Clinical experience with a new compression plate „DCP“. Acta Orthop Scand [Suppl] 125: 45–63
Cordey J, Schwyzer HK, Brun S, Matter P (1985) Bone loss following plate fixation of fractures? Helv Chir Acta 52: 181–184
Frigg R (1992) The development of the pinless external fixator: from the idea to the implant. Injury 23 [Suppl 3]: 3–8
Hutzschenreuter P, Perren SM, Steinemann S, Geret B, Klebl M (1969) Some effects of rigidity of internal fixation on the healing pattern of osteotomies. Injury 1: 77–81
Klein MPM, Rahn BA, Frigg R, Kessler S, Perren SM (1990) Reaming versus non-reaming in medullary nailing: interference with cortical circulation of the canine tibua. Arch Orthop Trauma Surg 109/6: 314–316
Küntscher G (1970) Das Kallus-Problem. Enke, Stuttgart
Lucas-Championnière J (1907) Les dangers de l'immogilisation des membres – fagilité des os – altération de la nutrition du membre – conclusions pratiques. Rev Méd Chir Pratique 78: 81–87
Mast J, Jakob R, Ganz R (1989) Planning and reduction techniques in fracture surgery. Springer, Berlin Heidelberg New York
Matter P, Brennwald J, Perren SM (1974) Biologische Reaktion des Knochens auf Osteosyntheseplatten. Helv Chir Acta [Suppl] 12: 1
Moor R, Tepic S, Perren SM (1989) Hochgeschwindigkeits-Film-Analyse des Knochenbruchs. Z Unfallchir 82: 128–132
Müller ME, Allgöwer M, Willenegger H (1963) Technik der operativen Frakturenbehandlung. Springer, Berlin Heidelberg New York
Perren SM, Klaue K, Frigg R, Predieri M, Tepic S (1991) The concept of biological plating: the limited contact dynamic compression plate, LC-DCP. Orthop Trauma
Schenk R (1987) Cytodynamics and histodynamics of primary bone repair. In Lane JM (ed) Fracture healing. Churchill Livingstone, New York
Swiontkowski M (1992) Pinless fixation – Part I: introduction. Injury 23 [Suppl 3]: 1–2
Timoshenko S (1941) Strength of materials. Van Nostrand, Princeton
Wolff J (1986 [1893]) The law of bone remodeling. Springer, Berlin Heidelberg New York

5 Grundlagen der Diagnostik und Therapie

C. Colton

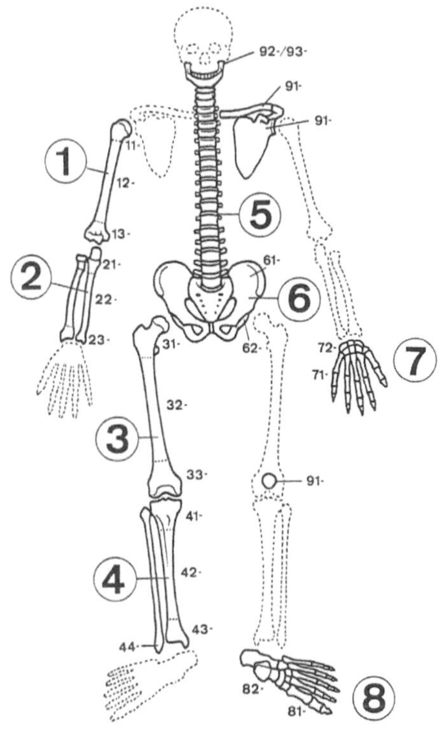

5.1 Klassifikation der Frakturen

Die Klassifizierung von Frakturen ist ein Ausdruck des Bedürfnisses, die unzähligen verschiedenen Verletzungsmuster aller Knochen des Körpers in Gruppen einzuteilen. Chirurgen müssen eine gemeinsame Sprache sprechen, wenn sie sich für den klinischen Informationsaustausch oder für Forschungszwecke über einzelne Frakturen oder Frakturgruppen unterhalten wollen. Gerade im Bereich der Forschung sind Computer ein derart grundlegendes Werkzeug der Informationsverarbeitung geworden, daß die „chirurgische Sprache“ für sie erkennbar sein muß.

Diese Notwendigkeit führte zu der Entwicklung der AO-Klassifikation der Frakturen durch Prof. M. E. Müller. Grundsätzlich ist jeder Gruppe von Röhrenknochen sowie der Wirbelsäule und dem Becken eine Nummer zugeteilt:

– Humerus	1	– Wirbelsäule	5
– Radius/Ulna	2	– Becken	6
– Femur	3	– Hand	7
– Tibia/Fibula	4	– Fuß	8

Die langen Röhrenknochen sind jeweils in 3 Segmente eingeteilt:
1. Proximal metaphysär/epiphysär
2. Schaft (diaphysär)
3. Distal metaphysär/epiphysär

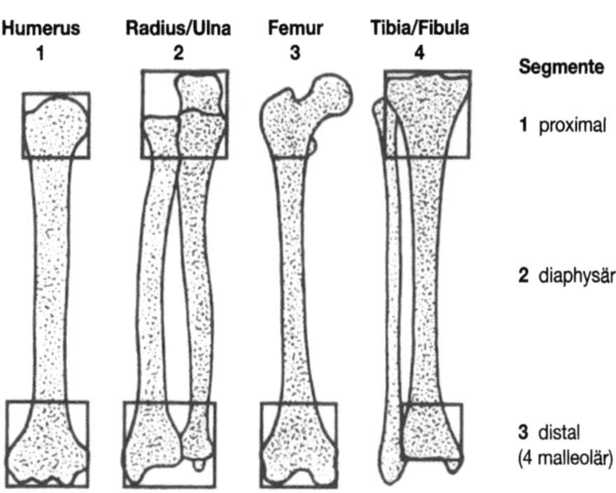

Eine Femurschaftfraktur fällt also in die Gruppe 32 (3: Femur, 2: Schaft) und eine handgelenknahe Radiusfraktur in die Gruppe 23. Eine Ausnahme bildet die Sprunggelenkgabel mit den Knöcheln (Malleolen) wegen der besonderen Natur des Gelenks. Für sie gibt es ein 4. Segment, so daß Frakturen der Sprunggelenkregion die Gruppe 44 bilden (4: Tibia/Fibula, 4: Knöchelsegment).
Für jedes Segment an jedem Knochen werden die Frakturen in 3 Typen – A, B und C – eingeteilt, wobei A für die einfacheren und leichter zu behandelnden Frakturen steht und C für die schwereren Verletzungen. Ein komplexe intraartikuläre Fraktur des distalen Humerus mit vielen Gelenkfragmenten wird deshalb als 13-C- Verletzung eingeteilt.

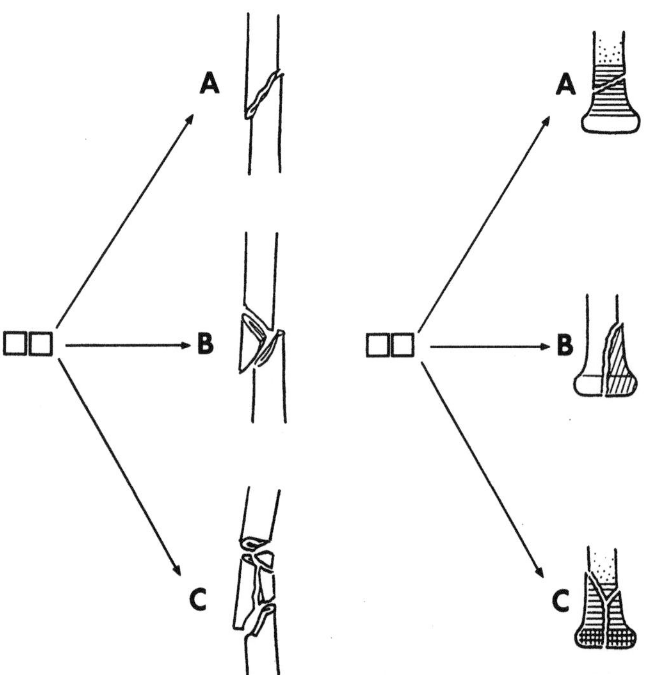

Darüber hinaus gibt es innerhalb jedes A-, B- oder C-Typs 3 zusätzliche Gruppen 1, 2 und 3, die einen zunehmenden Schweregrad darstellen. Die oben genannte schwere Ellbogenfraktur würde also als 13-C3 klassifiziert.

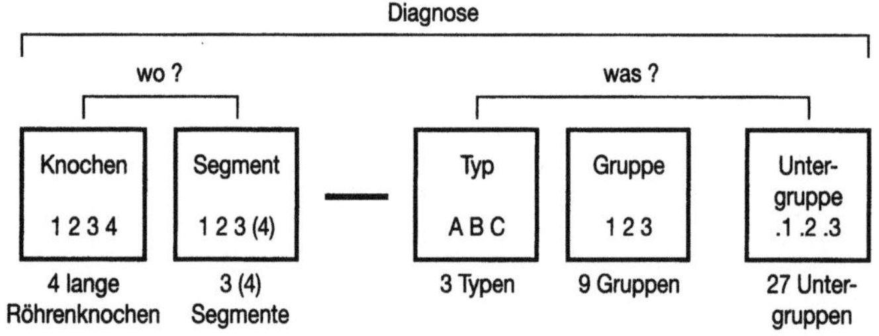

Jede Gruppe kann sogar noch in 3 Untergruppen eingeteilt werden, um eine noch genauere Verschlüsselung der Frakturen zu erhalten, wie z. B. 13-C3. 3, eine massive Mehrfragmentgelenkfraktur des Ellbogens.
Die Klassifikation für die Wirbelsäule ist noch nicht vollständig beschlossen, aber über die Klassifikation der Becken- und Azetabulumfrakturen besteht nahezu Einigkeit.

5.2 Allgemeine Diagnostik in der Frakturversorgung

5.2.1 Klinische Diagnose von Frakturen

Zu den klinischen Kennzeichen einer Fraktur gehören:
- Schmerz
- Schwellung
- Deformität
- Funktionsverlust
- Druckschmerzhaftigkeit
- Abnorme Beweglichkeit
- Krepitation (Knochenreiben)

Nicht in jedem Fall werden all diese Merkmale vorhanden sein. Auch der Unfallhergang sollte bekannt sein. Der klinische Verdacht auf eine Fraktur wird durch geeignete Röntgenaufnahmen bestätigt oder ausgeschlossen. Spezielle bildgebende Verfahren können erforderlich sein, um die anatomischen Verhältnisse der Verletzung exakt bestimmen zu können, deren Kenntnis für die Aufstellung eines konsequenten Behandlungsplans notwendig ist.

5.2.2 Beurteilung des Weichteilschadens

Die auf den Knochen einwirkende und einen Bruch hervorrufende Kraft (sog. Energietransfer) führt auch häufig zu einer Schädigung der angrenzenden Weichteile, zu denen Haut und Unterhautfettgewebe (Integument), Muskeln und Sehnen, größere Blutgefäße und Nerven gehören. Der Schaden kann so groß sein, daß die Frakturstelle mit der Körperoberfläche in Verbindung steht, d.h. eine offene Fraktur vorliegt. Diese Frakturen wurden früher als „komplizierte Frakturen" bezeichnet, während die geschlossenen Frakturen ohne Eröffnung des Integuments „einfache Frakturen" genannt wurden. Es sollte jedoch keine Fraktur jemals als „einfach" angesehen werden, außerdem unterschlägt diese veraltete Bezeichnung die Bedeutung des Unterschieds zwischen „offen" und „geschlossen", d.h. daß einige Frakturen „offen" für ein Infektionsrisiko sind.
Die Einschätzung des begleitenden Weichteilschadens ist ein notwendiger und wesentlicher Bestandteil bei der Beurteilung jeder Verletzung.

5.2.2.1 Klassifikation der Weichteilverletzung

Gustilo und Anderson (1976) haben Weichteilverletzungen eingeteilt in:

Grad 1	Kleine Austrittswunde, <1 cm lang, sauber
Grad 2	Deutlich größere Hautwunde ohne ausgedehnte Schädigung der darunter gelegenen Muskulatur
Grad 3	Offene Segmentfrakturen, Frakturen mit größerem Weichteilschaden oder traumatische Amputationen

Es wurde bald offensichtlich, daß die Definition des 3. Grades zu weit gefaßt war; Gustilo et al. (1984) teilten den Grad 3 daraufhin in die Gruppen A, B und C ein. Hierbei bedeutete 3C einen größeren Gefäßschaden, der eine arterielle und/oder venöse Gefäßnaht erforderlich macht.
Vom Beginn dieses Jahrhunderts, als fast jede größere offene Fraktur zur Amputation führte, bis zu den komplizierten rekonstruktiven Eingriffen der modernen Chirurgie wurden bedeutende Fortschritte bei der Frakturbehandlung gemacht und Techniken zur Erhaltung verletzter Extremitäten entwickelt; deshalb müssen Weichteilverletzungen heutzutage noch genauer klassifiziert werden, um so die Überlebensfähigkeit einer Gliedmaße besser vorhersagen zu können.

5.2.2.2 Erhaltung vs. Amputation

Unfallzentren in Tampa und Seattle (USA) haben ein Punktesystem für verletzte Extremitäten entwickelt, den Mangled Extremity Severity Score (M. E. S. S.): ein Wert bis zu 6 Punkten bedeutet, daß die Anstrengungen zur Erhaltung einer Extremität sich wahrscheinlich lohnen werden, während bei 7 und mehr Punkten normalerweise eine Amputation notwendig sein wird.
In einigen Fällen ist dieses Punktesystem nicht geeignet, da es sich mehr auf offene Frakturen konzentriert. Es zeigt den Schweregrad einer großen Anzahl von Verletzungen nicht richtig an, bei denen eine massive Quetschung im Inneren der Extremität vorliegt, obwohl die Haut geschlossen ist und es sich somit rein technisch um keine offene Fraktur handelt. In diesen Fällen wird die Schwere der Verletzung durch die intakte Haut verschleiert. Tscherne (Hannover) hat diesen bedeutenden Gesichtspunkt hervorgehoben, seine Arbeiten bildeten die Grundlage für die AO-Klassifikation der Weichteilverletzungen.
Bei diesem AO-System steht der Buchstabe C (closed) für geschlossene und O (open) für offene Verletzungen. Ein Punktwert von 1–5 (1 = Normalzustand oder keine Verletzung, Ausnahme: geringgradig offene Frakturen, 2–4 = zunehmende Schwere der Verletzung, 5 = Außergewöhnliches) wird den folgenden Strukturen zugewiesen:

- Integument: IC (closed) oder IO (open)
- Muskel-/Sehnenverletzung: MT (muscle/tendon)
- Gefäß-/Nervenverletzung: NV (nerve/vessel)

Eine mäßiggradige offene Verletzung mit ausgedehntem Muskelschaden, aber ohne Gefäß-Nerven-Verletzung, würde somit als IO2-MT4-NV1 verschlüsselt. In Verbindung mit einer Etagenfraktur des Femurs lautet die Klassifikation 32-C2.1-IO2-MT4-NV1. Dies mag mühselig erscheinen, für einen Computer ist es jedoch sofort erkennbar. Alle derart genau definierten Verletzungen können in einer Gruppe analysiert werden, um z. B. die Ergebnisse verschiedener Behandlungsformen (einschließlich Amputationsraten) zu vergleichen. Außerdem ist diese Klassifikation international – eine Art Esperanto der Verletzungen des Bewegungsapparats! Nur so können genaue Erkenntnisse zustande kommen und weiter zunehmen. (Für weitere Informationen s. Müller et al. 1991.)

5.2.3 Allgemeinzustand des Patienten

Obwohl die meisten Patienten mit einzelnen oder mehrfachen Frakturen jung und gesund sind, kann eine beträchtliche Anzahl vorbestehende krankhafte Veränderungen haben, entweder durch innere Erkrankungen, angeborene Veränderungen (z. B. angeborene Herzfehler) oder sogar als Folge früherer Unfälle. Deshalb ist es sehr wichtig, den Gesamtzustand des Verletzten zu erkennen. Nur zu leicht kann man seine Aufmerksamkeit auf eine dramatische Verletzung konzentrieren und dabei die Beurteilung der Gesamtsituation vernachlässigen. Die Krankenvorgeschichte muß sorgfältig vom Patienten selbst, von Verwandten oder Freunden oder aus alten Krankenakten erhoben werden. Einflußfaktoren (s. oben) können sich auf die Wiederbelebung, Anästhesie, Wahl der Behandlungsmethode und die postoperative medizinische und pflegerische Versorgung auswirken.

5.2.4 Prioritäten beim Polytrauma

Ein Polytrauma ist selbst für den Organismus junger und gesunder Patienten eine erhebliche Belastung. Es wird üblicherweise nach dem Injury Severity Score (ISS) mit einem Punktwert von mehr als 16 definiert[1]. Häufig liegt ein lebensbedrohlicher Zustand vor, der sich sofort oder erst später einstellen kann. Mehrfache Frakturen, besonders von Oberschenkel, Becken und Wirbelsäule, haben weitreichende Auswirkungen und führen oft zu bedrohlichen Komplikationen. Unmittelbar nach der Verletzung kommt es vor allem bei offenen Frakturen zu einem erheblichen Blutverlust. (Auch bei einer geschlossenen Femurfraktur können sich 1–1,5 l Blut leicht in einem geschwollenen Oberschenkel verbergen. Eine geschlossene Beckenfraktur kann zu einer massiven unentdeckten Blutung von mehreren Litern führen.) Bedauerlicherweise sind einige Patienten verblutet, weil ihr Volumenmangel nach einer Beckenzerreißung stark unterschätzt worden war. Die Stabilisierung von Frakturen ist daher ein Teil der Wiederbelebung, auch wenn sie im Notfall nur aus einer einfachen Schienung besteht. Sir Robert Jones, der die orthopädische Chirurgie in England mitbegründet hat, stellte einmal fest, daß es nach der Einführung der Schienung von Oberschenkelschußwunden noch

[1] Der Injury Severity Score (Maßstab für die Schwere der Verletzung) ist ein Punktesystem, das 7 verschiedenen Regionen oder Systemen des Körpers einen Wert von 0–5 zuweist, dann die 3 höchsten Werte nimmt – von den am stärksten verletzten Regionen – und ihre Quadratwerte addiert. Der maximale Wert ist also $5^2+5^2+5^2=75$, was einem tödlichen Ausgang entspricht. Der ISS gibt das Ausmaß der anatomischen Verletzung wieder und ist zur Vorhersage des Langzeitergebnisses und zur Überprüfung der Unfallversorgung weit verbreitet.

am Verletzungsort im Jahre 1916 während des ersten Weltkriegs zu einem Rückgang der Sterblichkeit an dieser Verletzung von fast 80 % auf 15 % kam!

Selbstverständlich ist in der ersten Phase nach einer Verletzung auch die fachgerechte Behandlung eines Sauerstoffmangels aufgrund einer Thoraxverletzung ebenso wie die Diagnostik und Therapie von Schädel-Hirn-Verletzungen notfallmäßig vorzunehmen.

In den letzten 3 Jahrzehnten ist zunehmend erkannt worden, daß durch eine operative Stabilisierung aller größeren Frakturen innerhalb von 24 h nach der Verletzung die Todesrate in den ersten Tagen wegen eines Atemnotsyndroms (Adult Respiratory Distress Syndrom, ARDS) und im späteren Verlauf wegen Multiorganversagens ganz erheblich gesenkt werden kann. In der Tat wird die innere oder äußere Fixation von Frakturen als Fortsetzung der primären Wiederbelebungsmaßnahmen angesehen. Der schwer verletzte Patient sollte direkt von der Notfallaufnahme in den Operationssaal gebracht werden, um sofort eine umfassende chirurgische Versorgung durchzuführen. Alle operativen Maßnahmen – auf thoraxchirurgischem, neurochirurgischem, bauchchirurgischem und knochenchirurgischem Gebiet – sollten in einer Sitzung erfolgen. In den Händen eines fachlich versierten Anästhesisten, der eine exakte Beatmungskontrolle und moderne Techniken zur Überwachung der Blutgase und des Hirndrucks anwendet, ist der Patient sicherer als an jeder anderen Stelle im Krankenhaus.

5.3 Bildgebende Verfahren

5.3.1 Röntgen

Wie oben angedeutet, werden nach dem anfänglichen klinischen Verdacht auf eine Fraktur Röntgenbilder angefertigt, um die Diagnose zu bestätigen (oder auszuschließen). Die Aufnahmen müssen qualitativ so gut sein, daß eine genaue Diagnose möglich ist. Sie sollten mindestens in 2 senkrecht zueinander stehenden Ebenen erfolgen (normalerweise im anterior-posterioren – d. h. von vorne nach hinten – und im seitlichen Strahlengang), und sie müssen die gesamte Länge jedes Knochens abbilden. Bei einer Gelenkbeteiligung muß die Aufnahme auf den Gelenkspalt zentriert sein; es ist fahrlässig, Therapieentscheidungen bei einer Gelenkfraktur auf der Grundlage von Röntgenbildern zu treffen, bei denen der ganze Knochen abgebildet ist und das Gelenk sich nahe am Bildrand darstellt – wie es so häufige Praxis ist! In bestimmten Situationen, beispielsweise bei Frakturen der Tibiakopfgelenkfläche und des Beckens, können Schrägaufnahmen weiterhelfen. Spezielle Röntgenaufnahmetechniken sind an vielen Stellen hilfreich, z. B. axillare Aufnahmen der Schulter und der Akromioklavikulargelenke, Ala- und Obturatoraufnahmen des Azetabulums (nach Judet-Letournel) oder Inlet- bzw. Outletaufnahmen des

Beckenrings. Andere Techniken zur Verbesserung der Aussage einfacher Röntgenbilder beinhalten Belastungsaufnahmen, um z.B. eine Instabilität des Akromioklavikulargelenks zu bestätigen, oder gehaltene Aufnahmen am Sprunggelenk und manchmal auch am Knie zum Nachweis verletzter Bandstrukturen.

5.3.2 Schichtaufnahmen

Die konventionelle Schichtaufnahme (Tomographie) ist eine Röntgentechnik, die durch einen „Trick" nur eine Schicht des Gewebes abbildet. Der Röntgenfilm und die Strahlenquelle bewegen sich zum Zeitpunkt der Aufnahme. Dadurch wird der Strahlengang so beeinflußt, daß nur eine dünne Schicht des Körpers scharf dargestellt wird, während der Rest durch die Bewegung verschwommen erscheint. Durch verschiedene Einstellungen des Films und der Strahlenquelle zueinander kann eine Serie von Schichten durch den zu untersuchenden Körperteil in unterschiedlicher Tiefe erzeugt werden; ihre Auslegung erfordert jedoch erhebliche Erfahrung. Trotzdem kann die Tomographie bei schwierigen Frakturen ein zusätzliches Hilfsmittel zu den Standardaufnahmen sein, z.B. ist eine anterior-posteriore (a.-p.) oder seitliche Schichtuntersuchung der Tibiakopfgelenkfläche sehr nützlich.

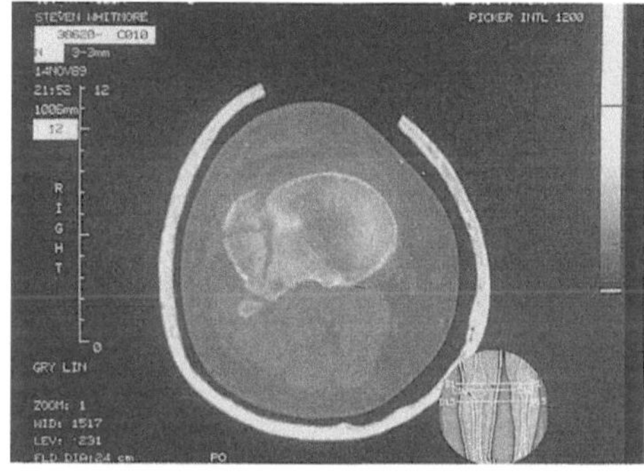

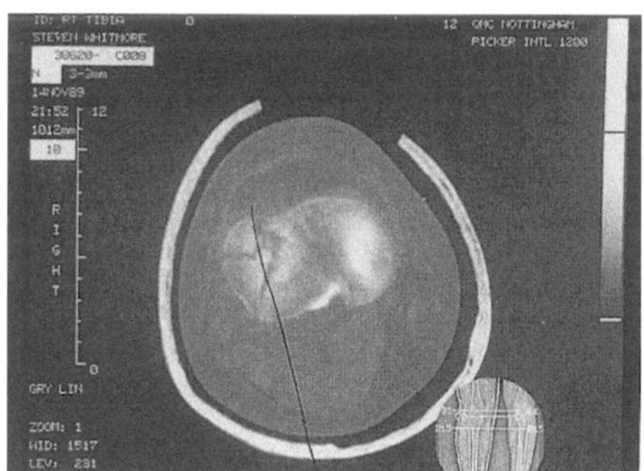

5.3.3 Computertomographie

Bei dieser komplizierten Technik wird ein Röntgenstrahl wiederholt quer durch den Körper geschossen, wobei sich bei jeder Aufnahme der Winkel ändert; dies ist vergleichbar mit einem Schwert, das aus vielen Richtungen um den Körper herum jeweils durch dessen Mittelpunkt gestoßen wird. Durch die ständige Änderung der Strahlenrichtung entsteht eine ganze Menge an Informationen über die verschiedenen Strukturen, die bei jedem „Stich" im Strahlenweg liegen. Diese Daten werden dann von einem Computer aufgearbeitet und ergeben ein Bild, das der Schnittfläche des Körpers entspricht, wenn man ihn quer in 2 Hälften teilt. Durch weitere komplizierte Verarbeitung der Daten vieler Schnitte können dreidimensionale Abbildungen rekonstruiert werden, die bei komplexen Becken- und Azetabulumfrakturen sehr wertvolle Informationen geben können.

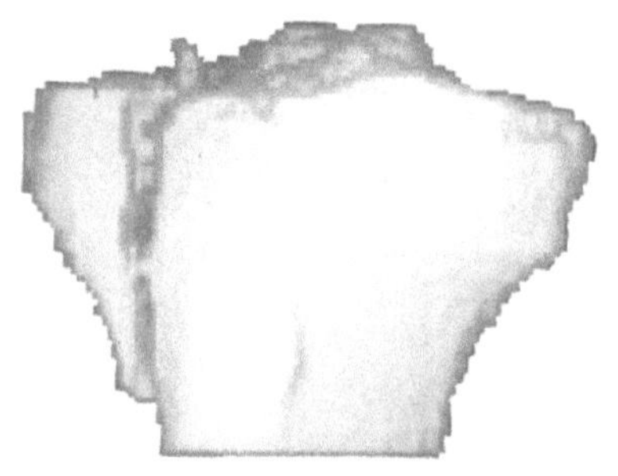

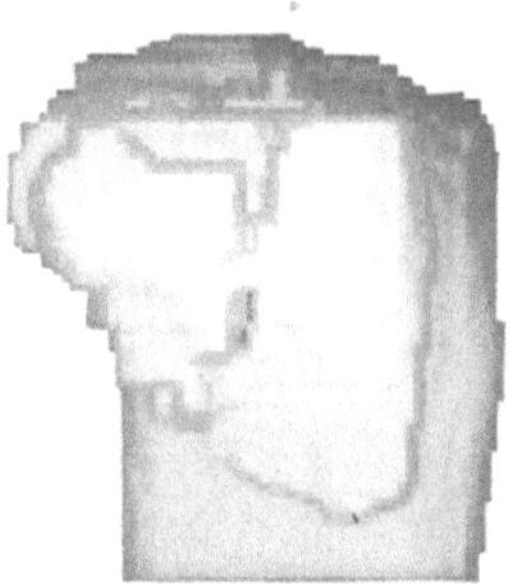

5.3.4 Kernspintomographie

Wenn man lebendes Gewebe einem starken Magnetfeld aussetzt, sendet das Gewebe schwache Radiowellen aus (Magnetresonanz). Die Eigenschaften dieser Abstrahlungen unterscheiden sich je nach chemischer Zusammensetzung des Gewebes. Wenn man den Patienten in abgestuften Schritten durch eine kreisförmige Magnetspule schiebt und die Abstrahlungen aufzeichnet, kann man Abbildungen der verschiedenen Gewebe erzeugen. Diese unterscheiden sich erheblich von normalen Röntgenbildern, außerdem kann der Empfangsteil des Gerätes auf verschiedene Weise auf die Radiowellen eingestellt werden, so daß ausgewählt werden kann, welches Gewebe abgebildet werden soll. Die Kernspintomographie ist sehr nützlich bei der Darstellung von Geweben, die sich auf den Standardröntgenbildern nicht abbilden lassen, wie z.B. Knorpel, Menisken, Bandscheiben und Weichteiltumoren. Sie kann sogar die Durchblutung der Gewebe anzeigen. Hochauflösende Abbildungen ausgewählter Regionen lassen sich mit Hilfe von Oberflächenmagnetspulen erzeugen.

Die Materialen, aus denen die AO-Implantate hergestellt werden – d. h. rostfreier Stahl und Reintitan –, sind im wesentlichen unmagnetisch. Sie behalten diese Eigenschaft auch nach der Kaltverarbeitung (Biegung und Formgebung) und werden daher keine Hitzewirkungen verursachen oder durch die Kernspinuntersuchung magnetisch verformt werden. Durch das Metall gibt es jedoch Artefakte auf den Bildern, wobei Titan in dieser Hinsicht weniger problematisch ist. Es gibt Methoden zur Veränderung der Abbildungstechnik, um diese „Sternenkranzeffekte" zu vermindern.

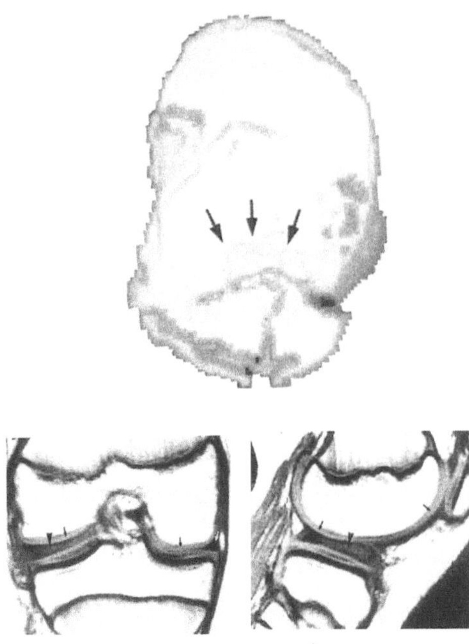

Kernspintomogramm eines lateralen Scheibenmeniskus am rechten Knie eines 14jährigen Jungen. Auf den sagittalen und koronaren T1-Schichten ist die Ausdehnung gut erkennbar: verstärkte Signalintensität *(Pfeilspitze)* verglichen mit dem normalen medialen Meniskus *(kleiner weißer Pfeil)*. Der normale hyaline Knorpel *(kleiner schwarzer Pfeil)* hat eine normale Signalstärke.

5.3.5 Arthrographie

Durch Einspritzen von röntgendichtem Kontrastmittel in einen Gelenkspalt und anschließende Anfertigung von Standardröntgenaufnahmen lassen sich negative Abbilder der Verhältnisse an den knorpeligen und anderen intraartikulären Strukturen erzeugen. Eine solche Darstellung eines Kreuzbandschadens ist ein Hilfsmittel bei der Planung rekonstruktiver Eingriffe. Bis zu einem bestimmten Ausmaß ist die Arthrographie durch die Arthroskopie und die hochauflösende Kernspintomographie abgelöst worden, sie ist jedoch sehr wertvoll bei der Diagnostik von Ellbogenverletzungen bei Kindern und bei der Feststellung einer angeborenen Hüftgelenkluxation. Manchmal kann eine Arthrographie des verletzten Sprunggelenks beim Erwachsenen für die Diagnose von Außenbandrupturen hilfreich sein.

5.3.6 Ultraschall

Ultraschallwellen (sehr hochfrequenter Ton, für das menschliche Ohr nicht hörbar) werden von den Geweben in unterschiedlichem Ausmaß je nach Gewebedichte reflektiert. Dieser Effekt kann für eine sichere und schonende Untersuchung von Weich-

teilveränderungen genutzt werden. Ultraschall ist eine hochentwickelte Form des Echolots, das von Schiffen zur Suche nach Unterwasserobjekten oder zur Tiefenmessung eingesetzt wird.
In der Medizin ist der Ultraschall in geübten Händen sehr nützlich zur Entdeckung von Ergüssen im Hüftgelenk oder von in der Tiefe gelegenen Hämatomen. Sein Einsatz in der vorgeburtlichen Medizin ist ja weit bekannt. Die Anwendungsmöglichkeiten auf dem Gebiet der Traumatologie sind gegenwärtig noch eingeschränkt, zur raschen Erkennung z. B. von Blutungen im Bauchraum hat er sich jedoch bewährt.

5.4 Behandlung geschlossener Frakturen

5.4.1 Konservative Behandlung

Viele einzelne, geschlossene und unkomplizierte Frakturen können durch irgendeine Art äußerer Schienung behandelt werden. Die gebräuchlichste Methode ist ein Gipsverband. Gips wurde seit Jahrhunderten in der Architektur und Kunst verwendet: In der Technik der Freskomalerei (s. Michelangelos Deckengemälde in der Sixtinischen Kapelle in Rom) wird auf eine Oberfläche Gips aufgebracht und dann der feuchte Gips bemalt, so daß die Farben in das Material hineinsickern und ihre leuchtende Helligkeit für Hunderte von Jahren behalten. Erst als ein holländischer Militärchirurg, Mathysen, im Jahre 1854 die Gipsbinde beschrieb, begann die Entwicklung moderner Gipstechniken. In letzter Zeit haben Kunststoffe auf Harzbasis den eigentlichen Gipsverband teilweise ersetzt, es gibt jedoch kein Material mit derselben Fähigkeit, den fest werdenden Verband an die reponierte frische Fraktur anzuformen.

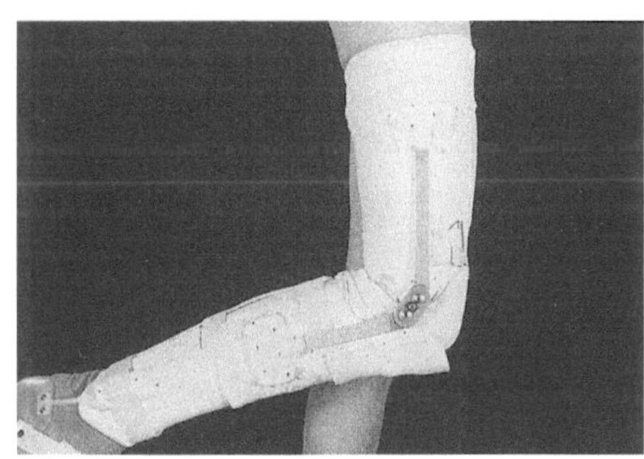

Das Konzept der funktionellen Behandlung in einem Brace (= Stützschiene) wurde in den 70er Jahren u. a. von Mooney und Sarmiento wieder eingeführt, die Erstbeschreibung dieser Methode erfolgte durch Gooch im Jahre 1776! Im Grunde wird hierbei nach ungefähr einer Woche konventioneller Gipsbehandlung, bei der immer die Gelenke oberhalb und unterhalb der Fraktur mit ruhiggestellt werden, ein Brace mit Gelenkfunktion angelegt, der entweder aus dem üblichen Gipsmaterial oder aus hitzeverformbarem (thermoplastischem) Kunststoff hergestellt wird. Diese Schiene wird mit einem Scharniergelenk konstruiert, so daß eine Gelenkbewegung möglich ist und gleichzeitig die Frakturstellung unter Kontrolle bleibt. Dies hat sich vor allem bei Frakturen der Tibia und des distalen Femurs als besonders wertvoll erwiesen. Die Bracebehandlung wird auch bei der Frühmobilisation nach der Osteosynthese bestimmter Gelenkfrakturen, besonders im Bereich des Tibiaplateaus, eingesetzt.
Eine andere Form der nichtoperativen Frakturbehandlung ist die Extensionsbehandlung, die normalerweise für Femurfrakturen mit oder ohne zusätzliche Schienung, z. B. der Thomas-Schiene, verwendet wurde. Manchmal kann sie auch zur vorübergehenden

Ruhigstellung einer instabilen Fraktur eingesetzt werden, solange Schwellung und Weichteilprobleme einen operativen Eingriff verhindern; heutzutage wird allerdings in einer solchen Situation der Fixateur externe bevorzugt. Die Extension muß für mehrere Monate fortgeführt werden, bevor eine Femurfraktur sicher knöchern konsolidiert ist. In einigen Fällen, in denen eine Operation aus verschiedenen Gründen nicht durchführbar war, sind Versuche, diesen Zeitraum durch eine funktionelle Behandlung mit einem Brace zu verkürzen, teilweise erfolgreich gewesen. Es hat sich jedoch gezeigt, daß die Extensionsbehandlung von Femurfrakturen beim polytraumatisierten Patienten mit einer hohen Rate an potentiell lebensbedrohlichen Komplikationen verbunden ist.

Die Nachteile der Gipsbehandlung, und zu einem gewissen Teil auch der Extension, sind in der Gelenksteife der angrenzenden Gelenke, dem Muskelabbau sowie dem Mineralsalz- und Strukturverlust der unbelasteten Knochen zu sehen. Außerdem kann es zu Veränderungen in den Kapillaren des Gefäß- und Lymphsystems kommen, die zu einer verlängerten Schwellneigung führen können.

Die konservative Versorgung von Frakturen wird manchmal als die einfachere Alternative im Vergleich zur operativen Behandlung angesehen. Um mit einer geschlossenen Frakturbehandlung gute funktionelle Ergebnisse zu erhalten, sind aber viel Geschick und Erfahrung sowie eine ständige Kontrolle des Heilungsfortschritts und häufige Anpassung der Schienung notwendig. Es geht nicht darum, daß geringere Fertigkeiten als bei der operativen Behandlung erforderlich sind, sondern es sind unterschiedliche Fähigkeiten notwendig.

5.4.2 Operative Behandlung

Die operative Behandlung einer Fraktur kann entweder durch innere Fixation erfolgen, bei der die Knochenfragmente direkt mit einem Implantat des einen oder anderen Typs (z. B. Platte, Nagel) geschient werden, oder durch äußere Fixation, bei der die Fragmente über normalerweise nicht in Frakturnähe eingebrachte, aus der Haut herausragende Nägel oder Schrauben und ein äußeres Gerüst zur Überbrückung des Raums zwischen den Fragmenten miteinander verbunden sind (sog. Fixateur externe).

Die Nachteile der operativen Behandlung sind:

1. Die Gefahr einer Infektion
2. Die Notwendigkeit spezieller operativer Fähigkeiten
3. Ein umfangreiches Instrumentarium und der zunehmende Bedarf an stationären Behandlungsmöglichkeiten

Die Vorteile der modernen operativen Frakturversorgung bestehen darin, daß eine knöcherne Konsolidierung in den meisten Fällen ohne Fehlstellung erfolgt und daß die Funktion der verletzten Extremität schneller und auch vorhersehbarer wiedererlangt werden kann. Schlechte Ergebnisse nach Osteosynthesen sind häufig die Folge von unüberlegtem chirurgischem Handeln, dem keine grundlegende Ausbildung und Erfahrung zugrunde liegt, und mangelnder Beachtung von Biomechanik und Biologie der Knochen. Eine spezielle Ausbildung in der Chirurgie von Frakturen ist von größter Wichtigkeit, um solche Fehlleistungen auf ein Minimum zu reduzieren. Die operative Behandlung einer Fraktur sollte nur dann erfolgen, wenn bestimmte Bedingungen erfüllt sind:

1. Das zu erwartende Ergebnis ist besser als bei konservativer Behandlung.
2. Die Fraktur kann stabil fixiert werden.
3. Die Fixation erlaubt eine frühfunktionelle Nachbehandlung.
4. Der Patient ist in gutem Zustand für eine Operation.
5. Die erforderlichen chirurgischen Fähigkeiten und Erfahrungen sind vorhanden.
6. Die notwendigen operativen Einrichtungen sind vorhanden.
7. Es gibt eine vollständige Auswahl an Instrumenten, um mit jedem möglichen Problem fertig zu werden.
8. Die notwendige Nachbehandlung ist gewährleistet.

Jeder Kompromiß bei einem oder mehreren dieser Kriterien kann das Ergebnis verschlechtern. Die größte Katastrophe ist es aber, wenn der Patient den Nachteilen einer Operation ausgesetzt wird und die Vorteile der Osteosynthese nicht ernten kann. Tile (persönliche Mitteilung) spricht von der „Persönlichkeit des Frakturproblems“, die vor der operativen Versorgung beurteilt werden muß. Er meint damit die Gesamtheit:

- der Natur der Fraktur
- der Natur der Weichteile
- der Natur des Patienten
- der Natur des Krankenhauses
- der Natur des Chirurgen!

Es gibt viele verschiedene Techniken der inneren und äußeren Stabilisierung von Frakturen, deren Grundsätze im Kap. 4.3 vorgestellt wurden und die in ihren Einzelheiten bei der Anwendung an individuellen Frakturen im Kap. 7 besprochen werden.

5.5 Die Behandlung offener Frakturen

Die Beurteilung des mit offenen Frakturen verbundenen Weichteilschadens wird in Abschn. 5.2.2 abgehandelt.

5.5.1 Operative Behandlung der Weichteile

Jede offene Fraktur muß notfallmäßig operativ versorgt werden. Es ist allgemein akzeptiert, daß die Frakturstelle mit zunehmender Zeitdauer nach der Verletzung als infiziert (und nicht nur als kontaminiert) angesehen werden muß und daß deshalb die operative Erstversorgung möglichst früh stattfinden muß (am besten innerhalb von 6 h).

Die offene Wunde muß so erweitert werden, daß das ganze Verletzungsgebiet eingesehen werden kann. Alles schlecht durchblutete und schwer gequetschte Gewebe muß ausgeschnitten werden (Dessault hat dies im 19. Jahrhundert als „débridement“ bezeichnet). Sogar lose Knochenfragmente ohne Weichteilverbindung müssen bei einer offenen Fraktur entfernt werden. Nach Débridement und chirurgischer Ausschneidung wird das Verletzungsgebiet sehr gründlich mit viel Flüssigkeit gespült, normalerweise mit Hartmann- oder Ringer-Laktat-Lösung (nicht mit normaler Kochsalzlösung, da sie bei verlängertem Gewebekontakt zelltoxisch ist). Ein pulsierender Wasserstrahl ist – falls vorhanden – möglicherweise noch besser. Rojczyk (1981) konnte zeigen, daß Abstriche von offenen Wunden bei 199 aufeinanderfolgenden offenen Frakturen nur in 49 Fällen bei der Aufnahme im Krankenhaus steril waren, jedoch 129 nach chirurgischer Wundausschneidung und 168 bei Entnahme kurz vor Beendigung der chirurgischen Erstversorgung kein Wachstum zeigten. Hierdurch wird die Wirksamkeit guter Chirurgie für die Verminderung der Keimzahl an der Frakturstelle klar unterstrichen.

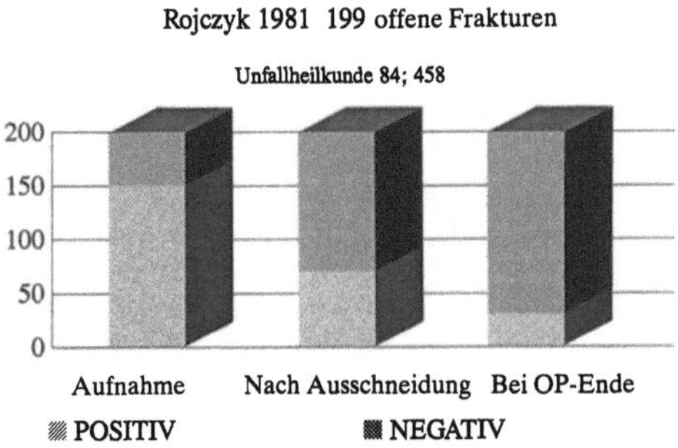

Rojczyk 1981 199 offene Frakturen
Unfallheilkunde 84; 458
200
150
100
50
0
Aufnahme
Nach Ausschneidung
Bei OP-Ende
POSITIV
NEGATIV

Verletzte größere Nerven können nach der knöchernen Stabilisierung für eine direkte Versorgung vorgesehen werden, aber im Zweifelsfall sollten sie mit farbigem Nahtmaterial für eine spätere Rekonstruktion oder Transplantation markiert werden.
Die direkte Naht oder Gefäßinterposition größerer durchtrennter Gefäße muß nach der Stabilisierung der Fraktur durchgeführt werden, falls dies für die Durchblutung der Extremität erforderlich ist.
Während die Erweiterungsschnitte für die chirurgische Wundausschneidung wieder verschlossen werden können, sollte die ursprüngliche offene Wunde niemals primär genäht werden, da sonst das Infektionsrisiko erheblich ansteigt.
Im allgemeinen sollte die endgültige Weichteildeckung innerhalb von 7 Tagen nach der Verletzung erfolgen – entweder durch sekundäre Hautnaht, Hauttransplantation (Meshgraft), ortsständige Weichteillappen (Muskel oder Haut und Faszie) oder freien Gewebetransfer mit mikrochirurgischer Technik. Eine stabile knöcherne Versorgung hilft hierbei natürlich sehr.

5.5.2 Knöcherne Stabilisierung

Durch die Stabilisierung von Frakturen wird die Abheilung der Weichteilverletzung sehr gefördert. Eine Ruhigstellung im Gipsverband reicht nicht aus, da eine Bewegung an der Fraktur immer noch möglich ist und die empfindlichen Heilungsvorgänge ständig unterbrochen werden können. Außerdem ist der Zugang zur Wunde – selbst durch ein Wundfenster – völlig unzureichend und die Überwachung im Hinblick auf ein Muskelkompartmentsyndrom bei einem eingegipsten Bein sehr schwierig.
Die meisten offenen Frakturen werden von modernen Knochenchirurgen operativ stabilisiert. Vielleicht die gebräuchlichste Methode hierbei ist der Einsatz des Fixateur externe. Das Frakturproblem wird damit hintangestellt, während die ganze Aufmerk-

samkeit zunächst der Weichteilverletzung gilt. Das Ziel ist es, innerhalb von 7–10 Tagen nach der Verletzung eine stabile Weichteilbedeckung zu haben. Zu einem späteren Zeitpunkt kann der Fixateur gegen ein anderes Osteosyntheseverfahren ausgewechselt werden, falls mechanische und/oder biologische Überlegungen dies erforderlich machen.
Die Montageanordnung des Fixateur externe richtet sich nach der Fraktursituation unter Beachtung einer geeigneten Zugangsmöglichkeit zu den Wunden für eine evtl. erforderliche Weichteilrekonstruktion. Die Planung der äußeren Fixation unter Berücksichtigung dieser Gesichtspunkte bereits bei der Primärversorgung kennzeichnet einen guten Knochenchirurgen.
Die Verplattung offener Frakturen ist in geübter Hand normalerweise ein sicheres Verfahren – unter der Voraussetzung einer exakten chirurgischen Wundbehandlung. Die Lage der Implantate sollte vorher geplant werden, damit sie am Ende der Operation sicher bedeckt werden können. Obwohl andere Methoden, wie die Marknagelung oder der Fixateur externe, die Verplattung an Femur und Tibia abgelöst haben, hat dieses Verfahren seinen Platz immer noch am Ober- und Unterarm sowie für kombinierte Schaft- und Gelenkfrakturen an oberen und unteren Extremitäten.
Die Marknagelung offener Frakturen wurde früher verurteilt, inzwischen erfährt sie eine zunehmende Verbreitung. Trotz weiter bestehender Bedenken bezüglich der Auswirkung des Aufbohrens auf die endostale Blutversorgung, besonders wenn die periostale Durchblutung durch die Verletzung beeinträchtigt ist, gibt es immer mehr Berichte über zufriedenstellende Ergebnisse bei der aufgebohrten Nagelung offener Tibia- und Femurfrakturen in der Hand erfahrener Operateure (selbst bei Grad-3-Frakturen nach Gustilo). Die Entwicklung der ungebohrten Verriegelungsnagelung mit Erhaltung der Markraumgefäße hat die Neigung zur Nagelung offener Frakturen noch vergrößert.
Ein Second-look-Eingriff innerhalb von 48 h nach der Primärversorgung offener Frakturen ist obligatorisch, um die Wirksamkeit der chirurgischen Wundausschneidung zu überprüfen. Bei ausgedehnten Verletzungen, besonders Quetschverletzungen, ist häufig ein mehrfaches Débridement notwendig.

5.5.3 Allgemeine Maßnahmen

Eine allgemeine physiologische Unterstützung ist für den Patienten lebenswichtig. Komplikationen können bei diesen sehr schweren Verletzungen durch korrekte Lagerung und guten Ernährungszustand der verletzten Person vermieden werden. Ist eine offene Fraktur Teil eines komplexen Polytraumas, wird eine vollständige Intensivbehandlung mit prophylaktischer Überdruckbeatmung, nasoduodenaler Ernährungssonde und i. v.-Antibiotikaprophylaxe erforderlich.
Die gesamte Frage prophylaktischer Maßnahmen gegen thromboembolische Komplikationen bleibt gegenwärtig ungelöst. Sicherlich ist die Thromboseprophylaxe in den ersten Tagen nach

einem Polytrauma kontraindiziert, besonders wenn Becken- oder Wirbelsäulenfrakturen vorliegen, sowie bei der konservativen Behandlung einer fraglichen gastrointestinalen oder intraabdominellen Blutung.
Die systemische Prophylaxe mit Breitspektrumantibiotika wird bei den meisten offenen Frakturen eingesetzt, sie darf jedoch nicht als Ersatz für eine sorgfältige chirurgische Wundausschneidung und Nachbehandlung angesehen werden. Es ist absolut falsch zu glauben, daß eine kurze Antibiotikagabe grundlegende chirurgische Mängel ausgleichen kann.

5.6 Kompartmentsyndrom

Die Schwellung der Muskulatur nach einer Verletzung, vor allem Quetschung, oder eine Einblutung in ein geschlossenes osteofasziales Muskelkompartment führt rasch zu einem kritischen Anstieg des Gewebedrucks im Kompartment. Falls hierbei der Kapillarverschlußdruck überschritten wird, kommt es zu einer Ischämie der Muskulatur, die bei Körpertemperatur nach einer 2 h oder länger dauernden Durchblutungsstörung abstirbt. Wird ein Kompartmentsyndrom nicht rechtzeitig erkannt und entlastet, führt dies zum Muskelzelltod mit nachfolgender, zumindest schwerer Lähmung der betroffenen Muskelgruppen und ischämischer Kontraktur (Verkürzung). Im ungünstigeren Fall tritt eine Infektion im Bereich der abgestorbenen Muskulatur auf, und anaerobe Mikroorganismen können dann lebensbedrohliche Toxine bilden.
Ein Muskelkompartmentsyndrom muß bei jedem Verletzten vermutet werden, dessen Schmerzniveau höher als erwartet ist und bei dem eine Druckschmerzhaftigkeit und Verhärtung des Muskelkompartments, ein aktiver Funktionsverlust der Muskelgruppe und eine Schmerzauslösung bei Bewegungen zur Streckung der betroffenen Muskulatur vorliegen. Falls eine Ausrüstung zur Messung des Kompartmentdrucks zur Verfügung steht, erfolgt die engmaschige Überwachung des Drucks; bei verdächtig hohem Druck sollte notfallmäßig eine Faszienspaltung durchgeführt werden. Ohne eine Möglichkeit zur Druckmessung muß allein aufgrund des klinischen Verdachtes die Indikation zur dringenden Entlastung des Kompartments gestellt werden. Die Folgen eines abwartenden Verhaltens sind zu verheerend, als daß man dies rechtfertigen könnte. Ein Zögern führt eher zum Untergang des Gewebes als zur Erholung!

5.7 Glossar

Anaerob: Bezieht sich auf jeden Stoffwechselvorgang, der nicht sauerstoffabhängig ist. Die Stoffwechselvorgänge anaerober Organismen laufen in sauerstoffarmen Geweben weiter.
Breitspektrum: Überbegriff für Antibiotika, die gegen viele verschiedene Organismen wirken.

Endostal: Gehört zum Endostium, d.h. der inneren Oberfläche eines Röhrenknochens – der Wand der Markhöhle.

Energietransfer: Bei Gewebeverletzungen entsteht der Schaden durch Energie, die auf das Gewebe einwirkt. Am häufigsten kommt die Einwirkung kinetischer Energie von einem bewegten Gegenstand (Auto, Geschoß, fallendes Objekt usw.). Je höher die auf das Gewebe einwirkende Energiemenge ist, um so ausgedehnter wird der entstehende Schaden sein.

Fasziokutan: Gewebelappen, der die Haut, das Unterhautfettgewebe und die tiefe Faszienschicht einschließt.

Fasziotomie: Längsdurchtrennung der Faszienhülle eines Muskelkompartments, um den erhöhten Kompartmentdruck zu vermindern.

Hypovolämie: Ein Zustand, bei dem das zirkulierende Blutvolumen vermindert ist. Hierdurch kann ein Schock entstehen.

Hypoxie: Pathologische Verminderung des Sauerstoffgehalts im arteriellen Blut.

Ischämie: Fehlende Blutversorgung.

Multifragmentär: Komplexe Fraktur mit mehr als 3 Fragmenten.

Osteofasziales Muskelkompartment: Ein anatomischer Raum, der auf allen Seiten entweder von Knochen oder Faszienhüllen umgeben ist und in dem ein oder mehr Muskeln verlaufen. Da seine Wände relativ wenig elastisch sind, kommt es bei Anschwellung der Muskulatur zu einer raschen Erhöhung des Drucks in der Knochen-Faszien-Hülle, so daß die Blutversorgung für das Muskelgewebe abgedrückt wird und dieses dann abstirbt.

Osteopenie: Ungewöhnliche Verminderung der Knochenmasse. Diese kann generalisiert sein wie bei einigen Knochenerkrankungen, oder lokalisiert als Antwort auf eine Entzündung, mangelnde oder falsche Belastung etc.

Osteosynthese: Diese Bezeichnung wurde von Lambotte geprägt, um die operative Vereinigung von Knochenfragmenten, normalerweise durch innere Fixation, zu beschreiben. Heutzutage wird der Begriff auch für die äußere Fixation verwendet.

Periostal: Gehört zum Periost (Knochenhaut), das die äußere Oberfläche eines Knochens bedeckt. Das Periost spielt eine große Rolle für die Blutversorgung der Knochenkortikalis und den Knochenumbau.

Polytrauma: Mehrfachverletzung. Bei einem Injury Severity Score von 16 oder mehr wird die Verletzung normalerweise als Polytrauma angesehen.

Prophylaktisch: Vorbeugend.

Segmental: Wenn der Schaft eines Knochens an 2 Stellen gebrochen ist und hierdurch ein getrennter Schaftabschnitt zwischen den beiden Frakturstellen entsteht, spricht man von einer „Segmentfraktur" (oder auch Etagenfraktur).

Systemisch: Ein Ausdruck für die intravenöse Gabe eines Medikaments oder einer Flüssigkeit, am Gastrointestinaltrakt vorbei.

Toxine: Giftige chemische Substanzen. Einige krankmachende Organismen setzen bei ihrer Vermehrung starke Toxine frei.

5.8 Literatur

Gustillo R, Anderson L (1976) Prevention of infection in the treatment of one thousand and twenty-six open fractures of long bones. J Bone Joint Surg [Am] 58: 453–465

Müller ME, Nazarian S, Koch P, Schatzker J (1990) The comprehensive AO classification of fractures of long bones. Springer, Berlin Heidelberg New York

Müller ME, Allgöwer M, Schneider R, Willenegger H (1992) Manual der Osteosynthese. AO-Technik, 3. Aufl. Springer, Berlin Heidelberg New York

Tscherne H, Gotzen I, Berger A et al. (Hrsg) (1993) Fraktur und Weichteilschaden. 29. Hannoversches Unfallseminar. Springer, Berlin Heidelberg New York (Hefte Unfallheilkunde, Bd 162)

6 AO-Instrumentierung

R. Texhammar

Mit Beiträgen von J. A. Disegi (6.1.1, 6.1.2), F. Baumgart (6.1.3) und A. Murphy (6.22)

Seit 1958 hat die AO-Gruppe eng mit Biologen, Biomechanikern und Ingenieuren zusammengearbeitet, um ein einheitliches, integriertes Instrumentarium zu entwickeln, mit dem die meisten Probleme gelöst werden können, die bei der operativen Behandlung von frischen Frakturen und Pseudarthrosen, bei Osteotomien und Arthrodesen auftreten. Die Technische Kommission der AO (AOTK) überprüft kontinuierlich die vorhandenen Instrumente und Implantate, überwacht neue Entwicklungen und stellt die Kompatibilität und hochwertige Qualität sicher. Nachbildungen von AO-Instrumenten und -Implantaten, die von nahezu allen größeren Herstellern chirurgischer Instrumente produziert und vertrieben werden, haben zusätzlich zur Verbreitung der AO-Methode beigetragen. Dennoch muß man daran denken, daß AO und SYNTHES keine Verbindung zur Herstellung solcher Fremdprodukte haben und daher auch keine Verantwortung für deren Qualität übernehmen können.
Alle originalen AO-Instrumente und -Implantate können mit Hilfe ihrer eingravierten Symbole identifiziert werden – d. h. entweder mit dem jetzigen registrierten Markenzeichen *(linke Abb.)* oder dem alten AO-Symbol, das bis 1969 benutzt wurde *(rechte Abb.)*.

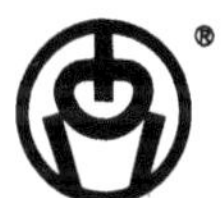

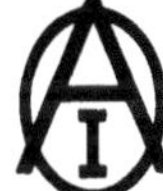

6.1 Materialien für AO-Instrumente und -Implantate

6.1.1 Metalle für AO-Implantate

J. A. Disegi

6.1.1.1 Rostfreier Edelstahl

AO-Edelstahlimplantate werden aus rostfreiem Stahl von Implantatqualität hergestellt, der normalerweise 62,5 % Eisen, 17,6 % Chrom, 14,5 % Nickel, 2,8 % Molybdän und geringe Zusätze an Legierungen enthält. Durch einen niedrigen Kohlenstoffgehalt wird sichergestellt, daß das Material für innere Korrosion unanfällig ist.
Dieser AO-Edelstahl entspricht den metallurgischen Anforderungen, die von der Internationalen Organisation für Standardisierung (ISO) und der American Society for Testing and Materi-

Materialien

als (ASTM) festgelegt sind. Die wichtigsten Standards der Implantatindustrie schließen ISO 5832–1 Zusammensetzung D, ASTM F 138 Grad 2 (Block und Draht) sowie ASTM F 139 Grad 2 (Blech und Streifen) ein. Das für AO-Implantate verwendete Material muß außerdem den strengen AO-internen Bestimmungen bezüglich der Zusammensetzung, Einheitlichkeit der Mikrostruktur und mechanischen Eigenschaften entsprechen. Alle von geprüften Zulieferern bezogenen Materialien werden von den AO-Herstellern erneut getestet, um eine zusätzliche Qualitätssicherung zur Erfüllung der metallurgischen Anforderungen zu gewährleisten.

Bestimmte Implantate, wie z. B. Cerclagedraht oder Rekonstruktionsplatten, werden aus AO-Edelstahl im ausgeglühten bzw. weichsten Zustand hergestellt. Dies ist für Anwendungen, die eine maximale Formbarkeit erfordern, notwendig. Die Mehrheit der AO-Edelstahlimplantate wird aus kaltverformtem Material gefertigt. Einige Implantate mit kleinem Durchmesser, wie Kirschner-Drähte, Steinmann-Nägel oder Schanz-Schrauben, können sehr stark kaltverformt sein, um auch bei hoher Belastung bleibende Verformungen auszuschließen oder gering zu halten. AO-Edelstahl ist – unabhängig von seinem Zustand – völlig unmagnetisch, d. h. kernspintomographische Untersuchungen zur Weichteildarstellung können durchgeführt werden, ohne daß es durch die Implantate zu störenden Einflüssen kommt.

AO-Edelstahlimplantate werden einer Oberflächenbehandlung („Elektropolieren“) unterzogen. Elektropolieren bedeutet, daß unter vorgegebenen Bedingungen von Spannung und Zeit ein elektrischer Strom durch ein Implantat geschickt wird, das in einer speziellen chemischen Lösung liegt. Dieses Verfahren verringert die Oberflächenrauhigkeit des Implantats und liefert eine gute Kombination von geringer Oberflächenreibung mit hervorragender Korrosionsresistenz. Für bestimmte Anwendungen können AO-Implantate gehärtet werden, bevor sie elektropoliert werden. Hierbei wird die Oberfläche des Implantats unter genau festgelegten Bedingungen dem Hochgeschwindigkeitsaufprall von Metallpartikeln ausgesetzt, wodurch eine aufgerauhte Oberfläche und dadurch ein verbessertes Ermüdungsverhalten erzielt wird.

Die Technische Kommission der AO (AOTK) besteht aus Allgemeinchirurgen und orthopädischen Chirurgen, Materialexperten, Ingenieuren und Fertigungsspezialisten, um ein weit gefächertes Fachwissen für Implantatdesign und -entwicklung zu gewährleisten. AO-Instrumente und -Implantate werden so entworfen und hergestellt, daß sie hinsichtlich Material, Form und Funktion optimal aufeinander abgestimmt sind und daher ihre Leistungsfähigkeit langfristig behalten. Aus diesem Grund sollten Edelstahlimplantate von anderen Herstellern nicht gleichzeitig mit AO-Edelstahlimplantaten angewendet werden. Unterschiede in der Zusammensetzung, den Abmessungen, der Tragfähigkeit und den produktionstechnischen Faktoren können die beabsichtigte Wirkung eines solchen „gemischten“ Systems beeinträchtigen.

6.1.1.2 Reintitan

Implantate, die aus technisch reinem Titan hergestellt werden, sind in der klinischen Praxis seit 1966 von der AO-Gruppe erfolgreich eingesetzt worden. AO-Reintitan enthält keine weiteren metallischen Legierungsbestandteile und hat sich bisher als hervorragend biokompatibel erwiesen. Die klinische Erfahrung zeigt, daß Gewebe, die an reine Titanimplantate angrenzen, gut durchblutet sind und weniger zur Kapselbildung neigen. Diese biologisch positiven Bedingungen können die Vermehrung von Bakterien hemmen und die Resistenz gegenüber Infektionen stärken.

AO-Reintitan wird mit modernen Verarbeitungsmethoden produziert, die die Festigkeit des Materials deutlich erhöhen. Es gibt verschiedene Kombinationen von Festigkeit und Formbarkeit (Duktilität), um den Erfordernissen der einzelnen Implantatanwendungen gerecht zu werden.

Alle AO-Reintitanimplantate erhalten eine besondere Oberflächenbearbeitung (Eloxierung), die die Dicke der schützenden Oxidationsschicht vergrößert. Die Titanimplantate werden in eine chemische Lösung getaucht und für eine bestimmte Zeit einer definierten elektrischen Spannung ausgesetzt. Die hierdurch erzeugte Farbe hängt von der Dicke der durch den Eloxierungsvorgang entstandenen Oxidationsschicht ab, die Brechung von sichtbarem Licht innerhalb dieser Schicht ruft eine deutliche Färbung hervor. Es befinden sich keine Pigmente oder organischen Farbstoffe in der eloxierten Titanoxidschicht. Die standardisierte AO-Eloxierungsbehandlung ergibt eine goldene Färbung, die charakteristisch für die AO-Titanimplantate ist. Je nach Dicke der Oxidationsschicht lassen sich durch die Titaneloxierung viele verschiedene Farben erzielen.

Selbst mehrfache Dampfsterilisationsvorgänge verändern das Erscheinungsbild der eloxierten Titanimplantate nicht wesentlich. Dennoch sollte die Kontaminierung mit Fingerabdrücken vermieden werden, wenn man die Implantate zwischen den Sterilisationszyklen handhabt. Bereiche des Implantats, die mit der Hand berührt werden, können Anzeichen von Verdunkelung oder grauer Verfärbung nach der Sterilisation zeigen. Berührt man die Titanimplantate nur mit Handschuhen, kann die Entfärbung einzelner Bereiche während der Dampfsterilisation vermieden werden.

Verbesserte Biokompatibilität, nachgewiesene Funktionsfähigkeit und hervorragende Korrosionsresistenz sind wichtige Vorteile von AO-Reintitanimplantaten. Zusätzliche klinische Vorteile sind auch das Fehlen allergischer Reaktionen auf das Metall und die Möglichkeit, dadurch auf eine Metallentfernung verzichten zu können.

6.1.1.3 Titanlegierungen

Neue biokompatible Titanlegierungen, wie z. B. Ti-6Al-7Nb und andere moderne Zusammensetzungen, werden von der AO-Gruppe für zukünftige Implantatanwendungen untersucht. Diese

Titanlegierungen besitzen eine hervorragende Korrosionsresistenz, exzellente Biokompatibilität und eine höhere Materialfestigkeit als Reintitan. Implantate aus Titanlegierungen können durch Keramikbeschuß gehärtet und zur abschließenden Oberflächenbehandlung entweder in Salpetersäure behandelt oder eloxiert werden.

6.1.2 Materialien für AO-Instrumente

J. A. Disegi

6.1.2.1 Rostfreier Stahl

Die Mehrheit der AO-Instrumente wird aus rostfreien Stahlsorten hergestellt, die mindestens 12 % Chrom für eine zufriedenstellende Korrosionsresistenz enthalten. Die Auswahl einer bestimmten Stahlsorte hängt von einer Anzahl von Instrumenteneigenschaften, wie z. B. Design und Funktion, ab. Rostfreie Stahlsorten, die für orthopädische Instrumente verwendet werden, können nach ihrer Zusammensetzung und Mikrostruktur klassifiziert werden. Die vielseitigsten Mischungen sind die einfachen Chromlegierungen mit einer martensitischen Mikrostruktur sowie die Chrom-Nickel-Legierungen mit einer austenitischen Mikrostruktur. Andere Edelstahlsorten, bekannt als ferritische oder durch Ausfällung härtbare Legierungen, sind weniger gebräuchlich, können aber gelegentlich für spezielle Instrumente benutzt werden.

Martensitische Stahlsorten können 12–18 % Chrom enthalten und haben einen mittleren bis hohen Kohlenstoffgehalt. Sie sind hochmagnetisch und können zur Erzielung sehr großer Härte wärmebehandelt werden. Man benutzt Wärmebehandlungsmethoden, um eine Ausgewogenheit zwischen Härte und Brucheigenschaften zu erreichen. Große Härte bietet eine gute Abnutzungsresistenz und bewirkt, daß scharfe Kanten ihre Schärfe behalten. Diese Legierungen können für Meißel, knochenschneidende Instrumente, Zangen, Gewindeschneider, Bohrer, Markraumbohrköpfe etc. benutzt werden.

Austenitische Stahlsorten enthalten normalerweise 16–18 % Chrom plus 8–10 % Nickel und haben einen niedrigen bis mittleren Kohlenstoffgehalt. Diese Legierungen können nur durch Kaltverarbeitung und nicht durch Wärmebehandlung gehärtet werden. Sie sind normalerweise nicht magnetisch, aber einige Zusammensetzungen können in Abhängigkeit von spezifischen metallurgischen Bedingungen leicht magnetisch sein. Die austenitischen Edelstahlsorten verfügen zwar über eine geringere Härte, besitzen aber andererseits eine bessere Korrosionsresistenz als die martensitischen Stähle. Nichtschneidende Instrumente, wie Bohrbüchsen oder Zielgeräte, oder Bestandteile von Instrumenten, wie Muffen, Federn etc., sind typische Beispiele.

AO-Instrumente aus rostfreiem Stahl erhalten normalerweise eine Partikelbeschußbehandlung als Teil der Oberflächenbehandlung. Winzige Teilchen aus Aluminium- oder Silikonpuder

werden auf die Oberfläche der Instrumente geschossen, um eine leicht strukturierte Beschichtung zu erzielen. Dem Partikelbeschuß folgt ein kontrolliertes Elektropolieren, um jede Verunreinigung zu entfernen und die Korrosionsresistenz chemisch wiederherzustellen. Partikelbeschuß plus Elektropolieren erzeugen eine einheitlich korrosionsresistente, matte Oberfläche mit einer verminderten Lichtreflexion, wie sie im OP-Saal erwünscht ist.
Alle Instrumente aus rostfreiem Stahl, die von AO-Herstellern produziert werden, können standardisierte Tests wie den „ASTM F 1089 Standard Test Method for Corrosion of Surgical Instruments“ bestehen. Spezielle Korrosionstests in aggressiven Reinigungs- und Desinfektionslösungen werden ebenfalls von den AO-Instrumentenherstellern als eine zusätzliche Maßnahme zur Qualitätssicherung durchgeführt. Die Gebrauchsdauer von chirurgischen Instrumenten – v. a. solcher mit scharfen Kanten – wird verlängert, wenn man sich an die korrekten Pflege- und Handhabungsvorschriften hält.

6.1.2.2 Aluminium und Aluminiumlegierungen

Reines Aluminium ist ein sehr weiches und biegbares Metall, das hauptsächlich für AO-Schablonen benutzt wird. Diese besitzen ein hohes Maß an Verformbarkeit und werden zum Zweck der Systemidentifizierung normalerweise in einer bestimmten Farbe eloxiert. Diese Behandlung für Aluminium unterscheidet sich von der Eloxierungsbehandlung für Titan. Die Aluminiumeloxierung läuft in einem dreistufigen Prozeß ab. Hierzu gehört (1) eine elektrochemische Oxidation, um die Dicke der Aluminiumoxidschicht zu vergrößern, (2) ein Tauchbad, das ein organisches Färbemittel oder Pigment enthält, um eine spezielle Färbung zu erzeugen, und (3) eine chemische Behandlung, um die Oberfläche für eine maximale Korrosionsresistenz zu versiegeln. Chemische Reinigungslösungen, die Chlor, Jod oder bestimmte Metallsalze enthalten, können die eloxierte Beschichtung angreifen. Der Kontakt mit starken alkalischen Reinigungsmitteln und desinfizierenden Lösungen muß vermieden werden, da das Metall hierdurch chemisch angegriffen wird.
Bestimmte Aluminiumverbindungen können durch Wärmebehandlung gehärtet werden, was für spezielle Instrumente von Nutzen ist. Es kann von Vorteil sein, mäßig harte Aluminiumlegierungen für große Beckeninstrumente oder Bestandteile des Fixateur externe zu verwenden, bei denen Gewichtsreduzierung eine Rolle spielt. Aluminiumlegierungen können ebenfalls eloxiert werden. Hierbei gelten die gleichen Einschränkungen in bezug auf den Kontakt mit chemischen Lösungen.

6.1.2.3 Werkzeugstahl

Verschiedene Zangen und Schneideinstrumente werden aus unterschiedlichen Stahlsorten hergestellt, die normalerweise für Maschinenwerkzeuge benutzt werden. Um diesen Instrumenten die hohe Korrosionsresistenz zu verleihen, die für den Einsatz in der Chirurgie nötig ist, werden sie mit einer Hartchromschicht versehen und erfordern deshalb bei Reinigung und Desinfektion besondere Aufmerksamkeit. Daher wird ein Großteil dieser Instrumente jetzt aus rostfreiem Stahl hergestellt.

6.1.2.4 Kunststoffe

Verschiedene Kunststoffsorten werden für bestimmte Instrumententeile gebraucht. Man kann sie in 2 Gruppen einteilen: thermostatische (hitzefeste) und thermoplastische (hitzeempfindliche) Kunststoffe.

Thermostatische Kunststoffe sind druckfest (z.B. Duroplastik) und verformen sich bei normalen Sterilisationstemperaturen nicht, sie können aber beschädigt oder angegriffen werden, wenn sie längere Zeit starken Desinfektionsmitteln ausgesetzt sind. Instrumentengriffe, z.B. von Schraubenziehern, Hämmern, Raspatorien etc., werden aus dieser Art von Phenolharz hergestellt.

Thermoplastische Kunststoffe sind gegossene Kunststoffe, die während der Sterilisation je nach Material und Temperatur weich werden. Zum Beispiel wird Polyamid 66, das für den Markraumschlauch und für den Spiralschlauch der Bohrmaschine verwendet wird, bei 170 °C weich. Weitere Thermoplaste sind Äthylenpropylen (für die äußere Hülle des Doppelschlauchs) und Acetylharz (für Schutzkappen und Rohrverschlüsse für den Fixateur externe).

6.1.2.5 Verbundmaterialien

Kohlefaserverstärktes Epoxid wird für kleine und große Fixateurstäbe benutzt. Dieses Verbundmaterial bietet im Vergleich mit rostfreiem Stahl eine gute axiale Rahmensteifigkeit bei deutlich geringerem Gewicht und freier Strahlendurchlässigkeit. Die Stangen sind resistent gegenüber Verziehungen, Delaminationen und Wärmeschäden während der Dampfsterilisation.
Einige Instrumentengriffe werden aus einem leinenimprägnierten, phenolhaltigen Verbundmaterial hergestellt, das als „Tufnol" bekannt ist. Die Griffe haben normalerweise eine hellbraune Farbe, wenn sie neu sind, und werden mit wiederholtem Gebrauch und mehrfacher Sterilisation etwas dunkler. Dies ist eine Alterungserscheinung, sie hat keinen Einfluß auf die Leistungsfähigkeit des Instruments. Eine Heißluftsterilisation wird nicht empfohlen.

6.1.3 Das „Mischen" von Instrumenten und Implantaten

F. Baumgart

6.1.3.1 Hintergrund

Das sog. „Mischen" von Implantaten und Instrumenten unterschiedlicher Hersteller birgt eine Reihe von Risiken in den Krankenhäusern.

Implantate lassen sich heute nach ihrer Funktion in 2 Gruppen einteilen:

- Implantate, die die Heilung einer Verletzung oder eines Gebrechens *für eine bestimmte Zeit* unterstützen (z.B. Osteosyntheseimplantate), oder
- Implantate, die einen lebenden Teil des Körpers *auf Dauer* ersetzen sollen, der durch Verletzung oder Krankheit unbrauchbar geworden ist (z.B. Gelenkersatz).

Implantate sind Bauteile, die die biomechanischen Funktionen des Körpers so gut unterstützen sollen, wie es die lebenden Teile vor der Verletzung getan haben, oder wenigstens so effektiv, wie es zur Zeit möglich ist. Viele der heute verwendeten Implantate und die damit verbundenen speziellen chirurgischen Techniken haben eine lange Entwicklungszeit hinter sich. Es ist deshalb unmittelbar einleuchtend, daß die Instrumente, die zur Implantation nötig sind, einen integralen Bestandteil der gesamten Operationstechniken bilden und daß diese Techniken nicht so gut oder überhaupt nicht funktionieren, wenn fremde Bestandteile (Implantate oder Instrumente) in das System „eingemischt" werden.

Seit 1958 hat die *Arbeitsgemeinschaft für Osteosynthesefragen (AO)* ein komplettes System von Implantaten und Instrumenten für die Behandlung von Frakturen und orthopädischen Erkrankungen entwickelt. Dieses System ist in sich kompatibel und wurde weltweit über viele Jahre hindurch erprobt. Die klinischen Ergebnisse werden laufend in der AO-Dokumentationszentrale in Davos (Schweiz) dokumentiert. Die chirurgische Technik ist im *Manual der Osteosynthese* (Müller et al. 1991) niedergelegt und dient als Basis für die Ausbildung von Orthopäden und Chirurgen in der ganzen Welt.

Der Meinung, daß das Mischen von Implantaten kein Risiko für den Patienten, den Hersteller oder den Chirurgen darstellt, liegen wohl kommerzielle Überlegungen zugrunde, die auf einen Mangel an einer konsistenten Qualitätsphilosophie hinweisen. Nachfolgend werden einige Probleme und Risiken diskutiert, die mit einer ungeeigneten Mischung von Implantaten, Instrumenten und chirurgischen Techniken einhergehen.

6.1.3.2 Einige Beispiele

Frakturen langer Knochen werden häufig mit einer breiten, dynamischen Kompressionsplatte (DCP) der AO behandelt. Dieses Plattensystem ist kompatibel mit AO-Kortikalisschrauben von 4,5 mm Durchmesser, mit AO-Spongiosaschrauben von 6,5 mm Durchmesser und dem AO-Grundinstrumentarium. Die chirurgische Technik ist gut bekannt (s. Müller et al. 1991 und Abschn. 6.5.4 in dieser Ausgabe).

Auf den ersten Blick erscheint die Benutzung einer Kombination von Knochenschrauben anderer Hersteller mit 4,5 oder 6,5 mm Durchmesser problemlos möglich. Jedoch zeigt die folgende Liste – ohne Anspruch auf Vollständigkeit – die Ursachen auf, die zu ernster Beschädigung, Abrieb und Fehlfunktion der Implantate und zu chirurgischen und funktionellen Problemen führen können.

Materialinkompatibilitäten:
- Falsche Materialkombination: Schrauben aus Kobalt-Chrom-Legierungen sollten z.B. nicht in Kombination mit rostfreiem Stahl verwendet werden.
- Nicht normgerechtes Material: Ungenügende oder fehlende Qualitätskontrolle des Rohmaterials führt zu schlechter Implantatqualität, d.h. Korrosion und Metallose.
- Ungenügende mechanische Festigkeit: Falsche Bearbeitungsprozesse, Wärmebehandlungen oder schlechte Materialqualität führen zum Versagen der Schrauben oder zu Korrosion.

Inkompatibilitäten in den Abmessungen:
- Der Schraubenkopf paßt nicht in das Plattenloch. Es liegen Abweichungen von der Kugelform oder ein ungeeigneter Durchmesser vor.
- Der Kerndurchmesser der Schraube paßt nicht ins Plattenloch. Das führt zum Festklemmen der Schraube oder zu Beschädigungen an den Implantatoberflächen.
- Die Steigung des Schraubengewindes paßt nicht zum Gewindeschneider, d.h. die Schraube verklemmt sich beim Eindrehen, der Chirurg dreht die Schraube möglicherweise ab.
- Der Schraubenzieher paßt nicht in den Schraubenkopf. Dadurch wird der Gebrauch der falschen Schraube oder des falschen Schraubenziehers verhindert, was die leichteste Lösung des Problems ist!
- Der im System vorgesehene maximale Winkel für die Schrägstellung einer Zugschraube (ca. 20°) kann nicht erreicht werden. Dies ändert möglicherweise das Konzept der Fixation und verlängert die Operationszeit.

Inkompatibilitäten in den Toleranzen:
- Die Schraubenzieherspitze paßt nicht in den Innensechskant des Schraubenkopfes.
- Unzulässig große Abweichungen im Kerndurchmesser einer Schraube. Hierdurch kann es zu Veränderungen der Schraubenfestigkeit, zum Verklemmen der Schraube beim Eindrehen und zum Abdrehen der Schraube kommen.

Diese Liste schließt hauptsächlich Probleme ein, die bei einer einfachen Mischung von Platten und Schrauben eintreten können. Die Situation wird weitaus komplexer und problematischer, wenn weitere Implantate und auch Instrumente in die Betrachtungen einbezogen werden.

6.1.3.3 Technischer Hintergrund für Osteosyntheseimplantate

Implantatmaterial

Das verwendete Implantatmaterial ist nur ein Teil des Systems, allerdings ein wichtiger. Die derzeit wichtigsten Implantatmaterialien auf diesem Gebiet sind rostfreier Stahl und Titan. Der rostfreie Stahl für Implantate ist ein hochreiner Chrom-Nickel-Molybdän-Stahl, genormt durch nationale und internationale Normen.

Die mechanische Festigkeit ist eine wichtige Materialeigenschaft, die durch den Herstellungsprozeß beeinflußt werden kann. Zwei Implantate aus dem gleichen Material und mit den gleichen Abmessungen haben nicht unbedingt die gleichen mechanischen Eigenschaften, wenn verschiedene Herstellungsprozesse benutzt werden.
Reintitan und Titanlegierungen sind genormt und werden für Osteosyntheseimplantate verwendet (Abschn. 6.1.1.2). Technisch reines Titan und Titanlegierungen haben verschiedene mechanische Eigenschaften.
Die AO hat eine klinische Studie durchgeführt (Rüedi 1975), um die Anwendung von Platten aus Reintitan in Kombination mit rostfreien Stahlschrauben zu untersuchen. Obwohl keine negativen klinischen Auswirkungen bei einer solchen Kombination beobachtet wurden, kann eine Mischung von Metallen zu Reibkorrosion, Metallempfindlichkeit und unzureichender Biokompatibilität führen und zeitabhängige klinische Reaktionen verursachen. Ein erhöhtes Risiko der Produkthaftung ist bei jedem gemischten Metallsystem gegeben, falls klinische Komplikationen eintreten. Deshalb wird prinzipiell empfohlen, Titan und Stahlimplantate genormter Qualität nicht so zu kombinieren, daß die beiden Metalle in direktem Kontakt sind (z. B. die Benutzung von Stahlschrauben in Titanplatten). Beim geringsten Verdacht auf eine mögliche allergische Reaktion des Patienten auf Metalle sollten nur Implantate aus Reintitan angewendet werden.
Die Original-AO-Implantate aus technisch reinem Titan besitzen durch eine spezielle Oberflächenbehandlung eine goldene Farbe, um ein Mischen oder eine Verwechslung mit nicht geeigneten Implantaten zu vermeiden.
Nicht als Implantatmaterial genormte Legierungen, die mit rostfreiem Implantatstahl oder Reintitan kombiniert werden, können zu ernsten Korrosionsproblemen führen, insbesondere wenn zusätzlich ungeeignete Fertigungsverfahren angewendet werden.

Die Auslegung von Implantaten und Instrumenten

Das *Design* (Auslegung) von Implantaten ist ein wichtiger Teil des Systems und betrifft die technische Festlegung der Abmessungen und des Materials.
Knochenschrauben werden in großer Zahl in der orthopädischen Chirurgie angewendet. Im allgemeinen können Schrauben nicht ohne *Bohrer, Schraubenzieher und Gewindeschneider* in kortikalem Knochen technisch sauber implantiert werden. Außerdem sind zusätzliche Instrumente wie *Meßlehren, Bohrbüchsen, Zielgeräte, Gewebeschutzhülsen* usw. für eine exakte und sichere chirurgische Technik notwendig. Alle diese Teile haben zulässige Toleranzen (teilweise standardisiert, aber nicht vollständig).
Manchmal verändern die Hersteller diese Toleranzen und schreiben engere Werte als die Normen vor. Aus diesem Grunde können Kombinationen mit Teilen anderer Hersteller zu schweren Komplikationen führen: gebrochene Bohrer und Gewindeschneider, Steckenbleiben von Bohrern, Beschädigung von Implantaten. Das AO-Instrumentarium ist ein auf wissenschaftli-

cher Basis entwickeltes, konsistentes System, bei dem alle Teile aufeinander abgestimmt sind und zusammenpassen. Bei Anwendung eines reinen AO-Systems lassen sich solche Probleme vermeiden.

Platten werden in Kombination mit Knochenschrauben in der orthopädischen Chirurgie sehr oft benutzt. Die Normung in diesem Gebiet ist gegenüber anderen gegenwärtig eingesetzten Techniken rückständig. Beispielsweise sind die für stabile Osteosynthesen am häufigsten verwendeten dynamischen Kompressionsplatten (DCP) der AO noch nicht standardisiert. Die Löcher haben eine spezielle Geometrie, um die aktivierte Schraubenkraft in eine Längskraft umzuwandeln. Form und Toleranzen der Löcher passen zu den Schrauben, Bohrern, Gewindeschneidern usw. (s. Abschn. 6.5.1.1).

6.1.3.4 OP-Personal

Instrumentierschwestern und -pfleger sind verantwortlich für die Organisation des gesamten Instrumentariums, das für die operativen Eingriffe im OP-Saal benutzt wird. Sie müssen in der Anwendung der Instrumente und Implantate geübt sein und sich mit den chirurgischen Verfahren sehr gut auskennen.

Die gleichzeitige Benutzung unterschiedlicher Systeme erhöht das Risiko von Verwechslungen (oder „Mischung"), falschem Gebrauch, Zeitverlust und Versagen von Implantaten und Instrumenten: Gebrochene Bohrer und Gewindeschneider, nicht passende, beschädigte oder gebrochene Schrauben und Platten, Versagen der Osteosynthese usw. können die Folge sein. Die Probleme nehmen unweigerlich an Anzahl, Schwere und Häufigkeit zu, wenn mehrere Systeme miteinander gemischt werden, und wirken sich dann auch auf die Haftung sowohl des Operateurs als auch des OP-Personals aus. Eine eingehende Beschreibung dieser Probleme wurde durch Murphy (1987) gegeben.

6.1.3.5 Krankenhauspersonal allgemein

Nichtmedizinisches Personal in der Verwaltung von Krankenhäusern trägt Verantwortung für die Planung, den Einkauf und die Verwaltung von geeigneten und zuverlässigen Ausrüstungen und kann somit ebenfalls das Risiko für den Patienten beeinflussen.

6.1.3.6 Schlußbemerkung

Jedes Mitglied des Behandlungsteams hat die Pflicht und humane Verantwortung, mögliche Risiken für den Patienten zu vermeiden.

6.1.4 Literatur

Annual book of ASTM standards, vol 13.01, Medical devices

DIN 17443, Stähle für chirurgische Implantate, German standard for implant stainless steel

Disegi J (1989) Mixing titanium and stainless steel implants. Personal communication

Harrington Research Centre. Fracture management implant characterization study, carried out by the Harrington Research Centre, founded by AESCULAP Instrument Coorporation

ISO (1980) ISO Standard 5832 – implants for surgery – metallic materials – part 1: wrought stainless steel

Müller ME, Allgöwer M, Schneider R, Willenegger H (1992) Manual der Osteosynthese. AO-Technik, 3. Aufl. Springer, Berlin Heidelberg New York

Murphy EK (1987) OR nursing law – interchanging different product components; instilling eye drops before patient signs consent. AORN J 47/1:

Perren SM, Geret V, Tepic S, Rahn B (1986) Quantitative evaluation of biocompatibility of vanadium-free titanium alloys. Biological and biomechanical performance of biomaterials. Elsevier, Amsterdam

Pohler O (1988) Unpublished investigation. Personal communication

Pohler O, Straumann F (1975) Characteristics of the stainless steel AO/ASIF implants. AO Bull

Radford WJP et al. (1989) Unacceptable variation in the core diameter of some AO type cancellous screws. J Roy Soc Med

Rüedi T (1975) Titan und Stahl in der Knochenchirurgie. Hefte Unfallheilkd 3

Séquin F, Texhammar R (1980) Das AO-Instrumentarium. Springer, Berlin Heidelberg New York Tokyo

Texhammar R (1986) Checklist. A guide to care and maintenance of the AO/ASIF instrumentation. SYNTHES

6.2 Klassifikation der AO-Instrumentierung

Das umfassende System von AO-Instrumenten und -Implantaten ist in Standardsets organisiert worden, die das Minimum dessen enthalten, was die AO-Gruppe als notwendig für bestimmte Operationen erachtet. Instrumente und Implantate, die nicht in einem solchen Set enthalten sind, werden als Zusatzinstrumente und -implantate bezeichnet.
Die Standardsets sollten *jederzeit vollständig* sein, so daß kein wichtiges Instrument oder Implantat während einer Operation fehlt. Die Anzahl der Implantate kann je nach Häufigkeit ihres Gebrauchs verringert werden; allerdings sollten *alle Längen und Typen vorhanden* sein. Für die Lagerung der Instrumente und Implantate gibt es 3 verschiedene Arten von Behältern:

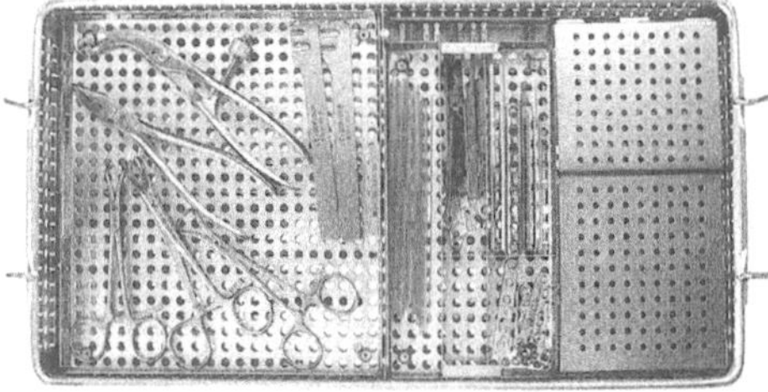

Siebschalen in verschiedenen Größen mit der Möglichkeit, die Schale für einen besseren Überblick über den Inhalt in Abteilungen zu unterteilen. Diese Schalen sind vollständig aus Edelstahl hergestellt und können mit graphischen Umrißzeichnungen der enthaltenen Instrumente bezogen werden. Haltezapfen für die Instrumente sind lieferbar. Deckel aus Edelstahl können verwendet werden, um den Inhalt zu schützen. Die Schalen lassen sich mit oder ohne Deckel auf ihren Griffen stapeln. Vorteile: Haltbarkeit, Flexibilität, leichter Überblick.

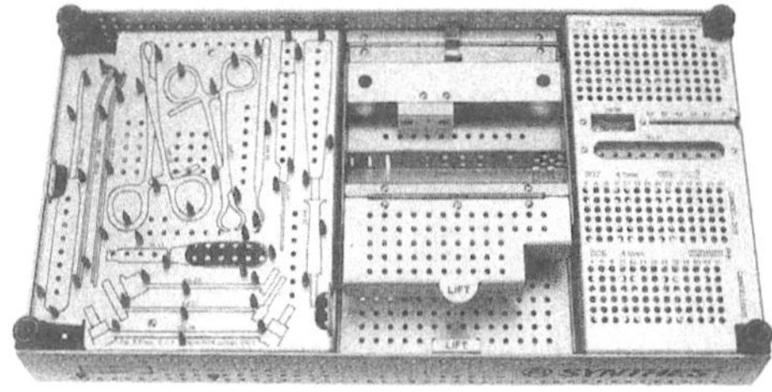

Kassetten mit graphischen Umrissen (Graphic Cases) aus eloxiertem Aluminium in verschiedenen Größen. Die ursprünglich braunen Kassetten mit beigen graphischen Umrißzeichnungen wurden in graue Kassetten mit burgunderroten Umrißzeichnungen abgeändert. Der Inhalt wird durch Haltezapfen, Klammern und Deckel sicher an seinem Platz befestigt. Eckstücke ermöglichen das Stapeln mit oder ohne Deckel. Vorteile: leichter Überblick und Kontrolle des Inventars.

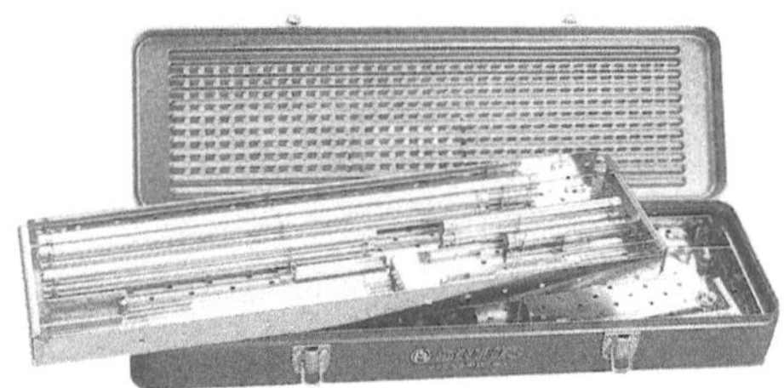

Aluminiumkassetten alten Stils gibt es in einer Vielzahl von Farben mit verschiedenen Einsatzschalen aus Edelstahl. Sie werden vorwiegend für die Lagerung von Implantaten verwendet. Wegen des begrenzten Innenraums sind sie heute nicht mehr so gebräuchlich. Sie haben jedoch den Vorteil, relativ klein und wegen ihrer Farbe leicht identifizierbar zu sein.

6.3 Instrumente für die Osteosynthese mit großen Schrauben und Platten

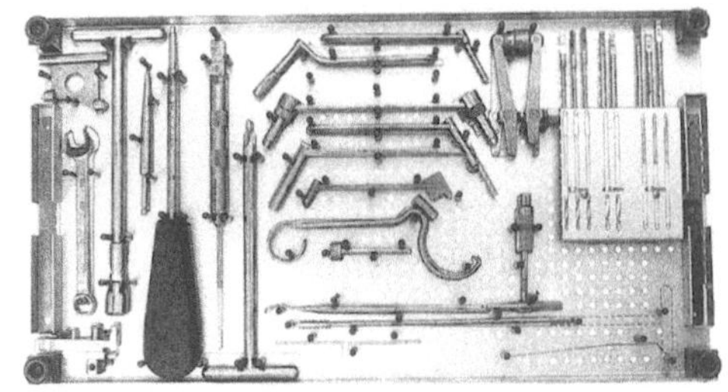

Die Instrumente, die man für die Implantation von 4,5- und 6,5-mm-Schrauben benötigt, werden als Grundinstrumente bezeichnet und sind im Grundinstrumentarium enthalten, entweder in einem Graphic Case oder in einer Siebschale. Die alten Aluminiumkassetten können auch noch in Gebrauch sein. Mehrere Zusatzinstrumente sind lieferbar, die in Verbindung mit den Grundinstrumenten benutzt werden können.

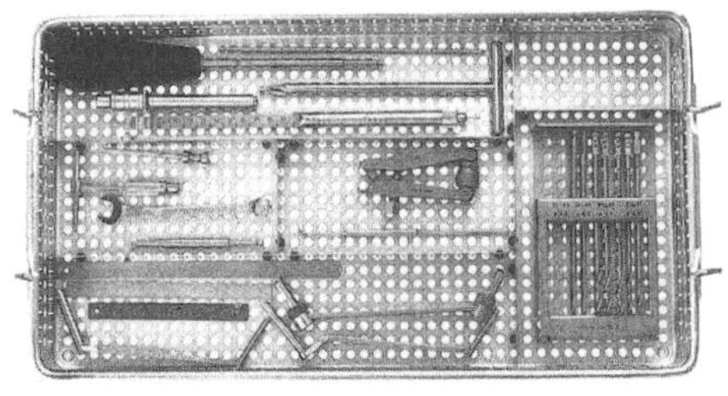

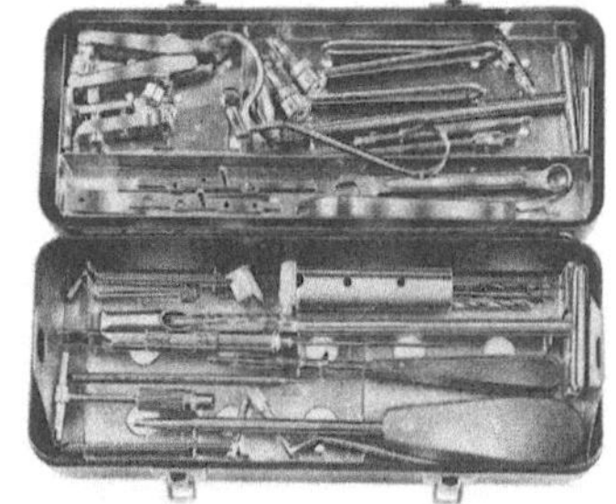

6.3.1 Grundinstrumente

Spiralbohrerdesign

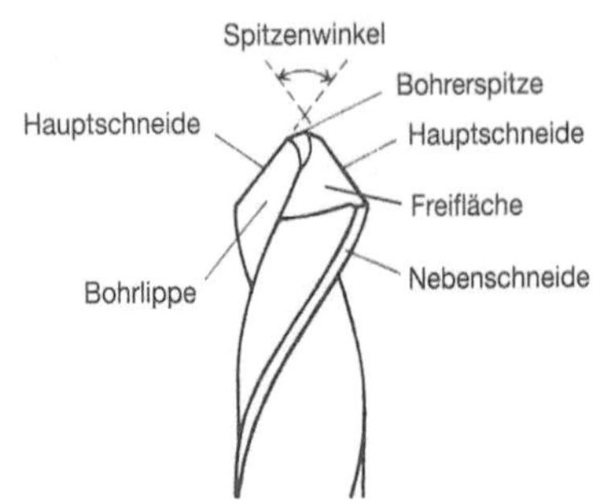

Die Spiralbohrerspitzen haben eine spezielle Form, um ein optimales Schneiden des Knochens bei möglichst geringem Hitzeschaden zu ermöglichen. Ihre Wirksamkeit hängt von ihrem abnutzungs- und korrosionsresistenten Material und von dem Design der Schneidekanten ab.

Eine scharfe zentrale Spitze bewirkt einen sicheren ersten Ansatz am Knochen. Die Schneidekanten leisten den eigentlichen Bohrvorgang, ihre Schärfe und Symmetrie sind von zentraler Bedeutung für eine gute Funktion. Die Bohrkanten säubern das Bohrloch von Knochenmehl, sie haben keine schneidende Funktion. Knochenmehl wird in der Spiralrinne (Bohrlippe) gesammelt und vom Bohrloch wegtransportiert. Die Länge der Spiralrinne wurde neuerdings auf ungefähr das 10fache des Durchmessers verkürzt, um die Stabilität der Bohrer zu erhöhen.

Tabelle 1. Spiralbohrerdaten

Standard-bohrer-länge (mm)	Gesamtlänge (mm)	Nutzbare Länge (mm)	Doppelbohr-büchsenlänge[a] (mm)	Verfügbare Bohrerlänge (mm)
3,2	145	120	40	80
4,5	145	120	50	70
2,5	110	85	30	55
3,5	110	85	35	50
2,7	100	75	30	45
2,0	100	75	22	53
1,5	85	60	18	42
1,1	60	35	14	21

[a] Gemessen an der Bohrbüchse, welche zu dem jeweiligen Bohrer paßt.

Da Bohrer immer mit Bohrbüchsen benutzt werden, kann nur der Teil des Bohrers durch Knochen bohren, der über die Büchse hinaussteht (Tabelle 1).
An manchen Stellen, z.B. proximale Tibia, Femur und Becken, oder für schräg verlaufende Löcher im Bereich der Metaphysen, muß ein tieferes Loch gebohrt werden, als es mit dem Standardbohrer möglich ist. Für solche Fälle stehen längere Bohrer zur Verfügung.
Standardbohrer haben 2 Spiralrinnen (Lippen) und ein Schnellkupplungsende für die kleine Bohrmaschine. Es gibt auch Bohrer mit einem dreieckigen Ende zur Benutzung mit einem Schlüsselbohrfutter („Jakob-Bohrfutter").

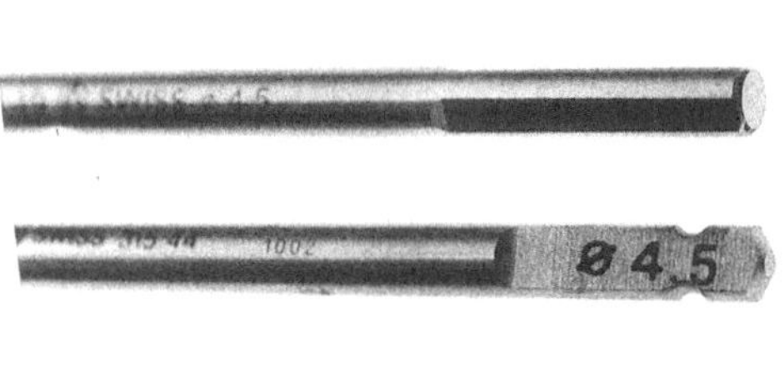

Bohrer mit 3 Spiralrinnen (dreilippig) werden am besten verwendet, wenn man im spitzen Winkel bohren muß. Durch 3 Schneidekanten wird die Wahrscheinlichkeit verringert, daß der Bohrer vom Knochen abrutscht, da die Spitze besser zentriert wird.
Es gibt auch durchbohrte Spiralbohrer mit verschiedenen Durchmessern, wenn man zuvor plazierte Kirschner-Drähte überbohren möchte (s. Abschn. 6.6).
Kalibrierte Bohrer mit 3 Spiralrinnen sind ebenfalls erhältlich; sie sind nützlich für das Bohren an den Stellen (z.B. Becken), wo Messungen mit einem Längenmeßgerät schwierig sein können. Die Maßeinteilung am Bohrer erfolgt in 5-mm-Abständen (s. Abschn. 6.10).

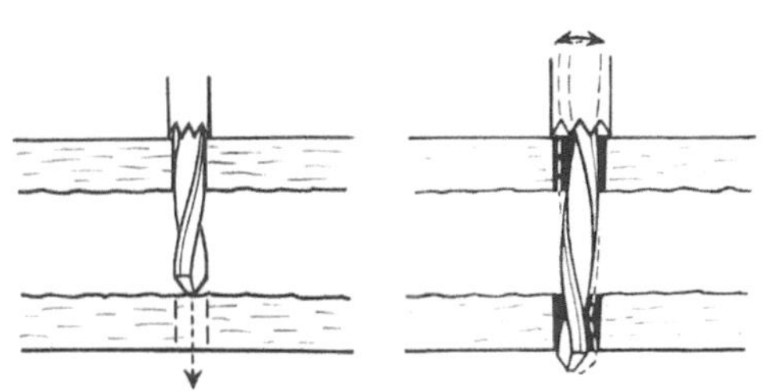

Die Bohrer sollten immer mit einer Bohrbüchse von entsprechender Größe benutzt werden, da nur so ein axiales Bohren möglich ist, ohne die Weichteile zu beschädigen. Eine zu große Büchse kann zu einem zu großen Loch führen. Der Bohrer muß während der Einführung in die Büchse still stehen (d.h. nicht rotieren).
Spülung während des Bohrvorgangs verhindert die Entwicklung von Reibungshitze. Hierfür wird Ringer-Laktat-Lösung empfohlen.

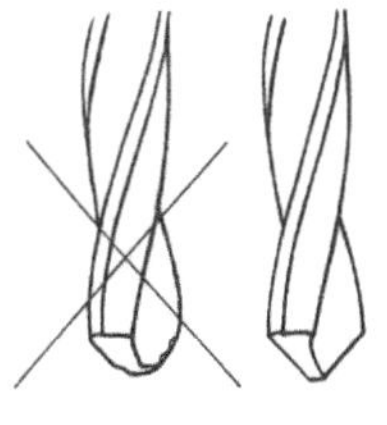

Beschädigungen des Bohrers werden meist durch Kontakt mit Metall und durch unnötige Biegekräfte während des Bohrens verursacht. Es ist wichtig, die Bohrer nach jedem Gebrauch sorgfältig zu überprüfen und diejenigen zu ersetzen, die Beschädigungen aufweisen.
Im Grundinstrumentarium haben die Bohrer die erforderliche Länge für die Schrauben, die im Standardschraubensatz enthalten sind.

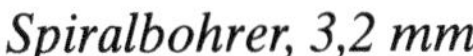

Spiralbohrer, 3,2 mm

Dieser Bohrer ist 145 mm/120 mm lang (Gesamtlänge/nutzbare Länge) und wird verwendet, um das Gewindeloch für 4,5-mm-Kortikalisschrauben, 6,5-mm-Spongiosaschrauben und für Malleolarschrauben zu bohren.

Spiralbohrer, 4,5 mm

Dieser Bohrer ist 145 mm/120 mm lang (Gesamtlänge/nutzbare Länge) und wird zum Bohren des Gleitlochs benutzt, wenn eine 4,5-mm-Kortikalisschraube als Zugschraube zur Erzielung interfragmentärer Kompression verwendet wird. Wenn eine 6,5-mm-Spongiosaschraube durch eine harte Knochenkortikalis an ihrer Eintrittsstelle eingeführt werden soll, muß diese Kortikalisseite auf 4,5 mm aufgebohrt werden, um den 4,5 mm dicken Schraubenschaft aufnehmen zu können, ohne den Knochen zu zersplittern.

Spiralbohrer, 2,0 mm

Dieser Bohrer ist 100 mm/75 mm lang (Gesamtlänge/nutzbare Länge) und wird verwendet, um Löcher für Kirschner-Drähte und Führungsdrähte in hartem Knochen vorzubohren.

Doppelbohrbüchse, 4,5 mm/3,2 mm

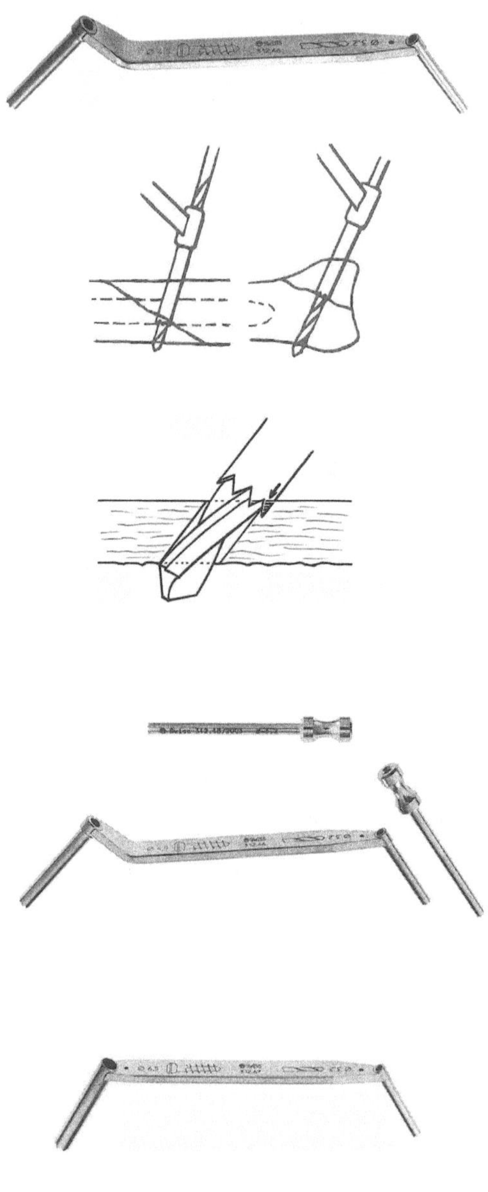

Diese Bohrbüchse hat mehrere Funktionen und ersetzt 5 frühere Instrumente. Die Büchse mit 4,5 mm Durchmesser wird für Gewindeschneider und Bohrer dieser Größe verwendet. Das andere Ende paßt für den 3,2-mm-Bohrer und dient auch als Steckbohrbüchse. Der äußere Durchmesser von 4,5 mm zentriert die Büchse perfekt im Gleitloch. Sie ist lang genug, um die Gegenkortikalis zu erreichen, so daß ein axiales Gewindeloch von 3,2 mm in das distale Fragment zur Zugschraubenosteosynthese von Femur und Tibia gebohrt werden kann. Die gezackten Enden der beiden Büchsen erlauben die exakte Plazierung und verhindern ein Abrutschen, wenn sie auf die Knochenoberfläche gedrückt werden. Dies kann auch durch Plattenlöcher hindurch erfolgen.
Ein Loch im Griff nimmt Kirschner-Drähte bis zu 1,6 mm Durchmesser auf. Eine 4,5-mm-Kortikalisschraube kann parallel zu einem zuvor plazierten Kirschner-Draht eingebracht werden, indem man den Griff über den Draht gleiten läßt und parallel dazu bohrt. Der gewinkelte Griff erlaubt die Verwendung mit dem Zielgerät mit Spitze.

Steckbohrbüchse, 4,5 mm/3,2 mm

Diese Bohrbüchse braucht man nur bei der Verwendung langer 4,5-mm-Kortikalisschrauben als Zugschrauben, beispielsweise im Trochanter minor, bei Arthrodesen, Beckenfrakturen etc. Der 60 mm lange einsteckbare Büchsenabschnitt erreicht die Gegenkortikalis in großen Knochen für das exakte Bohren des Gewindelochs auch dort noch, wo die 3,2-mm-Doppelbohrbüchse zu kurz ist.

Doppelbohrbüchse, 6,5 mm/3,2 mm

Diese Bohrbüchse wird mit dem 3,2-mm-Spiralbohrer benutzt, wenn ein Gewindeloch für die 6,5-mm-Spongiosaschraube vorbereitet wird. Das andere Ende dient als Gewebeschutz für den 6,5-mm-Gewindeschneider.

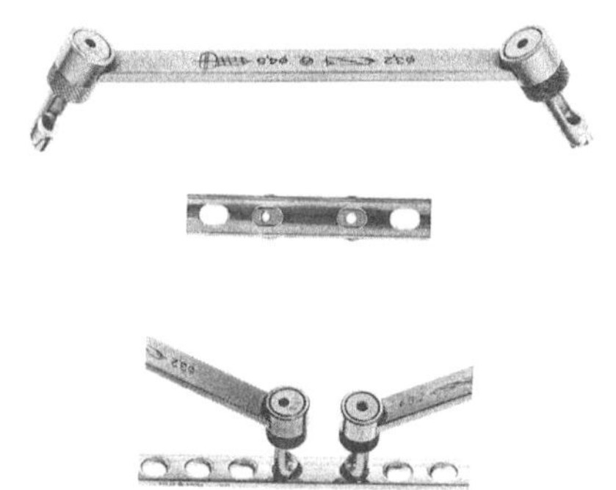

DCP-Bohrbüchse, 4,5 mm

Diese Doppelbohrbüchse hat eine Büchse für Neutralstellung (grün) an einem Ende und eine Büchse für Kompressionsstellung (gelb) am anderen. Die Spitze jeder Büchse paßt genau in das DCP-Loch. Die neutrale grüne Büchse zentriert den 3,2-mm-Bohrer exakt in dem DCP-Loch für eine Schraube in Neutralstellung. Die gelbe Büchse plaziert die Schraube in einer exzentrischen Stellung im DCP-Loch, um Kompression zu erzielen, wenn der Pfeil zur Fraktur hin zeigt. Hierdurch wird eine Kompression von 1 mm in der Längsachse des Knochens erreicht (s. auch S. 85). Der Handgriff kann um die Bohrbüchsen herum in eine optimale Halteposition bewegt werden.
Zur Reinigung wird das Instrument auseinandergenommen. Die Maßangabe „4,5 mm" bezieht sich bei diesem Instrument auf die verwendete Schraubengröße.

Beachte: Die DCP-Bohrbüchse sollte ausschließlich mit DC-Platten benutzt werden.

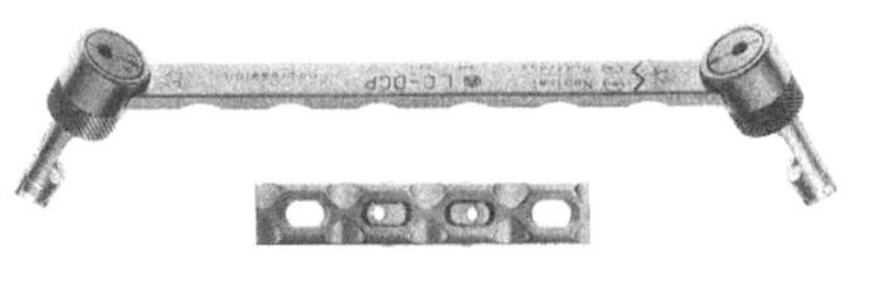

LC-DCP-Bohrbüchse, 4,5 mm

Diese Doppelbohrbüchse hat ebenfalls eine Büchse für Neutralstellung (grün) und eine Büchse für Kompressionsstellung (gelb). Die Spitze jeder Bohrbüchse paßt genau in das LC-DCP-Loch. Hiermit wird das 3,2-mm-Bohrloch in einer neutralen Stellung im LC-DCP-Loch gebohrt, wenn der Pfeil der grünen Büchse zur Fraktur zeigt. Die exzentrische Stellung für Kompression erfolgt mit der gelben Büchse, wobei auch hier der Pfeil zur Fraktur zeigen muß. Hierdurch läßt sich eine Kompression von 1 mm in der Längsachse erzielen (s. auch S. 88).

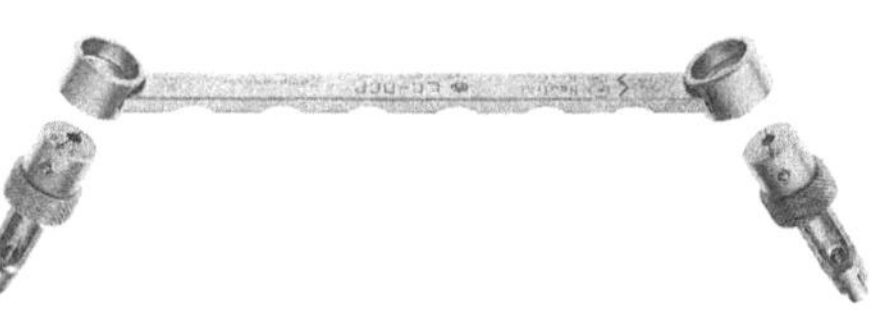

Der bewegliche Griff hat an seiner Unterfläche Aussparungen, die denen der LC-DCP ähneln. Die Bohrbüchse wird für die Reinigung zerlegt. Die Bezeichnung „4,5 mm" bezieht sich auf die verwendete Schraubengröße.

Beachte: Die LC-DCP-Bohrbüchse sollte ausschließlich mit LC-DC-Platten benutzt werden.

Universalbohrbüchse, 4,5 mm/3,2 mm

Diese Bohrbüchse kann – wie der Name andeutet – universell eingesetzt werden. Sie wurde für den Gebrauch mit der LC-DCP entworfen, ist aber auch für andere große Platten geeignet (DCP, Rundlochplatte, Rekonstruktionsplatte). Sie hat 2 Hülsen an einem Handgriff. Die eine Hülse hat einen Innendurchmesser von 4,5 mm für den 4,5-mm-Spiralbohrer und -Gewindeschneider. Die andere Bohrbüchse besteht aus 3 Bestandteilen und einer Feder. Im entspannten Zustand steht die innere Hülse an der Spitze vor. Sie hat einen Innendurchmesser von 3,2 mm für den 3,2-mm-Spiralbohrer. Wenn kein Druck ausgeübt wird, kann die innere Hülse in jeder gewünschten Position im Plattenloch plaziert werden. Eine exzentrische Lage für eine Schraube in Kompressionsstellung erhält man, indem man die Bohrbüchse in das frakturabgewandte Ende des Plattenlochs plaziert. Dies führt zu einer Verschiebung des Fragments um 1 mm. Eine Plazierung am frakturnahen Ende führt zu einer Abstützstellung der Schraube. Bei Druck auf die äußere Hülse wird deren abgerundete Spitze gegen den schrägen Zylinder des Plattenlochs gedrückt und die Neutralstellung erreicht, d. h. am Schnittpunkt von horizontalem und vertikalem Zylinderprofil des Plattenlochs. Das neutrale Schraubenloch kann dann gebohrt werden. Wegen des runden Endes der Bohrbüchse, das der Unterfläche des Schraubenkopfes entspricht, wird ein exakter Sitz zwischen Schraubenkopf und Plattenloch erreicht. Dies ist von Bedeutung, da hierdurch ein unerwünschtes Drehmoment zwischen den Knochensegmenten verhindert wird. Es ist auch möglich, eine Schraube im schrägen Winkel einzubringen und trotzdem einen formschlüssigen Sitz zwischen Platte und Schraube zu erhalten. Der Neigungsgrad der Schraube ist jedoch nur bis zu einem bestimmten Winkel möglich, da sonst kein exakter Kontakt mehr zustandekommt (s. auch S. 89).

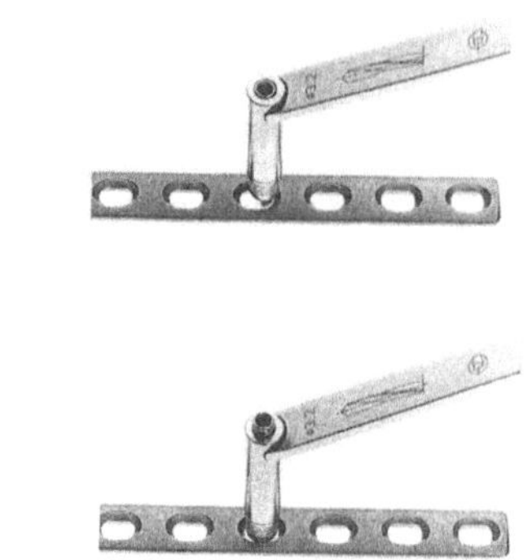

Großer Kopfraumfräser, 4,5 mm

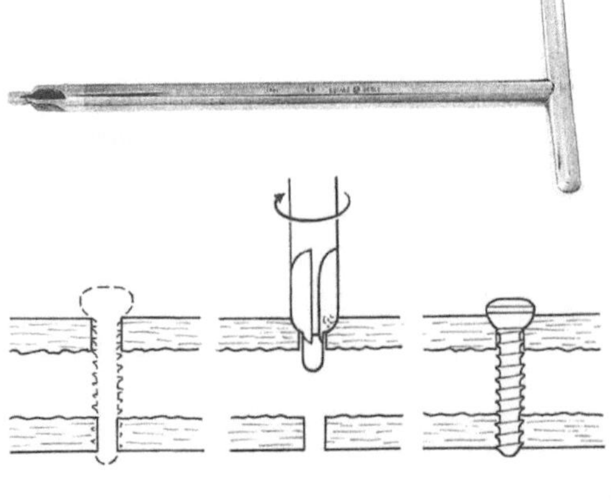

Dieser Kopfraumfräser wird benützt, um eine Vertiefung für den 4,5-mm-Kortikalisschraubenkopf zu schneiden, wenn sie als separate Zugschraube verwendet wird. Die 4,5 mm dicke Spitze zentriert das Instrument in dem vorgebohrten Gleitloch. Durch Drehen im Uhrzeigersinn, bis der ganze Durchmesser zu schneiden anfängt, wird der Sitz für den sphärischen Schraubenkopf vorbereitet. Der Druck des Schraubenkopfes verteilt sich auf eine größere Fläche am Knochen, wodurch die Belastungskonzentration vermindert wird. Außerdem steht der Kopf weniger weit hervor.

T-Griffstück mit Schnellkupplung

Der T-Handgriff wird für 4,5-mm- und 6,5-mm-Gewindeschneider verwendet. Im Notfall kann er mit dem großen Sechskantschraubenziehereinsatz als Ersatz für den normalen Schraubenzieher benutzt werden. Die äußere Hülse wird zur Kupplung nach vorne geschoben.

Schraubenmeßgerät für 4,5- bis 6,5-mm-Schrauben

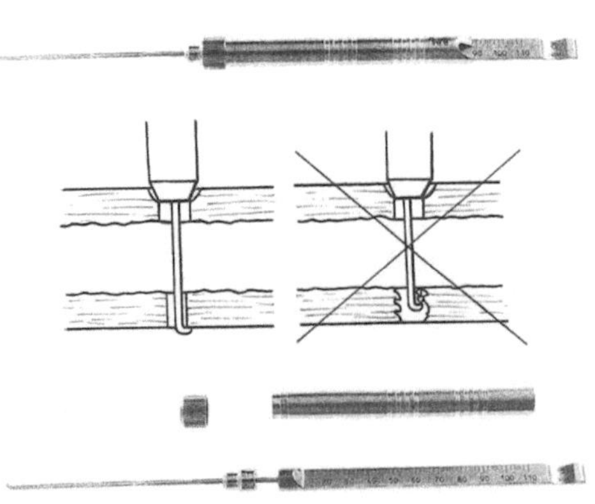

Dieses Längenmeßgerät mißt die erforderliche Länge von Schrauben mit 4,5 und 6,5 mm Durchmesser, der Meßbereich geht bis 110 mm. Der Haken muß an der Oberfläche der Gegenkortikalis fassen, bevor die Führung an den Knochen oder die Platte geschoben und abgelesen wird. Es ist so geeicht, daß die Höhe eines großen Schraubenkopfes berücksichtigt wird. Deshalb kann es nur für die Schraubengröße verwendet werden, die auf dem Meßgerät markiert ist.
Eine neue Generation von Meßgeräten ist mit einer Verriegelungshülse entwickelt worden, um ein Vertauschen der äußeren Hülsen zu vermeiden. Zum Reinigen wird das Meßgerät auseinandergebaut.

Beachte: Die Längenmessung erfolgt nach dem Fräsen des Kopfraumes oder durch das Plattenloch *vor* dem Gewindeschneiden.

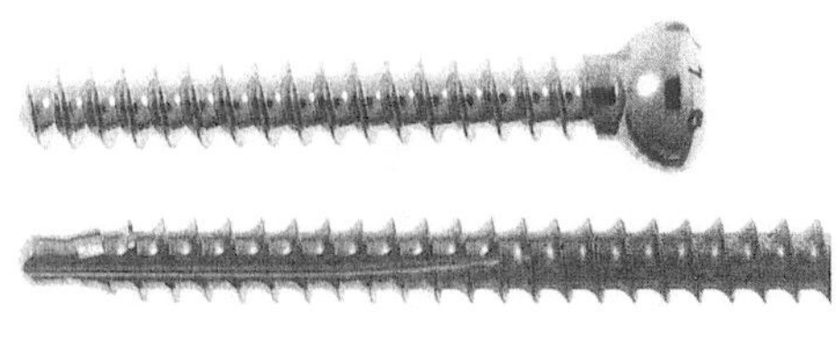

Gewindeschneider – Form und Funktion

Der Gewindeschneider für die Knochenkortikalis wurde entworfen, um ein Gewinde in den harten Knochen zu schneiden und so das Einschrauben zu erleichtern. Er schneidet scharf, und die dabei entstehenden Knochenspäne werden in 3 Rinnen abgeleitet. Diese Rinnen erstrecken sich von der Spitze bis zu den ersten 10 Gewindegängen. Hierdurch wird gewährleistet, daß Knochenspäne sich nicht ansammeln und den Gewindeschneider verstopfen können. Die Gewindelängen der Standardgewindeschneider entsprechen den am häufigsten verwendeten Schraubenlängen. Bei längeren Schrauben muß auch ein längerer Gewindeschneider benutzt werden (Tabelle 2).

Tabelle 2. Daten der Gewindeschneider für Kortikalisschrauben

Gewindeschneider für Standardkortikalisschrauben (Durchmesser in mm)	Gesamtlänge mit Schnellkupplung (mm)	Gewindelänge (mm)
4,5	125	70
3,5	110	50
2,7	100	33
2,0	53	24
1,5	50	20

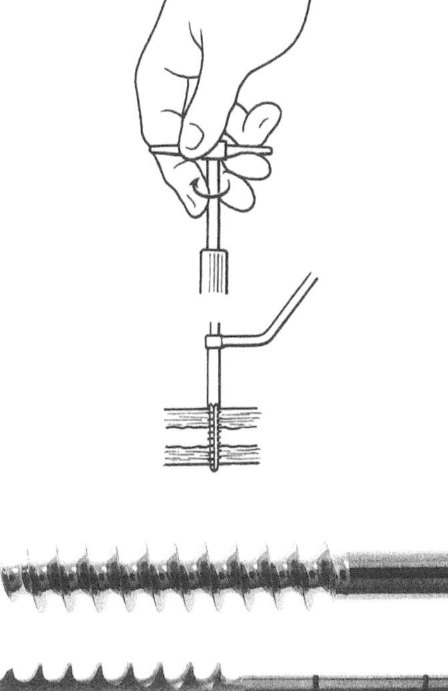

Durch die lange Spitze und die konische Form der schneidenden Gewindegänge wird der Schneidevorgang erleichtert. Die gesamte Gegenkortikalis muß vorgeschnitten werden. Die Spitze des Instruments sollte deshalb vollständig auf der anderen Seite vorstehen, bevor zurückgedreht wird.

Das Gewindeschneiden sollte von Hand erfolgen, um das Gewinde oder die Weichteile nicht zu beschädigen. Wir empfehlen 2 Umdrehungen vorwärts und eine halbe Umdrehung rückwärts, um Knochenspäne aus dem Gewinde zu entfernen. Gewindeschneider sollten immer mit einer Hülse benutzt werden, damit es nicht zu Weichteilschäden kommt.

Der Gewindeschneider muß zwischen jedem Schneidevorgang von den Knochenspänen befreit werden. Hierzu kann der scharfe Haken oder ein Kirschner-Draht verwendet werden.

Der Gewindeschneider für Spongiosaschrauben hat ein kurzes breites Schneidegewinde, das einen etwas geringeren Durchmesser als die Schraube hat. Normalerweise schneidet man damit nur in die nahe Kortikalis ein Gewinde, da Spongiosaschrauben sich in dem weichen spongiösen Knochen ihr Gewinde selbst schneiden.

Beachte: Maschinelles Gewindeschneiden wird *nicht* empfohlen, da hierdurch das Gewinde, der Knochen und die Weichteile leicht beschädigt werden können.

Gewindeschneider für 4,5-mm-Kortikalisschrauben

Hiermit wird ein Gewinde für 4,5-mm-Kortikalisschrauben in den Knochen vorgeschnitten, das Instrument kann man auch für Malleolarschrauben benutzen. Es läßt sich sowohl für Plattenschrauben als auch für Zugschrauben verwenden, da es ein langes Gewinde und eine kurze Rinne hat. Es hat die Funktion der früheren 4,5-mm-Gewindeschneider mit langem und kurzem Gewinde. Die in die nahe Kortikalis geschnittenen Windungen werden beim weiteren Vordrehen des Gewindeschneiders in den Knochen geschützt. Bei der Zugschraubentechnik wird das Gewinde nur in die Gegenkortikalis geschnitten. Der volle Durchmesser des langen rinnenfreien Gewindeabschnitts zentriert den Gewindeschneider in dem Gleitloch, wodurch seine Spitze korrekt in das Gewindeloch eintaucht, bevor das Gewinde in der Gegenkortikalis geschnitten wird. Mit dem 4,5-mm-Ende der Doppelbohrbüchse wird das umgebende Weichteilgewebe geschützt. Der Gewindeschneider hat ein Schnellkupplungsende und wird mit dem T-Griff benutzt. Die nutzbare Schneidelänge der Gewindeschneider im Grundinstrumentarium entspricht den Schraubenlängen im Standardschraubensatz. Für längere Schrauben sind auch längere Gewindeschneider notwendig.

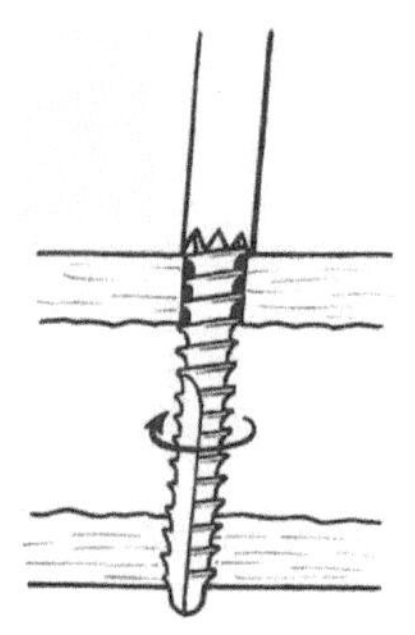

Gewindeschneider für 6,5-mm-Spongiosaschrauben

Hiermit wird normalerweise nur in der nahen Kortikalis am Eintrittspunkt ein Gewinde für 6,5-mm-Spongiosaschrauben geschnitten. Bei jungen Patienten kann der spongiöse Knochen ziemlich hart sein, so daß ein Gewinde für die ganze Schraubenlänge geschnitten werden muß.
Mit dem 6,5-mm-Ende der Doppelbohrbüchse wird das umgebende Weichteilgewebe geschützt. Der Gewindeschneider hat ein Schnellkupplungsende und wird mit dem T-Griff benutzt.
Bei geraden Platten kann nur durch die etwas größeren Löcher an den Enden ein 6,5-mm-Gewinde geschnitten werden, wobei man sehr vorsichtig sein muß, um das Instrument nicht zu beschädigen.

Beachte: Der 6,5-mm-Gewindeschneider soll *niemals* mit einer Maschine benutzt werden.

Großer Sechskantschraubenzieher

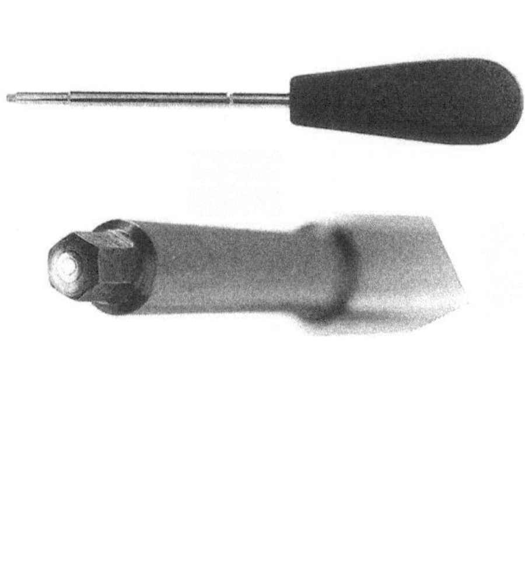

Die Sechskantspitze dieses Schraubenziehers paßt genau in die sechskantige Vertiefung der 4,5- und 6,5-mm-Schraubenköpfe und ermöglicht so ein leichtes Eindrehen und Entfernen. Der Schraubenzieher muß bis zum Anschlag in den Sechskantinbus eintauchen, bevor er gedreht wird. Am Schaft befindet sich eine Rille für die große Haltehülse. Dieser Schraubenzieher hat einen Schaftdurchmesser von 7 mm und ersetzt den früheren Schraubenzieher mit 8 mm Schaftdurchmesser, der nicht mit der großen Haltehülse benutzt werden kann.
Die beiden Ringmarkierungen am Schaft zeigen die Tiefe der Verriegelungsbolzen für die Universalnägel an.

Beachte: Ein Schraubenzieher mit beschädigter Spitze sollte *niemals* benutzt werden.

Große Schraubenhaltehülse

Diese selbsthaltende Schraubenhaltehülse erleichtert das Eindrehen von Schrauben in Gebieten mit verminderter Sicht (z.B. Becken). Sie muß benutzt werden, wenn man Schrauben mit einem glatten Schaft entfernen will, da evtl. eine Zugwirkung zum Zurückdrehen der Schraube benötigt wird. Vor der Reinigung muß das Instrument sorgfältig zerlegt werden.

Großer Sechskantschraubenziehereinsatz

Dieser Schraubenziehereinsatz hat ein Schnellkupplungsende und kann mit der kleinen Bohrmaschine für das Eindrehen und Entfernen von 4,5- und 6,5-mm-Schrauben verwendet werden. Das abschließende Festziehen nach dem Eindrehen sowie das anfängliche Lockern vor dem Entfernen muß jedoch von Hand erfolgen. Notfalls kann er auch mit dem T-Griff benutzt werden. Auf den Schaft mit 8 mm Durchmesser paßt keine Haltehülse.

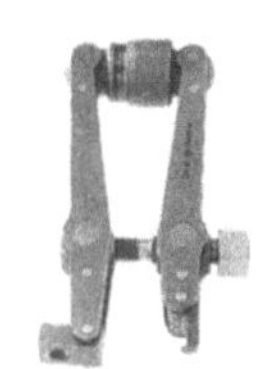

Plattenspanner mit Gelenken, 20-mm-Spannweg

Dieses Gerät kann sowohl zur Kompression als auch zur Distraktion eingesetzt werden. Es wird immer dann in Verbindung mit Platten verwendet, wenn größere Fraktur- oder Osteotomiespalten geschlossen werden müssen (und/oder wenn der Knochen weich ist, z.B. am porotischen proximalen Femur, wo die Wirkung der Selbstkompression vermutlich zu gering ist).

Für die Kompressionswirkung wird der Spanner vollständig geöffnet und der Haken in das letzte Plattenloch eingehakt. Dann wird die Fußplatte am Knochen befestigt, normalerweise mit einer kurzen Kortikalisschraube in der nahen Kortikalis. Während man die Spannschraube mit dem Ringgabelschlüssel festzieht, wird die annähernde Kompressionskraft, die ausgeübt wird, durch farbige Ringe angezeigt.

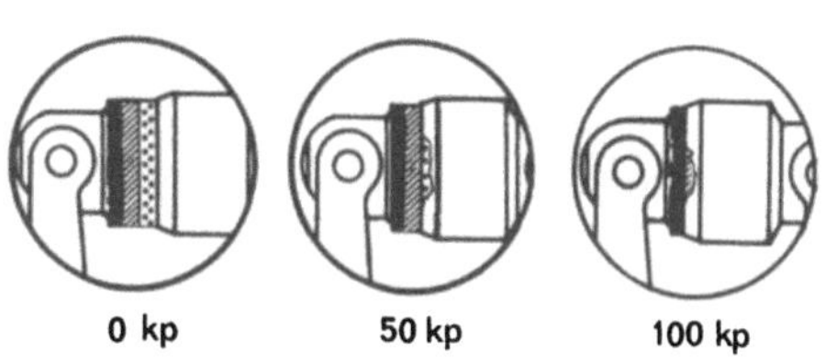

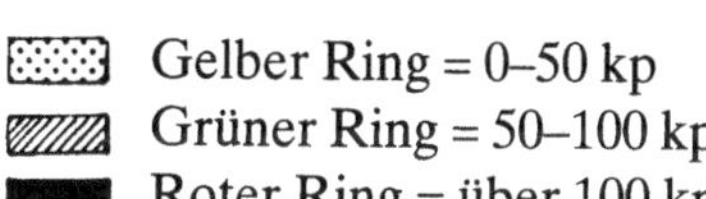

Für die Distraktionswirkung wird der Spanner geschlossen und der Haken umgedreht, um in die kleine Kerbe am Ende der DC-Platte zu passen. Die Fußplatte wird mit einer monokortikalen Schraube am Knochen befestigt. Durch Öffnen der Spannschraube mit dem Ringgabelschlüssel kann die Fraktur auseinandergezogen werden.

Beachte: Die zur Befestigung der Fußplatte benutzte Schraube sollte verworfen werden, da die auftretenden Kräfte sie evtl. verbiegen können.

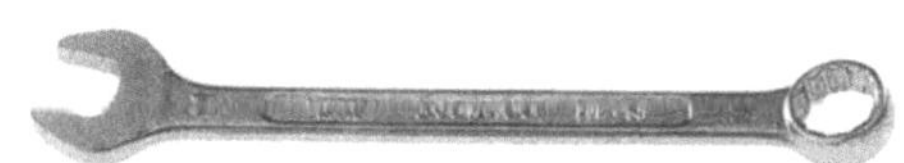

Ringgabelschlüssel, 11 mm

Dieser Schraubenschlüssel wird in Verbindung mit dem Plattenspanner wie oben beschrieben eingesetzt. Außerdem benutzt man ihn bei mehreren anderen Instrumenten, die Schrauben oder Verbindungsbolzen mit einer 11-mm-Flankenbreite der Mutter haben.

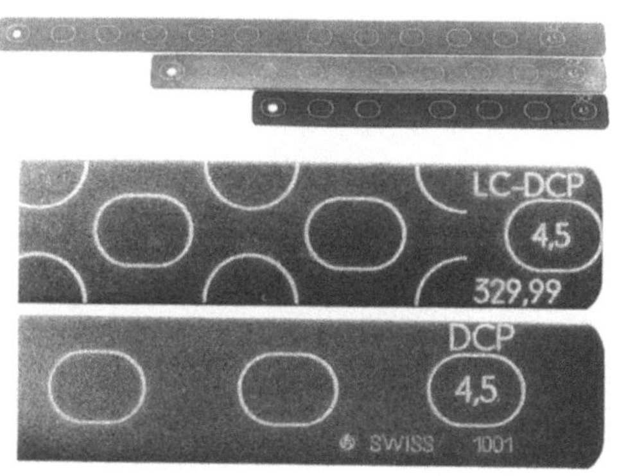

Biegeschablonen, 120, 155 und 210 mm

Diese Schablonen aus eloxiertem Aluminium werden der Knochenform angepaßt und dienen dann als Modell für die Plattenanpassung.

Die Markierungen entsprechen den Plattenlöchern und erlauben eine exakte Planung der Plattenlage. Neu entwickelte Schablonen können für DCP auf der einen Seite, und für LC-DCP auf der anderen verwendet werden. Die Schablonen sind wiederverwendbar.

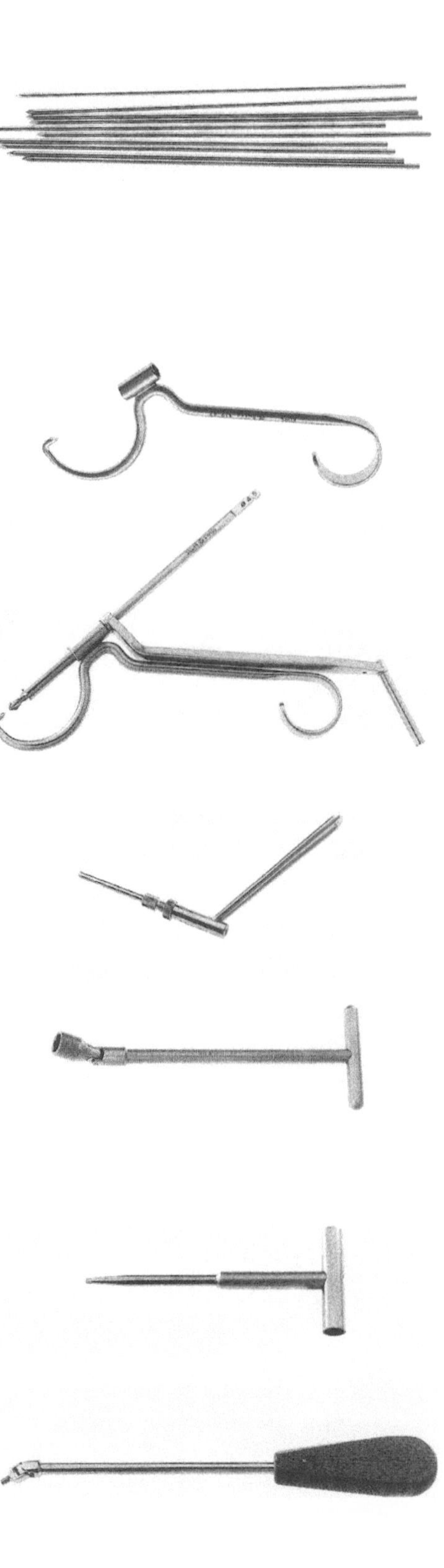

Scharfer Haken

Der scharfe Haken wird für die Prüfung und Reposition von Knochenfragmenten verwendet. Mit ihm kann man auch Knochenspäne aus dem Gewindeschneider und eingewachsenes Gewebe aus dem Schraubenkopf vor dem Ausdrehen entfernen.

Kirschner-Drähte, 2 mm Durchmesser

Die 150 mm langen Kirschner-Drähte können zur vorübergehenden Fixierung von Fragmenten oder zur Markierung verschiedener Winkel benutzt werden. Man kann sie mit einer Bohrmaschine mit Schlüsselbohrfutter („Jakob-Bohrfutter") eindrehen; in hartem Knochen empfiehlt es sich, mit einem 2,0-mm-Bohrer vorzubohren.

6.3.2 Zusätzliche Instrumente

Zielgerät mit Spitze

Dieses Zielgerät kann in Verbindung mit dem 4,5-mm-Ende der Doppelbohrbüchse 4,5 mm/3,2 mm zum Einsatz kommen. Es bietet eine Führung für den 4,5-mm-Bohrer, um ein zu bohrendes Gleitloch auf ein vor der Reposition vorbereitetes Gewindeloch auszurichten.

Anschlagsteckbohrbüchse für 4,5-mm-Schrauben

Die Anschlagsteckbohrbüchse wird mit einem 3,2-mm-Bohrer benutzt und begrenzt die Bohrtiefe durch Einstellung der Büchsenlänge. Dies ist v.a. bei Operationen am Becken und an der Wirbelsäule von Nutzen.

Kardanschlüssel, 11 mm

Mit dem Kardanschlüssel können alle Schraubenmuttern mit 11 mm Breite angezogen werden, z.B. am Plattenspanner mit Gelenken, am Fixateur externe u.a. Durch das Universalgelenk ist die Belastbarkeit begrenzt, so daß der Schlüssel nicht bei der Anwendung stärker Kräfte eingesetzt werden sollte.

Großer Sechskantschraubenzieher mit T-Griff

Mit diesem Schraubenzieher können festsitzende 4,5-mm- und 6,5-mm-Schrauben mit großem Sechskantinbus gelöst werden. Mit ihm kann ein noch größeres Drehmoment als mit einem normalen Schraubenzieher aufgebracht werden.

Großer Kardanschraubenzieher

Dieser Schraubenzieher hat eine Sechskantspitze, die in den großen Sechskantinbus von 4,5-mm- und 6,5-mm-Schrauben paßt. Er ist vorteilhaft bei Operationen in Gebieten mit eingeschränkter Sicht, z. B. am Becken oder an der Wirbelsäule. Wegen des Universalgelenks kann jedoch kein großes Drehmoment erzielt werden.

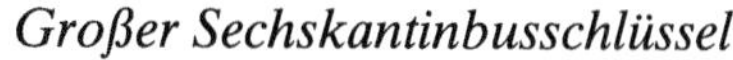

Großer Sechskantinbusschlüssel

Dieser Inbusschlüssel paßt in alle Schrauben mit einem 3,5 mm weiten Sechskantinbus. Er kann als Reserve dienen.

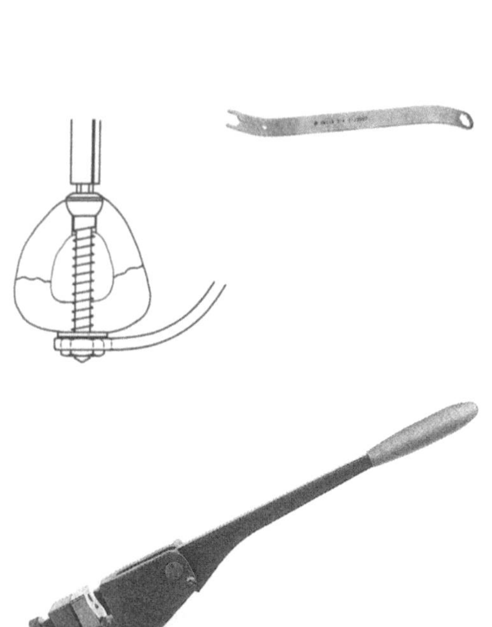

Schlüssel, 8 mm, für Kortikalismuttern

Mit diesem Schlüssel kann man eine 8-mm-Mutter halten, die im Notfall für eine 4,5-mm-Kortikalisschraube mit überdrehtem Gewinde benötigt wird. Die Mutter wird in den 8-mm-Schlüssel eingelegt und an die gegenüberliegende Knochenoberfläche gehalten, während eine Kortikalisschraube eingedreht wird, die etwas länger ist, als gemessen wurde.

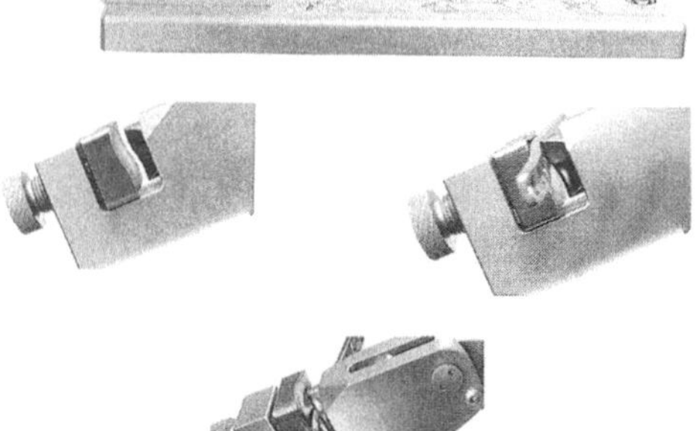

Biegepresse

Mit der Biegepresse kann man große Platten in konvexe oder konkave Formen biegen. Sie ist stabil und erfordert wenig Kraft zum Biegen. Vor der Benutzung der Biegepresse muß man den Griff in die Neutralstellung bringen und den Amboß entsprechend der Plattendicke einstellen. Er hat 2 Positionen: um konkav zu biegen, wird die Platte vorne eingelegt, um konvex zu biegen, hinten. Mit dem Griff in neutraler Stellung wird das Rändelrad gedreht, bis die Platte fest zwischen Amboß und Stempel gehalten wird.
Das Biegen soll ohne zu große Kraftaufwendung in kleinen Schritten zwischen den Plattenlöchern erfolgen, bis die gewünschte Form erreicht ist. Eine Biegeschablone dient als Modell. Während man die Platte in der Presse festhält, kann sie mit einem Schränkeisen verschränkt werden.
Zur Reinigung muß die Biegepresse zerlegt werden, bewegliche Teile müssen geschmiert werden (s. Abschn. 6.22.5.9).

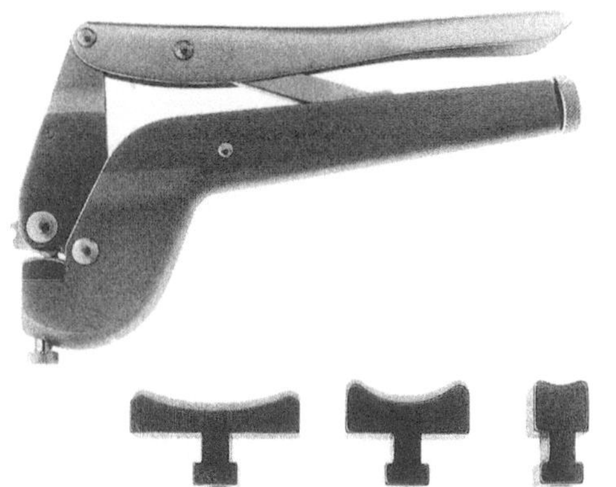

Biegezange

Die Biegezange hat 3 auswechselbare Einsätze: einen großen für breite Platten, einen mittleren für schmale Platten und einen kleinen für die Kleinfragment- oder Mandibulaplatten. Der Stempel kann gedreht werden, um auf den Plattenquerschnitt zu passen – konvex, konkav oder flach.
Die Zange wird durch Drehen des Rändelrads am Ende des Handgriffs entsprechend der Plattendicke und dem Griff des Operateurs eingestellt. Das Biegen erfolgt zwischen den Löchern und in kleinen Schritten. Die Platte kann auch verschränkt werden, indem sie schräg zwischen die Backen eingespannt wird, dies erfordert jedoch Vorsicht und Erfahrung.
Zum Reinigen und Schmieren muß das Instrument vollständig zerlegt werden (s. Abschn. 6.22.5.9).

Schränkeisen

Diese werden ausschließlich zum Schränken von Platten benutzt. In die beiden Schlitze passen Platten verschiedener Dicke. Die neu entwickelten Eisen – mit LC-DCP/DCP gekennzeichnet – haben Schlitze mit runden Kanten, um eine Eindellung und mögliche Schwächung der Platten zu vermeiden. Die Eisen sollen nicht zum Biegen verwendet werden, da hierbei die Platte im Bereich der Löcher gebogen und dadurch geschwächt wird.

Kleine Bohrmaschine

Diese Bohrmaschine mit einem doppelten Druckluftschlauch und Schnellkopplungsbohrfutter kann mit allen AO-Bohrern und anderen Instrumenten mit Schnellkupplungsende benutzt werden. Für Instrumente mit dreieckigen Enden kann ein Schlüsselbohrfutter („Jakob-Bohrfutter") eingesetzt werden (s. Abschn. 6.21.3).

Instrumente zur Entfernung beschädigter Schrauben

Siehe Abschn. 6.19.

6.3.3 Veraltete Instrumente

Die im folgenden beschriebenen Instrumente werden entweder nicht mehr hergestellt oder sind durch eine verbesserte Version ersetzt worden. In unbeschädigtem Zustand sind sie jedoch durchaus noch funktionsfähig.

Kopfraumfräser für Malleolarschrauben, 3,2 mm

Dieser Fräser wurde in Verbindung mit einem T-Handgriff benutzt, um eine Vertiefung für den Malleolarschraubenkopf zu schneiden. Da Malleolarschrauben selten in Knochenbereichen zum Einsatz kommen, wo der Schraubenkopf versenkt werden muß, ist das Instrument überholt. Seine Spitze hatte einen Durchmesser von 3,2 mm, um in das Bohrloch für diesen Schraubentyp zu passen.

Gewebeschutzhülse, 6,5 mm

Diese Schutzhülse für den Gewindeschneider ist durch die Doppelbohrbüchse 6,5 mm/3,2 mm ersetzt worden.

Gerade Bohrbüchse, 4,5 mm/3,2 mm

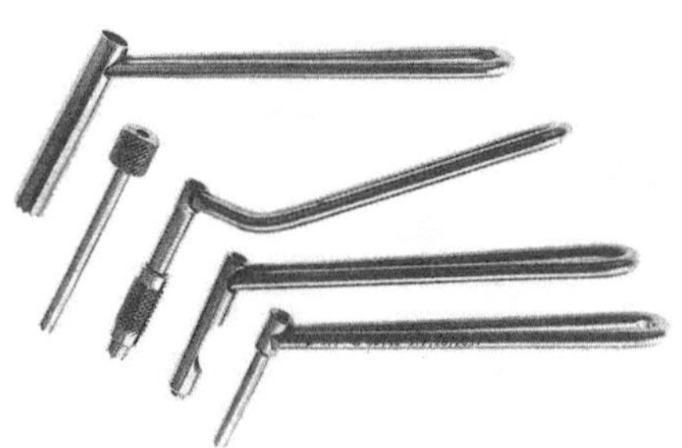

Diese Bohrbüchse wurde als Einsteckbohrbüchse bei der Zugschraubenosteosynthese benutzt. Sie wurde durch die Doppelbohrbüchse 4,5 mm/3,2 mm und die Steckbohrbüchse 4,5 mm/3,2 mm abgelöst.

Gewebeschutzhülse, 4,5 mm

Diese Schutzhülse wurde als Bohrbüchse für den 4,5-mm-Bohrer und als Gewebeschutz für den 4,5-mm-Gewindeschneider benutzt. Sie wurde durch die 4,5/3,2-Doppelbohrbüchse ersetzt.

Gewebeschutzhülse, 3,2 mm

Diese Schutzhülse wurde als Bohrbüchse für 3,2-mm-Bohrer eingesetzt und ist ebenfalls durch die Doppelbohrbüchse 4,5 mm/3,2 mm ersetzt worden.

Bohrbüchse für Platten, 3,2 mm

Diese Bohrbüchse wurde bei Platten mit runden Löchern eingesetzt. Die Doppelbohrbüchse (3,2 mm) übernimmt jetzt diese Funktion.

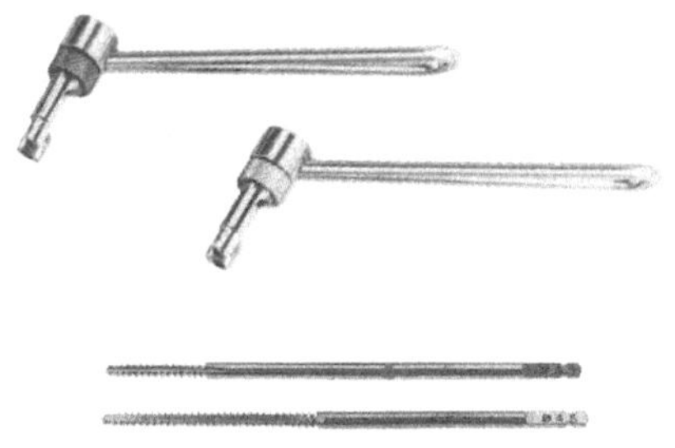

DCP-Bohrbüchsen, 4,5 mm

Jede dieser Bohrbüchsen, entweder neutral (grün) oder exzentrisch (gelb), hatte einen eigenen Griff; sie sind durch die DCP-Bohrbüchse 4,5 mm mit einen einzigen Griff ersetzt worden.

Gewindeschneider mit kurzem und langem Gewinde, 4,5 mm

Diese Gewindeschneider wurden durch den Gewindeschneider 4,5 mm mit langem Gewinde und kurzer Rinne ersetzt.

Plattenspanner mit 8-mm-Spannweg

Diese Spannvorrichtung wurde durch den Plattenspanner mit Gelenken ersetzt, der mit einem Spannweg von 20 mm eine stärkere Kompression erzielen kann.

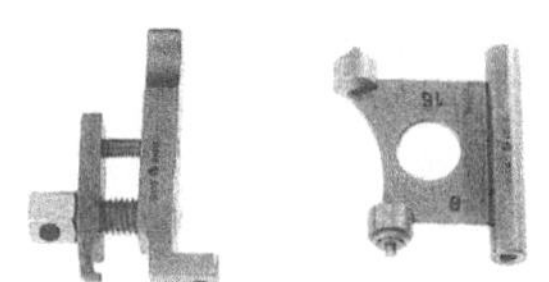

Bohrlehre für Plattenspanner, 8 mm

Diese Bohrlehre wurde für den Plattenspanner mit 8-mm-Spannweg verwendet.

6.4 AO-Schrauben für Frakturen großer Knochen

Schrauben sind die grundlegenden Elemente, um eine interfragmentäre Kompression zu erzielen. Sie können als Zugschrauben entweder unabhängig oder durch Platten hindurch eingesetzt werden, um 2 Fragmente unter Druck miteinander zu verbinden. Außerdem werden Schrauben zur Plattenbefestigung am Knochen benutzt. Die Schraubengrößen werden nach dem Außendurchmesser ihres Gewindes benannt. In Abhängigkeit von Größe, Art und Qualität des Knochens muß die entsprechende Schraubenart in korrekter Größe und Länge ausgewählt werden. Es gibt grundsätzlich 2 Arten von Schrauben: Kortikalisschrauben und Spongiosaschrauben. Kortikalisschrauben sind für die Benutzung in der harten Knochenkortikalis vorgesehen, hauptsächlich im Bereich der Diaphyse langer Knochen, aber sie können z.B. auch am Becken verwendet werden. Sie sind nicht selbstschneidend, d.h. vor dem Eindrehen der Schrauben muß ein Gewinde geschnitten werden. Die Kortikalisschraube kann ein Vollgewinde oder ein Teilgewinde haben.

Malleolarschrauben haben ein Kortikalisgewinde, einen Schaft und eine Trokarspitze; ihr Einsatz beschränkt sich auf den metaphysären Bereich, z. B. am distalen Humerus, an der Trochanterregion und manchmal am Knöchel, wo der Knochen relativ dicht ist.
Spongiosaschrauben finden ihre Anwendung im metaphysären und epiphysären Bereich, wo der Knochen weich und nachgiebig und die Kortikalis dünn ist. Die Schrauben können ein Voll- oder Teilgewinde haben, sie können solide oder durchbohrt sein.
Große AO-Standardschrauben gibt es mit Gewindedurchmessern von 6,5 und 4,5 mm in verschiedenen Längen. Die Maßangaben schließen die Spitze und den Kopf ein. Die Schrauben sind sowohl in Stahl als auch in Reintitan lieferbar. In den Standardlängen sind sie entweder in einem Graphic Case oder in einer Siebschale erhältlich. Andere Längen können getrennt geliefert werden.
Mit einer speziellen Zange werden die Schrauben aus dem Schraubensieb entnommen.

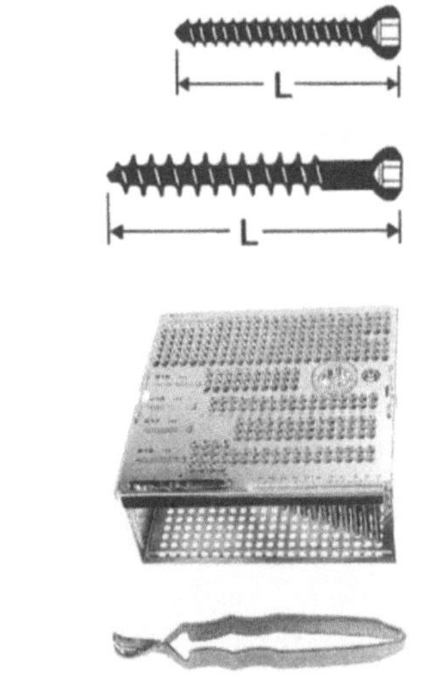

Durchbohrte Schrauben mit Durchmessern von 7,0 mm, 4,5 mm und 3,5 mm werden in Abschn. 6.6 beschrieben.

Die großen AO-Schrauben haben die folgenden Eigenschaften gemeinsam:

1. Kugelförmiger Schraubenkopf. Der Kopf mit einem Durchmesser von 8 mm hat eine halbkugelförmige Unterfläche, wodurch ein optimaler, ringförmiger Kontakt zwischen Schraube und Plattenloch gewährleistet ist, selbst wenn sie in einem schrägen Winkel eingedreht wird. Der Sechskantinbus mit einer Weite von 3,5 mm ermöglicht ein leichtes Eindrehen und Entfernen mit einem Sechskantschraubenzieher der entsprechenden Größe, ohne daß man axialen Druck aufwenden muß. Es ist wichtig, daß der Inbus vor dem Entfernen unbedingt von eingewachsenem Gewebe befreit wird und der Schraubenzieher in den Inbus voll eintaucht. Ein beschädigter Schraubenzieher kann den Inbus zerstören und eine Schraubenentfernung erheblich erschweren.

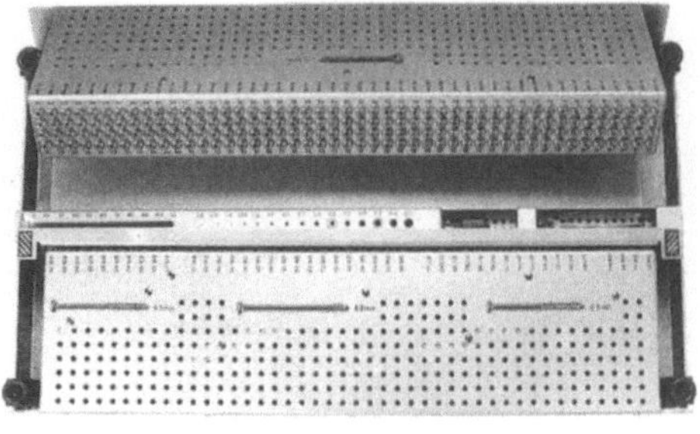

2. AO-Schraubengewinde. Die Form des Schraubengewindes ist der entscheidende Faktor für die Haltekraft der Schraube in dem benutzten Material. Da die Festigkeit von Knochen 10mal geringer ist als die von Metall, haben AO-Schrauben ein asymmetrisches, abstützendes Gewindeprofil. Die flache, breite, drucktragende Seite gibt einen ausgezeichneten Halt im Knochen. In hartem Kortikalisknochen ergibt das schmale Gewinde mit geringem Steigwinkel eine große Kontaktfläche und den besten Halt. In der weichen Knochenspongiosa ist ein tief eingeschnittenes Gewinde mit großem Steigwinkel notwendig, um die Haltekraft zu verstärken.
Voraussetzung für eine optimale Haltekraft ist außerdem, daß das Gewindeloch entsprechend dem Kerndurchmesser der Schraube vorgebohrt wird und die in den Knochen vorgeschnittenen Windungen genau dem Profil des Schraubengewindes entsprechen. In die Knochenkortikalis muß immer ein Gewinde vorgeschnitten werden, während dies in der Spongiosa – außer in hartem jugendlichem Knochen – normalerweise nicht erforderlich ist.

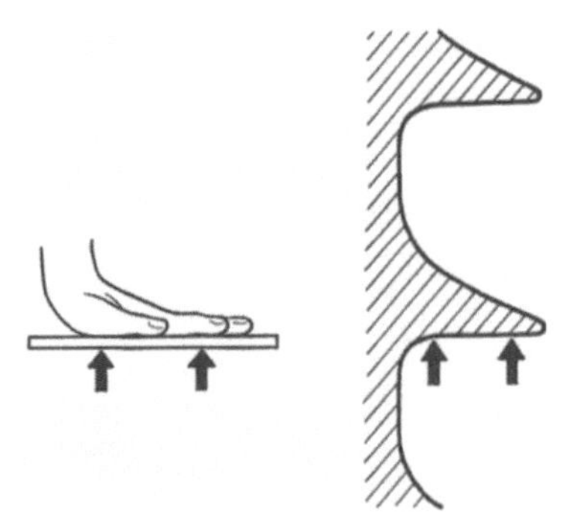

3. Kerndurchmesser. Der Kern ist der solide Stamm der Schraube, von dem das Gewinde hervorsteht. Er sollte nicht mit dem Schraubenschaft verwechselt werden. Die 4,5-mm-Kortikalisschraube, die 6,5-mm-Spongiosaschraube und die Malleolarschraube aus Stahl haben denselben Kerndurchmesser von 3,0 mm. Die Kerndurchmesser der großen Titanschrauben sind jedoch unterschiedlich, d. h. 3,1 mm für die 4,5-mm-Schraube und 3,2 mm für die 6,5-mm-Schraube. Die Größe des Schraubenkerns bestimmt die Bohrergröße für das Gewindeloch. Mit nur einer Bohrergröße (3,2 mm) kann das Gewindeloch für alle großen Schrauben gebohrt werden.

4. Schaftdurchmesser. Sowohl die 4,5-mm-Schaftschraube als auch die 6,5-mm-Spongiosaschraube hat einen gewindefreien Schaft mit einem Durchmesser von 4,5 mm. Daher ist es notwendig, an jedem Schraubeneintrittspunkt in harten Kortikalisknochen mit einem 4,5-mm-Bohrer vorzubohren, um ein Splittern zu vermeiden. Der Schaft der Malleolarschrauben hat denselben Durchmesser wie der Kern, so daß es ausreicht, mit 3,2 mm vorzubohren.

6.4.1 Große Standardschrauben

4,5-mm-Kortikalisschraube aus Stahl und Reintitan

Diese Schrauben werden normalerweise als Zugschrauben oder zur Plattenbefestigung im Bereich der Diaphyse langer Röhrenknochen verwendet. Außerdem benutzt man sie als Befestigungsschrauben für den Plattenspanner oder die Beckenrepositionszangen. Die 4,5-mm-Kortikalisschraube ist eine nichtselbstschneidende Schraube mit durchgehendem Gewinde. Deshalb muß in die Knochenkortikalis vor dem Eindrehen der Schraube ein Gewinde vorgeschnitten werden. Das Gewinde und die glatte Oberfläche ermöglichen ein leichtes Entfernen der Schraube, obwohl dichter, harter Knochen während des Heilungsprozesses zwischen die Gewindegänge eingewachsen ist.

Die 4,5-mm-Kortikalisschraube hat eine abgerundete Spitze. Es ist wichtig für die Haltekraft der Schraube, daß ihr Gewinde in der gesamten Gegenkortikalis greift. Die Schraubenspitze und 1 oder 2 Gewindegänge sollten daher auf der Gegenseite des Knochens hervorstehen. In hartem Kortikalisknochen hat die 4,5-mm-Kortikalisschraube eine Haltekraft von 2500 N (250 kg).

Beim Messen der Schraubenlänge sollte man eher auf- als abrunden, um einen optimalen Schraubenhalt sicherzustellen. Die 4,5-mm-Schrauben gibt es in Längen von 14–110 mm aus Stahl und von 14–140 mm aus Titan.

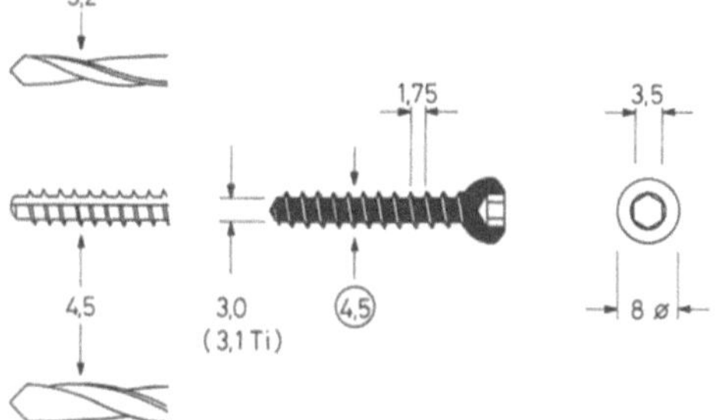

Wichtige Maße:
- Kopfdurchmesser: 8,0 mm
- Innensechskant: 3,5 mm
- Kerndurchmesser: 3,0 mm (Titan: 3,1 mm)
- Gewindedurchmesser: 4,5 mm
- Gewindesteigung: 1,75 mm
- Bohrer für Gleitloch: 4,5 mm Durchmesser
- Bohrer für Gewindeloch: 3,2 mm Durchmesser
- Gewindeschneider: 4,5 mm Durchmesser

4,5-mm-Schaftschraube aus Reintitan

Diese neu entwickelte Kortikalisschaftschraube kommt mit der LC-DCP zum Einsatz. Aus Stahl gefertigt wurde sie einige Zeit als Verriegelungsschraube für die Universalnägel verwendet, bis der jetzige, stärkere Verriegelungsbolzen eingeführt wurde.
Sie wird als Zugschraube durch eine Platte oder als freie Zugschraube in der Diaphyse verwendet. Eine Kortikalisschaftschraube als Zugschraube hat eine stärkere Kompressionswirkung als eine Schraube mit durchgehendem Gewinde, da der glatte Schaft nicht versehentlich am Plattenloch oder am Gleitloch reibt. Man kann die Schraube auch exzentrisch in ein LC-DCP-Loch einsetzen, um axiale Kompression zu erzeugen. Da der Schaftanteil eine 5fache Steifigkeit und einen 3,4mal stärkeren Biegewiderstand gegenüber dem Gewinde aufweist, trägt er zu der verbesserten axialen Kompression bei und ergänzt die Kompressionswirkung der Platten.
Das Gewinde hat dieselbe Form wie das durchgehende Gewinde der Kortikalisschraube. Vor dem Eindrehen der Schraube muß ein Gewinde geschnitten werden. Für einen optimalen Halt sollten die Schraubenspitze und 1 oder 2 Gewindegänge die Gegenseite des Knochens überragen.
Die 4,5-mm-Schaftschrauben gibt es in Längen von 22–110 mm. Der Gewindeteil der Schraube steigt von 12–26 mm im Verhältnis zur Gesamtlänge an.

Wichtige Maße:
- Kopfdurchmesser: 8,0 mm
- Innensechskant: 3,5 mm
- Schaftdurchmesser: 4,5 mm
- Kerndurchmesser: 3,1 mm
- Gewindedurchmesser: 4,5 mm
- Gewindesteigung: 1,75 mm
- Bohrer für Gleitloch: 4,5 mm Durchmesser
- Bohrer für Gewindeloch: 3,2 mm Durchmesser
- Gewindeschneider: 4,5 mm Durchmesser

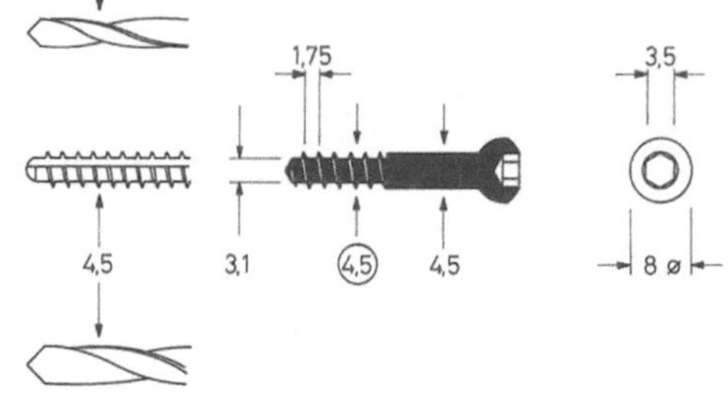

6,5-mm-Spongiosaschrauben aus Stahl oder Reintitan

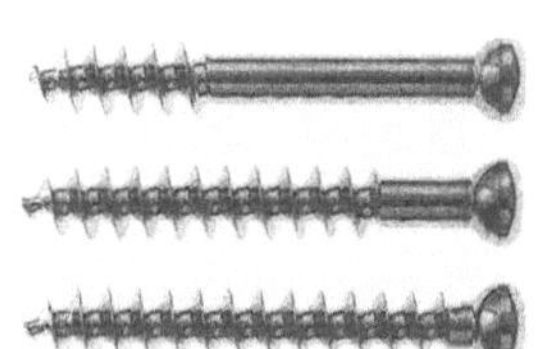

Diese Schrauben werden nur im metaphysären und epiphysären Bereich mit feinem, trabekulärem Knochen und dünner Kortikalis verwendet. Es gibt 3 unterschiedliche Schraubentypen: ein Typ mit 16 mm Gewindelänge, einer mit 32 mm Gewindelänge und einer mit durchgehendem Gewinde. Die Schrauben mit Schaft sind als Zugschrauben vorgesehen. Die Schraube mit durchgehendem Gewinde dient vorwiegend zur Befestigung von Platten, deren Endlöcher sich über spongiösem Knochen befinden. Die tiefen und breiten Gewindegänge gewährleisten einen guten Halt in den komprimierten spongiösen Trabekeln. Vor dem Eindrehen der Schraube muß nur in der nahen Kortikalis ein Gewinde geschnitten werden. Die Haltekraft in dem feinen, trabekulären Knochen wird dadurch verstärkt, daß die Schraube sich ihr Gewinde durch Verdrängung des Knochens selbst schafft. Wenn die Schraube auch in die Gegenkortikalis eingedreht wird,

steigt ihr Halt im Knochen um ca. das 6fache an. Dies ist aber nur in osteoporotischem Knochen erforderlich. Da das Schraubenende spitz ist, muß man sorgfältig darauf achten, keine Strukturen auf der Gegenseite des Knochens zu beschädigen, wenn die Schraube zu weit hervorsteht.
Die 6,5-mm-Spongiosaschrauben gibt es in 5-mm-Schritten in Längen von 30–120 mm mit 16-mm-Gewinde, von 45–150 mm mit 32-mm-Gewinde und von 20–110 mm mit Vollgewinde.

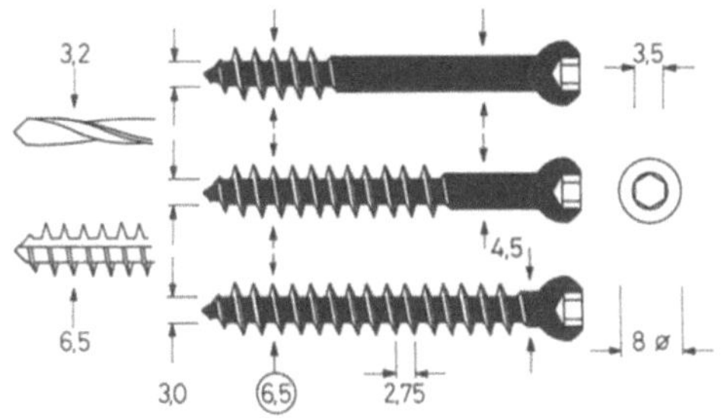

Wichtige Maße:
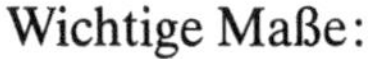
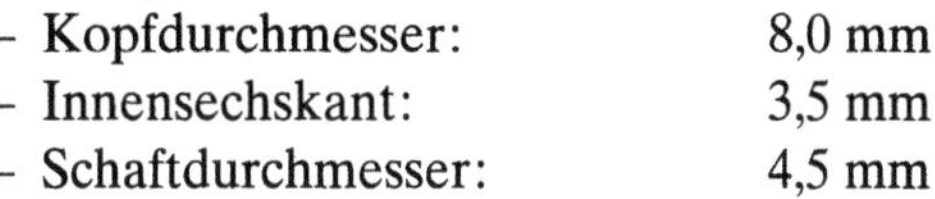

- Kopfdurchmesser: 8,0 mm
- Innensechskant: 3,5 mm
- Schaftdurchmesser: 4,5 mm
- Kerndurchmesser: 3,0 mm (Reintitan: 3,2 mm)
- Gewindedurchmesser: 6,5 mm
- Gewindelängen: 16 mm, 32 mm, Vollgewinde
- Gewindesteigung: 2,75 mm
- Bohrer für Gewindeloch: 3,2 mm Durchmesser
- Bohrer für Schaft in Kortikalis: 4,5 mm Durchmesser
- Gewindeschneider: 6,5 mm Durchmesser

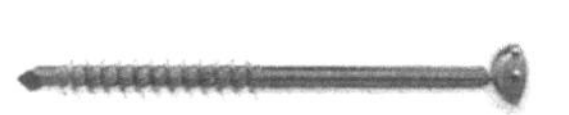

Malleolarschraube, 4,5 mm

Diese Schraube war als Zugschraube für die Verwendung bei Innenknöchelfrakturen entwickelt worden, aber wegen ihres relativ großen Durchmessers und Schraubenkopfes werden für diese Indikation jetzt die kleinen Spongiosaschrauben eingesetzt. Die Malleolarschraube kann bei Frakturen im Bereich der Metaphyse, z. B. am distalen Humerus oder am Trochanter minor, oder auch bei einigen Osteosynthesen am Becken zur Anwendung kommen.
Die Malleolarschraube hat einen glatten Schaft und ein Teilgewinde. Die selbstschneidende Spitze erlaubt das Eindrehen, ohne ein Gewinde vorzuschneiden. In osteoporotischem Knochen kann manchmal sogar auf das Vorbohren verzichtet werden. Da sie das gleiche Gewindeprofil wie eine Kortikalisschraube hat, ist der Halt im Knochen jedoch relativ schlecht.
Die Malleolarschraube gibt es in Längen von 25–70 mm in 5-mm-Schritten. Der Gewindeteil ist genauso lang wie der Schaftteil.

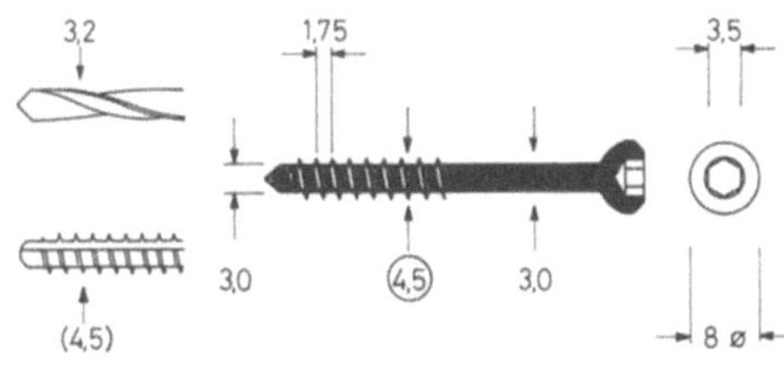

Wichtige Maße:
- Kopfdurchmesser: 8,0 mm
- Innensechskant: 3,5 mm
- Schaftdurchmesser: 3,0 mm
- Kerndurchmesser: 3,0 mm
- Gewindedurchmesser: 4,5 mm
- Gewindesteigung: 1,75 mm
- Bohrer für Gewindeloch: 3,2 mm Durchmesser
- Gewindeschneider (selten): 4,5 mm Durchmesser

Unterlagscheibe, 13 mm Durchmesser

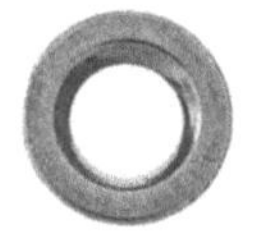

Diese Unterlagscheibe hat eine flache Seite, die dem Knochen anliegt, und eine Seite mit einer Vertiefung für den Schraubenkopf. Sie verhindert ein Einbrechen des Schraubenkopfes durch die dünne Kortikalis im metaphysären und epiphysären Bereich, indem sie den Druck auf eine größere Fläche verteilt.

6.4.2 Zusätzliche Implantate

Mutter für 4,5-mm-Kortikalisschraube

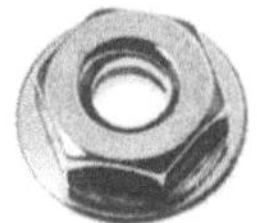

Diese flache Schraubenmutter aus Stahl mit einem Durchmesser von 11 mm hat ein Innengewinde, das zu dem der 4,5-mm-Kortikalisschraube paßt. Man kann sie im Notfall benutzen, wenn die Schraube überdreht wurde und keinen Halt mehr findet. Mit dem 8-mm-Schlüssel wird sie in Position gehalten (s. Abschn. 6.3.2).

Unterlagscheibe mit Krallen, 13,5 mm

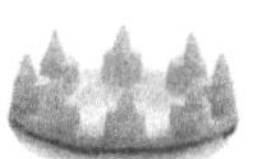

Diese Unterlagscheibe besteht aus Polyacetalharz mit einer Metallarmierung als Röntgenkontrast. Sie wird zur Refixierung abgerissener Bandansätze entweder mit einer 6,5-mm-Spongiosaschraube oder einer 4,5-mm-Kortikalisschraube verwendet. Aufgrund struktureller Veränderungen der Moleküle des Materials kann sie nur einige Male im Autoklaven bei einer Maximaltemperatur von 140 °C sterilisiert werden. Nach dem Sterilisieren dauert es 8 h, bis sie abgekühlt und wieder hart ist. Auch die Sterilisation mit Äthylenoxid ist möglich, anschließend muß sie jedoch vollständig auslüften. Man sollte daher ein paar Unterlagscheiben einzeln verpackt und bereits sterilisiert vorrätig haben.

6.4.3 Veraltete Implantate

Epiphysenschrauben hatten einen extra hohen Kopf, um ein knöchernes Einwachsen im jugendlichen Knochen zu vermeiden. Da die Entfernung trotzdem schwierig und die Befestigung einer abgerutschten Epiphyse auch mit großen Spongiosaschrauben und einer Unterlagscheibe möglich war, gibt es dieses Implantat nicht mehr.

6.4.4 Fixationstechniken mit großen Schrauben

Schrauben werden entweder als Zugschrauben verwendet, um interfragmentäre Kompression zu erzielen, oder zur Befestigung von Platten. Die Zugschraubentechnik sollte immer eingesetzt werden, wenn eine Schraube quer zum Frakturverlauf eingedreht wird, auch durch ein Plattenloch hindurch.

Prinzip der Zugschraubentechnik: Die Schraube hat keinen Halt in dem kopfnahen Fragment. Das Gewinde greift nur in dem gegenüberliegenden Fragment. Dies kann man durch Schrauben mit glattem Schaft oder mit durchgehendem Gewinde erreichen. Ob eine Schraube als Zugschraube wirkt, hängt von der Anwendungstechnik ab. Nachfolgend wird die Technik für die einzelnen Schraubenarten beschrieben.

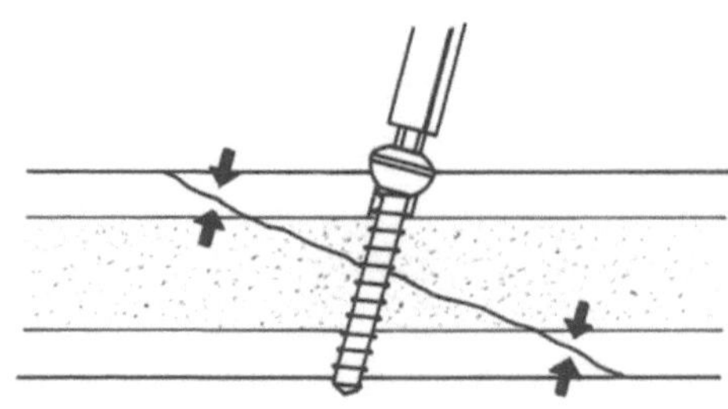

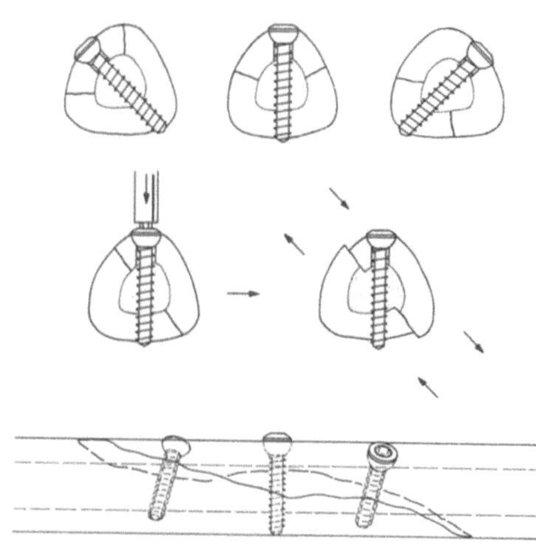

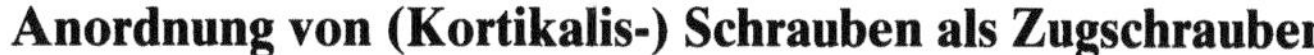

Anordnung von (Kortikalis-) Schrauben als Zugschrauben

Die maximale interfragmentäre Kompression erreicht man, indem die Schraube in die Mitte des Fragments und senkrecht zur Frakturebene plaziert wird. Jede andere Position führt zu Scherkräften beim Festziehen der Schraube, wodurch sich die Fragmente verschieben können. Maximale axiale Stabilität erhält man mit einer Schraube senkrecht zur Knochenlängsachse. Hierdurch kann es jedoch auch zu einer Verschiebung von Fragmenten kommen. Bei der Zugschraubenosteosynthese einer Fraktur sollte deshalb mindestens eine Schraube – normalerweise die mittlere – rechtwinklig zur Längsachse stehen und 1 oder 2 Schrauben senkrecht zur Frakturebene.

Eine alleinige Zugschraubenosteosynthese stellt im diaphysären Bereich des Knochens eine Ausnahme dar. Nur Torsionsfrakturen mit langen Spiralfragmenten, die mindestens die Länge des doppelten Knochendurchmessers haben, können mit Zugschrauben allein stabil versorgt werden. Bei Trümmerzonen oder anderen Faktoren, die zur erneuten Fragmentverschiebung führen können, muß die Zugschraube durch eine zusätzliche Platte geschützt werden.

4,5-mm-Kortikalisschraube als Zugschraube

Die Kortikalisschraube mit durchgehendem Gewinde wird vorwiegend im Bereich der Diaphyse mit ihrer dicken Kortikalis eingesetzt.

Damit die Schraube frei durch das nahe Fragment gleiten kann, wird ein sog. Gleitloch gebohrt, das genauso groß ist wie der Gewindedurchmesser. Im gegenüberliegenden Fragment wird ein koaxiales Gewindeloch gebohrt, das etwas größer als der Kerndurchmesser ist. In dieses Loch wird dann mit einem Gewindeschneider ein Gewinde vorgeschnitten, das genau dem Durchmesser und Gewindeprofil der Schraube entspricht.

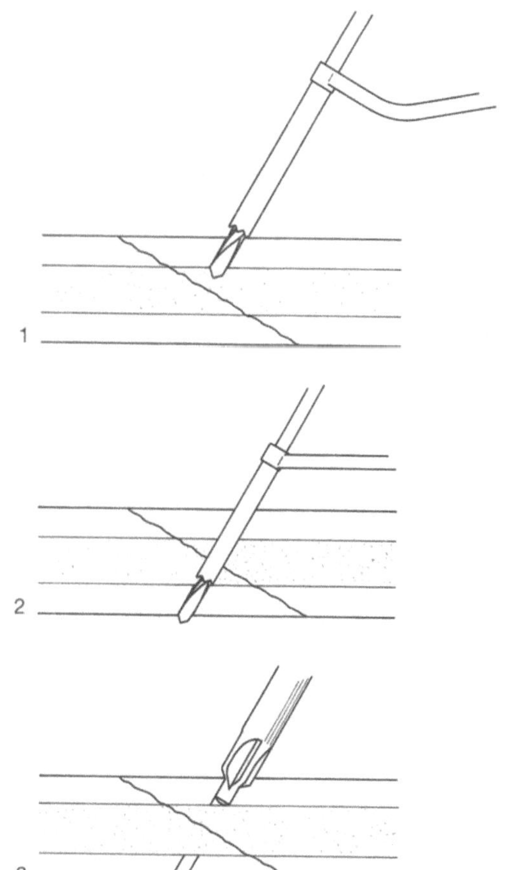

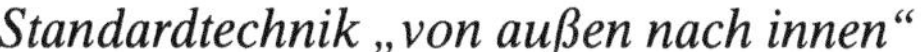

Standardtechnik „von außen nach innen"

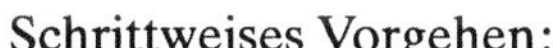

Schrittweises Vorgehen:

- Die Fraktur wird reponiert und mit Repositionszangen oder Kirschner-Drähten gehalten.
- Mit dem 4,5-mm-Bohrer in der 4,5-mm-Bohrhülse der Doppelbohrbüchse wird das Gleitloch in die nahe Kortikalis gebohrt (Abb.1).
- Die Doppelbohrbüchse wird nun umgedreht, die 3,2-mm-Hülse in das Gleitloch gesteckt und bis zur Gegenkortikalis durchgedrückt.
- Mit dem 3,2-mm-Bohrer wird das Gewindeloch in koaxialer Richtung in das Gegenfragment gebohrt (Abb. 2).
- Mit dem großen Kopfraumfräser (4,5 mm) wird eine Vertiefung in die nahe Kortikalisoberfläche geschnitten (Abb. 3).

- Messen der Schraubenlänge mit dem Schraubenmeßgerät für 4,5- bis 6,5-mm-Schrauben (Abb. 4).
- Mit dem Gewindeschneider für 4,5-mm-Kortikalisschrauben in der 4,5-mm-Hülse der Doppelbohrbüchse wird ein Gewinde in das Gewindeloch geschnitten. Nach 2 Umdrehungen im Uhrzeigersinn soll eine halbe Umdrehung in Gegenrichtung erfolgen, um die Gewindegänge von Knochenspänen zu befreien (Abb. 5).
- Mit dem großen Sechskantschraubenzieher wird die 4,5-mm-Kortikalisschraube eingedreht. Es muß darauf geachtet werden, daß die Schraube die Gegenkortikalis sicher faßt (Abb. 6).

Alternative: Falls das gegenüberliegende Fragment in einer langen, schmalen Spitze ausläuft, in deren Mitte die Schraube plaziert werden sollte, kann entweder das Gleitloch oder das Gewindeloch vor der Reposition gebohrt werden. Auf diese Weise kann die Schraube exakt positioniert werden.

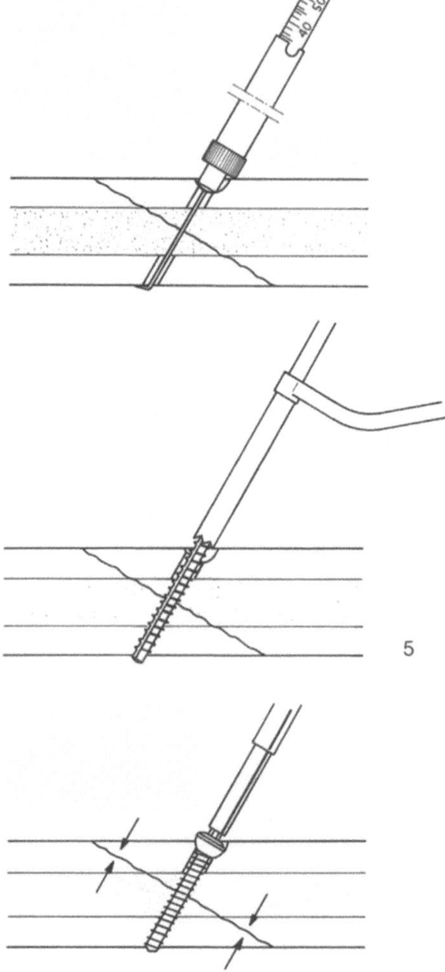

5

Bohren des Gleitlochs vor Reposition („von innen nach außen")

Schrittweises Vorgehen:
- Mit dem 4,5-mm-Bohrer in der 4,5-mm-Hülse der Doppelbohrbüchse wird das Gleitloch vom Markraum her in das nahe Fragment gebohrt, wobei die gewünschte Schraubenlage in dem gegenüberliegenden Fragment im Auge behalten werden muß (Abb. 1).
- Reposition der Fraktur und vorübergehende Fixation mit Zangen.
- Mit dem 3,2-mm-Bohrer in der 3,2-mm-Hülse der Doppelbohrbüchse, die in das 4,5-mm-Gleitloch gesteckt wird, erfolgt die Bohrung des Gewindelochs in der Gegenkortikalis (Abb. 2). Vor dem Eindrehen der Schraube ist das Fräsen des Kopfraums, die Messung der erforderlichen Schraubenlänge und das Gewindeschneiden – wie oben beschrieben – erforderlich.

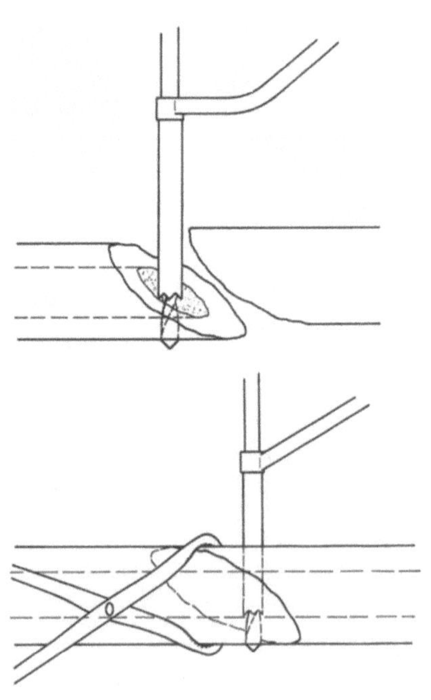

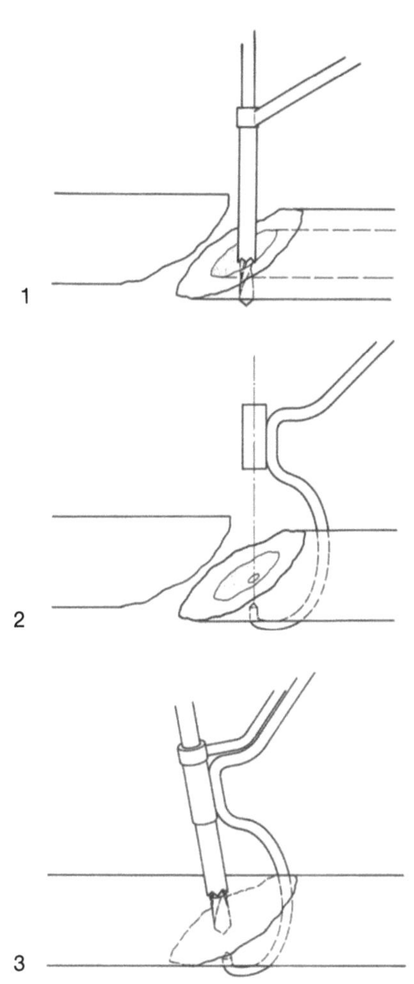

Bohren des Gewindelochs vor Reposition („von innen nach außen")

Schrittweises Vorgehen:
- Mit dem 3,2-mm-Bohrer in der 3,2-mm-Hülse der Doppelbohrbüchse wird das Gewindeloch unter direkter Sicht vom Markraum her in die Mitte der gegenüberliegenden Fragmentspitze gebohrt (Abb. 1).
- Das Zielgerät mit Spitze wird in das Gewindeloch eingehakt und absolut zentriert gehalten (Abb. 2).
- Reposition der Fraktur und vorübergehende Fixation mit Zangen.
- Die 4,5-mm-Hülse der Doppelbohrbüchse wird in die zylinderförmige Manschette des Zielgeräts gesteckt, bis sie den Knochen berührt. Die Handgriffe der Bohrbüchse und des Zielgeräts werden zusammengepreßt, um den Knochen und die Bohrrichtung festzuhalten.
- Ohne die Position des Zielgeräts zu verändern, wird mit dem in die Büchsen des Zielgeräts gesteckten 4,5-mm-Bohrer das Gleitloch gebohrt (Abb. 3).
- Danach erfolgt Fräsen des Kopfraums, Längenmessung und Gewindeschneiden wie bei der Standardtechnik.

Beachte: Diese Technik verlangt große Sorgfalt, um das Periost nicht zu schädigen, während man das Zielgerät um den Knochen führt. Die Spitze des Zielgeräts muß auch absolut zentriert gehalten werden, da sonst das Gleitloch nicht koaxial gebohrt werden kann.

4,5-mm-Kortikalisschraube zur Befestigung von Platten

Große Platten zur Schienung diaphysärer Frakturen werden mit 4,5-mm-Kortikalisschrauben am Knochen befestigt, wobei das Schraubengewinde in beiden Kortikales faßt oder in Ausnahmefällen nur in der plattennahen Kortikalis. Es muß eine passende Bohrbüchse benutzt werden.

Schrittweises Vorgehen:
- Die Fraktur wird reponiert und die Platte provisorisch am Knochen befestigt.
- Mit dem 3,2-mm-Bohrer in der richtigen Bohrbüchse wird das Gewindeloch durch das Plattenloch hindurch und durch beide Kortikales gebohrt.
- Die Schraubenlänge wird mit dem Meßgerät durch das Plattenloch hindurch bestimmt.
- Mit dem Gewindeschneider für 4,5-mm-Kortikalisschrauben in der entsprechenden Bohrbüchse wird in beide Kortikales ein Gewinde geschnitten.
- Mit dem großen Sechskantschraubenzieher wird die Schraube eingedreht.

4,5-mm-Schaftschraube aus Titan als Zugschraube in einer 4,5-mm-LC-DCP

Die Schaftschraube ist eine Kortikalisschraube mit einem Teilgewinde und einem Schaftdurchmesser von 4,5 mm. Sie kann deshalb als Zugschraube verwendet werden, da sie nur im gegenüberliegenden Fragment verankert ist und mit dem glatten Schaft im kopfnahen Fragment gleiten kann. Die Schaftschraube wird dann als Zugschraube durch die Platte eingesetzt, wenn sie die Frakturebene kreuzt.
Für die Schraube wird zunächst das Gewindeloch gebohrt, da dies die exakte Positionierung der Schraube im Plattenloch erlaubt.

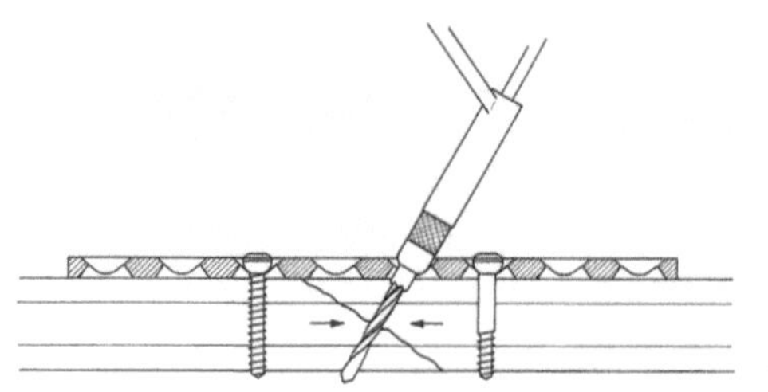
1

Schrittweises Vorgehen:
- Die Fraktur wird reponiert und die ideale Plattenlage festgelegt. Dann wird die Platte mit je einer 4,5-mm-Kortikalisschraube an jedem Hauptfragment befestigt.
- Die Universalbohrbüchse 4,5 mm wird in das Plattenloch gedrückt und das Gewindeloch mit dem 3,2-mm-Bohrer durch beide Fragmente gebohrt (Abb. 1). Man kann auch die LC-DCP-Bohrbüchse 4,5 mm verwenden.
- Die Schraubenlänge wird mit dem Meßgerät 4,5–6,5 mm bestimmt.
- Mit dem Gewindeschneider für 4,5-mm-Kortikalisschrauben und dem entsprechenden Gewebeschutz wird ein Gewinde vorgeschnitten.
- Mit dem 4,5-mm-Bohrer in der entsprechenden Hülse der Doppelbohrbüchse wird ein Gleitloch in die plattennahe Kortikalis gebohrt (Abb. 2).
- Mit dem Sechskantschraubenzieher wird die ausgewählte Schaftschraube eingedreht (Abb. 3).

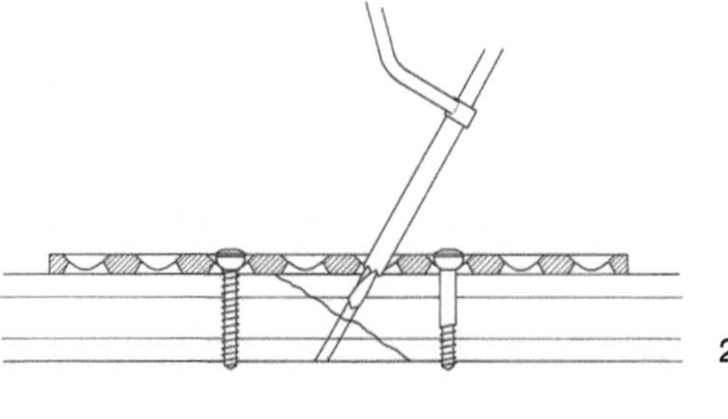
2

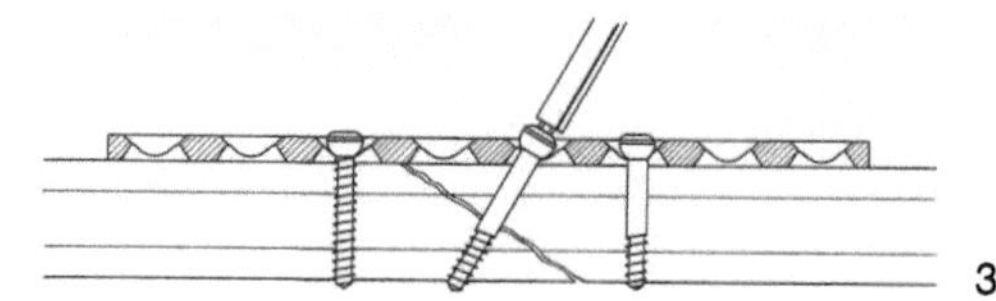
3

4,5-mm-Schaftschraube aus Titan für die axiale Kompression mit einer 4,5-mm-LC-DCP

Da der glatte Schaft denselben Durchmesser wie das Gewinde hat, sorgt er für eine verbesserte Festigkeit und Steifigkeit beim Einsatz der Schraube zur Erzeugung axialer Kompression. Entweder kann hier die 4,5-mm-LC-DCP-Bohrbüchse oder die 4,5-mm-Universalbohrbüchse verwendet werden.

Schrittweises Vorgehen:
- Die Platte wird mit einer Schraube in neutraler Position an dem Knochenfragment befestigt, das einen stumpfen Winkel mit der Frakturebene bildet.
- Auf der anderen Seite der Fraktur wird die 4,5-mm-LC-DCP-Bohrbüchse so in das Plattenloch positioniert, daß der Pfeil zur Fraktur zeigt. Mit dem 3,2-mm-Bohrer wird das Gewindeloch durch beide Kortikales gebohrt. Das Loch befindet sich dann in exzentrischer Position. *Alternative:* Die 4,5-mm-Universalbohrbüchse kann hierfür auch benutzt werden. Sie wird mit ihrer hervorstehenden Hülse in exzentrischer Position weg von der Fraktur im Plattenloch plaziert, anschließend wird das Gewindeloch mit dem 3,2-mm-Bohrer gebohrt.

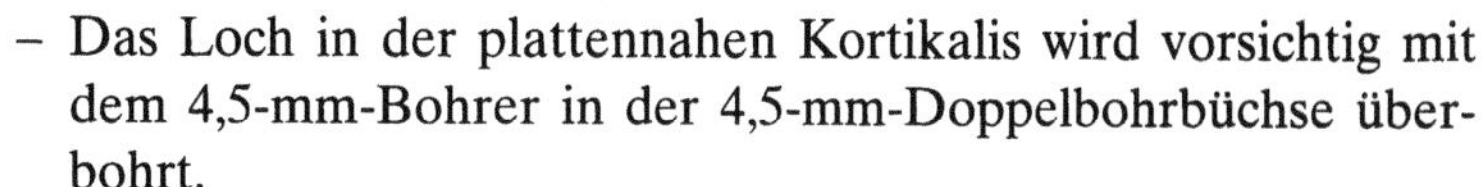

- Das Loch in der plattennahen Kortikalis wird vorsichtig mit dem 4,5-mm-Bohrer in der 4,5-mm-Doppelbohrbüchse überbohrt.
- Bestimmung der Schraubenlänge.
- In das Gewindeloch wird mit dem Gewindeschneider für 4,5-mm-Kortikalisschrauben ein Gewinde vorgeschnitten.
- Mit dem großen Sechskantschraubenzieher wird die ausgewählte 4,5-mm-Schaftschraube eingedreht, wodurch dann interfragmentäre Kompression erzeugt wird.

6,5-mm-Spongiosaschraube als Zugschraube

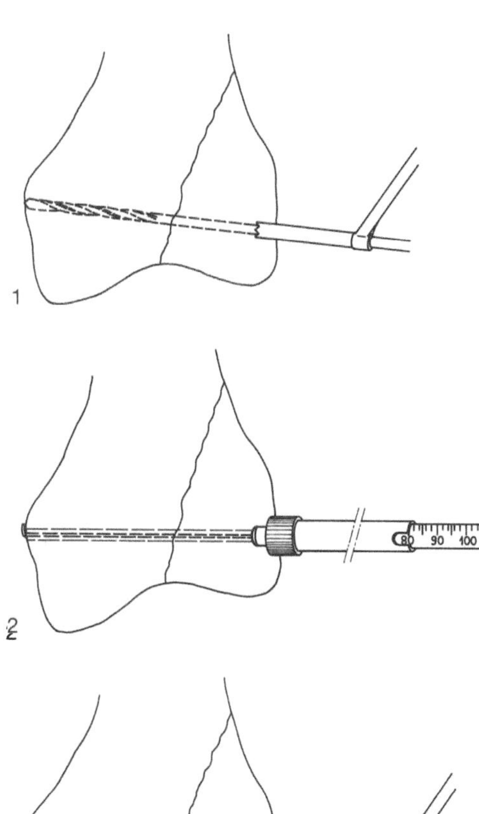

Die Spongiosaschraube mit Teilgewinde und einem glatten Schaft ist für den Einsatz als Zugschraube entworfen worden. Der Schaft mit 4,5 mm Durchmesser gleitet in dem kopfnahen Fragment. Der Gewindeteil ist 16 oder 32 mm lang und sollte nur in dem gegenüberliegenden Fragment fassen, von dessen Größe die auszuwählende Gewindelänge abhängt. Ein 32-mm-Gewinde bietet einen besseren Halt. Das Zugschraubenprinzip kann frei oder durch ein Plattenloch hindurch angewendet werden.

Schrittweises Vorgehen:

- Die Fraktur wird reponiert und vorübergehend mit Kirschner-Drähten oder spitzen Repositionszangen fixiert.
- Mit dem 3,2-mm-Bohrer in der 3,2-mm-Hülse der Doppelbohrbüchse 6,5mm/3,2mm wird das Gewindeloch vollständig durch den Knochen gebohrt (Abb. 1).
- In hartem, jugendlichem Knochen muß die nahe Kortikalis möglicherweise auf 4,5 mm aufgebohrt werden, um den Schaft aufnehmen zu können.
- Die Schraubenlänge wird mit dem Meßgerät 4,5–6,5 mm gemessen (Abb. 2).
- Mit dem Gewindeschneider für 6,5-mm-Spongiosaschrauben in der 6,5-mm-Hülse der Doppelbohrbüchse 6,5mm/3,2mm wird die nahe Kortikalis ca. 10 mm weit angeschnitten (Abb. 3).
- Bei sehr hartem jugendlichem Knochen empfiehlt es sich, das Gewinde für das gesamte Gewindeloch vorzuschneiden.
- Die Schraube wird mit dem großen Sechskantschraubenzieher eingedreht (Abb. 4).

Beachte: Oft wird eine Unterlagscheibe benötigt, damit der Schraubenkopf nicht in den Knochen einsinkt. Die flache Seite der Unterlagscheibe kommt auf dem Knochen zu liegen.

Malleolarschraube als Zugschraube

Die Malleolarschraube wird hauptsächlich bei der Zugschraubenfixation im metaphysären Bereich eingesetzt. Ihr Schaft kann gleiten, und das 4,5-mm-Kortikalisgewinde sollte nur im gegenüberliegenden Fragment fassen.

Schrittweises Vorgehen:
- Die Fraktur wird reponiert und vorübergehend fixiert.
- Mit dem 3,2-mm-Bohrer in der 3,2-mm-Hülse der Doppelbohrbüchse 4,5 mm/3,2 mm wird das Gewindeloch gebohrt.
- Die Schraubenlänge wird mit dem Meßgerät 4,5–6,5 mm bestimmt.
- Falls erforderlich wird mit dem Gewindeschneider für 4,5-mm-Kortikalisschrauben in der 4,5-mm-Hülse der Doppelbohrbüchse ein Gewinde in den Knochen vorgeschnitten.
- Mit dem großen Sechskantschraubenzieher wird die Schraube eingedreht.

6.4.5 AO-Instrumente für das Einbringen und Entfernen großer Schrauben

Instrumente für das Einbringen von 4,5-mm-Kortikalisschrauben als Zugschrauben

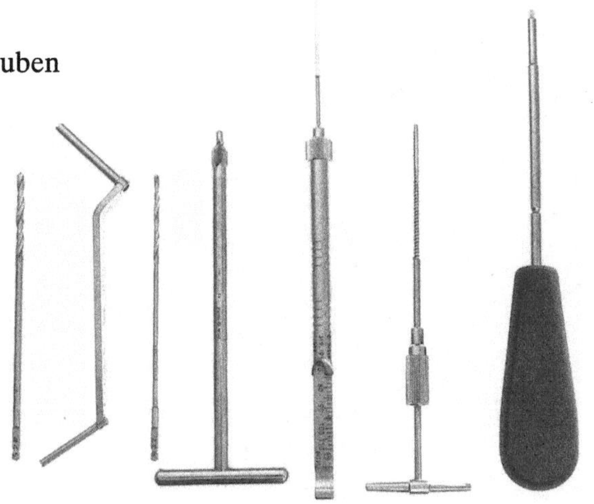

Instrumente für das Einbringen von 6,5-mm-Spongiosaschrauben

Instrumente für die Entfernung großer Schrauben

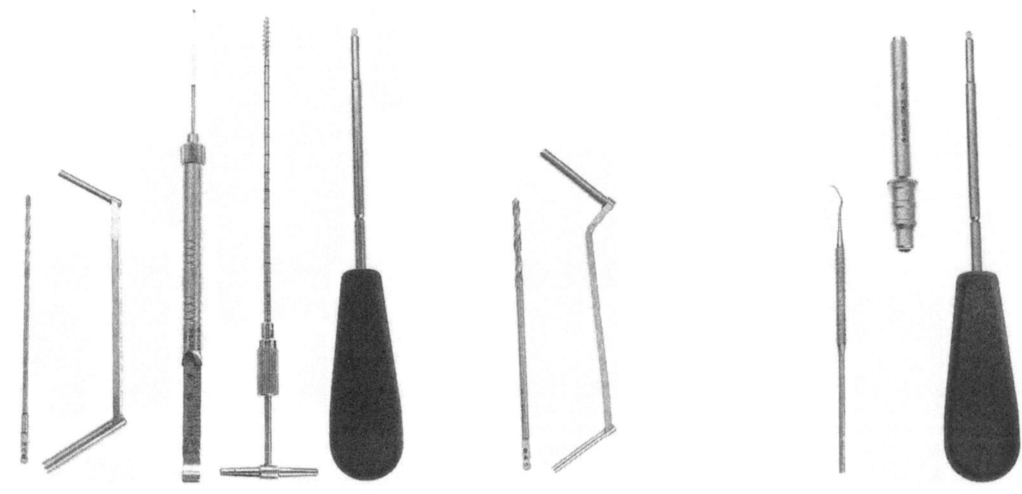

6.5 Platten für Frakturen großer Knochen

Die großen AO-Platten sind für die Osteosynthese von bestimmten Frakturen großer Knochen, wie z.B. Humerus, Becken, Femur und Tibia, entwickelt worden. Man bezeichnet sie auch deshalb als große Platten, da sie mit Hilfe der im Abschn. 6.4 beschriebenen großen Schrauben am Knochen befestigt werden (sog. „Großfragmentinstrumentarium").

Jede Platte wird nach ihrer Form (z.B. Halbrohrplatte), dem Knochenteil, an dem sie verwendet wird (z.B. laterale Tibiakopfabstützplatte), oder ihrer speziellen Eigenschaft (z.B. dynamische Kompressionsplatte mit limitiertem Kontakt oder LC-DCP) benannt. Man kann Platten auch nach ihrer Funktion bezeichnen, die sie bei einer bestimmten Osteosynthesetechnik erfüllen, z.B. Zuggurtungsplatte, Neutralisations- oder Schutzplatte, Kompressionsplatte, Abstützplatte (s. Abschn. 6.5.4). Diese Funktionen können jedoch von verschiedenen Platten ausgeübt werden.

Große Platten können in 3 Hauptgruppen eingeteilt werden: gerade Platten, Spezialplatten (Formplatten) und Winkelplatten. Die geraden Platten kommen hauptsächlich im Bereich der Diaphyse zum Einsatz, die speziellen Platten im Bereich von Metaphyse und Epiphyse, die Winkelplatten am proximalen und distalen Femur.
In diesem Abschnitt werden nur gerade und spezielle Platten besprochen, die Winkelplatten werden im Abschn. 6.8 beschrieben.

Die meisten Platten und Schrauben sind sowohl in rostfreiem Stahl als auch in handelsüblichem Reintitan erhältlich. Hochwertiger Edelstahl ist seit langem das Standardmaterial für Implantate. Er bietet eine gute mechanische Festigkeit bei ausgezeichneter Formbarkeit. Diesen Stahl gibt es in verschiedenen Festigkeitsgraden, so daß das Material entsprechend der Funktion des Implantats ausgewählt werden kann. Obwohl Edelstahl hochgradig gereinigt und von optimaler chemischer Zusammensetzung ist, kann er doch lokale Korrosionserscheinungen aufweisen, die dann zu einer Gewebereaktion führen können.

Die vorteilhaften biologischen Eigenschaften von kommerziell erhältlichem Reintitan, das für eine hohe Festigkeit kalt verarbeitet wird, machen diesen Werkstoff zu einem Implantatmaterial der 1. Wahl vor allem für Patienten mit einer Metallallergie (v.a. Nickel). Wegen seiner mechanischen Eigenschaften fühlt es sich bei der Bearbeitung von Reintitanplatten, z.B. beim Anformen an den Knochen, etwas anders an als bei Stahlplatten. Es wird empfohlen, die Schrauben aus gleichem Material wie die Platten zu verwenden (s. Abschn. 6.1.1).

6.5.1 Standardplatten

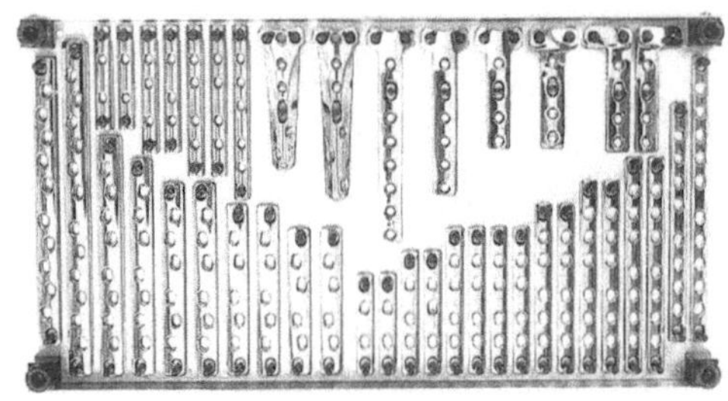

Standardplatten sind entweder in einer Siebschale oder in einem Graphic Case erhältlich. Die alten Aluminiumkassetten können ebenfalls zur Aufbewahrung verwendet werden.

6.5.1.1 Gerade Platten

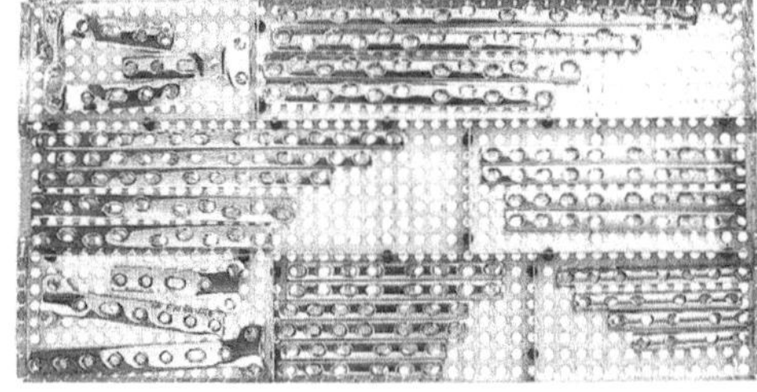

DCP, 4,5 mm

Die Bezeichnung DCP steht für Dynamic Compression Plate (dynamische Kompressionsplatte, auch Spann-Gleitloch-Platte genannt). Der Ausdruck DCP-Platte ist deshalb inkorrekt. Er wird trotzdem benutzt, da DCP eher ein rechtlich geschützter Begriff als der beschreibende Ausdruck ist. Die DCP wurde entwickelt, um die früheren Verplattungstechniken mit Rundlochplatten zu verbessern. Jahrelang ist die DCP bei vielen Osteosynthesen – besonders von langen Röhrenknochen – erfolgreich eingesetzt worden. Die besondere Geometrie des Plattenlochs macht eine eigenständige Kompression und einen schlüssigen Sitz zwischen Schraubenkopf und Platte bei verschiedenen Neigungswinkeln möglich. Deshalb kann die Platte verschiedene Funktionen erfüllen, z. B. als Kompressionsplatte, Zuggurtungsplatte, Neutralisations- bzw. Schutzplatte und Abstützplatte (s. Abschn. 4.2).

Plattenloch und „sphärisches Gleitprinzip"

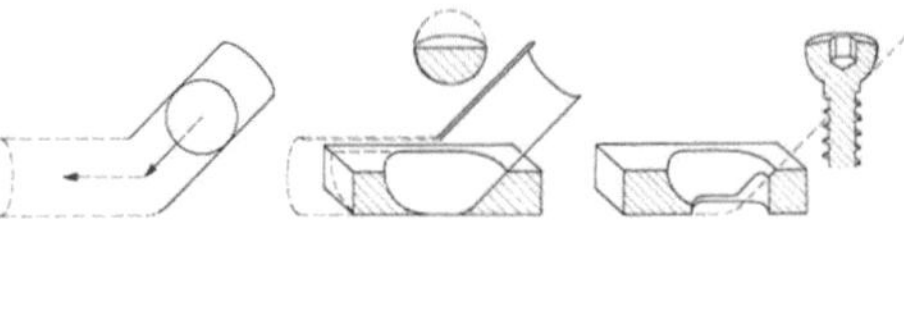

Das Plattenloch läßt sich am besten als Teil eines schrägen und eines horizontalen Zylinders beschreiben, in dem eine Kugel abwärts und horizontal an die Stelle bewegt werden kann, wo die beiden Zylinder aufeinandertreffen. Die Zylinder entsprechen dem Plattenloch und die Kugel dem Schraubenkopf. Mit Hilfe dieser Eigenschaft der Plattenlöcher kann man axiale Kompression zwischen Knochenfragmenten erzielen.

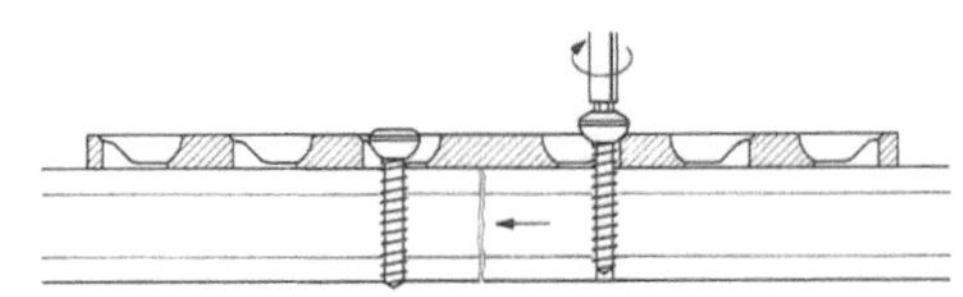

Eine Schraube, die im Bereich der geneigten Ebene – also exzentrisch – plaziert wird, bewegt den darunterliegenden Knochen in horizontaler Richtung relativ zur Platte, bis der Schraubenkopf die Schnittstelle der beiden Zylinder erreicht hat. An diesem Punkt hat die Schraube bestmöglichen Kontakt mit dem Loch und sorgt so für maximale Stabilität. Der horizontale „Zylinder" verhindert sowohl ein Verklemmen als auch unerwünschte Distraktion. Eine 4,5-mm-Kortikalisschraube kann in 3 verschiedenen Positionen in das Plattenloch gesetzt werden: in exzentrischer Position, Neutralposition und Abstützposition.
Bei allen Löchern der DCP ist das sphärische Gleitprinzip verwirklicht.

Die DCP-Bohrbüchse für Neutral- und Kompressionsstellung

Für die korrekte Plazierung der Schrauben ist eine spezielle Bohrbüchse erforderlich. Die beiden an einem Handgriff verbundenen Bohrbüchsen passen genau in die Plattenlöcher.

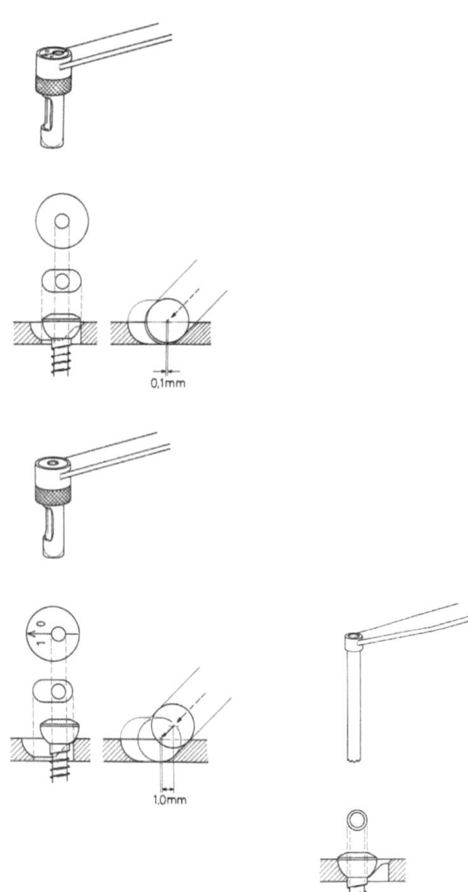

Die *neutrale, grün markierte* Bohrbüchse wird zum Bohren einer Schraube in Neutralstellung, d.h. an der Schnittstelle der beiden Zylinder, verwendet. Tatsächlich gibt es hierbei jedoch eine minimale Verschiebung um 0,1 mm. Die neutrale Bohrbüchse wird am häufigsten eingesetzt.

Die *exzentrische, gelb markierte* Bohrbüchse wird zum Bohren einer Schraube in der sog. Kompressionsstellung verwendet. Hierbei wird das Schraubenloch in die Ecke des längsovalen Plattenlochs plaziert, welche von der Fraktur entfernt ist und deren Querschnitt den geneigten Zylinder darstellt. Der kleine Pfeil auf der Oberfläche muß zur Fraktur hin zeigen. Wenn die Schraube nun vollständig eingedreht wird, gleitet der Schraubenkopf den geneigten Zylinder hinab und verschiebt so die Schraube und damit den Knochen um 1,0 mm horizontal zur Fraktur hin. Hierdurch wird axiale Kompression erzeugt. Diese Bohrbüchse kann nur dann benutzt werden, wenn die Fraktur anatomisch exakt reponiert und die Platte mit mindestens einer Schraube im gegenüberliegenden Fragment befestigt ist.

Die Abstützstellung einer Schraube erhält man, indem die 3,2-mm-Hülse der Doppelbohrbüchse direkt gegen die innere Begrenzung des frakturnahen Plattenlochs gehalten wird. Mit dieser Schraubenpositionierung kann die Platte als Abstützplatte, z.B. bei Trümmerbrüchen oder metaphysären Frakturen, verwendet werden.

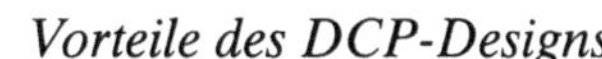

±25°

Vorteile des DCP-Designs

Die Form der DCP-Löcher hat mehrere Vorteile:

- Die Schraube mit halbkugeligem Schraubenkopf kann bis zu einem Winkel von 25° in Längsrichtung (Abb. 1) und bis zu 7° in Querrichtung (Abb. 2) schräg eingebracht werden.
- Man kann eine Schraube in Neutralposition plazieren, ohne dabei eine Distraktion von Fragmenten zu riskieren.
- Eine exzentrische Schraube kann in das für eine bestimmte Fraktursituation günstigste Plattenloch eingebracht werden. Mit allen Löchern kann man Kompression erzielen (Abb. 3).

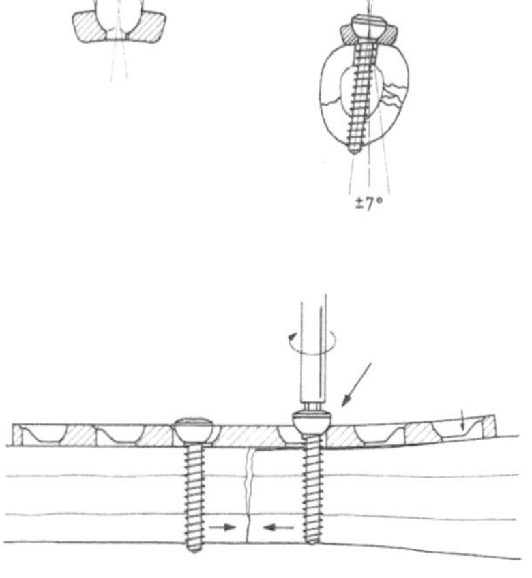

- In *jedes* Hauptfragment kann man 2 Schrauben in exzentrischer Stellung einbringen, um axiale Kompression zu erzielen. Durch Eindrehen einer Schraube in exzentrischer Stellung erhält man eine Verschiebung um 1 mm. In horizontaler Richtung ist dann immer noch ein weiteres „Gleiten" der Schraube um 1,8 mm möglich (Abb. 4). Daher kann eine 2. Schraube im nächsten Loch ebenfalls exzentrisch eingedreht werden, ohne daß sie durch die 1. Schraube blockiert wird. Die 1. Schraube muß jedoch etwas gelockert werden, bevor ein weiterer Kompressionseffekt von 1 mm durch die 2. Schraube erzielt werden kann (Abb. 5).
- Bei Trümmerfrakturen können mehrere Fragmente einzeln unter Kompression gesetzt werden (Abb. 6).
- Die DCP kann bei gelenknahen Frakturen als Abstützplatte verwendet werden, indem die Schrauben in Abstützstellung eingebracht werden.

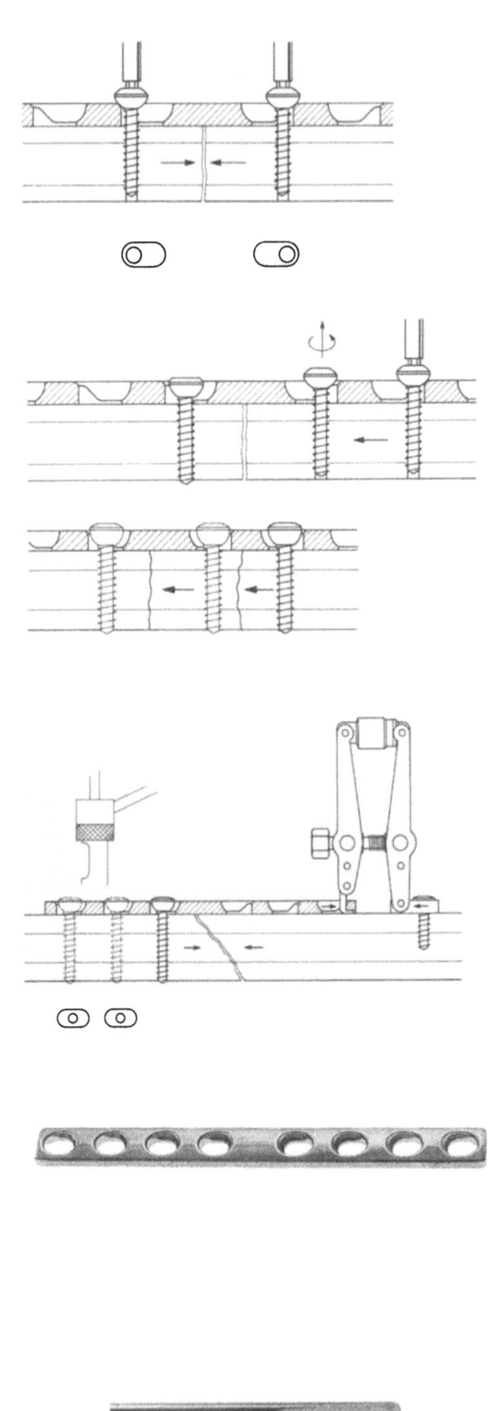

Bevor eine DCP zur Erzeugung axialer Kompression eingesetzt werden kann, muß sie zuerst der Knochenform angepaßt oder vorgebogen werden. Die Fraktur muß anatomisch reponiert sein, wobei die Knochenfragmente einander berühren müssen. Die Platte wird dann an einem Fragment mit einer Schraube in Neutralstellung fixiert. Eine im anderen Fragment exzentrisch eingebrachte Schraube kann dann eine axiale Kompressionswirkung von 50–80 kp ausüben. Falls weitere Kompression notwendig ist, kann eine 2. exzentrische Schraube in eines der beiden Fragmente eingedreht werden. Es lassen sich maximal 2 exzentrische Schrauben in jedes Fragment einsetzen, dies bedeutet einen Kompressionsweg von 2,2 mm. In solchen Fällen ist es jedoch sinnvoller, den Plattenspanner mit Gelenken zu verwenden.

Schmale DCP, 4,5 mm

Diese Platte ist zum Einsatz an der Tibia vorgesehen, gelegentlich auch am Radius oder an der Ulna eines großen Patienten. Die erforderliche Plattengröße hängt von der Größe des Knochens ab. Die DCP wird am Knochen mit 4,5-mm-Kortikalisschrauben befestigt; die Löcher an beiden Plattenenden sind für 6,5-mm-Spongiosaschrauben durchgängig, falls sich das Plattenende im Bereich der Metaphyse befindet.

Beide Plattenenden haben an der Unterseite eine Kerbe für den Haken des Plattenspanners. Der Mittelteil, der einen größeren Abstand zwischen den Löchern hat und daher stärker ist, wird über die Fraktur plaziert.

Die 4,5-mm-DCP gibt es mit 2–16 Löchern.

Wichtige Abmessungen:

– Profil:	s. Abb.
– Dicke:	3,6 mm
– Breite:	12,0 mm
– Lochabstand:	16,0 und 25,0 mm
– Lochlänge:	8,5 mm

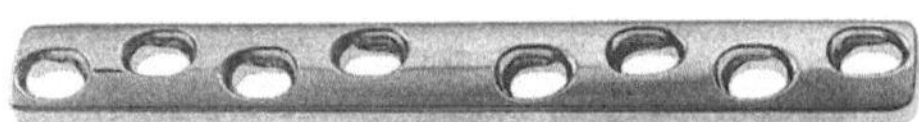

Breite DCP, 4,5 mm

Diese Platte ist für Schaftfrakturen am Femur und Humerus vorgesehen. Sie ist dicker und breiter als die schmale DCP und deshalb nicht für kleinere Knochen geeignet.
Die Plattenlöcher sind versetzt, um ein Splittern des Knochens in Längsrichtung zu verhindern. Die Platte wird mit 4,5-mm-Kortikalisschrauben im Schaftbereich befestigt. Die Endlöcher sind für 6,5-mm-Spongiosaschrauben durchgängig, falls die Platte im spongiösen Bereich befestigt wird. Eine Kerbe an jedem Endloch ist für den Einsatz des Plattenspanners vorgesehen.
Die breite DCP gibt es mit 6–18 Löchern.

Wichtige Abmessungen:

- Profil: s. Abb.
- Dicke: 4,5 mm
- Breite: 16,0 mm
- Lochabstand: 16,0 und 25,0 mm
- Lochlänge: 8,5 mm

LC-DCP aus Reintitan, 4,5 mm

Die LC-DCP (Limited Contact DCP) ist eine Weiterentwicklung der DCP. Ausführliche Studien führten zu Veränderungen an der Plattenform und zu der Verwendung von Titan als Implantatmaterial (s. Abschn. 6.1.1). Die LC-DCP wird für dieselben Indikationsgebiete wie die DCP verwendet. Das verbesserte Design bietet jedoch zusätzliche Vorteile.

Besonderheiten der Plattenform

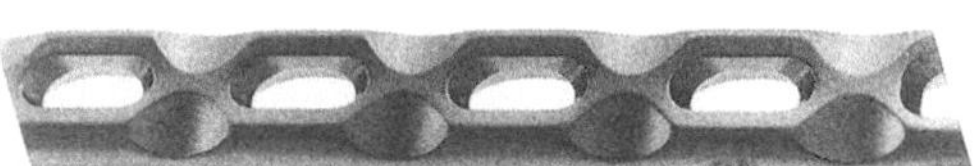

- Die gleichmäßig verteilten Aussparungen an der Unterseite vermindern die Kontaktfläche zwischen Platte und Knochen auf ein Minimum. Hierdurch wird die Störung der Blutversorgung der plattennahen Kortikalis und die daraus folgende Demineralisation (Entkalkung) bedeutend verringert. Die Aussparungen erlauben auch die Bildung kleiner Kallusbrücken, die die Festigkeit des Knochens an einer sehr kritischen Stelle erhöhen.
- Der vergrößerte Querschnitt in Höhe der Plattenlöcher sowie der verminderte Querschnitt zwischen den Löchern ergeben eine gleichmäßige Steifigkeit entlang der Plattenlängsachse. Hierdurch tritt keine Streßkonzentration im Bereich der Löcher auf, wenn die Platte einer Biege- oder Torsionsbelastung ausgesetzt ist.

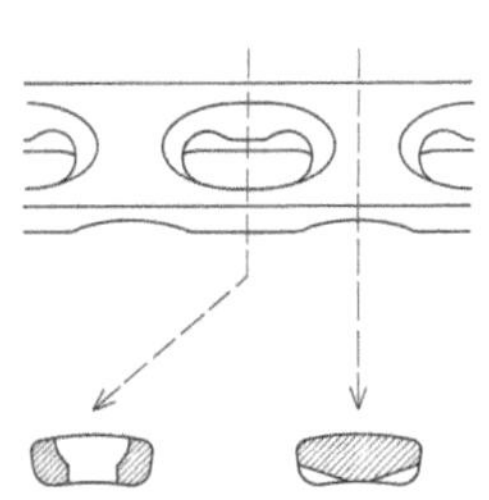

- Der trapezförmige Querschnitt führt zu einer kleineren Kontaktfläche zwischen Platte und Knochen. Hierdurch bildet sich ein breiter und flacher Knochenwall, der bei der Plattenentfernung nicht so leicht beschädigt wird.
- Die Schraubenlöcher sind in gleichmäßigen Abständen über die ganze Plattenlänge verteilt, so daß die Platte leichter positioniert werden kann. Die Löcher haben dieselbe Länge wie die DCP-Löcher (8,5 mm).

- Symmetrische, sphärische Gleitlöcher: Das Grundprinzip des sphärischen Gleitens des Schraubenkopfes im Plattenloch wird beibehalten und erweitert. An beiden Enden jedes Plattenlochs besteht diese Gleitmöglichkeit, was eine breitere Anwendung der Platte erlaubt. Die spezielle Lochgeometrie ermöglicht eine Verschiebung des Fragments um 1,0 mm beim Eindrehen einer Schraube in exzentrischer Stellung (Kompressionsschraube).

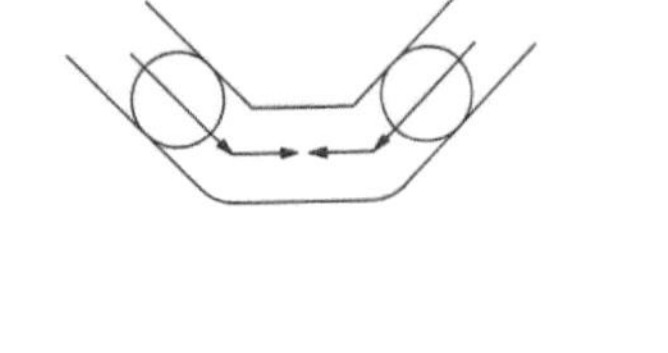

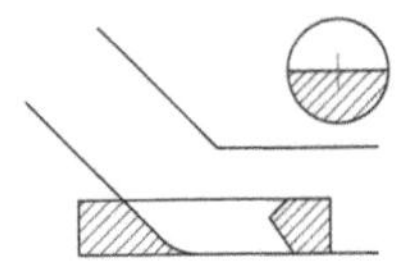

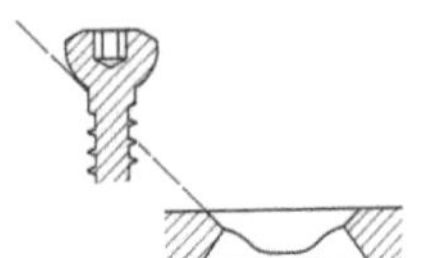

- Unterschnittene Plattenlöcher: Hierdurch wird eine Neigung der Schrauben bis 40° in beiden Richtungen in der Längsachse der Platte möglich, so daß die Plazierung einer Zugschraube bei kurzen Schrägfrakturen erleichtert wird. Quer zur Plattenlängsachse können die Schrauben um 7° geneigt werden. Durch die Aussparungen an den Plattenlöchern wird die Kontaktfläche zum Knochen noch weiter verringert.
- Die Endlöcher der Platte erlauben den Einsatz des Plattenspanners, wenn weitere Kompression notwendig ist, z.B. bei Femurfrakturen mit einem breiten Spalt.

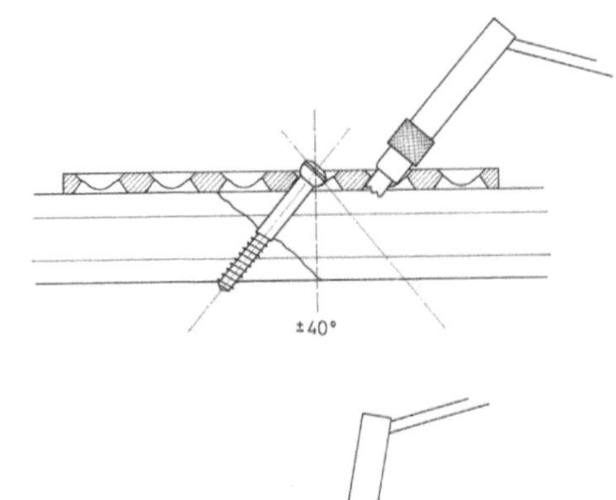

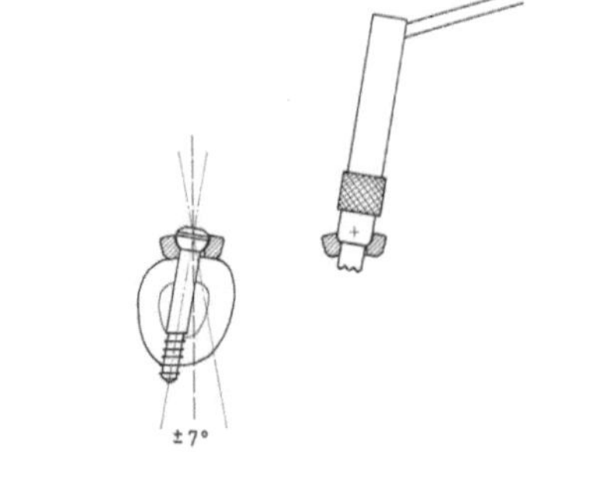

Bevor man eine LC-DCP am Knochen fixiert, muß die Platte der Knochenform angepaßt und vorgebogen werden. Die Fraktur sollte je nach Frakturform anatomisch reponiert sein.
Die 4,5-mm-LC-DCP wird mit 4,5-mm-Kortikalisschrauben und 4,5-mm-Schaftschrauben am Knochen befestigt, in den Endlöchern können auch 6,5-mm-Spongiosaschrauben verwendet werden. Die 4,5-mm-Schrauben können in 3 verschiedenen Stellungen eingebracht werden: neutral, exzentrisch oder in Abstützposition. Hierfür müssen besondere Bohrbüchsen verwendet werden, entweder die 4,5-mm-LC-DCP-Bohrbüchse oder die 4,5-mm-Universalbohrbüchse.

LC-DCP-Bohrbüchsen

Die 4,5-mm-LC-DCP-Bohrbüchse entspricht der 4,5-mm-DCP-Bohrbüchse, sie besteht aus einer neutralen (grünen) und einer exzentrischen (gelben) Bohrbüchse, die an einem Handgriff miteinander verbunden sind. Die Einsätze passen nur an diesen Handgriff, der dieselben Aussparungen an der Unterfläche hat wie die LC-DCP, um ihn vom Handgriff der DCP-Bohrbüchse zu unterscheiden. Mit der neutralen grünen Bohrbüchse wird die Schraube in einer Neutralposition plaziert, wenn der Pfeil zur Fraktur hin zeigt. Wenn die Bohrbüchse um 180° gedreht wird und der Pfeil von der Fraktur weg zeigt, erhält man eine Abstützstellung. Die gelbe Bohrbüchse plaziert die Schraube in eine exzentrische Position (für Kompression), wenn der Pfeil zur Fraktur weist. Die Verschiebung beträgt 1,0 mm.
Aufgrund ihrer kugelförmigen Enden passen die Bohrbüchsen schlüssig in die Plattenlöcher, auch wenn sie um ±40° in Längsrichtung und um ±7° in Querrichtung geneigt sind.

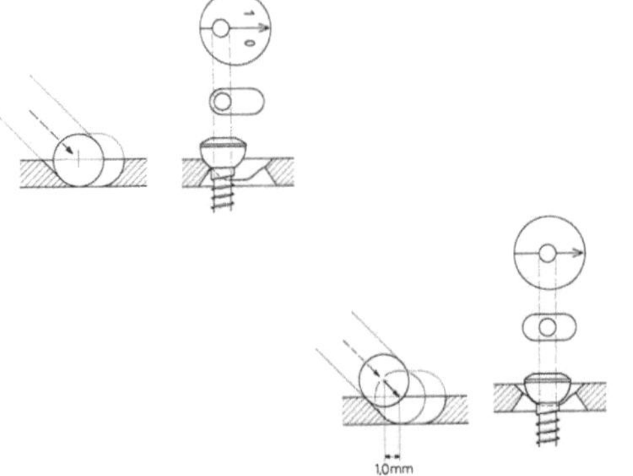

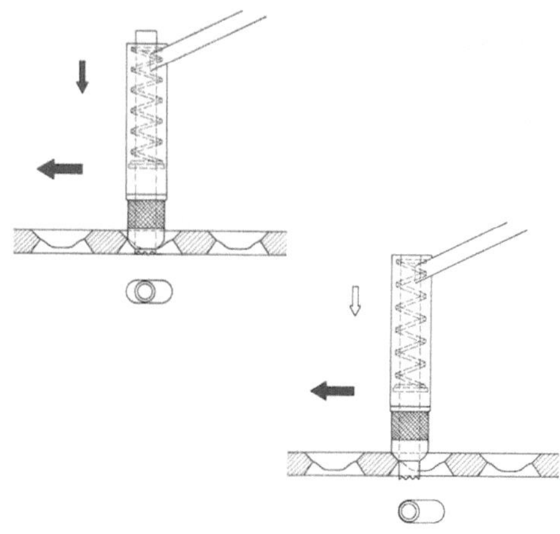

Die LC-DCP-Universalbohrbüchse 4,5mm/3,2mm hat 2 unterschiedliche Büchsen an einem Handgriff. Die eine Büchse hat einen inneren Durchmesser von 4,5 mm und wird mit dem 4,5-mm-Bohrer und dem Gewindeschneider für 4,5-mm-Kortikalisschrauben verwendet. Die andere Büchse besteht aus einer äußeren Hülse, deren halbkugelförmiges Ende exakt dem Schraubenkopf entspricht, und einer inneren Hülse mit 3,2 mm Innendurchmesser für den 3,2-mm-Bohrer. Eine Feder zwischen beiden Hülsen sorgt dafür, daß die innere Hülse an der Spitze hervorsteht. Bei Druck auf die Bohrbüchse wird die innere Hülse in die äußere zurückgeschoben. Wenn man nun die Bohrbüchse in das Plattenloch setzt und nach unten drückt, gleitet das abgerundete Ende der äußeren Hülse auf dem schrägen „Zylinder" des Plattenlochs in die Neutralstellung. Um eine Kompression auf den Frakturspalt zu erzielen, muß die hervorstehende innere Hülse an das frakturferne Ende des Plattenlochs plaziert werden. Entsprechend wird die Abstützstellung einer Schraube dadurch erreicht, daß die Hülse an das frakturnahe Ende des Lochs gesetzt wird.

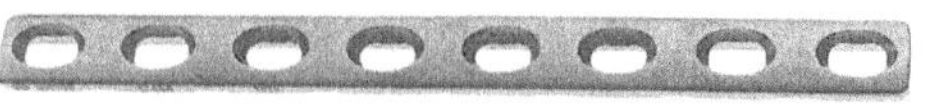

Schmale LC-DCP aus Reintitan, 4,5 mm

Diese Platte wurde speziell für den Einsatz an der Tibia entworfen, sie kann aber gelegentlich auch am Radius oder an der Ulna eines großen Patienten verwendet werden. Die Platte kann je nach Wunsch als Neutralisationsplatte, als Zuggurtungsplatte oder als Abstützplatte dienen. Sie wird mit 4,5-mm-Kortikalisschrauben aus Titan befestigt, im spongiösen Bereich mit 6,5-mm-Spongiosaschrauben aus Titan. Die 4,5-mm-Schaftschrauben aus Titan werden als Kompressionsschrauben für axiale Kompression und als Zugschrauben für interfragmentäre Kompression verwendet. Die schmale 4,5-mm-LC-DCP gibt es mit 2–16 Löchern.

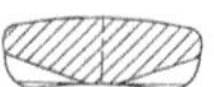

Wichtige Abmessungen:

– Profil:	s. Abb.
– Dicke:	4,6 mm
– Breite:	13,5 mm
– Lochabstand:	18,0 mm
– Lochlänge:	8,5 mm

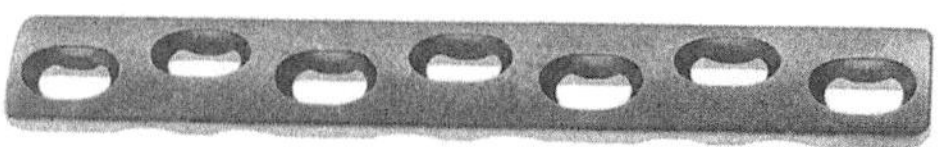

Breite LC-DCP aus Reintitan, 4,5 mm

Diese Platte ist für den Einsatz am Femur und zur Behandlung von Pseudarthrosen am Humerus vorgesehen. Jede gewünschte Plattenfunktion kann mit ihr erreicht werden. Die breite 4,5-mm-LC-DCP gibt es mit 6–18 Löchern. Diese sind versetzt, um ein Splittern des Knochens zu vermeiden.

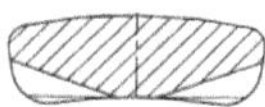

Wichtige Abmessungen:

– Profil:	s. Abb.
– Dicke:	6,0 mm
– Breite:	17,5 mm
– Lochabstand:	18,0 mm
– Lochlänge:	8,5 mm

Halbrohrplatten

Wie der Name sagt, haben Halbrohrplatten die Form eines halben Rohres. Sie sind nur 1 mm dick und relativ leicht verformbar. Die Platten sollten deshalb nur in Bereichen verwendet werden, wo sie Zugkräften ausgesetzt sind. Durch die Kanten, die sich in den Knochen graben, wird eine gute Rotationsstabilität erreicht. Wenn die Schrauben exzentrisch im ovalen Plattenloch plaziert werden, läßt sich eine gewisse axiale Kompression erzielen.

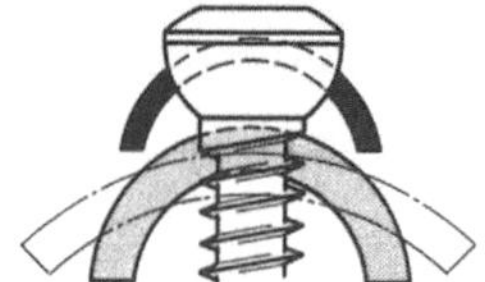

Ein geringer Nachteil des Plattenlochs besteht darin, daß der gewindefreie Schraubenhals tief in die Kortikalis eindringt und dadurch ein Splittern des Knochens riskiert wird. Dieses Splittern kann durch Aufbohren der plattennahen Kortikalis auf 4,5 mm verhindert werden.

In der Vergangenheit wurde die Halbrohrplatte vorwiegend bei Unterarmschaftfrakturen eingesetzt. Heute kann sie als Zuggurtungsplatte bei sog. Open-book-Verletzungen des Beckens und als zusätzliche Platte bei Trümmerfrakturen im metaphysären Bereich von Röhrenknochen verwendet werden. Manchmal wird sie auch bei speziellen orthopädischen Operationen benötigt.

Die Halbrohrplatten können mit dem Plattenspanner eingesetzt werden. Es gibt sie mit 2–12 Löchern.

Wichtige Abmessungen:

- Profil: s. Abb.
- Dicke: 1,0 mm
- Breite: 11,0 mm
- Lochabstand: 16,0 und 26,0 mm

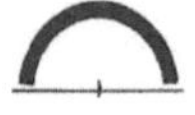

Rekonstruktionsplatten, 4,5 mm

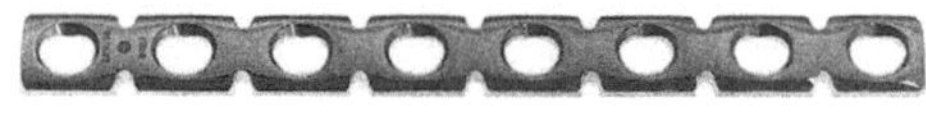

Rekonstruktionsplatten wurden entwickelt, um ein dreidimensionales, exaktes Anpassen der Platten an besondere Knochenformen, wie z.B. am Becken, zu ermöglichen. Durch die Einkerbungen entlang der Platte kann sie mit Hilfe von speziellen Biegeinstrumenten zu einer Kurve auf flacher Ebene gebogen werden. Es ist zu beachten, daß die ohnehin schon geringe Festigkeit der Platte durch eine dreidimensionale Formgebung weiter vermindert wird. Die Platte darf in jeder Richtung nicht mehr als 15° gebogen werden.

Die ovale Form der Plattenlöcher erlaubt eine axiale Kompressionswirkung, es können 4,5-mm-Kortikalisschrauben oder 6,5-mm-Spongiosaschrauben verwendet werden. Die Platte gibt es mit 3–16 Löchern.

Wichtige Abmessungen:

- Profil: s. Abb.
- Dicke: 2,8 mm
- Breite: 12,0 mm
- Lochabstand: 16,0 mm

6.5.1.2 Spezialplatten

Die Form der Spezialplatten entspricht ihrem Einsatzgebiet im Bereich von Metaphyse und Epiphyse. Im allgemeinen werden sie nach denselben Prinzipien wie die geraden Platten angewandt, d. h. als Kompressionsplatten, Neutralisationsplatten oder Abstützplatten.

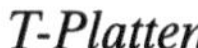

T-Platten

T-Platten werden vorwiegend an der Innenseite des Tibiakopfes als Abstützplatten eingesetzt. Sie lassen sich auch zur axialen Kompression eines großen Kopffragments bei proximalen Oberarmfrakturen verwenden. Hierbei wird der Plattenspanner zur Erzeugung der Kompression eingesetzt.

In den Plattenkopf passen 6,5-mm-Spongiosaschrauben. Das längliche Loch dient einer lockeren, vorläufigen Fixierung mit einer Kortikalisschraube. Auf diese Weise kann eine Längenausrichtung und eine Kompression mit dem Plattenspanner vor der Befestigung des Schafts erfolgen. Durch dieses Loch können auch Zugschrauben schräg eingebracht werden.

T-Platten gibt es mit 3–9 Löchern im Schaft und in einer Länge von 68–164 mm.

Wichtige Abmessungen:
- Dicke: 2,0 mm
- Schaftbreite: 17,0 mm

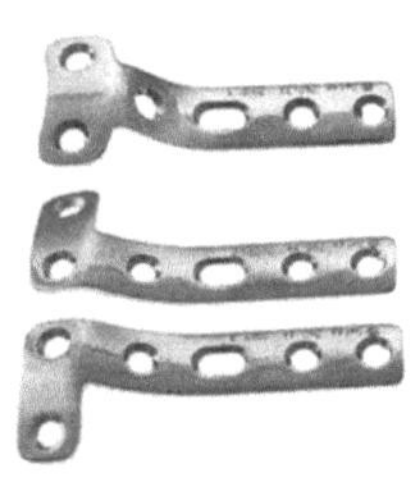

T- und L-Abstützplatten

Diese Platten sind als Abstützplatten für die Außenseite des Tibiakopfes vorgesehen. Von den normalen T-Platten unterscheiden sie sich nur durch ihre doppelte Biegung, die der Form des lateralen Tibiakopfes entspricht. Die L-Abstützplatte hat einen abgewinkelten und versetzten Kopf, einen für das linke und einen für das rechte Bein. Hierdurch ist eine noch mehr lateral gelegene Abstützung möglich, ohne die Fibula zu beschädigen.

T-Abstützplatten gibt es mit 4, 5 und 6 Löchern und entsprechend in den Längen 81, 96 und 112 mm. Die L-Abstützplatten gibt es in Stahl mit 3–6 Löchern (in Reintitan nur mit 4 Löchern) und in Längen von 69–117 mm.

Wichtige Abmessungen:
- Dicke: 2,0 mm
- Schaftbreite (T-Abstützplatte): 17,0 mm
- Schaftbreite (L-Abstützplatte): 16,0 mm

6.5.2 Zusätzliche Platten

Laterale Tibiakopfabstützplatten

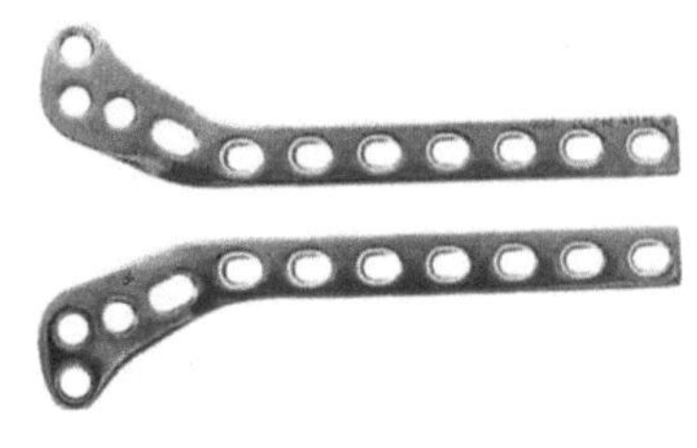

Diese Platten wurden ebenfalls als Abstützplatten für Frakturen des lateralen Tibiakopfes, die bis in die proximale Diaphyse reichen, entworfen. Die Platte hat einen erweiterten und speziell geformten Kopfteil. Dieser ist dünner als der Plattenschaft, der dieselbe Form hat wie die schmale 4,5-mm-DCP. Der Schaft ist dicker als bei den Spezialplatten (s. Abschn. 6.5.1.2), weshalb diese Platte vorzuziehen ist, wenn sich proximale Tibiafrakturen bis in den diaphysären Bereich erstrecken.
Die DCP-Löcher im Schaft sind für 4,5-mm-Kortikalisschrauben vorgesehen, die runden Löcher in dem etwas dünneren Kopfteil nehmen 6,5-mm-Spongiosaschrauben auf. Die Platte kann mit dem Plattenspanner benutzt werden.
Laterale Tibiakopfabstützplatten gibt es mit 5, 7, 9, 11 und 13 Löchern im Schaft, jeweils für das rechte und linke Bein.

Wichtige Abmessungen:
- Profil: s. Abb.
- Schaftdicke: 3,8 mm
- Schaftbreite: 14,0 mm
- Lochabstand: 16,0 mm

Kondylenabstützplatten

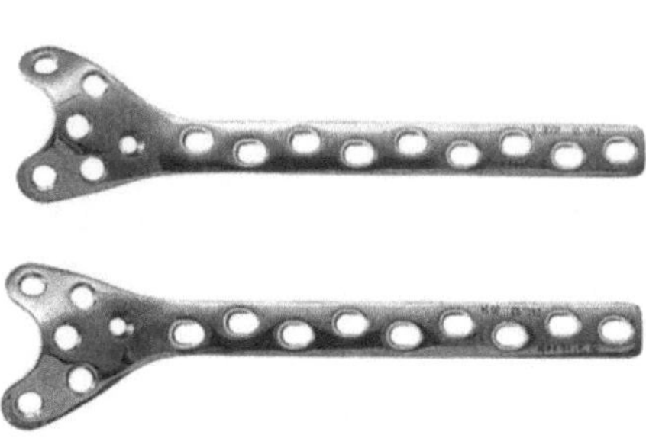

Kondylenabstützplatten werden für die Osteosynthese von Trümmerfrakturen (C3) des distalen Femurs verwendet, falls eine rechtwinklige Kondylenplatte nicht benutzt werden kann. Der Schaft ist hinsichtlich seiner Größe der breiten DCP ähnlich, die DCP-Löcher sind ebenfalls versetzt angebracht. Am Plattenende gibt es eine Nut für den Plattenspanner. Durch die runden Löcher des Kopfteils passen 6,5-mm-Spongiosaschrauben.
Die Platte gibt es mit 7, 9, 11, 13 und 15 Löchern im Schaft, jeweils für das rechte und linke Bein.

Wichtige Abmessungen:
- Profil: s. Abb.
- Schaftdicke: 5,0 mm
- Schaftbreite: 16,0 mm
- Lochabstand: 16,0 mm

Kreuzplatten

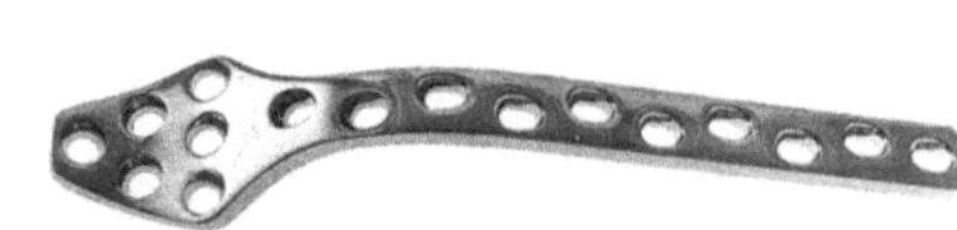

Kreuzplatten werden bei Arthrodesen des Hüftgelenks eingesetzt. Der Kopfteil der Platte hat runde Löcher und wird mit 4,5-mm-Kortikalisschrauben befestigt. Auch diese Platte hat wie die breite DCP einen Schaft mit versetzten Löchern, da sie am Femur fixiert wird. Am Plattenende gibt es eine Nut für den Plattenspanner, der immer mit dieser Platte benutzt wird, um genügend axiale Kompression für die Knochenfusion auszuüben.

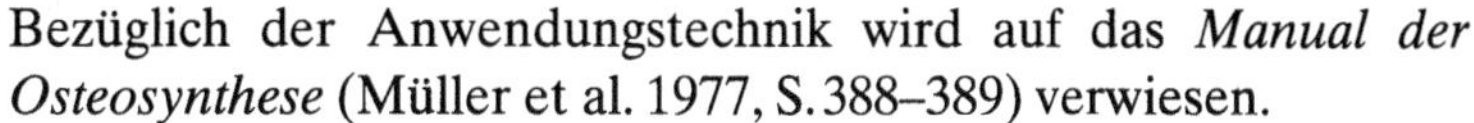

Bezüglich der Anwendungstechnik wird auf das *Manual der Osteosynthese* (Müller et al. 1977, S. 388–389) verwiesen.
Für das Einbringen langer Schrauben werden auch lange Bohrer und Gewindeschneider benötigt.
Die Kreuzplatte gibt es mit 8, 9, 10 und 11 Löchern im Schaft.

Wichtige Abmessungen:
- Profil: s. Abb.
- Schaftdicke: 6,0 mm
- Schaftbreite: 16,0 mm

Schmale Verlängerungsplatte mit 8 Löchern

Diese Platten werden bei speziellen Verlängerungsoperationen mit dem Verlängerungsapparat benutzt (s. Abschn. 6.13.4). Die Platte hat einen mittleren Teil ohne Löcher in verschiedenen Längen; je nach erzielter Verlängerung wird eine entsprechende Platte ausgewählt. Die Löcher sind rund und nehmen 4,5-mm-Kortikalisschrauben auf. Durch die Endlöcher können 6,5-mm-Spongiosaschrauben eingedreht werden; sie haben auch eine Nut für den Plattenspanner, der hier zur Distraktion verwendet wird. Die Platte hat 4 Löcher auf jeder Seite, es gibt sie für Verlängerungen von 30, 40, 50, 60, 70 und 80 mm.

Wichtige Abmessungen:
- Profil: s. Abb.
- Dicke: 3,6 mm
- Breite: 12,0 mm
- Lochabstand: 12,0 mm

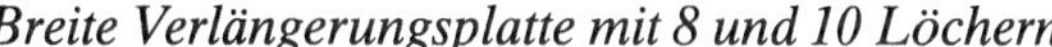

Breite Verlängerungsplatte mit 8 und 10 Löchern

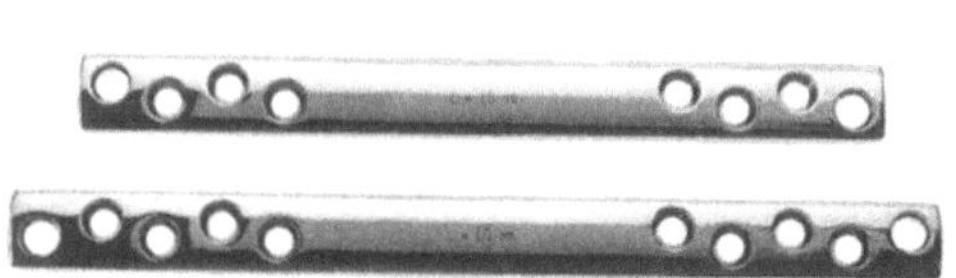

Breite Verlängerungsplatten werden für die Stabilisierung eines verlängerten Oberschenkelknochens benutzt. Hierfür haben die Platten 4 versetzte Löcher auf jeder Seite, ansonsten werden sie wie die schmalen Verlängerungsplatten verwendet. Man kann sie für Verlängerungen von 30, 40, 50 und 60 mm einsetzen.

Wichtige Abmessungen:
- Profil: s. Abb.
- Dicke: 4,5 mm
- Breite: 16,0 mm
- Lochabstand: 12,0 mm

Breite Verlängerungsplatten mit 10 Löchern

Diese Platten haben 5 Löcher auf jeder Seite anstatt 4, ansonsten entspricht ihre Form und ihr Gebrauch den oben genannten Platten. Verlängerungen von 50, 60, 70, 80, 90, 100, 110 und 120 mm können mit diesen Platten stabilisiert werden.

Löffelplatte

Die Löffelplatte wurde ursprünglich als vordere Abstützplatte für distale Gelenkfrakturen der Tibia (Pilon) mit einer vorderen Trümmerzone bei einer relativ intakten hinteren Kortikalis entwickelt. Die Erfahrung hat gezeigt, daß dieses Implantat zu massiv ist für den Einsatz an der subkutan gelegenen tibialen Vorderkante bei frischen Frakturen. Heute wird sie vorwiegend noch für Pseudarthrosen im metaphysären Bereich der Tibia benutzt.
Im Kopfteil werden 6,5-mm-Spongiosaschrauben und im Schaftbereich 4,5-mm-Kortikalisschrauben verwendet. Das kleine Loch am Plattenende ist für den Einsatz des Plattenspanners vorgesehen.
Die Löffelplatte gibt es mit 5 und 6 Löchern im Schaft und in Längen von 100 und 120 mm.

Wichtige Abmessungen:
- Dicke: 2,0 mm
- Kopfbreite: 33,0 mm

Kleeblattplatte

Die Kleeblattplatte hatte ursprünglich Schaftlöcher, durch die 4,5-mm-Kortikalisschrauben paßten. Diese Platte ist umgestaltet worden, der Plattenschaft ist jetzt dicker als der Kopfteil. Sie wird gegenwärtig nur mit Kleinfragmentschrauben benutzt. (Für eine genauere Beschreibung s. Abschn. 6.9.2.2.)

6.5.3 Osteosynthesetechniken mit großen Platten

Eine Platte, die man für die Stabilisierung einer Fraktur verwendet, wird entweder als Kompressionsplatte, als Neutralisationsplatte oder als Abstützplatte eingesetzt (s. Abschn. 4.3). Die Anwendungstechnik unterscheidet sich je nach Funktion und wird nachfolgend für die am häufigsten benutzten Platten beschrieben.

6.5.3.1 Anwendungen der 4,5-mm-DCP

4,5-mm-DCP als Kompressionsplatte

Bei Querfrakturen oder kurzen Schrägfrakturen des Humerus kann die breite DCP als Zuggurtungsplatte mit Kompressionswirkung eingesetzt werden, wenn eine interfragmentäre Zugschraube nicht möglich ist.

Voraussetzungen:
- Die Platte muß auf die Zugseite des Knochens gelegt werden.
- Die Platte muß in der Mitte vorgebogen werden (s. Abschn. 6.5.5).

Plattenlänge: Mindestens 7–8 Kortikales müssen in *jedem* Fragment gefaßt werden (8-Loch-Platte).

Schrittweises Vorgehen:

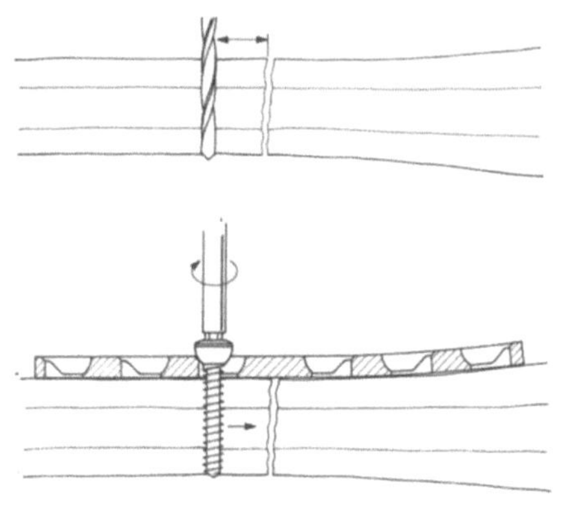

- Reposition und vorläufige Fixation der Fraktur.
- Die Plattenlänge wird bestimmt, die Platte dem Knochen angepaßt und in der Mitte vorgebogen.
- Das erste Loch wird ungefähr 1 cm von der Fraktur entfernt mit dem 3,2-mm-Bohrer in der 3,2-mm-Bohrbüchse gebohrt, hierbei muß die Platte noch nicht an ihrem endgültigen Platz liegen.
- Die Schraubenlänge wird mit dem Längenmeßgerät durch das Plattenloch hindurch gemessen.
- Mit dem 4,5-mm-Gewindeschneider in der 4,5-mm-Doppelbohrbüchse wird ein Gewinde in die Kortikalis geschnitten.
- Eine 4,5-mm-Kortikalisschraube wird eingedreht. Um die axiale Kompression zu verstärken, wird die Platte zur Frakturlinie hin gezogen, dadurch kommt die Schraube in eine exzentrische Position.

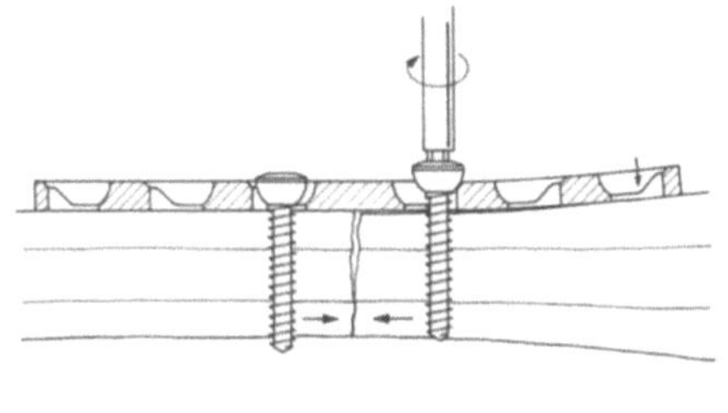

- Die Reposition wird überprüft, evtl. vervollständigt und mit Repositionszangen gesichert.
- Die gelbe 4,5-mm-DCP-Bohrbüchse wird in exzentrischer Stellung (mit dem Pfeil in Richtung der Fraktur) in ein Plattenloch über dem anderen Fragment nahe der Fraktur aufgesetzt, dann wird das zweite Loch gebohrt.
- In gleicher Weise wie beim ersten Loch wird die Länge gemessen und ein Gewinde geschnitten.
- Beim Anziehen der 4,5-mm-Kortikalisschraube wird mit Hilfe des sphärischen Gleitprinzips eine axiale, interfragmentäre Kompression erzeugt.

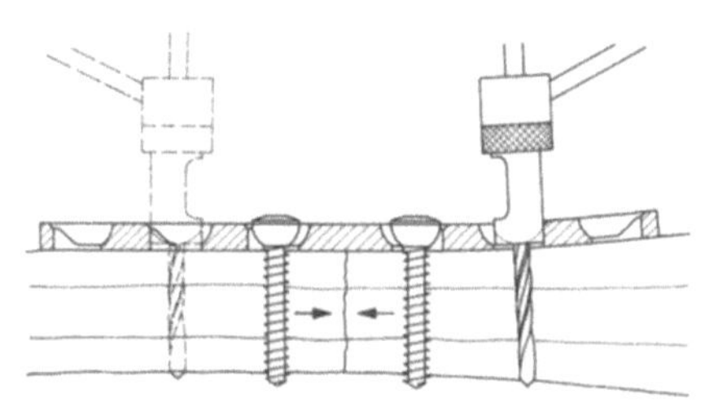

- Die erste Schraube wird jetzt fest angezogen.
- Wenn genügend Kompression erzielt wurde, können die übrigen Schrauben in Neutralposition abwechselnd auf beiden Seiten eingesetzt werden.
- Hierfür werden die Löcher mit dem 3,2-mm-Bohrer in der grünen neutralen DCP-Bohrbüchse gebohrt.
- Die Schraubenlänge wird gemessen.
- Mit dem 4,5-mm-Gewindeschneider in der 4,5-mm-Doppelbohrbüchse wird ein Gewinde in die Kortikalis geschnitten.
- Eindrehen der Schraube.

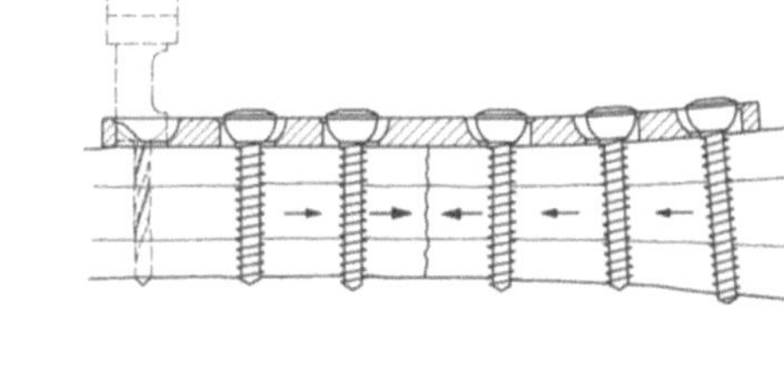

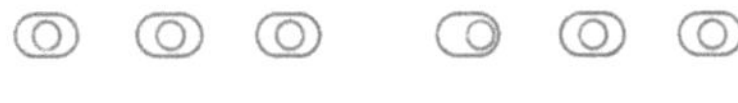

Beachte: Wenigstens die ersten 6 Schrauben sollten einzeln nacheinander eingeschraubt werden, da sich die Platte mit dem Festziehen jeder Schraube geringfügig verschiebt. Andernfalls ist die Position mehrerer vorgebohrter Löcher nicht mehr korrekt.

Wenn weitere Kompression erforderlich ist, kann eine dritte Schraube in exzentrischer Stellung (Kompressionsstellung) eingedreht werden:
- Nach dem Eindrehen von 2 exzentrischen Schrauben wird die gelbe 4,5-mm-DCP-Bohrbüchse in das nächste Plattenloch eingesetzt, wobei der Pfeil zur Fraktur hin zeigt.
- Mit dem 3,2-mm-Bohrer wird ein Loch gebohrt.
- Messen der Schraubenlänge, anschließend Schneiden eines 4,5-mm-Gewindes.

- Bevor diese Schraube festgezogen wird, muß die zuvor eingebrachte Schraube in demselben Fragment gelockert werden.
- Das endgültige Anziehen der zweiten Schraube bewirkt eine zusätzliche Kompression von 1 mm.
- Erneutes Festziehen der ersten Schraube.

Theoretisch kann auch noch eine vierte Schraube in exzentrischer Stellung im gegenüberliegenden Fragment eingedreht werden, wobei man wie oben vorgeht. In einem solchen Fall ist es jedoch besser, den Plattenspanner einzusetzen.

Schmale 4,5-mm-DCP als Kompressionsplatte. Zugschraube durch die Platte

Bei Schrägfrakturen sollte man die axiale Kompression durch eine Zugschraube über den Frakturspalt verstärken. Dies kann entweder getrennt erfolgen, bevor die Platte angebracht wird, oder im geeigneten Fall auch durch die Platte.

Voraussetzungen:
- Die Platte muß auf die Zugseite des Knochens gelegt werden.
- Vorbiegen der Platte (s. Abschn. 6.5.5).

Plattenlänge: abhängig von der Lokalisation (s. Abschn. 6.5.4).

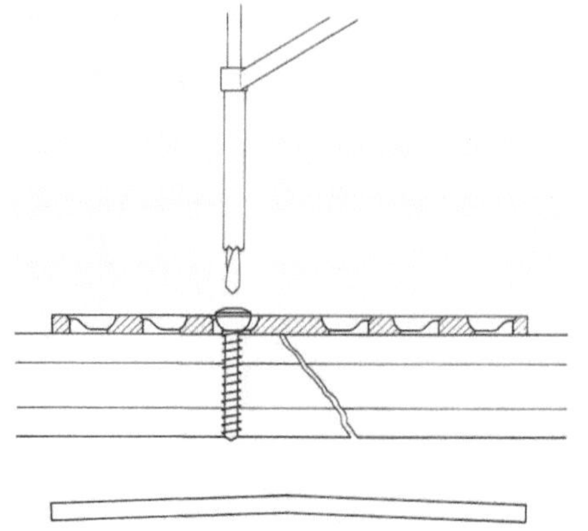

Schrittweises Vorgehen:
- Die Fraktur wird reponiert, anschließend wird die dem Knochen angepaßte und vorgebogene Platte mit Repositionszangen am Knochen fixiert.
- Unter Verwendung der Doppelbohrbüchse (3,2-mm-Hülse) oder der grünen, neutralen 4,5-mm-DCP-Bohrbüchse wird das erste Schraubenloch mit dem 3,2-mm-Bohrer in das Fragment gebohrt, das einen stumpfen Winkel zur Plattenunterfläche bildet.
- Messen der Schraubenlänge.
- Mit dem 4,5-mm-Gewindeschneider in der 4,5-mm-Doppelbohrbüchse wird ein Gewinde in beide Kortikales geschnitten.
- Die 4,5-mm-Kortikalisschraube wird eingedreht, aber nicht ganz angezogen.
- Im anderen Fragment wird das Bohrloch für die exzentrische Schraube im zweiten Plattenloch vorbereitet, das am nächsten zur Fraktur gelegene Loch bleibt frei für die Zugschraube. Die exzentrische (gelbe) 4,5-mm-DCP-Bohrbüchse wird mit dem Pfeil zur Fraktur zeigend auf das Plattenloch aufgesetzt, und mit dem 3,2-mm-Bohrer wird ein Loch gebohrt.
- Nach dem Messen der Schraubenlänge wird ein 4,5-mm-Gewinde geschnitten.
- Die eingedrehte Schraube übt axiale Kompression zwischen den Fragmenten aus, sie wird fest angezogen.
- Die erste Schraube wird ebenfalls fest eingedreht. Falls weitere axiale Kompression notwendig ist, kann eine zweite exzentrische Schraube in das der exzentrischen Schraube nächstgelegene Plattenloch eingebracht werden.
- Nun wird ein Gleitloch für die Zugschraube vorbereitet. Mit dem 4,5-mm-Bohrer in der 4,5-mm-Hülse der Doppelbohr-

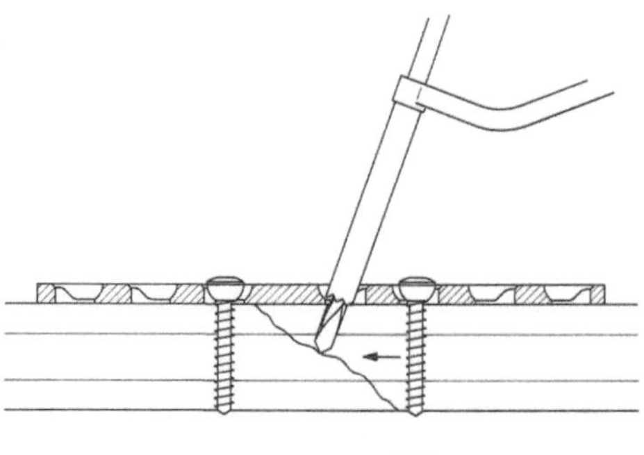

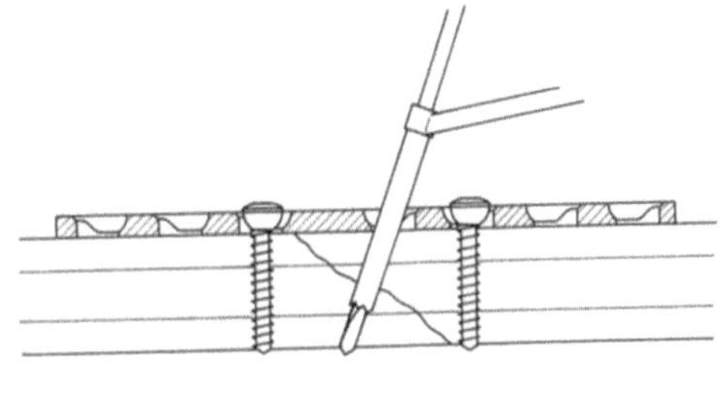

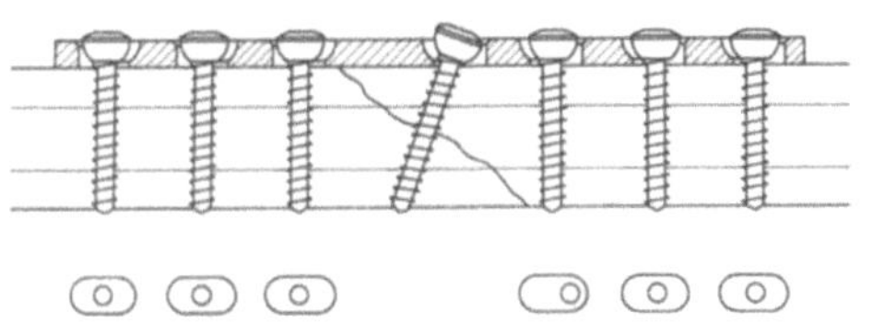

büchse wird ein Loch in die plattennahe Kortikalis in der gewünschten Schraubenrichtung gebohrt.

- Das 3,2-mm-Ende der Doppelbohrbüchse wird in das Gleitloch eingeschoben und durch die Markhöhle bis zur Gegenkortikalis gedrückt.
- Mit dem 3,2-mm-Bohrer wird das Gewindeloch in das Gegenfragment gebohrt.
- Messung der Schraubenlänge.
- In das Gewindeloch wird mit dem 4,5-mm-Gewindeschneider und entsprechender Gewebeschutzhülse ein Gewinde geschnitten.
- Die 4,5-mm-Kortikalisschraube wird eingedreht und fest angezogen. Hierdurch wird die interfragmentäre Kompression senkrecht zur Frakturfläche verstärkt.
- Die restlichen Schrauben werden in Neutralstellung mit der grünen 4,5-mm-DCP-Bohrbüchse abwechselnd auf beiden Seiten eingebracht: 3,2-mm-Bohren, Längenmessung, 4,5-mm-Gewindeschneiden und Eindrehen der Schraube.

Beachte: Nachdem eine Zugschraube über der Frakturebene plaziert worden ist, kann keine weitere exzentrische (Kompressions-)Schraube eingebracht werden, da sonst die interfragmentäre Kompression eingeschränkt wird.

Schmale 4,5-mm-DCP als Neutralisations- oder Schutzplatte

Bei diaphysären Spiralfrakturen oder Frakturen mit Biegekeil kann interfragmentäre Kompression mit mehreren Zugschrauben erzielt werden. Da die Zugschrauben allein einer funktionellen Belastung nicht ausreichend Widerstand leisten können, sollte zusätzlich eine Platte verwendet werden, um die primäre Zugschraubenosteosynthese gegen Dreh- und Scherkräfte zu schützen (oder zu neutralisieren).

Beachte: Jede durch die Platte eingeführte Schraube, die die Frakturebene kreuzt, sollte als Zugschraube eingesetzt werden.

Voraussetzungen:

- Zuerst erfolgt die Zugschraubenosteosynthese.
- Exaktes Anformen der Platte (s. Abschn. 6.5.5).

Plattenlänge: Sie ist abhängig von der Frakturlage und -form. In der Regel sind 2–4 Schrauben in den Hauptfragmenten erforderlich.

Schrittweises Vorgehen:

- Reposition der Fraktur. Mit Hilfe einer Schablone wird die Platte zurechtgeformt (Abb. 1).
- Eindrehen der Zugschrauben für die interfragmentäre Kompression.
- Die vorgeformte Platte wird mit Repositionszangen am Knochen befestigt.
- Durch ein Plattenloch in Frakturnähe wird mit dem 3,2-mm-Bohrer in der grünen, neutralen 4,5-mm-DCP-Bohrbüchse ein Loch für die erste Plattenschraube gebohrt (Abb. 2).
- Messen der Schraubenlänge (Abb. 3).
- Mit dem 4,5-mm-Gewindeschneider in der 4,5-mm-Doppelbohrbüchse wird ein Gewinde in beide Kortikales geschnitten (Abb. 4).
- Die 4,5-mm-Kortikalisschraube wird eingedreht (Abb. 5)
- Auf der Gegenseite der Fraktur wird das zweite Schraubenloch ebenfalls mit der grünen neutralen Bohrbüchse und dem 3,2-mm-Bohrer gebohrt (Abb. 6), gefolgt von Längenmessung, Gewindeschneiden und Eindrehen der Schraube (Abb. 7).
- Falls möglich, wird eine 4,5-mm-Kortikalisschraube als Zugschraube quer zur Fraktur eingebracht.
- Mit dem 3,2-mm-Bohrer und der neutralen 4,5-mm-Bohrbüchse wird das Gewindeloch durch beide Kortikales gebohrt (Abb. 8).
- Mit dem Meßgerät wird die Schraubenlänge bestimmt (Abb. 9).
- In das Loch wird mit dem 4,5-mm-Gewindeschneider in der 4,5-mm-Doppelbohrbüchse ein Gewinde geschnitten (Abb. 10).
- Die plattennahe Kortikalis wird mit dem 4,5-mm-Bohrer in der 4,5-mm-Doppelbohrbüchse überbohrt (Abb. 11).
- Eindrehen der 4,5-mm-Kortikalisschraube (Abb. 12). Hierdurch wird interfragmentäre Kompression erzielt.
- Alle restlichen Schrauben werden abwechselnd auf beiden Seiten mit denselben Instrumenten in gleicher Technik wie oben eingebracht. Falls eine Zugschraube vermieden werden muß, kann man statt dessen eine kurze Schraube einsetzen (Abb. 13).

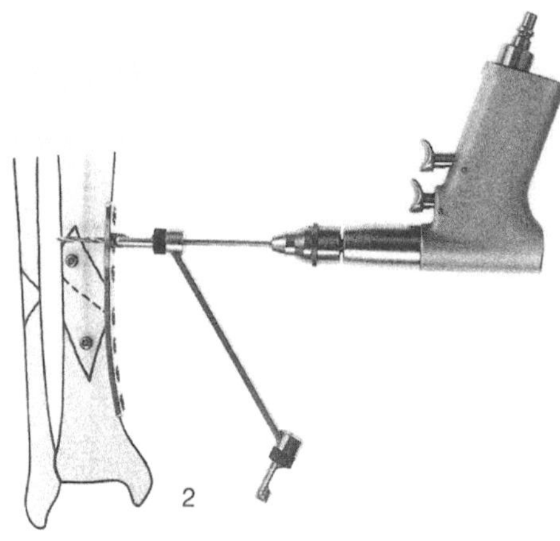
2

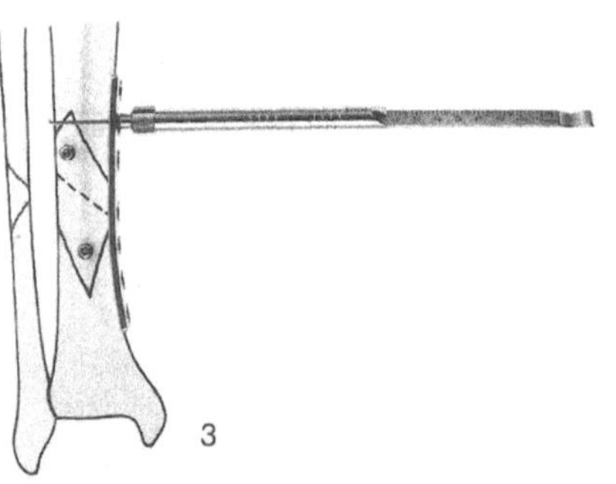
3

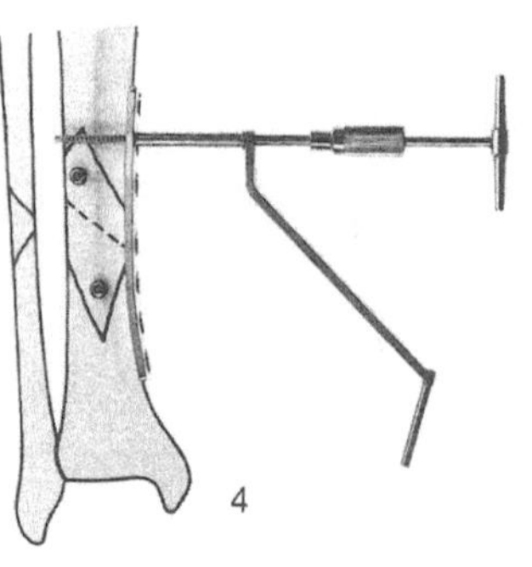
4

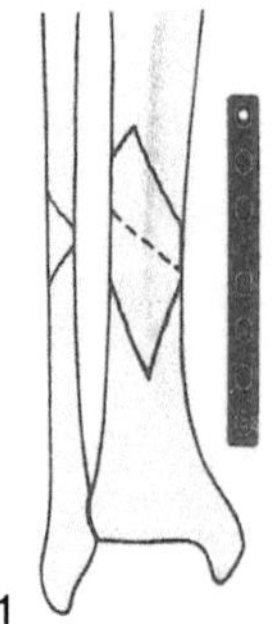
1

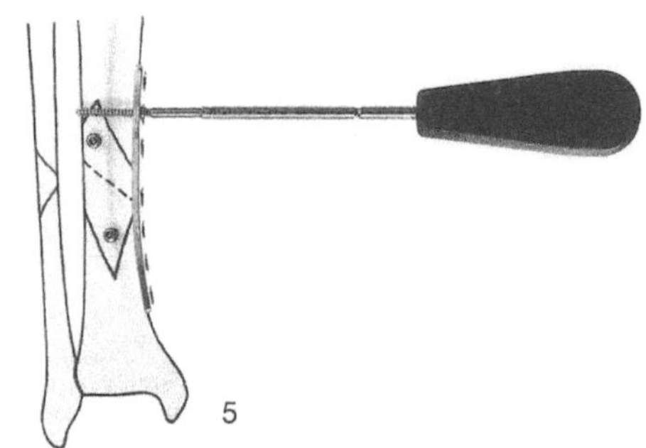
5

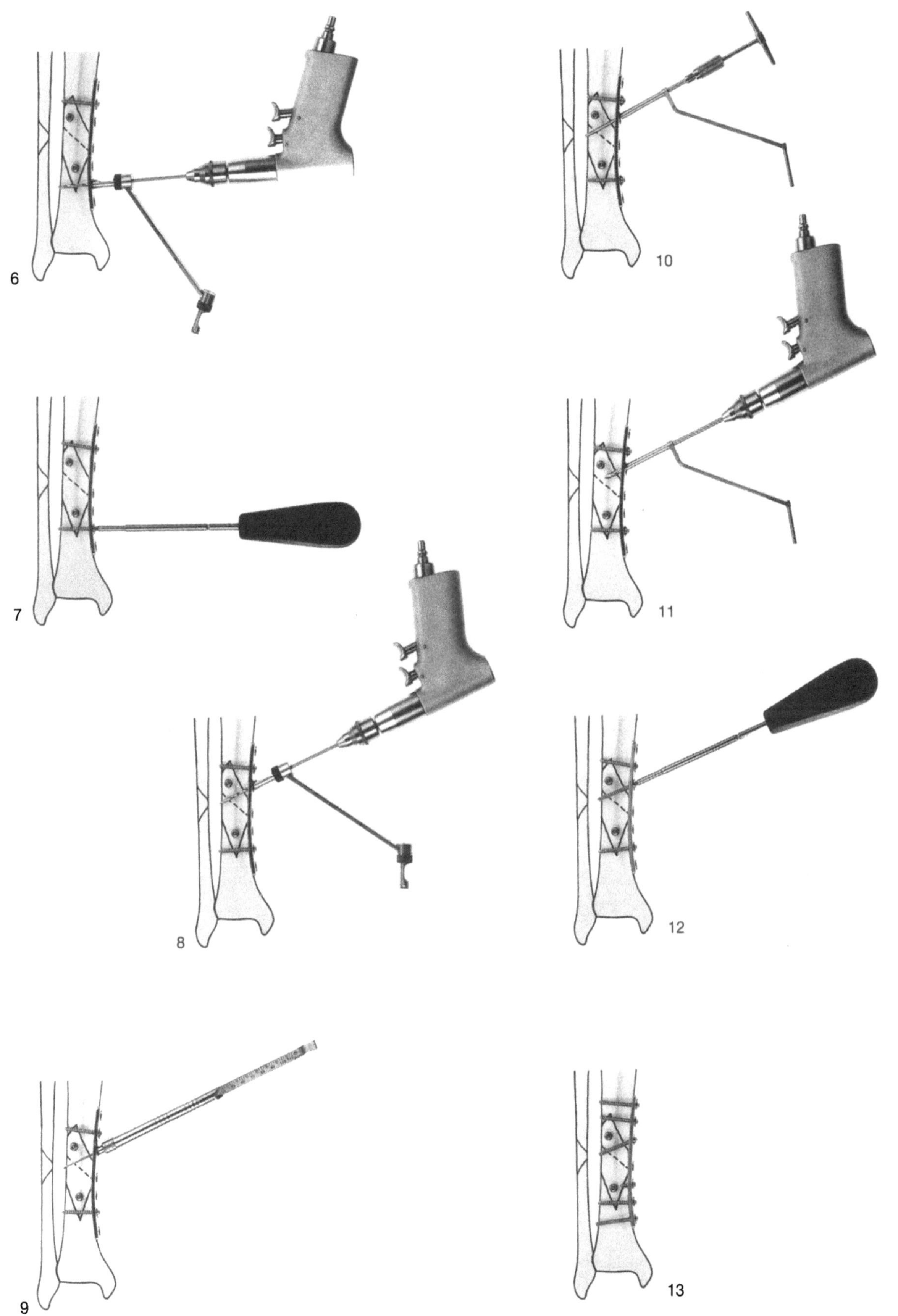
6
7
8
9
10
11
12
13

Schmale oder breite 4,5-mm-DCP als Kompressionsplatte unter Verwendung des Plattenspanners

In der Regel wird der Plattenspanner mit der DCP benutzt, wenn der Knochen um mehr als 2 mm verschoben werden muß (z. B. bei Pseudarthrosen) oder wenn mehr als 80 kp Kompression erforderlich sind (z. B. am Femur).
Wenn möglich, sollte eine Zugschraube quer zur Fraktur durch die Platte eingebracht werden.

Voraussetzungen:
- Überbiegen der Platte (s. Abschn. 6.5.5).
- Genügend Raum, um den Plattenspanner anzubringen.

Plattenlänge:
- Tibia: Mindestens 6–7 Kortikales in jedem (Haupt-)Fragment (7-Loch-Platte).
- Femur: Mindestens 7–8 Kortikales in jedem (Haupt-)Fragment (8-Loch-Platte).

Schrittweises Vorgehen:
- Das erste Schraubenloch wird 1 cm von der Fraktur entfernt mit dem 3,2-mm-Bohrer in der 3,2-mm-Bohrbüchse gebohrt.
- Die Schraubenlänge wird durch das Plattenloch hindurch mit dem Längenmeßgerät bestimmt.
- Mit dem 4,5-mm-Gewindeschneider in der 4,5-mm-Gewebeschutzhülse wird ein Gewinde geschnitten.
- Die Fraktur wird reponiert und die der Knochenform angepaßte und überbogene Platte mit der ersten Schraube locker am Knochen befestigt. Dann wird die Platte in Richtung der Fraktur gezogen und somit die Schraube in eine exzentrische Stellung plaziert. 1 oder 2 weitere Schrauben werden eingebracht.
- Der Plattenspanner mit Gelenken wird geöffnet und auf der Gegenseite in das letzte Plattenloch eingehängt. Durch die Fußplatte wird das Schraubenloch mit dem 3,2-mm-Bohrer in der 3,2-mm-Bohrbüchse gebohrt.
- In das Bohrloch wird ein 4,5-mm-Gewinde geschnitten.
- Der Plattenspanner wird normalerweise mit einer 16 mm langen Kortikalisschraube am Knochen befestigt.
- Um die Fraktur zu stabilisieren, wird der Plattenspanner vorsichtig mit dem Ringgabelschlüssel angespannt. Gleichzeitig wird die Reposition überprüft.

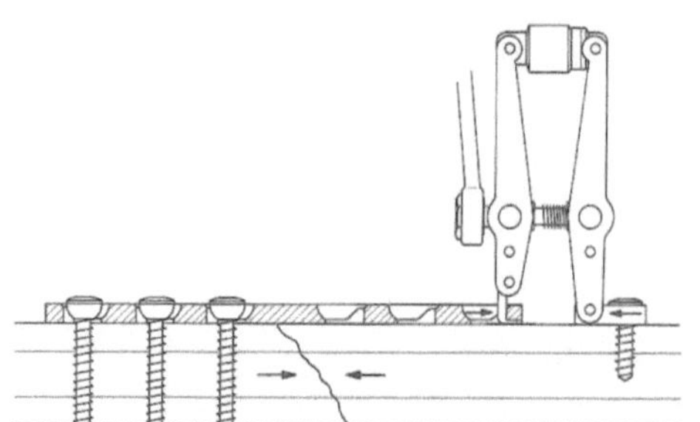

- Alle Schrauben werden nacheinander in das erste Fragment eingebracht: 3,2-mm-Bohren mit der grünen, neutralen 4,5-mm-DCP-Bohrbüchse, Längenmessung, 4,5-mm-Gewindeschneiden mit der entsprechenden Gewebeschutzhülse, Eindrehen der Schraube.
- Nun wird die Spannschraube am Plattenspanner mit dem Ringgabelschlüssel fest angezogen, um axiale Kompression zu erzeugen. Die farbigen Ringe zeigen den im Frakturbereich erzielten Druck an (s. S. 67).
- Wenn möglich, sollte eine 4,5-mm-Kortikalisschraube als Zugschraube quer zur Fraktur eingebracht werden.
- Alle Schrauben werden in das andere Fragment in der vorher beschriebenen Weise eingebracht.

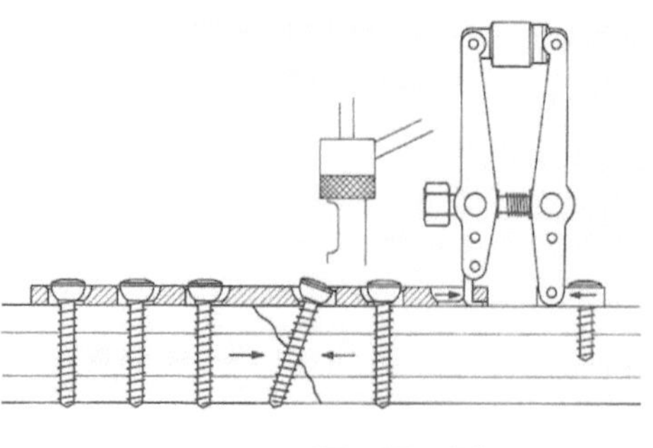

- Der Plattenspanner wird entfernt, die überlastete Verankerungsschraube wird verworfen.
- Abschließend wird für das letzte Schraubenloch gebohrt, die Länge gemessen, ein Gewinde geschnitten und die letzte 4,5-mm-Kortikalisschraube eingedreht.

Beachte: Der Plattenspanner sollte an dem Fragment eingesetzt werden, das einen spitzen Winkel unter der Platte bildet. Wird er auf der falschen Seite plaziert, verschieben sich die Fragmente beim Festziehen des Spanners.

4,5-mm-DCP als Abstützplatte

Eine Abstützplatte wird angewendet, um den Kollaps einer Frakturzone zu verhindern. Alle Schrauben werden in Abstützstellung plaziert, d. h. in den Teil der Schraubenlöcher, der der Fraktur am nächsten ist. Eine Kompression ist nicht erwünscht.
Falls ein Plattenende im metaphysären Bereich mit 6,5-mm-Spongiosaschrauben befestigt wird, müssen diese Schrauben als erste eingebracht werden.

Voraussetzungen:
- Exaktes Anformen der Platte an den Knochen (s. Abschn. 6.5.5).
- Alle Schrauben in Abstützposition.

Plattenlänge: Sie ist abhängig von der Frakturlokalisation.

Schrittweises Vorgehen:
- Die Fraktur wird reponiert und die exakt dem Knochen angepaßte Platte mit Repositionszangen am Knochen fixiert.
- Die erste Plattenschraube wird in ein frakturnahes Plattenloch eingebracht. Die 3,2-mm-Bohrbüchse wird in Abstützstellung in das Plattenloch gesetzt und so ein Gewindeloch mit dem 3,2-mm-Bohrer gebohrt.
- Messen der Länge.
- In das Gewindeloch wird mit dem 4,5-mm-Gewindeschneider in der 4,5-mm-Hülse ein Gewinde für eine Kortikalisschraube geschnitten oder mit dem 6,5-mm-Gewindeschneider und der 6,5-mm-Hülse für eine Spongiosaschraube.
- Eine Schraube mit geeigneter Länge wird eingedreht.
- Die zweite Schraube wird frakturnahe in das Gegenfragment eingebracht: Bohren mit 3,2-mm-Bohrer und entsprechender Bohrbüchse in Abstützstellung.
- Messen der Länge.
- In das Gewindeloch wird mit dem 4,5-mm-Gewindeschneider in der 4,5-mm-Hülse ein Gewinde geschnitten.
- Eindrehen der Schraube.
- Die übrigen Schrauben werden auf gleiche Weise abwechselnd auf beiden Seiten eingebracht: Bohren, Längenmessung, Gewindeschneiden und Eindrehen der Schraube.

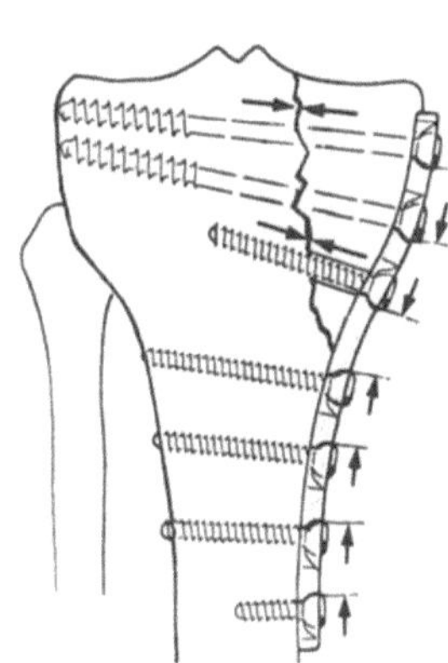

Beachte: Jede Kortikalis- oder Spongiosaschraube, die die Fraktur kreuzt, muß als Zugschraube eingesetzt werden. Das Schraubengewinde darf nur im Gegenfragment fassen.

6.5.3.2 Anwendungen der 4,5-mm-LC-DCP

4,5-mm-LC-DCP als Kompressionsplatte. Zugschraube durch die Platte

Für kurze Schrägfrakturen kann die Platte zur Erzeugung sowohl axialer als auch interfragmentärer Kompression eingesetzt werden. Dies erreicht man durch exzentrisches Einsetzen von Schrauben und durch eine oder mehrere Zugschrauben durch die Platte. Der regelmäßige Lochabstand und die gleichmäßig über die Platte verteilte Festigkeit erleichtern die Positionierung. Für Titanplatten werden Titanschrauben verwendet.

Voraussetzungen:
- Die Platte muß auf die Zugseite des Knochens gelegt werden.
- Vorbiegen der Platte (s. Abschn. 6.5.5).

Plattenlänge:
- In jedem Hauptfragment müssen die Schrauben in mindestens 6 Kortikales verankert sein.
- Plattenlöcher können – falls erforderlich – frei gelassen oder mit einer kurzen Schraube besetzt werden.

Schrittweises Vorgehen:
- Die Fraktur wird reponiert, anschließend wird die vorgebogene Platte mit Repositionszangen am Knochen fixiert. Ein Plattenloch in der Mitte wird für die Zugschraube frei gelassen.
- Die erste Schraube wird frakturnahe in das Fragment eingebracht, das einen stumpfen Winkel mit der Plattenunterfläche bildet. Die neutrale (grüne) 4,5-mm-LC-DCP-Bohrbüchse wird auf das Plattenloch gesetzt, der Pfeil zeigt dabei zur Fraktur hin. Das Gewindeloch wird mit dem 3,2-mm-Bohrer durch beide Kortikales gebohrt.

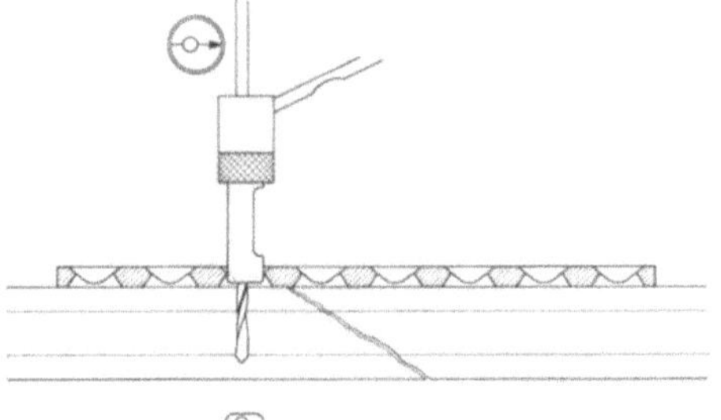

- Messung der Schraubenlänge.
- In das Gewindeloch wird mit dem Gewindeschneider für 4,5-mm-Kortikalisschrauben in der 4,5-mm-Hülse der Doppelbohrbüchse ein Gewinde vorgeschnitten.
- Eine 4,5-mm-Kortikalisschraube aus Titan wird mit dem großen Sechskantschraubenzieher eingedreht, aber nicht fest angezogen.
- Das der Fraktur nächstgelegene Plattenloch im Gegenfragment wird für die Zugschraube frei gelassen. In das nächste Loch wird die exzentrische (gelbe) 4,5-mm-LC-DCP-Bohrbüchse mit dem Pfeil zur Fraktur hin aufgesetzt und das Gewindeloch mit dem 3,2-mm-Bohrer durch beide Kortikales gebohrt.

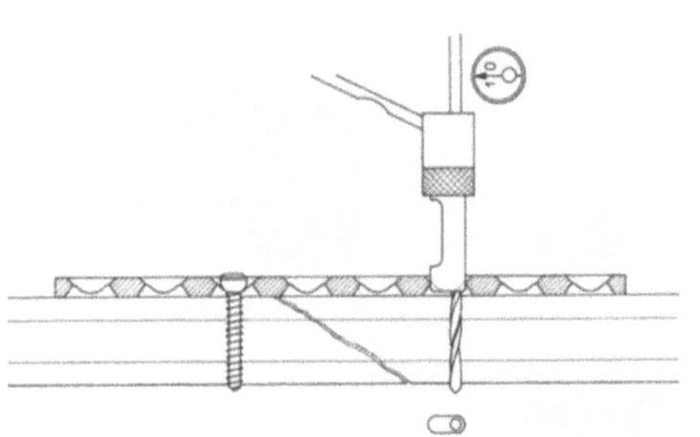

- Nach dem Messen der Schraubenlänge wird in das gebohrte Loch ein Gewinde mit dem Gewindeschneider für 4,5-mm-Kortikalisschrauben in der 4,5-mm-Hülse der Doppelbohrbüchse vorgeschnitten.
- Die plattennahe Kortikalis wird mit dem 4,5-mm-Bohrer in der 4,5-mm-Hülse der Doppelbohrbüchse überbohrt, da eine Schaftschraube erforderlich ist, um Kompression zu erzeugen.
- Eine 4,5-mm-Schaftschraube aus Titan wird eingedreht und fest angezogen, nachdem die erste Schraube vollständig eingedreht worden ist. Hierdurch wird axiale Kompression erzeugt.

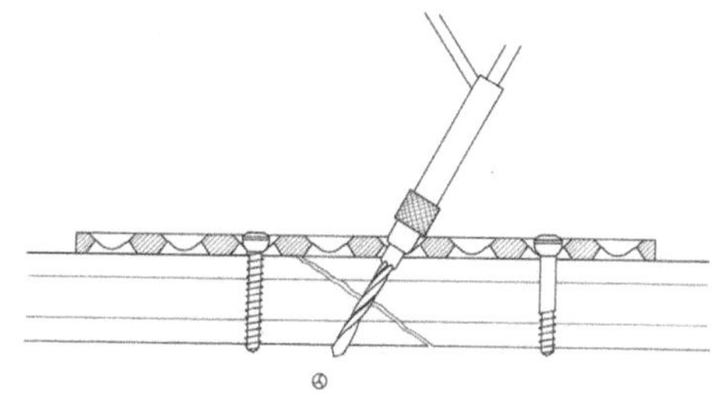

- Eine zweite und sogar eine dritte Schraube kann exzentrisch eingebracht werden, falls weitere Kompression erforderlich ist. Diese Schraube sollte nicht fest angezogen werden, bevor die erste Kompressionsschraube wieder etwas gelockert wurde.
- Nun wird das Gewindeloch für die Zugschraube im leeren Plattenloch mit der 4,5-mm-LC-DCP-Universalbohrbüchse vorbereitet. Die Bohrbüchse wird in gewünschter Richtung in das Plattenloch gedrückt, wodurch ein schlüssiger Sitz zwischen Schraubenkopf und Plattenloch gewährleistet wird. Beide Kortikales werden mit dem 3,2-mm-Bohrer durchbohrt. Mit einem dreilippigen Bohrer läßt sich das Bohrloch exakter positionieren als mit einem zweilippigen.
- Nach der Längenmessung wird in das Loch mit dem Gewindeschneider für 4,5-mm-Kortikalisschrauben in der 4,5-mm-Hülse der LC-DCP-Universalbohrbüchse ein Gewinde vorgeschnitten.

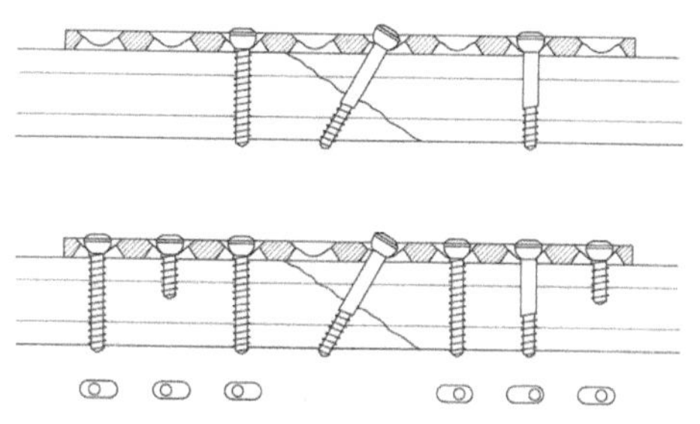

- Die plattennahe Kortikalis wird dann mit dem 4,5-mm-Bohrer in der 4,5-mm-Hülse der Universalbohrbüchse überbohrt, wobei die ursprüngliche Richtung beibehalten wird.
- Die 4,5-mm-Titanschaftschraube wird eingedreht und somit interfragmentäre Kompression erzielt.
- Die übrigen Schrauben werden mit der neutralen, grünen 4,5-mm-LC-DCP-Bohrbüchse eingebracht, der Pfeil zeigt hierbei zur Fraktur.
- Abschließend werden alle Schrauben fest angezogen.

Alternative 1: Die 4,5-mm-LC-DCP-Universalbohrbüchse kann an Stelle der 4,5-mm-LC-DCP-Bohrbüchse zum Bohren für alle Schrauben verwendet werden. Die Neutralstellung für Schrauben erhält man, indem die Bohrbüchse in das Plattenloch gedrückt wird. Für die exzentrische Kompressionsstellung wird die hervorstehende Spitze an das von der Fraktur entfernte Ende des Plattenlochs positioniert.

Alternative 2: Der Plattenspanner mit Gelenken wird mit der LC-DCP benutzt, falls eine stärkere Kompression erforderlich ist, z. B. bei Femurfrakturen, porotischem Knochen oder bei Anwendungen im metaphysären Bereich. Die LC DCP wird mit mindcstens 3 Schrauben an dem Fragment befestigt, das einen stumpfen Winkel mit der Plattenunterfläche bildet. Nach sorgfältiger Reposition wird dann der geöffnete Plattenspanner an dem anderen Plattenende eingehakt und mit einer 4,5-mm-Kortikalisschraube am Knochen befestigt. Durch vorsichtiges Festziehen der Spannschraube wird axiale Kompression erzielt. Vor Entfernung des Plattenspanners wird die Platte mit 4,5-mm-Kortikalisschrauben aus Titan an diesem Fragment fixiert. Die für die Befestigung des Plattenspanners benutzte Schraube sollte nicht mehr als Plattenschraube verwendet werden.

4,5-mm-LC-DCP als Neutralisations- oder Schutzplatte

Bei Spiralfrakturen oder bei Frakturen mit einem Biegekeil, z. B. an der distalen Tibia, kann eine 4,5-mm-LC-DCP an Stelle einer 4,5-mm-DCP verwendet werden. Das Vorbiegen der Platte und

die Positionierung ist mit der LC-DCP wegen des regelmäßigen Lochabstands und der gleichmäßig über die Platte verteilten Festigkeit leichter möglich.
Für die Befestigung von Titanplatten werden Titanschrauben verwendet.

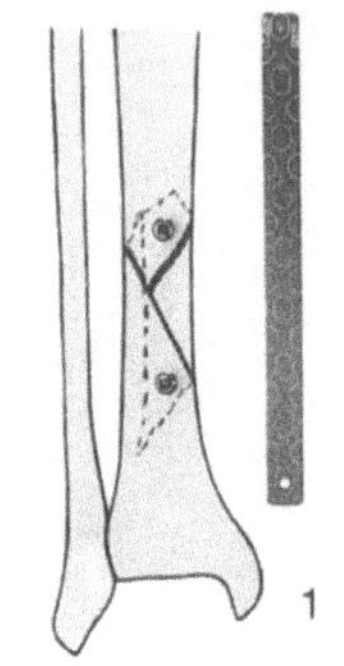
1

Voraussetzungen:
- Getrennte Zugschraubenosteosynthese, falls möglich, durch die Platte hindurch.
- Exaktes Anformen der Platte (s. Abschn. 6.5.5).

Plattenlänge: Sie ist abhängig von der Frakturlage und -form. Es sind 2–4 Schrauben in den Hauptfragmenten erforderlich.

Schrittweises Vorgehen:
- Reposition der Fraktur und Zugschraubenfixation mit 4,5-mm- oder 3,5-mm-Kortikalisschrauben (Abb. 1).
- Mit einer Schablone als Modell wird die Platte sorgfältig angeformt und mit Repositionszangen vorläufig am Knochen befestigt.
- Die erste Plattenschraube wird in eines der Hauptfragmente eingebracht, ohne die Fraktur zu kreuzen. Mit dem 3,2-mm-Bohrer in der 4,5-mm-LC-DCP-Bohrbüchse wird das Gewindeloch gebohrt (Abb. 2).
- Messen der Schraubenlänge (Abb. 3).
- In das Gewindeloch wird mit dem Gewindeschneider für 4,5-mm-Kortikalisschrauben in der 4,5-mm-Hülse der Universalbohrbüchse ein Gewinde vorgeschnitten (Abb. 4).
- Eine 4,5-mm-Kortikalisschraube wird mit dem großen Sechskantschraubenzieher eingedreht (Abb. 5).
- Falls eine oder mehrere nachfolgende Schrauben die Fraktur kreuzen, sollten sie als Zugschrauben eingesetzt werden: Die 4,5-mm-LC-DCP-Universalbohrbüchse wird in gewünschter Richtung in das Plattenloch gedrückt und das Gewindeloch mit dem 3,2-mm-Bohrer durch beide Kortikales gebohrt (Abb. 6).
- Messen der Schraubenlänge (Abb. 7).
- Mit dem Gewindeschneider für 4,5-mm-Kortikalisschrauben in der 4,5-mm-Hülse der Universalbohrbüchse wird ein Gewinde in beide Fragmente vorgeschnitten (Abb. 8).
- Ohne die Richtung zu ändern, wird die plattennahe Kortikalis mit dem 4,5-mm-Bohrer in der 4,5-mm-Hülse der Universalbohrbüchse überbohrt (Abb. 9).
- Die ausgewählte 4,5-mm-Titanschaftschraube wird mit dem großen Sechskantschraubenzieher eingedreht (Abb. 10) und dadurch interfragmentäre Kompression erzielt.
- Die übrigen Schrauben, die die Fraktur nicht kreuzen, können als normale Plattenschrauben mit der neutralen 4,5-mm-LC-DCP-Bohrbüchse eingebracht werden (Abb. 11).
- Abschließend werden alle Schrauben fest angezogen (Abb. 12).

Beachte: Nicht alle Plattenlöcher müssen mit Schrauben besetzt werden. Falls die Lage der Fraktur es erfordert, kann auch eine kurze Schraube eingedreht werden.

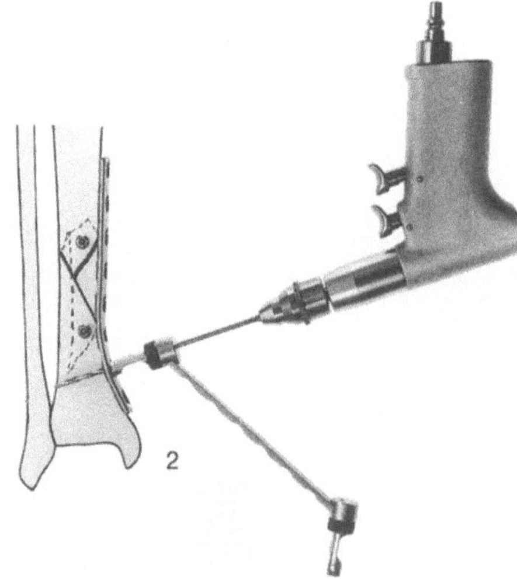
2

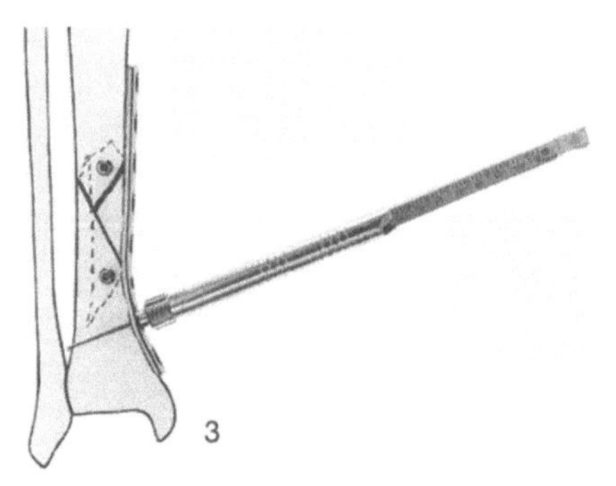
3

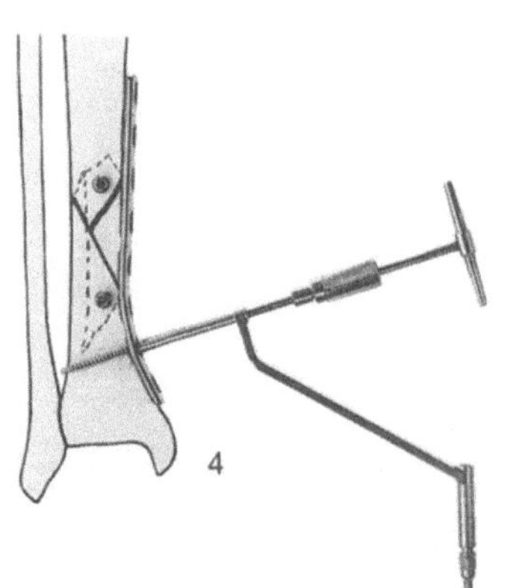
4

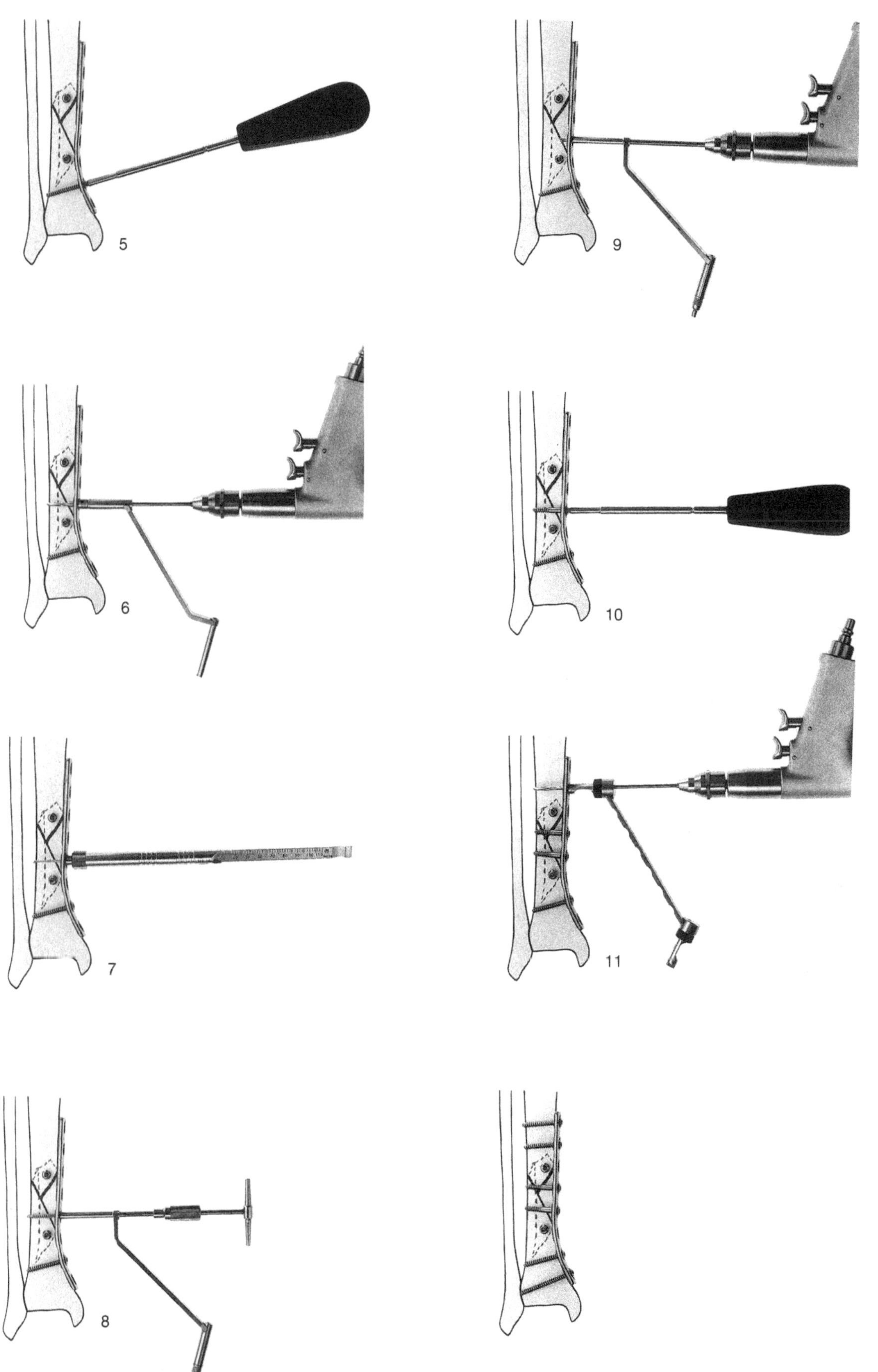
5
6
7
8
9
10
11

4,5-mm-LC-DCP als Abstützplatte

Wie die DCP kann auch die LC-DCP als Abstützplatte oder als Überbrückungsplatte eingesetzt werden, um einen Kollaps der Frakturzone zu verhindern. Um einen Kompressionseffekt zu vermeiden, sollten alle Schrauben in der Abstützstellung eingebracht werden.

Voraussetzungen:
- Sorgfältiges Anformen der Platte (s. Abschn. 6.5.5).
- Alle Schrauben in Abstützstellung.

Plattenlänge: Sie ist abhängig von der Lage der Fraktur.

Schrittweises Vorgehen:
- Die Fraktur wird reponiert und die dem Knochen angepaßte Platte mit Repositionszangen am Knochen fixiert.
- Die erste Plattenschraube wird frakturnahe mit der grünen, neutralen LC-DCP-Bohrbüchse eingebracht, wobei der Pfeil von der Fraktur *weg* zeigt. Das Gewindeloch wird mit dem 3,2-mm-Bohrer gebohrt.
- Die Schraubenlänge wird gemessen, anschließend wird mit dem 4,5-mm-Gewindeschneider in der 4,5-mm-Hülse der Universalbohrbüchse ein Gewinde in das Bohrloch geschnitten.
- Die 4,5-mm-Kortikalisschraube aus Titan wird mit dem großen Sechskantschraubenzieher eingedreht und fest angezogen.
- Dieser Vorgang wird in dem anderen Fragment wiederholt. Mit der neutralen LC-DCP-Bohrbüchse, wobei der Pfeil von der Fraktur *weg* zeigt, wird das Gewindeloch gebohrt, die Länge gemessen, eine Gewinde vorgeschnitten und die 4,5-mm-Kortikalisschraube aus Titan eingedreht.
- Falls erforderlich, kann eine Zugschraube durch die Platte eingebracht werden. In Abhängigkeit von der Lage kann dies eine Kortikalis- oder Spongiosaschraube sein.
- Die übrigen Schrauben werden in der Abstützstellung mit der oben beschriebenen Technik eingebracht.
- Abschließend werden alle Schrauben fest angezogen.

6.5.3.3 Anwendung von Halbrohrplatten

Halbrohrplatte als Zuggurtungsplatte

Die Halbrohrplatte kann für die Osteosynthese von Querfrakturen, z.B. am Unterarm, verwendet werden, wo die Platte nur Zugkräften ausgesetzt ist. Die ovalen Löcher erlauben das Eindrehen von Schrauben in einer leicht exzentrischen Stellung. Falls die Fraktur exakt reponiert ist, kann hiermit eine axiale Kompression ausgeübt werden.
Falls eine Spongiosaschraube bei dieser Platte zum Einsatz kommt, wird sie als erste eingebracht.

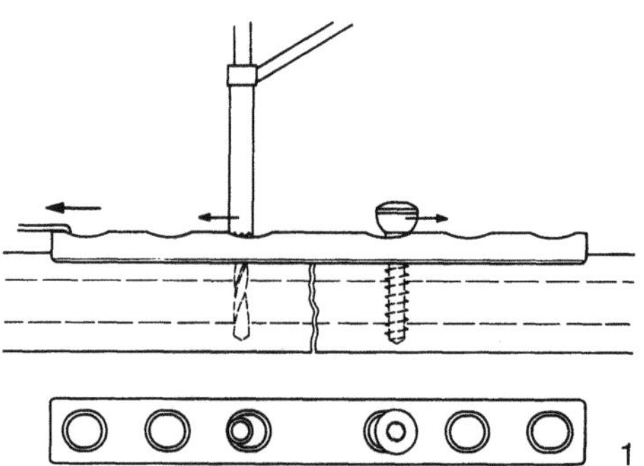

1

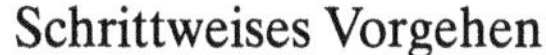

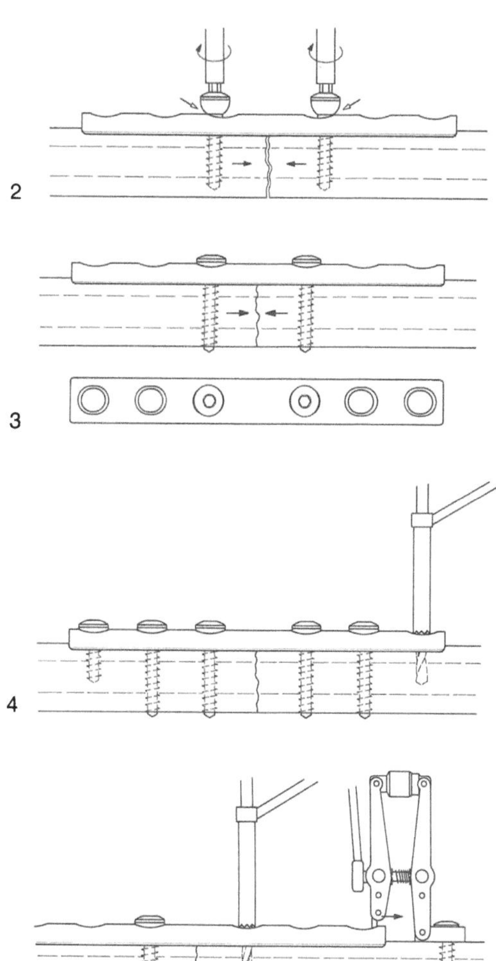

Schrittweises Vorgehen:
- Reposition der Fraktur und sorgfältiges Anformen und Überbiegen der Platte.
- In das der Fraktur am nächsten gelegene Plattenloch wird mit dem 3,2-mm-Bohrer in der 3,2-mm-Bohrbüchse ein Loch in einer exzentrischen Position weg von der Fraktur gebohrt.
- Messen der Schraubenlänge.
- In das Loch wird mit dem 4,5-mm-Gewindeschneider in der 4,5-mm-Hülse ein Gewinde vorgeschnitten.
- Die 4,5-mm-Kortikalisschraube wird eingedreht, bis der Schraubenkopf die Platte berührt.
- Nachdem die Platte zum anderen Fragment hin gezogen wurde, wird nun das zweite Schraubenloch durch das frakturnächste Plattenloch an diesem Fragment gebohrt, ebenfalls in exzentrischer Position. Die Reposition muß hierbei erhalten bleiben (Abb. 1).
- Messen der Schraubenlänge.
- Gewindeschneiden für eine 4,5-mm-Kortikalisschraube.
- Eindrehen der zweiten Kortikalisschraube (Abb. 2).
- Festes Anziehen der ersten Schraube, hierdurch wird ein gewisses Ausmaß an axialer Kompression erreicht (Abb. 3).
- Einbringen der übrigen Schrauben abwechselnd auf beiden Seiten: 3,2-mm-Bohren, Längenmessung, 4,5-mm-Gewindeschneiden, Eindrehen (Abb. 4).

Beachte: Der Plattenspanner kann auch mit Halbrohrplatten eingesetzt werden. Die Technik entspricht der Anwendung für 4,5-mm-DCP (Abb. 5).

6.5.3.4 Anwendung der 4,5-mm-Rekonstruktionsplatten

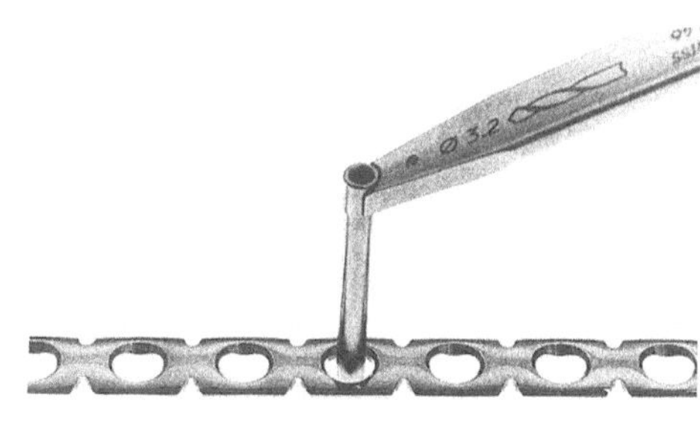

4,5-mm-Rekonstruktionsplatte als Kompressionsplatte

Die 4,5-mm-Rekonstruktionsplatte wird vorwiegend für die Osteosynthese von Beckenfrakturen bei großen Personen verwendet.
Mit Hilfe der ovalen Plattenlöcher kann axiale Kompression ausgeübt werden, indem die Schrauben auf jeder Seite der Fraktur exzentrisch eingesetzt werden. Je nach vorhandener Knochenqualität benutzt man 4,5-mm-Kortikalisschrauben oder 6,5-mm-Spongiosaschrauben mit vollem Gewinde.
Die Platte sollte sorgfältig mit den speziellen Schränkeisen der Knochenform angepaßt werden, andernfalls können die Plattenlöcher verzogen werden und die Schrauben nicht durchpassen. Biegewinkel von mehr als 15° an irgendeiner Stelle müssen vermieden werden (s. Abschn. 6.10.1).

Schrittweises Vorgehen:
- Die Fraktur wird reponiert und die Platte sorgfältig zurechtgebogen und mit Repositionszangen am Knochen befestigt.
- Das erste Schraubenloch wird in das frakturnächste Plattenloch mit dem 3,2-mm-Bohrer und der 3,2-mm-Bohrbüchse gebohrt.
- Messen der Länge.

- Gewindeschneiden mit dem 4,5-mm-Gewindeschneider für Kortikalisschrauben. Für eine Spongiosaschraube kann auf das Gewindeschneiden verzichtet werden.
- Eindrehen der ausgewählten Schraube.
- Das zweite Schraubenloch wird auf dieselbe Weise auf der anderen Seite der Fraktur gebohrt, wobei das Bohrloch aber exzentrisch eingebracht wird.
- Längenmessung und Gewindeschneiden.
- Durch das Festziehen der Schraube entsteht ein gewisses Ausmaß an axialer Kompression im Bereich der Frakturfläche.
- Die übrigen Schrauben werden abwechselnd auf beiden Seiten eingebracht.

6.5.3.5 Anwendung von T- und L-Platten

Anwendung von T- und L-Platten als Abstützplatten

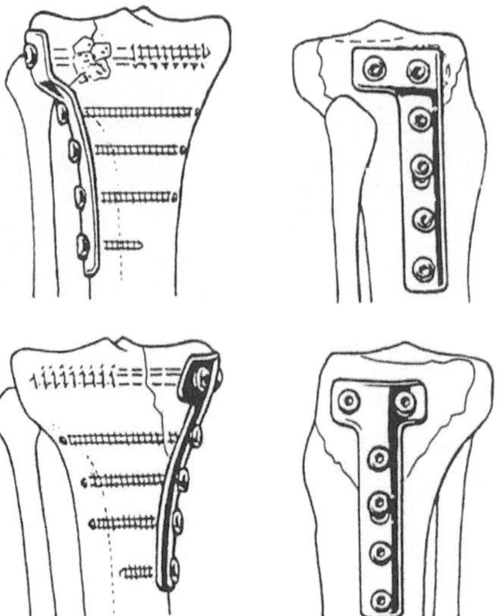

T- und L-Abstützplatten sind entsprechend der Innen- und Außenseite der proximalen Tibia vorgeformt. Dennoch kann es erforderlich sein, daß die Platten vor ihrer Befestigung exakt der Knochenform angepaßt werden müssen.

Schrittweises Vorgehen:
- Reposition der Fraktur und sorgfältiges Anmodellieren der Platte.
- Vorläufige Befestigung der Platte durch das längliche Plattenloch: 3,2-mm-Bohren mit der 3,2-mm-Bohrbüchse, Längenmessung und Gewindeschneiden für die 4,5-mm-Kortikalisschraube. Diese wird locker eingedreht.
- Nachdem die Platte in ihre endgültige Position gebracht worden ist, wird das nächste Loch mit dem 3,2-mm-Bohrer und passender Bohrbüchse gebohrt.
- Messen der Länge.
- Vorschneiden eines Gewindes mit dem 4,5-mm-Gewindeschneider in der entsprechenden Gewebeschutzhülse.
- Eindrehen der 4,5-mm-Kortikalisschraube.
- Die übrigen Schrauben werden in derselben Technik eingebracht.
- Die Schraube im länglichen Plattenloch wird jetzt fest angezogen.
- Im Tibiakopf werden mit dem 3,2-mm-Bohrer in der 3,2-mm-Bohrbüchse die Löcher für die 6,5-mm-Spongiosaschrauben gebohrt. Falls diese Schrauben die Fraktur kreuzen und keine Trümmerzone vorliegt, sollten sie als Zugschrauben eingesetzt werden. Hierbei darf das Gewinde nur im Gegenfragment fassen, so daß eine passende Gewindelänge ausgewählt werden muß. Je nach Fraktur können diese Schrauben auch zuerst eingebracht werden.
- Längenmessung.
- Mit dem 6,5-mm-Gewindeschneider in der passenden Schutzhülse wird nur in die plattennahe Kortikalis ein Gewinde geschnitten.
- Eindrehen der 6,5-mm-Spongiosaschraube.

– Das zweite Loch im Tibiakopf wird in gleicher Weise mit einer Spongiosaschraube besetzt.

Beachte: Diese Platten werden manchmal am proximalen Oberarm verwendet, wo sie zusammen mit dem Plattenspanner eingesetzt werden können, um interfragmentäre Kompression zu erzielen.

6.5.3.6 Anwendung der lateralen Tibiakopfabstützplatte

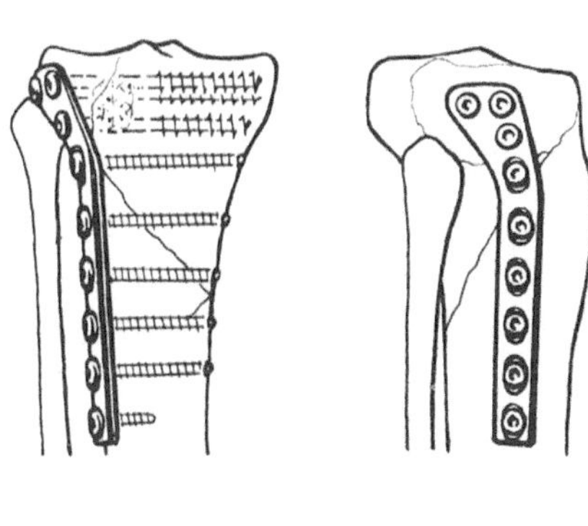

Die laterale Tibiakopfabstützplatte wird alternativ zu der T- oder L-Abstützplatte bei der Osteosynthese von Tibiakopffrakturen eingesetzt und an der Außenseite der proximalen Tibia angebracht. Der Schaftbereich der Platte hat DCP-Löcher und ist dicker als die T- und L-Abstützplatten. Deshalb wird die Platte vorwiegend dann eingesetzt, wenn der Frakturbereich sich nach distal bis in den Schaftbereich erstreckt. Die Anwendungstechnik entspricht dem oben beschriebenen Vorgehen für T- und L-Abstützplatten, außer daß die Platte kein ovales Loch für die vorläufige Positionierung hat. Deshalb muß ihre Lage genau kontrolliert werden, bevor das erste Schraubenloch zur Plattenbefestigung gebohrt wird.

6.5.3.7 Anwendung der Kondylenabstützplatte

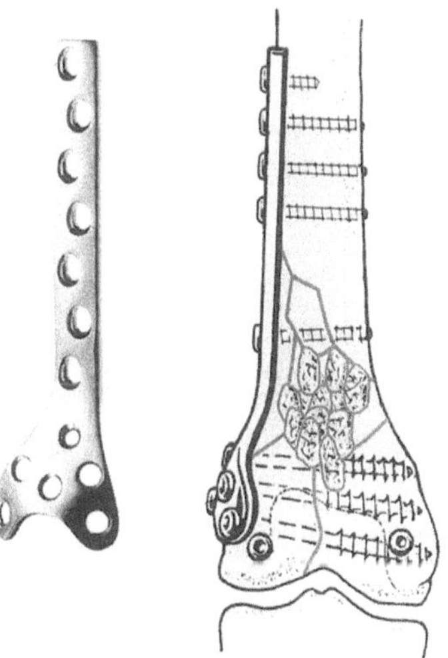

In der Regel wird die Kondylenabstützplatte bei komplizierten distalen Oberschenkelfrakturen von sehr erfahrenen Operateuren eingesetzt. Es gibt kein standardisiertes schrittweises Vorgehen. Der Operateur wird seine Operationstaktik an jedem einzelnen Frakturproblem anhand einer sorgfältig vorbereiteten präoperativen Planung ausrichten.

6.5.4 Plattenlänge und Anzahl der Schrauben

Um ein mechanisches Versagen einer Plattenosteosynthese zu verhindern, ist eine bestimmte Anzahl an Schrauben erforderlich. Diese unterscheidet sich von Knochen zu Knochen und hängt in gewissem Maße von der Größe und dem Gewicht des Patienten ab. Jedoch muß bei allen Arten der Plattenosteosynthese das Gesetz der Verhältnismäßigkeit beachtet werden. Eine ungefähr gleich große Anzahl an Kortikales sollte in beiden Hauptfragmenten sicher gefaßt sein. Nur die notwendige Anzahl an Schrauben sollte benutzt werden, da jede Schraube die Knochenvitalität schädigt und auch nicht jedes Schraubenloch besetzt sein muß. Schrauben sollten nicht in die Frakturlinie oder in ein sehr kleines Fragment gesetzt werden, da dies sonst zu einer Schädigung des Fragments, verzögerter Kallusbildung und zum Mißerfolg führen kann.

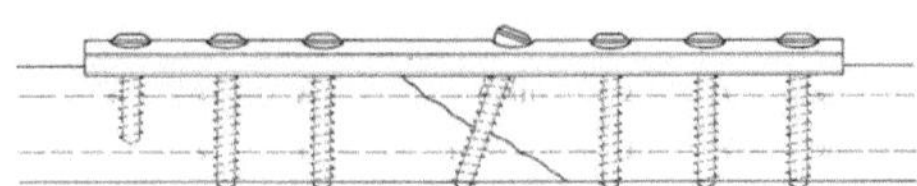

Als eine allgemeine Regel sollte die nachfolgende Anzahl an Kortikales in den verschiedenen Knochen gefaßt werden:

– Unterarm:	5–6 Kortikales	mindestens 6-Loch-Platte
– Oberarm:	7–8 Kortikales	mindestens 8-Loch-Platte
– Tibia:	6–7 Kortikales	mindestens 7-Loch-Platte
– Femur:	7–8 Kortikales	mindestens 8-Loch-Platte
– Klavikula:	5–6 Kortikales	mindestens 6-Loch-Platte

Kürzere Platten sollten nur in Ausnahmefällen verwendet werden. Längere Platten können erforderlich sein, um eine ausreichende Anzahl an Kortikales sicher zu fassen.

6.5.5 Das Anpassen von Platten

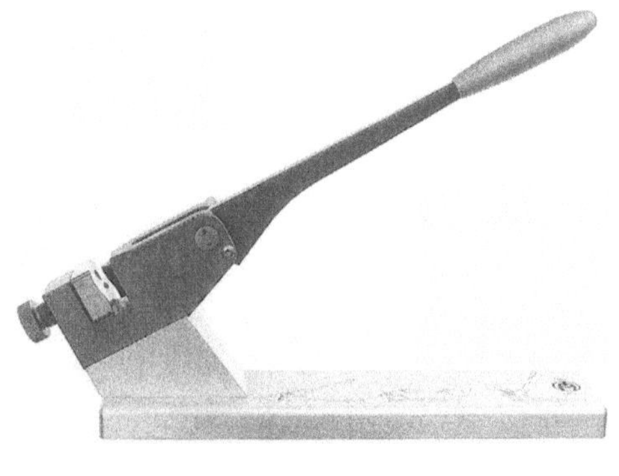

Bevor eine gerade Platte angebracht werden kann, muß sie der Knochenform genau angepaßt werden. Andernfalls können ungünstige Kräfte beim Festziehen der Schrauben auftreten und zu einem Repositionsverlust und einer möglichen Lockerung führen. Ein „Überbiegen" der Platte ist notwendig, wenn sie zur Kompression eingesetzt werden soll. Andernfalls kommt es im Bereich der Gegenkortikalis zu einer leichten Öffnung des Frakturspalts durch die Kompression (s. Abschn. 4.3).
Auch die Spezialplatten, ebenso wie die Winkelplatten, müssen möglicherweise zurechtgebogen werden. Die Platten werden entweder mit der Biegepresse oder der Biegezange gebogen und in ihrer Längsachse mit Schränkeisen verwunden.
Zuerst werden Biegeschablonen aus Aluminium in der entsprechenden Größe an den Knochen angedrückt. Sie dienen dann als Modell für die Plattenanpassung.
Ein Vor- und Zurückbiegen schwächt die Platte und sollte vermieden werden.
Die Platte sollte zwischen den Löchern gebogen werden. Sie muß korrekt in die Biegeinstrumente eingesetzt werden, um scharfe Einkerbungen zu vermeiden.

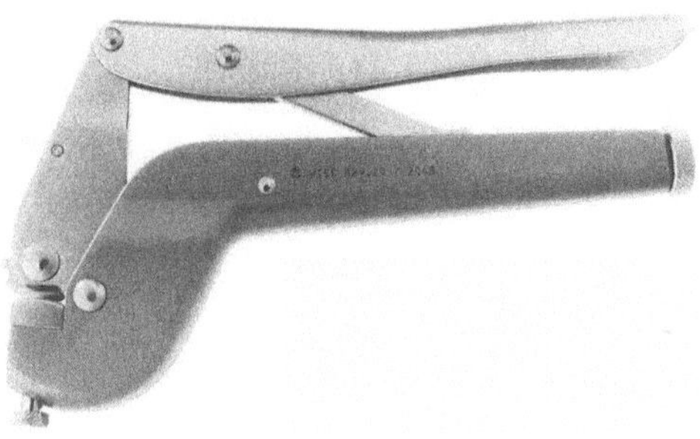

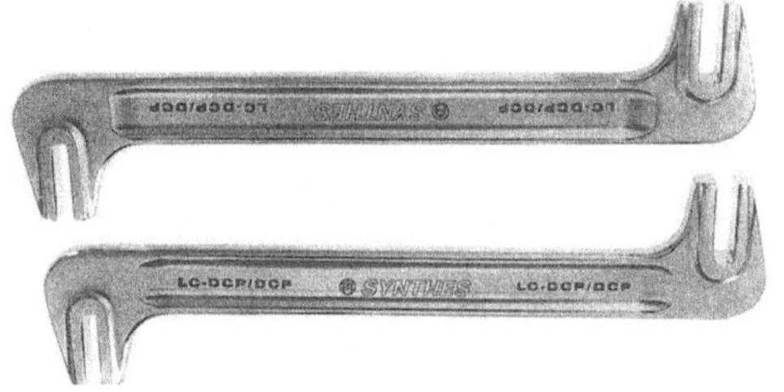

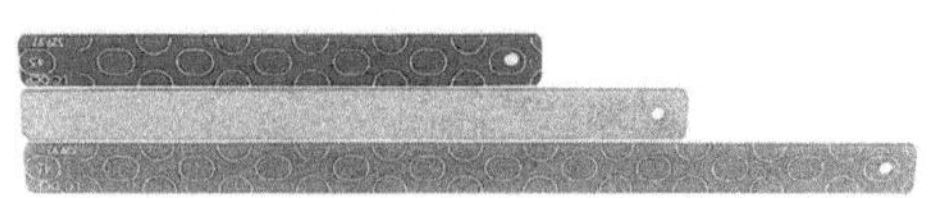

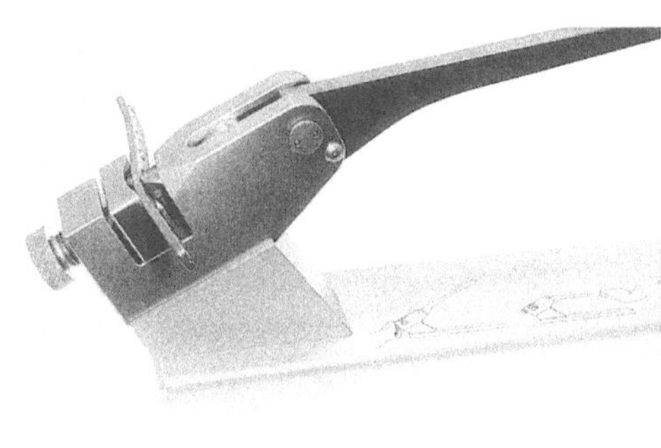

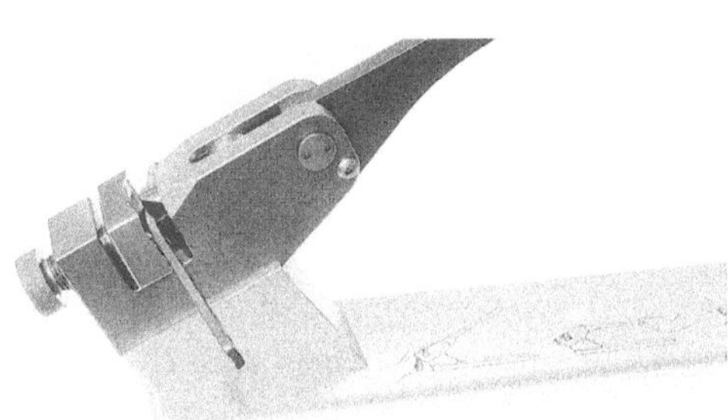

Biegepresse

Schrittweises Vorgehen:

- Der Handgriff wird in die Neutralstellung gebracht und die Backen auf die Plattendicke eingestellt.
- Für konkaves Biegen wird die Platte vorne plaziert, für konvexes Biegen hinten. Der geriffelte Knopf wird gedreht, bis die Platte fest zwischen Amboß und oberer Backe gehalten wird.
- Ohne großen Kraftaufwand wird die Platte zwischen den Löchern in kleinen Schritten gebogen, bis die gewünschte Form erreicht ist.
- Während die Platte in der Presse festgehalten wird, kann sie mit einem Schränkeisen verwunden werden. Die Biegung der Platte muß danach überprüft werden. Möglicherweise ist noch weiteres Anpassen erforderlich.

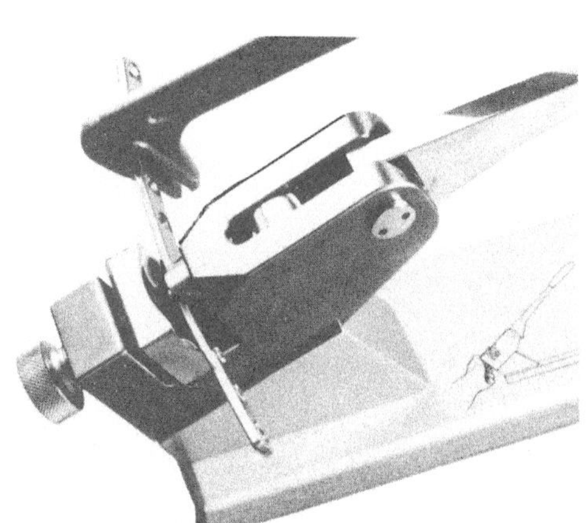

Biegezange

Schrittweises Vorgehen:

- Durch Drehen des Knopfes am Ende des Handgriffs wird die Zange auf die Plattendicke und den Griff des Operateurs eingestellt.
- Die Platte wird zwischen den Löchern in kleinen Schritten verformt.
- Wenn man die Platte schräg zwischen die Backen einspannt, kann sie auch geschränkt werden.

6.5.6 AO-Instrumente für die Anwendung großer Platten

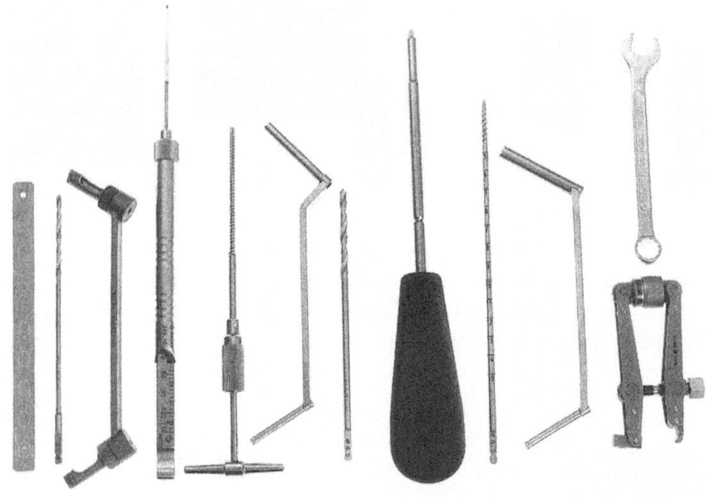

Instrumente für die Anwendung der 4,5-mm-DCP, Kondylenabstützplatten und lateralen Tibiakopfabstützplatten

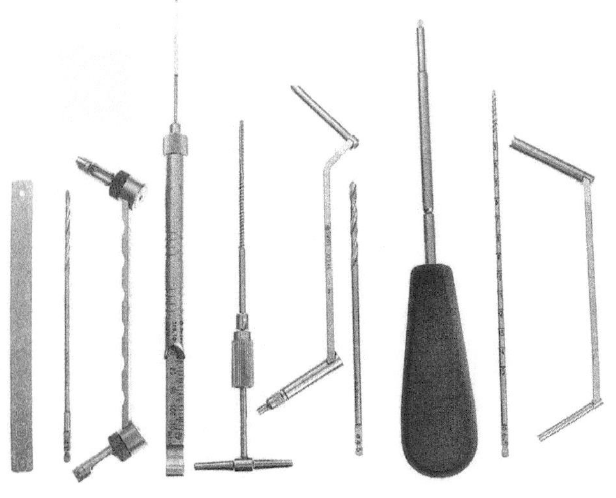

Instrumente für die Anwendung der 4,5-mm-LC-DCP

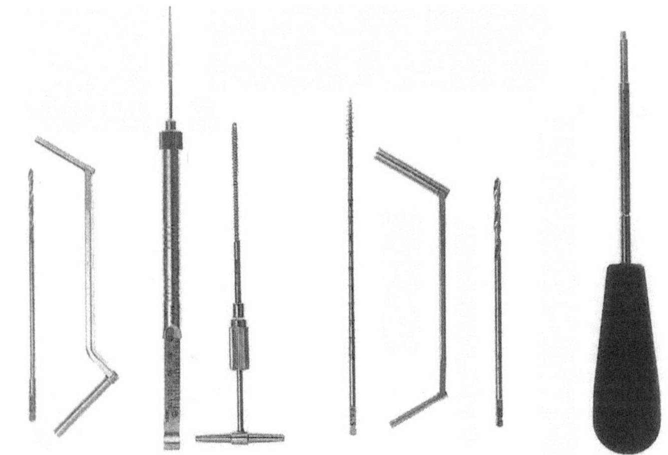

Instrumente für die Anwendung der T-Platten, T- und L-Abstützplatten, Halbrohrplatten, Löffelplatten und 4,5-mm-Rekonstruktionsplatten

6.6 Das System der durchbohrten Schrauben

Wenn man eine Fraktur im Bereich der Metaphyse oder Epiphyse reponiert und mit einem Kirschner-Draht vorläufig fixiert hat, zeigt sich häufig, daß die Lage des Drahtes auch ideal für die Schraube wäre. Aus diesem Grund wurden durchbohrte Schrauben in 3 verschiedenen Größen entwickelt, die das Einschrauben über Führungsdrähte ermöglichen.

Die durchbohrte 7,0-mm-Schraube wird für metaphysäre/epiphysäre Frakturen großer Röhrenknochen wie Femur oder proximale Tibia und für das gesamte Becken verwendet. Die durchbohrte 4,5-mm-Schraube findet ihre Anwendung in mittelgroßen Knochen, wie z. B. distaler Humerus, Patella, distale Tibia, Kalkaneus usw. Die durchbohrte 3,5-mm-Schraube wird bei der Fixation kleiner Fragmente am Handgelenk, an der Hand und am Fuß eingesetzt.

Durchbohrte Schrauben sind derzeit nur in rostfreiem Stahl erhältlich. Wegen der Durchbohrung sind weder die Instrumente noch die Implantate so stabil wie ihre nichtdurchbohrten Gegenstücke und sollten deshalb mit Sorgfalt eingesetzt werden.

Das Färbungsverfahren für einige der Führungsdrähte ähnelt dem für eloxierte Titanimplantate. Die Drähte werden in eine besonders zusammengesetzte elektrochemische Lösung getaucht, wodurch die Dicke der schützenden Oberflächenoxidationsschicht zunimmt. Die hierbei entstehende spezifische Farbe hängt von der Dicke dieser Schicht ab, die ihrerseits durch den Eloxierungsprozeß kontrolliert wird. Durch die Brechung sichtbaren Lichts innerhalb der Oxidationsschicht entsteht eine deutliche Färbung. Farbstoffe oder Zusätze sind in der Oberflächenbeschichtung nicht enthalten. Tierversuche haben gezeigt, daß im Vergleich zu nicht eloxierten Teilen aus rostfreiem Stahl keine vermehrten Gewebereizungen vorkommen.

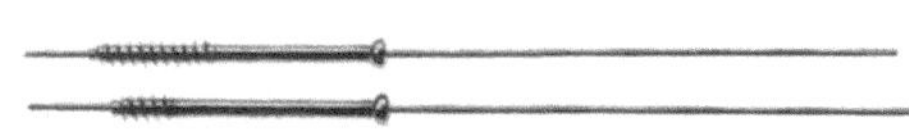

6.6.1 Durchbohrte 7,0-mm-Schrauben

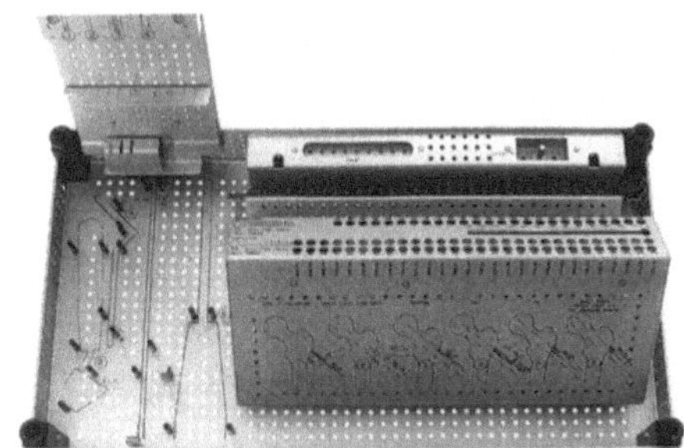

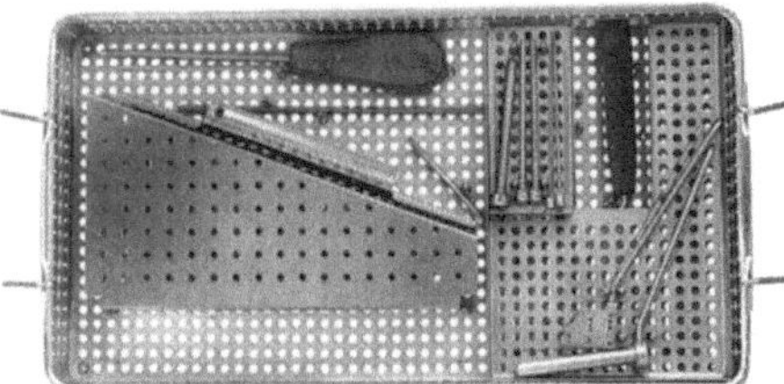

Die vorwiegenden Indikationen für durchbohrte 7,0-mm-Schrauben sind Frakturen mit großen metaphysären oder epiphysären Fragmenten, wie z. B.:

- Intrakapsuläre Frakturen der Hüfte
- Tibiakopffrakturen
- Interkondyläre Frakturen des distalen Femurs
- Schenkelhalsfrakturen bei Kindern
- Abgerutschte Epiphysenlösungen des Femurkopfes
- Arthrodesen am Sprunggelenk
- Zerreißungen des Sakroiliakalgelenks

Die Schrauben werden als Zugschrauben angewendet und können perkutan oder über einen üblichen chirurgischen Zugang eingebracht werden.

Die durchbohrten 7,0-mm-Schrauben in verschiedenen Längen sowie die Instrumente für ihre Anwendung sind entweder in einem Graphic Case oder in einer Siebschale erhältlich.

6.6.1.1 Instrumente

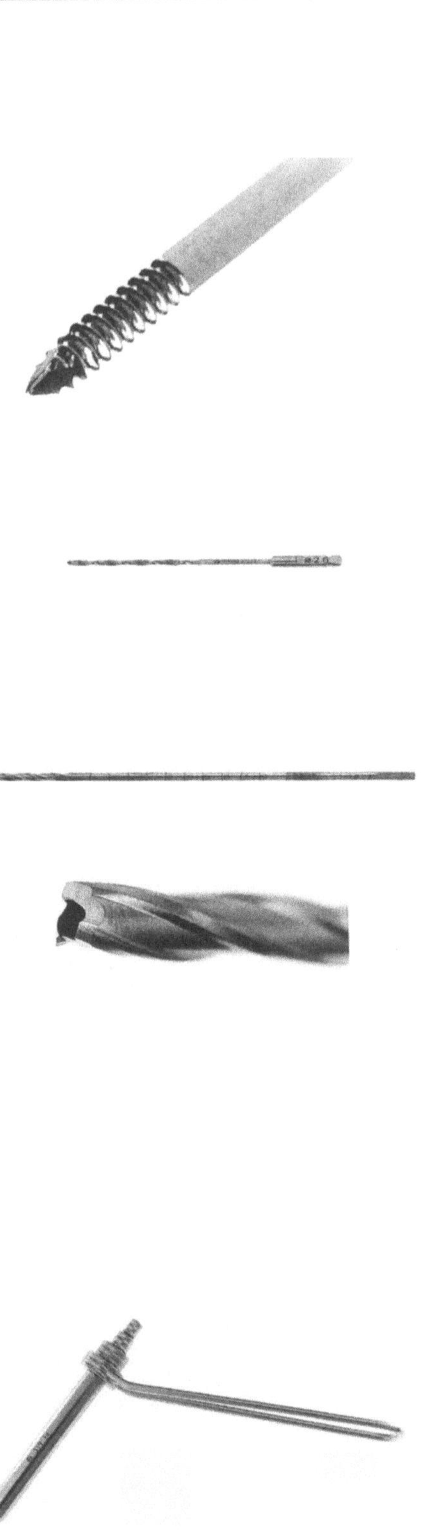

Führungsdraht mit Gewindespitze, Durchmesser 2,0 mm, 230 mm

Der Führungsdraht hat eine selbstschneidende Gewindespitze, die das Eindrehen erleichtert. Der Draht wird nach der Reposition an der Stelle eingebohrt, wo die Schraube plaziert werden soll. Die Verwendung einer Bohrbüchse verhindert, daß der Draht an der Knochenoberfläche entlangrutschen kann. Die 8 mm lange Gewindespitze sollte gut im subchondralen Knochen zu liegen kommen, damit die Schraubenlänge mit dem Meßstab korrekt gemessen werden kann. Die richtige Lage wird mit dem Bildverstärker kontrolliert.
Zur leichteren Erkennung sind einige der Drähte blau gefärbt. Der Führungsdraht muß vor dem Einbohren auf Beschädigungen und Knicke untersucht werden, andernfalls kann er vom Bohrer gefaßt und vorwärts geschoben werden, und so Schäden verursachen.

Spiralbohrer, Durchmesser 2,0 mm

Mit diesem Bohrer der Länge 100 mm/75 mm wird in harter Kortikalis ein Loch vorgebohrt, bevor der Führungsdraht mit Gewindespitze oder ein Kirschner-Draht für die Reposition eingebracht wird.

Durchbohrter Spiralbohrer, Durchmesser 4,5 mm, mit 3 Lippen

Dieser dreilippige Spiralbohrer mit einer Länge von 230 mm/ 210 mm hat eine Durchbohrung von 2,1 mm Durchmesser und paßt so über den 2,0 mm dicken Führungsdraht mit Gewindespitze. Die 3 scharfen Kanten erleichtern das Anbohren im spitzen Winkel zur Knochenoberfläche und verhindern ein Abrutschen. Der Bohrer hat eine Kalibrierung, mit der die gebohrte Tiefe direkt abgelesen werden kann, außer wenn das perkutane Bohrbüchsensystem verwendet wird. Der Bohrer hat ein dreieckiges Ende für das Schlüsselbohrfutter. Durch die zentrale Bohrung ist der Spiralbohrer schwächer als ein solider Bohrer, deshalb müssen während des Bohrvorgangs Biegekräfte oder übermäßige axiale Kräfte vermieden werden, damit der Bohrer nicht abbricht. Er sollte immer mit einer Bohrbüchse desselben Durchmessers benutzt werden.

Perkutanes Bohrbüchsensystem

- Die *Gewebeschutzhülse*, 11,0 mm/8,0 mm (Außen-/Innendurchmesser) ist 88 mm lang und hat einen Griff. Sie ist der äußerste Teil des perkutanen Bohrbüchsensystems. Alle Schritte können durch diese Hülse durchgeführt werden, einschließlich Längenmessung, Gewindeschneiden und Eindrehen der Schrauben.

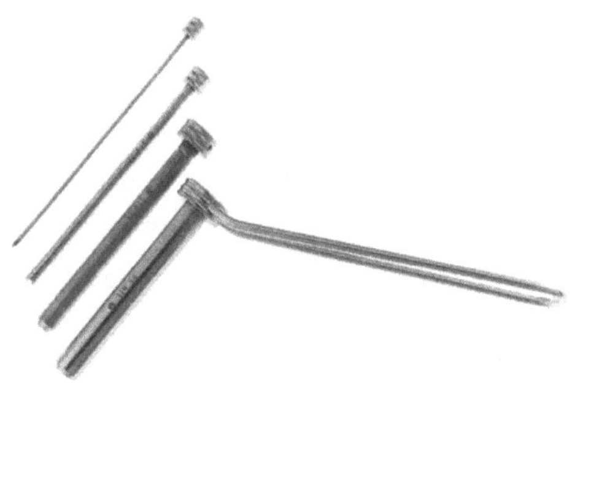

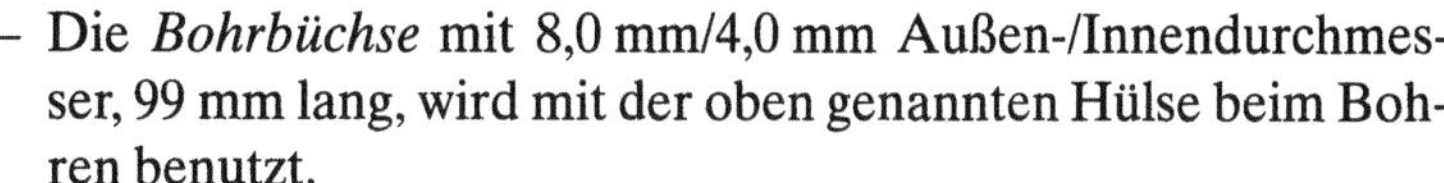

- Die *Bohrbüchse* mit 8,0 mm/4,0 mm Außen-/Innendurchmesser, 99 mm lang, wird mit der oben genannten Hülse beim Bohren benutzt.
- Die *Bohrbüchse* mit 4,5 mm/2,0 mm Durchmesser, 108 mm lang, wird in die beiden oben beschriebenen Instrumente eingesetzt, um das Risiko einer Abweichung beim Einbringen des 2,0-mm-Führungsdrahtes mit Gewindespitze zu verringern.
- Der *Trokar* mit 2,0 mm Durchmesser ist der innerste Teil des perkutanen Bohrbüchsensystems. Er erleichtert die Passage des Büchsensystems durch die Weichteile bis zum Knochen.

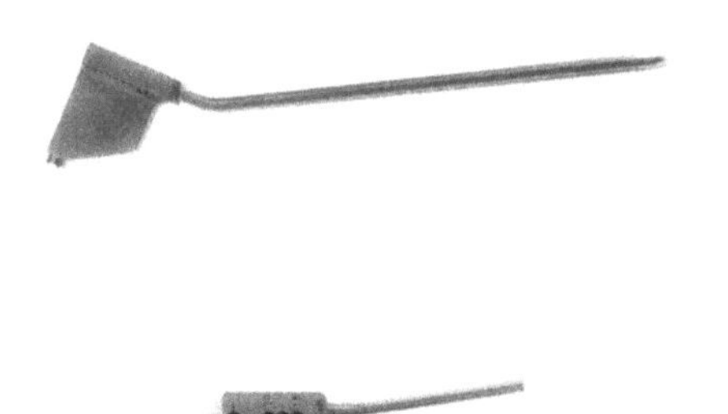

Mehrfachbohrlehre, Durchmesser 4,5 mm

Mit dieser Bohrlehre können zusätzliche parallele Führungsdrähte mit Gewindespitze für parallele Schrauben auf perkutane oder offene Weise plaziert werden, und zwar im Abstand von 10, 14 oder 18 mm. Falls die Schrauben mit Unterlagscheiben verwendet werden sollen, müssen die mit 14 oder 18 mm markierten Löcher benutzt werden, damit es genügend Platz für die Unterlagscheiben gibt.

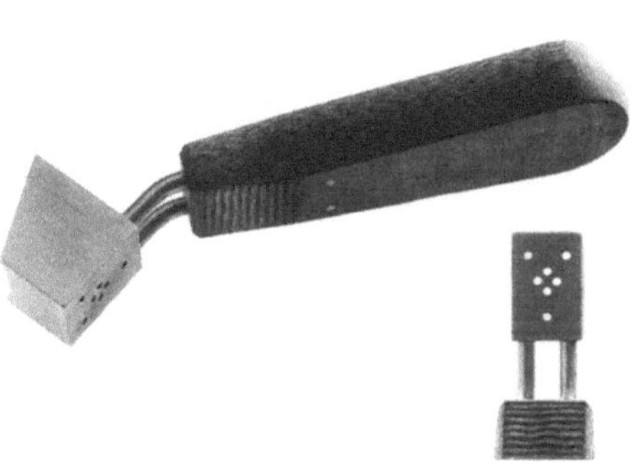

Parallelzielgerät für 2,0-mm-Führungsdraht

Mit dem Zielgerät kann man Führungsdrähte mit Gewindespitze parallel zueinander in einem Winkel von 130° bei der offenen Versorgung von Schenkelhalsfrakturen so einsetzen, daß mehrere Schrauben exakt plaziert werden können. Die zentralen Löcher werden für die vorläufige Fixation benutzt, die Führungsdrähte mit Gewindespitze für die durchbohrten Schrauben werden durch die äußeren Löcher eingebracht. Der Kopf des Instruments hat Krallen für einen sicheren Halt an der Knochenoberfläche beim Gebrauch.

Doppelbohrbüchse, 4,5 mm/3,2 mm

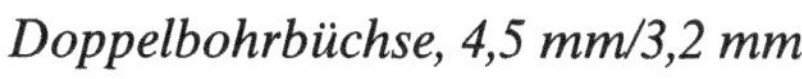

Diese Bohrbüchse wird mit dem durchbohrten Bohrer verwendet.

Meßstab für durchbohrte 7,0-mm-Schrauben

Mit dem Meßstab kann die Schraubenlänge bestimmt werden, indem man ihn über den Führungsdraht schiebt. Die gemessene Länge ist 8 mm kürzer (Länge der Gewindespitze) als die Gesamtlänge des Führungsdrahts im Knochen. Hierdurch wird verhindert, daß die Schraube die Gegenkortikalis durchbohrt, gleichzeitig bleibt der Gewindeteil des Führungsdrahtes beim Bohren, Gewindeschneiden und Eindrehen der Schraube verankert, solange die gemessene Länge nicht überschritten wird. Der früher benutzte bleistiftähnliche Meßstab ist durch dieses Instrument ersetzt worden, das auch bei perkutaner Vorgehensweise durch die 11-mm/8-mm-Gewebeschutzhülse hindurch eingesetzt werden kann. Einige Meßstäbe werden aus eloxiertem Aluminium hergestellt und blau gefärbt. Die Reinigung des Meßstabs muß sorgfältig erfolgen (s. Abschn. 6.22.4.2).

Durchbohrter Gewindeschneider für durchbohrte 7,0-mm-Schrauben

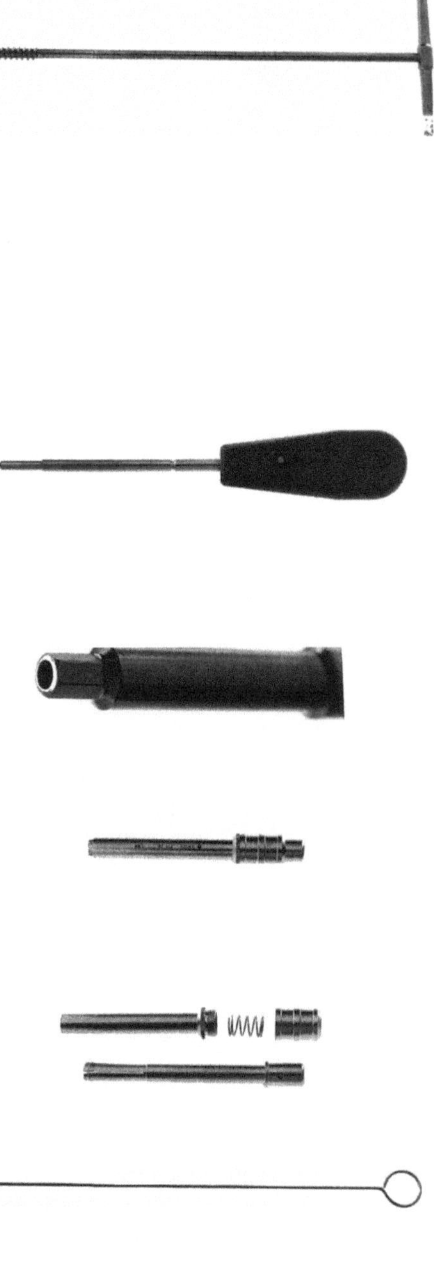

Mit dem durchbohrten Gewindeschneider wird ein Gewinde in die nahe Kortikalis (bzw. bei hartem Knochen auf ganzer Länge des gewindefreien Teils des Führungsdrahtes) vor dem Eindrehen der Schraube geschnitten. Die Eichung hilft dabei, die Tiefe des Gewindeschneiders festzulegen. Für den Schutz der Weichteile kann die perkutane Gewebeschutzhülse oder die Schutzhülse für den 6,5-mm-Gewindeschneider verwendet werden.
Beachte: Das Instrument ist so geeicht, daß die Ablesung an der Knochenoberfläche und *nicht* am äußeren Ende der Schutzhülse erfolgen muß.

Großer durchbohrter Sechskantschraubenzieher

Dieser Schraubenzieher mit einer Breite des Sechskantinbus von 3,5 mm wird zum Eindrehen von durchbohrten 7,0-mm-Schrauben über den Führungsdraht verwendet. Wegen seiner zentralen Bohrung sollte keine übermäßige Kraft bei seinem Einsatz ausgeübt werden, da er weniger steif ist als ein solider Schraubenzieher. Mit dem normalen großen Sechskantschraubenzieher sollten die Schrauben fest angezogen und auch entfernt werden. Der Schraubenzieher ist vollständig durchbohrt, sein Schaft hat eine Rille für die große Haltehülse.

Große Haltehülse

Diese selbsthaltende Schraubenhaltehülse wird mit den großen Sechskantschraubenziehern verwendet, die einen Schaft mit Rille haben. Die Haltehülse umfaßt den Schraubenkopf beim Eindrehen in unübersichtlichen Bereichen oder beim Entfernen von Schrauben mit glattem Schaft, wobei ein Zug ausgeübt werden kann. Zur Reinigung muß die Haltehülse sorgfältig zerlegt werden (s. Abschn. 6.22.4).

Reinigungsdraht, Durchmesser 2,0 mm

Der Draht wird für die Reinigung aller durchbohrten Instrumente – auch intraoperativ – benutzt, um die Ansammlung von Knochenmehl und Gewebe und die mögliche Blockierung der Instrumente um den Führungsdraht zu verhindern.

Selbsthaltende Schraubenpinzette

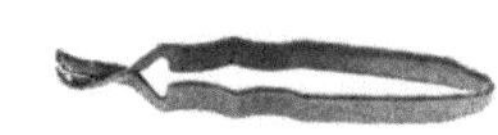

Mit dieser Schraubenpinzette werden die Schrauben aus dem Schraubenkasten entnommen.

6.6.1.2 Zusätzliche Instrumente

Reinigungsbürste, Durchmesser 2,1 mm

Die Bürste besteht aus sterilisierbarem Nylon auf einem Stahlschaft. Sie wird für die Reinigung der durchbohrten Instrumente verwendet.

6.6.1.3 Implantate

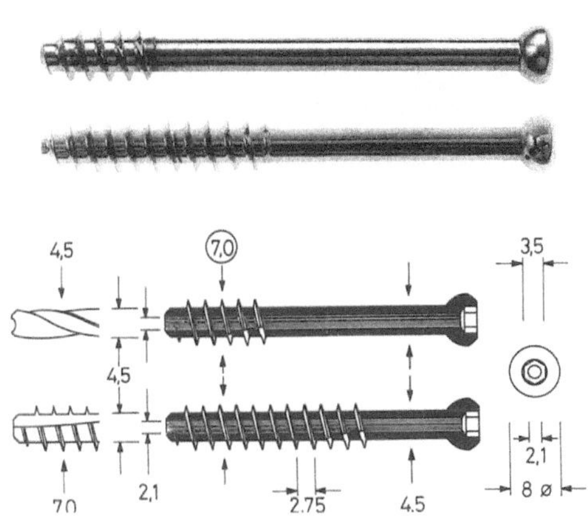

Durchbohrte 7,0-mm-Schrauben

Wichtige Abmessungen:
- Schraubenkopfdurchmesser: 8,0 mm
- Schraubenkopfhöhe: 4,5 mm
- Innensechskant: 3,5 mm
- Schaftdurchmesser: 4,5 mm
- Kerndurchmesser: 4,5 mm
- Gewindedurchmesser: 7,0 mm
- Gewindesteigung: 2,75 mm
- Durchbohrung: 2,1 mm

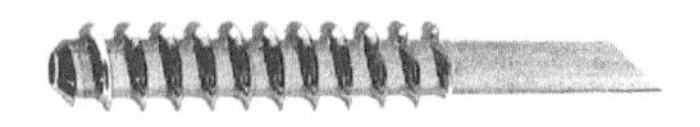

Die Schrauben sind mit einem 16 mm langen Gewinde in Längen von 30–130 mm und mit einem 32 mm langen Gewinde in Längen von 45–130 mm in Abständen von 5 mm erhältlich. Schrauben mit vollem Gewinde stehen bei Bedarf als zusätzliche Implantate zur Verfügung. Die Schraube hat auch rückwärts schneidende Rinnen für die leichtere Entfernung.

Unterlagscheibe, 13 mm

Mit dieser Unterlagscheibe soll verhindert werden, daß der Schraubenkopf in die dünne Kortikalis im Bereich der Metaphyse oder Epiphyse einsinkt. Die glatte Fläche kommt auf dem Knochen zu liegen; die Seite mit Vertiefung nimmt den Schraubenkopf auf.

6.6.1.4 Operationstechnik für durchbohrte 7,0-mm-Schrauben

Bei einer Schenkelhalsfraktur werden normalerweise 3 Schrauben eingebracht. Die Verwendung eines Bildverstärkers ist hierbei sehr zu empfehlen.

Perkutanes Einbringen von Schrauben, geschlossenes Vorgehen

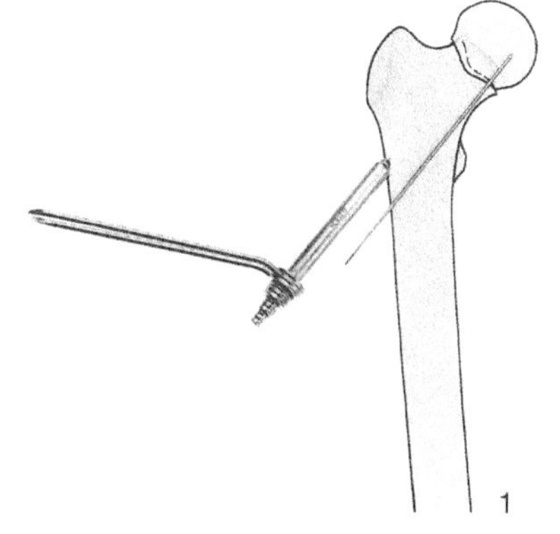

1

- Nach Reposition der Fraktur wird ein normaler, 230 mm langer Kirschner-Draht oder ein Führungsdraht mit Gewindespitze entlang der Vorderfläche des Schenkelhalses zur Festlegung der Anteversion eingebracht. Hierfür kann die Teleskopspickdrahtführung benutzt werden. Mit Hilfe des Bildverstärkers wird die korrekte Lage kontrolliert.
- Durch eine Stichinzision und stumpfes Spreizen der Weichteile wird das perkutane Bohrbüchsensystem auf die laterale Kortikalis gepreßt und parallel zum Anteversionsdraht in der Frontalebene gehalten (Abb. 1).

- Nach Entfernung des 2,0-mm-Trokars wird der 2,0-mm-Führungsdraht mit Gewindespitze bis zur erforderlichen Tiefe eingebracht. Um ein Abrutschen zu verhindern, kann die 4,5-mm-/2,0-mm-Hülse mit ihren Zähnen gegen den Knochen gedrückt werden. Die Bohrmaschine sollte mit maximaler Geschwindigkeit laufen, um eine Abweichung beim langsamen Vorwärtsbohren des Drahtes zu vermeiden (Abb. 2). Die korrekte Lage wird mit dem Bildverstärker in beiden Ebenen kontrolliert.
- Die richtige Schraubenlänge wird mit dem Meßstab für durchbohrte Schrauben durch die 11,0-mm-/8,0-mm-Gewebeschutzhülse hindurch bestimmt (Abb. 3). Die gemessene Länge ist 8 mm kürzer als die Gewindespitze, um ein Durchbohren der Gegenkortikalis zu verhindern (s. auch S. 115).
- Die 8,0-mm/4,5-mm-Bohrbüchse wird wieder eingesteckt und mit dem durchbohrten 4,5-mm-Bohrer unter Bildverstärkerkontrolle über den Führungsdraht gebohrt. Je nach Knochenqualität wird nur die nahe Kortikalis durchbohrt. In hartem Knochen wird die gesamte gewindefreie Länge des Führungsdrahtes überbohrt (Abb. 4). Der Bohrer wird langsam in gerader Richtung zurückgezogen, damit der Führungsdraht nicht mit herausgezogen wird. Der Bohrer sollte nicht rückwärts laufen, da hierdurch im Falle einer Blockierung zwischen Draht und Bohrer der Führungsdraht ausgedreht werden könnte.
- Nach Entfernung der 8,0-mm-/4,5-mm-Bohrbüchse wird durch die 11,0-mm-/8,0-mm-Gewebeschutzhülse ein Gewinde in die nahe Kortikalis geschnitten. Bei hartem Knochen wird fast für die gesamte Länge des gewindefreien Teils des Führungsdrahtes ein Gewinde vorgeschnitten (Abb. 5).
- Der große durchbohrte Sechskantschraubenzieher wird ohne Haltehülse zum Eindrehen der ausgewählten Schraube durch die 11,0-mm-/8,0-mm-Gewebeschutzhülse benutzt. Falls eine Unterlagscheibe verwendet wird, muß man die Schutzhülse entfernen, damit die Unterlagscheibe über den Führungsdraht geschoben werden kann (Abb. 6).
- Eine zweite und dritte Schraube können mit derselben Technik wie oben beschrieben eingebracht werden. Eine andere Möglichkeit besteht in der Verwendung der Mehrfachbohrlehre.

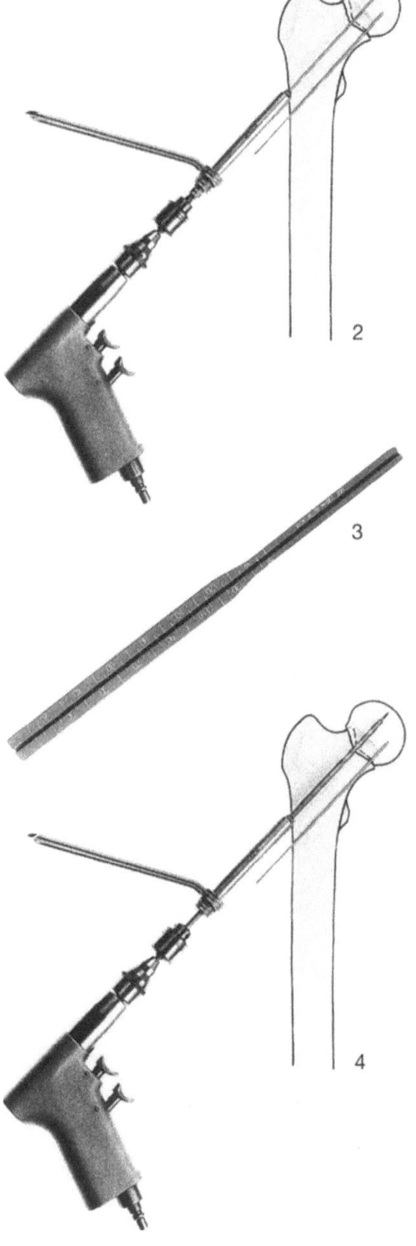

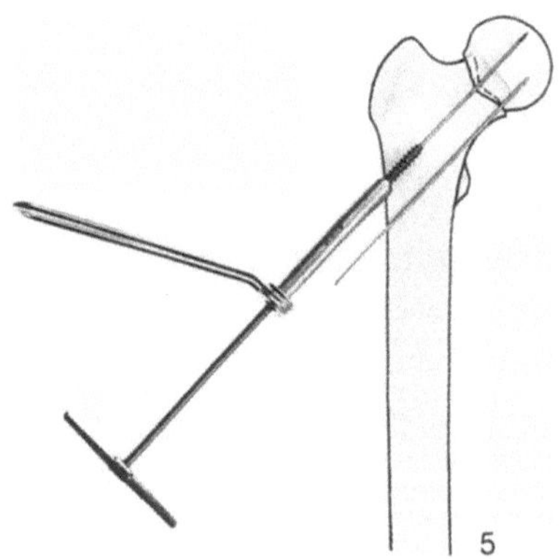

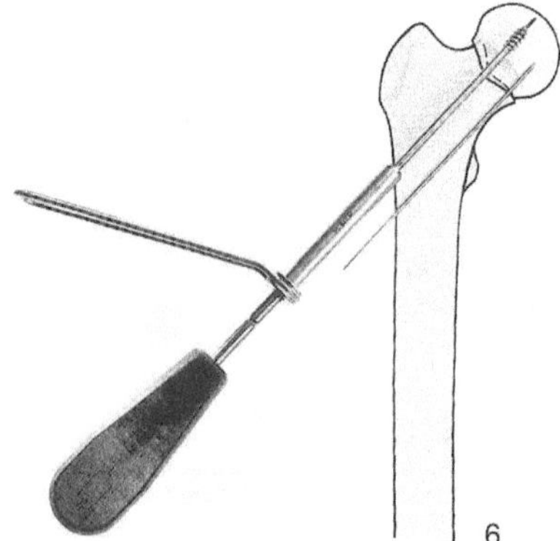

Einbringen perkutaner paralleler Führungsdrähte mit der Mehrfachbohrlehre

Bei der Planung der Lage der verschiedenen Führungsdrähte sollten die möglichen Abstände berücksichtigt werden, die die Mehrfachbohrlehre ermöglichen kann. Vom Zentrum des Hauptlochs zu den Mittelpunkten der anderen Löcher gemessen kann der Abstand 10, 14 und 18 mm betragen.

Beachte: Um die Reposition zu sichern, wird jede Schraube vollständig eingedreht, bevor man mit der nächsten beginnt.

- Nach Einbringen des ersten Führungsdrahtes, wie oben beschrieben, wird das perkutane Bohrbüchsensystem entfernt.
- Die Bohrbüchse 4,5 mm/2,0 mm wird in das äußerste 4,5-mm-Loch der Mehrfachbohrlehre gesteckt, das mit 0 markiert ist, und dann auf den ersten Führungsdraht aufgeschoben.
- Eine zweite 4,5-mm-/2,0-mm-Bohrbüchse mit 2,0-mm-Trokar wird in eines der 3 anderen Löcher in der Mehrfachbohrlehre gesteckt. Nach Stichinzision wird der Trokar gegen die nahe Kortikalis gedrückt.
- Nach Entfernung des Trokars wird ein Führungsdraht mit Gewindespitze mit der kleinen Bohrmaschine bis zur gewünschten Tiefe eingebohrt. Der erste Führungsdraht darf hierbei nicht gebogen werden, da sonst die parallele Ausrichtung der Löcher nicht mehr stimmt.
- Weitere Führungsdrähte können mit dieser Technik eingebracht werden. Jeder zuvor eingebohrte Führungsdraht kann dabei zur parallelen Plazierung des nächsten Drahtes in das äußerste Loch gesteckt werden.
- Die übrigen Schritte zum Einbringen der Schrauben werden durch die 11,0-mm-/8,0-mm-Gewebeschutzhülse hindurch, wie oben beschrieben, ausgeführt.
- Der Anteversionsdraht wird mit der kleinen Bohrmaschine entfernt (Rückwärtsgang), nachdem die korrekte Lage des Führungsdrahtes sicher festgestellt ist.

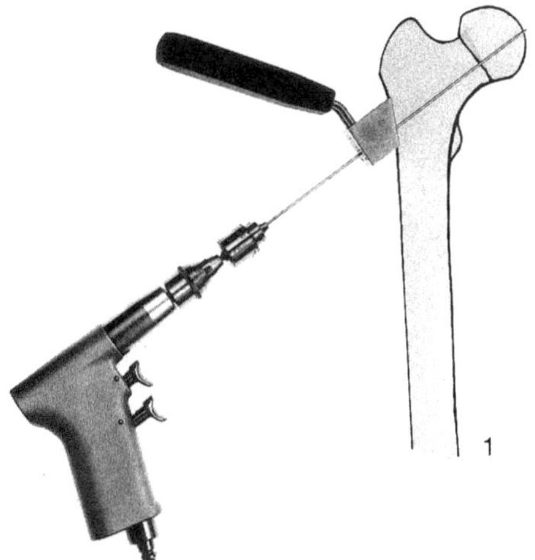

1

Einbringen von durchbohrten 7,0-mm-Schrauben mit dem Parallelzielgerät bei Schenkelhalsfrakturen, offenes Vorgehen

- Nach Reposition erfolgt die Bestimmung der Anteversion durch Plazierung eines 2,0-mm-Kirschner-Drahtes oder eines Führungsdrahtes mit Gewindespitze auf die Vorderfläche des Schenkelhalses. Die Lage wird unter Bildverstärker kontrolliert.
- Mit Hilfe des Parallelzielgerätes wird ein 2,0-mm-Führungsdraht als Positionierungsdraht in das Zentrum des Femurkopfes parallel zum Anteversionsdraht in beiden Ebenen eingebohrt. Die Bohrmaschine sollte mit maximaler Geschwindigkeit laufen, um die Abweichung so gering wie möglich zu halten (Abb. 1). Bei hartem Knochen empfiehlt es sich, ein Loch in die Kortikalis mit dem 2,0-mm-Bohrer vorzubohren.

- Der Anteversionsdraht wird mit der kleinen Bohrmaschine im Rückwärtsgang entfernt, nachdem die korrekte Lage dieses Positionierungsdrahtes kontrolliert wurde.
- Das Parallelzielgerät wird durch irgendeines seiner zentralen Löcher wieder auf den Führungsdraht aufgesteckt, bis es korrekt plaziert ist.
- Durch jedes der äußeren Löcher wird ein 2,0-mm-Führungsdraht in den subchondralen Knochen des Femurkopfes eingebohrt, wobei man mit dem obersten Loch beginnt. Ihre korrekte Lage wird unter Bildverstärker kontrolliert (Abb. 2).
- Entfernung des Parallelzielgerätes und des zentralen Positionierungsdrahtes.
- Mit dem Meßstab für durchbohrte Schrauben wird die Schraubenlänge bestimmt. Die gemessene Länge ist 8 mm kürzer als die Gesamtlänge des im Knochen steckenden Führungsdrahtes (Abb. 3).
- Der Führungsdraht wird dann mit dem durchbohrten 4,5-mm-Spiralbohrer und entsprechender Bohrbüchse bis zur gemessenen Tiefe überbohrt. Hierbei muß man langsam vorbohren und den Bohrer dem Führungsdraht folgen lassen. Die Eichung auf dem Bohrer kann zur Kontrolle der Tiefe benutzt werden (Abb. 4). Wegen seiner Durchbohrung kann der Bohrer leichter brechen als solide Bohrer. Man sollte sorgfältig darauf achten, den Bohrer nicht zu biegen oder eine zu starke axiale Kraft auszuüben. Der Rückwärtsgang *darf nicht* für die Entfernung des Bohrers benutzt werden, sondern nur der Vorwärtsgang. Andernfalls kommt es zur Ansammlung von Knochenmehl in der Durchbohrung, wodurch der Draht versehentlich entfernt werden kann, da er aus seinem Gewindesitz im Femurkopf ausgedreht wird.
- Der durchbohrte Gewindeschneider wird über den Führungsdraht geschoben und ein Gewinde in die nahe Kortikalis vorgeschnitten (Abb. 5). In hartem Knochen muß man das Gewinde fast für die gesamte gewindefreie Länge des Drahtes vorschneiden. Mit der perkutanen 11,0-mm-/8,0-mm-Gewebeschutzhülse oder der normalen 6,5-mm-Schutzhülse können die umliegenden Weichteile geschont werden.
- Mit dem großen durchbohrten Sechskantschraubenzieher wird die ausgewählte Schraube über den Führungsdraht eingedreht. Die Gewindelänge der Schraube muß so gewählt werden, daß nur das Kopffragment gefaßt wird. Eine Unterlagscheibe kann verwendet werden, damit der Schraubenkopf die Kortikalis nicht aufbricht und in den Knochen einsinkt (Abb. 6).

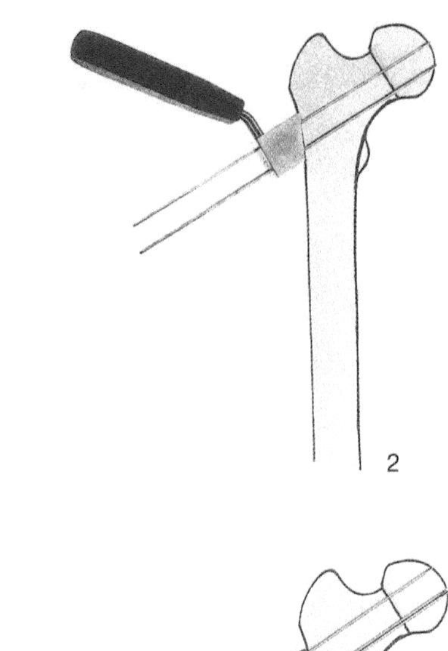
2

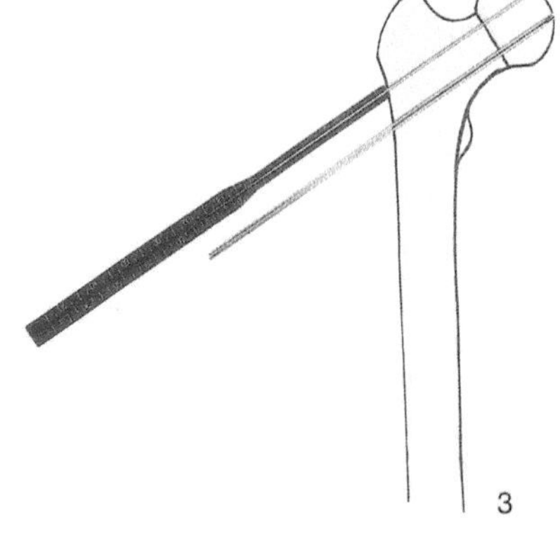
3

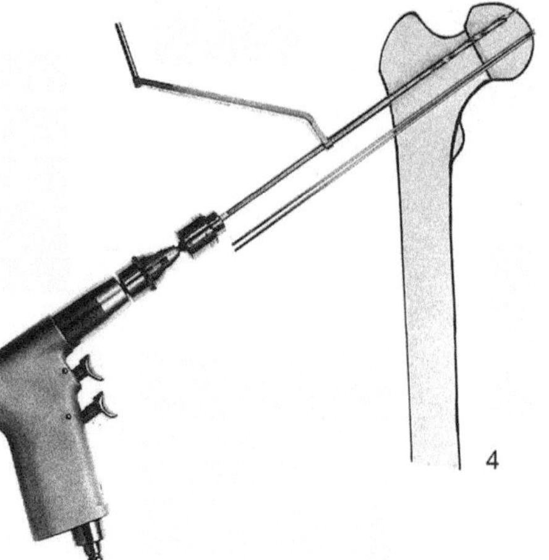
4

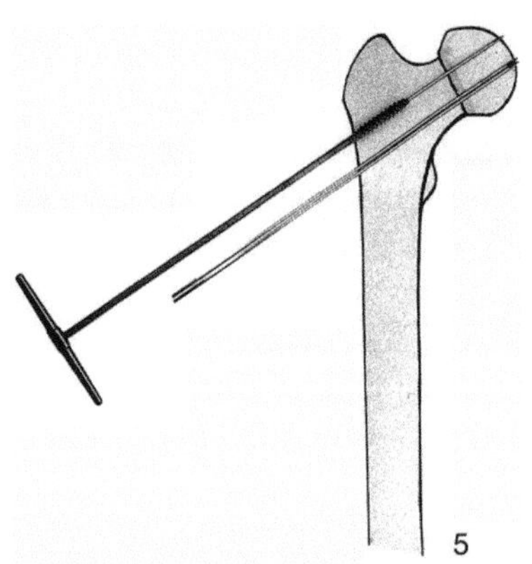
5

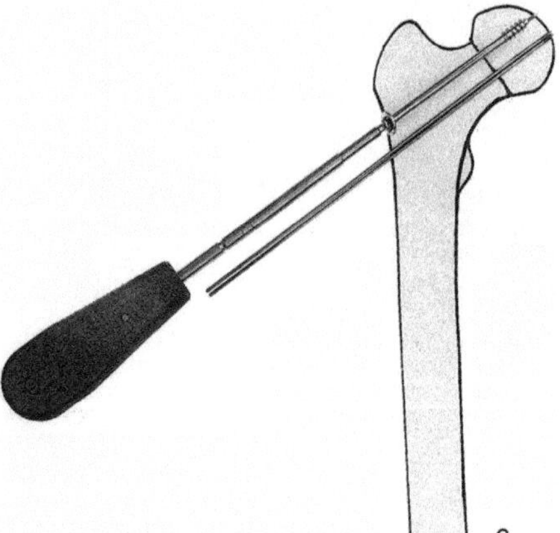
6

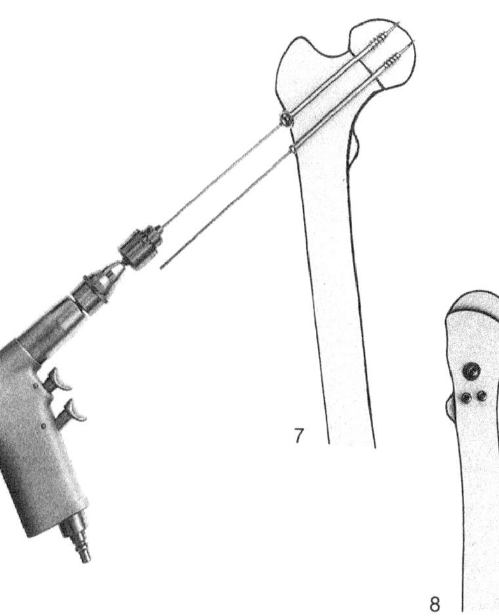

7

8

- Die korrekte Lage der Schraube wird mit einem Bildverstärker kontrolliert.
- Der Führungsdraht wird mit der kleinen Bohrmaschine im Rückwärtsgang ausgedreht und verworfen (Abb. 7).
- Die übrigen Schrauben werden mit derselben Technik eingebracht (Abb. 8).

Wiedereinsetzen eines versehentlich entfernten Führungsdrahtes

Der Bohrer wird von der kleinen Bohrmaschine getrennt und mit dem in ihm liegenden Führungsdraht in das vorgebohrte Loch gesteckt. Dann wird der Führungsdraht entweder mit einem anderen Führungsdraht oder mit dem Reinigungsdraht in seine korrekte Lage vorgeschoben.

6.6.1.5 Instrumente zum Einbringen und Entfernen von durchbohrten Schrauben

Instrumente für das perkutane Einbringen von durchbohrten 7,0-mm-Schrauben

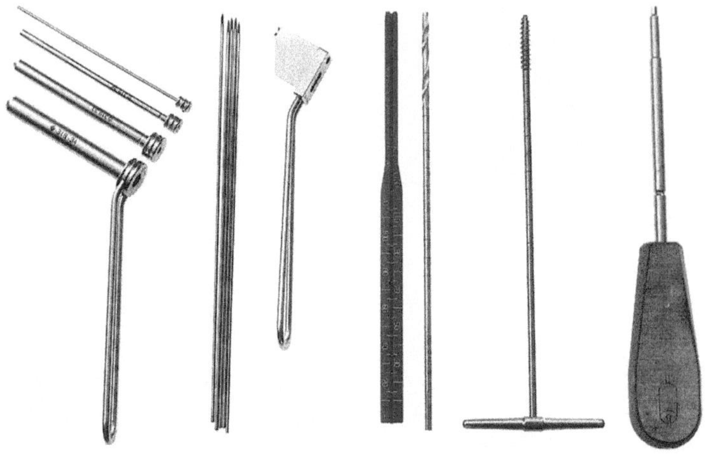

Instrumente für das Einbringen von durchbohrten 7,0-mm-Schrauben mit Hilfe des Parallelzielgerätes

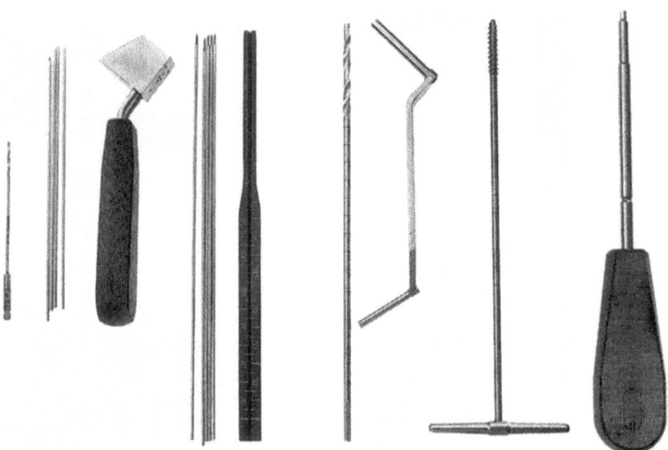

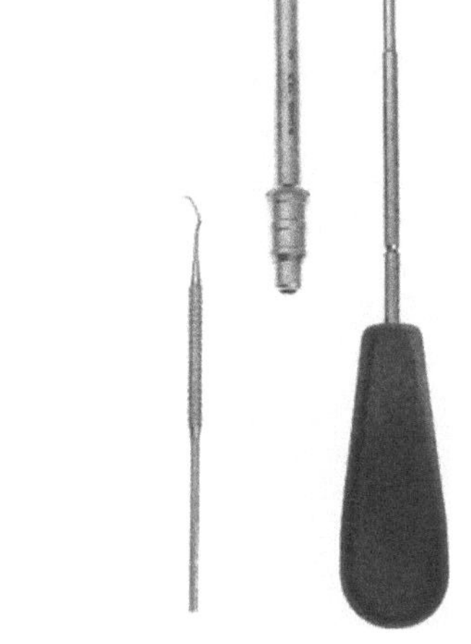

Instrumente für die Entfernung von durchbohrten 7,0-mm-Schrauben

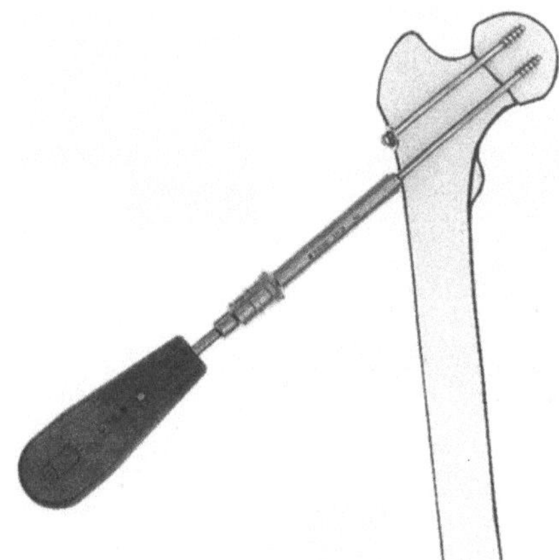

Die durchbohrten 7,0-mm-Schrauben werden mit dem normalen großen Sechskantschraubenzieher und der großen Haltehülse entfernt. Der Sechskantinbus des Schraubenkopfes muß von allem Gewebe befreit werden, bevor der Schraubenzieher eingesetzt werden kann. Die Haltehülse wird dann benutzt, wenn ein Zug ausgeübt werden muß, z. B. bei Schrauben mit einem Teilgewinde. Die rückwärts schneidenden Rinnen in dem Gewinde erleichtern die Entfernung auch in hartem Knochen.

6.6.2 Durchbohrte 4,5-mm-Schrauben

Die durchbohrte 4,5-mm-Schraube wird vorwiegend bei Frakturen der Knöchelregion, Frakturen des proximalen und distalen Humerus, Patellafrakturen sowie Talus- und Kalkaneusfrakturen eingesetzt. Sie kann auch für bestimmte Frakturen des Beckens, Azetabulums oder Tibiakopfes benutzt werden.
Die durchbohrten 4,5-mm-Schrauben und die für ihre Anwendung notwendigen Instrumente sind entweder in einem Graphic Case oder in einer Siebschale erhältlich.

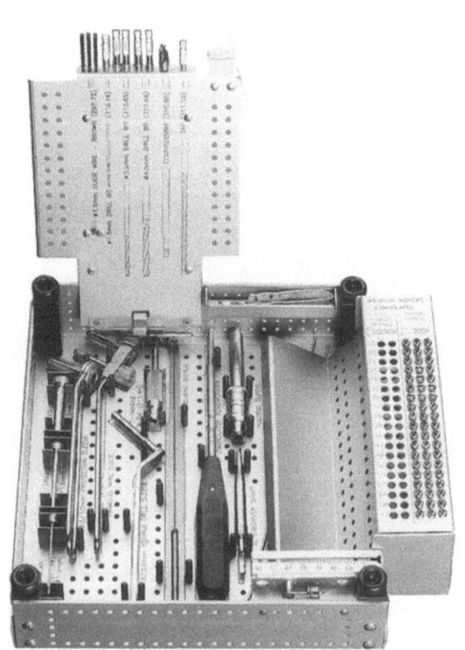

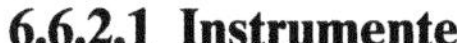

6.6.2.1 Instrumente

Führungsdraht mit Gewindespitze, Durchmesser 1,6 mm, 150 mm

Der 1,6-mm-Führungsdraht hat zur leichteren Erkennung eine braune Farbe. Seine Spitze hat scharfe Schneidekanten, die das Einbohren mit der kleinen Bohrmaschine erleichtern. Der Draht wird nach der Reposition an der gewünschten Stelle für die Schraube eingebohrt. Die 5-mm-Gewindespitze muß sicher in der Gegenkortikalis verankert sein, damit korrekt gemessen werden kann. Die richtige Lage wird mit dem Bildverstärker kontrolliert. Mit einer Bohrführung kann verhindert werden, daß der Draht auf der Knochenoberfläche abrutscht. Bei hartem jugendlichem Knochen empfiehlt es sich, mit einem 1,5-mm-Bohrer vorzubohren. Der Führungsdraht darf während seines Einsatzes nicht beschädigt werden.

Spiralbohrer, Durchmesser 1,5 mm

Der 1,5-mm-Spiralbohrer hat eine Länge von 110 mm/85 mm und wird benutzt, um ein Loch in eine harte Kortikalis vorzubohren, bevor der 1,6-mm-Führungsdraht mit Gewindespitze eingebohrt wird.

Durchbohrter Spiralbohrer, Durchmesser 3,2 mm, mit 4 Lippen

Der durchbohrte vierlippige 3,2-mm-Spiralbohrer hat eine Länge von 185 mm/155 mm und eine zentrale Durchbohrung mit 1,7 mm Durchmesser, um über den 1,6-mm-Führungsdraht zu passen. Die 4 Schneidekanten verhindern ein Abrutschen. Der Bohrer hat ein Schnellkupplungsende für die kleine Bohrmaschine. Mit ihm wird ein Loch für die durchbohrte 4,5-mm-Schraube vorgebohrt. Wegen der Durchbohrung muß der Bohrer sehr vorsichtig eingesetzt werden, damit er nicht bricht. Die Reinigung der Durchbohrung mit dem Reinigungsdraht ist unbedingt erforderlich, um eine Blockierung mit dem Draht zu verhindern.

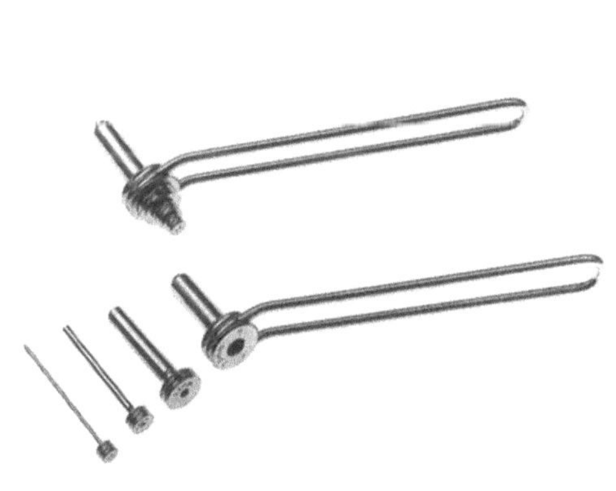

Perkutanes Bohrbüchsensystem

- Die *Gewebeschutzhülse* mit 9,7 mm/7,0 mm Außen-/Innendurchmesser ist 39 mm lang, hat einen Handgriff und wird zum Messen und Eindrehen der Schraube bei perkutaner Vorgehensweise eingesetzt. Sie wird auch als Führung für die anderen Teile des Systems benutzt. Die Hülse ermöglicht eine Arbeitstiefe von 31 mm.
- Die *Bohrbüchse* 7,0 mm/3,2 mm ist 46 mm lang und wird in die 9,7-mm-/7,0-mm-Schutzhülse als Bohrbüchse für den durchbohrten 3,2-mm-Bohrer eingesteckt.
- Die *Bohrbüchse* 3,2 mm/1,6 mm ist 52 mm lang, sie wird in die beiden oben beschriebenen Hülsen eingesetzt und dient als Führung für den Führungsdraht mit Gewindespitze, um ein Abweichen des Drahtes beim Einbohren zu vermeiden.
- Der *Trokar* mit einem Durchmesser von 1,6 mm und 59 mm Länge wird als innerster Teil des Systems verwendet, das durch die Weichteile bis auf den Knochen vorgeschoben wird.

Verstellbares Parallelzielgerät für Führungsdrähte

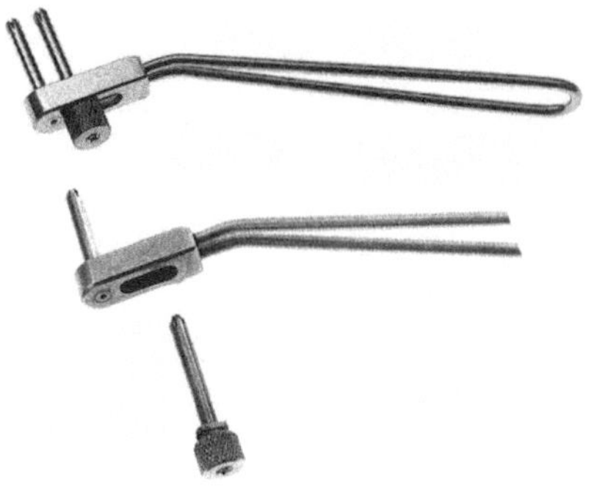

Hiermit können zusätzliche Führungsdrähte parallel zueinander plaziert werden, wenn mehrere Schrauben parallel liegen sollen. Die Hülse kann entfernt und an die gewünschte Position innerhalb des Schlitzes gebracht werden. Sie wird durch Drehen der Rändelmutter fixiert.

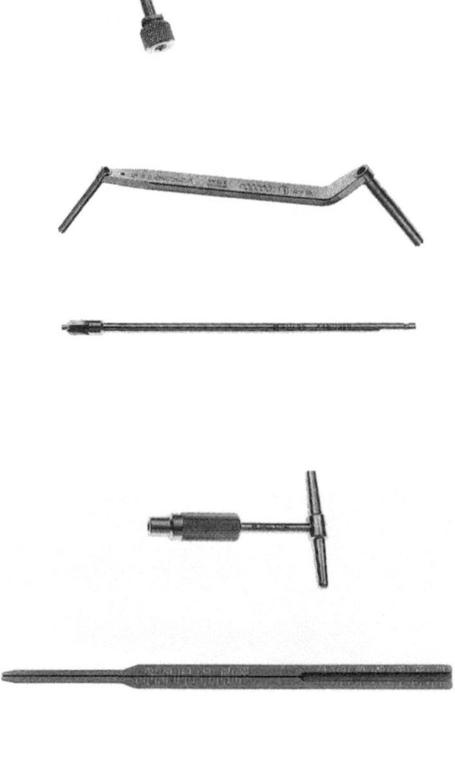

Doppelbohrbüchse, 4,5 mm/3,2 mm

Die Doppelbohrbüchse kommt beim Bohren und Gewindeschneiden bei offener Vorgehensweise zum Einsatz.

Durchbohrter Kopfraumfräser (Durchmesser der Spitze 3,0 mm)

Mit dem durchbohrten Kopfraumfräser wird in den Knochen eine Vertiefung für den Kopf der durchbohrten 4,5-mm-Schraube geschnitten. Er hat ein Schnellkupplungsende für das T-Griffstück.

T-Griffstück

Das T-Griffstück mit Schnellkupplung wird als Handgriff für den Kopfraumfräser und für den Gewindeschneider benutzt.

Meßstab für durchbohrte 4,5-mm-Schrauben

Das Längenmeßinstrument kann unabhängig bei offenem Vorgehen (oder durch die 9,5-mm-/7,0-mm-Gewebeschutzhülse hindurch bei geschlossenem Vorgehen) zur Messung der Schraubenlänge eingesetzt werden. Es ist so geeicht, daß die Länge der Gewindespitze des Führungsdrahtes (5 mm) abgezogen wird; hierdurch wird verhindert, daß die Schraube die Gegenkortikalis durchbohrt. Mit Hilfe der Skala am Ende des Instruments kann die Bohrtiefe eingestellt werden, wenn die Anschlagbohrbüchse aus dem Instrumentarium für durchbohrte 3,5-mm-Schrauben benutzt wird. Einige Meßstäbe werden aus eloxiertem Aluminium hergestellt und haben eine braune Farbe. Bei der Reinigung dieser Instrumente muß man sorgfältig vorgehen (s. auch Abschn. 6.22.4.2).

Durchbohrter Gewindeschneider für durchbohrte 4,5-mm-Schrauben

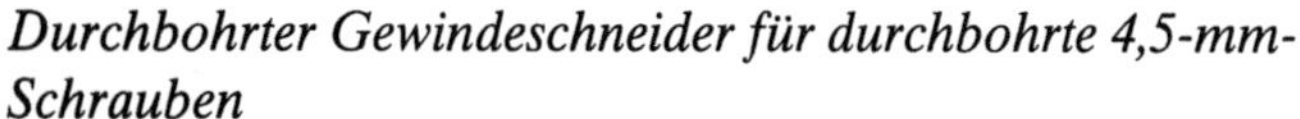

Mit dem durchbohrten Gewindeschneider wird, falls erforderlich, ein Gewinde im harten Knochen vorgeschnitten. Er hat ein Schnellkupplungsende für das T-Griffstück.
Die Doppelbohrbüchse mit der 4,5-mm-Hülse wird als Gewebeschutz verwendet. Der Reinigungsdraht muß nach jedem Gebrauch durchgesteckt werden, damit sich Knochenmehl und Gewebe nicht in der Durchbohrung ansammeln können.

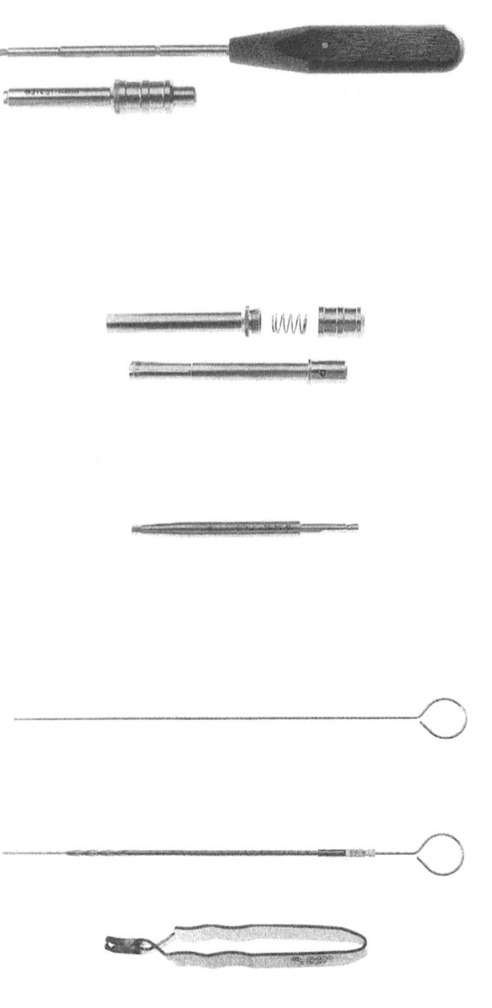

Durchbohrter Sechskantschraubenzieher

Dieser durchbohrte Schraubenzieher mit einer Breite des Sechskantinbus von 3,5 mm wird zum Eindrehen von durchbohrten 4,5-mm-Schrauben über den Führungsdraht verwendet. Wegen seiner Durchbohrung sollte keine übermäßige Kraft ausgeübt werden. Die Entfernung der Schrauben sollte mit dem normalen Sechskantschraubenzieher erfolgen.

Schraubenhaltehülse

Diese selbsthaltende Schraubenhaltehülse paßt auf den durchbohrten Sechskantschraubenzieher. Mit ihr kann die Schraube beim Eindrehen und Entfernen am Schraubenzieher gehalten werden. Zum Reinigen muß sie zerlegt werden.

Großer Sechskantschraubenziehereinsatz

Es wird empfohlen, diesen Einsatz zusammen mit dem T-Griffstück zur Schraubenentfernung zu verwenden, wenn der große Sechskantschraubenzieher nicht zur Verfügung steht.

Reinigungsdraht, Durchmesser 1,6 mm

Der Draht sollte häufig intraoperativ zur Reinigung aller durchbohrten Instrumente benutzt werden, damit sich in der Durchbohrung kein Gewebe ansammelt und sich die Instrumente nicht um den Führungsdraht verklemmen.

Schraubenpinzette

Mit dieser selbsthaltenden Schraubenpinzette werden Schrauben aus dem Schraubensieb entnommen.

6.6.2.2 Zusätzliche Instrumente

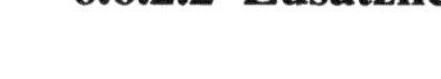

Durchbohrter Spiralbohrer, Durchmesser 4,5 mm

Mit dem durchbohrten Spiralbohrer mit 4,5 mm Außendurchmesser und einer Länge von 185 mm/155 mm kann ein Gleitloch für die durchbohrte 4,5-mm-Schraube mit Vollgewinde gebohrt werden. Er ist vierlippig und hat ein Schnellkupplungsende für die kleine Bohrmaschine.

Reinigungsbürste, Durchmesser 1,75 mm

Die Bürste hat Borsten aus sterilisierbarem Nylon auf einem Stahlschaft und wird für die Reinigung der durchbohrten 4,5-mm-Instrumente benutzt.

6.6.2.3 Implantate

Durchbohrte 4,5-mm-Schrauben mit Teilgewinde

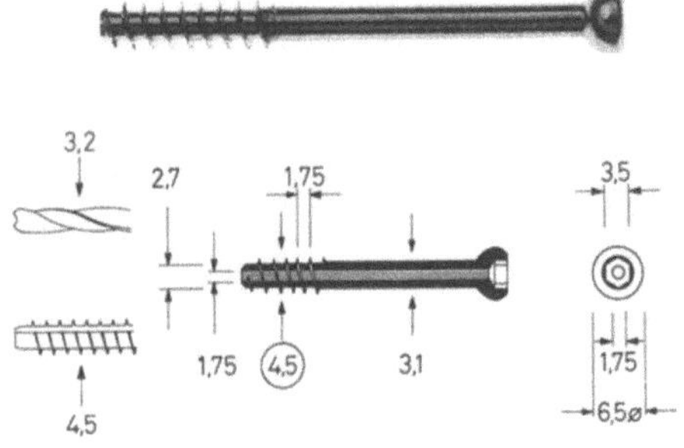

Wichtige Abmessungen:

– Schraubenkopfdurchmesser:	6,5 mm
– Schraubenkopfhöhe:	4,0 mm
– Innensechskant:	3,5 mm
– Schaftdurchmesser:	3,1 mm
– Kerndurchmesser:	2,7 mm
– Gewindedurchmesser:	4,5 mm
– Gewindesteigung:	1,75 mm
– Durchbohrung:	1,75 mm

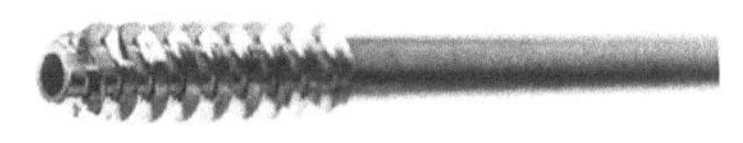

Das breite Spongiosagewinde greift hervorragend in spongiösem Knochen. Die Schraube ist selbstschneidend und hat rückwärts schneidende Rinnen, um die Schraubenentfernung zu erleichtern. Es gibt Schrauben mit Teilgewinde in Längen von 20–72 mm. Der Gewindeanteil steigt schrittweise von 7 mm bei der 20-mm-Schraube bis auf 24 mm bei der 72-mm-Schraube an. Diese Schrauben sind zusammen mit den erforderlichen Instrumenten in einem Satz erhältlich. Die Schrauben können mit den Kleinfragmentplatten benutzt werden, da die Größe des Schraubenkopfes vermindert wurde.
Schrauben mit Vollgewinde in Längen von 20–72 mm sind ebenfalls erhältlich (nähere Einzelheiten im SYNTHES-Katalog).

Unterlagscheibe mit 10 mm Außendurchmesser

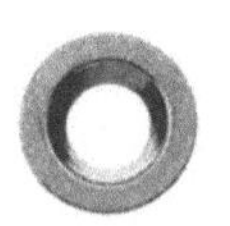

Die Unterlagscheibe soll verhindern, daß der Schraubenkopf eine dünne Kortikalis aufsplittert und in den weichen spongiösen Knochen einsinkt. Die flache Seite kommt auf den Knochen, die Seite mit Vertiefung ist für den Schraubenkopf vorgesehen.

6.6.2.4 Operationstechnik für durchbohrte 4,5-mm-Schrauben

Perkutane Technik

- Die Fraktur wird reponiert und mit einem Kirschner-Draht oder einer spitzen Repositionszange vorläufig fixiert.
- Nach Durchführung einer Stichinzision und stumpfem Spreizen wird das perkutane Bohrbüchsensystem durch die Weichteile hindurch bis auf den Knochen vorgeschoben.
- Der Trokar wird nun entfernt und ein 1,6-mm-Führungsdraht mit Gewindespitze durch die 3,2-mm-/1,6-mm-Bohrbüchse bis zur erforderlichen Tiefe unter Bildverstärkerkontrolle eingebohrt. Die Bohrmaschine sollte mit maximaler Geschwindigkeit laufen, während der Führungsdraht langsam vorgebohrt wird, um eine Abweichung so gering wie möglich zu halten (Abb. 1).
- Weitere parallel verlaufende Drähte können mit dem verstellbaren Parallelzielgerät wie unten angegeben plaziert werden.

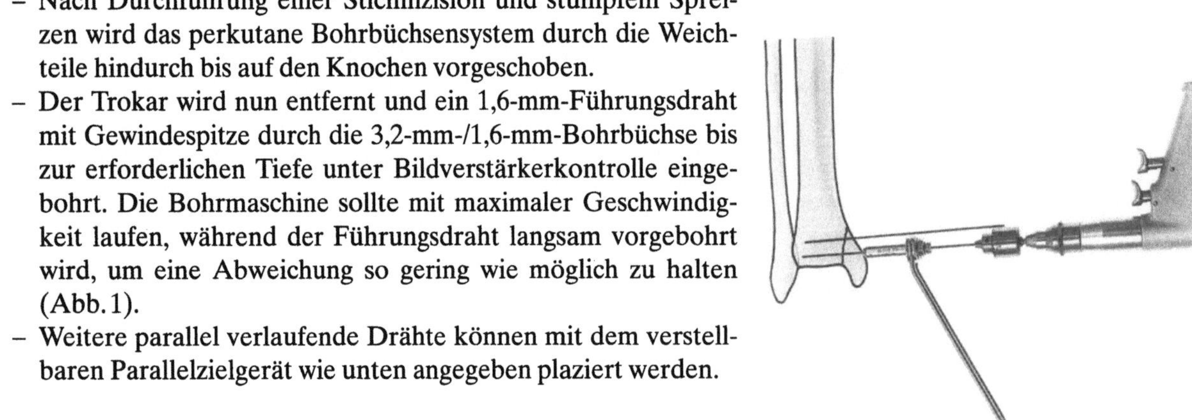

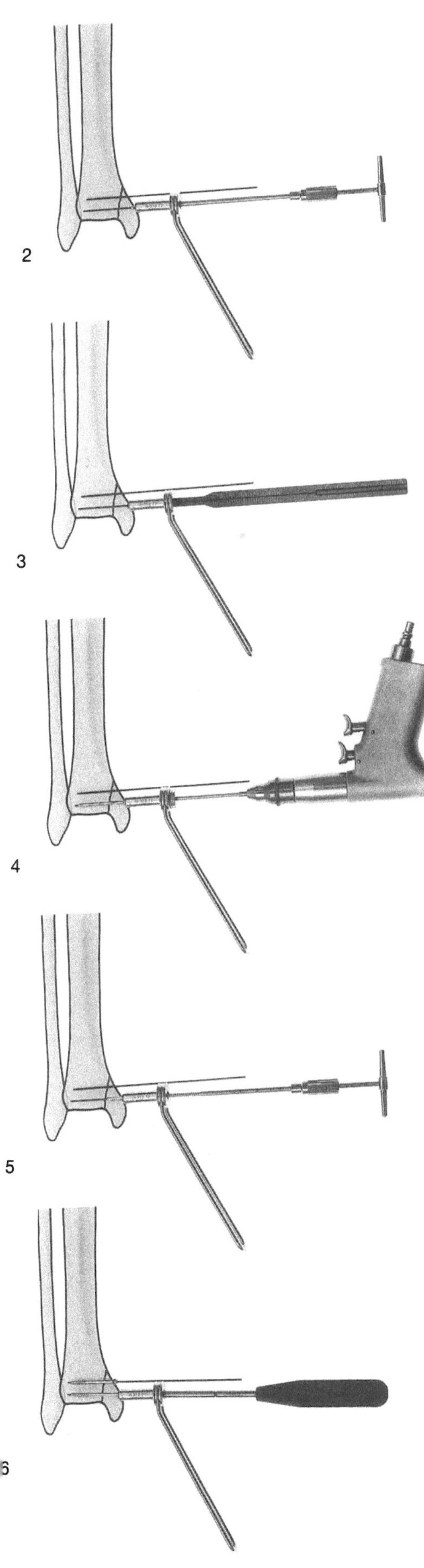

2

3

4

5

6

- Bei hartem Knochen kann mit dem durchbohrten Kopfraumfräser durch die 9,5-mm-/7,0-mm-Hülse eine Vertiefung in den Knochen geschnitten werden (Abb. 2).
- Mit dem Meßstab für durchbohrte 4,5-mm-Schrauben wird durch die 9,5-mm-/7,0-mm-Schutzhülse hindurch die erforderliche Schraubenlänge bestimmt (Abb. 3). Die gemessene Länge ist 5 mm kürzer als die Gesamtlänge des im Knochen steckenden Führungsdrahtes, damit die Schraube nicht die Gegenkortikalis durchdringen kann.
- Die 7,0-mm-/3,2-mm-Bohrbüchse wird wieder in die äußere Hülse eingesteckt und der 3,2-mm-Spiralbohrer über den Führungsdraht aufgeschoben. Die nahe Kortikalis wird aufgebohrt, wobei der Bohrer dem Führungsdraht folgen soll. Er darf nicht mit starker Kraftausübung oder in einem anderen Winkel als der Draht eingebohrt werden. In hartem Knochen muß die gesamte gewindefreie Länge des Führungsdrahtes aufgebohrt werden (Abb. 4). Die Anschlagbohrbüchse mit dem 3,2-mm-Einsatz aus dem Instrumentarium für durchbohrte 3,5-mm-Schrauben kann hierfür benutzt werden (s. unten). Die korrekte Bohrtiefe wird unter Bildverstärker kontrolliert.
- Bei hartem Knochen wird mit dem Gewindeschneider für durchbohrte 4,5-mm-Schrauben über den Führungsdraht ein Gewinde in den Knochen geschnitten. Die 4,5-mm-Hülse der Doppelbohrbüchse oder die 9,5-mm-/7,0-mm-Gewebeschutzhülse dient zum Schutz der Weichteile (Abb. 5).
- Mit dem durchbohrten 4,5-mm-Sechskantschraubenzieher ohne die Haltehülse wird die ausgewählte Schraube durch die 9,5-mm-/7,0-mm-Gewebeschutzhülse eingedreht. Wegen der Durchbohrung sollte beim Festziehen der Schraube keine übermäßige Kraft ausgeübt werden (Abb. 6).
- Bei osteoporotischem Knochen kann eine Unterlagscheibe erforderlich sein, damit der Schraubenkopf die Kortikalis nicht aufbricht und in den Knochen einsinkt. Die Unterlagscheibe kann nicht durch die Gewebeschutzhülse eingesetzt werden. Diese muß deshalb entfernt werden, damit die Unterlagscheibe über den Führungsdraht geschoben werden kann, bevor die Schraube eingedreht wird.
- Eine zweite Schraube wird entweder anstelle eines zuvor eingebohrten Kirschner-Drahtes oder über einen neu plazierten Führungsdraht eingebracht (Abb. 7).
- Nachdem die Schraube eingedreht ist, wird der Führungsdraht mit Gewinde in das Schlüsselbohrfutter der kleinen Bohrmaschine eingespannt und im Rückwärtsgang ausgedreht.

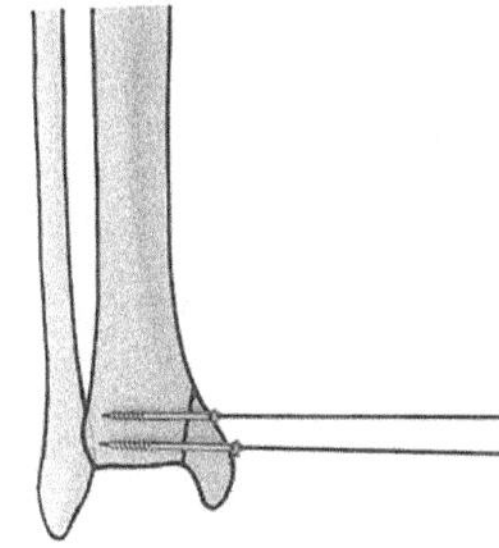

7

Technik zum Einbringen zusätzlicher paralleler Führungsdrähte

- Nachdem der erste Draht wie vorher beschrieben plaziert ist, wird das perkutane Bohrbüchsensystem entfernt. Die feste Hülse des verstellbaren Parallelzielgeräts wird über den ersten Draht aufgesteckt.
- Die verstellbare Hülse wird auf die gewünschte Position eingestellt und die Rändelmutter festgezogen. Eventuell ist eine getrennte Stichinzision notwendig.
- Ohne die geringste Biegekraft auf den ersten Draht auszuüben, wodurch die parallele Ausrichtung beeinträchtigt werden könnte, wird ein zweiter 1,6-mm-Führungsdraht mit Gewinde eingebohrt und seine Lage unter Bildverstärker kontrolliert.
- Jeder weitere Führungsdraht kann auf gleiche Weise eingeführt werden, wobei ein zuvor eingebrachter Draht als Leitschiene dient.
- Um die Reposition nicht zu verändern, sollte jede Schraube in der oben beschriebenen Technik über den Führungsdraht vollständig eingebracht werden, bevor man mit der nächsten Schraube weitermacht.

6.6.2.5 Instrumente zum Einbringen und Entfernen von durchbohrten 4,5-mm-Schrauben

Instrumente zum Einbringen von durchbohrten 4,5-mm-Schrauben

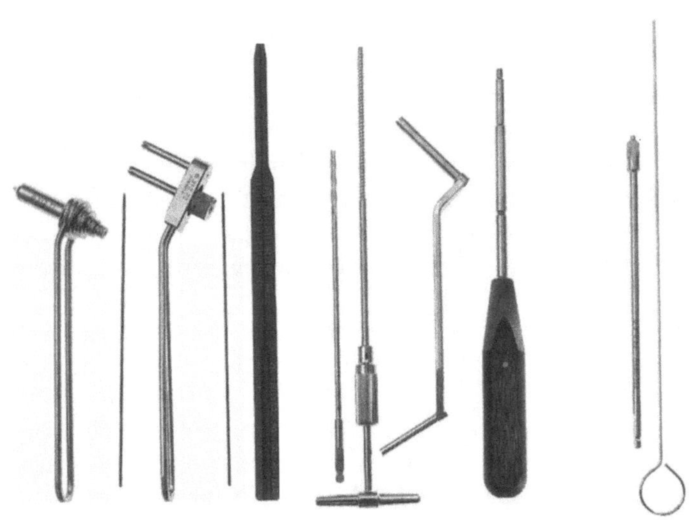

Instrumente für die Entfernung von durchbohrten 4,5-mm-Schrauben

Falls eine Schraubenentfernung erforderlich ist, werden die Schrauben mit dem normalen großen Sechskantschraubenzieher ausgedreht. Der Schraubenkopf muß vor der Entfernung von allem eingewachsenen Gewebe befreit werden.

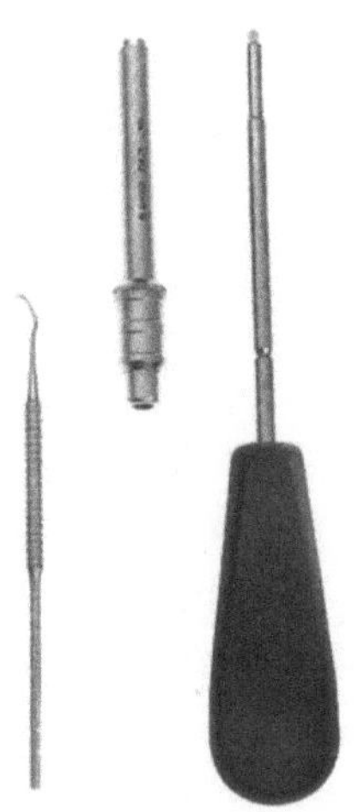

6.6.3 Durchbohrte 3,5-mm-Schrauben

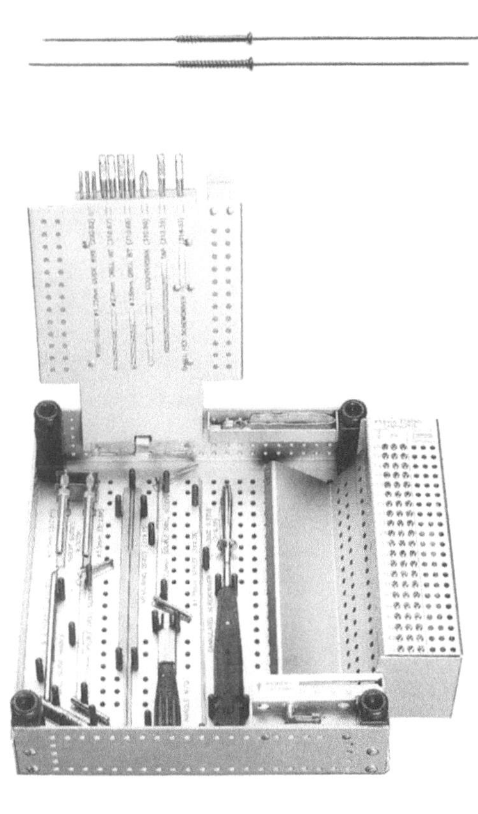

Die 3,5-mm-Schraube wird bei Frakturen der Handwurzel-, Mittelhand- und Mittelfußknochen angewendet. Sie kann auch bei osteochondralen Frakturen (Knochen-Knorpel-Fragmente), Wachstumsfugenfrakturen bei Kindern und zur Refixation von Bändern eingesetzt werden. Die Schraube kann gleichzeitig mit den 2,7-mm-Stahlimplantaten und einigen 3,5-mm-Implantaten, z. B. kleine T-Platte, Kleeblattplatte, verwendet werden.
Die durchbohrten 3,5-mm-Schrauben und die für ihre Anwendung notwendigen Instrumente sind entweder in einem Graphic Case, einer Siebschale oder einer Aluminiumkassette erhältlich.

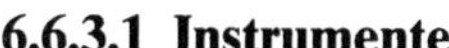

6.6.3.1 Instrumente

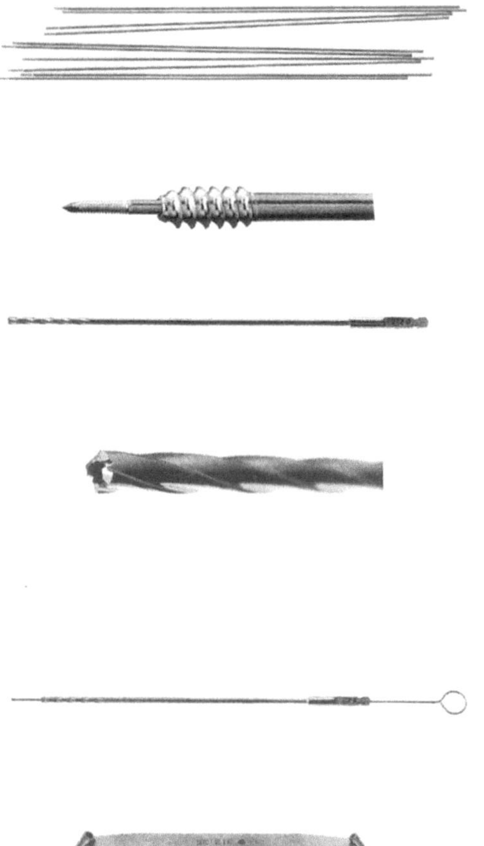

Führungsdraht mit Gewindespitze, Durchmesser 1,25 mm, 150 mm lang

Der Führungsdraht hat eine selbstschneidende Dreikantspitze und wird an der vorgesehenen Stelle der durchbohrten 3,5-mm-Schraube eingebohrt. Seine Lage wird mit dem Bildverstärker kontrolliert. Die 5 mm lange Gewindespitze sollte gut in der Gegenkortikalis verankert sein, bevor das Schraubenloch gebohrt wird.

Durchbohrter Spiralbohrer, Durchmesser 2,7 mm, mit 4 Lippen

Der durchbohrte, vierlippige 2,7-mm-Spiralbohrer mit einer Länge von 160 mm/130 mm wird eingesetzt, um das Gewindeloch für die durchbohrte 3,5-mm-Schraube über den 1,25-mm-Führungsdraht zu bohren. Die 4 Schneidekanten verhindern ein Abrutschen, wenn man im schrägen Winkel zur Knochenoberfläche bohrt. Der Bohrer hat ein Schnellkupplungsende für die kleine Bohrmaschine. Wegen seiner Durchbohrung mit einem Durchmesser von 1,35 mm kann der Bohrer leichter brechen als solide Bohrer. Übermäßige Kraftausübung oder Biegung muß vermieden werden. Vor dem Gebrauch muß die Durchbohrung vollständig von jedem Geweberückstand befreit sein, um eine Blockierung mit dem Draht zu verhindern. Der Reinigungsdraht muß nach jedem Gebrauch in die Durchbohrung gesteckt werden.

Doppelbohrbüchse, 2,7 mm/1,25 mm

Die Doppelbohrbüchse wird an einem Ende als Bohrführung für den 1,25-mm-Führungsdraht und am anderen Ende für den durchbohrten 2,7-mm-Bohrer verwendet.

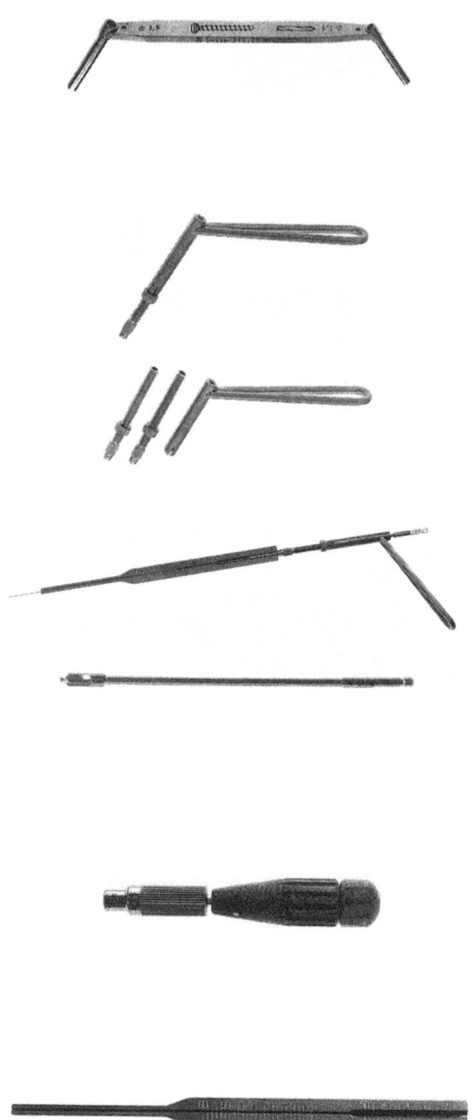

Doppelbohrbüchse, 3,5 mm/2,5 mm

Diese Bohrbüchse wird als Schutzhülse für den durchbohrten Gewindeschneider und Spiralbohrer für durchbohrte 3,5-mm-Schrauben eingesetzt.

Anschlagbohrbüchse, 3,5 mm/2,7 mm

Die Anschlagbohrbüchse hat 2 Einsätze und wird als Bohrführung zum Bohren bis zu einer vorbestimmten Tiefe benutzt. Die Einsätze haben Durchmesser von 2,7 und 3,5 mm und können in den Handgriff eingeschraubt werden. Zur Einstellung der Bohrtiefe wird der ausgewählte Bohrer in die Bohrführung der entsprechenden Größe bis zum Anschlag an das Schnellkopplungsende eingesteckt. Er wird dann in das Ende des Meßstabes eingeschoben. Die Rändelmutter wird gelockert und das Ende mit dem Gewinde so lange gedreht, bis die vorstehende Bohrerlänge der gewünschten Bohrtiefe entspricht. In dieser Position wird die Rändelmutter dann festgezogen.

Durchbohrter Kopfraumfräser (Durchmesser der Spitze 2,7 mm)

Mit dem durchbohrten Kopfraumfräser wird in den Knochen eine Vertiefung für den Kopf der durchbohrten 3,5-mm-Schraube geschnitten. Er hat ein Schnellkupplungsende für das Handstück mit Schnellkupplung.

Handstück mit Schnellkupplung

Das Instrument wird mit dem durchbohrten Kopfraumfräser und Gewindeschneider über die Schnellkupplung verbunden. Mit dem runden Handgriff liegt es sicher in der Handfläche und kann behutsam mit 2 Fingern gedreht werden.

Meßstab für durchbohrte 3,5-mm-Schrauben

Mit diesem Meßstab wird die Schraubenlänge bestimmt. Er mißt 5 mm weniger (d.h. die Länge der Gewindespitze) als die Gesamtlänge des im Knochen steckenden Führungsdrahtes; hierdurch wird verhindert, daß die Schraube die Gegenkortikalis durchbohrt. Das andere Ende kann in Kombination mit der 3,5-mm-/2,7-mm-Anschlagbohrbüchse benutzt werden, um die Bohrtiefe wie oben beschrieben einzustellen. Einige Instrumente werden aus anodisiertem Aluminium hergestellt und haben eine silberne Farbe. Bei der Reinigung der Meßstäbe muß man sorgfältig vorgehen (s. Abschn. 6.22.4.2).

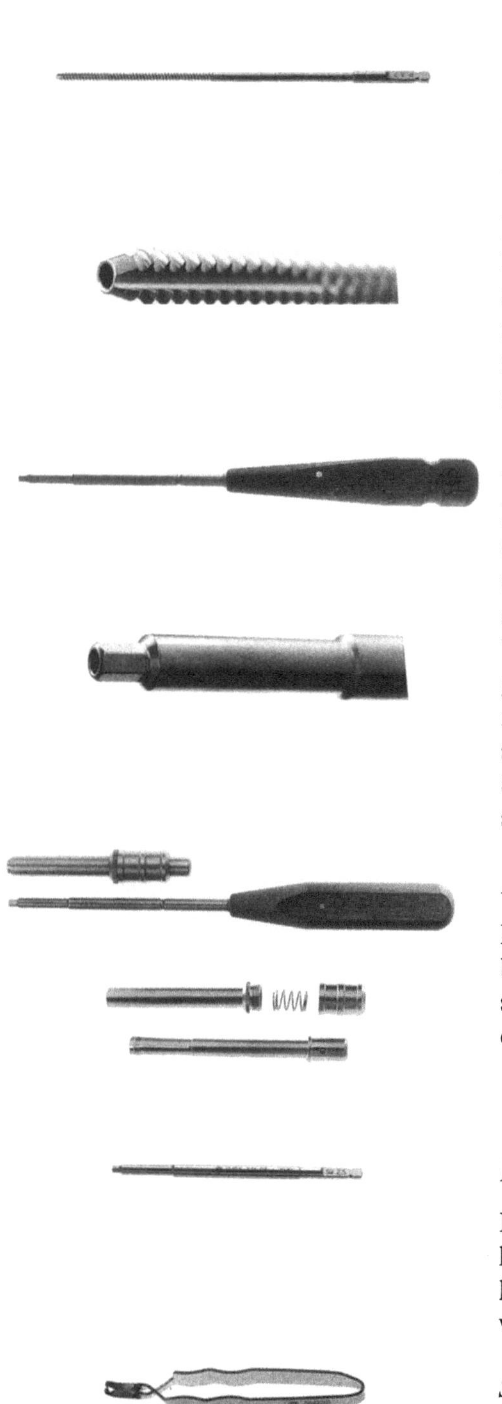

Durchbohrter Gewindeschneider für durchbohrte 3,5-mm-Schrauben

Der durchbohrte Gewindeschneider hat eine Gesamtlänge von 146 mm, die Länge des schneidenden Gewindes beträgt 61 mm. Mit ihm wird ein Gewinde in hartem Knochen vorgeschnitten. Er hat ein Schnellkupplungsende, das mit dem Handstück mit Schnellkupplung verbunden wird. Der Reinigungsdraht muß nach jedem Gebrauch durchgesteckt werden, damit sich in der feinen Durchbohrung kein Knochenmehl oder Gewebe ansammelt.

Kleiner durchbohrter Sechskantschraubenzieher

Der kleine durchbohrte Schraubenzieher mit einer Breite des Sechskantinbus von 2,5 mm wird zum Eindrehen von durchbohrten 3,5-mm-Schrauben über den Führungsdraht verwendet. In seinem Schaft befindet sich eine Rille für die kleine Haltehülse. Wegen der Durchbohrung sollte keine übermäßige Kraft ausgeübt werden, damit die Spitze nicht beschädigt wird. Die Entfernung der Schrauben sollte mit dem kleinen soliden Sechskantschraubenzieher erfolgen, alternativ kann das Handstück mit Schnellkupplung und dem kleinen Sechskantschraubenziehereinsatz benutzt werden.

Kleine Haltehülse

Die selbsthaltende Haltehülse umfaßt den Schraubenkopf sicher beim Eindrehen. Sie wird auf den Schaft des kleinen Sechskantschraubenziehers mit Rille aufgeschoben. Zur Reinigung sollte die Hülse zerlegt werden.

Kleiner Sechskantschraubenziehereinsatz

Der kleine Schraubenziehereinsatz mit einer Breite des Sechskantinbus von 2,5 mm wird mit dem Handstück mit Schnellkupplung verbunden und kann so zum Entfernen von Schrauben verwendet werden.

Schraubenpinzette

Mit dieser selbsthaltenden Schraubenpinzette werden Schrauben aus dem Schraubensieb entnommen.

Reinigungsdraht, Durchmesser 1,25 mm

Mit dem Draht werden alle durchbohrten Instrumente während und nach der Operation gereinigt.

6.6.3.2 Zusätzliche Instrumente

Durchbohrter Spiralbohrer, Durchmesser 3,5 mm

Dieser vierlippige Spiralbohrer mit einer Länge von 160 mm/ 130 mm hat eine Durchbohrung von 1,35 mm Durchmesser und paßt so über den 1,25 mm dicken Führungsdraht. Er hat 4 schneidende Kanten und ein Schnellkupplungsende für die kleine Bohrmaschine. Mit diesem Bohrer wird – falls notwendig – ein Gleitloch für eine durchbohrte 3,5-mm-Schraube mit Vollgewinde gebohrt.

Reinigungsbürste, Durchmesser 1,35 mm

Die Bürste hat Borsten aus sterilisierbarem Nylon auf einem Stahlschaft. Sie wird für die Reinigung der durchbohrten 3,5-mm-Instrumente benutzt.

6.6.3.3 Implantate

Durchbohrte 3,5-mm-Schrauben

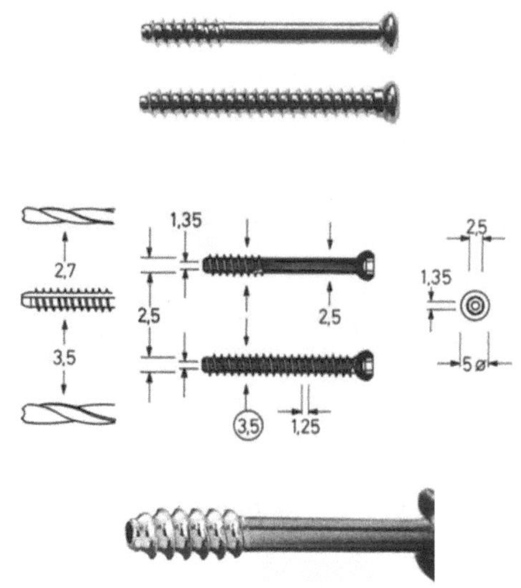

Wichtige Abmessungen:
- Schraubenkopfdurchmesser: 5,0 mm
- Schraubenkopfhöhe: 2,0 mm
- Innensechskant: 2,5 mm
- Schaftdurchmesser: 2,5 mm
- Kerndurchmesser: 2,5 mm
- Gewindedurchmesser: 3,5 mm
- Gewindesteigung: 1,25 mm
- Durchbohrung: 1,35 mm

Das flache Profil des Schraubenkopfes ist für gelenknahe Frakturen vorteilhaft. Aufgrund der abgeschrägten Spitze läßt sich die Schraube leichter eindrehen. Die rückwärts schneidenden Rinnen erleichtern die Entfernung.
Die Schrauben sind mit Teilgewinde in Längen von 10–50 mm in 2-mm-Abständen erhältlich. Der Gewindeanteil steigt schrittweise von 4 mm bei den 10-mm-Schrauben auf 16 mm bei den 50-mm-Schrauben an. Schrauben mit Vollgewinde gibt es in Längen von 10–50 mm in 2-mm-Abständen.

Unterlagscheibe mit 7 mm Außendurchmesser

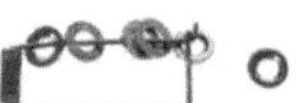

Die Unterlagscheibe soll verhindern, daß der Schraubenkopf eine dünne Kortikalis aufsplittert und in den weichen spongiösen Knochen einsinkt. Die flache Seite kommt auf den Knochen, die Seite mit Vertiefung ist für den Schraubenkopf vorgesehen. Die Halteklammer hält die Unterlagscheiben zusammen.

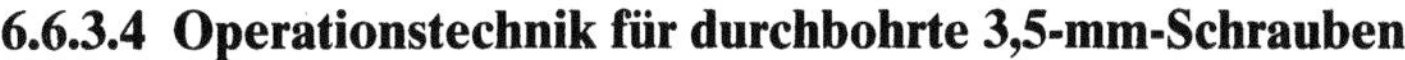

6.6.3.4 Operationstechnik für durchbohrte 3,5-mm-Schrauben

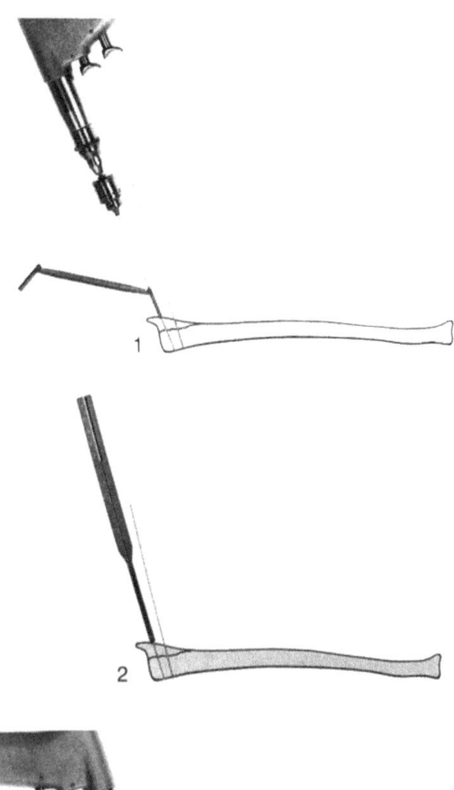

Ein Bildverstärker ist bei dieser Technik unbedingt erforderlich.

- Die Fraktur wird reponiert und mit spitzen Repositionszangen vorläufig fixiert.
- Ein 1,25-mm-Führungsdraht mit Gewinde wird an die Stelle der geplanten Schraubenlage mit Hilfe der kleinen Bohrmaschine und dem Schlüsselbohrfutter eingebohrt. Die 1,25-mm-Hülse der Doppelbohrbüchse dient als Bohrführung und Gewebeschutz. Zur Rotationssicherung der Fragmente wird ein zweiter Draht parallel zum ersten eingebohrt. Nun kann die Repositionszange entfernt und die Lage der Drähte unter Bildverstärker kontrolliert werden (Abb. 1).
- Die notwendige Schraubenlänge wird mit dem Meßstab für durchbohrte 3,5-mm-Schrauben bestimmt (Abb. 2).
- Die Bohrtiefe wird mit dem Meßstab (breites Ende) und der Anschlagbohrbüchse auf die gewünschte Tiefe eingestellt (s. oben).
- Bohrer und Bohrbüchse werden über den Führungsdraht geschoben. Anschließend wird gebohrt, bis das Schnellkupplungsende an der Bohrbüchse anschlägt.

Beachte: Der Bohrer darf hierbei nicht geführt werden, man sollte ihn eher dem Führungsdraht folgen lassen. Bei laufendem Vorwärtsgang wird der Bohrer langsam zurückgezogen, damit der Führungsdraht nicht mit herausgezogen wird. Der Rückwärtsgang darf nicht benutzt werden, da sonst die Gewindespitze des Führungsdrahtes ausgedreht wird.

- In hartem Knochen wird mit dem durchbohrten Kopfraumfräser eine Vertiefung in den Knochen geschnitten. Bei osteoporotischem Knochen benutzt man statt dessen eine Unterlagscheibe (Abb. 4).
- Der durchbohrte Gewindeschneider wird mit dem Handstück mit Schnellkupplung verbunden, dann wird in die nahe Kortikalis ein Gewinde vorgeschnitten. In hartem metaphysärem Knochen muß möglicherweise auf der gesamten gewindefreien Länge des Führungsdrahtes das Gewinde vorgeschnitten werden. Die 3,5-mm-Hülse der Doppelbohrbüchse wird hierbei als Gewebeschutz verwendet (Abb. 5).
- Die ausgewählte durchbohrte 3,5-mm-Schraube wird über den Führungsdraht geschoben und mit dem kleinen durchbohrten Sechskantschraubenzieher eingedreht (Abb. 6: Hier wird die alte Schraubenhaltehülse gezeigt).

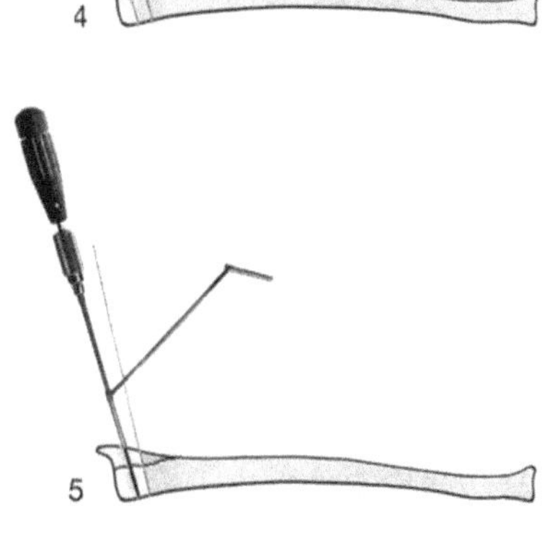

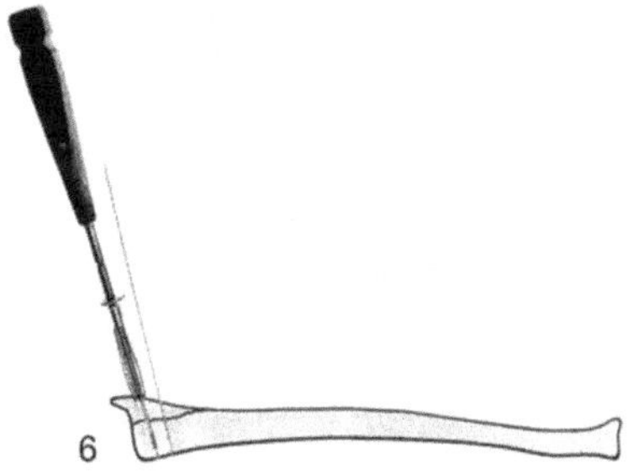

- Eine zweite Schraube wird mit derselben Technik eingebracht, die vorher für die erste Schraube beschrieben wurde (Abb. 7).
- Die Führungsdrähte mit Gewinde werden mit dem Schlüsselbohrfutter im Rückwärtsgang der kleinen Bohrmaschine entfernt. Gebrauchte Führungsdrähte sollten verworfen werden (Abb. 8).

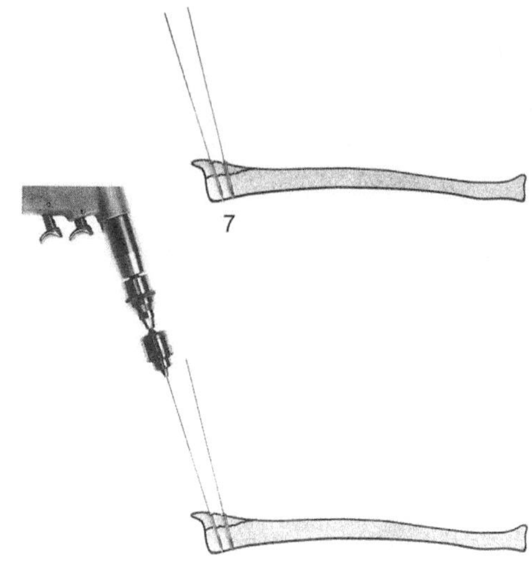

6.6.3.5 Instrumente zum Einbringen und Entfernen von durchbohrten 3,5-mm-Schrauben

Instrumente zum Einbringen von durchbohrten 3,5-mm-Schrauben

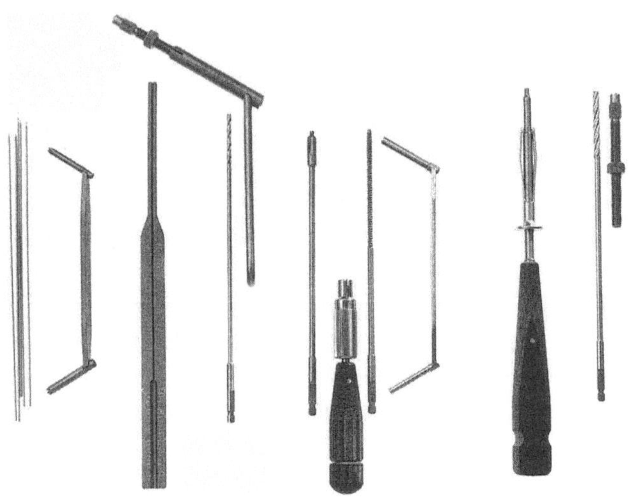

Instrumente für die Entfernung von durchbohrten 3,5-mm-Schrauben

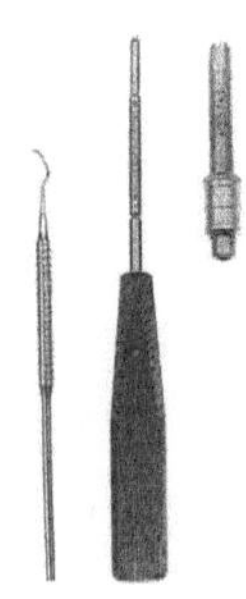

Falls eine Schraubenentfernung erforderlich ist, werden die Schrauben mit dem normalen kleinen Sechskantschraubenzieher ausgedreht. Die kleine Haltehülse ist sehr vorteilhaft, wenn man bei der Schraubenentfernung einen Zug ausüben muß, z. B. bei Schrauben mit Teilgewinde. Der Schraubenkopfinbus muß vor der Entfernung von allem eingewachsenen Gewebe befreit werden.

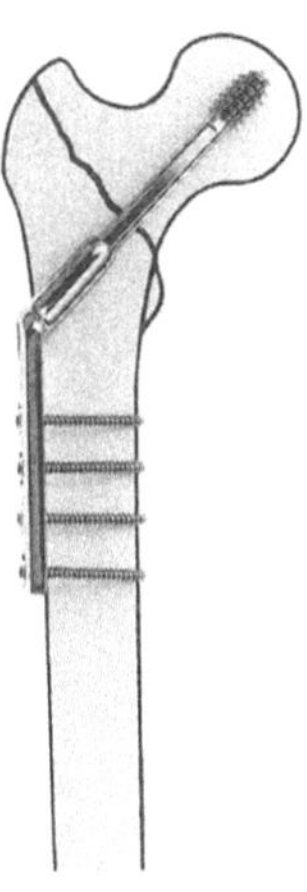

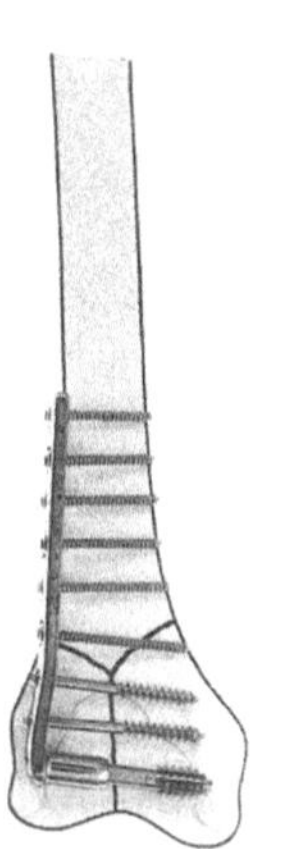

6.7 Dynamische Hüftschraube (DHS) und Dynamische Kondylenschraube (DCS) – Instrumente und Implantate

Das DHS-Implantatsystem wurde hauptsächlich für die Fixation pertrochantärer Femurfrakturen entwickelt. Es kann jedoch auch für bestimmte subtrochantäre Femurfrakturen sowie für ausgewählte laterale Schenkelhalsfrakturen eingesetzt werden.

Das DHS-Implantat basiert auf einem Gleitmechanismus (sog. Gleitlaschenprinzip), wodurch es unter dynamischen Bedingungen zu einer Kompression der Fraktur kommt. Dies wird durch Einführen einer Schraube mit großem Durchmesser in den Femurkopf erzielt. Über die Schraube wird in einem fixierten Winkel eine Platte mit Schraubenzylinder geschoben und seitlich am Femurschaft befestigt. Sowohl Zylinder als auch Schraube haben 2 einander entsprechende Abflachungen, so daß der glatte Schaft der Schraube innerhalb des Zylinders gleiten kann und dabei die Rotationsstabilität beibehält. Die Frakturzone läßt sich dann instrumentell bei der Operation mit Hilfe einer speziellen Kompressionsschraube oder aber durch die postoperative Gewichtsbelastung komprimieren.

Die korrekte Plazierung des Implantats ist für das Ergebnis ausschlaggebend. Zunächst muß die Anteversion des Schenkelhalses mit einem Kirschner-Draht bestimmt werden, anschließend wird die Lage der Schraube in der Mitte des Femurkopfes mit einem Führungsdraht genau festgelegt. Die korrekte Lage wird mit einem Bildverstärker in beiden Ebenen kontrolliert. Alle Schritte, die für das Einbringen des Implantats notwendig sind, werden über den Führungsdraht ausgeführt.

Der Winkel des fixen Plattenzylinders kann bei der Planung der Operation festgelegt werden. Hierfür wird an einer Röntgenaufnahme der gesunden Seite der Winkel zwischen Schenkelhals- und Femurschaftachse gemessen (CCD, Centrum-Collum-Diaphysenwinkel). Aufgrund der normalen anatomischen Winkel wird eine Platte mit einem Winkel des Plattenzylinders von 135° am häufigsten verwendet.

Die dynamische Kondylenschraube (DCS, Dynamic Condylar Screw) hat den gleichen Aufbau und wird nach dem gleichen Anwendungskonzept wie die DHS eingesetzt. Der fixe Winkel zwischen Platte und Plattenzylinder beträgt 95°. Der Plattenschaft ist entsprechend der lateralen Oberfläche des distalen Femurs geformt (Abb. 2).

Die vorwiegenden Indikationen für die DCS sind interkondyläre Frakturen und distale Femurschaftfrakturen. Aber auch bestimmte intertrochantäre und sehr proximal gelegene subtrochantäre Frakturen lassen sich mit einer DCS fixieren. Gründliche präoperative Planung und genaues Einsetzen des Implantats sind auch bei der DCS für ein erfolgreiches Resultat absolut notwendig. Wird die DCS am distalen Femurende eingesetzt, muß sowohl die Kniegelenkachse als auch die Neigung der femoropatellaren Gelenkfläche der Kondylen mit Kirschner-Drähten und unter Bildverstärker bestimmt werden.

Die Kompression der Frakturfläche wird mit der Kompressionsschraube erzielt.

6.7.1 DHS- und DCS-Instrumente

Für die Anwendung der Dynamischen Hüftschraube (DHS) und der Dynamischen Kondylenschraube (DCS) wurden spezielle Instrumente entwickelt. Diese sollten korrekt und in richtiger Reihenfolge verwendet werden, um eine optimale Lage des Implantats zu erreichen. Die DHS-/DCS-Instrumente gibt es in Graphic Cases oder in Siebschalen. Auch Implantate sind in den oben genannten Behältern als Set erhältlich. Zusätzlich ist das Grundinstrumentarium erforderlich, um die Platte mit den großen Schrauben am Femurschaft festzuschrauben.
Alle DHS-/DCS-Instrumente sind zusammen mit dem Grundinstrumentarium einschließlich einem Satz selbstschneidender Kortikalisschrauben ebenfalls in einer Siebschale oder in einem Graphic Case erhältlich.

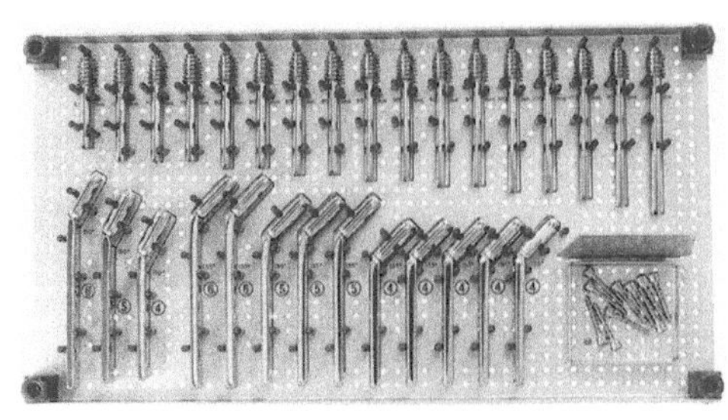

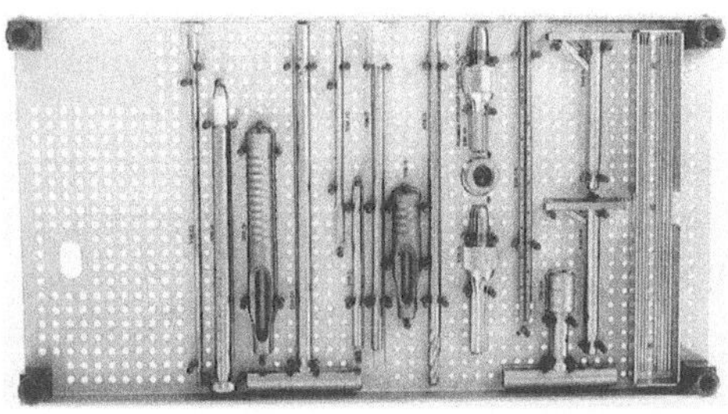

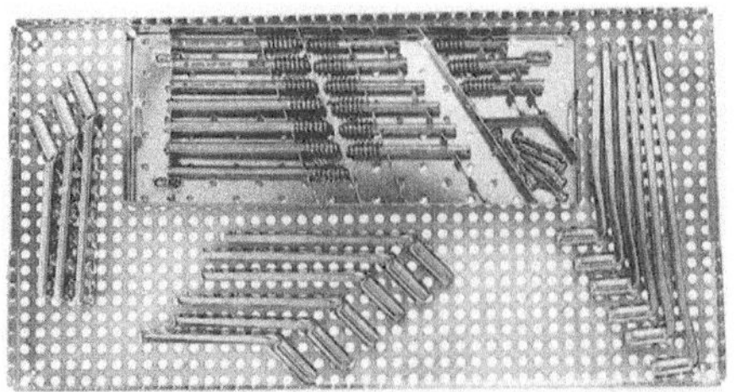

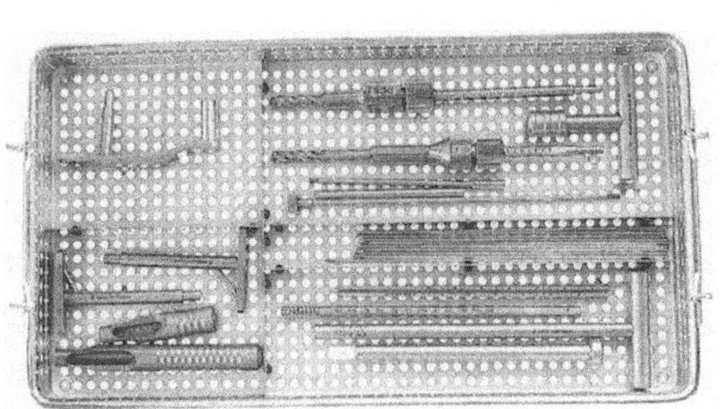

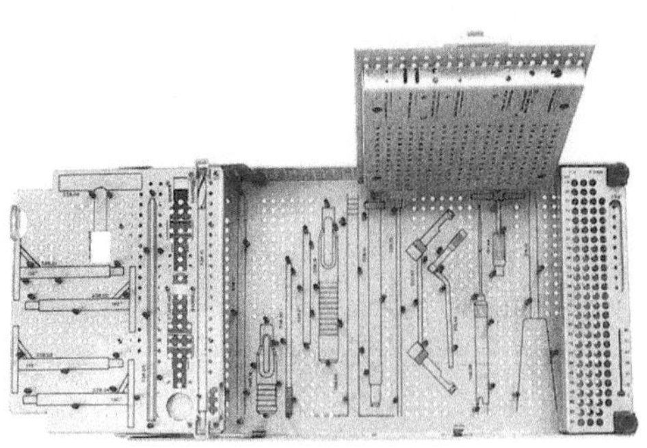

DHS-/DCS-Führungsdraht, Durchmesser 2,5 mm, Länge 230 mm

Dieser spezielle Führungsdraht wird immer angewendet, wenn DHS-/DCS-Schrauben eingesetzt werden. Der Draht muß absolut gerade sein und darf keine Beschädigung aufweisen. Das Gewinde an der Spitze verankert den Führungsdraht im subchondralen Knochen.

Spiralbohrer, Durchmesser 2,0 mm

Dieser 100 mm bzw. 75 mm lange Bohrer kann zum Vorbohren in hartem Knochen verwendet werden, bevor der DHS-/DCS-Führungsdraht eingesetzt wird.

DHS-/DCS-T-Handgriff

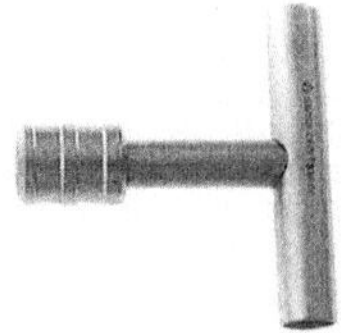

Er hat eine Schnellkupplung für den Einsatz mit Zielgeräten und Gewindeschneidern.

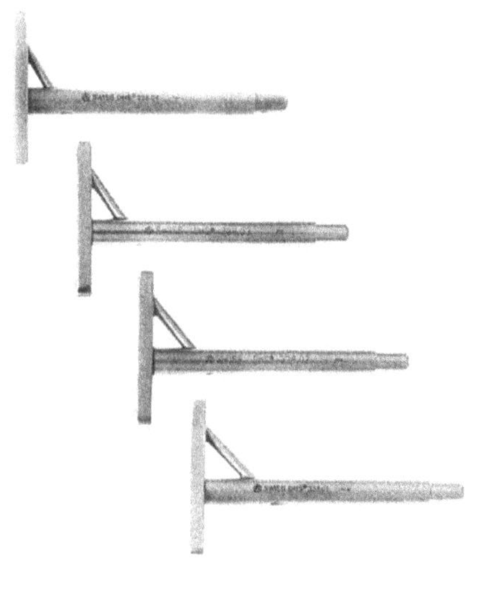

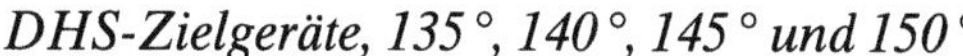

DHS-Zielgeräte, 135°, 140°, 145° und 150°

Mit diesen Zielgeräten erfolgt die Einführung des DHS-/DCS-Führungsdrahtes in dem vorgesehenen Winkel in den Femurkopf. Das DHS-Zielgerät 135° kommt hierbei am häufigsten zur Anwendung, da dieser Winkel dem anatomischen Winkel zwischen Schenkelhals und Femurschaft entspricht.
Das Zielgerät wird mit dem DHS-/DCS-T-Handgriff gekoppelt und gegen den Femurschaft gedrückt. Die Spitzen an der Unterseite verhindern ein Abgleiten, während der Führungsdraht eingebohrt wird.

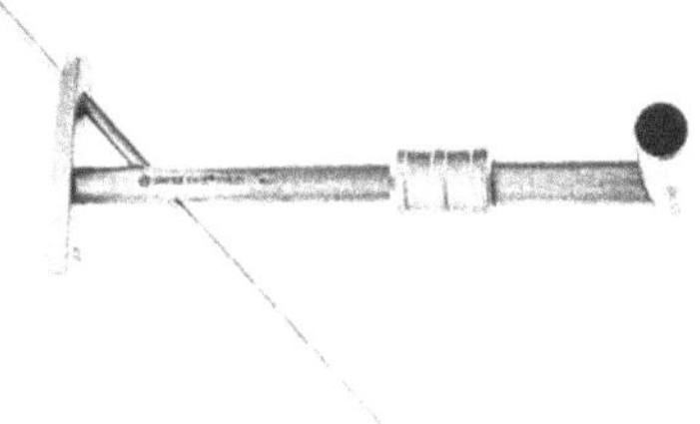

DCS-Zielgerät

Es wird mit dem DHS-/DCS-T-Handgriff gekoppelt und ermöglicht das Einbohren des Führungsdrahtes in einem Winkel von 95° in den distalen Femur über der korrekt gewählten Eintrittsstelle. Die Spitzen an der Unterseite verhindern ein Abgleiten. Neuere Zielgeräte haben eine stärkere Krümmung, die der Anatomie des lateralen Femurs besser entspricht.

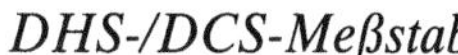

DHS-/DCS-Meßstab

Der Meßstab wird zur Ermittlung der Schraubenlänge über den im Knochen eingebohrten DHS-/DCS-Führungsdraht geschoben. Die Meßskala ist auf die Länge des DHS-/DCS-Führungsdrahtes abgestimmt. Meßstäbe aus eloxiertem Aluminium müssen gemäß den Richtlinien in Abschn. 6.22.4.2 gepflegt werden.

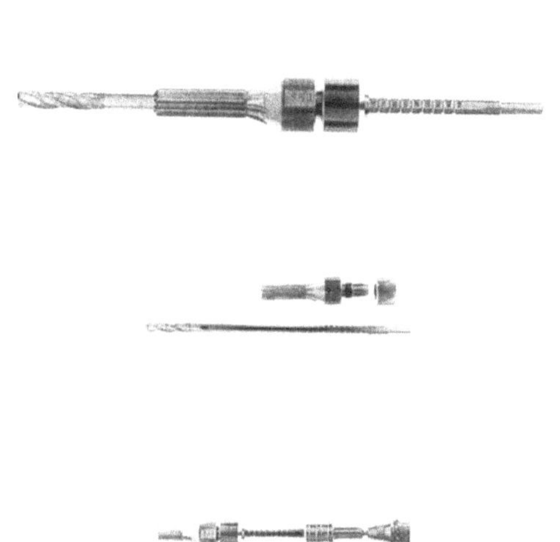

DHS-Dreistufenbohrer

Mit diesem Bohrer wird das Loch für die DHS und den 38 mm langen Plattenzylinder sowie die Ansenkung für den Sitz der DHS-Platte in einem Arbeitsgang gebohrt. Der Bohrer besteht aus 3 Teilen: einem Spiralbohrer mit 8 mm Durchmesser für die Schraube, einem Fräser für den Plattenzylinder und die konische Verbindung von Platte und Zylinder, sowie einer Rändelmutter.
Das Instrument wird wie folgt zusammengesetzt: Der Fräser wird auf den Spiralbohrer geschoben, bis er in der Rille mit der gewünschten Tiefenmarkierung greift. Dabei muß die kleine Halteschraube auf die Abflachung am Bohrer ausgerichtet sein. Anschließend wird die Rändelmutter festgezogen.
Spezielle Schnellkupplungen erlauben die Anwendung der kleinen Bohrmaschine oder der Universalbohrmaschine.
Der Dreistufenbohrer ist durchbohrt, damit er über den Führungsdraht aufgeschoben werden kann. Bei der Reinigung des Instruments muß speziell auf die Durchbohrung geachtet werden (s. Abschn. 6.22.5.1).

Dieser Bohrer ist mit **DHS** markiert und darf nicht mit dem DCS-Dreistufenbohrer verwechselt werden.

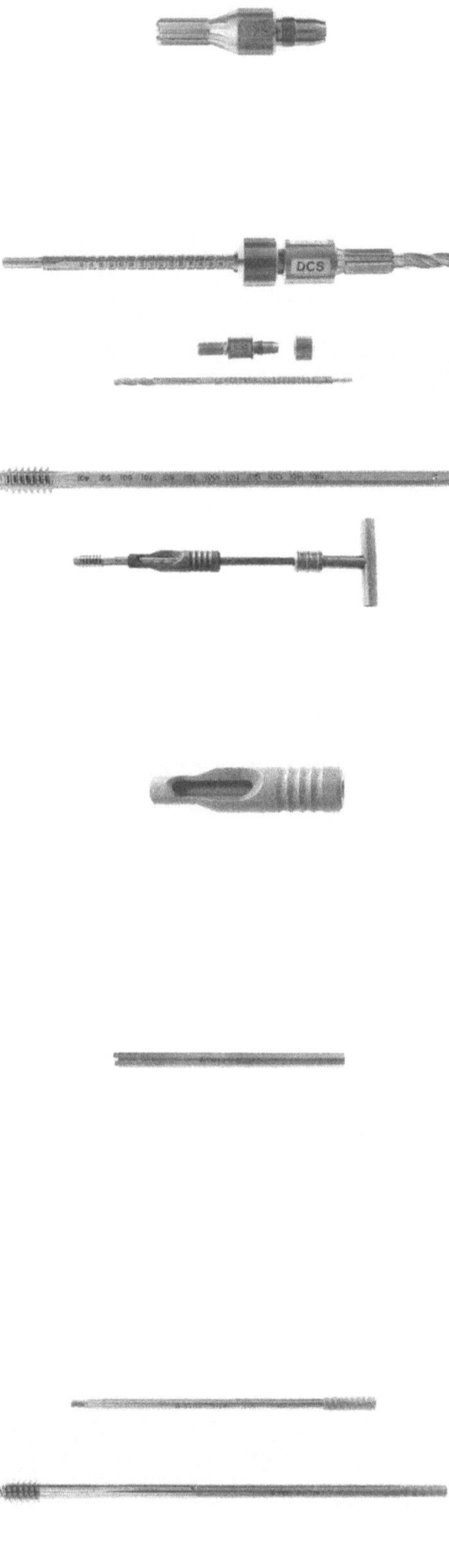

DHS-Dreistufenbohrer mit kurzem Fräser

Er wird auf ähnliche Weise wie der Standardbohrer verwendet, jedoch für Platten mit einem kürzeren Zylinder (25 mm). Er besteht ebenfalls aus 3 Teilen, der Fräser ist jedoch entsprechend dem kurzen Plattenzylinder verkürzt.

DCS-Dreistufenbohrer

Das Instrument ist deutlich mit **DCS** bezeichnet und darf nur für das Vorbohren dieses Implantats verwendet werden. Der oben beschriebene 8-mm-Spiralbohrer und die Rändelmutter sind auch Bestandteile des DHS-Dreistufenbohrers. Der Fräser dagegen ist kürzer und hat keinen konischen Teil.

DHS-/DCS-Gewindeschneider

Hiermit wird in hartem Knochen ein Gewinde für die 12,5-mm-DHS-/DCS-Schraube vorgeschnitten. Vor seiner Anwendung wird die DHS-/DCS-Zentrierhülse aufgeschoben und der DHS-/DCS-T-Handgriff aufgesetzt. Das Gewindeschneiden soll über den Führungsdraht erfolgen. Die vorgeschnittene Länge kann im Fenster der Zentrierhülse abgelesen werden.

Zentrierhülse für DHS-/DCS-Gewindeschneider (kurz)

Die Hülse wird auf den Gewindeschneider geschoben und in das für den Plattenzylinder vorgebohrte Loch hineingedrückt. Sie zentriert den Gewindeschneider während des Schneidens. Die geschnittene Länge läßt sich im Fenster ablesen. Die goldfarbenen Hülsen sind aus eloxiertem Aluminium und müssen mit Sorgfalt gereinigt werden (s. Abschn. 6.22.4.2).

Führungsschaft

Er wird zusammen mit der Verbindungsschraube zum Eindrehen der DHS- und DCS-Schrauben gebraucht. Die Nocken sollten genau in die Nuten des Schraubenendes hineinpassen. Einige Führungsschäfte haben seitliche Abflachungen, die beim Eindrehen der Schraube eine Verlängerung der Abflachungen auf dem Schraubenschaft bilden sollen. Die Platte läßt sich somit in korrekter Position einstellen, bevor sie auf die Schraube im Knochen aufgeschoben wird.

Verbindungsschraube

Sie wird zum Eindrehen der DHS-/DCS-Schraube durch den Führungsschaft geschoben und in das Schraubenende eingedreht. Die Verbindungsschraube ist durchbohrt, damit sie über den Führungsdraht geschoben werden kann.

Beachte: Nicht zur Entfernung der DHS-/DCS-Schrauben verwenden.

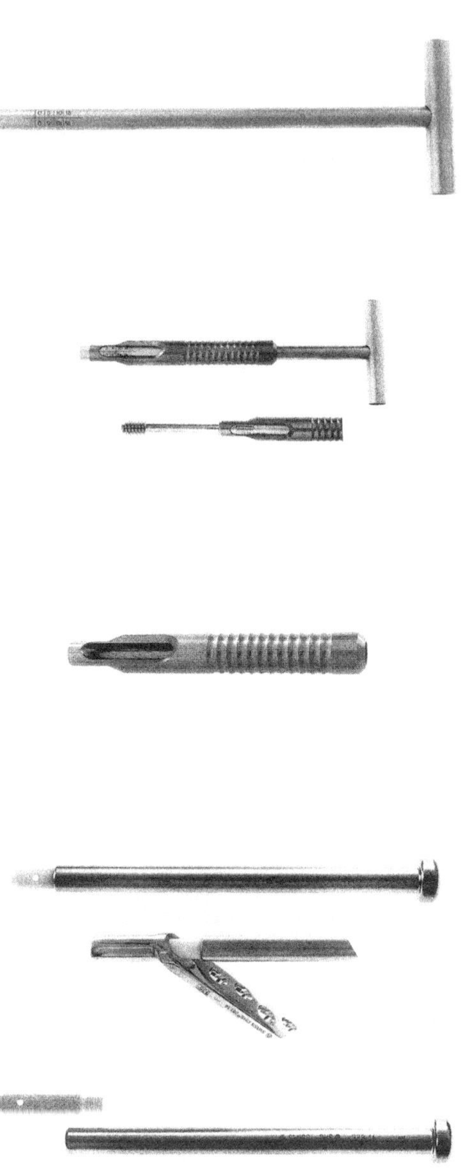

DHS-/DCS-Schlüssel

Er dient zum Eindrehen und Ausdrehen der DHS-/DCS-Schraube. Vor dem Eindrehen wird die lange Zentrierhülse aufgesetzt. Die Schraube wird mit Führungsschaft und Verbindungsschraube in den DHS-/DCS-Schlüssel geschoben. Die Abflachungen des Schraubenschafts sollten mit dem Innenraum des Schlüssels übereinstimmen, damit das Schraubenende durch das Fenster sichtbar ist. Das Eindrehen der Schraube geschieht über den Führungsdraht. Die Zentrierhülse wird in den Knochen geschoben und der Schlüssel im Uhrzeigersinn gedreht.
Auch beim Ausdrehen der DHS-/DCS-Schraube wird der Schlüssel so auf das Schraubenende aufgesetzt, daß die Abflachungen übereinstimmen. Die lange Verbindungsschraube wird in das Schraubenende fest eingeschraubt. Das Ausdrehen kann nun unter gleichzeitigem Zug erfolgen (s. auch „Neuer DHS-/DCS-Schlüssel", S. 140).

Zentrierhülse (lang)

Sie wird zum Eindrehen der DHS-/DCS-Schraube auf den DHS-/DCS-Schlüssel geschoben und zentriert diesen im Knochen. Die Zentrierhülse besteht aus eloxiertem Aluminium und muß speziell gepflegt werden (s. Abschn. 6.22.4.2, s. auch „Neuer DHS-/DCS-Schlüssel", S. 140).

DHS-/DCS-Einschlagbolzen

Mit dem Bolzen werden die DHS- und DCS-Platten durch leichte Hammerschläge vollständig eingeschlagen. Damit der Kunststoffzapfen dabei nicht beschädigt wird, muß er genau im Plattenzylinder sitzen. Der Zapfen kann ausgewechselt werden (s. auch „Neuer DHS-/DCS-Schlüssel", S. 140).

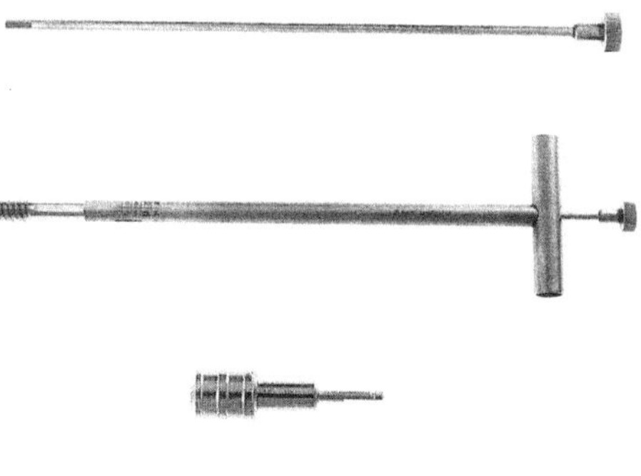

Lange Verbindungsschraube

Sie wird zum Ausdrehen der DHS-/DCS-Schrauben benutzt. Hierzu wird sie durch den Schlüssel geschoben und in das DHS-/DCS-Schraubenende eingeschraubt. Eingewachsenes Gewebe muß zuvor entfernt werden. Das Ausdrehen erfolgt unter gleichzeitigem Zug (s. auch „Neuer DHS-/DCS-Schlüssel").

Schnellkupplung für kleine Bohrmaschine

Sie ist notwendig, um den DHS- oder DCS-Dreistufenbohrer an die kleine Bohrmaschine zu koppeln.

Schnellkupplung für Universalbohrmaschine

Diese wird zur Kopplung des DHS- oder DCS-Dreistufenbohrers an die Universalbohrmaschine verwendet.

Neue Instrumente

DHS-/DCS-Schlüssel

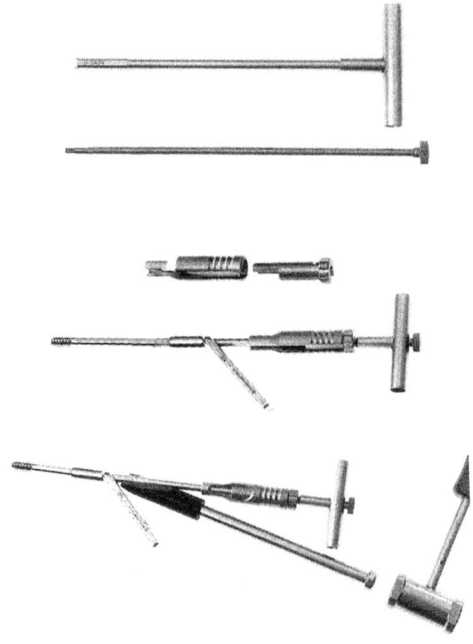

Diese Neuentwicklung soll das Einführen der DHS-/DCS-Schraube und -Platte erleichtern. Der Außendurchmesser des Schlüsselschafts ist identisch mit dem des Schraubenschafts. Er wird mit einer *langen Verbindungsschraube* gekoppelt, die eine Verschlußfeder hat und daher nicht herausfallen kann. Die ausgewählte DHS- oder DCS-Platte wird auf den Schlüssel geschoben und die Verbindungsschraube in das Schraubenende hineingedreht. Hierbei sollen die Nocken und Nuten genau ineinander greifen. Die *offene Zentrierhülse* wird auf den Schlüsselschaft aufgesteckt und verriegelt. Diese Montage erlaubt nun das gleichzeitige Implantieren der Schraube und Platte. Das vollständige Einschlagen erfolgt mit dem neuen seitlichen DHS-/DCS-Einschlagbolzen, ohne hierbei die Instrumente abzunehmen.
Bei gleichzeitigem leichtem Zug am Schlüssel läßt sich eine evtl. vorhandene Diastase der Fraktur schließen.

6.7.2 DHS-/DCS-Implantate

DHS-/DCS-Schrauben

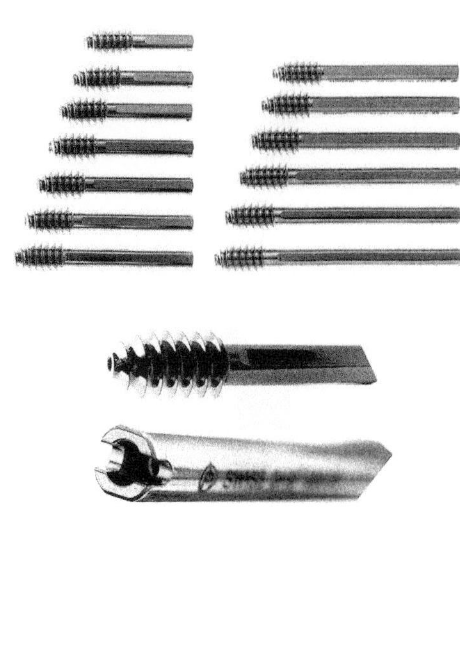

Diese Schrauben können sowohl am distalen als auch am proximalen Femur verwendet werden. Die Schraube hat einen glatten Schaft mit 2 seitlichen Abflachungen und ein 22 mm langes Spongiosagewinde. Dieses läuft vorne spitz zu und hat eine rückwärts schneidende Rinne für die leichtere Implantatentfernung. Dank der Abflachungen am Schaft, die mit den Abflachungen im Plattenzylinder übereinstimmen, ist die Rotationsstabilität gewährleistet. Die Schraube ist durchbohrt und hat am Ende 2 Nuten. Die Nuten und das Innengewinde dienen zur Montage der Instrumente beim Ein- und Ausdrehen. In das Innengewinde wird außerdem bei Bedarf die Kompressionsschraube eingedreht.
Die Schrauben sind in Längen von 50–145 mm in 5-mm-Schritten erhältlich.

Wichtige Abmessungen:
- Gewindedurchmesser: 12,5 mm
- Gewindelänge: 22,0 mm
- Schaftdurchmesser: 8,0 mm

DHS-/DCS-Kompressionsschraube

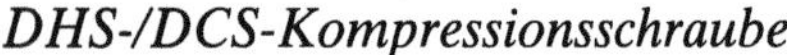

Sie wird in das DHS-/DCS-Schraubenende eingedreht, um eine interfragmentäre Kompression zu erzielen. Bei bettlägerigen Patienten kann sie eingedreht werden, um ein Auseinandergleiten von Schraube und Platte zu vermeiden. In osteoporotischem Knochen muß die Kompressionsschraube mit großer Vorsicht angewendet werden, um ein Ausreißen des DHS-/DCS-Schraubengewindes zu verhindern.

In einer DCS wird die Kompressionsschraube belassen, in der DHS eher nicht. Die Schraube ist 36 mm lang und hat einen Sechskantinbus. Sie wird mit dem großen Sechskantschraubenzieher eingedreht.

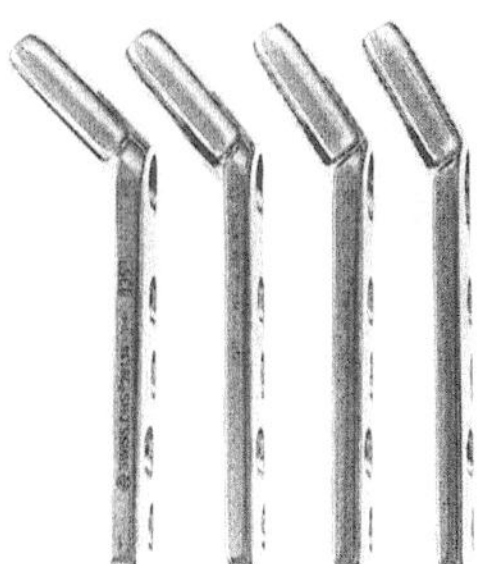

DHS-Platte, Zylinderlänge 38 mm

Diese Platte mit einem Winkel zwischen Platte und Zylinder von 135°, 140°, 145° oder 150° ist die Standardplatte. Am häufigsten wird der anatomische 135°-Zylinderwinkel gebraucht. Platten mit größerem Winkel sind u. U. bei instabilen Frakturen vorzuziehen, da sie eine bessere Gleitfunktion ergeben und am Übergang zwischen Platte und Zylinder geringere Biegemomente auftreten. Das korrekte Implantieren wird aber mit größerem Winkel immer schwieriger (s. Regazzoni et al. 1985).
Die beiden Abflachungen im Innenraum des Zylinders stimmen mit den Abflachungen des DHS-/DCS-Schraubenschafts überein. Dadurch wird die Rotationsstabilität gewährleistet. Die Platte hat versetzte DCP-Löcher und wird mit 4,5-mm-Kortikalisschrauben am Femurschaft befestigt.
Die DHS-Platte 135° ist mit 2, 4, 5, 6, 8, 10, 12, 14 oder 16 Löchern in Längen von 46–270 mm erhältlich.
Die DHS-Platten 140° und 145° gibt es mit 2, 4, 5 oder 6 Löchern in Längen von 43–110 mm.
Die DHS-Platte 150° ist mit 2, 4, 5, 6, 8, 10 oder 12 Löchern in Längen von 46–206 mm erhältlich.

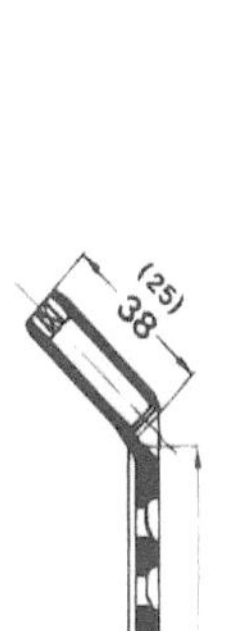

Wichtige Abmessungen:

– Profil:	s. Abb.
– Plattendicke:	5,8 mm
– Schaftbreite:	19,0 mm
– Lochabstand:	16,0 mm
– Zylinderaußendurchmesser:	12,6 mm

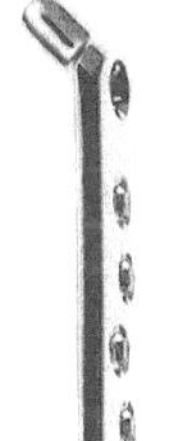

DHS-Platte 135°, Zylinderlänge 25 mm

Sie ist selten indiziert, kann jedoch bei ungewöhnlich kleinen Oberschenkelknochen zur Anwendung kommen. Sie wird auch eingesetzt, wenn eine größere Einstauchung der Fraktur erwartet wird und die Schraube nicht ausreichend Gleitweg bietet. Die Platte kann auch bei Osteotomien mit medialer Verschiebung Verwendung finden. Das Anbringen der Platte erfolgt in ähnlicher Weise wie bei der Standardplatte, beim Aufbohren muß aber der kurze Fräser auf dem DHS-Dreistufenbohrer benutzt werden.
Die DHS-Platte mit kurzem Zylinder ist mit 4, 5 oder 6 Löchern in Längen von 78–110 mm erhältlich.
Die übrigen Abmessungen entsprechen denen der Standardplatte.

DCS-Platte, 95 °

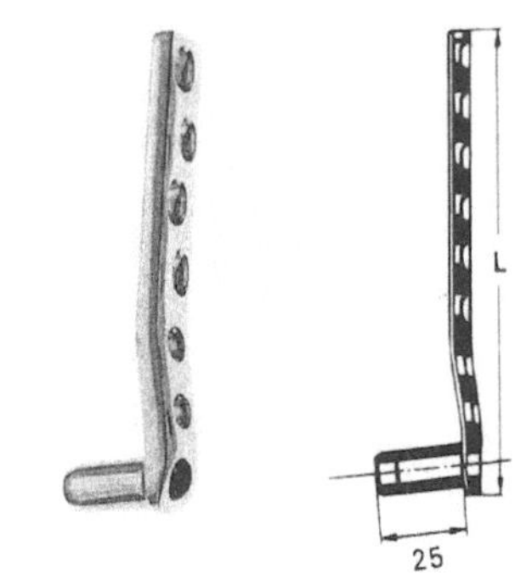

Sie hat einen Plattenzylinder von 25 mm Länge mit 2 inneren Abflachungen für die Rotationsstabilität der DHS-/DCS-Schraube. Die Platte hat versetzte DCP-Löcher und wird mit 4,5-mm-Kortikalisschrauben fixiert. Die beiden runden Löcher neben dem Zylinder sind für 6,5-mm-Spongiosaschrauben vorgesehen.
Die Platte ist mit 6, 8, 10, 12, 14 oder 16 Löchern in Längen von 100–260 mm erhältlich.

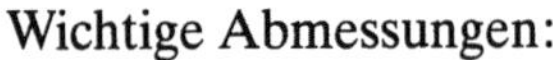

Wichtige Abmessungen:
- Profil: s. Abb.
- Plattendicke: 5,4 mm
- Plattenbreite: 16,0 mm
- Lochabstand: 16,0 mm

DHS-Trochanterstabilisierungsplatte

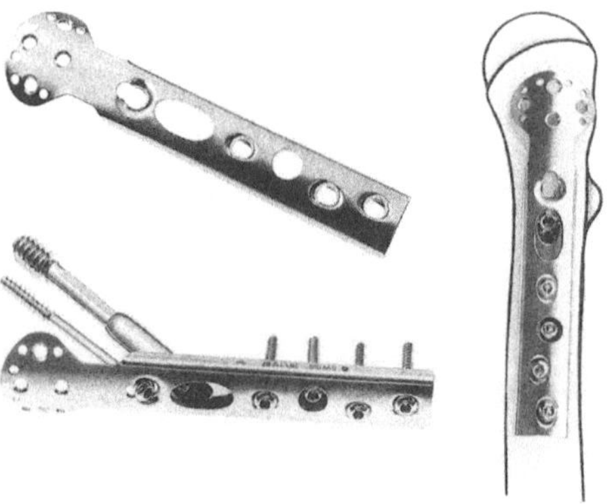

Diese neu entwickelte Platte kann zusammen mit der DHS für die Stabilisierung von instabilen pertrochantären Frakturen mit fehlender medialer Abstützung eingesetzt werden. Abgesplitterte Trochanter-major-Fragmente können mit der Platte ebenfalls gefaßt und mit Hilfe von Schrauben oder Cerclagedrähten refixiert werden. Die Platte wird auf die DHS-Platte aufgesetzt, nachdem diese mit einer 4,5-mm-Kortikalisschraube im zweiten Plattenloch am Femur befestigt wurde. Der Kopfteil der Platte kann mit 2 Biegezangen der Trochanterform angepaßt werden. Die DHS-Trochanterstabilisierungsplatte wird mit 3 Schrauben am Femur befestigt, die auch durch die DHS-Plattenlöcher passen. Ein größeres ovales Loch erlaubt das Gleiten der DHS-/DCS-Schraube.
In das Plattenloch darüber kann eine 6,5-mm-Spongiosaschraube oder eine durchbohrte 7,0-mm-Schraube parallel zur Rotationssicherung des Kopffragments eingebracht werden. Der Trochanter major läßt sich entweder mit 4,5-mm-Kortikalisschrauben durch die größeren Löcher oder mit Cerclagedrähten durch die kleineren Löcher fixieren.

Wichtige Abmessungen:
- Profil: s. Abb.
- Plattendicke: 1,5 mm
- Kopfbreite: 39,0 mm
- Schaftbreite: 22,0 mm
- Plattenlänge: 148,0 mm

DHS-Sperrvorrichtung

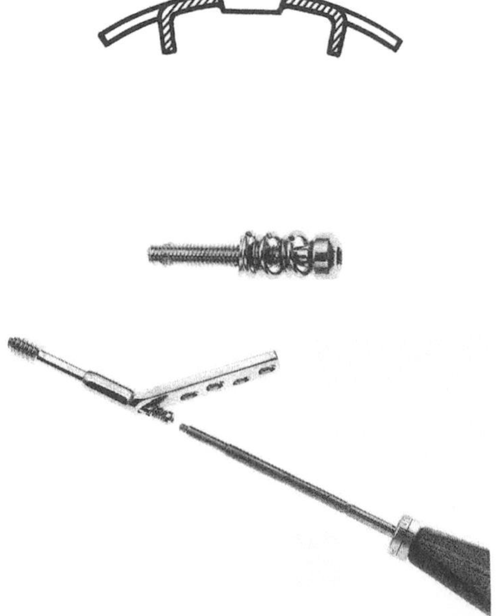

Die Sperre dient zur vorübergehenden Blockierung des Gleitmechanismus zwischen Schraube und DHS-Plattenzylinder. Dies kann bei jüngeren Patienten mit vollständig abgelöstem Kopf-Hals-Fragment notwendig sein, da in diesen Fällen zunächst eine knöcherne Abstützung vorhanden sein sollte, bevor ein Gleiten zugelassen werden kann.

Beim vollständigen Eindrehen in die DHS-/DCS-Schraube bewirken konische Unterlagscheiben und Spreizringe ein Verklemmen im Plattenzylinder. Die Sperrvorrichtung kann nach Konsolidierung der Fraktur wieder entfernt werden.

6.7.3 Operationstechnik

6.7.3.1 Anwendung der DHS

Der Patient wird in Rückenlage auf einem röntgendurchlässigen Operationstisch oder auf dem Extensionstisch gelagert. Ein Bildwandler ist unbedingt erforderlich.

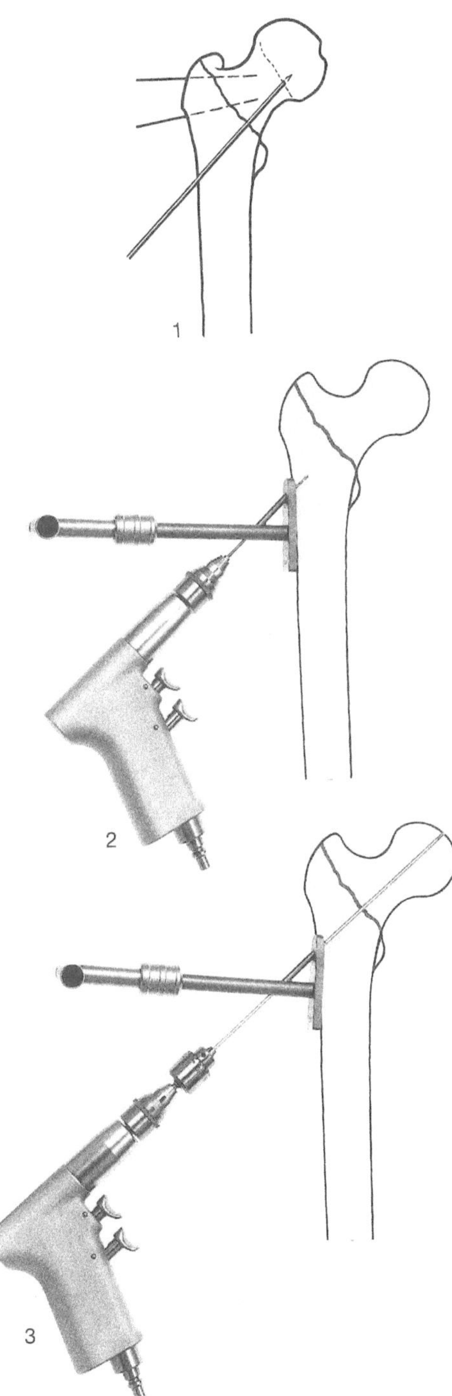

Schrittweises Vorgehen:
- Reposition der Fraktur durch Flexion, Längszug, Abduktion und Innenrotation, manuell oder auf dem Extensionstisch. Vorläufige Fixation mit Kirschner-Drähten.
- Die Anteversion des Schenkelhalses wird mit einem Kirschner-Draht bestimmt, der mit Hilfe des DHS-/DCS-Zielgeräts ventral über den Schenkelhals vorgeschoben und leicht in den Femurkopf eingehämmert wird (Abb. 1).
- Das DHS-Zielgerät mit dem geeigneten Winkel wird in den T-Handgriff eingespannt und gegen die Mitte des Femurschafts gedrückt. Die Drahtführung zeigt zum Zentrum des Femurkopfes.
- Eröffnung der lateralen Kortikalis mit dem 2,0-mm-Spiralbohrer (Abb. 2). Die Richtung dieses Loches kann die möglichen Richtungen des Führungsdrahtes beeinflussen. Ein 3,2-mm-Bohrloch gibt mehr Spielraum beim Einsetzen des Führungsdrahtes.
- Der DHS-/DCS-Führungsdraht wird durch das Zielgerät in den Femurkopf eingebohrt, und zwar parallel zum Anteversions-Kirschner-Draht in der Frontalebene. Die Gewindespitze wird subchondral verankert (Abb. 3). Die Lage des Führungsdrahtes wird mit dem Bildwandler kontrolliert (Abb. 4). Der Draht soll bei korrekter Lage in der Mitte des Schenkelhalses liegen, sowohl a.-p. als auch axial (Abb. 5). Ein falsch liegender Draht muß ausgewechselt werden.

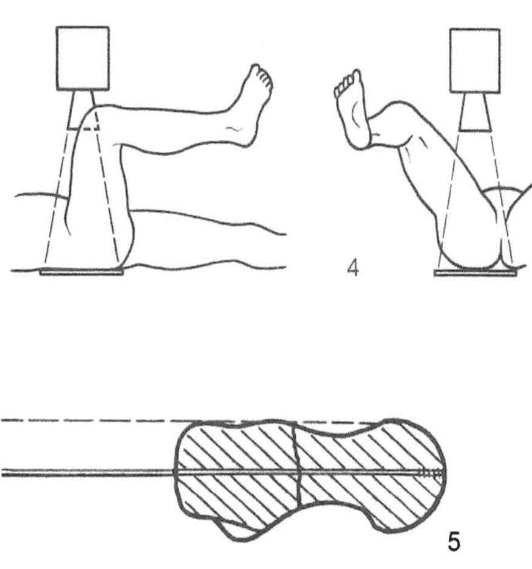

- Der DHS-/DCS-Meßstab wird über den Führungsdraht geschoben und die Länge des im Knochen liegenden Drahtes direkt abgelesen (Abb. 6).
- Entfernen des Anteversions-Kirschner-Drahtes.
- Der DHS-Dreistufenbohrer wird auf die gewünschte Bohrtiefe eingestellt, d. h. 5–10 mm weniger als gemessen.
- Mit einer speziellen Schnellkupplung wird der Bohrer mit der Bohrmaschine gekoppelt. Der Bohrvorgang erfolgt über den Führungsdraht. Um eine Beschädigung des Knochens zu vermeiden, wird die Geschwindigkeit reduziert, wenn jede der 3 Stufen des Bohrers auf die laterale Kortikalis trifft. Es wird gleichzeitig für Schraube, Plattenzylinder und Übergang zwischen Platte und Zylinder gebohrt.
- Der DHS-Dreistufenbohrer muß dem Führungsdraht „folgen“ können, damit der Draht nicht beschädigt und in das Becken gedrückt wird (Abb. 7).
- Vorsichtiges Herausziehen des Dreistufenbohrers, damit der Führungsdraht im Knochen bleibt. Sollte er versehentlich entfernt werden, muß er wieder an gleicher Stelle eingesetzt werden. Dazu wird die kurze Zentrierhülse in das Bohrloch positioniert und eine DHS-/DCS-Schraube umgekehrt in die Hülse geschoben. Der Draht kann nun genau an seine ursprüngliche Stelle gebracht werden.
- Bei harter Spongiosa empfiehlt sich die Anwendung des Gewindeschneiders. Die kurze Zentrierhülse wird aufgeschoben und der T-Handgriff aufgesetzt.
- Die Zentrierhülse wird in das Bohrloch vorgeschoben, um den Gewindeschneider zu führen. Das Gewinde soll auf Schraubenlänge geschnitten werden. Diese Länge kann im Fenster der Zentrierhülse kontrolliert werden (Abb. 8).
- Die gewählte Schraube, die 5–10 mm kürzer sein soll, als am Führungsdraht gemessen wurde, wird mit dem Führungsschaft und der Verbindungsschraube montiert.
- Die lange Zentrierhülse wird auf den DHS-/DCS-Schlüssel geschoben und die Schraubenmontage in den Schlüssel eingesteckt (s. auch „Neue Instrumente“, S. 140).
- Zur Stabilisierung muß die Zentrierhülse beim Eindrehen der Schraube fest im Bohrloch sitzen. Der DHS-Schlüssel wird im Uhrzeigersinn gedreht, bis die Nullmarke die laterale Kortikalis erreicht. Die Schraubenspitze liegt nun 10 mm vom Gelenkspalt entfernt (Abb. 9).

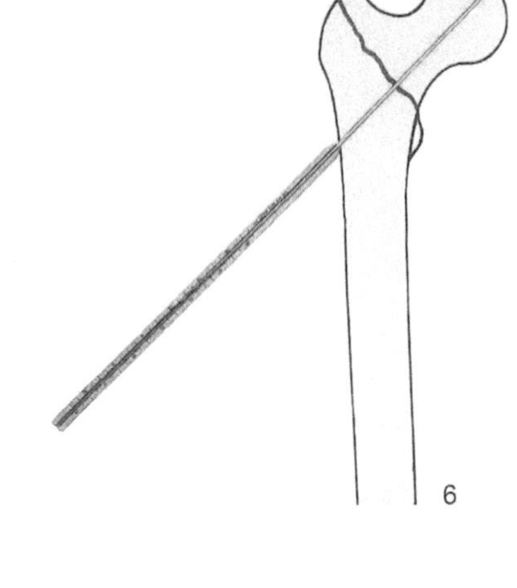
6

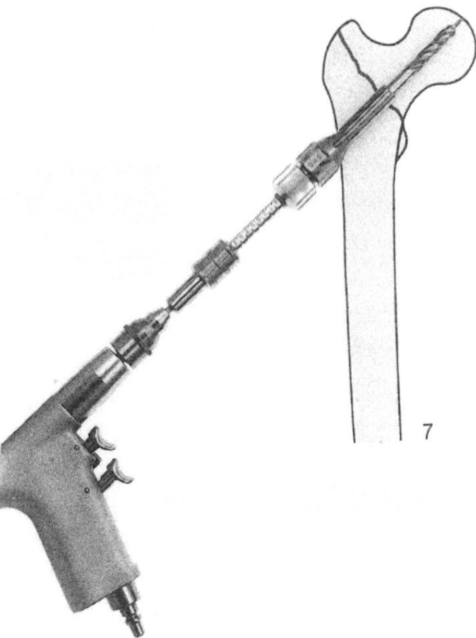
7

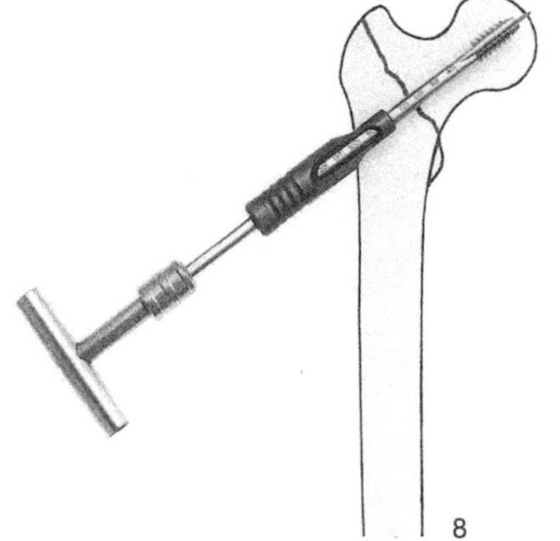
8

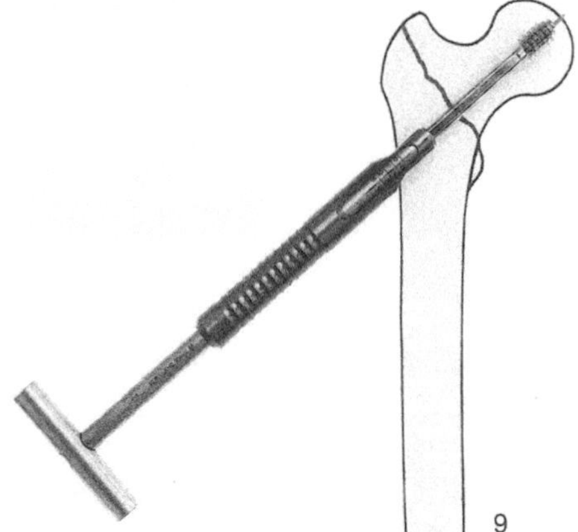
9

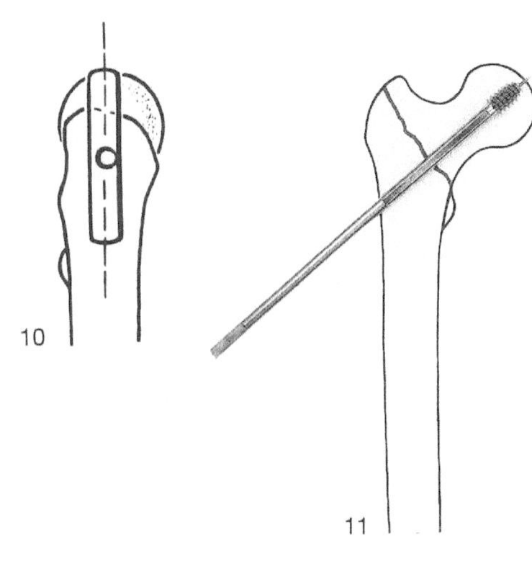
10 11

In porotischem Knochen sollte die Schraube weitere 5 mm eingedreht werden. Der T-Handgriff muß am Ende parallel zum Femurschaft stehen (Abb. 10). Die Platte kann nur so korrekt auf die Abflachungen des Schraubenschafts geführt werden.

- T-Handgriff und Zentrierhülse werden entfernt. Führungsschaft und Verbindungsschraube bleiben in der Schraube (Abb. 11).
- Die gewählte DHS-Platte wird über den Führungsschaft auf die Schraube geschoben (Abb. 12).
- Nach Entfernung von Führungsschaft, Verbindungsschraube und Führungsdraht (Abb.13) wird mit leichten Hammerschlägen auf den DHS-/DCS-Einschlagbolzen die Platte an den Knochen gepreßt (Abb. 14).
- Die DHS-Platte wird mit 4,5-mm-Kortikalisschrauben am Knochen befestigt: Bohren mit dem 3,2-mm-Bohrer, Messen, Gewindeschneiden und Eindrehen der Schraube (Abb. 15).
- Die übrigen Schrauben werden in gleicher Weise eingebracht und festgezogen (Abb. 16).

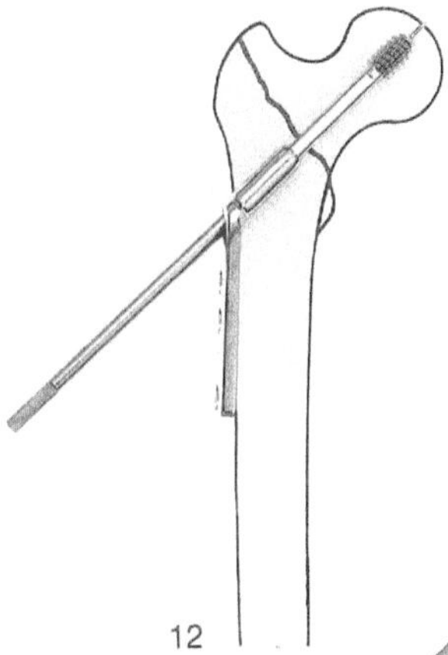

12 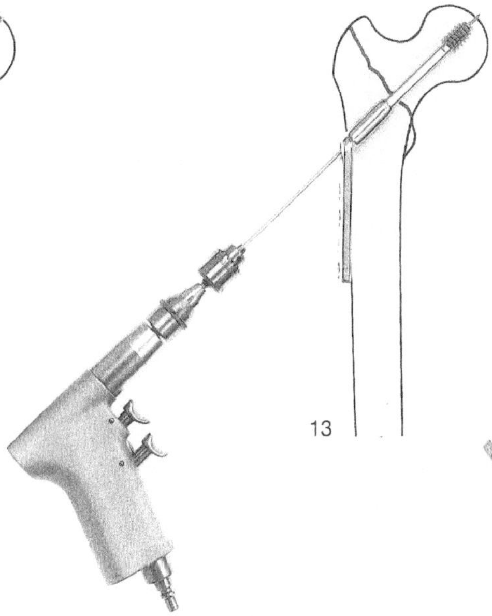 13 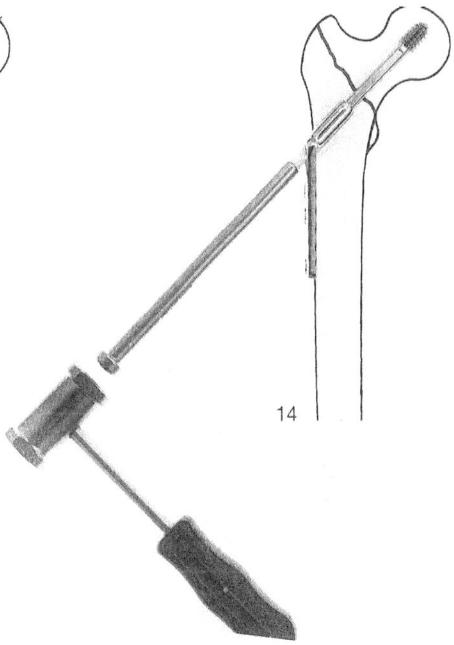 14

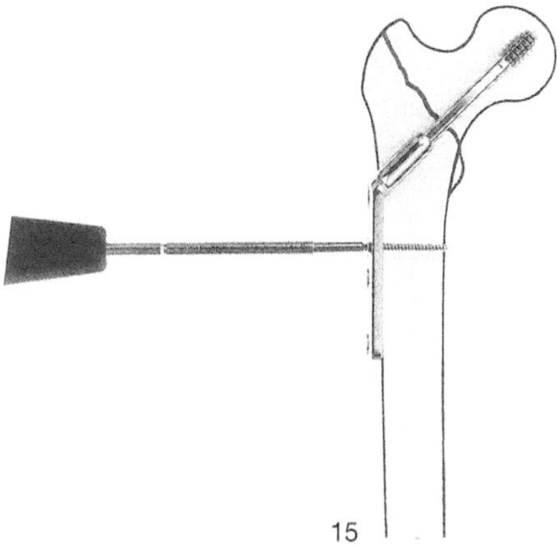

15 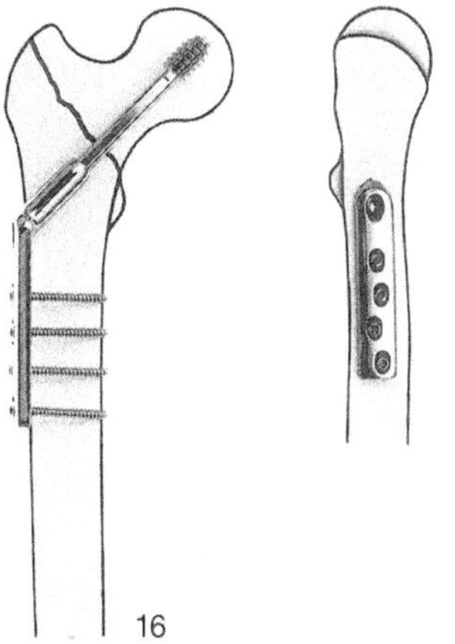 16

- Bei pertrochantären Frakturen kann zusätzliche Kompression durch Eindrehen der Kompressionsschraube in das Ende der DHS-/DCS-Schraube erzielt werden. Die Schraube muß vorsichtig angezogen werden, damit das DHS-/DCS-Schraubengewinde nicht ausreißt. Die Kompressionsschraube kann belassen werden.

Beispiel der Abmessungen:

– Gemessene Länge des Führungsdrahtes:	105 mm
– Bohrereinstellung:	95 mm
– Gewindeschneiden:	95 mm
– DHS-/DCS-Schraubenlänge:	95 mm

6.7.3.2 Anwendung der DCS am distalen Femur

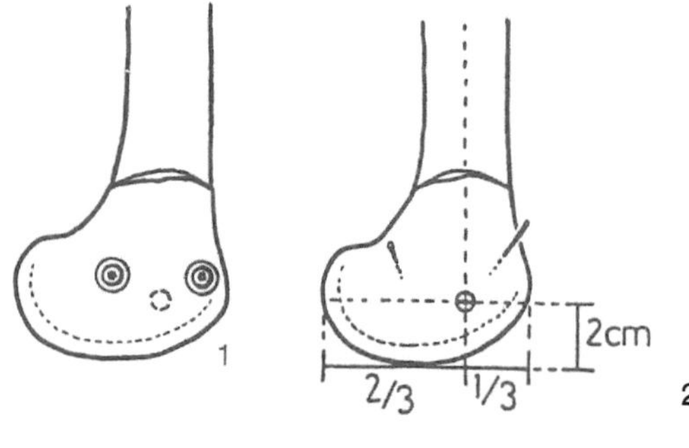

Beachte: Die DCS kann nur implantiert werden, wenn mindestens 4 cm des distalen Femurs intakt sind, um der Schraube genügend Halt zu bieten. Außerdem ist eine mediale Abstützung notwendig, entweder durch eine intakte Kortikalis oder mittels medialer Spongiosaplastik, um ein Implantatversagen zu vermeiden.

Der Patient wird in Rückenlage auf einem normalen OP-Tisch gelagert, hierbei soll das Knie um 90° gebeugt werden können. Intraoperative Röntgenaufnahmen sind dringend erforderlich, ein Bildverstärker ist vorzuziehen.

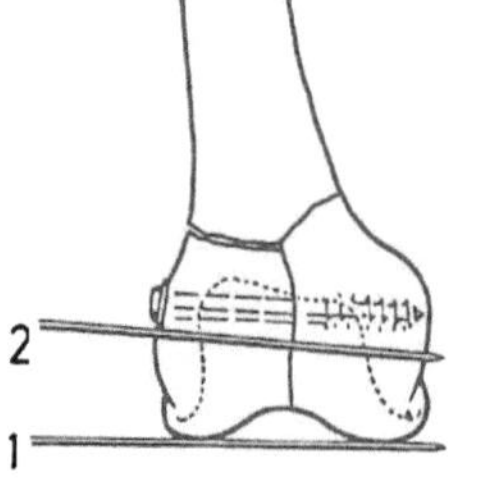

Schrittweises Vorgehen:

- Die Fraktur wird reponiert und provisorisch fixiert. Interkondyläre T- und Y-Frakturen werden mit 6,5-mm-Spongiosaschrauben als Zugschrauben fixiert (Abb. 1), ohne die vorgesehene Eintrittsstelle für die DHS-/DCS-Schraube zu beeinträchtigen (Abb. 2).
- Nach Rekonstruktion des Kondylenmassivs wird mit Hilfe von 2 Kirschner-Drähten die korrekte Eintrittsstelle der DHS-/DCS-Schraube bestimmt.
- Der erste Kirschner-Draht in Frontalebene (1) markiert die Richtung des Kniegelenkspalts auf Höhe der Kondylen (Abb. 3).
- Ein zweiter Kirschner-Draht wird ventral über den medialen und lateralen Kondylus eingeführt (2), um die Neigung der femoropatellaren Gelenkfläche darzustellen (Abb. 4).
- Der DHS-/DCS-Führungsdraht (3) wird nun mit der Bohrmaschine an der vorbestimmten Eintrittsstelle so eingebohrt (Abb. 5), daß er sowohl zum ersten Kirschner-Draht (1) in a.-p.-Sicht (Abb. 6) als auch zum zweiten, ventral liegenden Draht (2) in axialer Sicht parallel verläuft (Abb. 7).

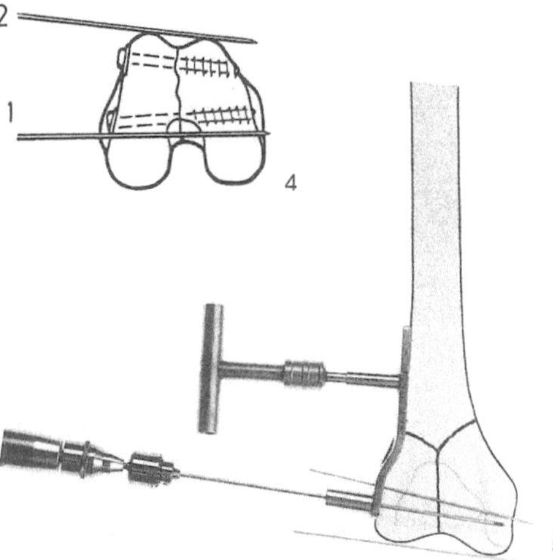

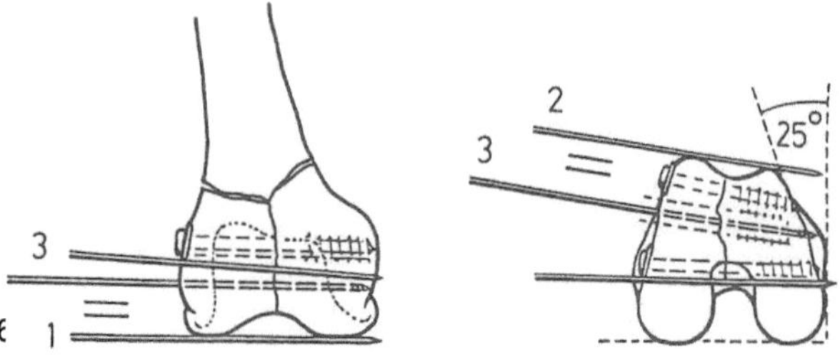

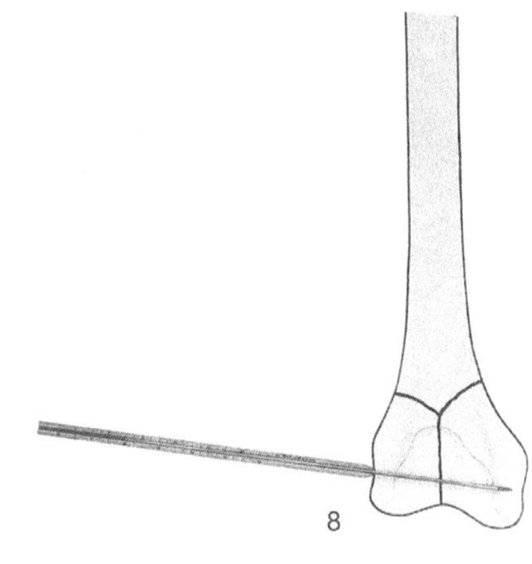
8

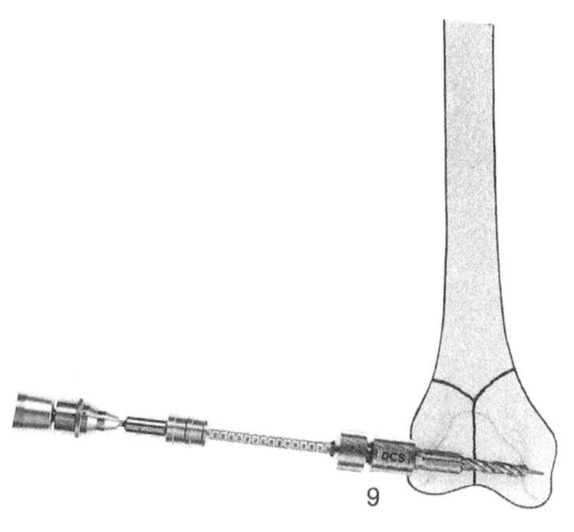

9

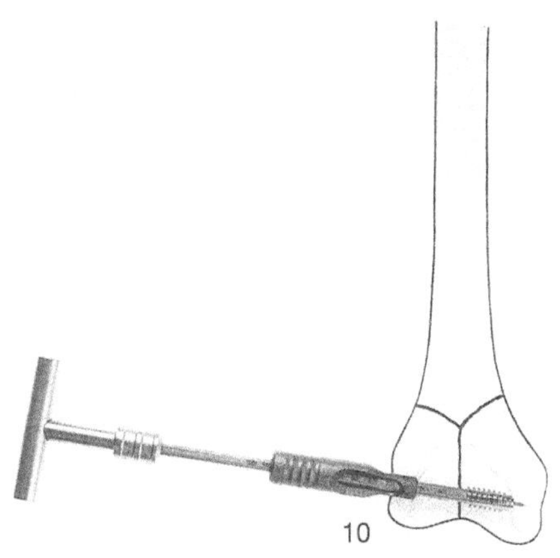
10

- Die Gewindespitze des Führungsdrahts wird bis zur medialen Kortikalis eingeführt. Dieser Draht entscheidet über die Lage des DCS-Implantats und muß korrekt liegen. Ein falsch eingebrachtes Implantat kann zu Achsenfehlstellungen (Valgus/Varus) oder Rotationsfehlern führen.
- Die korrekte Lage des Führungsdrahts wird mit Bildwandler kontrolliert.
- Entfernung der beiden Kirschner-Drähte.
- Die Länge des Drahts im Knochen wird mit dem DHS-/DCS-Meßstab gemessen (z. B. 85 mm) (Abb. 8).
- Der DCS-Dreistufenbohrer wird montiert: Der mit DCS markierte Fräser wird auf den 8-mm-Spiralbohrer geschoben, hierbei ist die kleine Halteschraube auf die Abflachung des Bohrers ausgerichtet. Der Fräserkopf muß in die Rille mit der vorbestimmten Bohrtiefe einrasten (z. B. 75 mm), dann wird die Rändelmutter festgezogen.
- Der DCS-Dreistufenbohrer wird mit der speziellen Schnellkupplung verbunden und an die Bohrmaschine gekoppelt.
- Dann wird der DCS-Dreistufenbohrer über den Führungsdraht geschoben, und es wird mit dem Aufbohren begonnen. Die Geschwindigkeit soll jedesmal reduziert werden, wenn eine neue Stufe des Bohrers in der lateralen Kortikalis faßt. Es wird gleichzeitig für die DCS-Schraube und den DCS-Plattenzylinder aufgebohrt. Der Führungsdraht darf während des Bohrvorgangs nicht beschädigt werden (Abb. 9).
- Falls der Führungsdraht beim Entfernen der Bohrmaschine versehentlich mit herausgezogen wird, muß er unbedingt wieder eingesetzt werden. Hierzu wird die kurze Zentrierhülse in den Knochen geschoben und eine DCS-Schraube rückwärts eingesteckt, nun läßt sich der Führungsdraht mühelos wieder einführen.
- Das Vorschneiden des Gewindes ist hauptsächlich in hartem Knochen bei jungen Patienten erforderlich. Die kurze Zentrierhülse wird auf den Gewindeschneider geschoben und der T-Handgriff montiert. Die in den Knochen geschobene Hülse zentriert den Gewindeschneider und verhindert ein „Wackeln" beim Schneiden. Die geschnittene Länge (entspricht der Bohrtiefe, z. B. 75 mm) wird durch das kleine Fenster in der Hülse kontrolliert (Abb. 10).
- Eine DCS-Schraube, die 5 mm kürzer als die Bohrtiefe (z. B. 70 mm) ist, wird ausgewählt. Die Schraube wird mit Führungsschaft und Verbindungsschraube montiert, wobei die Nocken des Führungsschafts in die Nuten am Schraubenende greifen müssen. (Siehe auch „Neue Instrumente", S. 140.)

- Die lange Zentrierhülse wird über den DHS-/DCS-Schlüssel geschoben und die Schraubenmontage eingeführt. Das Eindrehen der DCS-Schraube erfolgt über den Führungsdraht, dabei zentriert die Hülse den DHS-/DCS-Schlüssel im Knochen (Abb. 11). Im Fenster sind das Schraubenende und die Markierungen am Schlüssel erkennbar. Die Schraube wird eingedreht, bis die 5-mm-Markierung auf dem DHS-/DCS-Schlüssel mit der lateralen Kortikalis übereinstimmt. Dadurch verbleibt im Plattenzylinder ein 5 mm langer Gleitweg für die Schraube bei der Kompression der Fraktur.
- In osteoporotischem Knochen kann die Schraube bis zur 10-mm-Markierung eingedreht werden, um einen noch besseren Halt der Schraube zu gewährleisten.
- Der Handgriff des Schlüssels soll am Ende parallel zum Femurschaft liegen (Abb. 12).
- Nun werden der Schlüssel und die Zentrierhülse entfernt. Der Führungsschaft und die Verbindungsschraube verbleiben zunächst noch.
- Der Plattenzylinder wird so über die Schraubenmontage geschoben, daß beide Abflachungen übereinstimmen (Abb. 13).
- Nach Entfernung von Führungsschaft und Verbindungsschraube läßt sich der Führungsdraht mit dem Schlüsselbohrfutter und der kleinen Bohrmaschine im Rückwärtsgang ausdrehen (Abb. 14).
- Mit Einschlagbolzen und Hammer wird die Platte vorsichtig an den Knochen geschlagen (Abb. 15). Um ein Sprengen der Kortikalis beim endgültigen Einschlagen zu vermeiden, muß evtl. die proximale Kortikaliskante an der Eintrittsstelle etwas abgemeißelt werden.

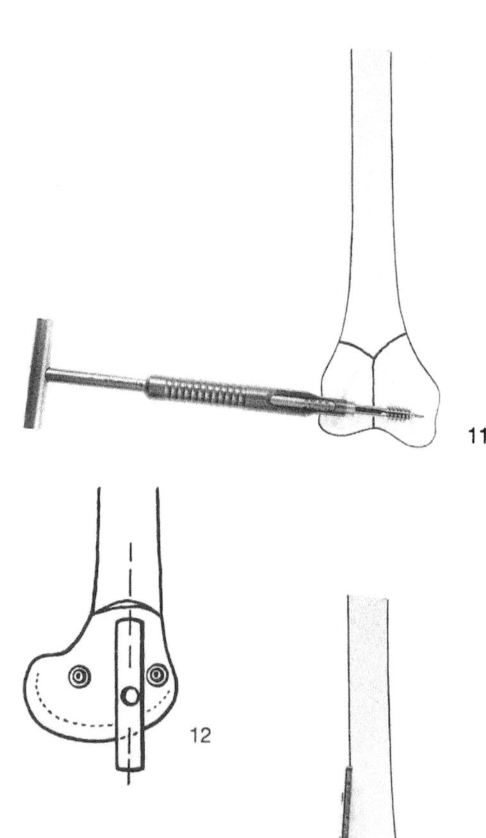

11

12

13

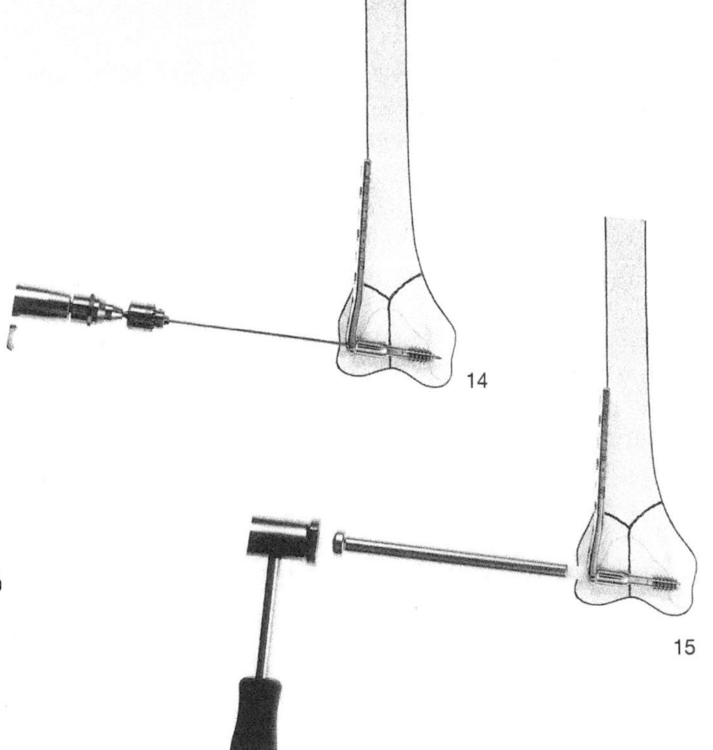

14

15

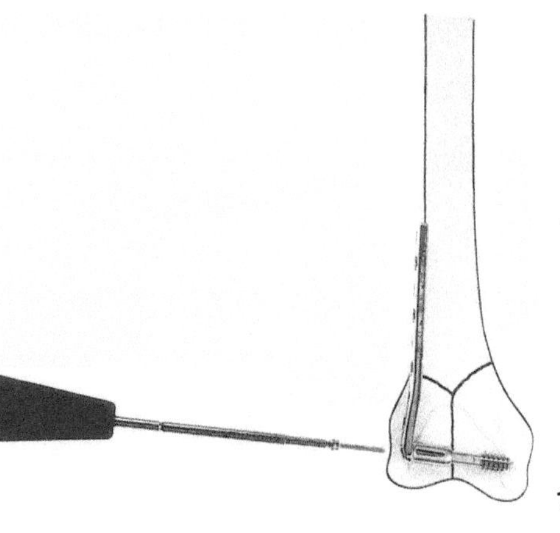

16

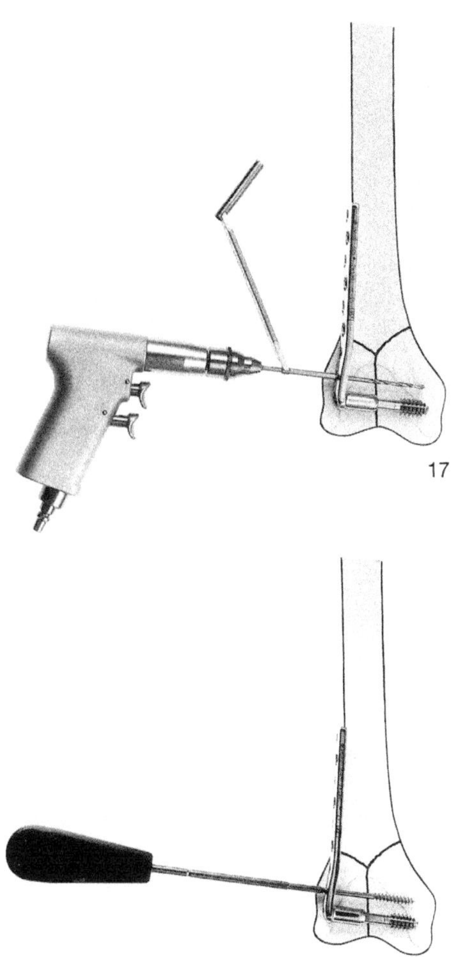

17

18

- Zur Kompression der Fraktur wird die Kompressionsschraube vorsichtig in die DCS-Schraube geschraubt. Gleichzeitig wird auch die DCS-Platte an der DCS-Schraube fixiert (Abb. 16).
- Mit zwei 6,5-mm-Spongiosaschrauben, die durch die beiden distalen runden Plattenlöcher eingebracht werden, kann die interfragmentäre Kompression erhöht werden. Zusätzlich ergeben sie eine Rotationsstabilität des Implantats im distalen Fragment. Nach Vorbohren mit einem 3,2-mm-Bohrer (Abb. 17), Messen und Gewindeschneiden wird eine 6,5-mm-Spongiosaschraube mit langem Gewinde (32 mm) eingedreht (Abb. 18).
- Für die endgültige Reposition des Kondylenblocks mit dem Femurschaft kann ein Plattenspanner mit Gelenken verwendet werden. Zunächst wird eine indirekte Reposition in Distraktionsstellung des Plattenspanners durchgeführt. Anschließend wird er für die axiale Kompression in das letzte Plattenloch eingehakt und mit einer 4,5-mm-Kortikalisschraube am Knochen fixiert. Mit dem Gabelschlüssel wird die Schraube am Plattenspanner angezogen (Abb. 19).
- Nachdem mindestens 3 Schrauben durch die Platte eingebracht worden sind, kann der Plattenspanner entfernt werden. Schrauben, die den Frakturspalt überqueren, werden als Zugschrauben eingesetzt: Nach Bohren mit einem 4,5-mm-Bohrer für das Gleitloch und einem 3,2-mm-Bohrer für das Gewindeloch, Messen und Gewindeschneiden wird die Schraube eingedreht (Abb. 20).
- Einbringen der übrigen Schrauben (Abb. 21).

Beispiel der Messungen:

- Gemessene Länge des Führungsdrahtes: 85 mm
- Bohrtiefe: 75 mm
- Gewindeschneiden: 75 mm
- DHS-/DCS-Schraube: 70 mm

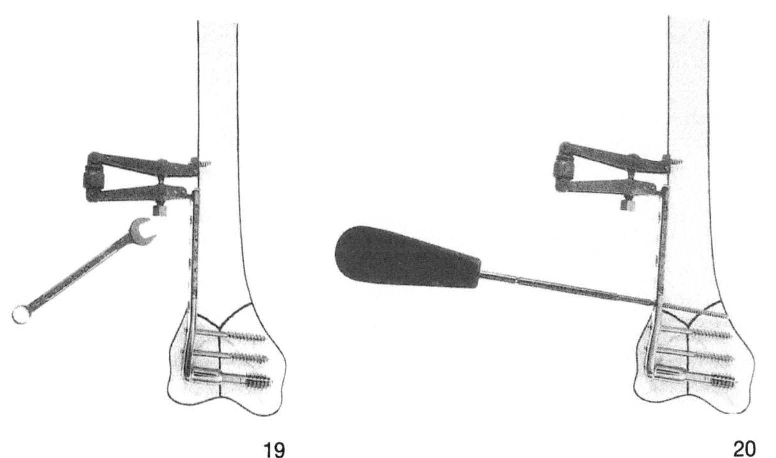

19

20

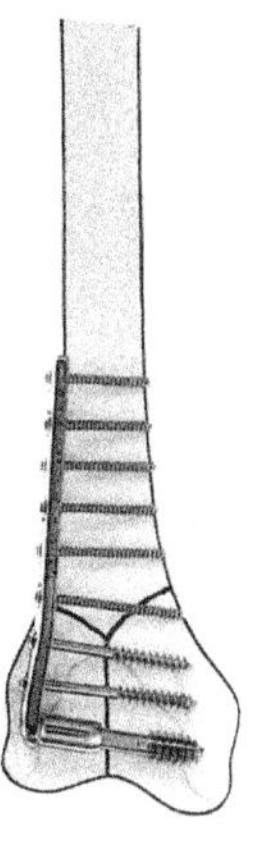

21

6.7.3.3 Anwendung der DCS am proximalen Femur

Die Operationstechnik für die Implantation einer DCS am proximalen Femur ist der oben beschriebenen Technik am distalen Femur sehr ähnlich. Die korrekte Lage des Führungsdrahts im Schenkelhals ist ausschlaggebend für die richtige Plazierung des Implantats.

Die Anteversion des Schenkelhalses wird mit einem Kirschner-Draht bestimmt (s. Abb. 1, S. 143). Das Kondylenzielgerät (85 °) dient zum Einbohren des Führungsdrahts in korrektem Winkel in den Trochanter major. Dieser Draht muß auch parallel zum Anteversionsdraht sein. Der Eintrittspunkt liegt am Übergang vom vorderen zum mittleren Drittel des Trochanter major. Der Führungsdraht sollte nicht weniger als 1 cm von der oberen Kortikalis entfernt verlaufen, seine Spitze sollte dabei ungefähr 2 cm vom Gelenkspalt entfernt im unteren Teil des Femurkopfes liegen.

Das Vorbereiten und Implantieren der DCS ist aus den vorherigen Abbildungen ersichtlich.

6.7.4 AO-Instrumente für die Implantation und die Entfernung der DHS und DCS

Instrumente für die Implantation der DHS

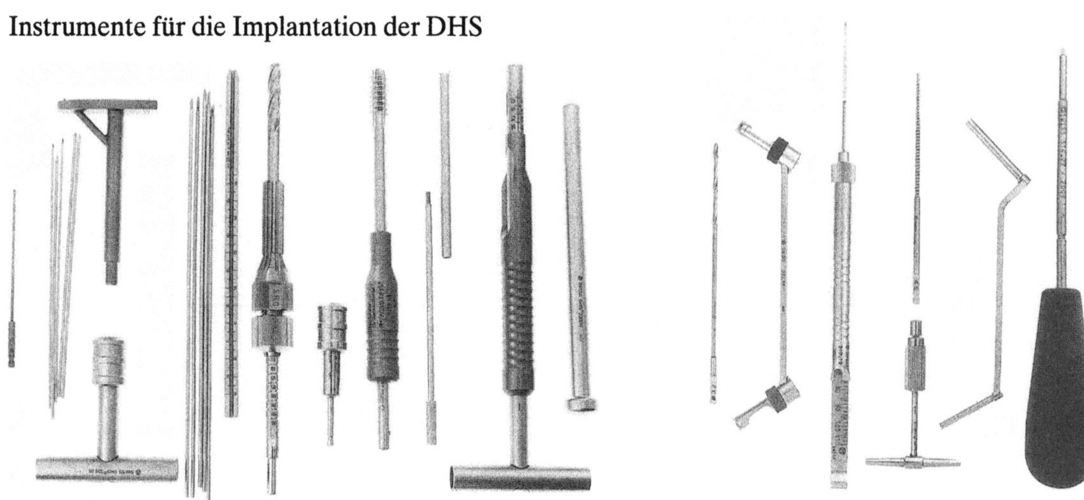

Instrumente für die Implantation der DCS

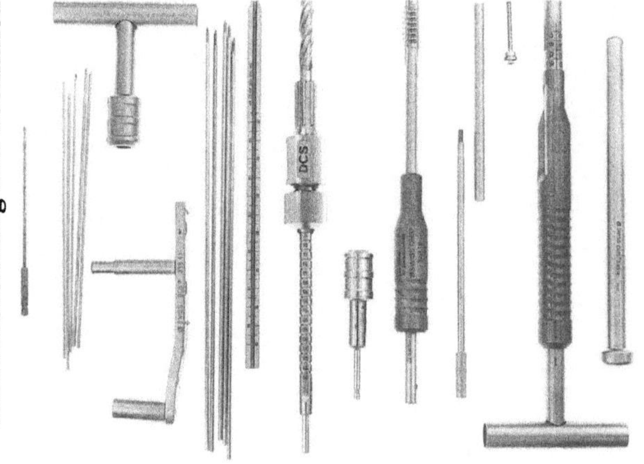

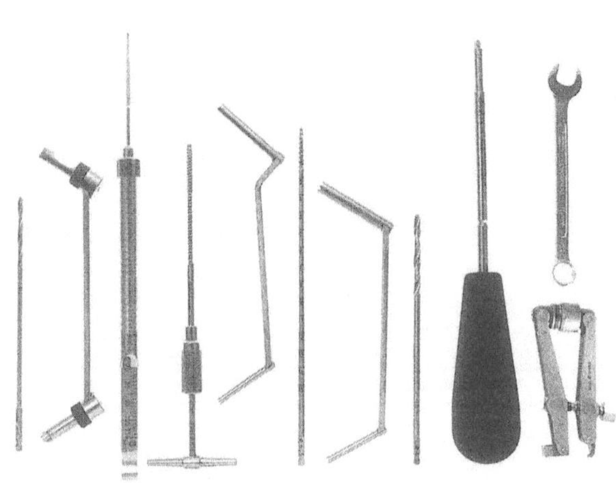

Instrumente für die Entfernung der DHS und DCS

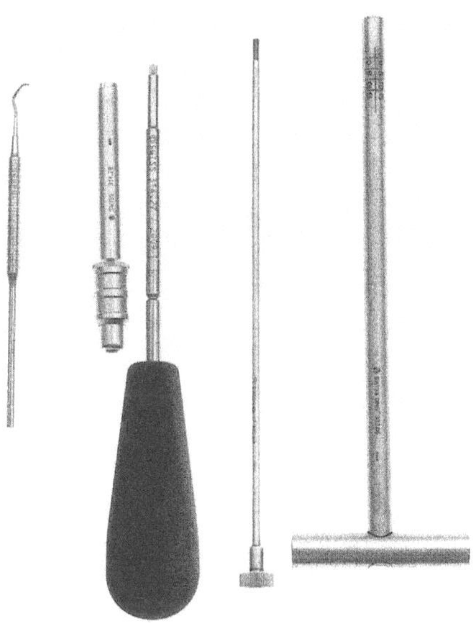

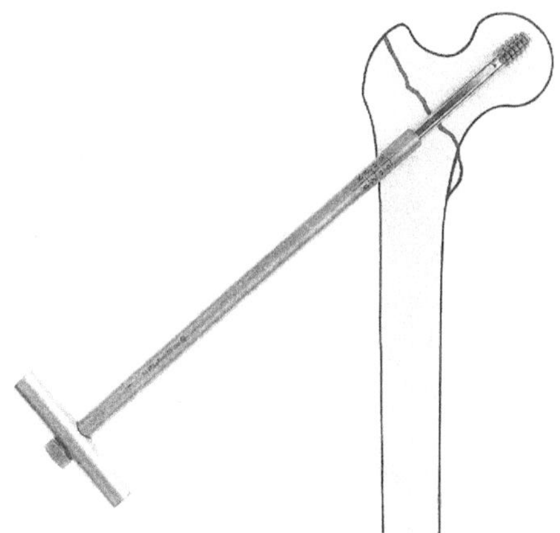

Vorgehensweise:

- Nach Entfernung von eingewachsenem Gewebe aus den Schraubenköpfen können die Plattenschrauben mit dem großen Sechskantschraubenzieher ausgedreht werden. Vor der Plattenentfernung muß eine evtl. eingebrachte Kompressionsschraube herausgedreht werden.
- Die in den DHS-/DCS-Schlüssel eingeführte lange Verbindungsschraube wird in das DHS-/DCS-Schraubenende eingedreht. Dabei müssen die Abflachungen des Schlüssels und der Schraube übereinstimmen.
- Unter gleichzeitigem Zug kann die DHS-/DCS-Schraube entgegen dem Uhrzeigersinn ausgedreht werden.

6.7.5 Literatur

Regazzoni P, Rüedi T, Winquist R, Allgöwer M (1985) The dynamic hip screw implant system. Springer, Berlin Heidelberg New York

6.8 Winkelplatten und Instrumentarium

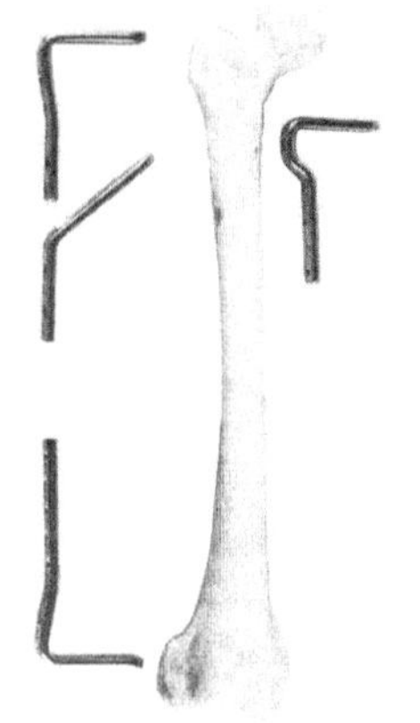

Winkelplatten wurden für die Osteosynthese von proximalen und distalen Femurfrakturen entwickelt. Später wurden Osteotomieplatten mit verschiedenen Winkeln eingeführt. Alle Winkelplatten sind einteilige Implantate (im Gegensatz zur DHS/DCS) mit einem festen Winkel zwischen Schaft und Klingen. Der feste Winkel erhöht die Stabilität des Implantats und macht es weniger anfällig für Korrosion. Ein weiterer Vorteil des festen Winkels ist die Möglichkeit der exakten Positionierung der Platte bei Osteotomien.

Winkelplatten mit Winkeln von 95° und 130° werden hauptsächlich zur Osteosynthese von Frakturen eingesetzt. Osteotomieplatten sind mit verschiedenen Winkeln und in unterschiedlichen Größen für Erwachsene, Jugendliche, Kinder und Kleinkinder erhältlich.

Die Klinge der Platte für Erwachsene hat ein U-förmiges Profil, das eine hohe Festigkeit bei minimaler Knochenverdrängung ermöglicht. Winkelplatten für kleinwüchsige Erwachsene, Jugendliche, Kinder und Kleinkinder haben ein T-förmiges Profil. Obwohl die Plattenklinge an der Spitze scharf ist, muß ihr Sitz im Knochen mit einem dem Klingenprofil entsprechenden Plattensitzinstrument vorbereitet werden.

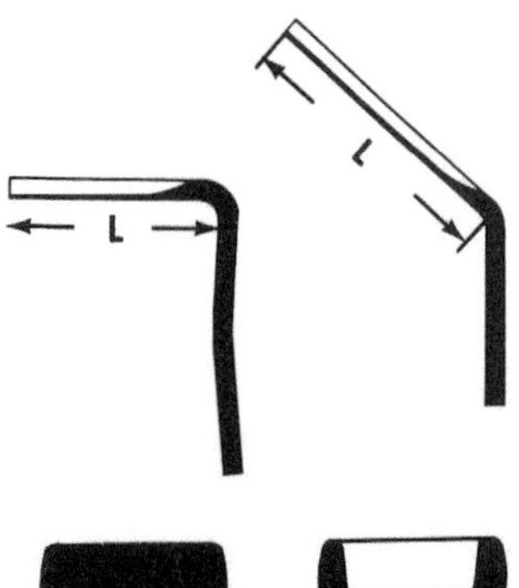

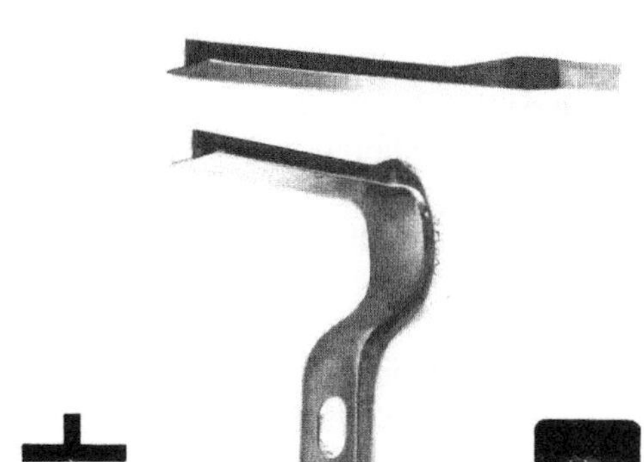

Der Plattenschaft ist etwas dicker im Vergleich zu der geraden breiten DCP und kann so größeren Belastungen standhalten. Die ovalen Plattenlöcher sind wie bei der breiten DCP versetzt angeordnet. In diese Löcher können 4,5-mm-Kortikalisschrauben eingesetzt werden. Durch die runden Löcher mancher Plattentypen passen 6,5-mm-Spongiosaschrauben. Für die axiale Kompression bei Femurfrakturen ist es oft nötig, den Plattenspanner anstelle des Kompressionsprinzips der DCP-Löcher zu verwenden.

Aufgrund ihrer speziellen Form muß man bei der Anwendung der Winkelplatten sehr exakt vorgehen. Eine präoperative Planungszeichnung ist unbedingt notwendig, um die genaue Plattenlage zu bestimmen. Die Klinge muß sowohl in sagittaler als auch in frontaler Ebene korrekt plaziert sein, und der Schaft muß mit der Femurachse übereinstimmen. Die anatomischen Bezugspunkte müssen bekannt sein, zur Orientierung während der Operation werden Markierungsdrähte eingesetzt. Eine Plattenfehlplazierung kann zu Varus-, Valgus- oder Rotationsfehlern führen.

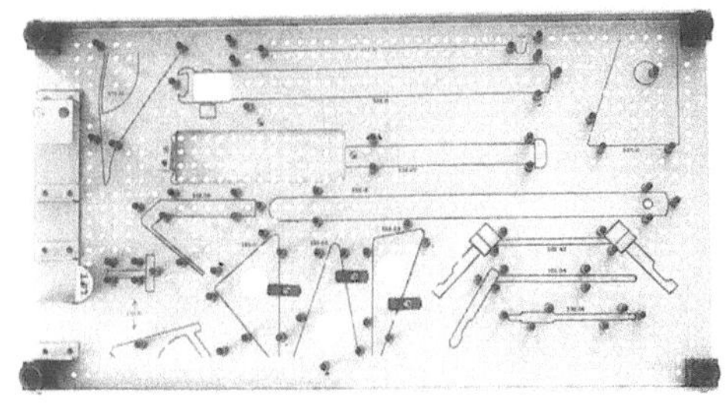

6.8.1 Das Winkelplatteninstrumentarium

Die Instrumente für die Anwendung von Winkelplatten sind entweder in einem Graphic Case oder einer Siebschale erhältlich. Ein Graphic Case ist auch für Kondylenplatten verfügbar.

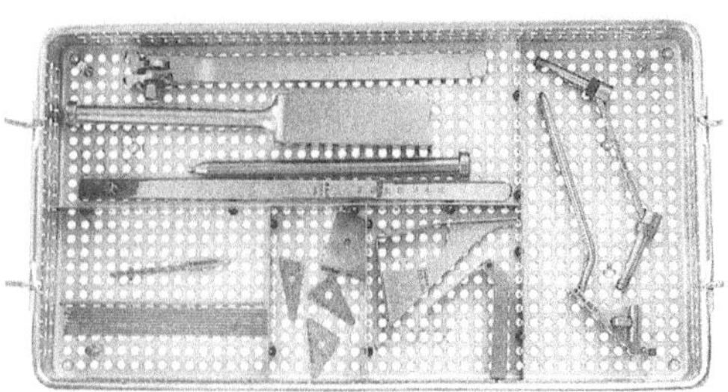

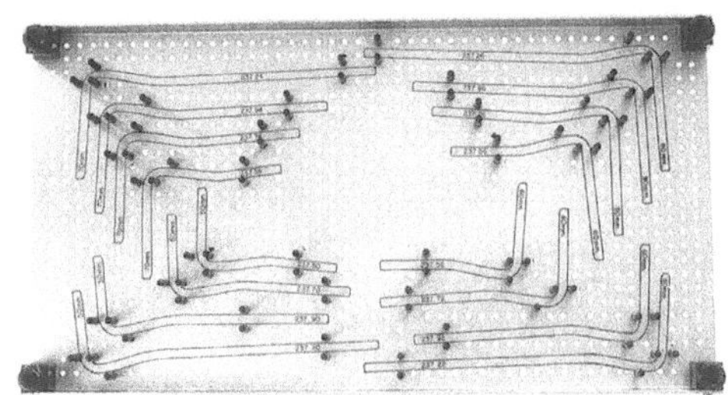

6.8.1.1 Standardinstrumentarium

Spiralbohrer, 2,0 mm Durchmesser

Dieser Bohrer wird ggf. zum Vorbohren von Kirschner-Drähten im Laufe der Operation eingesetzt.

Kirschner-Drähte, 2,0 mm Durchmesser, 150 mm lang

Diese Drähte werden für die Markierung der verschiedenen Winkel vor dem Einsetzen der Winkelplatten verwendet. Sie werden mit der kleinen Bohrmaschine mit Schlüsselbohrfutter eingebracht.

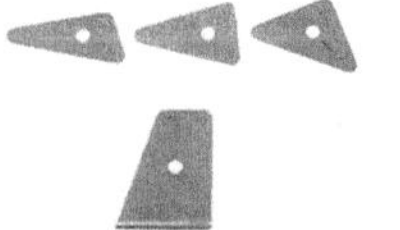

Dreieckzielplatten und Zielgerät für Varisationsosteotomien

Mit Hilfe dieser Zielgeräte werden die Winkel für das Eindrehen der Kirschner-Drähte bei allen Winkelplattenoperationen bestimmt. Sie helfen mit, die Richtung des Plattensitzinstruments festzulegen und den Winkel des Flügels der Führungsplatte einzustellen. Man verwendet sie auch zur Bestimmung der Winkel bei Korrekturosteotomien.
Da sie relativ klein sind, wird die Sicht während des Einbringens der Kirschner-Drähte nicht behindert. Sie können mit einer langen Klemme gehalten werden.

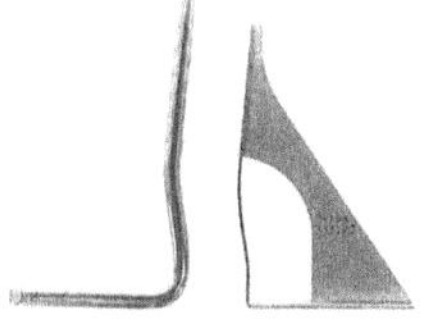

Kondylenzielgerät

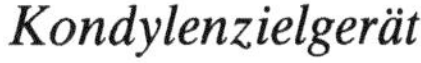

Das Kondylenzielgerät dient zur Bestimmung der Einschlagstelle und der Richtung der Kondylenplatte. Seine seitliche Formgebung ist ein exaktes Negativ der Platte und der Winkel von 95° entspricht der Platte.

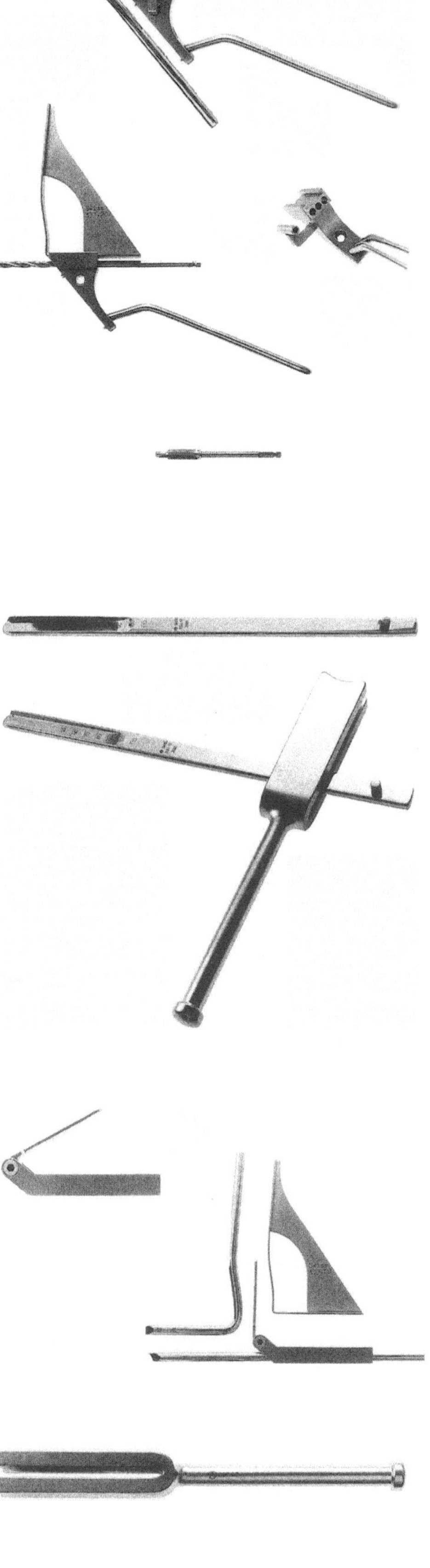

Zielgerät mit Aufsatz

Dieses dreifache Zielgerät hat einen vorgegebenen Winkel von 130° und wurde ursprünglich zur Anwendung als Zielgerät zur Vorbereitung des Klingensitzes einer 130°-Platte entwickelt. Es hat einen abnehmbaren Aufsatz mit Kugellager, durch den ein 3,2-mm-Bohrer oder ein 3,0-mm-Steinmann-Nagel den Schenkelhals entlang eingeführt werden kann. Die 3 Löcher sind für den 4,5-mm-Bohrer zur Eröffnung der lateralen Kortikalis vor Einführung des Plattensitzinstruments bestimmt.
Auf das Kondylenzielgerät aufgesteckt kann es auch als Bohrlehre für die (95°-)Kondylenplatten verwendet werden.

Zapfenfräser, 7 mm Durchmesser

Der Zapfenfräser dient zur Erweiterung der drei 4,5-mm-Löcher zu einem Schlitz, bevor das Plattensitzinstrument eingebracht wird. Er schneidet stirnseits und seitlich. Der Zapfenfräser ist entweder mit Schnellkupplungsende für die kleine Bohrmaschine oder mit Dreibackenende für das Schlüsselbohrfutter erhältlich.

Plattensitzinstrument, Länge 320 mm, U-Profil

Das Plattensitzinstrument wird zur Vorbereitung des Klingensitzes der Winkelplatten verwendet. Sein U-förmiges Profil entspricht dem der Platte. Die eingravierte Millimeterskala bis 110 mm zeigt die Einschlagtiefe an. Die Spitze des Instruments ist abgerundet, damit sie nicht in den Adamsbogen (Kalkar) eindringen kann, wenn sie schräg eingebracht wird. Die Klingenseiten sind ebenfalls abgerundet und leicht konvergierend; dadurch erhöht sich die Zentrierung der Klinge im Schenkelhals. Aus diesem Grund muß das Nachschleifen der Klinge vom Hersteller durchgeführt werden.
Ein 500 g schwerer Hammer wird zum Einschlagen verwendet, der Schlitzhammer zur Entfernung des Plattensitzinstruments.
Durch die Länge des Instruments ist genügend „Schlagweg" zum Ausschlagen auch aus hartem Knochen vorhanden.

Führungsplatte

Die Führungsplatte wird von vorne auf das Plattensitzinstrument geschoben und dient zur Kontrolle der Rotation der Klinge um die Längsachse. Der Flügel kann auf denselben Winkel wie die Plattenklinge und das Kondylenzielgerät eingestellt werden. Die Feststellschraube wird mit dem Sechskantschraubenzieher festgezogen. Beim Einschlagen des Plattensitzinstruments sollte der Flügel der Führungsplatte mit der Längsachse des Femurs übereinstimmen, um eine Fehlstellung in Beuge- oder Streckrichtung zu vermeiden.

Schlitzhammer

Mit dem Schlitzhammer wird die Richtung des Plattensitzinstruments beim Einschlagen eingestellt und gehalten; er wird auch zum Ausschlagen der Klinge verwendet. Falls erforderlich, kann man ihn auch zum Entfernen festsitzender Winkelplatten mit dem Ein- und Ausschlaginstrument einsetzen.

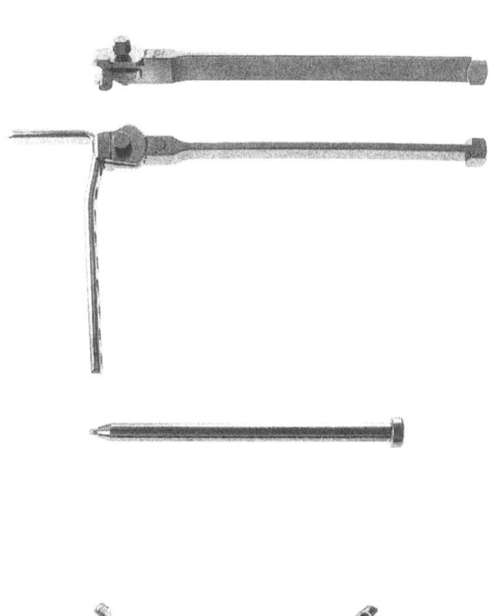

Ein- und Ausschlaginstrument

Das Ein- und Ausschlaginstrument hat einen Kopf mit Klemmbacken, in die die Platte zum Einschlagen und – falls erforderlich – zum Ausschlagen eingespannt wird. Es muß möglichst nahe an der Plattenkrümmung plaziert werden. Der Handgriff und die Klinge sollten eine horizontale Ebene bilden: Nach Lösen der Sechskantschraube wird der gezahnte Kopf in die richtige Stellung gebracht, die Platte eingespannt und die Schraube fest mit dem Gabelschlüssel angezogen.

Nachschlagbolzen

Der Nachschlagbolzen wird verwendet, um die Platte vollständig an den Knochen zu schlagen. Seine Spitze paßt in die Kerbe nahe der Plattenkrümmung.

4,5-mm-DCP-Hüftbohrbüchse

Die Bohrbüchse mit neutraler (grün) oder exzentrischer (gelb) Bohrführung wird mit dem 3,2-mm-Bohrer eingesetzt, um für die 4,5-mm-Kortikalisschrauben zur Befestigung der Winkelplatte vorzubohren.

Durch die Büchsenlänge von 60 mm kann der Handgriff über die Muskulatur in der Hüftregion herausragen.

6.8.1.2 Zusätzliches Instrumentarium

Plattensitzinstrument, Länge 260 mm, T-Profil

Mit diesem Instrument wird der Klingensitz von Winkelplatten für kleinwüchsige Erwachsene, Jugendliche und Kinder vorbereitet. Das T-Profil stimmt mit der Plattenklinge überein. Es wird mit der Führungsplatte verwendet, um die Rotation zu kontrollieren. Die Klingenlänge mit vollständigem T-Profil beträgt 80 mm.

Kleines Plattensitzinstrument, Länge 260 mm, T-Profil

Mit dem kleinen Plattensitzinstrument wird der Klingenkanal für die Kleinkinderhüftplatte vorbereitet. Sein T-förmiger Querschnitt entspricht dem der Kleinkinderhüftplatten. Auf den Schaft kann die Führungsplatte zur Rotationskontrolle beim Einschlagen des Instruments aufgeschoben werden. Die Klingenlänge mit vollständigem T-Profil beträgt 30 mm.

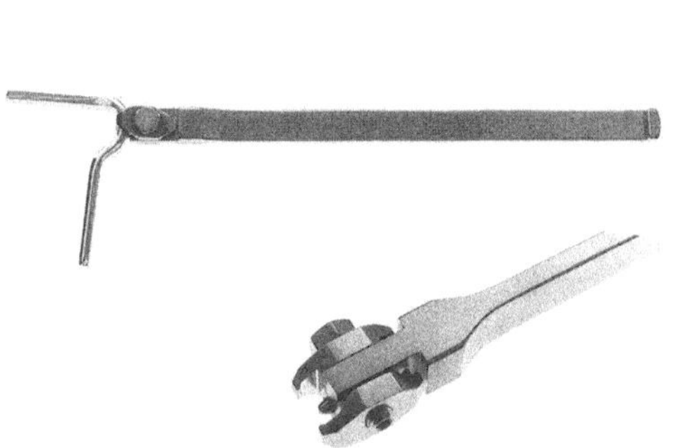

Ein- und Ausschlaginstrument

Dieses Ein- und Ausschlaginstrument mit umstellbaren Klemmbacken kann in 2 Positionen zum Einschlagen der Winkelplatten für kleinwüchsige Erwachsene und Jugendliche (markiert mit A) und für Kinder gestellt werden.

Nach dem Einlegen in den Zapfen am Kopf wird die Platte durch Festziehen der Sechskantschraube mit dem Ringgabelschlüssel in ihrer Position eingespannt.

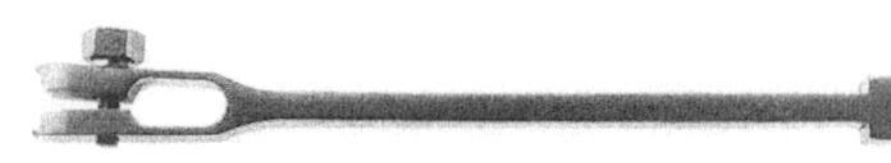

Kleines Ein- und Ausschlaginstrument

Dieses Instrument ist zum Einschlagen der Kleinkinderhüftplatte und der Minikinderhüftplatte vorgesehen. Die Schraube wird vorsichtig mit dem Ringgabelschlüssel festgezogen. Da der Knochen bei Kleinkindern sehr weich ist, kann man die Kleinkinderhüftplatte möglicherweise ohne Hammerschläge auf das Instrument einbringen.

6.8.1.3 Veraltete Instrumente

Große Dreieck- und Viereckzielplatten wurden durch die kleinen Zielplatten ersetzt, da die großen die Sicht verdeckt hatten.
Die Bohrbüchse für Rundlochplatten ist durch die 4,5-mm-/ 3,2-mm-Universalbohrbüchse ersetzt worden, die jetzt verwendet wird, wenn die beiden Rundlöcher der Kondylenplatten mit großen Spongiosaschrauben besetzt werden.

6.8.2 Winkelplatten

Kondylenplatten, 95 °, U-Profil

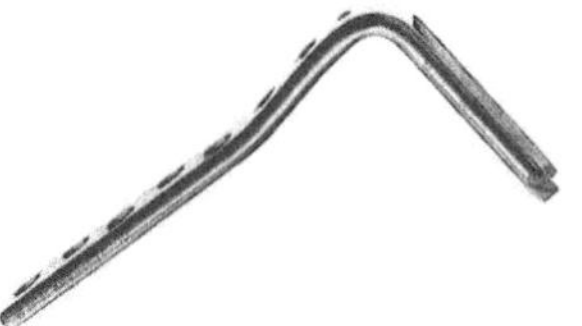

Ursprünglich wurde die Kondylenplatte für das distale Femur bei Erwachsenen entwickelt. Der 95 °-Winkel wurde gewählt, um den physiologischen Winkel zwischen Femurschaft und Kniegelenk beizubehalten, wenn die Plattenklinge parallel zum Kniegelenk eingeschlagen wird. Inzwischen hat die Kondylenplatte auch zunehmende Verwendung bei proximalen Femurfrakturen gefunden. In diesem Fall muß die Platte durch die vordere Hälfte des Trochanter major in das Schenkelhalszentrum in der Sagittalebene, und parallel zur Schenkelhalsachse in der Frontalebene eingeschlagen werden. Im Idealfall liegt die Klinge unmittelbar unterhalb der Kreuzungsstelle der Trabekel. Mit Führungsdrähten werden die verschiedenen Ebenen bestimmt. Der Bildverstärker ist nur zur Kontrolle beim endgültigen Einschlagen des Plattensitzinstruments erforderlich.

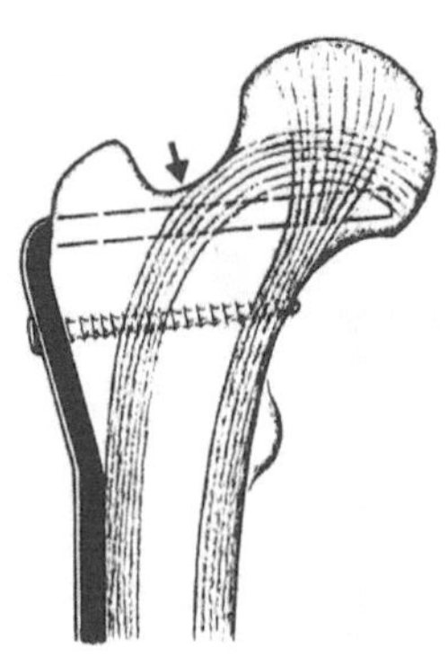

Kondylenplatten sind mit Klingenlängen von 50, 60, 70 und 80 mm erhältlich. Der Schaft hat 5, 7, 9 oder 12 Löcher. Die beiden klingennahen Rundlöcher sind für 6,5-mm-Spongiosaschrauben vorgesehen, die übrigen Löcher haben die ovale DCP-Form für 4,5-mm-Kortikalisschrauben. Das letzte Loch hat eine Nut für den Plattenspanner.

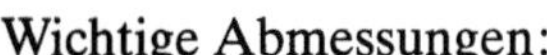

Wichtige Abmessungen:

- Dicke:	5,6	mm
- Breite:	16	mm
- Lochabstand:	16	mm
- Klinge mit U-Profil:	6,5 x 16	mm

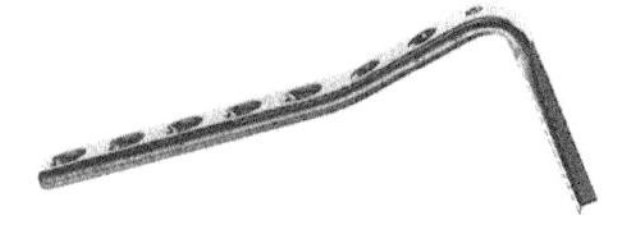

Kondylenplatten, 95 °, T-Profil

Die Kondylenplatte wird bei kleinwüchsigen Erwachsenen sowohl zur Versorgung distaler und proximaler Femurfrakturen als auch bei intertrochantären Osteotomien eingesetzt, wo das U-Profil zu breit wäre und eine Fraktur des Halses verursachen würde. Es gibt 4 verschiedene Klingenlängen: 40, 50, 60 und 70 mm. Der Schaft ist etwas schmaler als bei der normalen Platte, die Löcher haben auch die DCP-Form für 4,5-mm-Kortikalisschrauben. Die beiden klingennahen Löcher sind rund und für 6,5-mm-Spongiosaschrauben vorgesehen. Die Platte ist mit 5, 7 und 9 Löchern erhältlich. Ein Plattensitzinstrument mit demselben T-Profil ist zur Vorbereitung des Klingensitzes erforderlich. Mit dem Ein- und Ausschlaginstrument für große Platten wird die Platte eingeschlagen.
Die präoperative Planung, das Einschlagen und Befestigen des Implantats entspricht im übrigen dem Vorgehen bei den großen Kondylenplatten.

Wichtige Abmessungen:
- Dicke: 5,3 mm
- Breite: 14 mm
- Lochabstand: 16 mm
- Klinge mit U-Profil: 5 x 11,7 mm

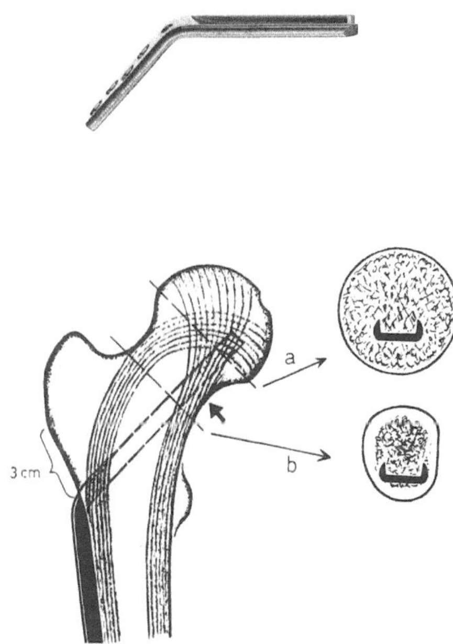

Winkelplatten, 130 °, U-Profil

Die Winkelplatte wurde für intertrochantäre und bestimmte subtrochantäre Frakturen entwickelt. Ihre Anwendung hat jedoch seit der Einführung der DHS abgenommen. Wenn sie eingesetzt wird, ist die präoperative Planung genauso wichtig wie bei Verwendung der Kondylenplatte.
Die Anteversion des Schenkelhalses muß bestimmt und mit einem Kirschner-Draht markiert werden.
Die korrekte Eintrittsstelle der 130 °-Platte liegt etwa 3 cm distal des sog. Tuberculum innominatum (rauher Höcker) am Trochanter major. Beim Einschlagen sollte die Klinge im Schenkelhalszentrum und mindestens 6–8 mm oberhalb des Adambogens zu liegen kommen. Die Klingenspitze wird dann an der Kreuzungsstelle der Zug- und Drucktrabekel liegen, wo sie den besten Halt findet.
Es gibt die 130 °-Platte mit 4, 6, 9 und 12 DCP-Löchern, das letzte Loch hat eine Nut für den Plattenspanner. Die Einkerbung am Übergang von Plattenklinge zum Schaft ist für das Nachschlagen der Platte vorgesehen.
Die Platte ist mit verschiedenen Klingenlängen erhältlich: 50, 60, 70, 80, 90, 100 und 110 mm.

Wichtige Abmessungen:
- Dicke: 5,6 mm
- Breite: 16 mm
- Lochabstand: 16 mm
- Klinge mit U-Profil: 6,5 x 16 mm

Winkelplatten, 130°, T-Profil

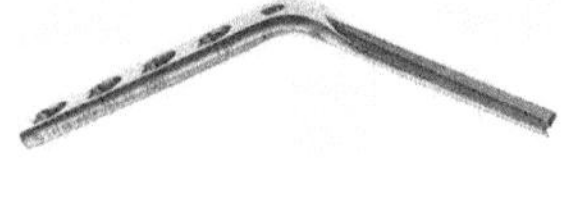

Diese Winkelplatten werden bei kleinwüchsigen Erwachsenen zur Versorgung von Schenkelhalsfrakturen und pertrochantären Frakturen verwendet. Das T-Profil der Klinge und der etwas kleinere Schaft passen besser zu den kleineren Knochenausmaßen. Die Anwendungstechnik entspricht der großen 130°-Winkelplatte, das Plattensitzinstrument muß das gleiche T-Profil wie die Plattenklinge haben. Das Ein- und Ausschlaginstrument für die großen Winkelplatten kann benutzt werden.
Es gibt die Platten mit 4, 6 und 9 Löchern und mit Klingenlängen von 50, 60, 70 und 80 mm.

Wichtige Abmessungen:

– Dicke:	5,3 mm
– Breite:	14 mm
– Lochabstand:	16 mm
– Klinge mit T-Profil:	5 x 11,7 mm

Osteotomieplatten für Erwachsene, U-Profil

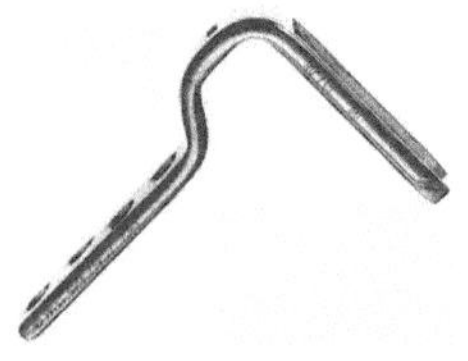

Die Osteotomieplatten für Erwachsene sind mit verschiedenen Winkeln zwischen Klinge und Schaft erhältlich. Standardplatten haben Winkel von 90°, 100°, 110°, 120° und 130°, auf Spezialanforderung hin kann jedoch jeder gewünschte Winkel geliefert werden (s. SYNTHES – Katalog).
Die 90°- und 100°-Platten haben eine Kröpfung, in die der große Trochanter bei intertrochantären Osteotomien paßt. Je nach Klingenlänge (L) beträgt die Tiefe der Kröpfung (T) entweder 10, 15 oder 20 mm. Das Loch in der Kröpfung ist für das Nachschlagen der Platte und für die Fixation des Adambogens mit einer 4,5-mm-Kortikalisschraube vorgesehen. Es gibt Klingenlängen von 40–70 mm.
Die Winkelplatten mit einem Winkel von 110° oder mehr werden für Umlagerungsosteotomien bei Schenkelhalspseudarthrosen verwendet. Es gibt Klingenlängen von 65–110 mm. Der Schaft aller Osteotomieplatten hat 4 DCP-Löcher und eine Nut für den Plattenspanner an den Endlöchern.
Osteotomien werden sehr sorgfältig geplant und erst dann durchgeführt, wenn alle anatomischen Bezugspunkte und Winkel identifiziert und mit Kirschner-Drähten markiert worden sind. Das Plattensitzinstrument, und manchmal auch die Plattenklinge, wird vor der Durchführung der Osteotomie eingeschlagen, wobei die gleichen Techniken und Instrumente wie bei den normalen Winkelplatten angewendet werden.

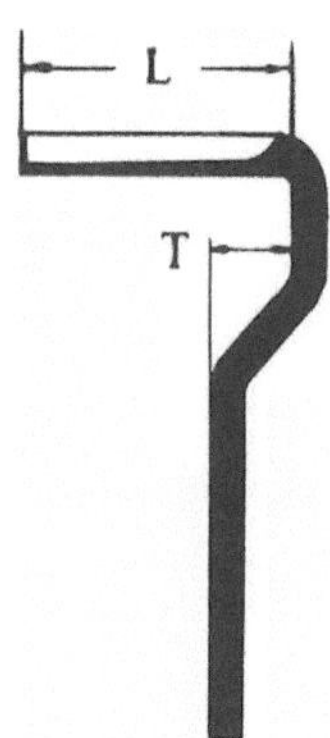

Wichtige Abmessungen:

– Profil:	s. Abb.
– Dicke:	5,6 mm
– Breite:	16 mm
– Lochabstand:	16 mm
– Klinge mit U-Profil:	6,5 x 16 mm
– Gesamthöhe:	94 mm

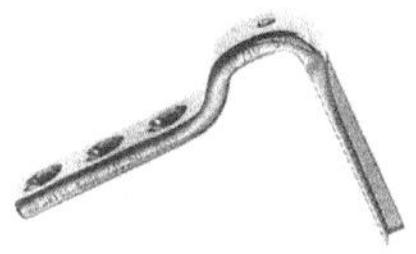

Osteotomieplatten für kleinwüchsige Erwachsene und Jugendliche, 90°, T-Profil

Die Osteotomieplatten werden für intertrochantäre Osteotomien bei kleinwüchsigen Erwachsenen und Jugendlichen eingesetzt, bei denen das U-Profil zu breit wäre und eine Fraktur des Halses verursachen könnte. Die Platten haben eine Kröpfung mit einer Tiefe (T) von 10 oder 15 mm, in die der Trochanter paßt. Die Klingenlänge (L) mit T-Profil beträgt 40, 50 oder 60 mm. Zur Vorbereitung des Klingensitzes benötigt man ein Plattensitzinstrument mit dem gleichen T-Profil.
Der Plattenschaft hat 3 DCP-Löcher für 4,5-mm-Kortikalisschrauben, im Endloch gibt es eine Nut für den Plattenspanner. Die Einkerbung in der Kröpfung dient dem Nachschlagen der Platte mit dem Nachschlagbolzen.
Wie bei allen Operationen mit Winkelplatten ist die präoperative Planung wesentlich für den Operationserfolg. Anatomische Markierungspunkte werden identifiziert und Kirschner-Drähte zur Orientierung eingebracht. Das Plattensitzinstrument, und manchmal auch die Plattenklinge, wird vor der Durchführung der Osteotomie eingeschlagen.

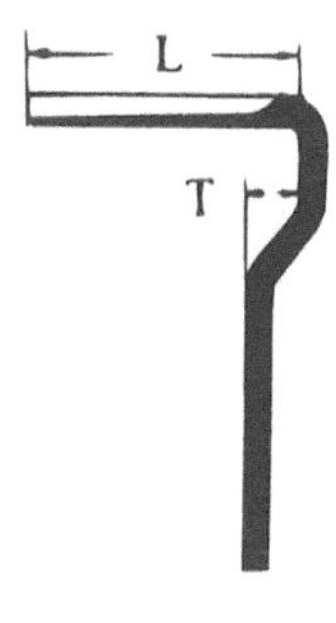

Wichtige Abmessungen:
- Profil: s. Abb.
- Dicke: 4,5 mm
- Breite: 14 mm
- Lochabstand: 16 mm
- Klinge mit T-Profil: 5,0 x 11,7 mm
- Gesamthöhe: 78 mm

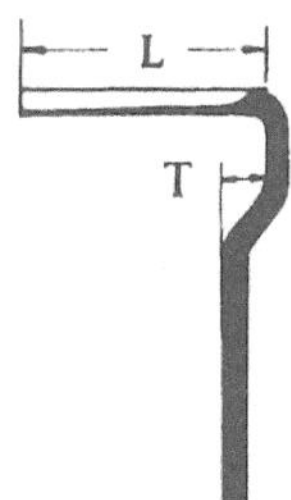

Osteotomieplatten für Kinder, T-Profil

Diese Platten entsprechen dem kleinen Durchmesser des Schenkelhalses von Kindern bis 10 Jahren und werden für Derotations- und Varisationsosteotomien eingesetzt. Es gibt die Platten mit 3 verschiedenen Winkeln: 80°, 90° und 100 °, 2 verschiedenen Klingenlängen, 35 und 45 mm, und einer Kröpfung von 8 mm.
Der Plattenschaft hat 3 DCP-Löcher für 4,5-mm-Kortikalis schrauben. Die kleine Einkerbung an der Kröpfung ist für das vorsichtige Nachschlagen der Platte vorgesehen.
Ein Plattensitzinstrument mit entsprechendem T-Profil muß verwendet werden, ebenso ein spezielles Ein- und Ausschlaginstrument.
Der Eingriff wird sorgfältig geplant, Kirschner-Drähte werden zur Markierung benutzt. Das Plattensitzinstrument, und manchmal auch die Plattenklinge, wird vor der Durchführung der Osteotomie eingeschlagen.

Wichtige Abmessungen:
- Profil: s. Abb.
- Dicke: 3,5 mm
- Breite: 11,3 mm
- Lochabstand: 16 mm
- Klinge mit T-Profil: 4,5 x 11,2 mm
- Gesamthöhe: 74,5 mm

Kleinkinderhüftplatten, 90°, T-Profil

Diese Platten werden für Derotations- und Varisationsosteotomien von Kleinkindern und Kindern bis zu 5 Jahren verwendet. Es gibt die Platten mit 2 verschiedenen Klingenlängen, 25 und 32 mm, jeweils mit Kröpfungstiefen von 7 oder 12 mm. Der Schaft hat 3 DCP-Löcher für 3,5-mm-Kortikalisschrauben. Ein Plattensitzinstrument mit entsprechendem T-Profil muß zur Vorbereitung des Klingensitzes verwendet werden.

Wichtige Abmessungen:
- Dicke: 2 mm
- Breite: 11 mm
- Lochabstand: 10 mm
- Klinge mit T-Profil: 2–8 mm
- Gesamthöhe: 46 mm

Mini-Kinderhüftplatte, 115°

Diese Platte wird für proximale Femurosteotomien bei Säuglingen verwendet. Die gabelförmige Klinge dient der Verankerung im Markraum des Schenkelhalses. Der Schaft hat 2 ovale Löcher für 3,5-mm-Kortikalisschrauben. Die Klingenlänge beträgt 30 oder 35 mm. Für die Anwendung ist ein spezielles Ein- und Ausschlaginstrument notwendig.

Wichtige Abmessungen:
- Dicke: 1,1 mm
- Breite: 11 mm
- Lochabstand: 20 mm

6.8.3 Operationstechnik

Der Einsatz der verschiedenen Winkelplatten am proximalen und distalen Femurende erfordert große Sorgfalt und eine exakte Planung. Der starre Winkel zwischen Klinge und Schaft erlaubt keine Anwendungsfehler.
Nachfolgend werden die allgemeinen Grundsätze der einzelnen Operationstechniken beschrieben. Diese Techniken sind an die jeweils vorliegende Frakturform anzupassen.

6.8.3.1 Anwendung der Kondylenplatte am proximalen Femur

Bevor man die Kondylenplatte am proximalen Femur implantiert, muß folgendes festgelegt werden:
- Klingenlänge
- Länge des Plattenschafts
- Eintrittspunkt für die Klinge
- Plattenlage

Ein umgekehrtes Röntgenbild der gesunden Gegenseite in normalem Maßstab ist hierfür am besten geeignet. Die Aufnahme muß bei innenrotiertem Oberschenkel durchgeführt werden, um die wahre Länge des Schenkelhalses zu erhalten. Die durchsichtige Schablone der Kondylenplatte wird auf dem Röntgenbild an den Femurschaft angelegt. Die Klingenspitze sollte in der unteren Hälfte des Hüftkopfes liegen, unterhalb der Kreuzungsstelle der Zug- und Drucktrabekel, wo die Klinge ihren besten Halt hat (s. S. 156). Im Schenkelhals verläuft die Klinge ungefähr 10 mm unterhalb der oberen Kortikalis in der Mitte des Halses (s. präoperative Planungsschablonen der AO).
Die Klingenlänge kann nun bestimmt werden. Die Schaftlänge hängt von der Frakturform ab. Der Eintrittspunkt mit dem Abstand zum Tuberculum innominatum (rauhe Linie) am Trochanter major muß beachtet werden.

Schrittweises Vorgehen am Beispiel einer subtrochantären Femurfraktur:
- Liegt ein Keilfragment vor, wird dieses zuerst mit einer 4,5-mm-Kortikalisschraube als Zugschraube fixiert.
- Ein 2,0-mm-Kirschner-Draht wird auf die Vorderseite des Schenkelhalses plaziert und in die Femurkopfkalotte eingehämmert. Er gibt die Ebene der Anteversion des Schenkelhalses an (Abb. 1).
- Unter Berücksichtigung des zuvor bestimmten Eintrittspunkts in der vorderen Hälfte des großen Trochanters wird das Kondylenzielgerät auf die laterale Femurkortikalis gelegt. Ein zweiter Kirschner-Draht wird (nach Vorbohren mit einem 2,0-mm-Bohrer in hartem Knochen) parallel zu der Oberkante des Zielgeräts in den Trochanter major eingebracht. In der Frontalebene sollte er parallel zum ersten Kirschner-Draht liegen, der die Anteversion festlegt. Dieser Draht gibt die Richtung der Plattenklinge an (Abb. 2).
- Der erste Kirschner-Draht kann nun entfernt werden.
- Die Klingeneintrittsstelle in der vorderen Hälfte des lateralen Trochantermassivs wird mit einem Meißel markiert.
- Der Schlitz für das Plattensitzinstrument, der ungefähr 17 mm breit und 10 mm hoch sein soll, wird mit einem 16-mm-Meißel vorbereitet.

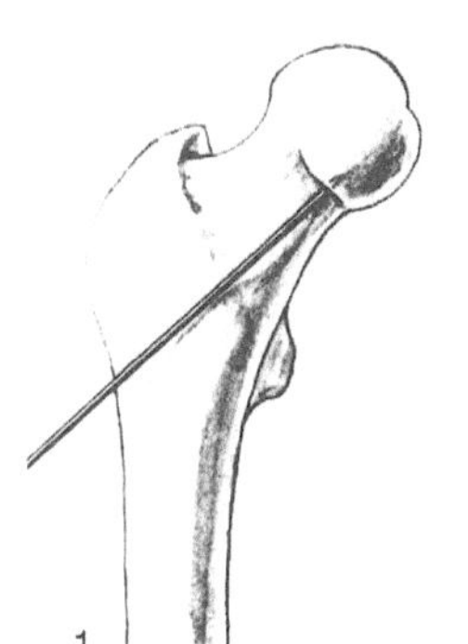
1

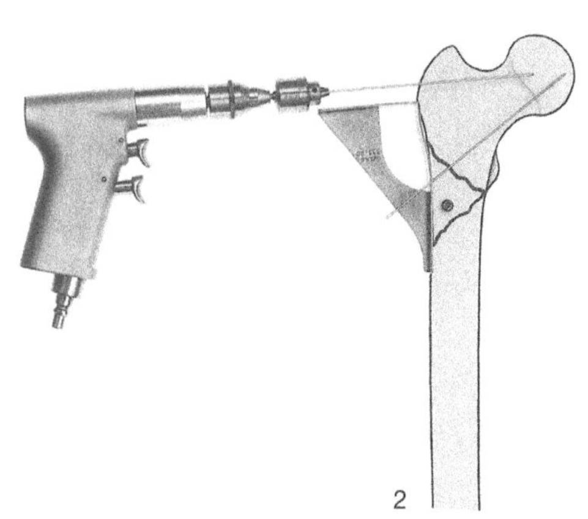
2

- In hartem Knochen muß die Eintrittsstelle mit dem 4,5-mm-Bohrer in der 4,5-mm-Doppelbohrbüchse aufgebohrt werden (Abb. 3). Das am Kondylenzielgerät befestigte Zielgerät mit Aufsatz kann ebenfalls als Bohrführung dienen. Mit dem Zapfenfräser wird der Kanal erweitert (Abb. 4).
- Mit einem Meißel wird die distale Kortikaliskante für die Schulter der Winkelplatte abgeschrägt (Abb. 5).
- Die Führungsplatte wird auf einen Winkel von 85° eingestellt (mit der Platte selbst oder dem Kondylenzielgerät) und auf das Plattensitzinstrument geschoben (Abb. 6).
- Das Plattensitzinstrument wird nun parallel zum Kirschner-Draht in beiden Ebenen in den Knochen eingeschlagen, bis die vorbestimmte Tiefe erreicht ist. Mit dem Schlitzhammer wird hierbei die Rotation kontrolliert, der Flügel der Führungsplatte sollte immer parallel zur Längsachse des Femurschafts liegen (Abb. 7).

Beachte: Das Plattensitzinstrument sollte nicht zu kraftvoll eingeschlagen werden, da hierdurch der Knochen zertrümmert werden kann. Möglicherweise muß das Instrument entfernt und mit dem 4,5-mm-Bohrer gebohrt werden.

- Mit dem Schlitzhammer wird nun das Plattensitzinstrument wieder ausgeschlagen.
- Einführen der Kondylenplatte: Die Platte wird an dem Ein- und Ausschlaginstrument befestigt, hierbei liegt dessen Handgriff in einer Linie mit der Plattenklinge. Die Schraube wird

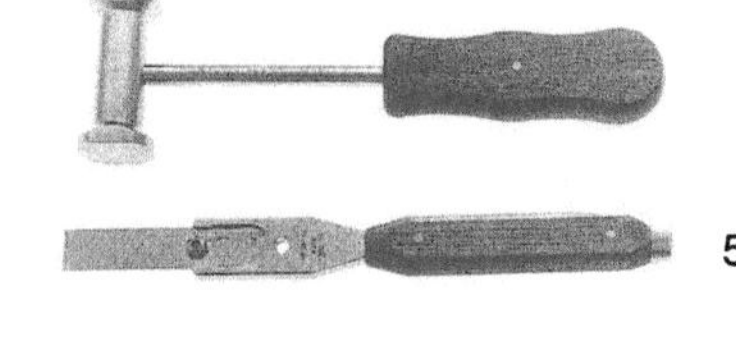
5

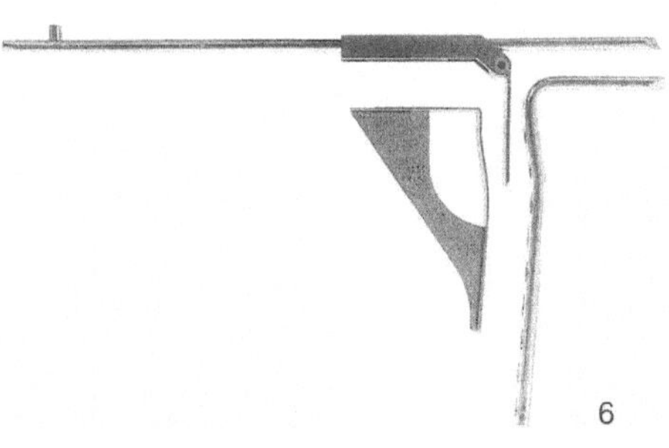
6

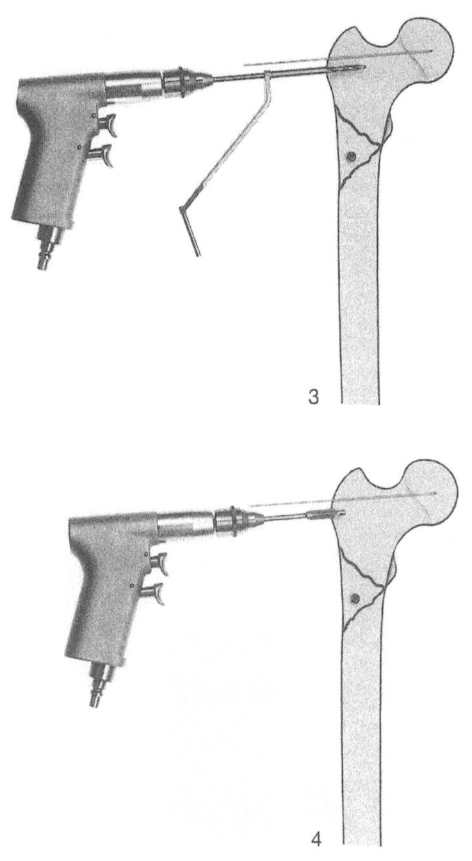
3

4

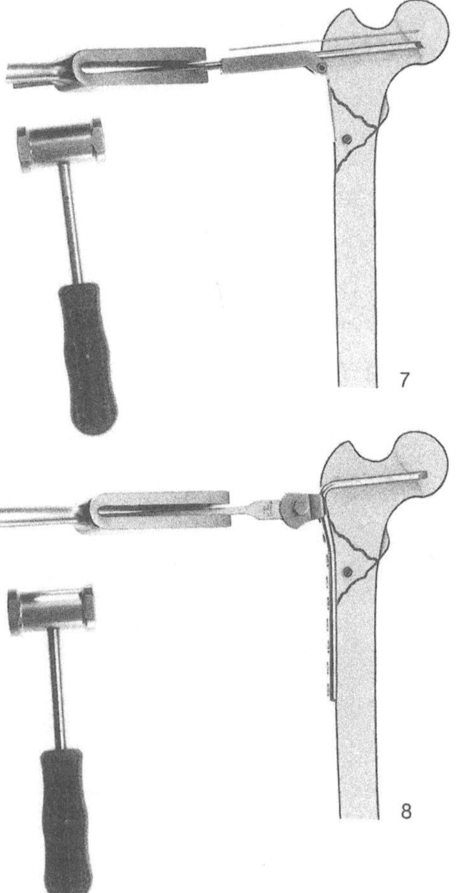
7

8

mit dem Gabelschlüssel festgezogen. Dann wird die Platte von Hand in den vorgefertigten Kanal eingeschoben und mit leichten Hammerschlägen vorangetrieben (Abb. 8).

- Das Ein- und Ausschlaginstrument wird entfernt und die Platte mit dem Nachschlagbolzen ganz eingeschlagen (Abb. 9).
- Um die proximale Stabilisierung zu verstärken, wird eine 4,5-mm-Kortikalisschraube durch das erste Plattenloch in den Adambogen eingeschraubt.
- Mit dem 3,2-mm-Bohrer und entsprechender Bohrbüchse wird das Gewindeloch gebohrt (Abb. 10).
- Die Schraubenlänge wird mit dem großen Längenmeßgerät bestimmt (Abb. 11).
- Das Gewindeschneiden erfolgt mit dem 4,5-mm-Gewindeschneider und der Hülse (Abb. 12).
- Eindrehen der 4,5-mm-Kortikalisschraube (Abb. 13). (Bei intertrochantären Frakturen wird sie als Zugschraube eingebracht.)
- Falls möglich, wird eine zweite Schraube durch das nächste Loch in gleicher Weise eingebracht.
- Axiale Kompression kann – falls notwendig – mit dem Plattenspanner erzielt werden. Der geöffnete Spanner wird in das letzte Plattenloch eingehakt und mit dem 3,2-mm-Bohrer ein Gewindeloch durch seine Fußplatte gebohrt. Nach dem Gewindeschneiden wird eine kurze 4,5-mm-Kortikalisschraube eingedreht (Abb. 14).

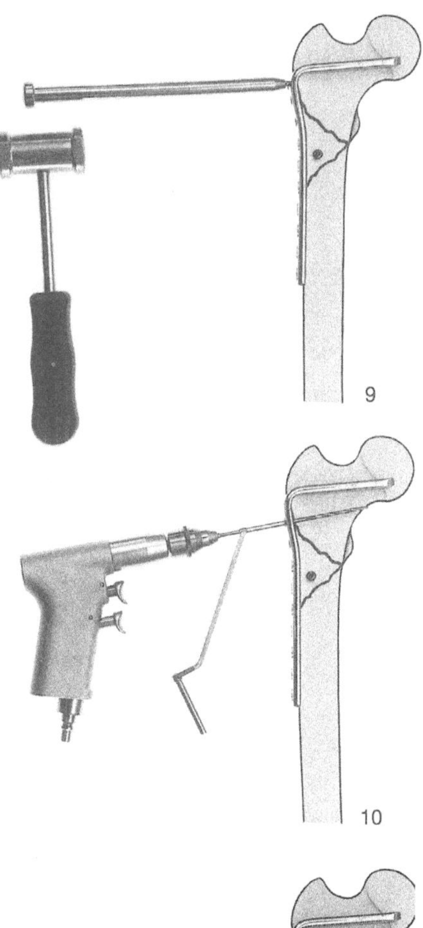

9

10

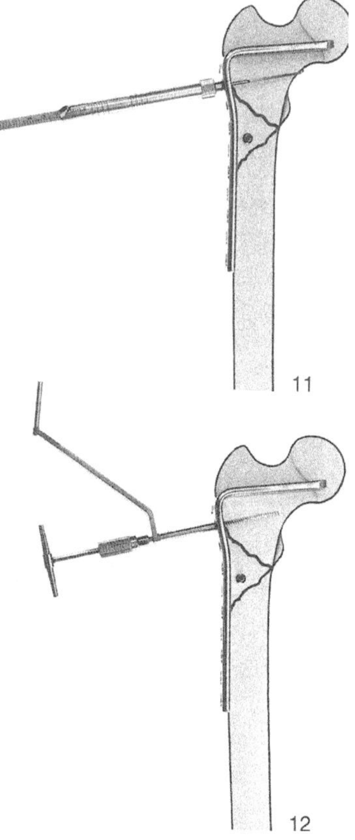

11

12

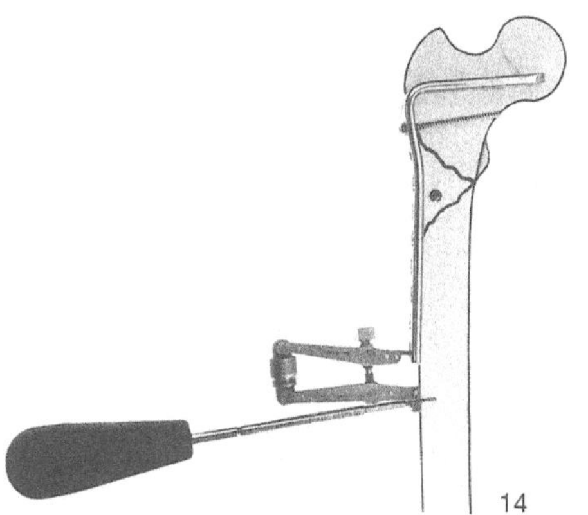

14

- Die Schraube am Plattenspanner wird mit dem Gabelschlüssel angezogen, bis die gewünschte Kompression erreicht ist (Abb. 15).
- Die übrigen 4,5-mm-Kortikalisschrauben werden in die Platte eingebracht. Jede quer zur Fraktur verlaufende Schraube wird als Zugschraube eingesetzt (Abb. 16). Die anderen werden nach 3,2 mm Bohren, Längenmessung und Gewindeschneiden wie oben beschrieben eingebracht (Abb. 17).
- Nach Entfernung des Plattenspanners wird das letzte Plattenloch mit einer Kortikalisschraube besetzt (Abb. 18 a,b).

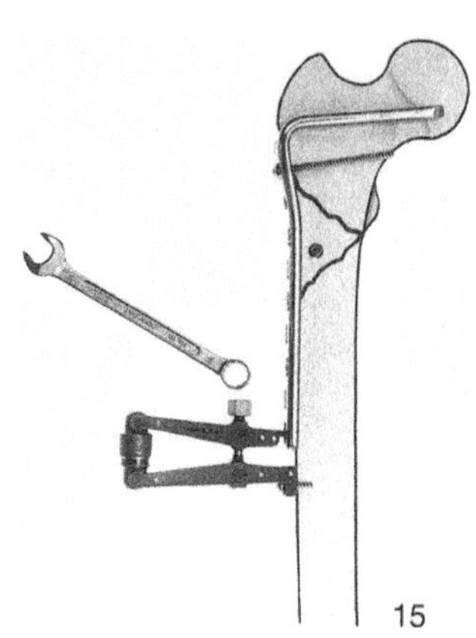

15

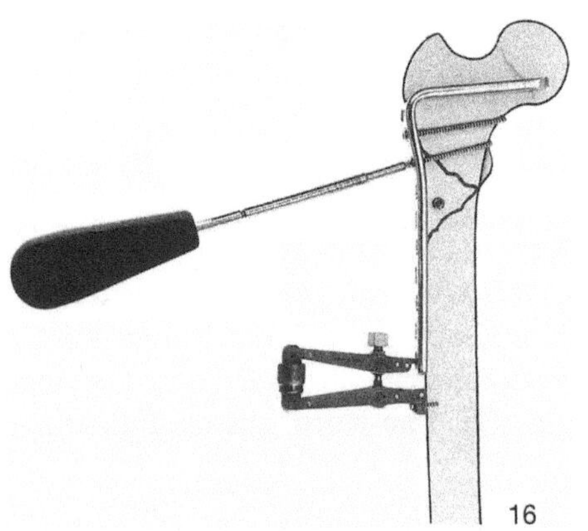

16

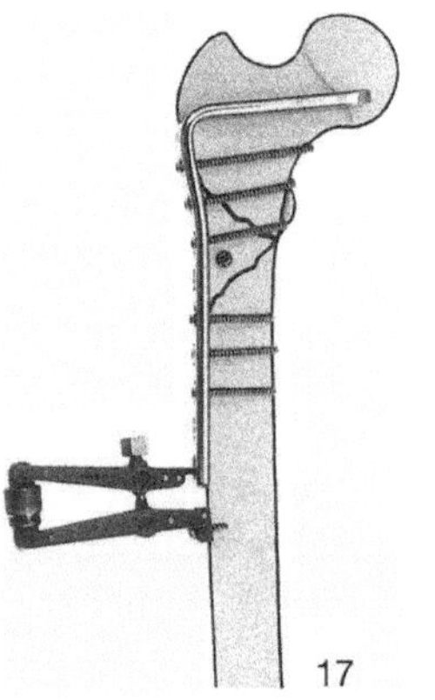

17

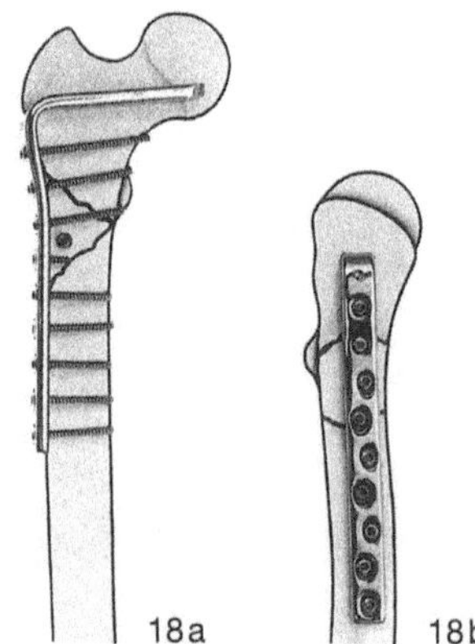

18a 18b

6.8.3.2 Anwendung der Kondylenplatte am distalen Femur

Vor der Implantation einer Kondylenplatte am distalen Femur muß folgendes durch sorgfältige präoperative Planung festgelegt werden:
- Klingenlänge
- Länge des Plattenschaftes
- Eintrittspunkt für die Klinge
- Plattenlage

Röntgenaufnahmen der gesunden Seite in 2 Ebenen werden umgekehrt als Vorlage zur Planung der verschiedenen Anwendungsschritte verwendet (s. präoperative Planungsschablonen der AO).

Die folgenden anatomischen Gesichtspunkte sind zu berücksichtigen:
- Bei der seitlichen Ansicht des distalen Femurs stellt der vordere Teil des Femurkondylus die Verlängerung des Schaftes dar. Deshalb muß der Eintrittspunkt in der Mitte der vorderen Hälfte des Kondylenmassivs liegen, damit die Platte auf den Schaft ausgerichtet ist. Er liegt in Verlängerung der Längsachse ungefähr 1,5–2 cm oberhalb des Kniegelenks. Der Kanal für die Klinge wird in diesem Abstand parallel zu einer gedachten Linie angelegt, die den größten Durchmesser des elliptischen lateralen Femurkondylus darstellt.

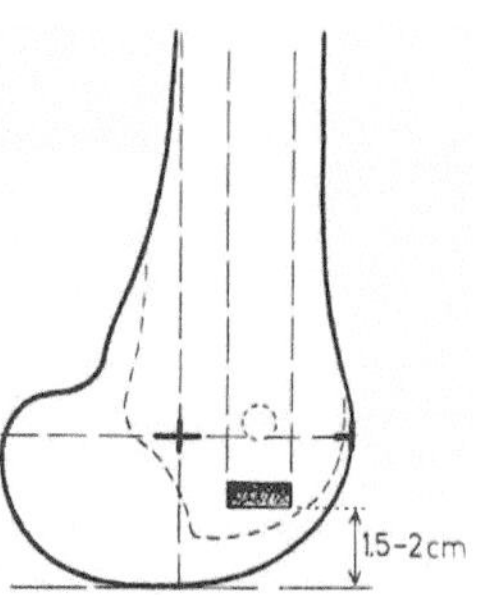

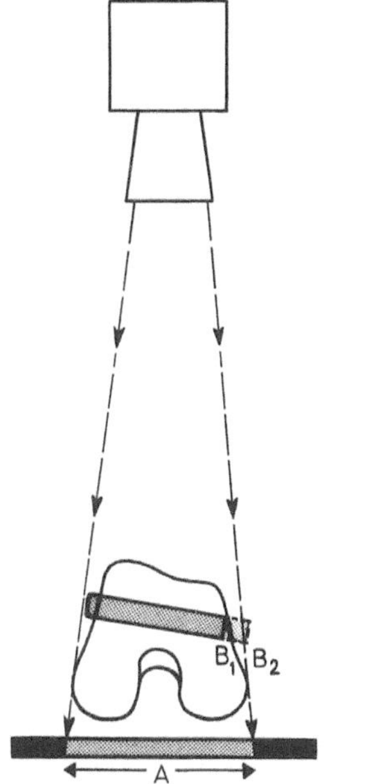

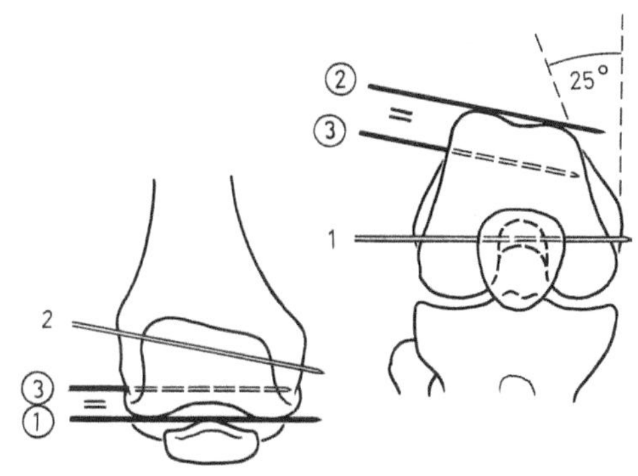

- Bei Ansicht von unten hat das Kondylenmassiv eine Trapezform mit einer Neigung von 25° medial und 10° lateral. Die Klingenlänge (B1) muß deshalb kürzer sein, als die a.-p.-Ansicht (A) vermuten läßt. Die Vorderfläche ist zur Medialseite hin geneigt. Dies entspricht der Neigung des Femoropatellargelenks. Die Klinge muß mit der gleichen Neigung eingebracht werden.
- In der horizontalen Ebene sollte die Klinge parallel zum Kniegelenk und 1,5–2 cm vom distalen Ende entfernt sein.

Schrittweises Vorgehen am Beispiel einer Y-Fraktur:
- Zugschraubenosteosynthese der Kondylenfragmente mit zwei 6,5-mm-Spongiosaschrauben, wobei die vorgesehene Eintrittsstelle der Klinge frei gelassen wird (s. S. 81).
- Das Knie wird um 90° gebeugt und die Kniegelenkachse mit einem Kirschner-Draht markiert (1).
- Ein weiterer Kirschner-Draht (2) wird vorne auf die Femoropatellargelenkfläche der Kondylen gelegt, um die Neigung anzuzeigen.
- Die Eintrittsstelle für die Platte wird markiert und ein dritter Kirschner-Draht distal davon in den Knochen gebohrt, wobei dieser dritte Draht (3) parallel zum ersten Draht (1) in der Ansicht von vorne, und zum zweiten Draht in der axialen Ansicht liegen muß. Anschließend können die Drähte (1) und (2) entfernt werden. Der dritte Draht dient als Führungsdraht für das Plattensitzinstrument. Seine Lage kann mit dem Kondylenzielgerät überprüft werden (Abb. 1).
- Die Eintrittsstelle wird mit einem 16-mm-Meißel vorbereitet: ca. 17 mm breit, 10 mm hoch und 10 mm tief. Bei hartem jugendlichem Knochen muß der Kanal mit dem 4,5-mm-Bohrer und entsprechender Bohrbüchse vorgebohrt werden (Abb. 2). Die proximale Kante wird mit einem Meißel abgeschrägt (Abb. 3).

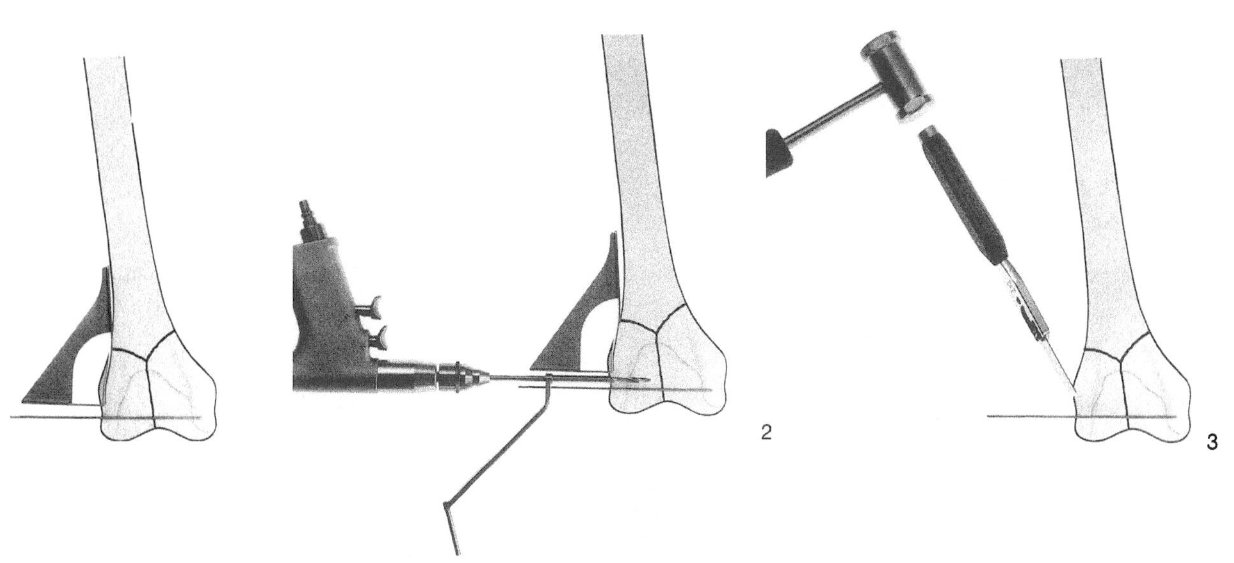

- Die Führungsplatte wird auf einen Winkel von 85° eingestellt (mit der Platte selbst oder dem Kondylenzielgerät) und auf das Plattensitzinstrument geschoben (Abb. 4).
- Das Plattensitzinstrument wird nun parallel zum dritten Kirschner-Draht in beiden Ebenen in den Knochen eingeschlagen, wobei der Flügel der Führungsplatte immer parallel zur Längsachse des Femurschafts liegen muß. Mit dem Schlitzhammer wird hierbei die Rotation kontrolliert (Abb. 5).
- Nachdem die gewünschte Tiefe erreicht ist, wird die Führungsplatte abgenommen und das Plattensitzinstrument mit dem Schlitzhammer ausgeschlagen.
- Die ausgewählte Platte wird in dem Ein- und Ausschlaginstrument befestigt, hierbei liegt die Klinge in einer Linie mit dem Handgriff. Die Schraube wird mit dem Gabelschlüssel festgezogen.
- Die Platte wird in den vorbereiteten Kanal eingedrückt und mit leichten Hammerschlägen eingeschlagen. Die Rotation um ihre Achse wird mit dem Schlitzhammer kontrolliert (Abb. 6).
- Nach Entfernung des Ein- und Ausschlaginstruments wird die Platte mit dem Nachschlagbolzen in ihren endgültigen Sitz vollständig eingeschlagen (Abb. 7).
- Am distalen Fragment wird die Platte mit zwei 6,5-mm-Spongiosaschrauben befestigt. Bei Y-Frakturen sollten diese Schrauben als Zugschrauben eingesetzt werden.
- Mit dem 3,2-mm-Bohrer und entsprechender Bohrbüchse wird durch das runde Loch gebohrt, das der Klinge am nächsten liegt (Abb. 8). Bei hartem jugendlichem Knochen muß die plattennahe Kortikalis möglicherweise mit dem 4,5-mm-Bohrer aufgebohrt werden, damit sie nicht durch den Schraubenschaft aufgesplittert wird.
- Messen der Schraubenlänge (Abb. 9).
- In das Bohrloch wird mit dem 6,5-mm-Gewindeschneider und entsprechender Schutzhülse ein Gewinde geschnitten (Abb. 10).

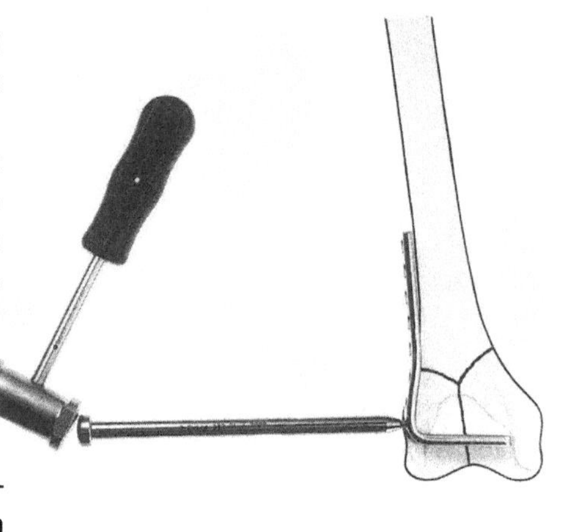
7

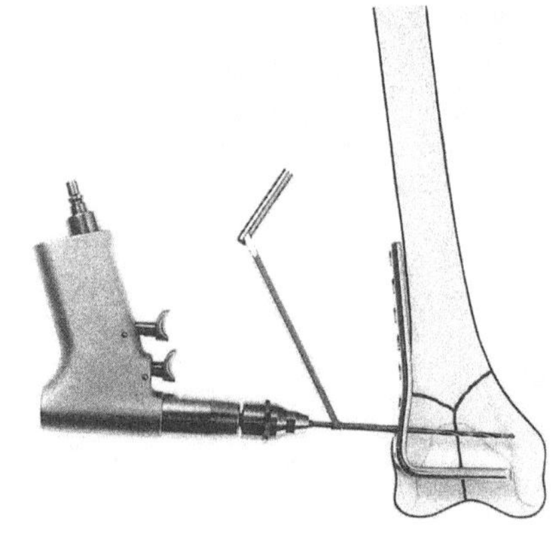
8

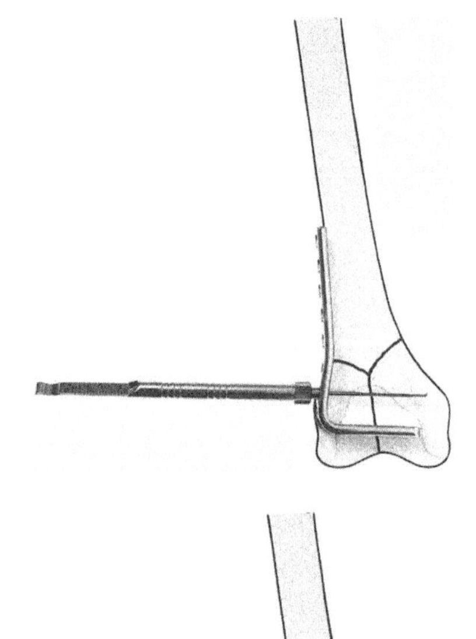
9

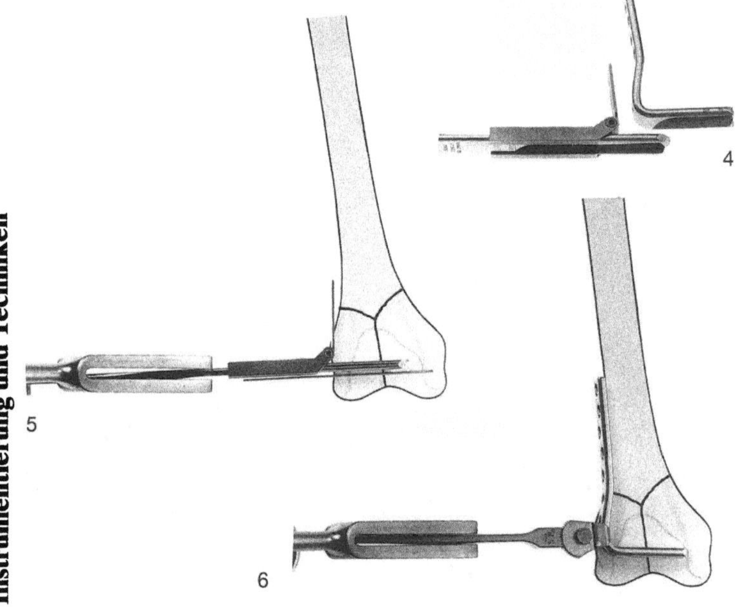
4

5

6

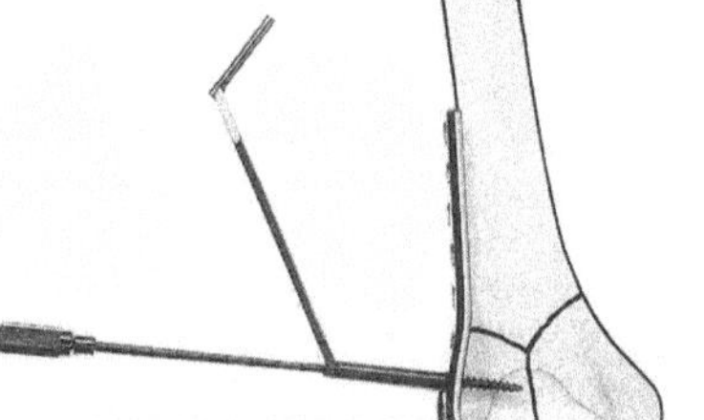
10

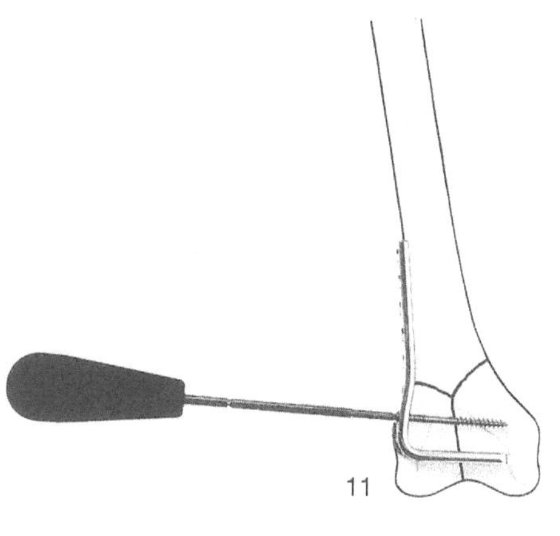

11

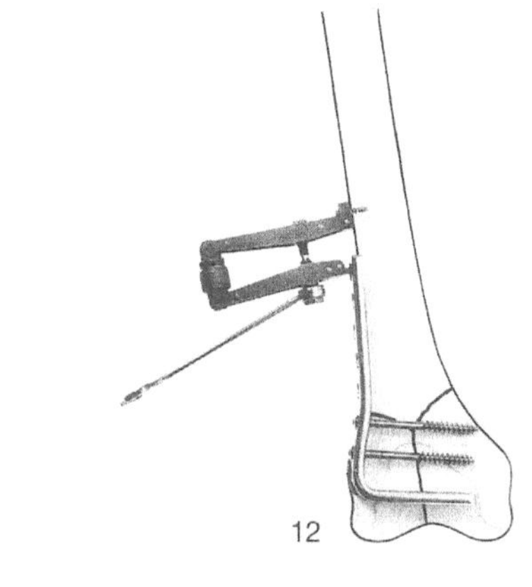

12

- Die entsprechende 6,5-mm-Spongiosaschraube wird eingedreht (Abb. 11).
- Diese Schritte werden bei der Besetzung des zweiten runden Lochs wiederholt.
- Falls eine axiale Kompression erwünscht ist, wird der Plattenspanner eingesetzt: Das geöffnete Instrument wird in das letzte Plattenloch eingehakt und mit einer kurzen Kortikalisschraube am Knochen befestigt. Durch Anziehen der Spannschraube kann die notwendige Kompression erreicht werden (Abb. 12).
- Die Platte wird mit 4,5-mm-Kortikalisschrauben am Knochen befestigt: Mit 3,2-mm-Bohrer und 4,5-mm-DCP-Bohrbüchse wird das Gewindeloch gebohrt (Abb. 13). Anschließend erfolgen Längenmessung, Gewindeschneiden und Eindrehen der Schrauben (Abb. 14).
- Entfernung des Plattenspanners.
- Abschließend erfolgt das Einbringen der übrigen 4,5-mm-Kortikalisschrauben (Abb. 15 a, b).

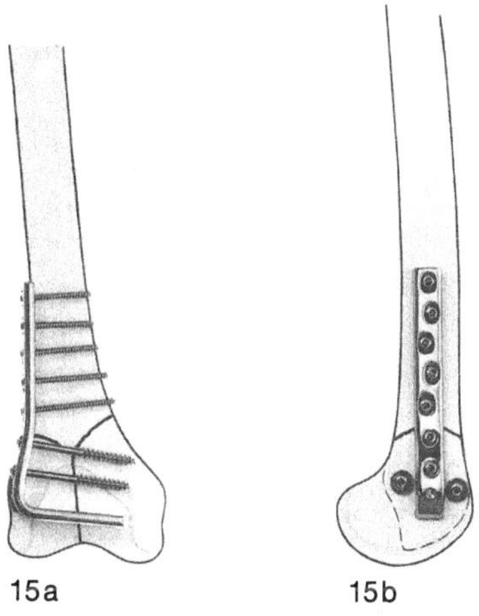

15a 15b

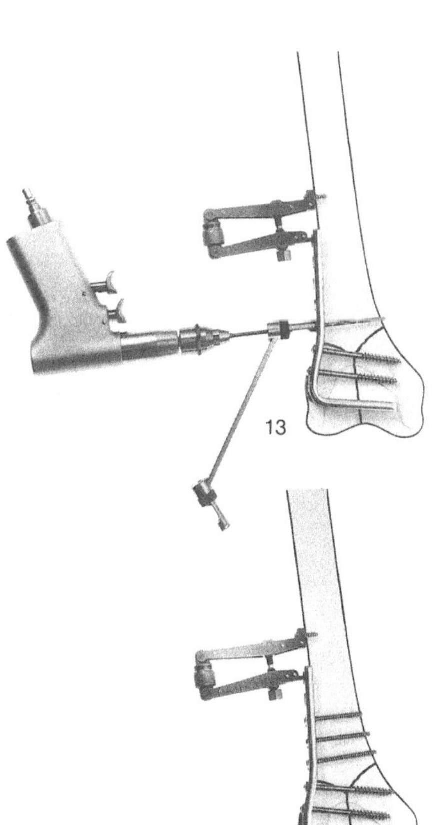

13

14

6.8.3.3 Anwendung der 130°-Winkelplatte am proximalen Femur

Der Einsatz der 130°-Winkelplatte hat seit der Einführung der DHS abgenommen, aber sie wird immer noch bei intertrochantären Frakturen benutzt, besonders wenn das DHS-System nicht zur Verfügung steht.

Die präoperative Planung ist für folgende wichtige Informationen notwendig:
- Plattenlage
- Eintrittspunkt der Platte
- Klingenlänge
- Plattenschaftlänge

Zur Planung wird ein umgekehrtes Röntgenbild der unverletzten Seite verwendet. Die Aufnahme erfolgt bei Innenrotation des Femurs um 15–20°, um die wahre Länge des Schenkelhalses zu erhalten. Mit der durchsichtigen Schablone der 130°-Platte (s. präoperative Planungsschablonen der AO) wird die Position der Platte bestimmt. Die Klingenspitze sollte im Zentrum des Schenkelhalses und unmittelbar unterhalb der Kreuzungsstelle der Zug- und Drucktrabekel im Femurkopf liegen, ungefähr 8–10 mm über dem Adambogen, da die Platte dort den besten Halt hat (s. S. 157). Die Klingenlänge wird notiert.

Wenn nun der Plattenschaft an die laterale Femurkortikalis gelegt wird, kann der Eintrittspunkt bestimmt werden. Dieser liegt ungefähr 3 cm distal des sog. Tuberculum innominatum (rauhe Linie) am Trochanter major.

Die Plattenlänge und die Anwendungstechnik hängen von der Frakturform ab. Meistens werden 4- oder 6-Loch-Platten benutzt.

Schrittweises Vorgehen am Beispiel einer subkapitalen Fraktur:

- Nach der Reposition wird ein Kirschner-Draht zur Bestimmung der Anteversion des Schenkelhalses eingebracht. Er wird auf die Vorderfläche der intertrochantären Region und des Schenkelhalses aufgelegt und in den Kopf eingehämmert (Abb. 1).
- Alternative: Mit dem Zielgerät mit Aufsatz wird ein 3,2-mm-Bohrer oder ein 3,0-mm-Kirschner-Draht anstelle des ersten Kirschner-Drahtes in gleicher Position ca. 8–10 mm oberhalb des Adambogens eingebracht.
- Ein zweiter Kirschner-Draht wird parallel zum ersten Draht in der Frontalebene und parallel zur Oberkante der 50°-Dreieckzielplatte, die an die laterale Femurkortikalis gehalten wird, in den großen Trochanter eingebohrt (Abb. 2). Bei hartem Knochen muß mit dem 2,0-mm-Bohrer vorgebohrt werden. Dieser Draht zeigt die Einschlagrichtung für die Plattenklinge an. Der erste Draht wird nun entfernt.
- Mit Hilfe des Zielgeräts mit Aufsatz kann der Einschlagkanal vorbereitet werden. Es sollte in der Mitte zwischen Vorder- und Rückfläche des Femurschafts plaziert werden. Mit einem 4,5-mm-Bohrer wird ein Loch für den Kanal gebohrt (Abb. 3). Während dieser Bohrer im Knochen verbleibt, werden mit einem zweiten 4,5-mm-Bohrer die beiden anderen Löcher gebohrt, anschließend werden Zielgerät und Bohrer entfernt.
- Mit dem Zapfenfräser in der kleinen Bohrmaschine lassen sich die 3 Löcher zu einem Schlitz vereinigen (Abb. 4).
- Die distale Kante wird mit einem 16-mm-Meißel abgeschrägt, um ein Splittern der Kortikalis zu vermeiden (Abb. 5).

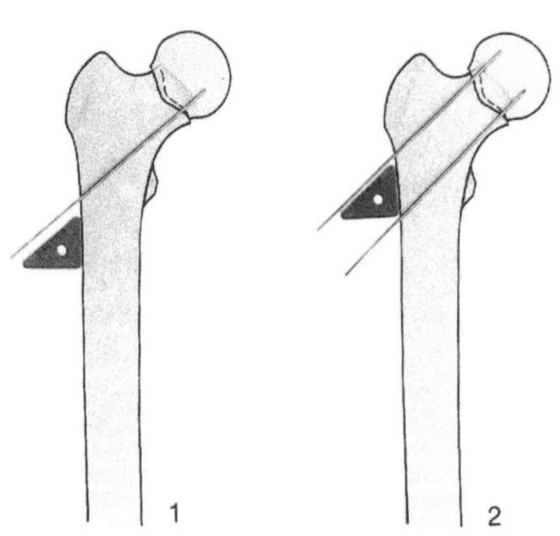

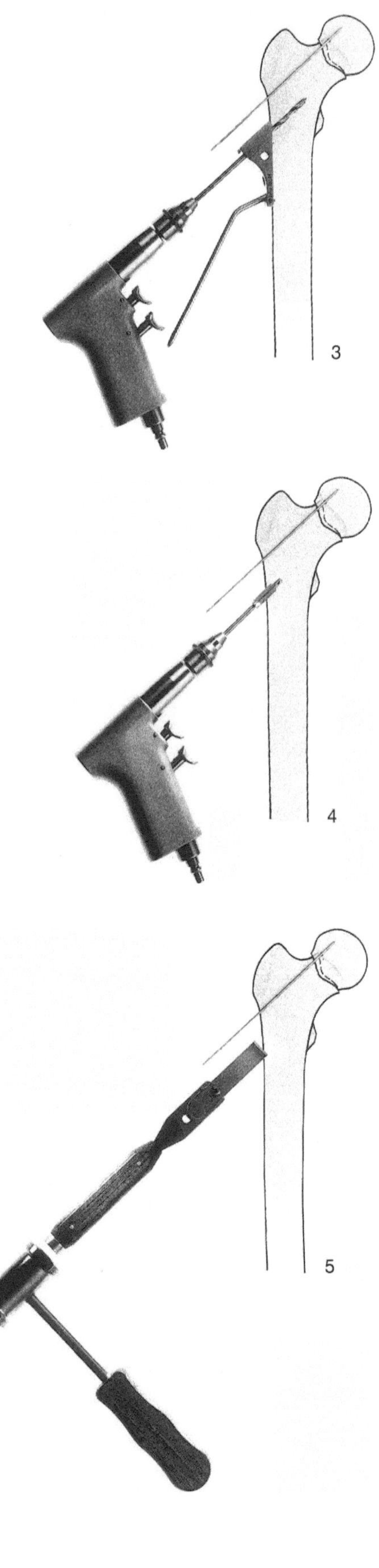

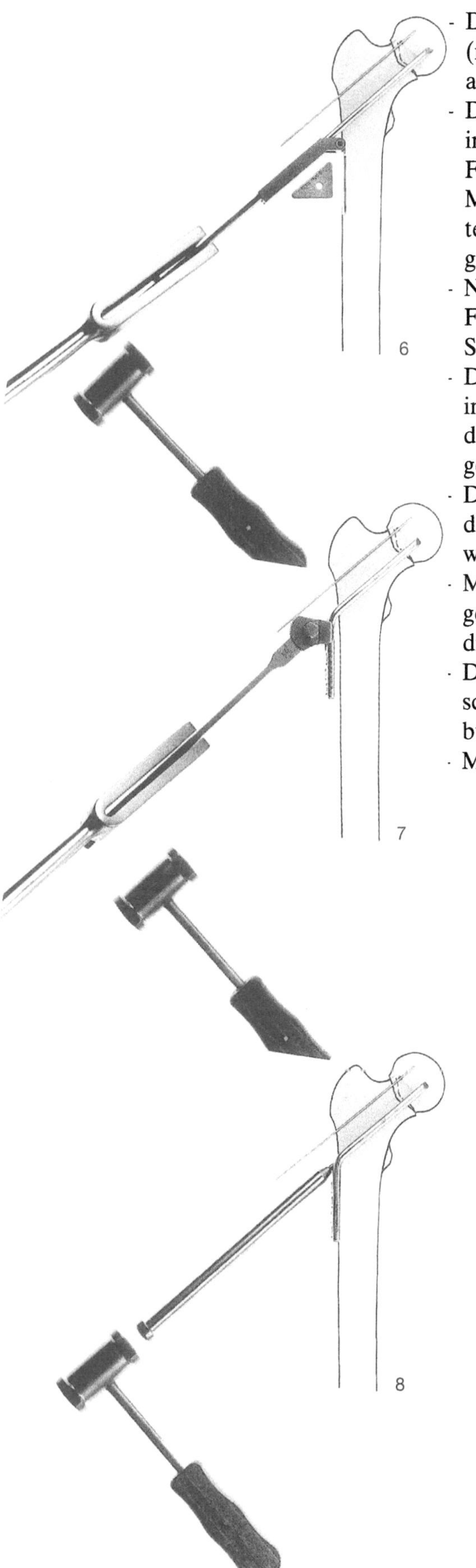

- Die Führungsplatte wird auf einen Winkel von 50° eingestellt (mit der Winkelplatte selbst oder der Dreieckzielplatte) und auf das Plattensitzinstrument geschoben.
- Das Plattensitzinstrument wird parallel zum Kirschner-Draht in beiden Ebenen eingeschlagen, hierbei muß der Flügel der Führungsplatte immer in der Längsachse des Femurs bleiben. Mit dem Schlitzhammer wird die korrekte Rotation des Plattensitzinstruments beibehalten und – falls erforderlich – korrigiert (Abb. 6).
- Nach Erreichen der gewünschten Einschlagtiefe wird die Führungsplatte entfernt und das Plattensitzinstrument mit dem Schlitzhammer ausgeschlagen.
- Die ausgewählte Platte wird möglichst nahe an ihrer Schulter in das Ein- und Ausschlaginstrument eingespannt. Der Griff des Instruments muß auf einer Linie mit der Plattenklinge liegen (Abb. 7).
- Die Platte wird nun von Hand in den vorbereiteten Kanal gedrückt und mit leichten Hammerschlägen vorgeschlagen. Nun werden Ein- und Ausschlaginstrument entfernt.
- Mit dem Nachschlagbolzen wird die Platte an ihren endgültigen Sitz eingeschlagen. Bei korrekter Planung sollte die Platte direkt am Femurschaft anliegen (Abb. 8).
- Die Befestigung der Platte erfolgt mit 4,5-mm-Kortikalisschrauben, mit dem 3,2-mm-Bohrer in der 4,5-mm-DCP-Bohrbüchse wird hierfür gebohrt (Abb. 9).
- Messen der Schraubenlänge (Abb. 10).

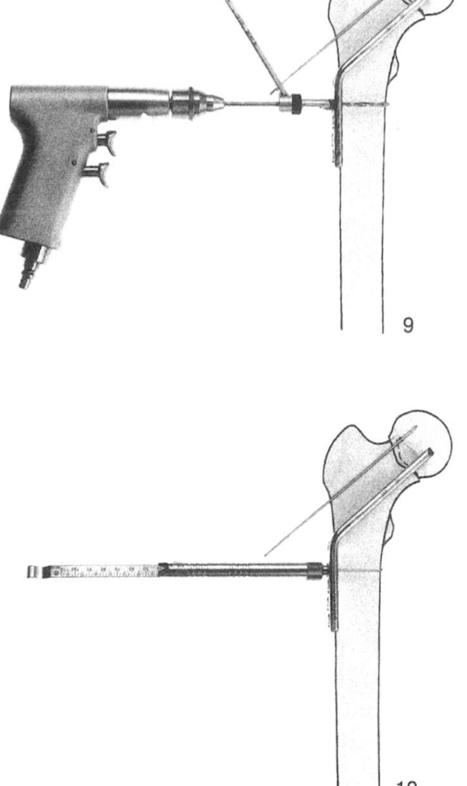

- Gewindeschneiden mit dem 4,5-mm-Gewindeschneider in der 4,5-mm-Schutzhülse (Abb. 11).
- Eindrehen der 4,5-mm-Kortikalisschraube (Abb. 12).
- Die übrigen Schrauben werden in gleicher Technik eingebracht (Abb. 13).
- Entfernung des Kirschner-Drahtes. Abschließend werden alle Schrauben festgezogen (Abb. 14 a, b).

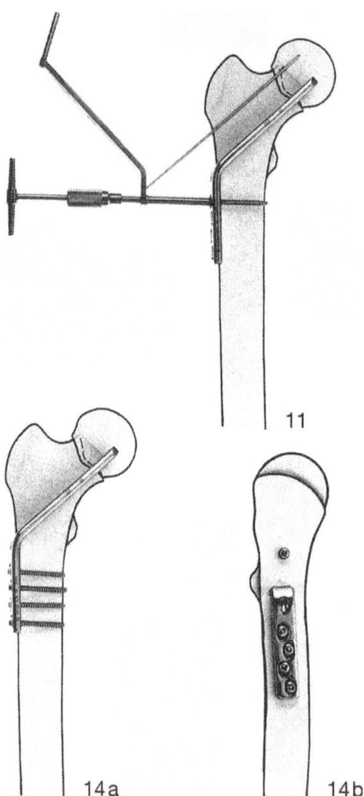

11

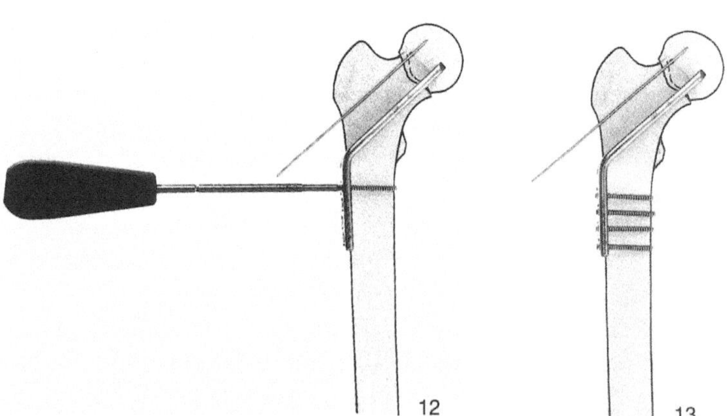

12 13 14a 14b

6.8.3.4 Anwendung der Osteotomieplatten

Intertrochantäre Osteotomien sind operative Eingriffe für die Korrektur von Varus-, Valgus-, Streck-, Beuge- oder Rotationsfehlstellungen des Schenkelhalses sowie von Fehlstellungskombinationen. Repositionsosteotomien sind gelegentlich bei frischen Schenkelhalsfrakturen indiziert, sie werden jedoch am häufigsten bei subkapitalen Pseudarthrosen mit intakter Kopfdurchblutung vorgenommen.
Aufgrund des festen Winkels der AO-Winkelplatten können sehr genaue Osteotomien bei sorgfältiger präoperativer Planung durchgeführt werden.
Vor der Operation müssen die verschiedenen Fehlstellungen in Zahlen ausgedrückt und die notwendigen Korrekturwinkel berechnet werden. Grundlage dieser Berechnungen ist eine präoperative Zeichnung mit Hilfe von Röntgenbildern der gesunden Seite (s. präoperative Planungsschablonen der AO).
Wie bei der Osteosynthese von Frakturen müssen folgende Punkte vor der Anwendung der Osteotomieplatte bestimmt werden:

- Eintrittsstelle
- Richtung des Klingeneintritts
- Änderungswinkel
- Art der Osteotomieplatte

Schrittweises Vorgehen am Beispiel einer intertrochantären Variationsosteotomie:

- Ein Kirschner-Draht (1) wird auf der Vorderseite des Schenkelhalses liegend in den Femurkopf eingehämmert, um die Anteversion des Schenkelhalses anzuzeigen.

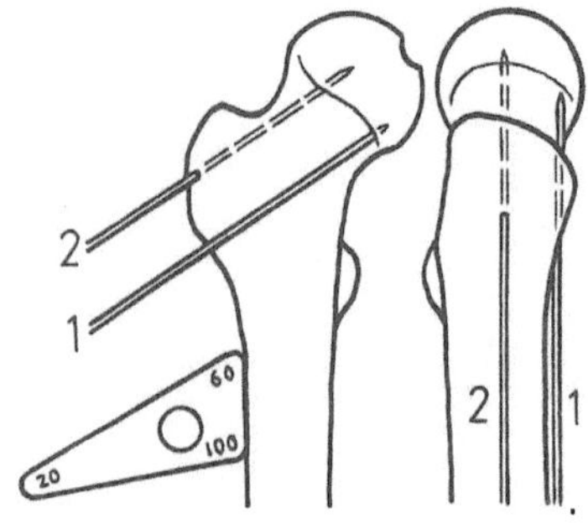

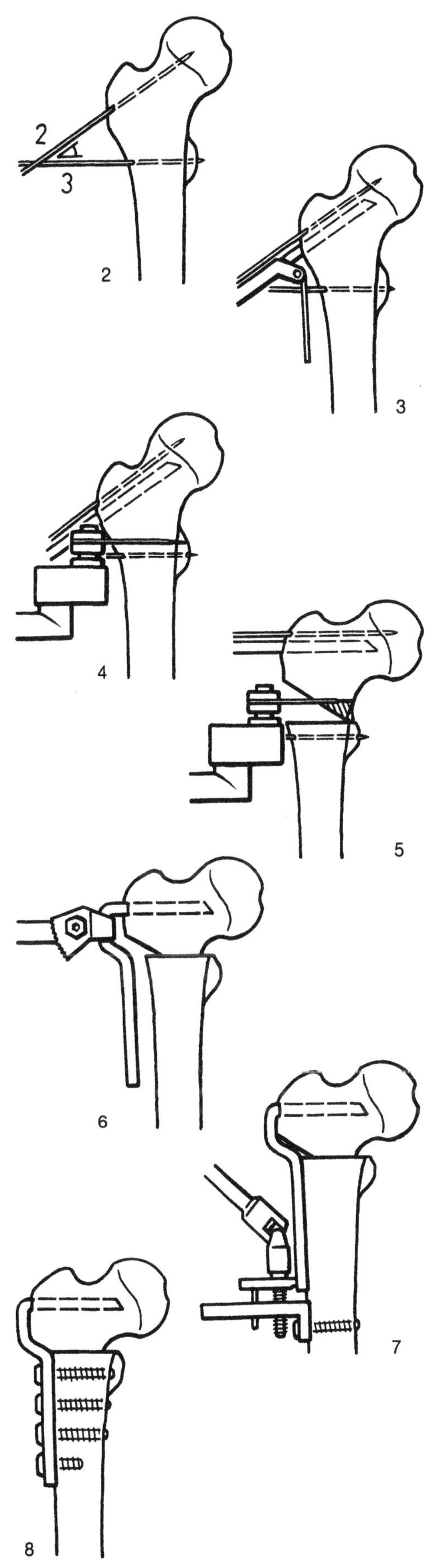

- Ein zweiter Kirschner-Draht (2) wird parallel zu der Oberkante einer Dreieckzielplatte (z.B. 60°) in den großen Trochanter gebohrt. Dieser Draht muß sich auch parallel zum ersten Draht befinden; er gibt so die Klingenrichtung an (Abb.1).
- Der erste Draht kann dann entfernt werden.
- Ungefähr 5 mm unterhalb der geplanten Osteotomiehöhe wird ein 2,0-mm-Loch senkrecht zur Femurschaftachse gebohrt und ein dritter Kirschner-Draht mit dem gleichen Anteversionswinkel wie der zweite Draht eingebracht (Abb.2).
- Bei Derotationsosteotomien können 2 zusätzliche Kirschner-Drähte die notwendigen Korrekturwinkel markieren.
- Ungefähr 20 mm oberhalb der geplanten Osteotomie wird in der vorderen Hälfte des großen Trochanters und in Ausrichtung auf die Femurlängsachse die Klingeneintrittsstelle mit einem Meißel vorbereitet.
- Das Plattensitzinstrument wird mit dem Hammer ca. 40–50 mm weit in gleicher Richtung wie der zweite Kirschner-Draht eingeschlagen. Der Flügel der Führungsplatte ist hierbei auf den Femurschaft ausgerichtet; die Rotation wird mit dem Schlitzhammer kontrolliert (Abb.3).
- Dann wird das Sitzinstrument um 10–20 mm zurückgeschlagen, um die spätere Entfernung zu erleichtern.
- Die Osteotomie wird mit der oszillierenden Säge an der geplanten Stelle durchgeführt (Abb.4).
- Mit dem Plattensitzinstrument als Handgriff wird das proximale Fragment in Varusstellung gekippt.
- Ausgehend von der Mitte der Osteotomie erfolgt ein zweiter Sägeschnitt in das proximale Fragment parallel zum Plattensitzinstrument. Der ausgesägte 30°-Keil wird entfernt (Abb.5).
- Das Plattensitzinstrument wird vorsichtig mit dem Schlitzhammer ausgeschlagen, um das proximale Fragment nicht zu dislozieren. Mit einem zweiten Schlitzhammer kann das Fragment gehalten werden.
- Die ausgewählte Osteotomieplatte wird an ihrer Schulter in das Ein- und Ausschlaginstrument eingespannt, der Handgriff liegt auf einer Linie mit der Plattenklinge.
- Die Platte wird von Hand in den vorgeschnittenen Kanal gedrückt (Abb.6). Sie wird mit leichten Hammerschlägen weiter eingebracht und – nach Entfernung des Ein- und Ausschlaginstruments – mit dem Nachschlagbolzen in ihre endgültige Position eingeschlagen.
- Mit einer Repositionszange wird die Platte gegen den Schaft gehalten.
- Der Plattenspanner wird in das letzte Plattenloch eingehakt und mit einer kurzen Kortikalisschraube befestigt. Durch Festziehen der Spannschraube läßt sich die gewünschte Kompression erzielen (Abb.7).
- Mit 4,5-mm-Kortikalisschrauben wird die Platte befestigt: 3,2-mm-Bohren mit 4,5-mm-DCP-Bohrbüchse, Messen der Schraubenlänge, Gewindeschneiden für 4,5-mm-Kortikalisschrauben und Eindrehen der Schraube.
- Der Plattenspanner wird entfernt und das letzte Plattenloch besetzt (Abb.8).

6.8.4 AO-Instrumente für die Implantation und Entfernung von Winkelplatten

Instrumente für die Anwendung von Kondylenplatten bei Erwachsenen

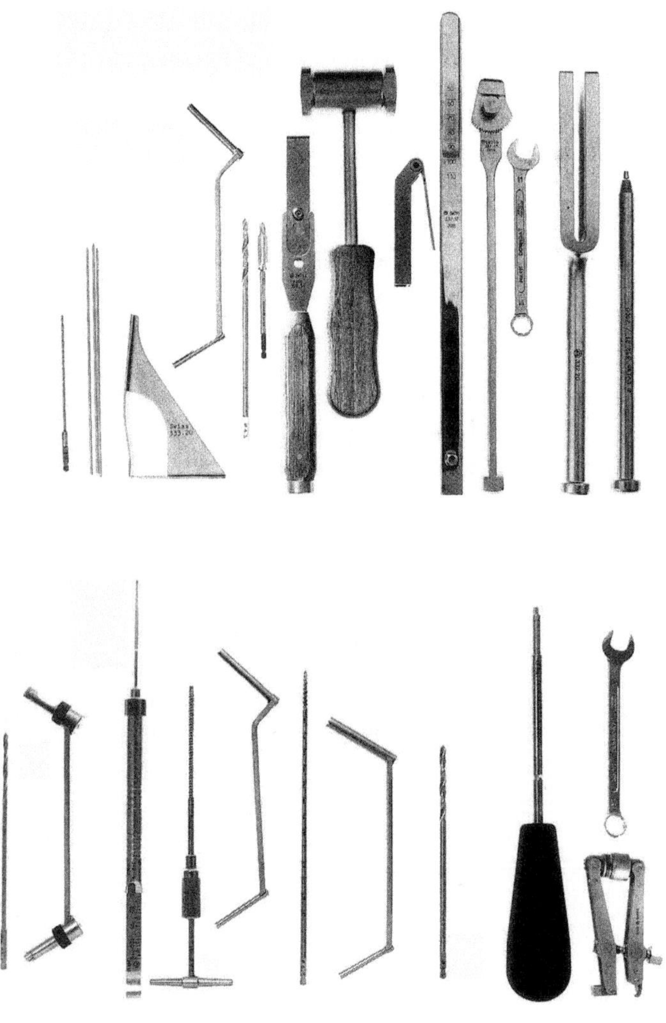

Instrumente für die Anwendung von 130°-Winkelplatten bei Erwachsenen

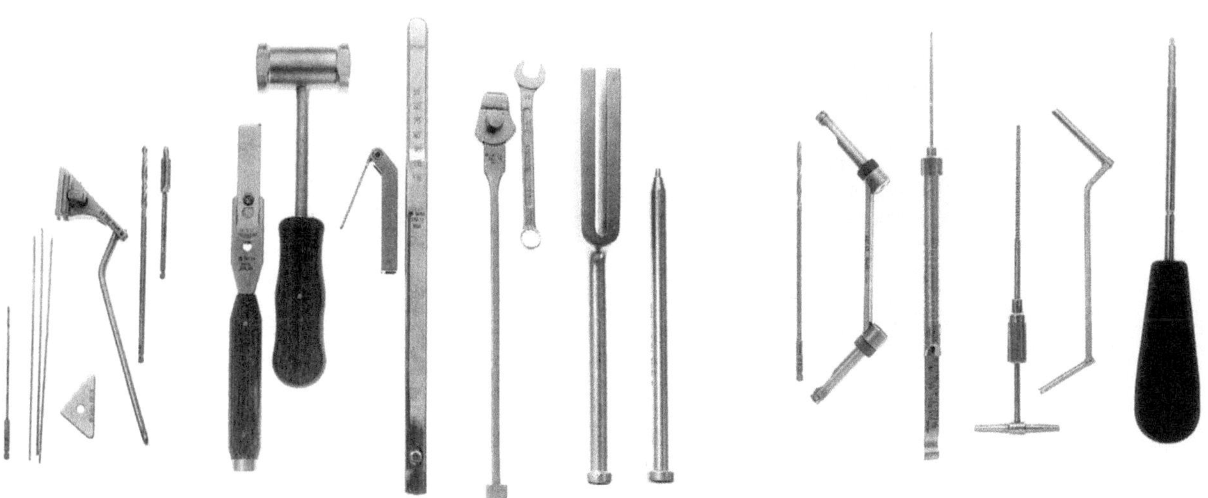

Instrumente für die Anwendung von Osteotomieplatten bei Erwachsenen

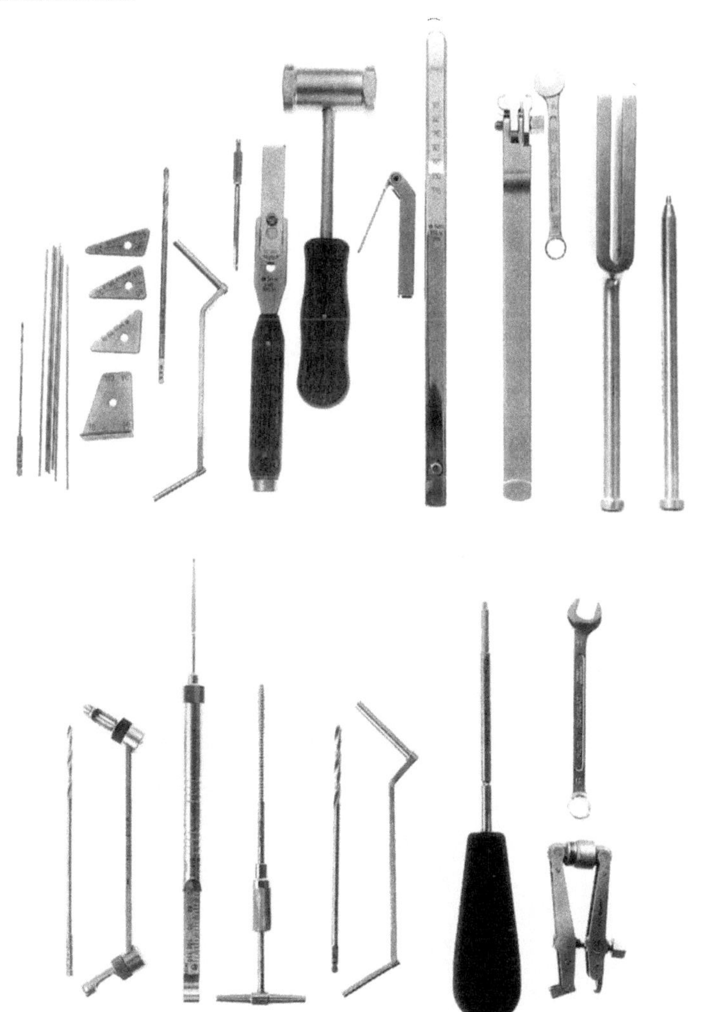

Instrumente für die Anwendung von Kondylenplatten bei kleinwüchsigen Erwachsenen und Jugendlichen

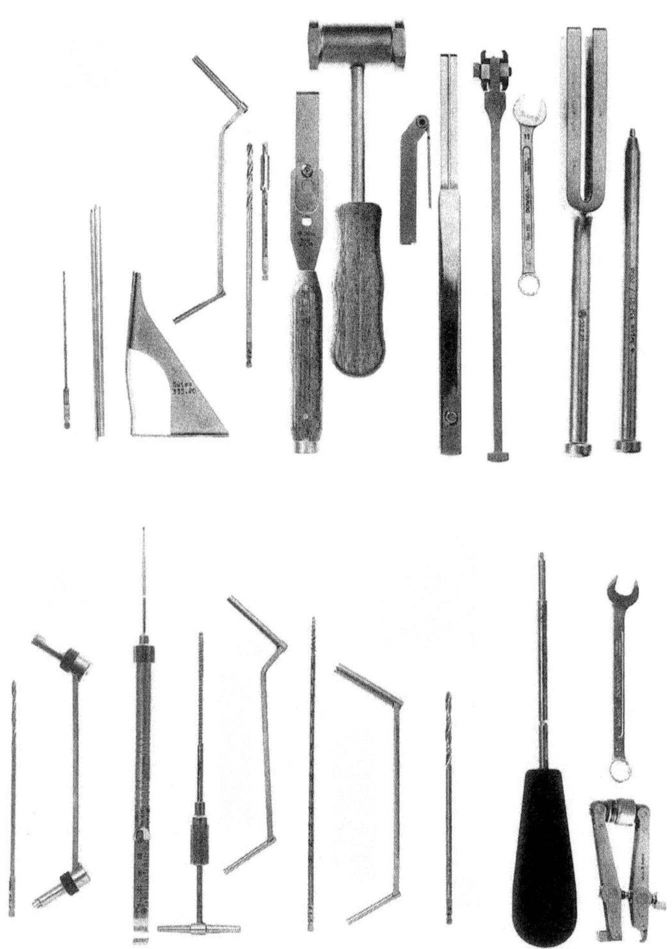

Instrumente für die Anwendung von 130°-Winkelplatten bei kleinwüchsigen Erwachsenen

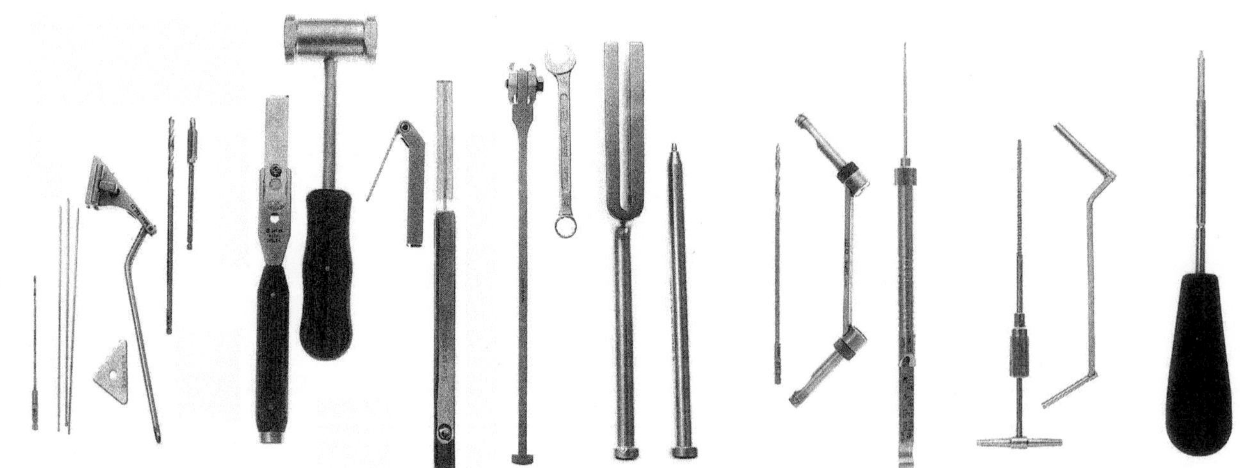

Instrumente für die Anwendung von Osteotomieplatten bei kleinwüchsigen Erwachsenen, Jugendlichen und Kindern

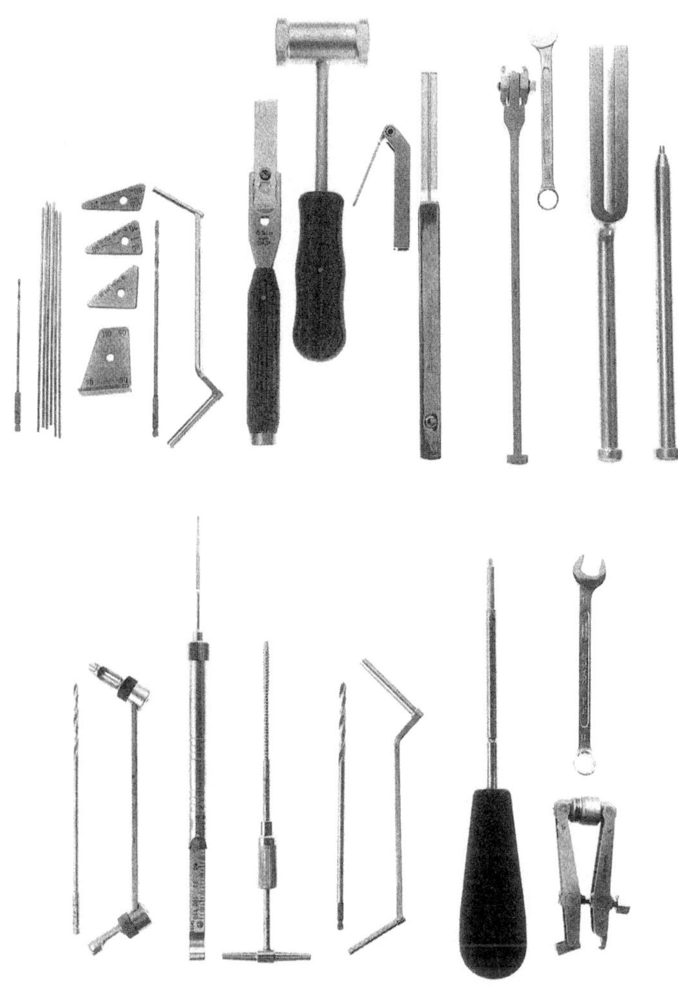

Instrumente für die Anwendung von Osteotomieplatten bei Kleinkindern

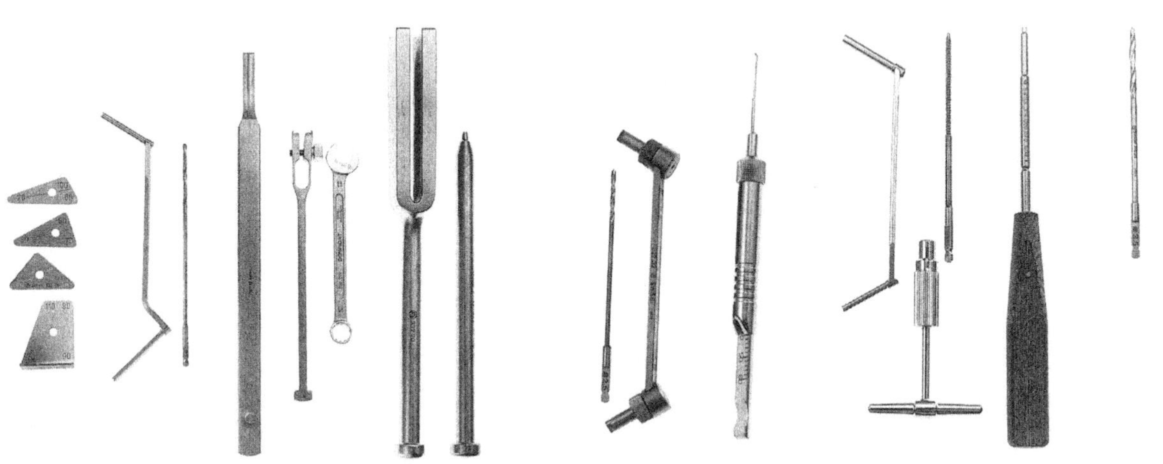

Instrumente für die Entfernung von Winkelplatten bei Erwachsenen

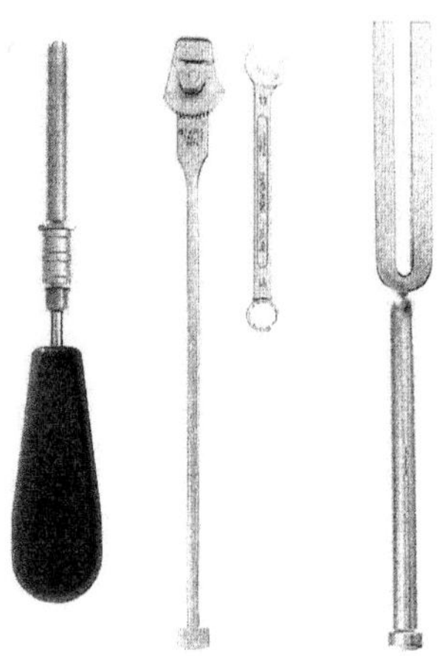

Instrumente für die Entfernung von Winkelplatten und Osteotomieplatten bei kleinwüchsigen Erwachsenen, Jugendlichen und Kindern

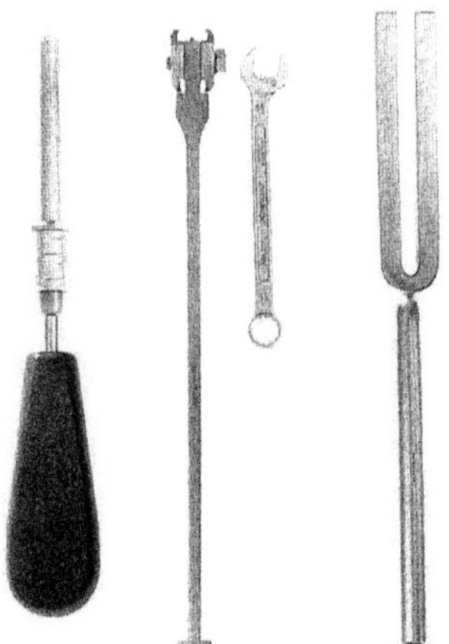

Instrumente für die Entfernung von Osteotomieplatten bei Kleinkindern

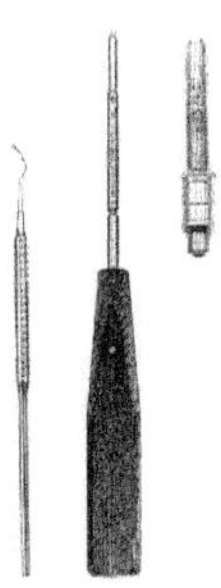

Vorgehensweise

Nach Entfernung der Schrauben wird das passende Ein- und Ausschlaginstrument an der Plattenschulter befestigt, wobei der Handgriff auf einer Linie mit der Plattenklinge liegen muß. Mit dem Schlitzhammer wird die Platte dann ausgeschlagen.

6.9 Kleinfragmentinstrumentarium und -implantate

6.9.1 Kleinfragmentinstrumente

Die Instrumente, die zur Reposition, vorläufigen Fixation kleiner Fragmente und Anwendung von Kleinfragmentimplantaten benützt werden, sind im Prinzip den Instrumenten für die großen Fragmente ähnlich, ihre Abmessungen entsprechen jedoch der kleineren Knochengröße. Die allgemeinen Eigenschaften von Instrumenten, wie sie in Abschn. 6.3.1 beschrieben sind, treffen auch für die nachfolgend dargestellten Instrumente zu. In diesem Abschnitt soll die spezielle Anwendung jedes Instruments besprochen werden. Das Kleinfragmentinstrumentarium sowie die verwendeten Implantate sind entweder in einer Siebschale oder in einem Graphic Case erhältlich.

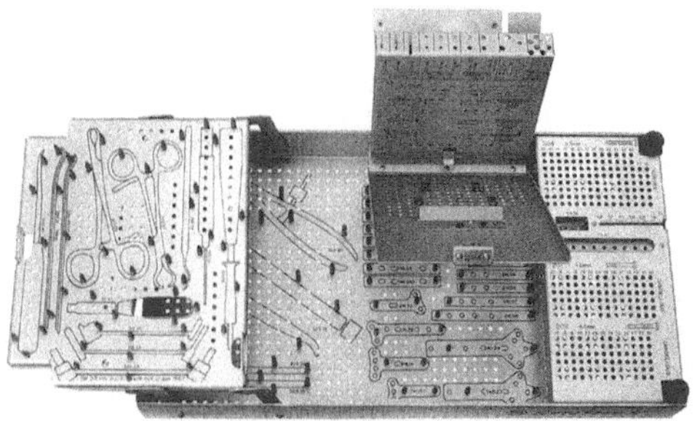

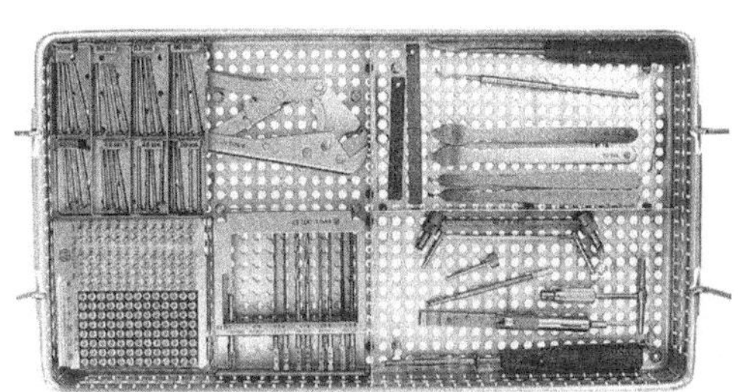

6.9.1.1 Grundinstrumentarium

Zum Design des Bohrers und Gewindeschneiders s. Abschn. 6.2.

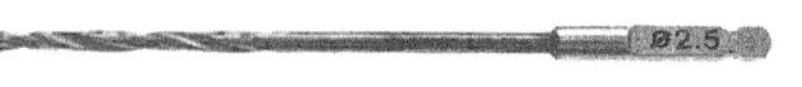

Spiralbohrer, 2,5 mm Durchmesser

Dieser Bohrer hat eine Gesamtlänge von 110 mm, eine nutzbare Länge von 85 mm, ist zweilippig und dient dazu, das Gewindeloch für eine 3,5-mm-Kortikalisschraube oder eine 4,0-mm-Spongiosaschraube zu bohren. Zur leichteren Erkennung ist er goldbraun gefärbt. Für eine einfachere Anwendungstechnik ist dies der Bohrer der Wahl für alle Kleinfragmentschrauben. Die Schnellkupplung am Ende paßt in die kleine Bohrmaschine. Der Bohrer sollte immer mit der entsprechenden Bohrbüchse benützt werden.

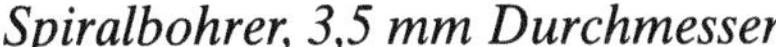

Spiralbohrer, 3,5 mm Durchmesser

Dieser Bohrer mit einer Gesamtlänge von 110 mm und einer nutzbaren Länge von 85 mm wird für das Bohren eines Gleitloches benutzt, falls eine 3,5-mm-Kortikalisschraube als Zugschraube verwendet werden soll. Er hat eine Schnellkupplung für den Einsatz mit der kleinen Bohrmaschine. Eine Bohrbüchse derselben Größe sollte als Gewebeschutz benutzt werden.

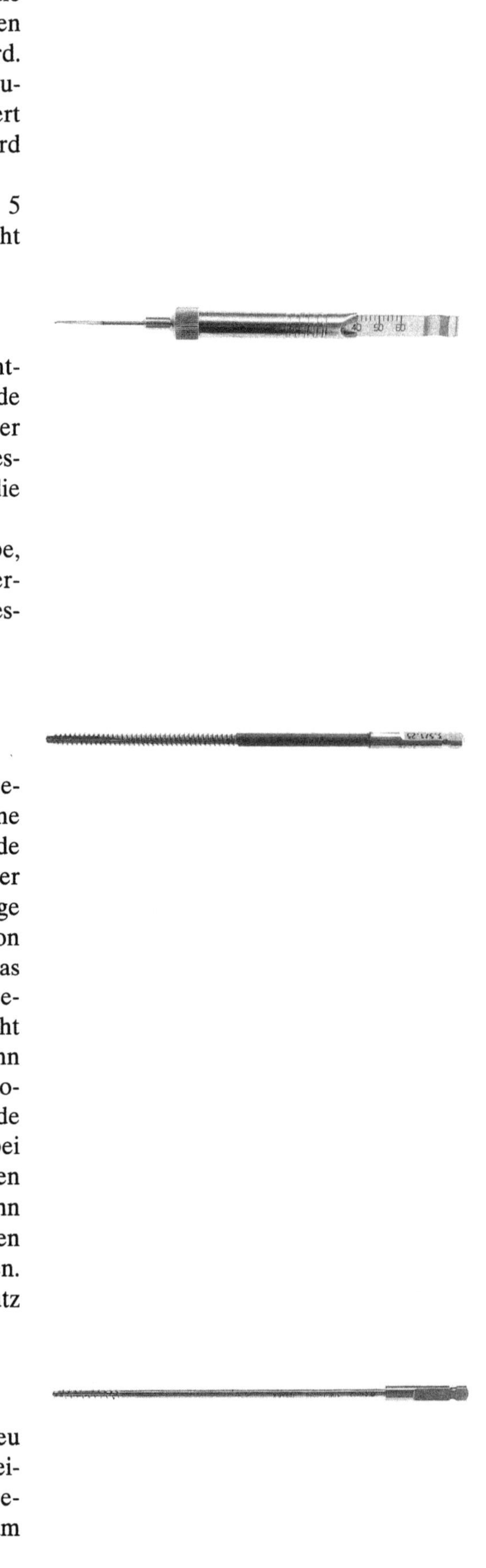

Kopfraumfräsereinsatz, 3,5 mm

Mit diesem Instrument schneidet man eine Vertiefung in die dicke Kortikalis, damit der Schraubenkopf geringfügig einsinken kann und sein Druck auf den Knochen gleichmäßig verteilt wird. Er wird benutzt, wenn Kleinfragmentschrauben als Einzelschrauben eingesetzt werden. Die 2,0 mm dicke Zapfenspitze zentriert den Kopfraumfräser in dem vorgebohrten Gewindeloch. Er wird mit dem T-Handstück benutzt, niemals mit der Maschine.
Die neu hergestellten Kopfraumfräser haben anstatt 4 nun 5 schneidende Kanten. Dadurch wird die Schneideleistung erhöht und das Ruckeln beim Drehen vermindert.

Schraubenmeßgerät für 2,7-mm- bis 4,0-mm-Schrauben

Dieses Meßgerät mißt die gebohrte Tiefe für Kleinfragmentschrauben bis zu 60 mm. Der Haken muß die gegenüberliegende Kortikalis sicher greifen, bevor die Hülse auf den Knochen oder die Platte geschoben wird und die erforderliche Länge abgemessen werden kann. Wenn das Bohrloch schräg verläuft, muß die größere Länge gemessen werden.
Die neuesten Längenmeßgeräte haben eine Verschlußschraube, um ein Verwechseln der Hülsen verschiedener Meßgeräte zu vermeiden. Die herkömmlichen Meßgeräte, die bis zu 50 mm messen, können dennoch weiter verwendet werden.

Beachte: Immer zuerst messen, dann Gewinde schneiden.

Gewindeschneider für 3,5-mm-Kortikalisschrauben

Dieser Gewindeschneider ist goldbraun gefärbt und wird benutzt, um das Gewinde im Knochen vorzuschneiden, bevor eine Kortikalisschraube eingedreht wird. Das 50 mm lange Gewinde hat dieselbe 1,5-mm-Steigung wie das Schraubengewinde, aber nur die ersten beiden konisch ansteigenden Gewindegänge schneiden. Das Knochenmehl wird in die Rinnen geleitet, die von der Spitze bis zu den ersten 10 Gewindegängen verlaufen. Das lange Gewinde dieses Instruments schützt das bereits geschnittene Gewinde, während der Gewindeschneider weiter gedreht wird. Mit dem T-Handgriff dreht man zweimal im Uhrzeigersinn und einmal im Gegenuhrzeigersinn, um das Gewinde von Knochenmehl zu reinigen. Es ist nicht empfehlenswert, das Gewinde mit der Maschine zu schneiden, da der Gewindeschneider hierbei zu schnell vorangetrieben wird und das Gefühl für das Erreichen der gegenüberliegenden Kortikalis verloren geht. Dadurch kann der Gewindeschneider zu weit in die Weichteile auf der anderen Seite des Knochens eindringen und dort zu Schädigungen führen. Der Gewindeschneider sollte immer mit einem Gewebeschutz zum Einsatz kommen.

Gewindeschneider für 4,0-mm-Spongiosaschrauben

Dieser Gewindeschneider wurde zur leichteren Erkennung neu entwickelt. Er ähnelt nun dem großen 6,5-mm-Gewindeschneider mit dem kurzen Gewinde und einem Schaft. Der kurze Gewindeanteil mit einer Steigung von 1,75 mm ist lang genug, um

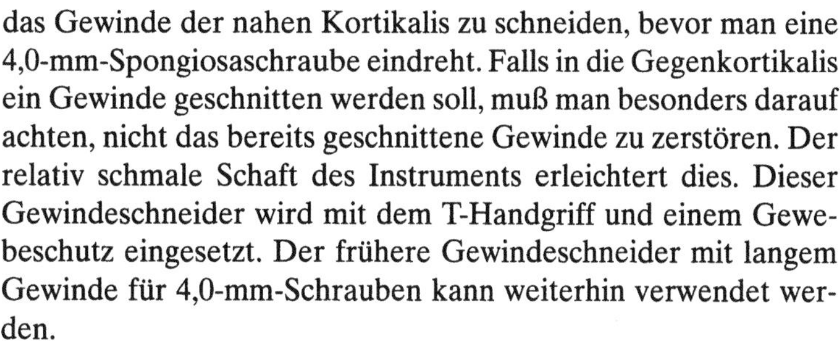

das Gewinde der nahen Kortikalis zu schneiden, bevor man eine 4,0-mm-Spongiosaschraube eindreht. Falls in die Gegenkortikalis ein Gewinde geschnitten werden soll, muß man besonders darauf achten, nicht das bereits geschnittene Gewinde zu zerstören. Der relativ schmale Schaft des Instruments erleichtert dies. Dieser Gewindeschneider wird mit dem T-Handgriff und einem Gewebeschutz eingesetzt. Der frühere Gewindeschneider mit langem Gewinde für 4,0-mm-Schrauben kann weiterhin verwendet werden.

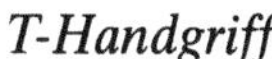

T-Handgriff

Dieser Handgriff mit Schnellkupplung wird mit dem Kopfraumfräser und den Gewindeschneidern verwendet. Mit ihm kann bei sehr hartem Knochen mehr Kraft ausgeübt werden als mit einem geraden Handgriff.

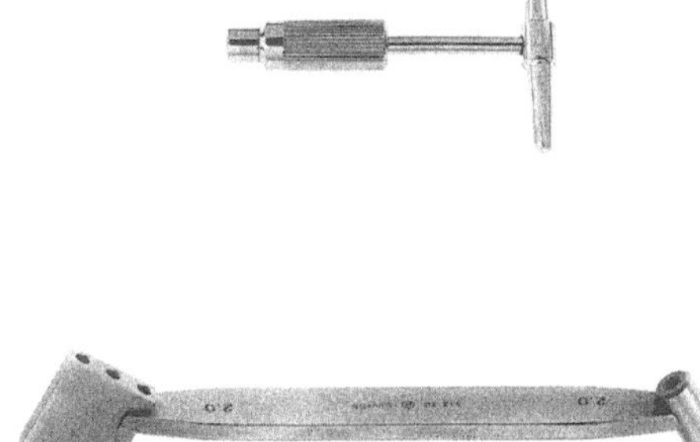

Dreifachzielbohrbüchse, 2,0 mm

Diese Drahtbohrbüchse dient als Führung für das Einbohren von Kirschner-Drähten. Mit Hilfe der 3 Löcher auf der einen Seite können Drähte parallel eingebracht werden, insbesondere bei der Technik der Zuggurtungsosteosynthese.

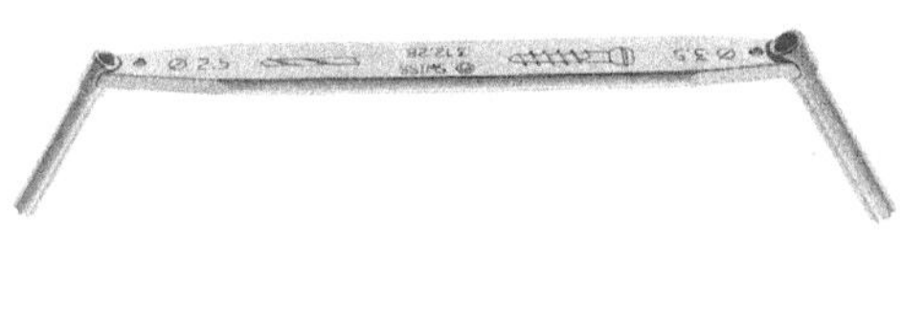

Doppelbohrbüchse, 3,5 mm/2,5 mm

Dieses Instrument hat eine Gewebeschutzhülse auf beiden Seiten des Handgriffs. Die eine Hülse hat einen Innendurchmesser von 3,5 mm für den 3,5-mm-Spiralbohrer und -Gewindeschneider. Die Bohrbüchse der anderen Seite hat einen Innendurchmesser von 2,5 mm und einen Außendurchmesser von 3,5 mm. Sie wird mit dem 2,5-mm-Spiralbohrer verwendet. Sie kann auch bei der Zugschraubentechnik als Steckbohrbüchse in ein 3,5-mm-Gleitloch eingesetzt werden, um den 2,5-mm-Bohrer für das Loch in der Gegenkortikalis zu zentrieren. Das gezahnte Ende der Doppelbohrbüchse sorgt für einen sicheren Halt auf der Knochenoberfläche während des Bohrvorgangs. Die Löcher im Handgriff nahe an den Bohrbüchsen können für Kirschner-Drähte bis zu einem Durchmesser von 1,6 mm benutzt werden, wenn parallel dazu eine Schraube eingesetzt werden soll. Der Abstand von 4,5 mm zwischen Kirschner-Draht und Schraube erlaubt ggf. den Einsatz einer Unterlagscheibe.

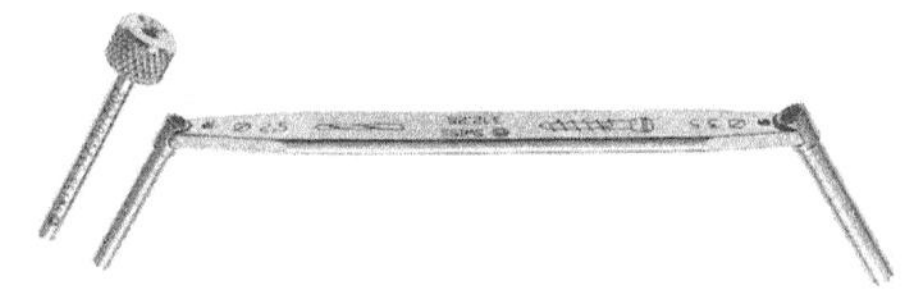

Steckbohrbüchse, 3,5 mm/2,5 mm

Diese Bohrbüchse wird bei der Zugschraubentechnik dann eingesetzt, wenn die 30 mm lange Doppelbohrbüchse zu kurz ist. Sie wird in das vorgebohrte Gleitloch gesteckt. Dann wird mit dem 2,5-mm-Spiralbohrer das Gewindeloch in die Gegenkortikalis gebohrt.

DCP-Bohrbüchse, 3,5 mm

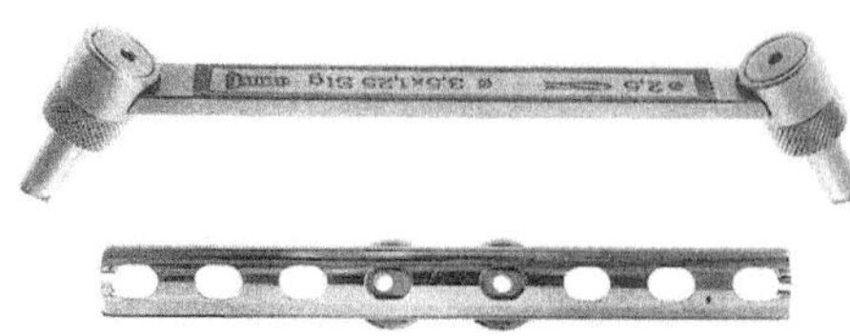

Sie hat eine neutrale (grüne) und eine exzentrische (gelbe) Bohrführung. Die Enden beider Bohrführungen passen genau in das 2,5-mm-DCP-Plattenloch. Hiermit kann für eine neutrale Schraube oder eine Kompressionsschraube mit dem 2,5-mm-Bohrer vorgebohrt werden. Um ein Loch für eine Kompressionsschraube zu bohren, wird die Bohrführung so in das Plattenloch eingesetzt, daß der Pfeil zur Fraktur zeigt; beim vollständigen Eindrehen der Schraube wird hierdurch eine Verschiebung von 1 mm erreicht. Der Handgriff kann in die gewünschte Position gedreht werden, zur Reinigung wird er entfernt.
Die Maßeinheit „3,5 mm“ bezieht sich auf die Schraubengröße, die in Verbindung mit der Platte benutzt wird.

Beachte: Die DCP-Bohrbüchse sollte nur mit DCP-Platten verwendet werden.

LC-DCP-Bohrbüchse, 3,5 mm

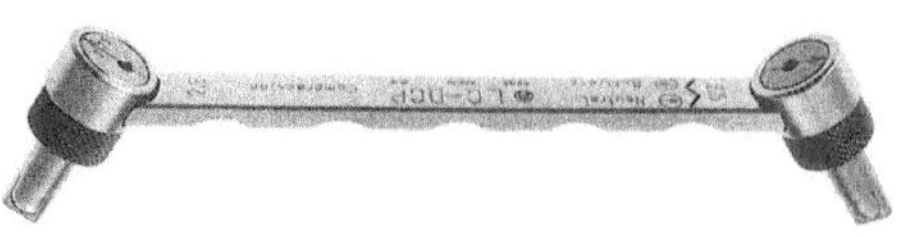

Diese Bohrbüchse wird mit der 3,5-mm-LC-DCP eingesetzt. Sie ähnelt der DCP-Bohrbüchse insofern, als sie eine neutrale (grüne) und eine exzentrische (gelbe) Bohrführung an einem Handgriff hat. Die Bohrführungseinsätze passen ausschließlich an diesen Spezialhandgriff, der dieselben Aussparungen an der Unterseite hat wie die Platte. Dadurch kann man ihn leicht von dem DCP-Bohrbüchsenhandgriff unterscheiden. Der Handgriff hat Markierungen für die verschiedenen Positionen der Bohrführungen. Die neutrale Bohrbüchse plaziert die Schraube in einer Neutralstellung, wenn der Pfeil zur Fraktur zeigt. Dreht man die Bohrführung um 180° herum, so daß der Pfeil von der Fraktur weg zeigt, erhält man eine Abstützposition. Die gelbe Bohrbüchse plaziert die Schraube exzentrisch im Plattenloch in Kompressionsstellung, wenn der Pfeil zur Fraktur zeigt. Die Verschiebung beträgt dann 0,75 mm.

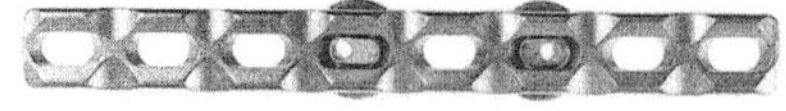

Durch die halbkugelförmigen Enden der Bohrführungen erhält man auch bei Neigung des Instruments um jeweils 40° in der Längsachse und um jeweils 7° in der Querachse einen exakten Sitz im Plattenloch.

Beachte: Die LC-DCP-Bohrbüchse sollte nur mit LC-DCP-Platten benutzt werden.

Universalbohrbüchse, 3,5 mm

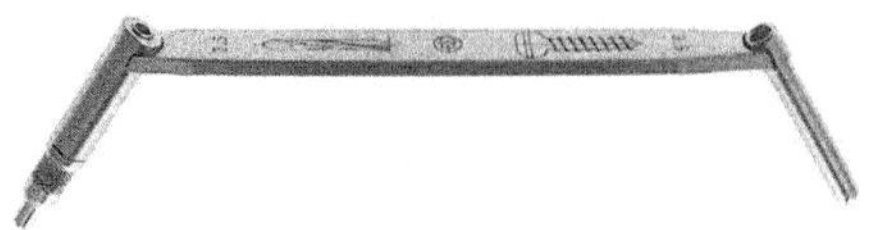

Diese Bohrbüchse kann – wie der Name andeutet – universell eingesetzt werden. Sie entspricht in ihrer Form und Funktion der 4,5-mm-/3,2-mm-Universalbohrbüchse. Sie hat 2 Hülsen an einem Handgriff. Die eine Hülse hat einen Innendurchmesser von 3,5 mm für den 3,5-mm-Spiralbohrer und Gewindeschneider. Die andere Bohrbüchse besteht aus 2 Teilen: einer äußeren Hülse, deren Ende genau der halbkugelförmigen Unterfläche des Schraubenkopfes entspricht, und einer inneren Hülse mit gezähneltem Ende, in die der 2,5-mm-Bohrer paßt. Die beiden Hülsen werden durch eine Feder so vorgespannt, daß die innere Hülse an der Spitze vorsteht und bei Druck auf die Bohrbüchse in die äußere Hülse zurückgeschoben wird. Wenn man die Bohrbüchse in das Plattenloch einsetzt und auf sie drückt, folgt die äußere Hülse dem schrägen „Zylinder" in eine Neutralstellung, in der keine Kompression ausgeübt wird und ein Bohrloch für eine neutrale Schraube gebohrt werden kann. Eine Kompressionsstellung für eine Schraube erhält man, indem die hervorstehende Hülse in das frakturabgewandte Ende des Plattenlochs plaziert wird. In gleicher Weise erhält man eine Abstützstellung durch Plazierung der Hülse am frakturnahen Ende des Plattenlochs (s. auch S. 88, 89). Wegen des runden Endes der Bohrbüchse, das der Unterfläche des Schraubenkopfes entspricht, wird ein exakter Sitz zwischen Schraubenkopf und Plattenloch erreicht. Dies ist von Bedeutung, da hierdurch kein unerwünschtes Drehmoment zwischen den Knochensegmenten entsteht. Man kann eine Schraube auch schräg einbringen und trotzdem einen exakten Sitz des Schraubenkopfs erhalten. Der Neigungsgrad der Schraube ist nur bis zu dem Winkel möglich, der noch einen exakten Sitz zuläßt.

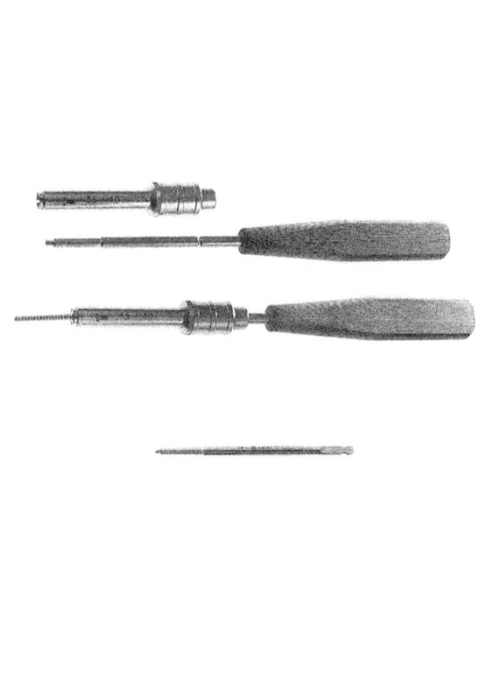

Kleiner Sechskantschraubenzieher

Dieser Schraubenzieher hat eine Sechskantspitze (Breite 2,5 mm), die genau in die sechseckige Vertiefung im Kopf der Kleinfragmentschrauben paßt, so daß die Schrauben leicht eingedreht und entfernt werden können. Der Schaft hat eine Nut für die Verbindung mit der Schraubenhaltehülse. Der Handgriff wurde so konstruiert, daß keine übermäßige Gewalt beim Eindrehen der Schraube angewendet werden kann. Der ehemalige Schraubenzieher mit einfacher Haltehülse kann ebenfalls weiter benützt werden.

Beachte: Ein Schraubenzieher mit beschädigter Spitze sollte niemals verwendet werden, da hierdurch der Schraubenkopfinbus beschädigt und die Entfernung erschwert werden kann.

Kleine Schraubenhaltehülse

Diese Hülse hält die Schraube mit Hilfe eines Selbsthaltemechanismus. Sie wird auf den Schraubenzieherschaft geschoben und schnappt in die Nut am Schaft ein. Sie ist besonders geeignet zur Entfernung von Schaftschrauben, da mit ihr Zug ausgeübt werden kann. Zum Reinigen muß die Schraubenhaltehülse sorgfältig auseinandergenommen werden.

Kleiner Sechskantschraubenziehereinsatz

Dieser Einsatz kann mit der kleinen Bohrmaschine zum Eindrehen langer Schrauben verbunden werden. Dies muß vorsichtig erfolgen, um den Knochen nicht zu beschädigen. Er kann auch am T-Griffstück als Schraubenzieher in Reserve benutzt werden. Man kann ihn nicht mit der kleinen Schraubenhaltehülse verwenden, sondern nur mit der einfachen Haltehülse (s. S. 186).

Scharfer Haken

Mit dem Haken werden Frakturlinien untersucht und Fragmente reponiert. Man kann ihn auch zur Freilegung des Schraubenkopfinbus vor der Entfernung und zum Säubern von Gewinden von Knochenmehl und Gewebe verwenden.

Halteklammer

Die Klammer ist aus Implantatmaterial hergestellt und wird zum Zusammenhalten von Platten und Unterlagscheiben benutzt. Gewöhnliche Sicherheitsnadeln können wegen des Risikos einer Korrosionsübertragung nicht verwendet werden.

Schraubenpinzette

Mit dieser Pinzette mit einfachem Selbsthaltemechanismus lassen sich die Schrauben den Einsätzen entnehmen.

Biegeschablonen, 87 mm und 114 mm

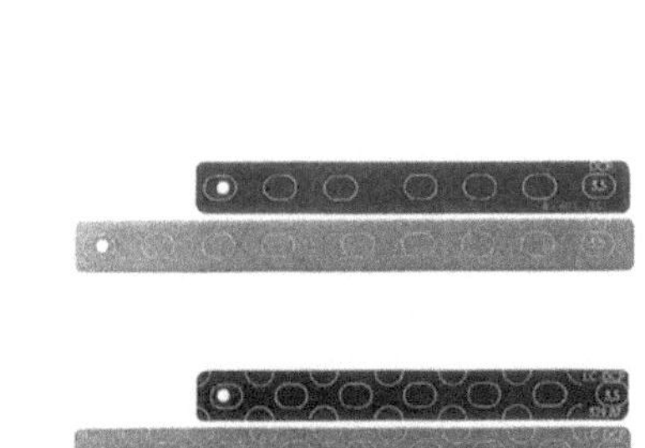

Die Schablonen werden aus eloxiertem Aluminium hergestellt. Man legt sie auf den Knochen und bestimmt so die Form und Position für die betreffende Platte. Sie dienen als Muster zum vorsichtigen Anpassen der Platten. Die eine Seite ist mit der Lochform einer DCP, die andere mit der einer LC-DCP markiert. (Hinweise zur Reinigung s. Abschn. 6.22.4.2.)

Schränkeisen für kleine Platten, 2,7 mm und 3,5 mm, 150 mm lang

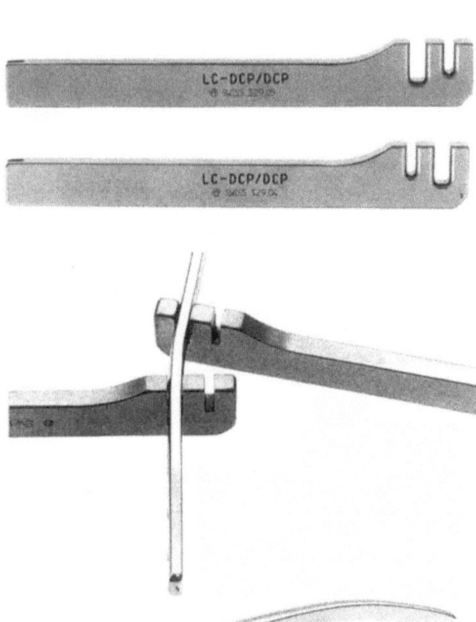

Diese Schränkeisen haben 2 Schlitze mit verschiedener Breite, um Kleinfragmentplatten unterschiedlicher Stärke aufnehmen zu können. Das Biegen und Schränken wird so durchgeführt, daß beide Schränkeisen in entgegengesetzter Richtung gehalten werden. Die unterschiedlich ausgerichteten Schlitze erleichtern ein Vorbiegen der Plattenmitte. Die Längsschlitze an den Enden können ebenfalls zum Schränken und Biegen verwendet werden.

Drahtbiegezange

Mit dieser Zange kann man Drähte halten und biegen (s. Abschn. 6.17.3). Außerdem lassen sich Drähte bis zu einer Stärke von 1,6 mm an der Seite abzwicken.

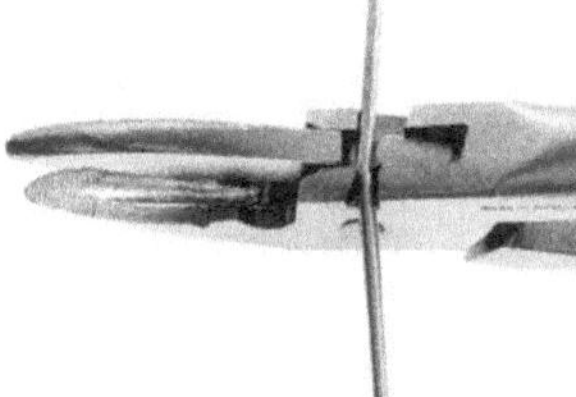

Biegebolzen für Kirschner-Drähte

Mit diesem Bolzen werden Kirschner-Drähte nahe am Knochen oder an der Haut umgebogen. Bei der Zuggurtungstechnik wird das umgebogene Ende des Drahtes mit dem Bolzen und einem Hammer in den Knochen eingeschlagen (s. Abschn. 6.17.3).

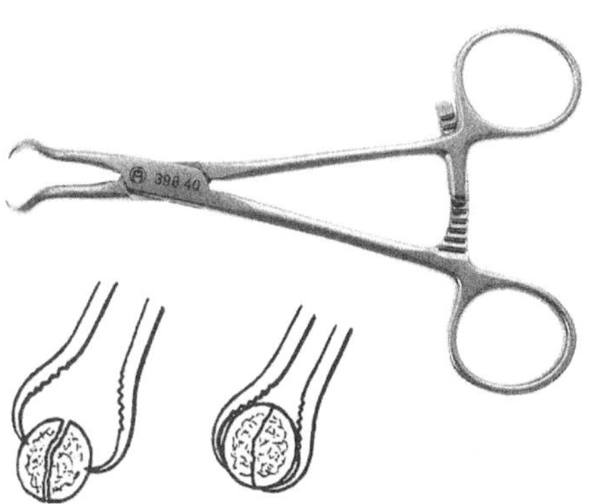

Spitze Repositionszange, schmal, 132 mm lang

Diese Zange hat enge, gezahnte Backen und Spitzen. Mit ihr können selbst deutlich verschobene Fragmente ohne größere Weichteilbeschädigung reponiert werden. Hauptsächlich wird sie am Unterarm, an der Klavikula, an Sprunggelenk, Mittelhand- und Mittelfußknochen eingesetzt. Durch die feine Zahnsperre ist die Handhabung des Instruments leicht und exakt möglich.

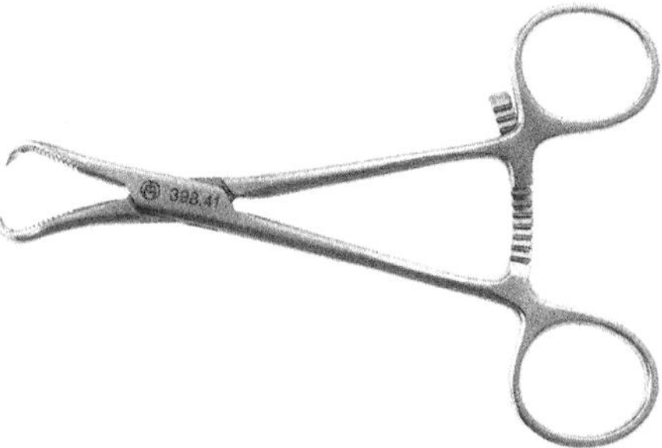

Spitze Repositionszange, breit, 132 mm lang

Diese Zange hat breite, gezahnte Backen und Spitzen. Sie wird bei denselben Knochen und in ähnlicher Weise wie oben erwähnt eingesetzt, zwischen ihren Backen kann jedoch eine Platte eingeschoben werden. Auch sie hat eine feine Zahnsperre.

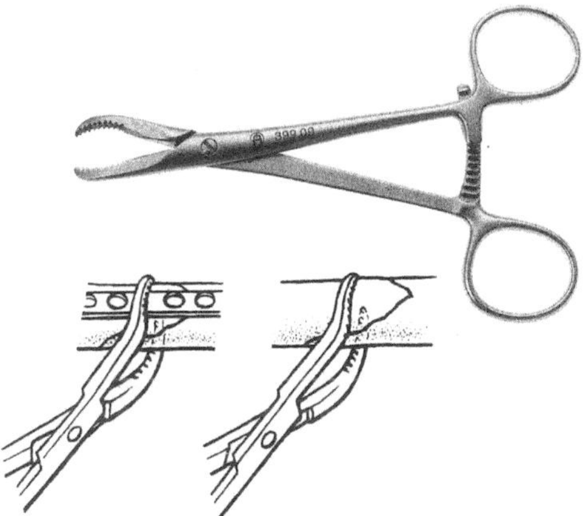

Repositionszange mit gezahnten Backen, 140 mm lang

Diese Zange eignet sich ausgezeichnet zur Reposition und zum vorläufigen Festhalten einer Platte, z.B. am Unterarm oder an der Fibula. Die Sperre läßt sich leicht handhaben und schließen. Die Zange ist auch mit einer Gewindesperre erhältlich.

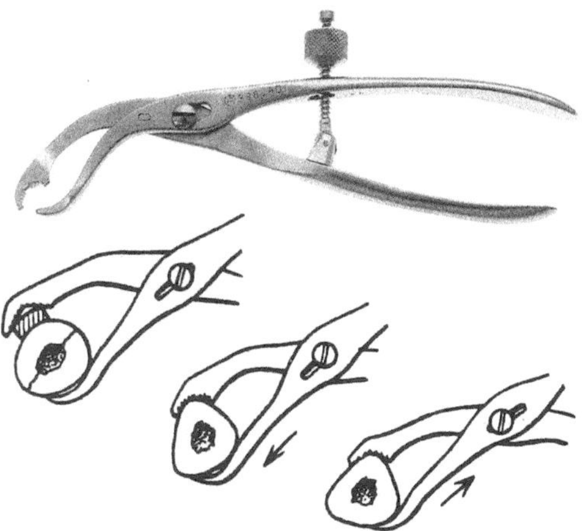

Selbstzentrierende Knochenhaltezange, 190 mm lang

Diese Zange („Verbrugge") hat ein verschiebbares Gelenk, das sowohl Änderungen der Reposition als auch eine Plattenfixierung zuläßt. Mit Hilfe der Gewindesperre kann die Zange rasch geschlossen und in diesem Zustand fixiert werden. Durch leichtes Drücken der Handgriffe läßt sich die Verschlußschraube wieder öffnen.

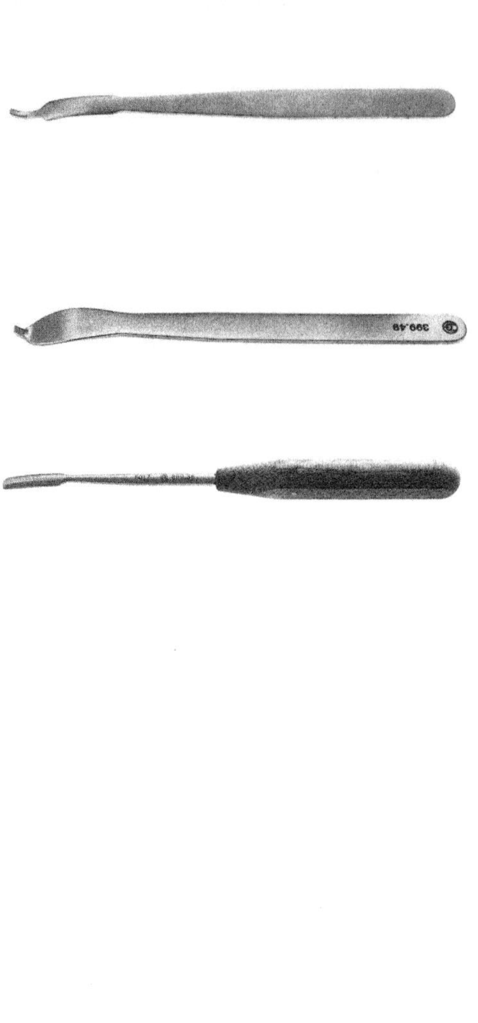

Kleiner Knochenhebel, 8 mm breit, 160 mm lang

Dieser Hebel wird zur Darstellung der Fraktur eingesetzt, ohne daß hierbei Druck auf die Wundränder ausgeübt wird. Die kleine Größe ist besonders geeignet für Mittelhand- und Mittelfußknochen.

Knochenhebel für kleine Fragmente, 15 mm breit, 160 mm lang

Dieser Hebel hat ein breiteres Blatt und eignet sich deshalb zur Darstellung von Frakturen der Unterarmknochen und der Fibula.

Raspatorium, runde Schneidekante, 6 mm breit

Das Raspatorium hat eine leicht gebogene Klinge und wird zur Freilegung der Frakturenden benutzt, ohne hierbei das Periost breitflächig abzulösen. Außerdem wird es zur Reinigung des Frakturspalts und zur Reposition von Fragmenten eingesetzt.

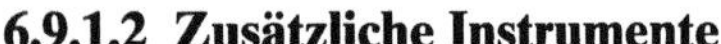

6.9.1.2 Zusätzliche Instrumente

Spiralbohrer, Durchmesser 2,0 mm

Dieser Bohrer diente früher dazu, das Gewindeloch für kleine Spongiosaschrauben zu bohren. Deren Kerndurchmesser von 1,9 mm ermöglichte diese Größe des Gewindeloches. In hartem, kortikalem Knochen würde der 2,3 mm starke Schaft der Schraube den Knochen jedoch sprengen. (Außerdem kam es beim schrägen Bohren mit dem 2,0-mm-Bohrer gelegentlich zu einem so schrägen Auftreffen auf die innere Oberfläche der Gegenkortikalis, daß die Bohrerspitze am Knochen entlang rutschte. Bei weiterer Umdrehung des Bohrers riskierte man durch diese Biegung den Bruch des Bohrers.) Es wird daher heute empfohlen, hierfür den 2,5-mm-Bohrer zu verwenden. Mit dem 2,0-mm-Bohrer kann für Kirschner- und Cerclagedrähte vorgebohrt werden.

Spiralbohrer, Durchmesser 2,5 mm und 3,5 mm

Diese Bohrer sind in unterschiedlichen Längen erhältlich, sowohl zweilippig als auch dreilippig, oder mit einem Dreibackenende für das Schlüsselbohrfutter (Einzelheiten s. SYNTHES-Katalog).

Gewindeschneider für 3,5-mm-Kortikalisschrauben

Dieser Gewindeschneider hat ein 110 mm langes, schneidendes Gewinde für Schrauben, die länger als 50 mm sind (z.B. in der Beckenchirurgie, s. Abschn. 6.10.1). Es ist wichtig, daß die Länge des schneidenden Gewindes am Gewindeschneider mindestens so lang ist wie das Schraubengewinde, andernfalls wird das bereits geschnittene Gewinde am Knochen beschädigt.

Schraubenmeßgerät für 3,5-mm- bis 4,0-mm-Schrauben

Dieses Meßgerät hat einen Meßbereich für Kleinfragmentschrauben bis zu 110 mm Länge (beispielsweise in der Beckenchirurgie). Die Form und Funktion entspricht dem kürzeren Meßgerät.

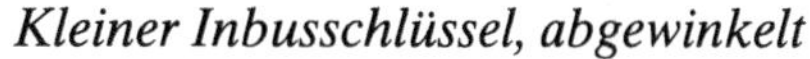

Kleiner Inbusschlüssel, abgewinkelt

Dieser Schlüssel dient als Reserve für die Entfernung von Schrauben mit einem 2,5-mm-Sechskantinbus, z. B. für 2,7-mm-, 3,5-mm- und 4,0-mm-Schrauben.

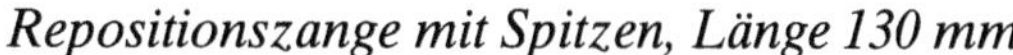

Repositionszange mit Spitzen, Länge 130 mm

Diese Zange in der Art der Tuchklemmen gibt es mit Gewindesperre oder Zahnsperre.

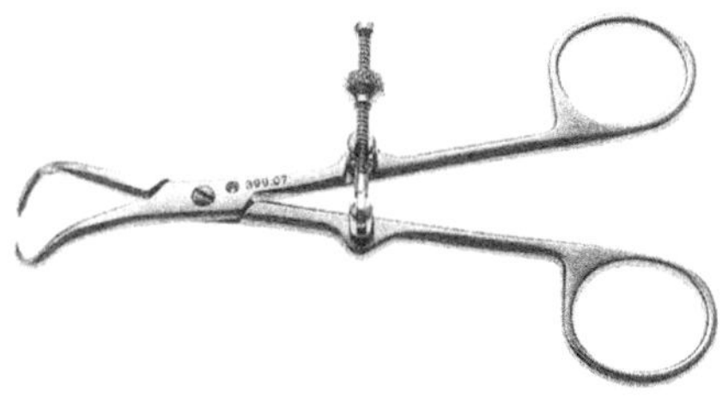

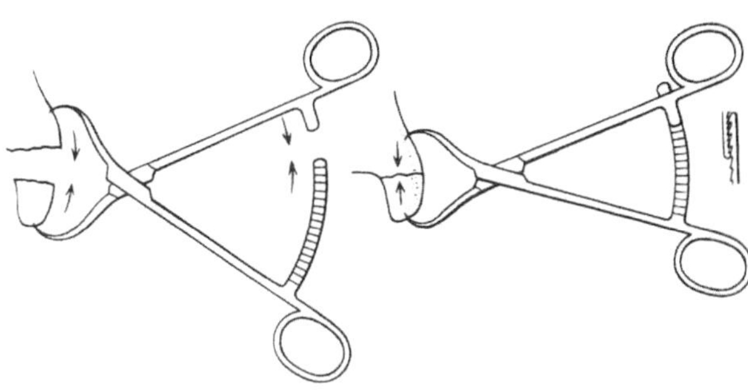

Biegezange

Diese Zange mit verstellbarem Amboß für Kleinfragmentplatten gewährleistet exaktes Biegen und erfordert wenig Kraft. Die große Biegezange für große Platten besitzt einen Amboß, der auch für Kleinfragmentplatten geeignet ist.

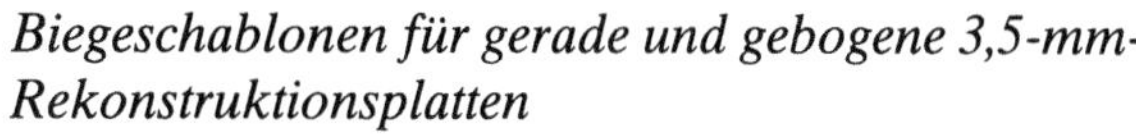

Biegeschablonen für gerade und gebogene 3,5-mm-Rekonstruktionsplatten

Die Schablonen werden an den Knochen gepreßt und dann als Muster für die anzuformende Platte benutzt. Sie werden aus eloxiertem Aluminium hergestellt und erfordern besondere Sorgfalt beim Reinigen (s. Abschn. 6.10.1 und 6.22.4.2).

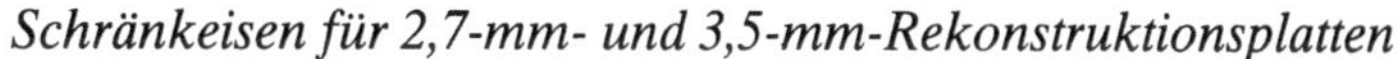

Schränkeisen für 2,7-mm- und 3,5-mm-Rekonstruktionsplatten

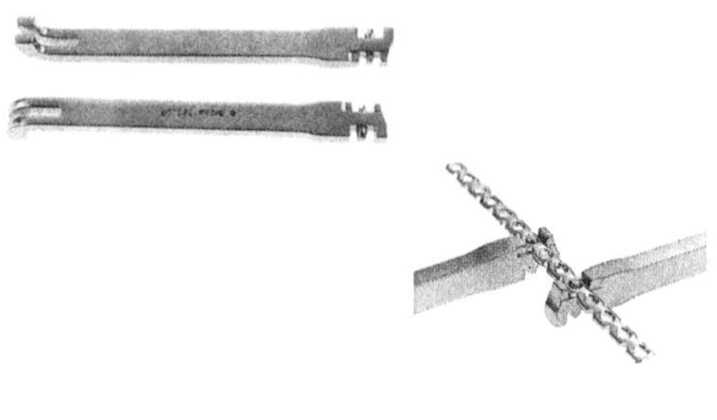

Die Schränkeisen werden paarweise zum Biegen und Schränken benutzt. Wenn man die Plattenlöcher auf die speziellen Zapfen aufsteckt, kann die Platte „auf flacher Ebene“ gebogen werden. Mit Hilfe der Schlitze an den Enden wird die Platte verschränkt.

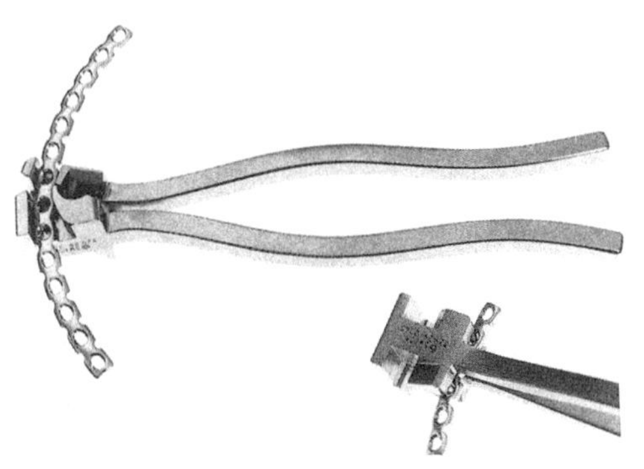

Biegezange für 2,7-mm- und 3,5-mm-Rekonstruktionsplatten

Diese Zange erlaubt ein dreidimensionales Biegen der Platte, ohne die erlaubten 15 ° an irgendeiner Stelle zu überschreiten.

Kleiner Distraktor

Der kleine Distraktor kann als Repositionshilfe zur Distraktion und Kompression kleiner Knochen verwendet werden. Die Drahthalterungen auf dem Transportschlitten haben 2 Löcher. In das eine Loch wird ein 2,5-mm-Kirschner-Draht mit Gewinde durchgesteckt und mit einer Schraube fixiert. Das zweite Loch kann für einen parallel eingebrachten Kirschner-Draht oder eine Schraube verwendet werden, um eine Rotation der Fragmente zu verhindern. Die miteinander verbundenen Drähte oder Schrauben stehen im rechten Winkel zur Spindel, die fixen Drahthalterungen erlauben keine Korrekturen. Die Kirschner-Drähte müssen daher parallel verlaufen und im rechten Winkel zur Knochenlängsachse eingebohrt werden. Die Öffnung des Distraktors reicht von 10–40 mm (s. S. 357).

Knochenspreizzange, Länge 140 mm

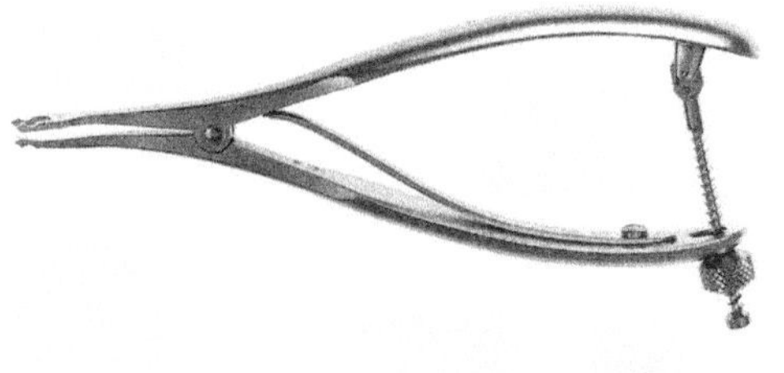

Die Knochenspreizzange für kleine Fragmente wird manchmal zur Entfernung von Weichteilen benötigt, die zwischen Fragmenten eingeklemmt sind, oder zur Untersuchung der Frakturfläche.

6.9.1.3 Veraltete Instrumente

Gewindeschneider für 4,0-mm-Spongiosaschrauben

Dieser Gewindeschneider mit einem 60 mm langen schneidenden Gewinde wurde durch den neuen Gewindeschneider mit kurzem Gewinde ersetzt.

Kleines Zielgerät mit Spitze

Diese Bohrbüchse für die Zugschraubentechnik „von innen nach außen" wird nicht mehr hergestellt, da diese Technik nur selten erforderlich ist.

3,5-mm-Gewebeschutzhülse/2,5-mm-Bohrbüchse

Diese Gewebeschutzhülse wurde durch die 3,5-mm-/2,5-mm-Doppelbohrbüchse ersetzt.

Gewebeschutzhülse, 3,5 mm

Auch diese Gewebeschutzhülse wurde durch die 3,5-mm-/2,5-mm-Doppelbohrbüchse ersetzt.

DCP-Bohrbüchse, 3,5 mm

Diese Bohrbüchse für den 2,0-mm-Bohrer wird nicht mehr benutzt. Das Loch für die 3,5-mm-Kortikalisschraube sollte mit einem 2,5-mm-Bohrer vorgebohrt werden.

Schraubenmeßgerät

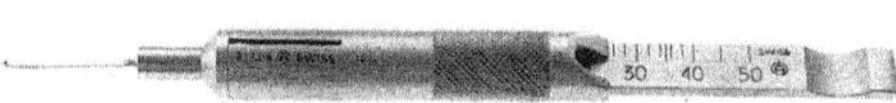

Dieses Meßgerät für Schrauben bis 50 mm Länge ist durch das Schraubenmeßgerät mit Verschlußschraube ersetzt worden, das einen Meßbereich bis 60 mm hat.

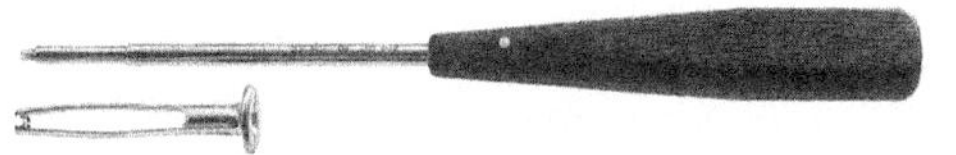

Kleiner Sechskantschraubenzieher mit Haltehülse

Dieser Schraubenzieher ist durch den kleinen Sechskantschraubenzieher mit Nut für die neue Schraubenhaltehülse ersetzt worden.

Biegeschablonen

Die Biegeschablonen ohne Lochmarkierungen für kleine Platten sind durch die DCP-/LC-DCP-Schablonen ersetzt worden.

6.9.2 Kleinfragmentimplantate

Kleinfragmentimplantate wurden für die Behandlung von Frakturen des Unterarms, des distalen Humerus, der Fibula, des Sprunggelenks sowie zur Fixierung kleiner Fragmente von großen Knochen entwickelt. Sie werden auch bei Azetabulum- und Beckenfrakturen eingesetzt. Die Größe und Stärke der Implantate entspricht diesen speziellen Einsatzgebieten. Deshalb sollten sie nicht an Stellen verwendet werden, wo aus mechanischen und anatomischen Gründen andere Größen empfohlen werden. Sowohl die Entwicklung der Form und der Operationstechnik neuer Implantate als auch die Weiterentwicklung gängiger Implantate basieren auf Erfahrung und ständiger Forschung. Die meisten Implantate sind in Stahl und Reintitan erhältlich (s. SYNTHES-Katalog).
Nachfolgend werden die derzeitigen Standardimplantate vorgestellt, einige frühere Implantatausführungen werden lediglich in Abschn. 6.9.2.4 erwähnt.

6.9.2.1 Kleinfragmentschrauben

Kleinfragmentschrauben werden entweder als Zugschrauben oder als Plattenbefestigungsschrauben verwendet. 4,0-mm-Spongiosaschrauben mit kurzem oder durchgehendem Gewinde werden in den metaphysären und epiphysären Abschnitten kleiner Knochen eingesetzt. Die 3,5-mm-Kortikalisschrauben und -Schaftschrauben werden vorwiegend im Schaftbereich verwendet. Der Schraubenkopf ist bei all diesen Schrauben gleich groß und hat einen Sechskantinbus für den kleinen Sechskantschraubenzieher. Die kleine durchbohrte Schraube hat ihre besonderen Anwendungsgebiete, sie wird in Abschn. 6.6.3 besprochen.

4,0-mm-Spongiosaschraube, kurzes Gewinde

Diese Schraube hat einen glatten Schaft und wird in der Regel als Zugschraube bei Sprunggelenkfrakturen und auch bei Frakturen des distalen Radius eingesetzt. Durch die Form des Gewindes ergibt sich ein guter Halt in spongiösem Knochen. Die Gewindelänge nimmt von 5–16 mm proportional zur Schraubenlänge zu. Die Schrauben sind in Längen von 10–60 mm erhältlich.
Heute wird empfohlen, den 2,5-mm-Spiralbohrer für das Bohrloch zu verwenden, der 2,0-mm-Bohrer sollte nicht mehr benutzt werden. Der 2,4 mm dicke Schraubenschaft paßt dann durch das

Bohrloch ohne die Gefahr einer Knochensplitterung, vor allem bei hartem, jugendlichem Knochen. Die 4,0-mm-Spongiosaschrauben mit kurzem Gewinde gibt es in Längen von 10–60 mm, in 2-mm-Schritten bis 30 mm und dann in 5-mm-Schritten bis 60 mm.

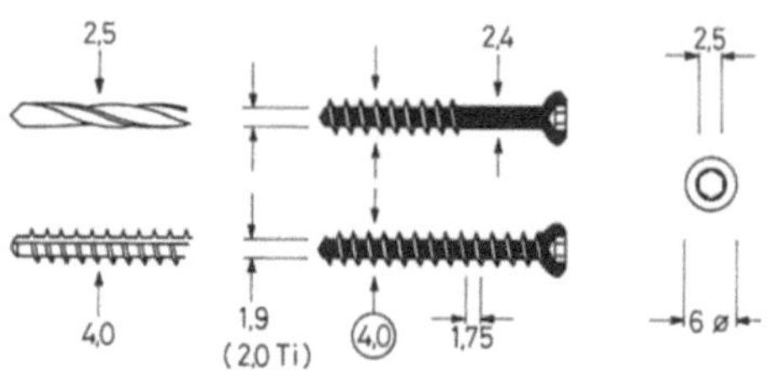

Wichtige Abmessungen:
- Kopfdurchmesser: 6,0 mm
- Innensechskant: 2,5 mm
- Schaftdurchmesser: 2,4 mm
- Kerndurchmesser: 1,9 mm (Titan 2,0 mm)
- Gewindedurchmesser: 4,0 mm
- Gewindesteigung: 1,75 mm
- Bohrer für Gewindeloch: 2,5 mm
- Gewindeschneider für 4,0-mm-Spongiosaschraube

4,0-mm-Spongiosaschraube mit Vollgewinde

Diese Schraube wird hauptsächlich für die Befestigung dünner Kleinfragmentplatten im Bereich der Metaphyse benutzt und kann nicht als Zugschraube verwendet werden. Das Gewindeprofil entspricht dem der Spongiosaschraube mit kurzem Gewinde. Ihre Vorgängerin, die 3,5-mm-Schraube mit einer Gewindesteigung von 1,75 mm, wird in Abschn. 6.9.3 besprochen.
4,0-mm-Spongiosaschrauben mit Vollgewinde gibt es in Längen von 10–60 mm, in 2-mm-Schritten bis 30 mm Länge und dann in 5-mm-Schritten bis 60 mm Länge.

Wichtige Abmessungen:
- Kopfdurchmesser: 6,0 mm
- Innensechskant: 2,5 mm
- Kerndurchmesser: 1,9 mm (Titan 2,0 mm)
- Gewindedurchmesser: 4,0 mm
- Gewindesteigung: 1,75 mm
- Bohrer für Gewindeloch: 2,5 mm
- Gewindeschneider für 4,0-mm-Spongiosaschraube

3,5-mm-Kortikalisschraube

Seit der Einführung im Jahre 1983 ist dies die Schraube, die als Zugschraube oder zur Befestigung von Platten im Schaftbereich kleiner Knochen verwendet werden sollte. Ihre Haltekraft in harter Kortikalis hat aufgrund des asymmetrischen Abstützgewindes und der Gewindesteigung von 1,25 mm deutlich zugenommen. Der Kerndurchmesser von 2,4 mm erhöht den Widerstand der Schraube gegen Torsions- und Biegekräfte und verhindert ihr Abbrechen bei dem Einsatz als Kompressionsschraube bei DCP-/LC-DCP-Platten. Die Schraube hat kein selbstschneidendes Gewinde, deshalb muß vor dem Eindrehen der Schraube mit dem 3,5-mm-Gewindeschneider (in goldbrauner Farbe) ein Gewinde vorgeschnitten werden.
Die 3,5-mm-Kortikalisschraube gibt es in Längen von 10–110 mm, in 2-mm-Schritten bis 40 mm Länge und dann in 5-mm-Schritten bis 110 mm Länge.

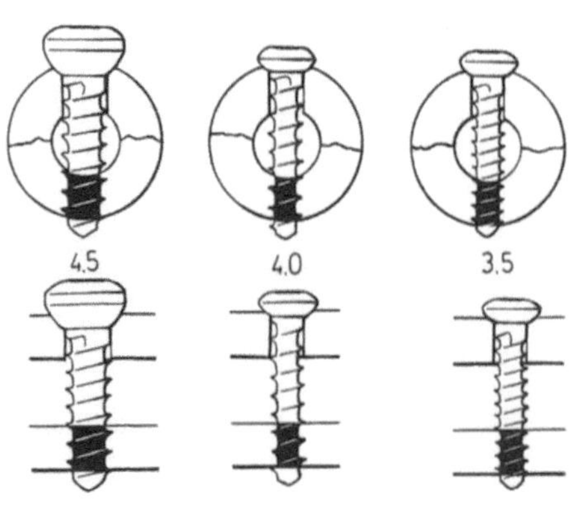

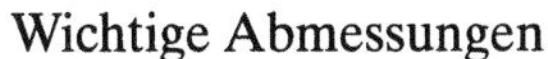

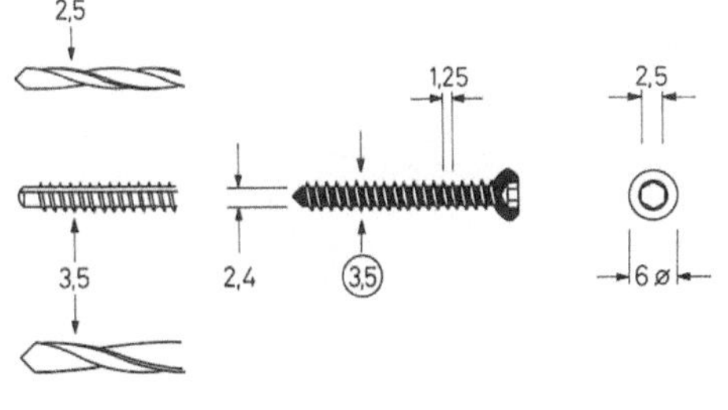

Wichtige Abmessungen:
- Kopfdurchmesser: 6,0 mm
- Innensechskant: 2,5 mm
- Kerndurchmesser: 2,4 mm
- Gewindedurchmesser: 3,5 mm
- Gewindesteigung: 1,25 mm
- Bohrer für Gleitloch: 3,5 mm
- Bohrer für Gewindeloch: 2,5 mm
- Gewindeschneider für 3,5-mm-Kortikalisschrauben

3,5-mm-Schaftschraube aus Titan

Diese Schraube wurde mit dem LC-DCP-System zur Anwendung als Zug- und Kompressionsschraube eingeführt. Der Schaft hat denselben Durchmesser wie das Gewinde, nämlich 3,5 mm. Er ist gegenüber Biegekräften viel widerstandsfähiger als der Gewindeteil der Schraube. Wird diese als schrägverlaufende Zugschraube eingesetzt, ist sie um 60% wirksamer als eine Schraube mit Vollgewinde, da der glatte Schaft kein unerwünschtes Verklemmen im Gleitloch des nahen Fragmentes zuläßt. Die Schraube hat kein selbstschneidendes Gewinde; mit dem 3,5-mm-Gewindeschneider (goldbraune Farbe) muß das Gewinde vorgeschnitten werden. Die Schraube gibt es in Längen von 10–50 mm, in 2-mm-Schritten bis zu 40 mm, dann in 5-mm-Schritten.

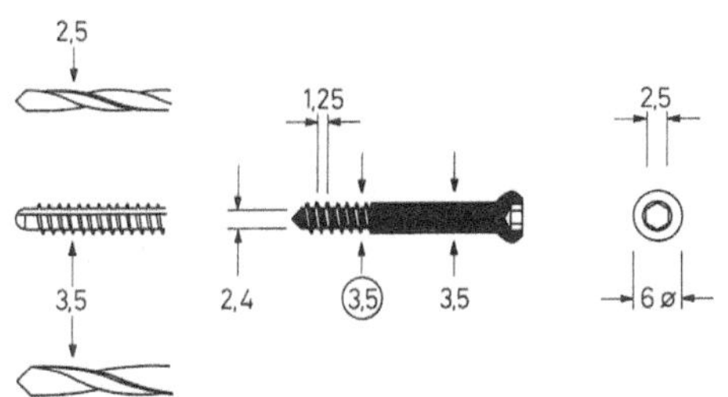

Wichtige Abmessungen:
- Kopfdurchmesser: 6,0 mm
- Innensechskant: 2,5 mm
- Schaftdurchmesser: 3,5 mm
- Kerndurchmesser: 2,4 mm
- Gewindedurchmesser: 3,5 mm
- Gewindesteigung: 1,25 mm
- Bohrer für Gleitloch: 3,5 mm
- Bohrer für Gewindeloch: 2,5 mm
- Gewindeschneider für 3,5-mm-Kortikalisschrauben

Unterlagscheibe, Durchmesser 7 mm

Diese Unterlagscheibe wird mit 4,0-mm-Spongiosaschrauben verwendet, um zu verhindern, daß der Schraubenkopf im Bereich der Metaphyse in die Kortikalis einbricht. Die flache Seite wird auf dem Knochen plaziert; die Vertiefung auf der anderen Seite nimmt die halbkugelige Unterseite des Schraubenkopfes auf.

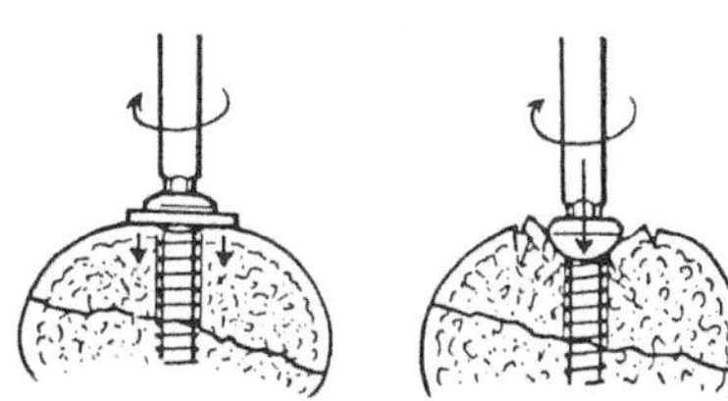

Unterlagscheibe mit Spitzen für 4,0-mm-Schrauben

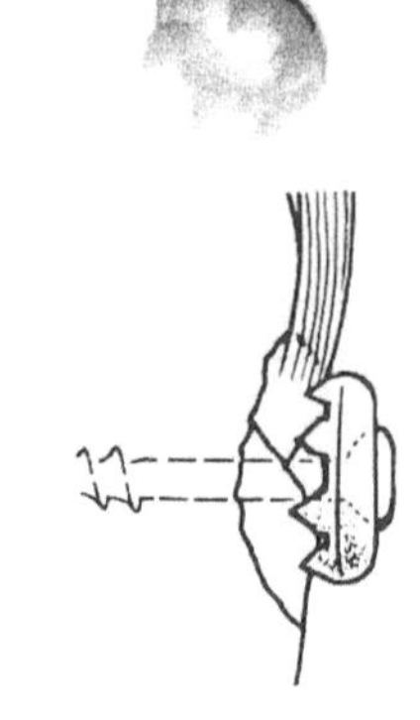

Diese Unterlagscheibe besteht aus Polyacetalharz und hat eine Metallarmierung als Röntgenkontrast. Sie wird zur Refixation von abgerissenen Bandansätzen mit einer 4,0-mm-Spongiosaschraube verwendet.
Die Unterlagscheibe aus Polyacetalharz ist bis 140 °C sterilisierbar, anschließend muß sie mindestens 8 h abkühlen und rekristallisieren. Alternativ kann auch eine Gassterilisation mit Äthylenoxid mit anschließender vollständiger Auslüftung erfolgen.

6.9.2.2 Kleinfragmentplatten

Drittelrohrplatten

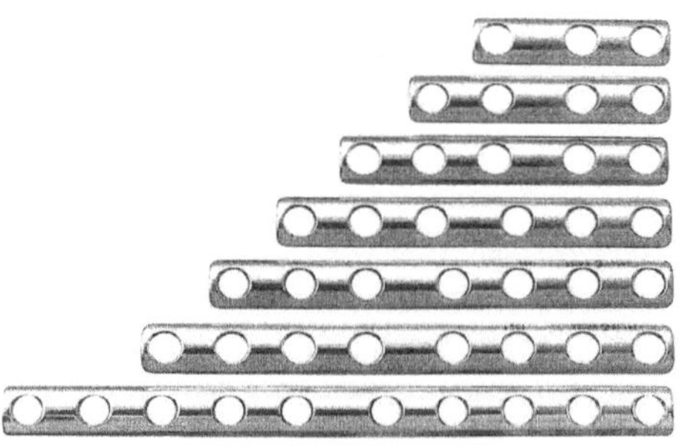

Diese Platten haben die Form von 1/3 des Umfangs eines Zylinders. Sie besitzen eine geringe Steifigkeit, da sie nur 1 mm dick sind. Die Platte wird vorwiegend zur Versorgung von Frakturen des Außenknöchels, der distalen Ulna, des Olekranons und der Mittelfußknochen verwendet. Die ovalen Löcher ermöglichen eine exzentrische Positionierung der Schrauben, wodurch die Fraktur unter axiale Kompression gebracht werden kann. Hierfür wird der breite mittlere Abschnitt der Platte über die Fraktur gelegt. Die der Fraktur am nächsten liegenden Schrauben werden in jedem Fragment exzentrisch von der Fraktur weg eingebracht. Die Platte wird mit 3,5-mm-Kortikalisschrauben im Schaftbereich und mit 4,0-mm-Spongiosaschrauben im Bereich der Metaphyse fixiert.

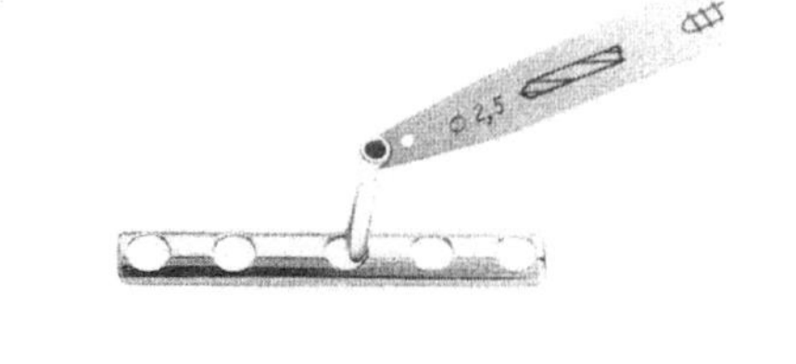

Die Platte bietet bei vollständigem Knochenkontakt eine gute Längsstabilität. Hierzu tragen sowohl die Kanten entlang der Platte als auch der „Kragen" an der Unterseite eines jeden Plattenlochs bei. Folgendes muß bedacht werden: Wegen des Plattenquerschnitts, der 1/3 eines Rohres entspricht, liegt der Schraubenkopf nach dem Eindrehen durch die Platte fast auf gleicher Ebene wie die Plattenoberfläche. Aus diesem Grund überragt die Unterseite des Schraubenkopfes die Plattenunterfläche. Bei einem Knochen mit kleinem Umfang kann der Schraubenkopf möglicherweise Kontakt mit dem Knochen haben und so verhindern, daß die Platte sicher befestigt wird. Um dieses Problem zu umgehen, haben manche Platten (gegenwärtig die Titanplatten) auf ihrer Unterfläche einen Kragen um die Plattenlöcher. Diese Kragen verhindern, daß der Schraubenkopf auf der Unterseite hervorsteht, und sichern so den Kontakt zwischen Platte und Knochen. Die Platten gibt es in Längen von 25–145 mm, mit 2 bis 12 Löchern.

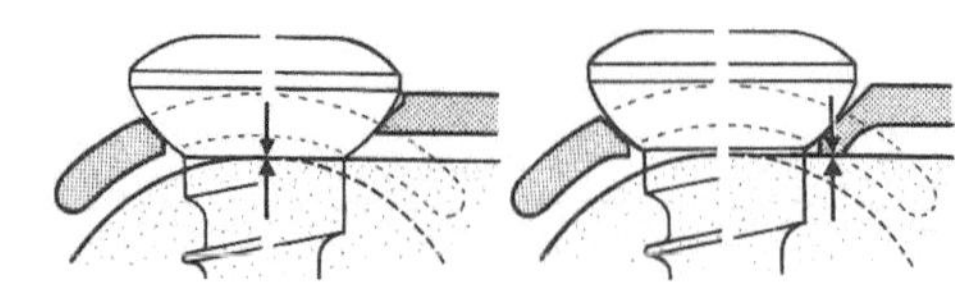

Wichtige Abmessungen:

– Dicke:	1 mm
– Breite:	9 mm
– Lochabstand:	12 mm und 16 mm

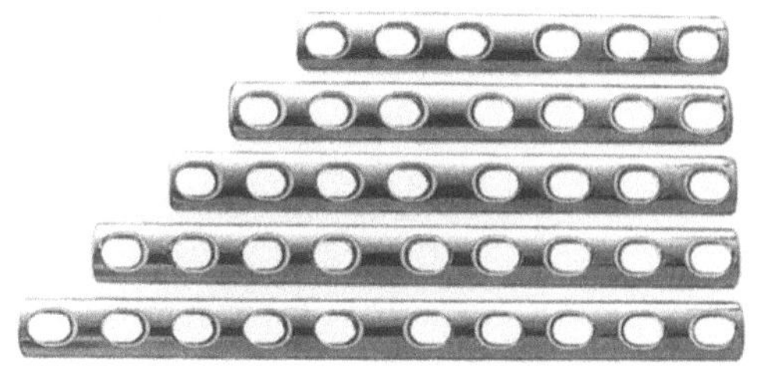

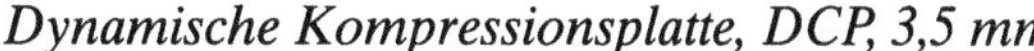

Dynamische Kompressionsplatte, DCP, 3,5 mm

Diese Platte wird mit 3,5-mm-Kortikalisschrauben befestigt, daher kommt ihre Bezeichnung. Sie ist das Implantat der Wahl für die Versorgung von Unterarmfrakturen, kann jedoch auch für distale Humerusfrakturen und die Klavikula benutzt werden. Die Form und das Wirkungsprinzip des DCP-Loches entsprechen der 4,5-mm-DCP (s. Abschn. 6.5.1.1).

Die Löcher erlauben eine Verschiebung um 1 mm, wenn eine Schraube exzentrisch eingedreht wird. Bei Verwendung dieser Platte muß die 3,5-mm-DCP-Bohrbüchse benutzt werden, um die Kompressionswirkung der Schraube sicherzustellen. Mit der Platte kann auch der Plattenspanner mit Gelenken eingesetzt werden. In die endständigen Löcher lassen sich – falls erforderlich – 4,0-mm-Spongiosaschrauben einbringen.

Die Platten gibt es in Längen von 25–145 mm, mit 2–12 Löchern.

Wichtige Abmessungen:

– Profil:	s. Abb.
– Dicke:	3,0 mm
– Breite:	10,0 mm
– Lochabstand:	12 und 16 mm
– Lochlänge:	6,5 mm

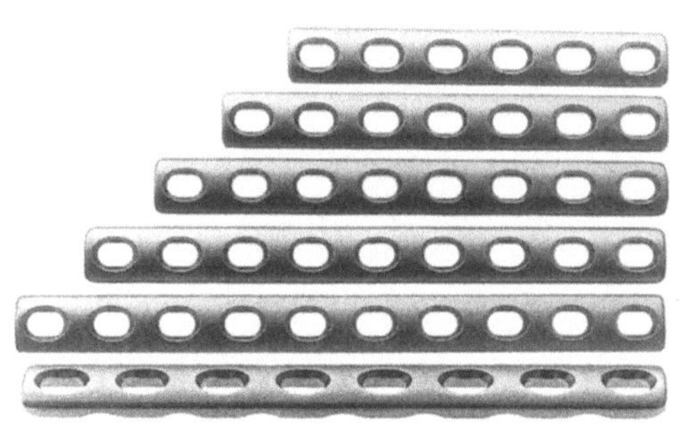

Dynamische Kompressionsplatte mit limitiertem Kontakt, LC-DCP, 3,5 mm, aus Titan

Die wesentlichen Gesichtspunkte der 3,5-mm-LC-DCP entsprechen denen der 4,5-mm-LC-DCP (s. Abschn. 6.5.1.1). Die Platte ist kleiner und wird mit 3,5-mm-Kortikalisschrauben aus Titan und 3,5-mm-Schaftschrauben aus Titan im Bereich der Diaphyse, sowie mit 4,0-mm-Spongiosaschrauben aus Titan im Bereich der Metaphyse befestigt. Die 3,5-mm-Schrauben können in 3 verschiedenen Positionen eingebracht werden: Neutral-, Kompressions- oder Abstützstellung. Für diesen Zweck müssen die dafür vorgesehenen Bohrbüchsen benutzt werden, entweder die 3,5-mm-LC-DCP-Bohrbüchse oder die 3,5-mm-Universalbohrbüchse (s. Abschn. 6.9.1.1). Bevor die LC-DCP festgeschraubt wird, muß die Platte der Knochenform angepaßt werden. Biegeschablonen dienen hierbei als Muster.

Die LC-DCP hat die gleichen Anwendungsgebiete wie die DCP: Unterarmfrakturen, Frakturen des distalen Humerus, der Klavikula und des Beckens. Sie kann für jede gewünschte Funktion als Neutralisations-, Zuggurtungs- oder Abstützplatte angewendet werden.

Die verbesserte Form bietet bestimmte Vorteile:

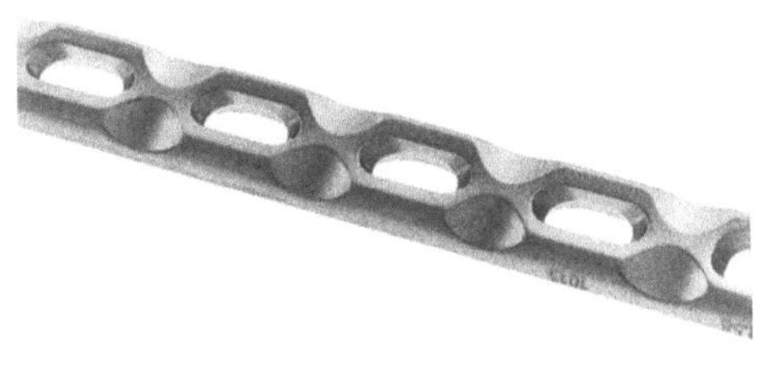

- *Strukturierte Plattenunterseite:* Die gleichmäßig verteilten Aussparungen reduzieren die Kontaktfläche zwischen dem Knochen und der Platte auf ein Minimum. Dies verbessert die Blutversorgung des verplatteten Knochenanteils wesentlich und verhindert nachweislich eine lokale Osteoporose unterhalb der Platte. Die Aussparungen ermöglichen auch die Bildung kleiner Kallusbrücken, wodurch die Knochenfestigkeit an sehr kritischen Abschnitten erhöht wird. Die Kallusbrücke kann das Risiko einer Refraktur nach Metallentfernung vermindern.

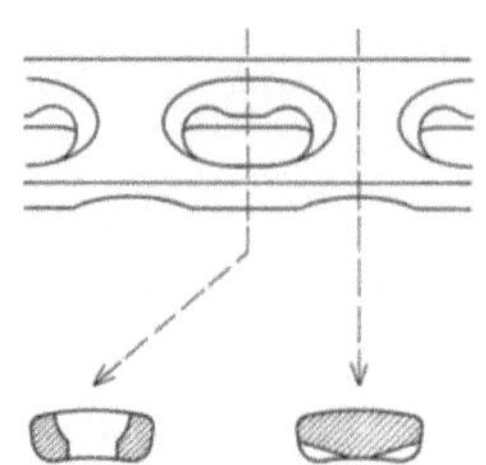

- Der *größere Querschnitt* im Bereich der Plattenlöcher und der *verminderte Querschnitt* zwischen den Löchern bedeuten eine gleichmäßige Steifigkeit über die gesamte Längsachse der Platte. Es entstehen keine besonderen Belastungsspitzen im Bereich der Plattenlöcher, wenn die Platte einer Biegebelastung ausgesetzt ist oder beim Anformen der Platte an den Knochen.
- *Trapezförmiger Plattenquerschnitt:* Durch die Form des Querschnitts kommt es zu einer kleineren Kontaktfläche zwischen Platte und Knochen. Entlang beider Plattenseiten bildet sich ein niedriger und breiter Knochenwall, der bei der Plattenentfernung nicht so leicht beschädigt wird.
- *Verteilung der Plattenlöcher:* Die 7 mm langen Plattenlöcher sind gleichmäßig über die Platte verteilt, wodurch die Verschiebung der Platte erleichtert wird.
- *Symmetrische Lochgeometrie:* Das Grundprinzip des sphärischen Gleitens des Schraubenkopfes im Plattenloch wird beibehalten und erweitert. An beiden Enden jedes Plattenlochs besteht diese Gleitmöglichkeit, wodurch eine variablere Anwendung der Platte möglich ist. Die Löcher ermöglichen eine Verschiebung des Fragmentes um 0,75 mm beim Eindrehen einer Schraube in exzentrischer Stellung (Kompressionsschraube). Eine Plazierung der Schraube in Neutralstellung ergibt eine minimale Verschiebung.

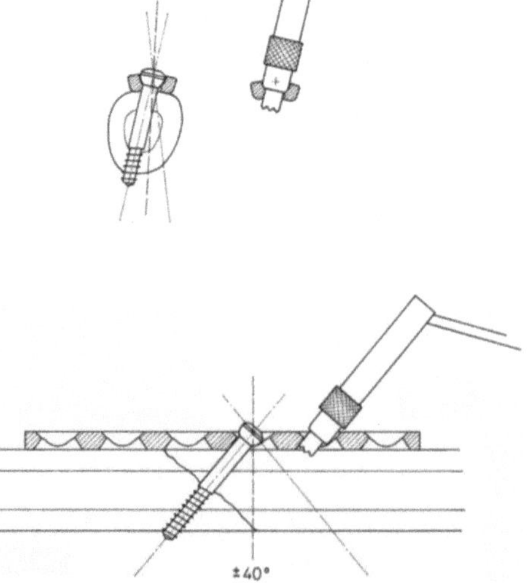

- *Unterschnittene Plattenlöcher:* Hierdurch wird eine Schraubenneigung bis 40° in beiden Richtungen in der Längsachse der Platte möglich, so daß die Plazierung einer Zugschraube bei kurzen Schrägfragmenten erleichtert wird. Quer zur Plattenlängsachse können die Schrauben um ± 7° geneigt werden. Außerdem vermindern die Aussparungen an den Plattenlöchern die Kontaktfläche zwischen Platte und Knochen noch mehr.
- Der *Plattenspanner* kann in die Plattenendlöcher eingehakt werden, falls weitere Kompression erforderlich ist, z.B. bei Frakturen mit einem breiten Spalt.
- Die 3,5-mm-LC-DCP gibt es in Längen von 51–155 mm, mit 4 bis 12 Löchern.

Wichtige Abmessungen:

– Profil:	s. Abb.
– Dicke:	4,0 mm
– Breite:	11 mm
– Lochabstand:	13 mm
– Lochlänge:	7 mm

Kleine T-Platte, rechtwinklig

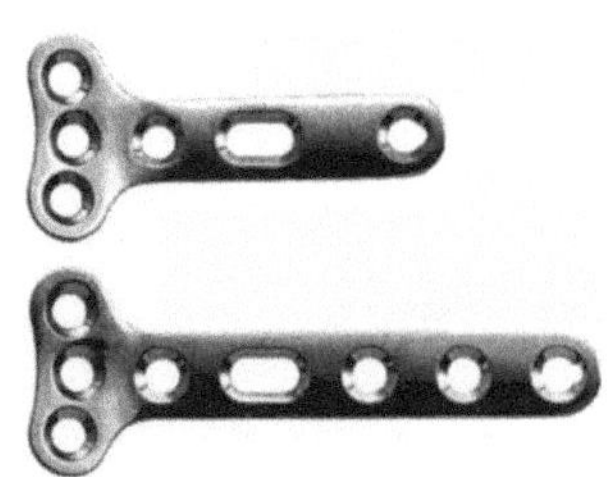

Diese Platte wurde für den Einsatz auf der Volarseite des distalen Radius entworfen. Die Platte ist leicht konkav gebogen, der Kopfteil ist entsprechend der volaren Oberfläche des distalen Radius geformt. Die Platte kann ausnahmsweise für bestimmte Frakturen des Olekranons, des Sprunggelenks und der Mittelfußknochen verwendet werden. Der Kopfteil hat entweder 3 oder 4 Löcher, und der Plattenschaft 3, 4, 5 oder 6 Löcher. Ein Loch ist länglich und kann für eine schräge Zugschraube oder zur vorläufigen Plattenfixierung verwendet werden. Der Schaft wird mit 3,5-mm-Kortikalisschrauben und der Kopf mit 4,0-mm-Spongiosaschrauben befestigt.

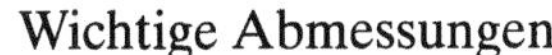

Wichtige Abmessungen:

– Profil:	s. Abb.
– Dicke:	1,2 mm
– Breite:	10 mm

Kleine T-Platte, schrägwinklig

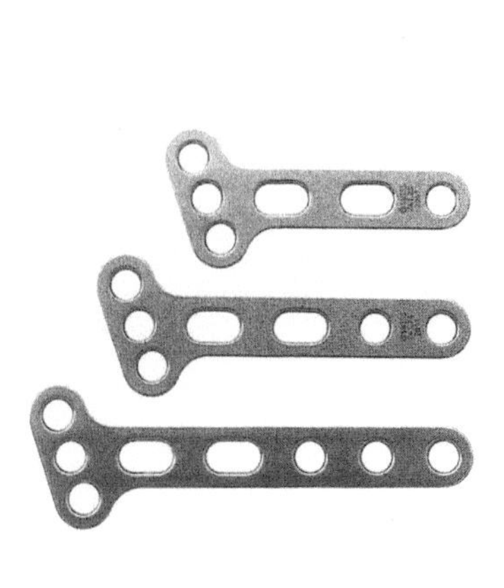

Diese Platte wurde für den Einsatz auf der Dorsalseite des distalen Radius entwickelt. Der um 120° abgewinkelte Kopf stimmt mit dem anatomischen Winkel des Knochens überein und paßt für den rechten und linken Radius gleichermaßen. Die Plattenlöcher können den Schraubenkopf auf beiden Seiten aufnehmen. Mit Hilfe von kleinen Biegezangen und Schränkeisen kann die Platte der Knochenform angepaßt werden. Es gibt sie mit 3 Löchern im Kopfteil und mit 3, 4 oder 5 Löchern im Schaftbereich. Zwei Schaftlöcher sind länglich für eine schräge Zugschraube und zur vorübergehenden Befestigung und Anpassung der Platte. Im Schaftbereich werden 3,5-mm-Kortikalisschrauben und im Kopfbereich 4,0-mm-Spongiosaschrauben verwendet.

Wichtige Abmessungen:

– Schaftprofil:	s. Abb.
– Dicke:	1,5 mm
– Breite:	10 mm

Kleeblattplatte

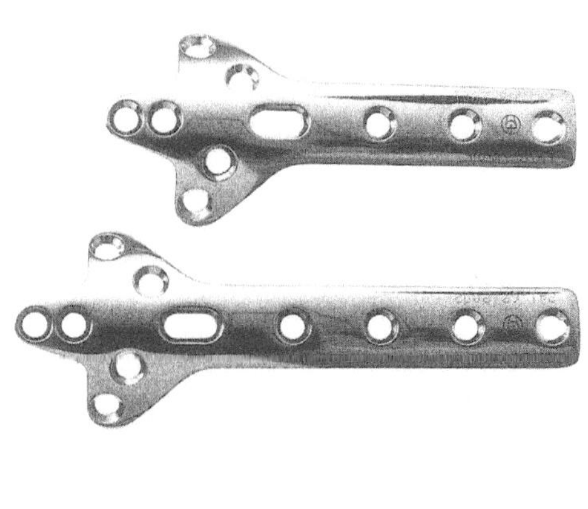

Diese Platte wurde zur Abstützung der medialen Seite bei distalen Tibiatrümmerfrakturen entwickelt, sie kann jedoch auch am proximalen Oberarm eingesetzt werden. Der Kopfteil kann leicht der Knochenform angepaßt werden; falls erforderlich, können eine oder beide Schultern der Platte abgezwickt werden. In die Löcher im Kopf passen nur Kleinfragmentschrauben (4,0-mm-Spongiosaschrauben). Der Schaft kann mit 3,5-mm- und 4,5-mm-Kortikalisschrauben befestigt werden. Platten und Schrauben sind in Stahl und Reintitan erhältlich. Das längliche Loch dient der vorübergehenden Fixierung und erlaubt die Anpassung der Platte entlang der Längsachse des Knochens.

Die Platte gibt es mit 3–6 Löchern im Schaftbereich und in Längen von 88–136 mm.

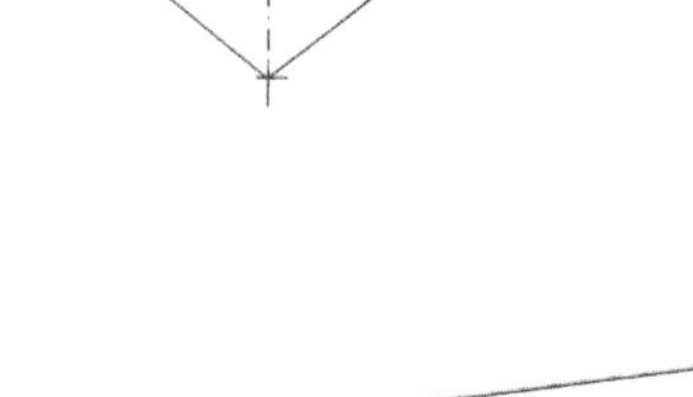

Wichtige Abmessungen:

– Profil:	s. Abb.
– Dicke:	2,0 mm
– Breite:	15,2 mm
– Dicke im Kleeblattbereich:	0,8 mm

Kirschner-Drähte, Länge 150 mm

Diese Drähte mit einem Durchmesser von 1,25 und 1,6 mm sind zur vorübergehenden Fixation kleiner Fragmente im Kleinfragmentinstrumentarium enthalten. Die Trokarspitze ermöglicht das Einbohren mit der kleinen Bohrmaschine und dem Schlüsselbohrfutter. In hartem Knochen empfiehlt es sich, mit einem Bohrer der nächsten Größe vorzubohren. Die Drähte können bei Bedarf mit einer Drahtschneidezange gekürzt werden. Weitere Größen von Kirschner-Drähten sind ebenfalls erhältlich (s. SYNTHES-Katalog).

6.9.2.3 Zusätzliche Implantate

Gerade Rekonstruktionsplatte, 3,5 mm

Diese Platten werden mit 3,5-mm-Kortikalisschrauben befestigt, hauptsächlich verwendet man sie bei Becken- und Azetabulumfrakturen. Manchmal können sie auch bei distalen Humerusfrakturen (dorsolaterale Seite), Klavikula- und Kalkaneusfrakturen eingesetzt werden. Die Rekonstruktionsplatten haben Einkerbungen an den Plattenseiten, wodurch sie in allen 3 Dimensionen gebogen werden können. Hierfür gibt es spezielle Biegezangen und Schränkeisen. An keiner Stelle sollte ein Biegungswinkel von mehr als 15° vorhanden sein. Es ist zu beachten, daß die relativ niedrige Steifigkeit der Platte durch das Biegen weiter vermindert wird. Falls eine starke Plattenbiegung notwendig ist, z.B. für das Becken, sollte man besser die im vorgebogenen Zustand erhältliche Rekonstruktionsplatte verwenden (s. Abschn. 6.10.3). Die ovalen Löcher ermöglichen eine geringe Selbstkompression, wenn die Schrauben exzentrisch eingedreht werden. Die Löcher können auch mit 4,0-mm-Spongiosaschrauben besetzt werden, falls die Platte über spongiösen Knochenbereichen plaziert wird. Die Schrauben können in einem Winkel von ungefähr 25° in Längsrichtung und 7° in seitlicher Richtung schräg eingebracht werden. Die Platten gibt es in Längen von 58–262 mm, mit 5–22 Löchern.

Wichtige Abmessungen:

– Profil:	s. Abb.
– Dicke:	2,8 mm
– Breite:	10 mm
– Lochabstand:	12 mm

Cerclagedrähte

Diese Drähte haben einen Durchmesser von 1,0 mm und 1,2 mm und werden manchmal zur Befestigung kleiner Fragmente am Sprunggelenk, Ellbogen und Handgelenk verwendet. Cerclagedrähte gibt es noch in anderen Größen (s. SYNTHES-Katalog).

6.9.2.4 Veraltete Implantate

3,5-mm-Spongiosaschrauben mit Vollgewinde

Diese Schrauben werden nicht mehr hergestellt, sie wurden durch die 4,0-mm-Spongiosaschrauben mit durchgehendem Gewinde ersetzt.

Y-Platte

Diese Platte mit seitlichen Einkerbungen war für Kondylenfrakturen des Humerus entworfen worden. Die Platte konnte dreidimensional an die Knochenform angepaßt werden. Es war auch möglich, die Platte auf die gewünschte Größe zu kürzen. Die ovalen Löcher ermöglichten eine geringe axiale Kompression. Wegen ihrer geringen Steifigkeit und der bei der Metallentfernung aufgrund der Y-Form auftretenden Schwierigkeiten wird sie nicht mehr hergestellt. Distale Humerusfrakturen können besser mit den vorhandenen geraden Kleinfragmentplatten fixiert werden.

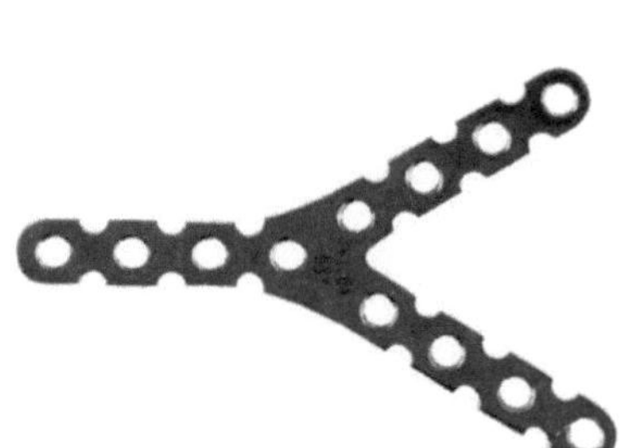

6.9.3 Operationstechnik mit Kleinfragmentimplantaten

6.9.3.1 Operationstechnik mit Kleinfragmentschrauben

Kleinfragmentschrauben werden als Zugschrauben, Plattenfixationsschrauben oder als Stellschrauben (3,5-mm-Kortikalisschraube) verwendet. Die Prinzipien der Anwendungstechnik sind die gleichen wie für die großen Schrauben (s. Abschn. 6.4.4). Je kleiner die Instrumente und Implantate sind, um so bedeutender ist die exakte Technik.

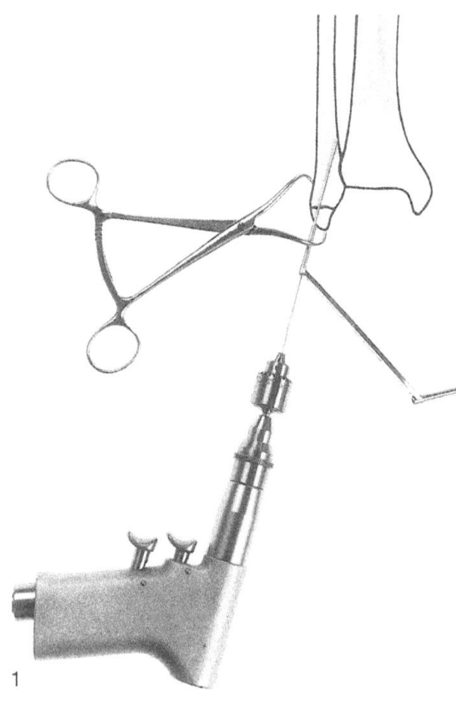

1

4,0-mm-Spongiosaschraube mit Teilgewinde, Anwendung als Zugschraube

Bei Frakturen der Knöchel, des Ellbogens und des Handgelenks werden 4,0-mm-Spongiosaschrauben häufig als Zugschrauben eingebracht, entweder als Einzelschraube oder durch ein Plattenloch. Wegen des tief eingeschnittenen Gewindes, des glatten Schafts und des recht großen Schraubenkopfes kann eine erhebliche interfragmentäre Kompression erzielt werden. Das Gewinde darf nur im Gegenfragment greifen, der Schaft ermöglicht ein Gleiten im nahen Fragment, und der Schraubenkopf muß einen festen Halt auf der Knochenoberfläche haben. Die Position der Schraube liegt bei einer Plazierung als Einzelschraube mehr oder weniger im rechten Winkel zur Frakturebene.

Zugschraubenprinzip: Das Schraubengewinde darf nur im gegenüberliegenden Fragment verankert sein.

Schrittweises Vorgehen am Beispiel eines Abscherfragments des Außenknöchels:

- Die Fraktur wird mit einer spitzen Repositionszange reponiert und mit einem Kirschner-Draht vorübergehend fixiert (Abb. 1).
- Das Gewindeloch wird mit einem 2,5-mm-Bohrer unter Verwendung der 2,5-mm-Doppelbohrbüchse gebohrt. Falls ein Kirschner-Draht zur Reposition eingebracht wurde, kann parallel zu ihm gebohrt werden, indem man den Draht durch das neben der Hülse befindliche Loch steckt (Abb. 2).
- Mit dem Kopfraumfräser wird bei dicker Kortikalis eine Vertiefung vorgeschnitten (Abb. 3).

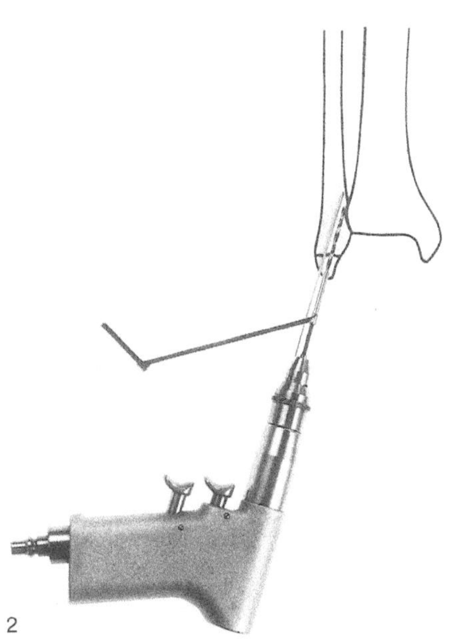

2

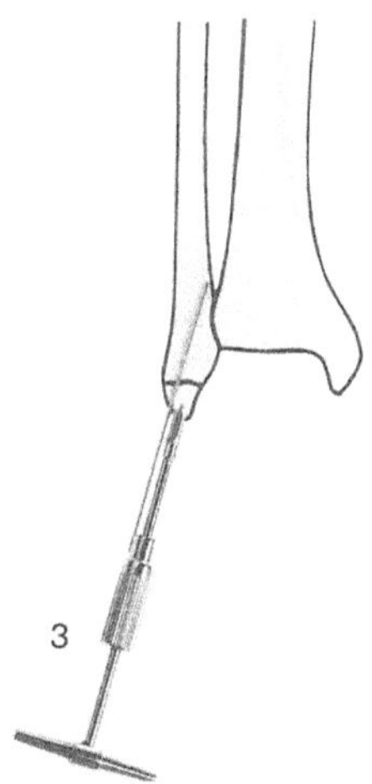

3

- Messen der Schraubenlänge (Abb. 4).
- In hartem, jugendlichem Knochen muß möglicherweise das Gewinde mit dem Gewindeschneider für 4,0-mm-Spongiosaschrauben unter Verwendung der 3,5-mm-Doppelbohrbüchsenhülse vorgeschnitten werden (Abb. 5).
- Die ausgewählte Schraube wird mit dem kleinen Sechskantschraubenzieher eingedreht (Abb. 6).
- Falls die Schraube als getrennte Zugschraube eingebracht wird und die Kortikalis sehr dünn ist, sollte man eine Unterlagscheibe verwenden, um ein Einsinken des Schraubenkopfes in den Knochen zu verhindern. Die flache Seite der Unterlagscheibe wird auf den Knochen plaziert, die Seite mit der Vertiefung zeigt zum Schraubenkopf hin.
- Zur Sicherung seiner Verankerung wird der Kirschner-Draht abgezwickt, umgebogen und sein Ende in den Knochen eingestößelt (Abb. 7 und 8).

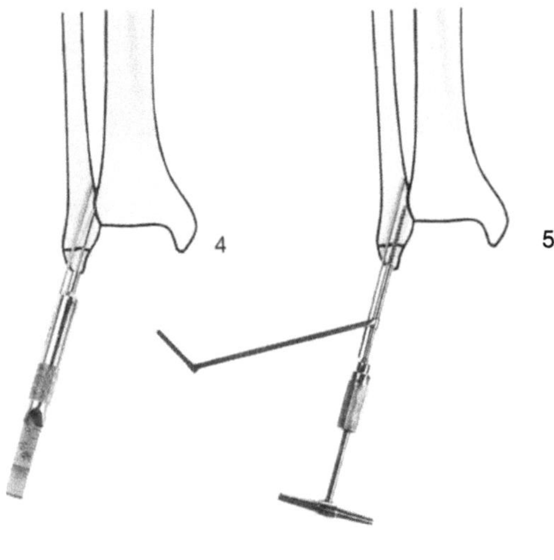

4,0-mm-Spongiosaschraube mit durchgehendem Gewinde, Anwendung als Plattenbefestigungsschraube

Diese Schraube wird hauptsächlich als Plattenfixationsschraube für Kleinfragmentplatten in spongiösen Knochenbereichen benutzt. Dort gibt das tief eingeschnittene Gewinde einen guten Halt. Die Schraube wird nicht als Zugschraube verwendet, da diese Funktion durch die Schraube mit Teilgewinde erfüllt wird.

Schrittweises Vorgehen:
- Das Gewindeloch wird durch das Plattenloch mit dem 2,5-mm-Spiralbohrer unter Verwendung der 2,5-mm-Bohrbüchse gebohrt.
- Messen der Schraubenlänge.
- Mit dem Gewindeschneider für 4,0-mm-Spongiosaschrauben und der 3,5-mm-Gewebeschutzhülse wird das Gewinde vorgeschnitten.
- Die ausgewählte Schraube wird mit dem kleinen Sechskantschraubenzieher eingedreht.

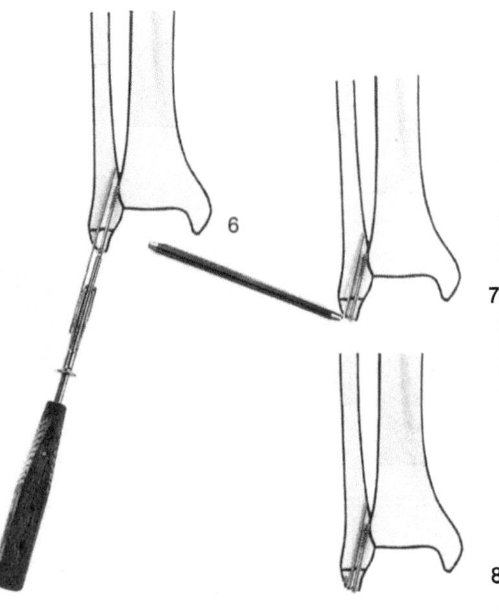

3,5-mm-Kortikalisschraube, Anwendung als Zugschraube

Diese Schraube eignet sich besonders zur Fixation von Fragmenten im Schaftbereich kleiner Knochen, wie z. B. am Unterarm, an der Fibula und der Klavikula. Sie wird auch an größeren Knochen zur Befestigung von kleinen Fragmenten eingesetzt. Die Zugschraubentechnik muß immer dann angewendet werden, wenn eine Schraube quer zur Frakturebene verläuft, auch durch eine Platte hindurch.

Zugschraubenprinizip: Das Schraubengewinde darf nur im gegenüberliegenden Fragment Halt finden.

Schrittweises Vorgehen:
- Die Fraktur wird reponiert und vorübergehend fixiert.
- In die nahe Kortikalis wird mit dem 3,5-mm-Spiralbohrer und der 3,5-mm-Bohrbüchse ein Gleitloch gebohrt (Abb. 1).
- In das Gleitloch wird die 2,5-mm-Hülse der Doppelbohrbüchse

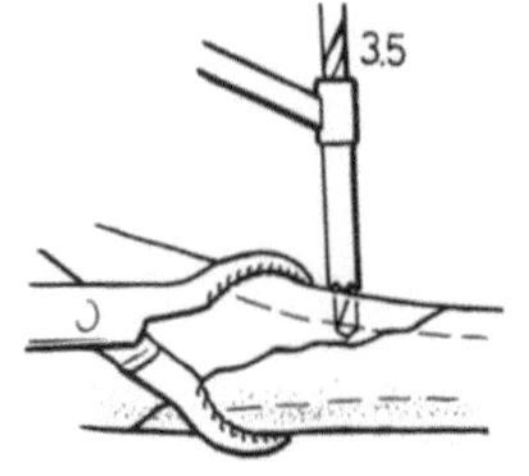

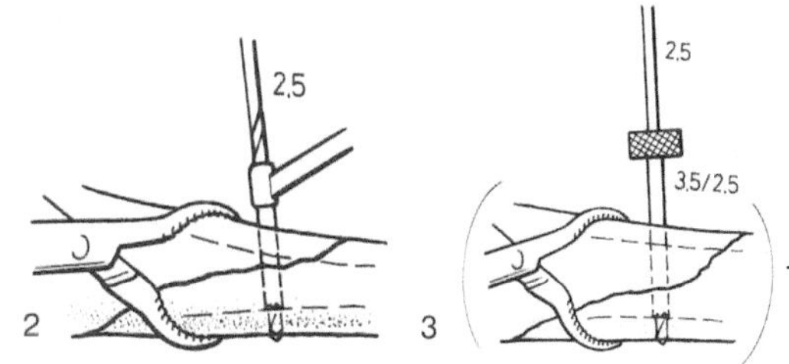

eingeschoben, bis sie an die Gegenkortikalis stößt. In die eingesteckte Hülse wird der 2,5-mm-Spiralbohrer eingeführt und ein Gewindeloch in die Gegenkortikalis gebohrt (Abb. 2). Alternativ kann die Steckbohrbüchse 3,5mm/2,5mm verwendet werden (Abb. 3).
- Der Kopfraumfräser wird in Bereichen verwendet, wo der Schraubenkopf einer separaten Zugschraube einer dicken Kortikalis aufliegt (Abb. 4).
- Messen der Schraubenlänge (Abb. 5).
- Mit dem Gewindeschneider für 3,5-mm-Kortikalisschrauben und der 3,5-mm-Gewebeschutzhülse wird in das Gewindeloch ein Gewinde vorgeschnitten (Abb. 6).
- Die Schraube wird mit dem kleinen Sechskantschraubenzieher eingedreht und festgezogen. Hierdurch entsteht interfragmentäre Kompression (Abb. 7).

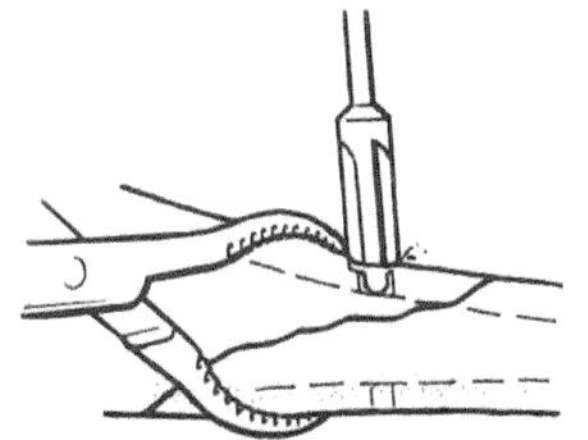

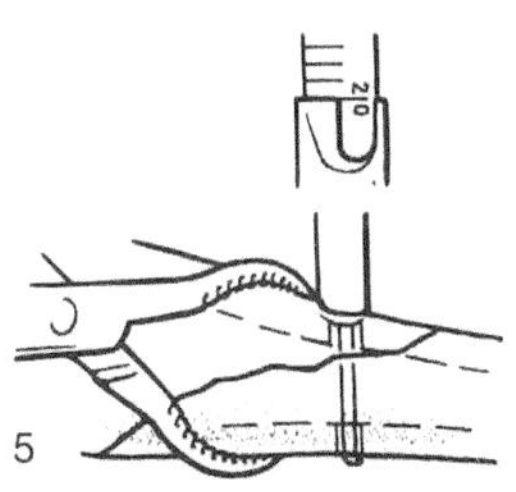

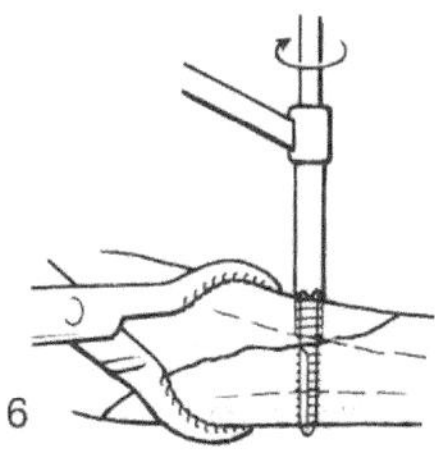

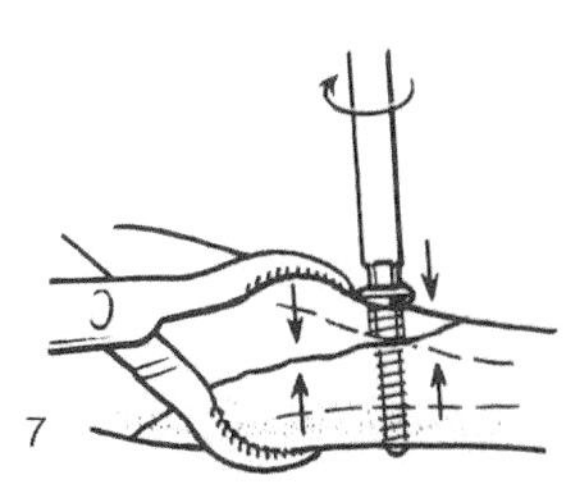

3,5-mm-Kortikalisschraube als Plattenfixationsschraube

Jede Kleinfragmentplatte zur Versorgung von Schaftfrakturen wird mit 3,5-mm-Kortikalisschrauben befestigt. Die Schraube sollte im Idealfall in beiden Kortikales Halt finden, außer wenn die Schraube die Frakturebene kreuzt.

Schrittweises Vorgehen:
- Mit dem 2,5-mm-Spiralbohrer in der 2,5-mm-Bohrbüchse wird das Gewindeloch durch beide Kortikales gebohrt.
- Messen der Schraubenlänge.
- Mit dem Gewindeschneider für 3,5-mm-Kortikalisschrauben in der 3,5-mm-Gewebeschutzhülse wird in beide Bohrlöcher ein Gewinde geschnitten.
- Die Schraube wird mit dem kleinen Sechskantschraubenzieher eingedreht.

3,5-mm-Kortikalisschraube als Stellschraube

Eine Fixierung der Fibula mit der Tibia ist dann notwendig, wenn nach Osteosynthese einer Fibulafraktur (Typ Weber C) die Syndesmose instabil bleibt. Eine Stellschraube kann auch bei einer subkapitalen Fibulafraktur (Maisonneuve) angewendet werden, falls eine direkte Osteosynthese der Fibula ausgeschlossen ist. Die Schraube greift in mindestens 3 Kortikales, 2 in der Fibula und eine in der Tibia (3-Punkt-Kontakt). Die Schraubenposition befindet sich ungefähr 4–6 cm proximal des Sprunggelenkspalts. Sie wird in einem schrägen Winkel von 25–30° von hinten nach vorne und rechtwinklig zur Längsachse durch die laterale zur me-

dialen Kortikalis der Fibula, und in die laterale Kortikalis der Tibia eingebracht.
Eine Stellschraube kann auch durch ein Plattenloch oder neben einer Platte eingesetzt werden.

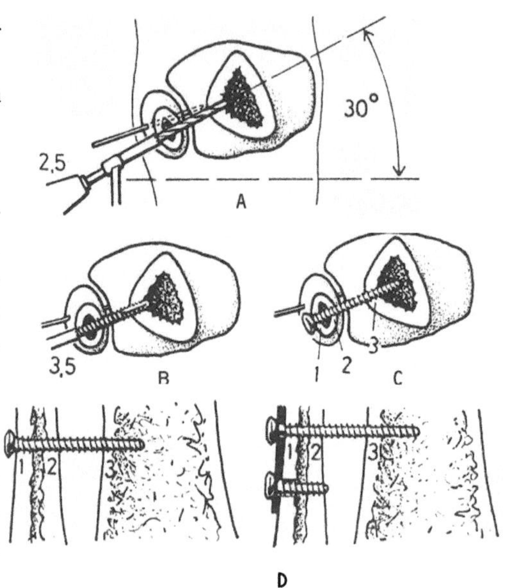

Schrittweises Vorgehen:
- Die Fibulafraktur wird reponiert und vorübergehend mit einem horizontalen 1,6-mm-Kirschner-Draht an die Tibia fixiert.
- Mit dem 2,5-mm-Spiralbohrer in der 2,5-mm-Bohrbüchse werden beide Kortikales der Fibula (1 und 2) und mindestens eine der Tibia (3) durchbohrt. Eine Vertiefung für den Schraubenkopf darf nicht gefräst werden, da hierdurch der Knochen geschwächt werden könnte (A).
- Messen der Schraubenlänge.
- Während die Fibula sorgfältig in ihrer exakt reponierten Stellung gehalten wird, wird mit dem Gewindeschneider für 3,5-mm-Kortikalisschrauben in der 3,5-mm-Gewebeschutzhülse das Gewinde durch die Kortikales von Fibula und Tibia geschnitten (B).
- Mit dem kleinen Sechskantschraubenzieher wird die entsprechende Kortikalisschraube eingedreht. Die Schraube übt keinerlei Kompression aus, da es kein Gleitloch gibt und in alle Kortikales das Gewinde geschnitten wurde (D).
- Sorgfältiges Festziehen der Schraube.

3,5-mm-Titan-Schaftschraube als Zugschraube mit einer LC-DCP, 3,5 mm

Die Schaftschraube hat ein Teilgewinde, der Schaftdurchmesser beträgt 3,5 mm. Sie kann deshalb als Zugschraube eingesetzt werden und greift nur in dem gegenüberliegenden Fragment. Der glatte Schaft ermöglicht ein Gleiten im nahen Fragment. Die Schaftschraube wird hauptsächlich mit der 3,5-mm-LC-DCP verwendet.

Zugschraubenprinzip: Das Schraubengewinde darf nur im gegenüberliegenden Fragment greifen.

Gewindelochtechnik (Möglichkeit 1):

Durch Bohren des Gewindelochs vor dem Gleitloch wird eine exakte Position der Zugschraube im Plattenloch gewährleistet.

Schrittweises Vorgehen:
- Die Fraktur wird reponiert und die Platte an die Hauptfragmente fixiert.
- Mit dem 2,5-mm-Bohrer in der 3,5-mm-LC-DCP-Universalbohrbüchse wird das Gewindeloch durch beide Kortikales gebohrt. Die Bohrbüchse wird in gewünschter Richtung in das Plattenloch gedrückt. Alternativ kann die neutrale (grüne) 3,5-mm-LC-DCP-Bohrbüchse benutzt werden, wobei der Pfeil zur Fraktur hin zeigen muß.
- Messen der Schraubenlänge.
- In das Gewindeloch wird mit dem Gewindeschneider für 3,5-mm-Kortikalisschrauben in der 3,5-mm-Hülse der Doppel-

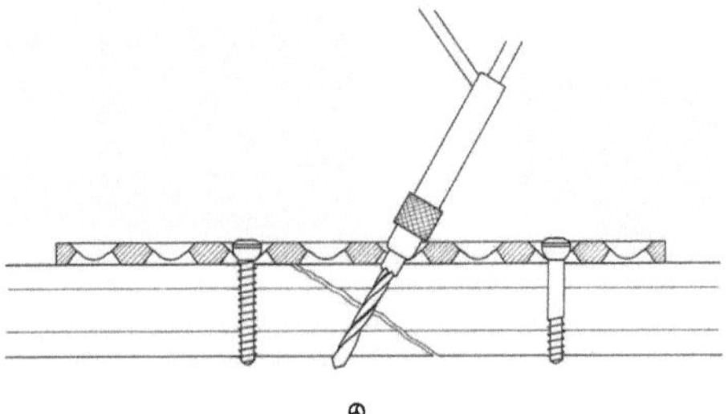

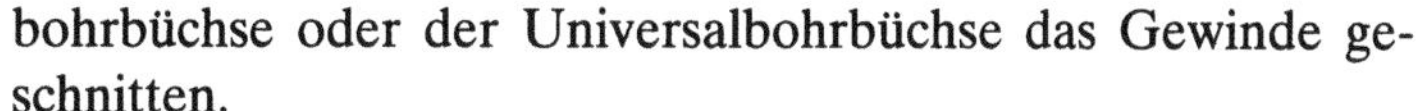

bohrbüchse oder der Universalbohrbüchse das Gewinde geschnitten.
- Unter Aufrechterhaltung der Richtung wird das Gewindeloch in der plattennahen Kortikalis mit dem 3,5-mm-Spiralbohrer und einer der oben genannten Bohrhülsen vorsichtig überbohrt.
- Mit dem kleinen Sechskantschraubenzieher wird die Schaftschraube eingedreht.

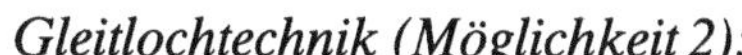

Gleitlochtechnik (Möglichkeit 2):

Schrittweises Vorgehen:
- Nach Reposition der Fraktur wird die Platte an die Hauptfragmente fixiert.
- Mit dem 3,5-mm-Spiralbohrer in der 3,5-mm-Hülse der Doppelbohrbüchse wird das Gleitloch frakturnahe in die plattennahe Kortikalis gebohrt.
- Die Doppelbohrbüchse wird umgedreht und die 2,5-mm-Hülse in das Gleitloch geschoben, bis sie innen an das gegenüberliegende Fragment anstößt.
- Mit dem 2,5-mm-Bohrer wird durch die eingesteckte Hülse das Gewindeloch in die Gegenkortikalis gebohrt.
- Messen der Schraubenlänge.
- Mit dem 3,5-mm-Gewindeschneider in der 3,5-mm-Schutzhülse wird ein Gewinde in das Gewindeloch vorgeschnitten.
- Die ausgewählte Schaftschraube wird mit dem kleinen Sechskantschraubenzieher eingedreht, hierbei wird interfragmentäre Kompression erzielt.

3,5-mm-Titan-Schaftschraube als Kompressionsschraube in einer LC-DCP

Da der glatte Schaft denselben Durchmesser wie das Gewinde hat, bietet die Schraube eine verbesserte Steifigkeit und Festigkeit bei ihrer Verwendung als Kompressionsschraube zur axialen Kompression. Für diese Anwendung kann entweder die 3,5-mm-LC-DCP-Bohrbüchse oder die 3,5-mm-Universalbohrbüchse verwendet werden.

Schrittweises Vorgehen:
- Zunächst wird die Platte mit einer Schraube in Neutralstellung an das Fragment fixiert, das einen stumpfen Winkel mit der Plattenunterseite bildet.
- Nach Reposition der Fraktur wird in das andere Fragment die 3,5-mm-LC-DCP-Bohrbüchse in exzentrischer Stellung in ein frakturnahes Plattenloch aufgesetzt, wobei der Pfeil zur Fraktur hin zeigt. Durch beide Kortikales wird mit dem 2,5-mm-Spiralbohrer ein Gewindeloch gebohrt. Dieses Loch befindet sich in exzentrischer Position.

Alternative:
- Die 3,5-mm-Universalbohrbüchse wird mit ihrer hervorstehenden Hülse in exzentrischer Position weg von der Fraktur in das Plattenloch eingesetzt, anschließend wird das Gewindeloch mit dem 2,5-mm-Spiralbohrer gebohrt.
- Messen der Schraubenlänge.
- In das Gewindeloch wird mit dem 3,5-mm-Gewindeschneider in der 3,5-mm-Doppelbohrbüchse ein Gewinde vorgeschnitten.
- Die plattennahe Kortikalis wird vorsichtig mit dem 3,5-mm-Spiralbohrer und der entsprechenden Bohrbüchse überbohrt.
- Die ausgewählte 3,5-mm-Titanschaftschraube kann nun mit dem kleinen Sechskantschraubenzieher eingedreht werden, beim Festziehen entsteht interfragmentäre Kompression.

6.9.3.2 Operationstechnik mit Kleinfragmentplatten

Die Technik zur Befestigung eines Implantats ist von lokalen anatomischen Gegebenheiten und dem Frakturtyp abhängig. Die nachfolgenden Beispiele sind nur als Richtlinien gedacht.

Drittelrohrplatte als Zuggurtungsplatte

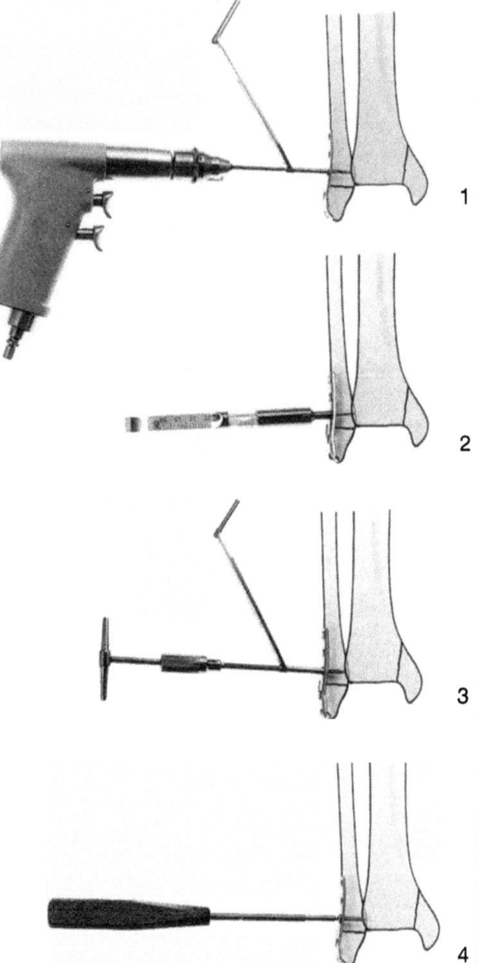

Diese Platte wird bei bestimmten Quer- oder kurzen Schrägfrakturen als Zuggurtungsplatte verwendet, z.B. an der Fibula, den Mittelfußknochen, der distalen Ulna und am Olekranon.

Voraussetzungen:
- Die Platte wird auf der Seite des Knochens angebracht, an der Zugkräfte auftreten.
- Die Platte wird mit Hilfe einer Musterschablone der Knochenform angepaßt. Bei Querfrakturen wird die Platte auch leicht überbogen (s. S. 182).
- Eine axiale Kompression läßt sich durch exzentrisches Einsetzen der Schrauben in die frakturnahen Plattenlöcher erzielen.

Plattenlänge:
- In jedem Hauptfragment sollten 5–6 Kortikales gefaßt werden.

Schrittweises Vorgehen:
- Nach erfolgter Reposition wird die der Knochenkontur angepaßte und leicht überbogene Platte mit Repositionszangen an den Knochen gepreßt.
- Mit dem 2,5-mm-Spiralbohrer in der 2,5-mm-Hülse der Doppelbohrbüchse wird das erste Schraubenloch in eines der frakturnahen Plattenlöcher gebohrt (Abb. 1).
- Messen der Schraubenlänge (Abb. 2).
- Mit dem 3,5-mm-Gewindeschneider und der entsprechenden Schutzhülse wird in das gebohrte Loch ein Gewinde vorgeschnitten (Abb. 3).
- Die ausgewählte 3,5-mm-Kortikalisschraube wird mit dem kleinen Sechskantschraubenzieher eingedreht, aber nicht vollständig angezogen (Abb. 4). Die Platte wird dann zur Fraktur hin verschoben, um diese Schraube in eine exzentrische Position zu bringen.

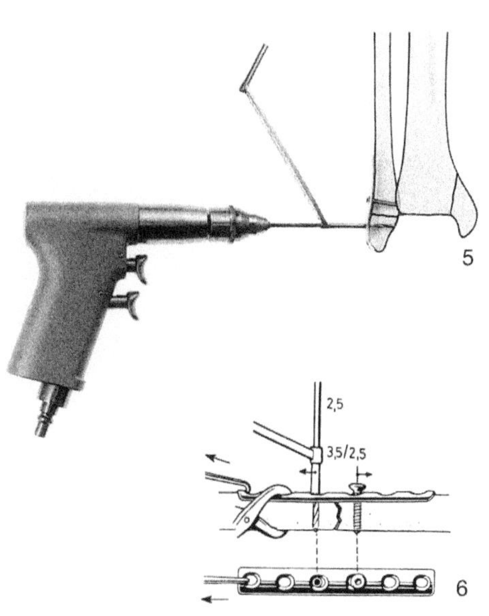

5

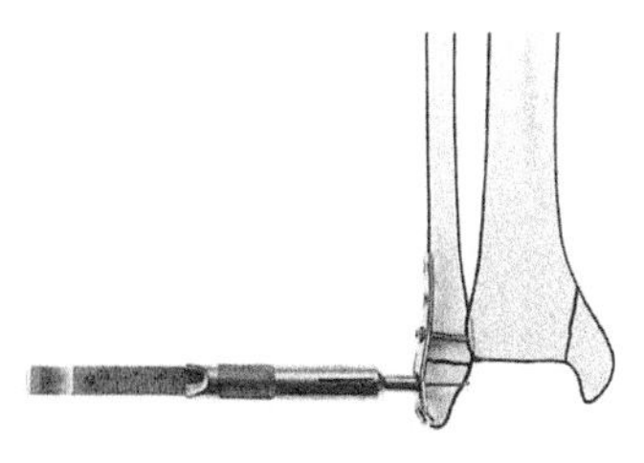

6

- Das zweite Schraubenloch wird in das frakturnahe Plattenloch des anderen Fragments mit dem 2,5-mm-Spiralbohrer in der 2,5-mm-Bohrbüchse gebohrt. Dieses Bohrloch wird in exzentrischer Position frakturfern eingebracht (Abb. 5, 6).
- Messen der Schraubenlänge (Abb. 7).
- Falls diese Schraube in spongiösem Knochenbereich zu liegen kommt, wird eine 4,0-mm-Spongiosaschraube mit Vollgewinde ausgewählt. Mit dem Gewindeschneider für 4,0-mm-Spongiosaschrauben in der entsprechenden Schutzhülse wird in das Bohrloch ein Gewinde vorgeschnitten (Abb. 8). Eine Spongiosaschraube mit durchgehendem Gewinde in der gemessenen Länge wird eingedreht und festgezogen (Abb. 9). Anschließend wird auch die erste Schraube fest angezogen.
- Die übrigen Plattenschrauben werden abwechselnd auf beiden Seiten der Fraktur in der oben beschriebenen Technik eingebracht.
- Abschließend werden alle Schrauben fest angezogen (Abb. 10).

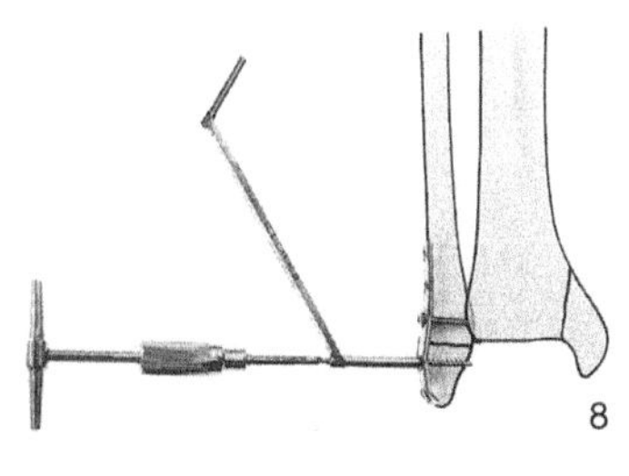

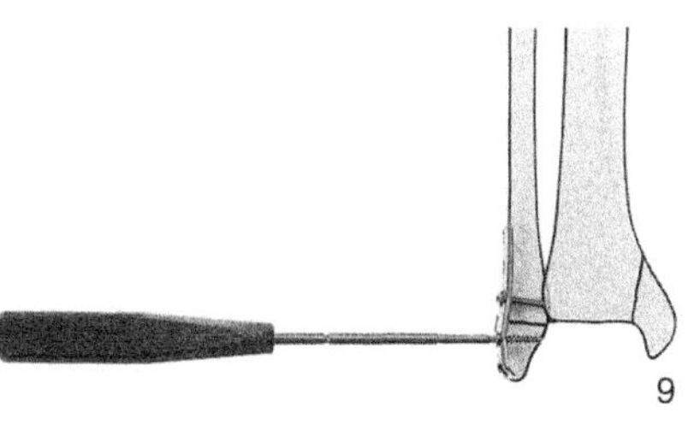

8

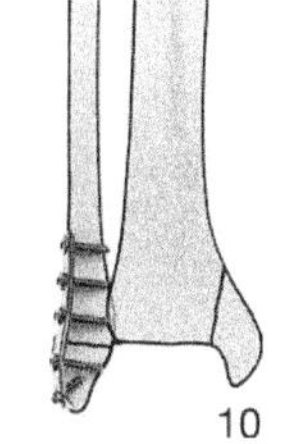

9

10

Drittelrohrplatte als Neutralisationsplatte

Die Drittelrohrplatte wird bei Spiral- oder Keilfrakturen als Neutralisationsplatte eingesetzt, z. B. an der Fibula und der distalen Ulna. Nach der primären interfragmentären Kompression mit Zugschrauben wird sie am Knochen befestigt. Sie dient dabei der Neutralisation von Scher- oder Biegekräften, die sich auf eine ungeschützte Zugschraubenosteosynthese ungünstig auswirken könnten.

Voraussetzungen:
- Zuerst erfolgt die getrennte Zugschraubenosteosynthese.
- Anpassen der Platte (s. S. 182).

Plattenlänge:
- In jedem Hauptfragment sollten 4–5 Kortikales gefaßt werden.

Schrittweises Vorgehen:
- Die Fraktur wird reponiert und vorübergehend fixiert.
- Eine einzelne 3,5-mm-Kortikalisschraube wird als Zugschraube in das Keilfragment mit der auf S. 196 beschriebenen Technik eingebracht.
- Die Plattenlage und -form wird mit Hilfe einer Schablone festgelegt. Dann wird die Platte exakt der Knochenform angepaßt und mit Zangen am Knochen befestigt. Mit dem 2,5-mm-Spiralbohrer in der 2,5-mm-Bohrbüchse wird das erste Schraubenloch in der Mitte (Neutralposition) eines frakturnahen Plattenlochs gebohrt.

- Messen der Schraubenlänge.
- Mit dem Gewindeschneider für 3,5-mm-Kortikalisschrauben und der entsprechenden Schutzhülse wird das Gewinde vorgeschnitten.
- Die ausgewählte 3,5-mm-Kortikalisschraube wird mit dem kleinen Sechskantschraubenzieher eingedreht.
- Die zweite Plattenschraube wird in gleicher Weise auf der anderen Seite der Fraktur eingebracht.
- Anschließend werden die übrigen 3,5-mm-Kortikalisschrauben abwechselnd auf beiden Seiten eingebracht.
- Falls das Plattenende über spongiösem Knochen zu liegen kommt, wird eine 4,5-mm-Spongiosaschraube mit durchgehendem Gewinde in das letzte Plattenloch eingesetzt.

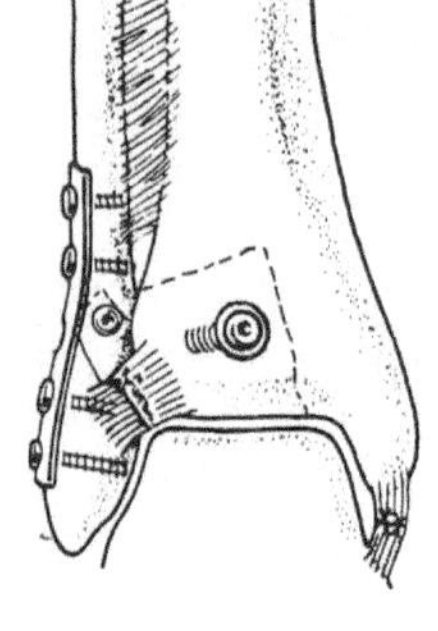

Die Drittelrohrplatte kann auch als Abstützplatte bei bestimmten Frakturen verwendet werden. Alle Schrauben werden dann in einer Abstützposition eingebracht, d.h. so frakturnahe wie möglich im Plattenloch.

3,5-mm-DCP als Kompressionsplatte

Die Kompressionswirkung der DC-Platte wird für die axiale Kompression bei Quer- oder kurzen Schrägfrakturen ausgenutzt, z.B. am Unterarm, an der Klavikula und am Becken (Zuggurtungsplatte).

Voraussetzungen:
- Die Platte wird der Knochenform angepaßt und bei Querfrakturen leicht überbogen (s.S.182).
- Axiale Kompression erfolgt durch eine oder mehrere Kompressionsschrauben.

Plattenlänge:
- In jedem Hauptfragment sollten mindestens 6 Kortikales gefaßt werden.

Schrittweises Vorgehen:
- Die Fraktur wird reponiert und die vorgebogene Platte mit einer Repositionszange an den Knochen gepreßt, wobei der mittlere Plattenteil über der Fraktur liegen sollte.
- In ein frakturnahes Plattenloch wird das erste Schraubenloch mit dem 2,5-mm-Spiralbohrer in der 3,5-mm-DCP-Bohrbüchse gebohrt (Abb.1).
- Messen der Schraubenlänge.
- Mit dem 3,5-mm-Gewindeschneider in der 3,5-mm-Schutzhülse wird das Gewinde vorgeschnitten.
- Die ausgewählte 3,5-mm-Kortikalisschraube wird mit dem kleinen Sechskantschraubenzieher eingedreht, aber nicht vollständig festgezogen.
- Die Platte wird dann frakturwärts verschoben, um so die erste Schraube in eine exzentrische Position im Plattenloch zu bringen.

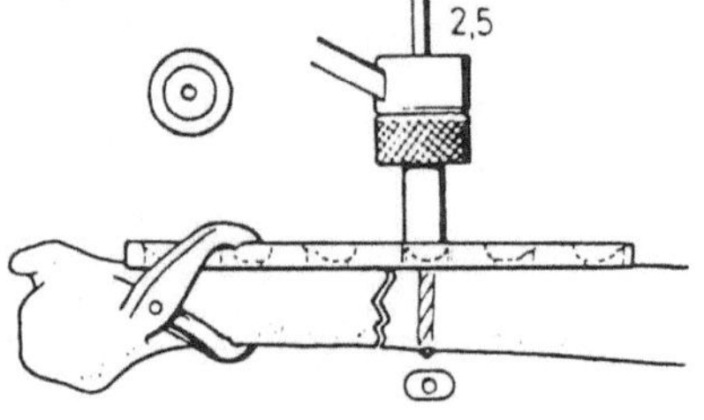

1

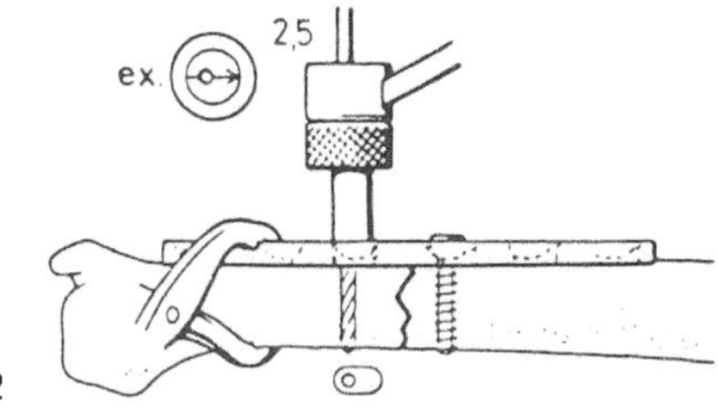

2

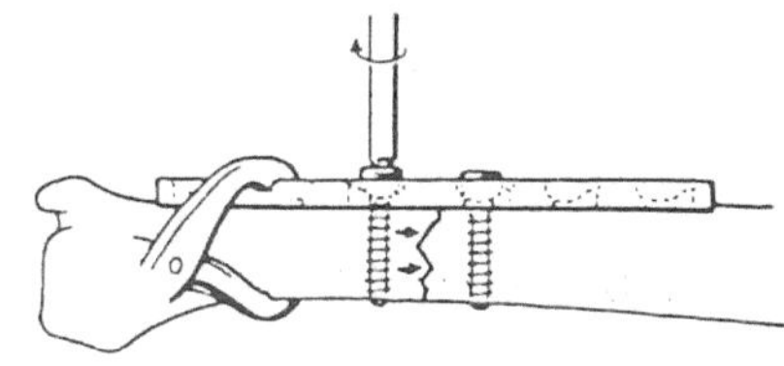

3

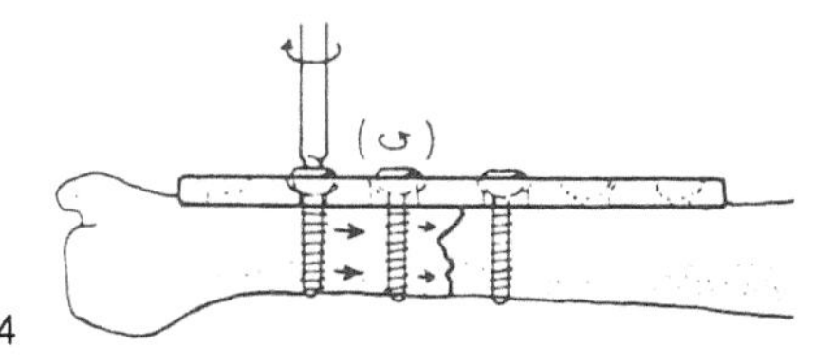

4

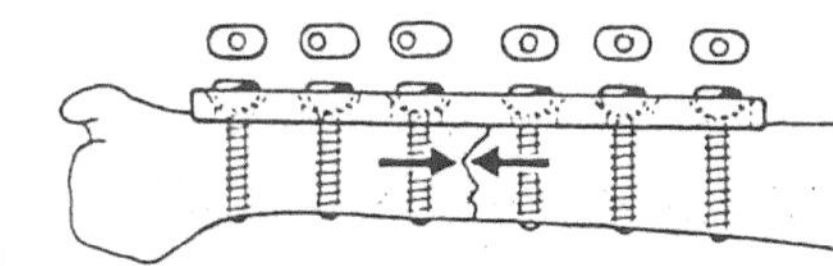

5

- Das zweite Schraubenloch wird in dem anderen Hauptfragment in das an die Fraktur angrenzende Plattenloch gebohrt. Hierfür wird die exzentrische (gelbe) DCP-Bohrbüchse in das Plattenloch eingesetzt, wobei der Pfeil zur Fraktur hin zeigt. Dann erfolgt die Bohrung mit dem 2,5-mm-Spiralbohrer (Abb. 2).
- Messen der Schraubenlänge.
- Mit dem 3,5-mm-Gewindeschneider in der entsprechenden Schutzhülse wird das Gewinde vorgeschnitten.
- Die ausgewählte 3,5-mm-Kortikalisschraube wird mit dem kleinen Sechskantschraubenzieher eingedreht. Das Festziehen beider Schrauben bewirkt eine axiale Kompression (Abb. 3).
- Falls notwendig, kann eine zusätzliche Kompressionsschraube eingebracht werden.
- In das nächste Plattenloch wird die exzentrische (gelbe) 3,5-mm-DCP-Bohrbüchse eingesetzt, wobei der Pfeil zur Fraktur hin zeigt. Die Bohrung erfolgt mit dem 2,5-mm-Spiralbohrer.
- Messen der Schraubenlänge.
- Mit dem Gewindeschneider für 3,5-mm-Kortikalisschrauben und entsprechender Schutzhülse wird das Gewinde vorgeschnitten.
- Die 3,5-mm-Kortikalisschraube wird so weit eingedreht, bis der Schraubenkopf die Platte erreicht.
- Bevor die Schraube vollständig festgezogen wird, muß die daneben liegende Schraube gelockert werden, um eine weitere Kompression zu ermöglichen. Nachdem die zuletzt eingebrachte Kompressionsschraube festgezogen wurde, kann auch die gelockerte Schraube wieder angezogen werden (Abb. 4).
- Bei ausreichender Kompression können die übrigen Schrauben abwechselnd auf beiden Seiten eingebracht werden: 2,5-mm-Bohrung mit der neutralen DCP-Bohrbüchse, Längenmessung, Gewindeschneiden und Eindrehen der Schraube.
- Abschließend werden alle Schrauben erneut festgezogen (Abb. 5).
- Falls eine größere Verschiebung gewünscht wird, als durch 3 Kompressionsschrauben erreicht werden kann (d. h. mehr als 3 mm), sollte der Plattenspanner mit Gelenken verwendet werden.

3,5-mm-DCP als Kompressionsplatte mit Zugschraube durch die Platte

Diese Technik wird bei Schrägfrakturen eingesetzt, bei denen eine optimale Stabilität durch die Kombination der Kompressionswirkung der DCP für axiale Kompression mit der interfragmentären Kompression einer Zugschraube erreicht werden kann.

Voraussetzungen:
- Die Platte wird der Knochenform angepaßt und so plaziert, daß ein Plattenloch für die Zugschraube verwendet werden kann.

Plattenlänge:
- In jedem Hauptfragment sollten 6 Kortikales durch Schrauben gefaßt werden.

Schrittweises Vorgehen:
- Nach Reposition der Fraktur wird die vorgebogene Platte mit dem breiteren Mittelteil über der Fraktur plaziert. Ein Plattenloch wird für eine schräge Zugschraube durch die Platte freigelassen. Mit 2 Repositionszangen wird die Platte in dieser Position am Knochen fixiert.
- Mit dem 2,5-mm-Bohrer in der neutralen (grünen) 3,5-mm-DCP-Bohrbüchse wird das erste Schraubenloch frakturnahe in das Fragment gebohrt, das einen stumpfen Winkel zur Plattenunterfläche bildet (Abb. 1).
- Messen der Schraubenlänge (Abb. 2).
- Mit dem 3,5-mm-Gewindeschneider in der 3,5-mm-Doppelbohrbüchse wird ein Gewinde vorgeschnitten (Abb. 3).
- Die 3,5-mm-Kortikalisschraube wird eingedreht, aber nicht ganz angezogen. Die Platte wird dann frakturwärts verschoben, um diese Schraube in eine exzentrische Position im Plattenloch zu bringen.
- Auf der anderen Seite der Fraktur wird das erste Plattenloch für die Zugschraube frei gelassen. In das nächste Loch wird die exzentrische (gelbe) 3,5-mm-Bohrbüchse mit dem Pfeil zur Fraktur zeigend aufgesetzt und dann mit dem 2,5-mm-Bohrer ein Gewindeloch gebohrt (Abb. 5).
- Messen der Schraubenlänge (Abb. 6).
- Mit dem 3,5-mm-Gewindeschneider in der 3,5-mm-Doppelbohrbüchse wird das Gewinde vorgeschnitten (Abb. 7).
- Die ausgewählte 3,5-mm-Kortikalisschraube wird eingedreht (Abb. 8). Bevor die Schraube fest angezogen wird, wird zunächst die erste Schraube ganz eingedreht. Auf diese Weise wird axiale Kompression erzielt.
- Nun wird die Richtung für die schräge Zugschraube durch die Platte festgelegt. Die Abwinkelung der Schraube darf in Längsrichtung nicht mehr als ±25° und in Querrichtung nicht mehr als ±7° betragen.
- Mit dem 3,5-mm-Bohrer in der 3,5-mm-Doppelbohrbüchse wird das Gleitloch in die nahe Kortikalis gebohrt (Abb. 9).
- Die 2,5-mm-Hülse der Doppelbohrbüchse wird dann in das Loch eingesteckt, bis sie an der Innenseite der Gegenkortikalis anstößt. Anschließend wird mit dem 2,5-mm-Bohrer das Gewindeloch gebohrt (Abb. 10).
- Nach Längenmessung und Gewindeschneiden wird die ausgewählte 3,5-mm-Kortikalisschraube eingedreht und vorsichtig festgezogen. Die interfragmentäre Kompression wird hierdurch verstärkt (Abb. 11).
- Die übrigen Schrauben werden nacheinander abwechselnd auf beiden Seiten der Fraktur eingebracht: Bohren, Längenmessung, Gewindeschneiden und Eindrehen der Schraube.
- Abschließend werden alle Schrauben fest angezogen (Abb. 12).

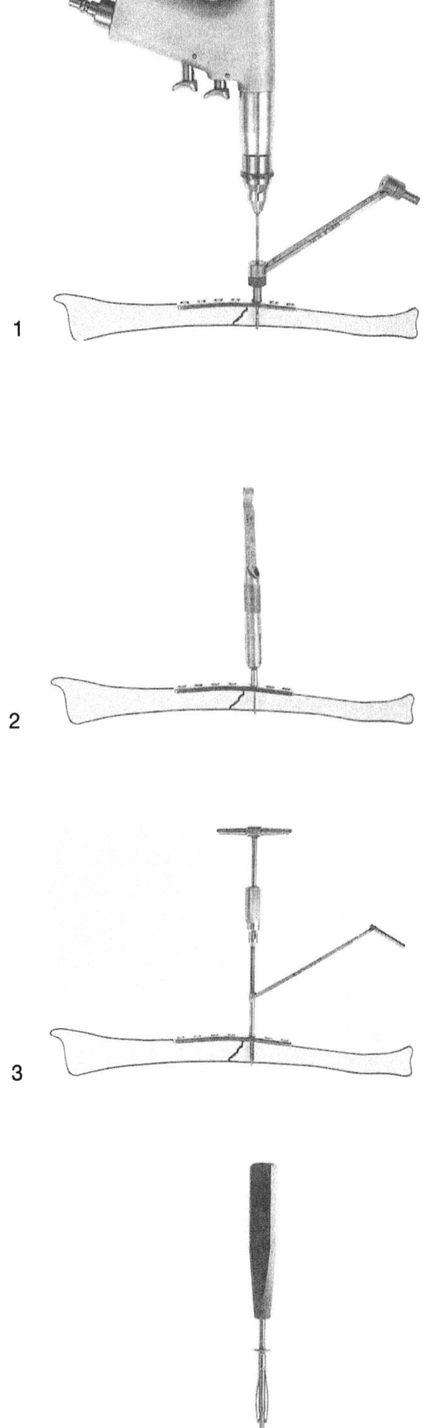

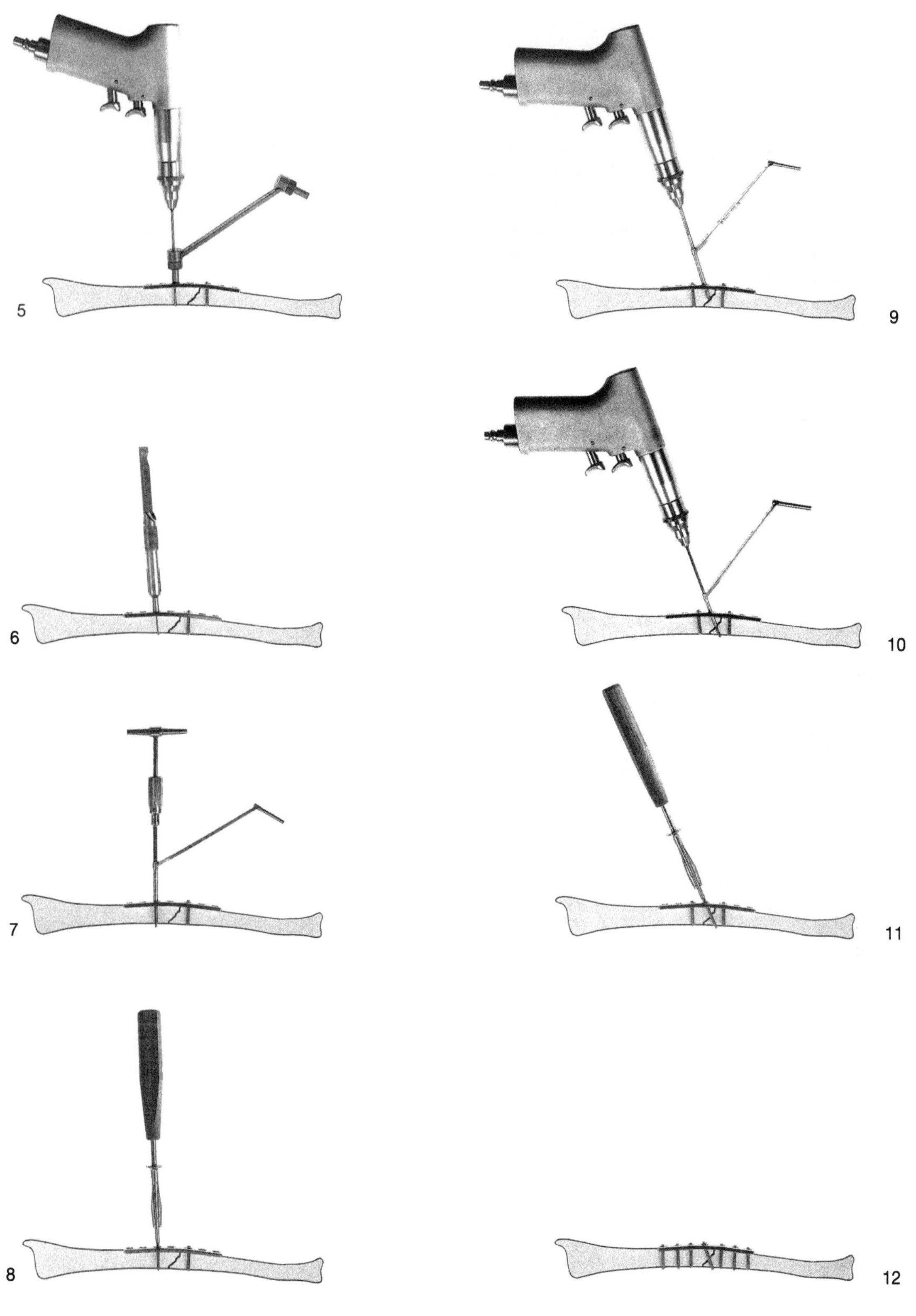
5
9
6
10
7
11
8
12

3,5-mm-DCP als Kompressionsplatte unter Verwendung des Plattenspanners. Zugschraube durch die Platte

Anstelle der Kompressionswirkung durch die DCP-Löcher kann eine axiale Kompression auch mit Hilfe des Plattenspanners erzielt werden. Dies ist besonders dann zu empfehlen, wenn der Frakturspalt sehr groß ist. Auch die Reposition kleinerer interponierter Fragmente wird – ebenso wie feine Rotationsanpassungen – erleichtert. Falls eine Plattenschraube den Frakturspalt kreuzt, sollte sie als Zugschraube eingebracht werden.

Voraussetzungen:
- Auf einer Seite der Fraktur muß genügend Platz für den Plattenspanner sein.
- Überbiegen der Platte (s. S. 182).

Plattenlänge:
- In jedem Hauptfragment sollten mindestens 6 Kortikales von Schrauben gefaßt werden.

Schrittweises Vorgehen:
- Nach vorläufiger Reposition wird die vorgebogene Platte mit Repositionszangen am Knochen befestigt.
- In dem Fragment, das mit der Plattenunterseite einen stumpfen Winkel bildet, wird das erste Schraubenloch mit dem 2,5-mm-Bohrer in der neutralen 3,5-mm-DCP-Bohrbüchse gebohrt. Die erforderliche Länge wird gemessen und dann mit dem 3,5-mm-Gewindeschneider in der 3,5-mm-Gewebeschutzhülse das Gewinde geschnitten. Danach wird die ausgewählte 3,5-mm-Kortikalisschraube eingedreht. Eine zweite Schraube wird in derselben Technik in dieses Fragment eingebracht.

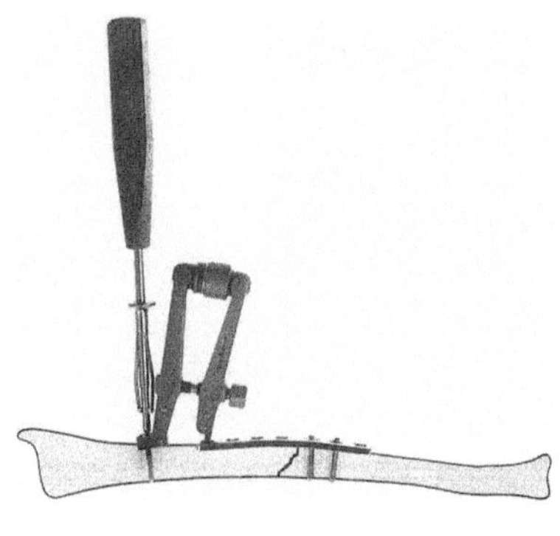

- Der geöffnete Plattenspanner wird auf der gegenüberliegenden Seite der Fraktur in das letzte Plattenloch eingehängt. Nach Bohren, Längenmessung und Gewindeschneiden durch die Fußplatte wird der Spanner mit einer 3,5-mm-Kortikalisschraube am Knochen befestigt.
- Mit Hilfe des Gabelschlüssels wird der Plattenspanner vorsichtig gespannt. Hierbei können die Fragmente in korrekte Rotation und Längsausrichtung gebracht werden, bevor sie komprimiert werden.
- Falls eine Zugschraube eingebracht werden soll, wird dafür das der Fraktur am nächsten liegende Plattenloch im gegenüberliegenden Fragment benutzt. Mit dem 3,5-mm-Bohrer in der 3,5-mm-Doppelbohrbüchse wird das Gleitloch in die nahe Kortikalis gebohrt. Die Abwinkelung der Schraube darf in Längsrichtung nicht mehr als ±25° und in Querrichtung nicht mehr als ±7° betragen.
- Die 2,5-mm-Hülse der Doppelbohrbüchse wird dann in das Gleitloch gesteckt, bis sie an der Innenseite der Gegenkortikalis anstößt. Anschließend wird mit dem 2,5-mm-Bohrer das Gewindeloch gebohrt.
- Nach Längenmessung und Gewindeschneiden wird die ausgewählte 3,5-mm-Kortikalisschraube eingedreht und vorsichtig festgezogen. Die interfragmentäre Kompression wird hierdurch verstärkt.

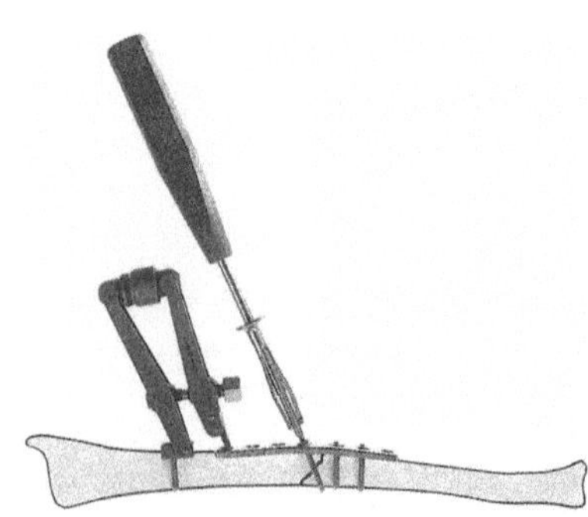

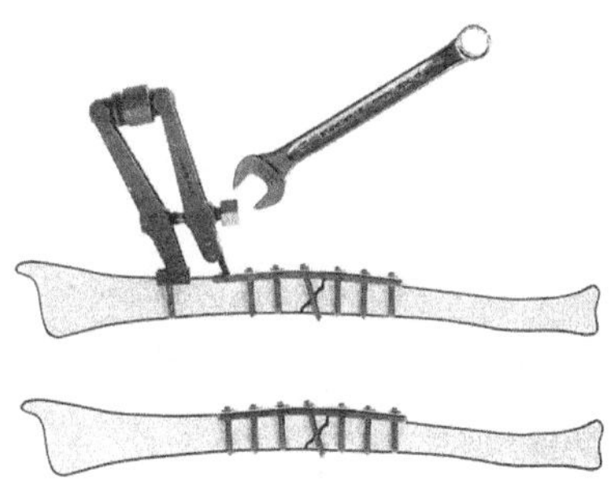

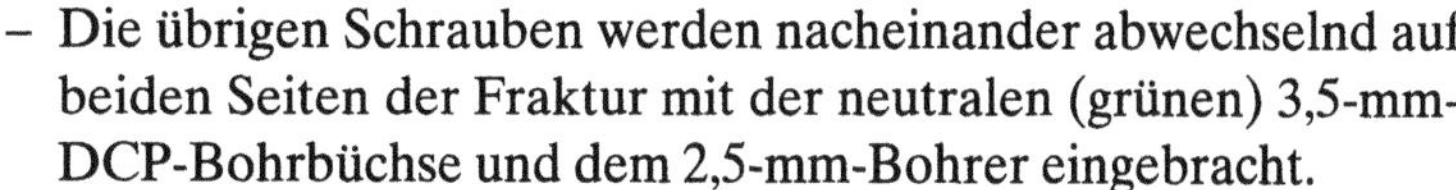

- Die übrigen Schrauben werden nacheinander abwechselnd auf beiden Seiten der Fraktur mit der neutralen (grünen) 3,5-mm-DCP-Bohrbüchse und dem 2,5-mm-Bohrer eingebracht.
- Der Plattenspanner wird entfernt und das Plattenendloch mit einer Schraube besetzt.
- Abschließend werden alle Schrauben fest angezogen.

3,5-mm-DCP als Neutralisationsplatte

Bei Spiralfrakturen der Diaphyse oder bei Frakturen mit einem Keilfragment wird eine primäre Stabilität durch Zugschrauben erzielt. Die zusätzliche Anwendung einer Neutralisationsplatte dient dem Schutz der Zugschraubenosteosynthese vor Biege-, Scher- und Torsionskräften.

Voraussetzungen:
- Zugschraubenosteosynthese der Hauptfragmente.
- Exaktes Anpassen der Platte an den Knochen (s. S. 182).

Plattenlänge:
- In jedem Hauptfragment sollten 5–6 Kortikales von Schrauben gefaßt werden.

Schrittweises Vorgehen:
- Die reponierte Fraktur wird mit einzelnen 3,5-mm-Kortikalisschrauben als Zugschrauben unter Anwendung der in Abschn. 6.9.3.1 beschriebenen Technik fixiert.
- Die der Knochenform angepaßte Platte wird mit Repositionszangen am Knochen befestigt.
- Alle Schrauben werden in einer Neutralposition eingebracht: Bohren mit dem 2,5-mm-Bohrer in der neutralen (grünen) 3,5-mm-DCP-Bohrbüchse, Längenmessung mit dem 3,5-/4,0-mm-Schraubenmeßgerät, Gewindeschneiden mit dem 3,5-mm-Gewindeschneider in der 3,5-mm-Doppelbohrbüchse, Eindrehen der Schraube mit dem kleinen Sechskantschraubenzieher.

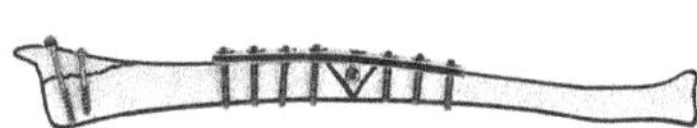

Beachte: Der Gebrauch der exzentrischen (gelben) DCP-Bohrbüchse ist nicht erforderlich und kann sogar gefährlich sein. Die durch exzentrisch eingebrachte Schrauben ausgeübte Kraft könnte die interfragmentäre Kompression stören, die durch die Zugschrauben vor der Plattenanlage erzielt wurde.

3,5-mm-DCP als Abstützplatte

Eine Abstützplatte schützt ein metaphysäres Fragment vor einem sekundären Zusammensintern oder verhindert eine Verkürzung einer Trümmerfraktur im Schaftbereich, z. B. bei einer distalen Humerusfraktur.

Voraussetzungen:
- Sorgfältiges Anpassen der Platte (s. S. 182).
- Alle Schrauben werden in Abstützstellung eingebracht, um eine Kompression zu vermeiden.

Plattenlänge:
- Abhängig von der Frakturlokalisation.

Schrittweises Vorgehen:
- Die Fraktur wird reponiert und die exakt dem Knochen angepaßte Platte mit Repositionszangen am Knochen fixiert.
- Im Hauptfragment wird die 3,5-mm-Doppelbohrbüchse frakturnahe in einer Abstützstellung in das Plattenloch plaziert, diese Stellung befindet sich am frakturnahen Ende des Plattenlochs. Mit dem 2,5-mm-Bohrer in der 2,5-mm-Doppelbohrbüchse wird dann das Gewindeloch gebohrt.
- Messen der Schraubenlänge.
- Mit dem 3,5-mm-Gewindeschneider in der 3,5-mm-Doppelbohrbüchse wird in das Bohrloch ein Gewinde vorgeschnitten.
- Die ausgewählte 3,5-mm-Kortikalisschraube wird mit dem kleinen Sechskantschraubenzieher eingedreht.
- Die nächste Schraube wird in dem anderen Hauptfragment in das frakturnächste Plattenloch eingebracht. Dieses Schraubenloch wird ebenfalls in Abstützstellung gebohrt, es wird dieselbe Technik wie bei der ersten Schraube verwendet.
- Alle übrigen Plattenschrauben werden abwechselnd auf beiden Seiten der Fraktur in Abstützstellung eingebracht.
- Falls das Plattenende über spongiösem Knochen liegt, wird eine 4,0-mm-Spongiosaschraube mit Vollgewinde verwendet.

3,5-mm-LC-DCP als Kompressionsplatte mit Zugschraube durch die Platte

Bei Schrägfrakturen kann mit der Platte sowohl axiale als auch interfragmentäre Kompression erzielt werden, wenn man eine Kompressionsschraube (exzentrisch) und eine Zugschraube durch die Platte einbringt. Die einheitlichen Lochabstände und die gleichmäßige Steifigkeit über die Plattenlänge erleichtern das Plazieren und Anpassen der Platte. Titanplatten werden mit Titanschrauben befestigt.

Voraussetzung:
- Vorbiegen der Platte (s. S. 182).

Plattenlänge:
- In jedem Hauptfragment müssen mindestens 6 Kortikales durch Schrauben gefaßt sein, die Schrauben sollten möglichst gleichmäßig verteilt werden.
- Plattenlöcher können evtl. freigelassen oder mit einer kurzen monokortikalen Schraube besetzt werden.

Schrittweises Vorgehen:
- Die Fraktur wird reponiert und die vorgebogene Platte vorübergehend mit einer Haltezange am Knochen fixiert. Hierbei wird die Platte sorgfältig positioniert und ein Schraubenloch in der Mitte für die Zugschraube freigelassen.
- Die erste Schraube wird frakturnahe in das Fragment eingebracht, dessen Frakturoberfläche einen stumpfen Winkel mit der Unterfläche der Platte bildet. Die neutrale (grüne) 3,5-mm-LC-DCP-Bohrbüchse wird in das Plattenloch gesetzt, wobei der Pfeil zur Fraktur hin weist. Mit dem 2,5-mm-Spiralbohrer wird dann das Gewindeloch gebohrt (Abb. 1).
- Messen der Schraubenlänge.

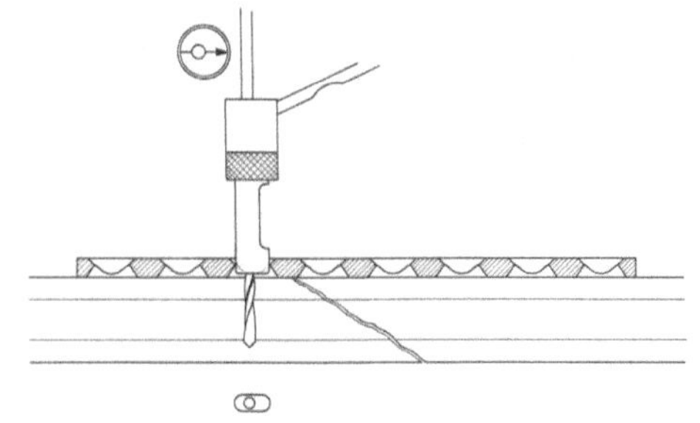

1

- Mit dem Gewindeschneider für 3,5-mm-Kortikalisschrauben in der 3,5-mm-Doppelbohrbüchse wird in das Bohrloch ein Gewinde vorgeschnitten.
- Die ausgewählte 3,5-mm-Kortikalisschraube aus Titan wird mit dem kleinen Sechskantschraubenzieher eingedreht, aber nicht völlig angezogen.
- Die Platte wird zur Fraktur hin verschoben, wodurch die Schraube in eine exzentrische Position in ihrem Plattenloch kommt.
- Das frakturnahe Plattenloch im gegenüberliegenden Fragment wird für die Zugschraube freigelassen. In das nächstmögliche, geeignete Plattenloch wird die exzentrische (gelbe) 3,5-mm-LC-DCP-Bohrbüchse eingesetzt, wobei der Pfeil zur Fraktur hin zeigt. Mit dem 2,5-mm-Spiralbohrer wird ein Gewindeloch gebohrt (Abb. 2).

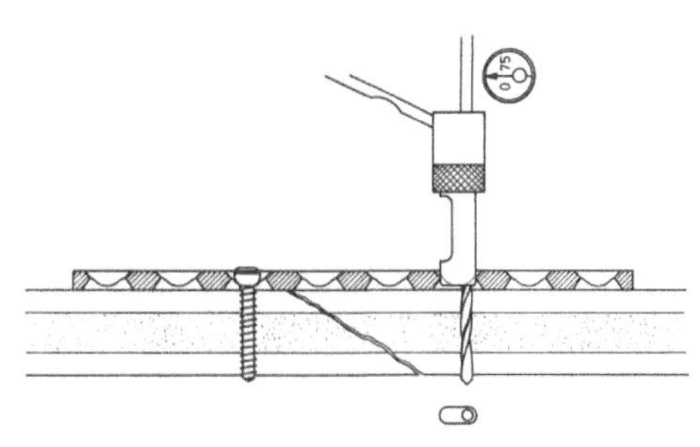

2

- Nach der Längenmessung wird mit dem Gewindeschneider für 3,5-mm-Kortikalisschrauben in der entsprechenden Schutzhülse ein Gewinde im Gegenfragment vorgeschnitten.
- Die plattennahe Kortikalis wird dann mit dem 3,5-mm-Spiralbohrer in der 3,5-mm-Bohrbüchse überbohrt. Mit einer Schaftschraube erhält man die maximale Schraubenfestigkeit für die axiale Kompression.
- Die ausgewählte 3,5-mm-Titanschaftschraube wird eingedreht und – nachdem die zuerst plazierte Schraube im anderen Fragment ganz eingedreht wurde – ebenfalls vollständig festgezogen. Hierdurch wird axiale Kompression erzielt.

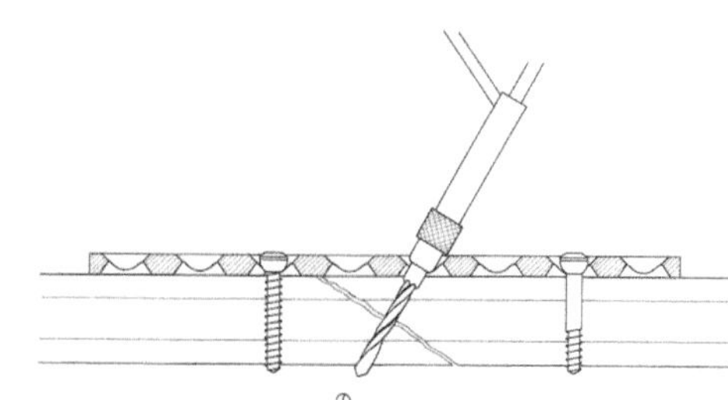

3

Beachte: Eine zweite und sogar eine dritte Schraube kann exzentrisch eingesetzt werden unter Anwendung der oben beschriebenen Technik, falls noch weitere Kompression erforderlich ist. Bevor die Schraube festgezogen wird, muß die angrenzende Kompressionsschraube zunächst wieder gelockert werden.

- Nun wird das Gewindeloch für die Zugschraube in dem zuvor freigelassenen Plattenloch gebohrt. Die 3,5-mm-LC-DCP-Universalbohrbüchse wird in gewünschter Richtung in das Plattenloch gedrückt, dies sichert einen späteren formschlüssigen Sitz des Schraubenkopfes im Plattenloch. Mit dem 2,5-mm-Spiralbohrer wird durch beide Kortikales gebohrt (Abb. 3).

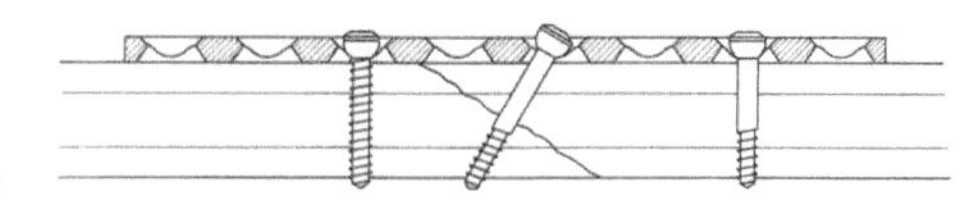

4

- Nach dem Messen wird mit dem Gewindeschneider für 3,5-mm-Kortikalisschrauben in der entsprechenden Schutzhülse ein Gewinde in das Bohrloch geschnitten.
- Die plattennahe Kortikalis wird dann mit dem 3,5-mm-Bohrer in der 3,5-mm-Hülse der Universalbohrbüchse überbohrt.
- Die ausgewählte 3,5-mm-Titanschaftschraube wird eingedreht. Hierdurch wird interfragmentäre Kompression erzielt (Abb. 4).

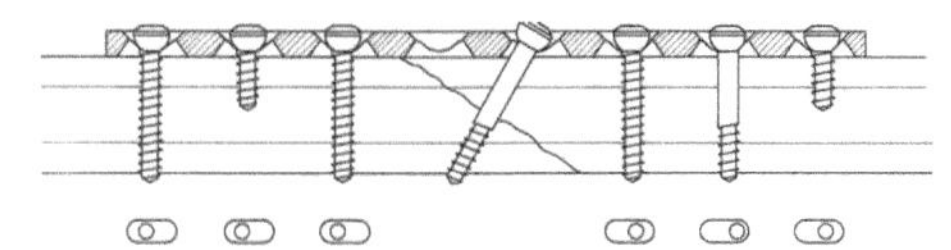

5

- Die übrigen Schrauben werden unter Verwendung der neutralen 3,5-mm-LC-DCP-Bohrbüchse eingebracht.
- Abschließend werden alle Schrauben festgezogen (Abb. 5).

Alternative 1:

Die 3,5-mm-LC-DCP-Universalbohrbüchse kann anstelle der LC-DCP-Bohrbüchse zum Bohren aller Schraubenlöcher ver-

wendet werden. Eine neutrale Schraubenposition erhält man, wenn die Bohrbüchse in das Plattenloch gedrückt wird.
Eine Kompressionsstellung läßt sich dadurch erzielen, daß die hervorstehende Spitze der inneren Hülse exzentrisch von der Fraktur weg am Ende des Plattenlochs positioniert wird.

Alternative 2:

Der Plattenspanner mit Gelenken kann mit der LC-DCP verwendet werden, wenn ein größerer Kompressionseffekt erforderlich ist, z. B. bei breitem Frakturspalt, bei osteoporotischem Knochen, bei bestimmten Pseudarthrosen oder bei Anwendungen im Bereich der Metaphyse. Die LC-DCP wird hierbei zuerst an das Fragment fixiert, dessen Frakturfläche einen stumpfen Winkel mit der Plattenunterfläche bildet. Die Platte wird mit mindestens 2 Schrauben befestigt. Dann wird der geöffnete Plattenspanner an dem gegenüberliegenden Plattenende eingehakt und seine Fußplatte mit einer 3,5-mm-Kortikalisschraube am Knochen befestigt. Durch vorsichtiges Festziehen der Schraubenmutter erhält man axiale Kompression. Die übrigen Schrauben werden in dieses Fragment eingebracht, bevor der Plattenspanner gelockert und entfernt wird. Die Schraube, die zur Fixierung des Spanners benutzt wurde, sollte verworfen und nicht mehr verwendet werden, da sie unter Spannung stand (s. auch S. 206).

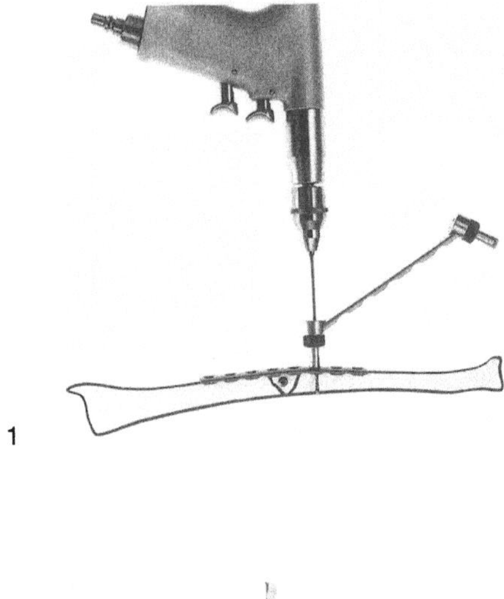
1

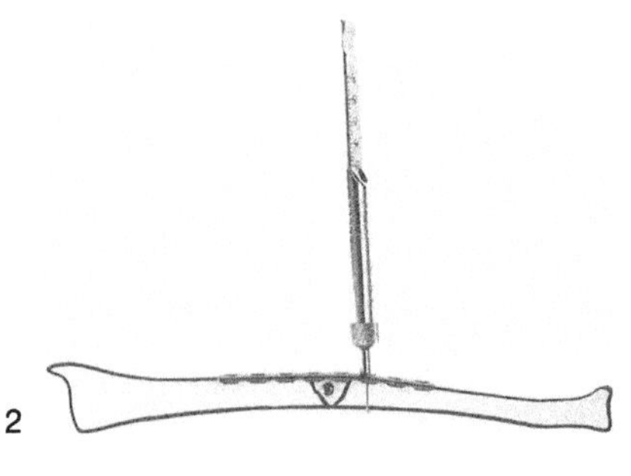
2

3,5-mm-LC-DCP als Neutralisationsplatte

Bei Spiralfrakturen oder Frakturen mit einem Keilfragment kann man eine 3,5-mm-LC-DCP statt einer 3,5-mm-DCP verwenden. Wegen des einheitlichen Lochabstandes kann die LC-DCP leichter positioniert werden. Die Titanplatten werden mit Titanschrauben befestigt.

Voraussetzungen:
- Zugschraubenosteosynthese der Fraktur vor Anlage der Platte.
- Genaues Anpassen der Platte (s. S. 182).

Plattenlänge:
- In jedem Hauptfragment sollten die Schrauben in mindestens 6 Kortikales fassen. Letztendlich hängt die Anzahl der benötigten Schrauben von der Knochenqualität ab.

Schrittweises Vorgehen:
- Die Fraktur wird reponiert und mit 3,5-mm- oder 2,7-mm-Kortikalisschrauben als einzelnen Zugschrauben fixiert (s. S. 178).
- Die sorgfältig vorgeformte Platte wird am Knochen mit 2 Haltezangen befestigt.
- Die erste Schraube wird in eines der Hauptfragmente eingebracht, ohne die Fraktur zu kreuzen. Mit dem 2,5-mm-Spiralbohrer in der 3,5-mm-LC-DCP-Bohrbüchse (grün) wird das Gewindeloch gebohrt (Abb. 1).
- Bestimmung der Schraubenlänge mit dem Meßgerät (Abb. 2).
- In das Bohrloch wird mit dem Gewindeschneider für 3,5-mm-Kortikalisschrauben in der entsprechenden Schutzhülse ein Gewinde geschnitten (Abb. 3).

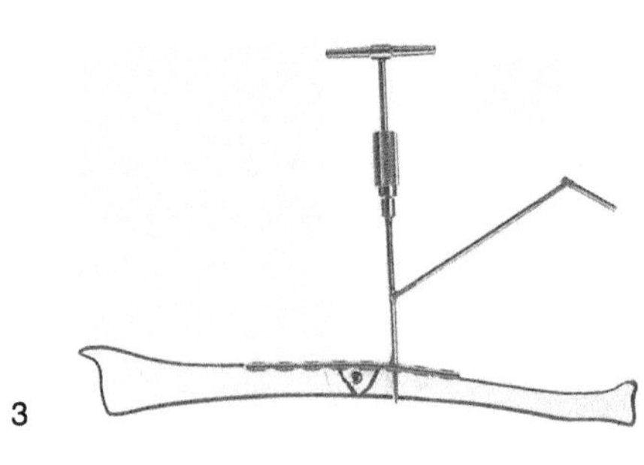
3

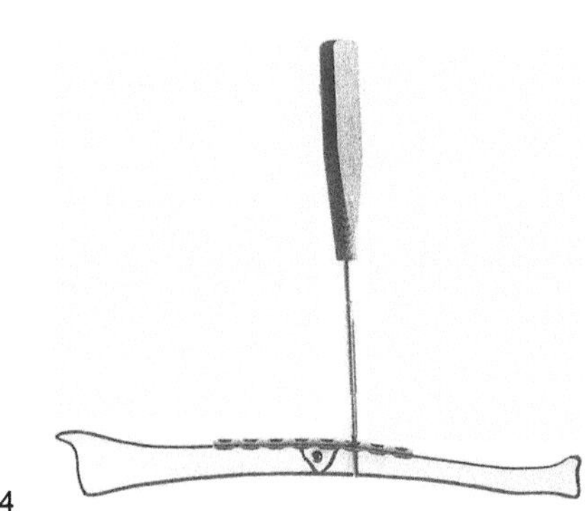
4

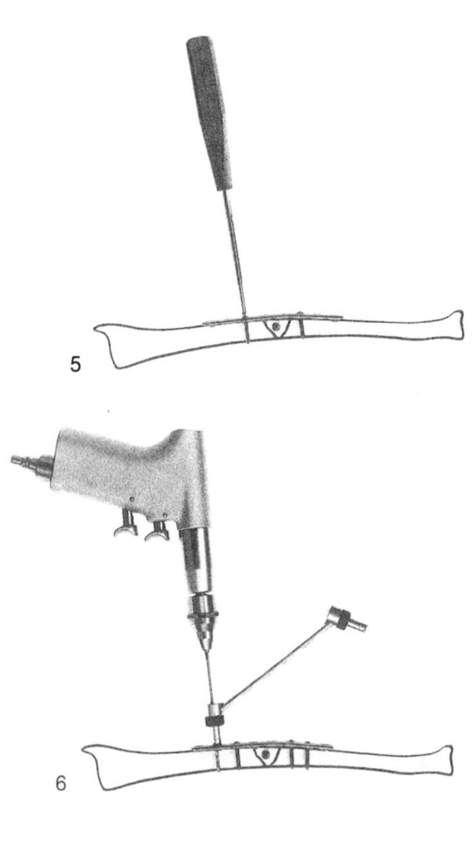
5
6
7

- Mit dem kleinen Sechskantschraubenzieher wird die 3,5-mm-Kortikalisschraube aus Titan eingedreht (Abb. 4).
- Die zweite 3,5-mm-Titan-Kortikalisschraube wird in das gegenüberliegende Fragment unter Anwendung derselben Technik eingebracht (Abb. 5).
- Die übrigen Schrauben werden abwechselnd auf beiden Seiten der Fraktur eingesetzt. Mit dem 2,5-mm-Spiralbohrer in der neutralen (grünen) 3,5-mm-LC-DCP-Bohrbüchse wird das Gewindeloch gebohrt, Messen der Schraubenlänge, Gewindeschneiden, Eindrehen der Schraube (Abb. 6).
- Abschließend werden alle Schrauben fest angezogen (Abb. 7).

Beachte: Nicht alle Plattenlöcher müssen mit Schrauben besetzt werden. Eine kurze, monokortikale Schraube kann verwendet werden, falls der Frakturverlauf dies erfordert.

3,5-mm-LC-DCP als Abstützplatte

Ähnlich wie die 3,5-mm-DCP kann auch die 3,5-mm-LC-DCP als Abstütz- oder Überbrückungsplatte benutzt werden, um ein Einsinken des Frakturbereiches zu verhindern, z. B. am Unterarm.

Voraussetzungen:
- Sorgfältiges Anpassen der Platte (s. S. 182).
- Alle Schrauben sollten zur Vermeidung einer Kompression in Abstützposition eingebracht werden.

Plattenlänge:
- Abhängig von der Frakturlokalisation.

Schrittweises Vorgehen:
- Die Fraktur wird reponiert und die zuvor angepaßte Platte mit Haltezangen am Knochen befestigt. Hierbei wird die korrekte Knochenlänge eingestellt.
- Die erste Schraube wird frakturnahe unter Anwendung der neutralen 3,5-mm-LC-DCP-Bohrbüchse mit dem von der Fraktur weg zeigenden Pfeil eingebracht. Mit dem 2,5-mm-Bohrer wird das Gewindeloch gebohrt.
- Nach Messen der Schraubenlänge wird in das Bohrloch ein Gewinde mit dem Gewindeschneider für 3,5-mm-Kortikalisschrauben in der entsprechenden Schutzhülse vorgeschnitten.
- Mit dem kleinen Sechskantschraubenzieher wird die ausgewählte 3,5-mm-Kortikalisschraube aus Titan eingedreht und fest angezogen. In dem gegenüberliegenden Fragment wird der Vorgang wiederholt. Mit der neutralen (grünen) LC-DCP-Bohrbüchse mit von der Fraktur weg zeigendem Pfeil wird das Gewindeloch gebohrt, die Länge gemessen, ein Gewinde vorgeschnitten und die 3,5-mm-Titankortikalisschraube eingedreht.
- Falls notwendig, kann eine Zugschraube durch die Platte eingebracht werden. In Abhängigkeit von der Lokalisation kann dies eine Kortikalis- oder Spongiosaschraube sein.
- Die übrigen Schrauben werden ebenfalls in Abstützposition unter Anwendung der für die erste Schraube beschriebenen Technik eingebracht.
- Abschließend werden alle Schrauben festgezogen.

Anwendung der kleinen T-Platten

Die kleinen T-Platten werden hauptsächlich zur Abstützung von Frakturen am distalen Radius verwendet. Falls eine Schraube die Fraktur kreuzt, sollte sie als Zugschraube eingesetzt werden.

Voraussetzung:
- Exaktes Anpassen der Platte an die Knochenoberfläche unter Verwendung von Biegezangen.

Plattenlänge:
- Je nach Ausmaß des Frakturkomplexes sind 3, 4 oder 5 Schrauben im Schaftfragment notwendig.

Schrittweises Vorgehen:
- Vorläufige Reposition der Fraktur, normalerweise mit Kirschner-Drähten.
- Die der Knochenform angepaßte Platte wird vorübergehend mit einer Schraube in dem längsovalen Loch am Hauptfragment fixiert. Mit dem 2,5-mm-Spiralbohrer in der 2,5-mm-Bohrbüchse wird das Gewindeloch gebohrt.
- Messen der Schraubenlänge.
- In beide Kortikales des Bohrlochs wird mit dem Gewindeschneider für 3,5-mm-Kortikalisschrauben in der entsprechenden Bohrbüchse das Gewinde vorgeschnitten.
- Mit dem kleinen Sechskantschraubenzieher wird die 3,5-mm-Kortikalisschraube eingedreht, aber nicht vollständig angezogen.
- Erst jetzt wird die endgültige Reposition durchgeführt und die Plattenposition korrigiert. Die Schraube im ovalen Loch wird nun festgezogen (Abb. 1). Der Kopf der Platte wird mit 4,5-mm-Spongiosaschrauben fixiert. Mit dem 2,5-mm-Spiralbohrer und der 2,5-mm-Bohrbüchse wird das Gewindeloch gebohrt.
- Längenmessung und Gewindeschneiden.
- Falls die Schraube eine Frakturlinie kreuzt, wird eine 4,0-mm-Spongiosaschraube mit Teilgewinde als Zugschraube eingebracht, das Schraubengewinde darf nur im Gegenfragment fassen. Wenn die Schraube die Fraktur nicht kreuzt, wird eine 4,0-mm-Spongiosaschraube mit durchgehendem Gewinde verwendet.
- Der Schaft wird mit 3,5-mm-Kortikalisschrauben unter Anwendung derselben Technik wie für die erste Schraube besetzt.
- Abschließend werden alle Schrauben festgezogen (Abb. 2).

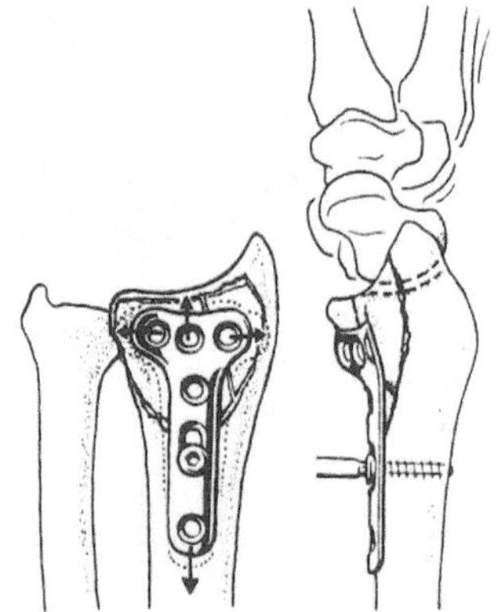

1

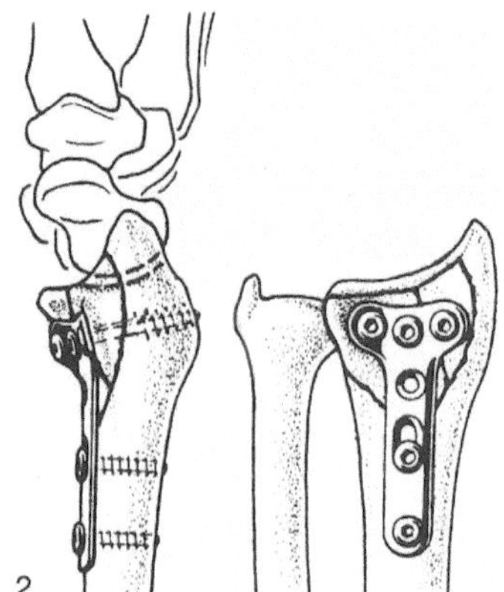

2

Anwendung der Kleeblattplatte

Die Kleeblattplatte wird vorwiegend als Abstützplatte an der distalen Tibia verwendet. Falls ein metaphysärer Defekt vorliegt, ist eine Spongiosaplastik erforderlich. Die Platte wird mit Kleinfragmentschrauben im Kopfbereich besetzt, im Schaftbereich können 3,5-mm- oder 4,5-mm-Kortikalisschrauben verwendet werden.

Voraussetzungen:
- Die Platte wird sorgfältig der Knochenform angepaßt und ggf. auf die gewünschte Form zurechtgeschnitten, indem Teile der Plattenschultern mit einer Plattenschneidezange entfernt werden.
- Wann immer möglich, sollten die Plattenschrauben als Zugschrauben eingesetzt werden.

Plattenlänge:
- 3 oder 4 Löcher im Schaft, je nach Frakturverlauf.

Schrittweises Vorgehen:
- Die Fraktur wird reponiert und vorübergehend mit Kirschner-Drähten fixiert.
- Die angepaßte Platte wird mit Haltezangen am Knochenschaft befestigt.
- Einzelne Zugschrauben (hauptsächlich 4,0-mm-Spongiosaschrauben) werden im metaphysären Bereich eingebracht und ersetzen somit einige der Kirschner-Drähte (Technik s. S. 195).
- Im distalen Plattenteil wird die 2,5-mm-Bohrbüchse in eines der Löcher aufgesetzt und mit dem 2,5-mm-Spiralbohrer ein Gewindeloch gebohrt.
- Nach Messen der Schraubenlänge wird in die plattennahe Kortikalis mit dem Gewindeschneider für 4,0-mm-Spongiosaschrauben in der entsprechenden Schutzhülse ein Gewinde vorgeschnitten.
- Mit dem kleinen Sechskantschraubenzieher wird die ausgewählte 4,0-mm-Spongiosaschraube eingedreht. Falls die Schraube eine Frakturlinie kreuzt, wird eine Schraube mit Teilgewinde als Zugschraube eingedreht, wobei das Gewinde nur in dem Gegenfragment fassen darf. Andernfalls wird eine Schraube mit durchgehendem Gewinde verwendet.
- Die Platte wird am Schaft entweder mit 3,5-mm- oder 4,5-mm-Kortikalisschrauben befestigt (Abb. 1).
- Falls notwendig, erfolgt eine Spongiosaplastik.
- In weitere Plattenlöcher im Kopfbereich werden 4,0-mm-Spongiosaschrauben eingebracht. Es müssen jedoch nicht alle Plattenlöcher besetzt werden.
- Während die Platte befestigt wird, muß die korrekte Stellung jedes einzelnen Fragments ständig beachtet werden.
- Das ovale Loch kann ggf. für eine schräge Zugschraube verwendet werden (Abb. 2).

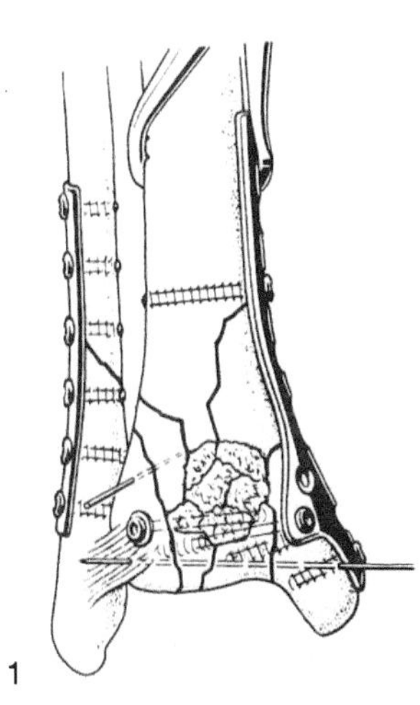

1

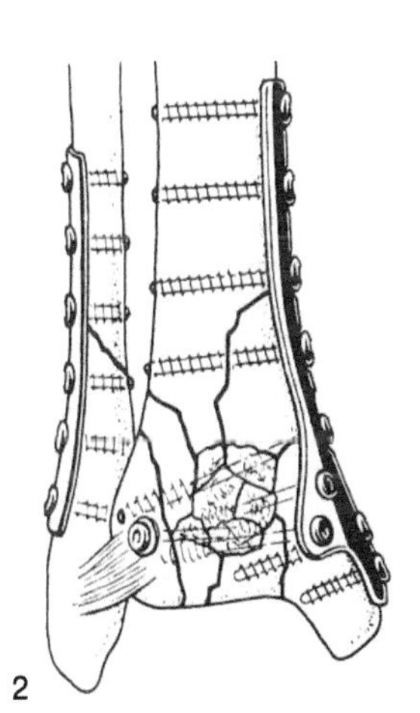

2

Anwendung der 3,5-mm-Rekonstruktionsplatte

Obwohl der Name andeutet, daß die Platte normalerweise zur Rekonstruktion als Abstütz- oder Überbrückungsplatte eingesetzt wird, kann sie auch als Kompressionsplatte in der Diaphyse und speziell bei Beckenfrakturen verwendet werden. Die ovalen Löcher ermöglichen eine exzentrische Positionierung der Schrauben, wodurch eine gewisse axiale Kompression erzielt werden kann, wie das nachfolgende Beispiel zeigt.

Voraussetzungen:
Das dreidimensionale Biegen darf an keiner Stelle und in keiner Ebene einen Winkel von 15° überschreiten. Die relativ geringe Plattenfestigkeit wird ansonsten noch weiter verringert und die Plattenlöcher könnten sich verziehen.

Plattenlänge:
In jedem Hauptfragment müssen in der Regel 6 Kortikales gefaßt werden.

Schrittweises Vorgehen:
- Die Fraktur wird reponiert und die sorgfältig angepaßte Platte mit Haltezangen am Knochen befestigt.
- Mit dem 2,5-mm-Spiralbohrer in der 2,5-mm-Bohrbüchse wird das erste Gewindeloch frakturnah gebohrt.
- Messen der Schraubenlänge.
- Mit dem Gewindeschneider für 3,5-mm-Kortikalisschrauben in der entsprechenden Schutzhülse wird das Gewinde vorgeschnitten.
- Die ausgewählte 3,5-mm-Kortikalisschraube wird mit dem kleinen Sechskantschraubenzieher eingedreht, aber nicht vollständig angezogen. Die Platte wird zur Fraktur hin verschoben, um diese Schraube in eine exzentrische Position zu bringen.
- Auf der anderen Seite der Fraktur wird die 2,5-mm-Bohrbüchse in das der Fraktur am nächsten gelegene Plattenloch exzentrisch aufgesetzt und das Gewindeloch mit dem 2,5-mm-Spiralbohrer gebohrt.
- Nach Messen der Schraubenlänge wird in das Bohrloch mit dem Gewindeschneider für 3,5-mm-Kortikalisschrauben in der entsprechenden Schutzhülse ein Gewinde vorgeschnitten. Die ausgewählte 3,5-mm-Kortikalisschraube wird eingedreht und fest angezogen, nachdem zunächst die erste Schraube komplett eingedreht wurde. Hierdurch entsteht axiale Kompression.
- Die übrigen Schrauben werden in Neutralposition eingebracht. Bohren mit dem 2,5-mm-Spiralbohrer in der 2,5-mm-Bohrbüchse, Längenmessung, Gewindeschneiden und Eindrehen der Schrauben.
- Endgültiges Festziehen aller Schrauben.

Beachte: Jede den Frakturspalt kreuzende Schraube sollte als Zugschraube eingebracht werden, wobei das Gewinde nur im Gegenfragment fassen darf.

Beachte: Falls das Plattenende über spongiösem Knochen zu liegen kommt, wird die Platte mit einer 4,0-mm-Spongiosaschraube mit durchgehendem Gewinde befestigt.

6.9.4 Instrumente zur Anwendung und Entfernung von Kleinfragmentimplantaten

Instrumente zum Einbringen von 4,0-mm-Spongiosaschrauben

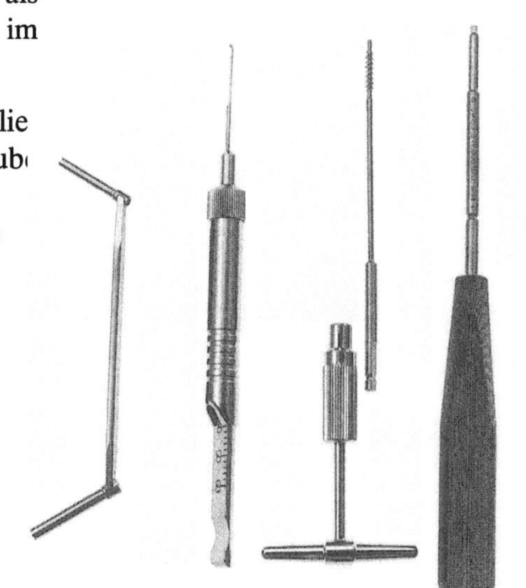

Instrumente zum Einbringen von 3,5-mm-Kortikalisschrauben (Vollgewinde- und Schaftschrauben)

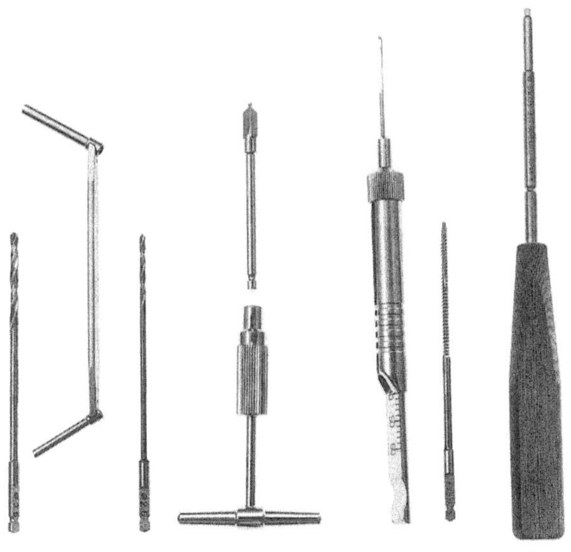

Instrumente für die Anwendung einer 3,5-mm-DCP

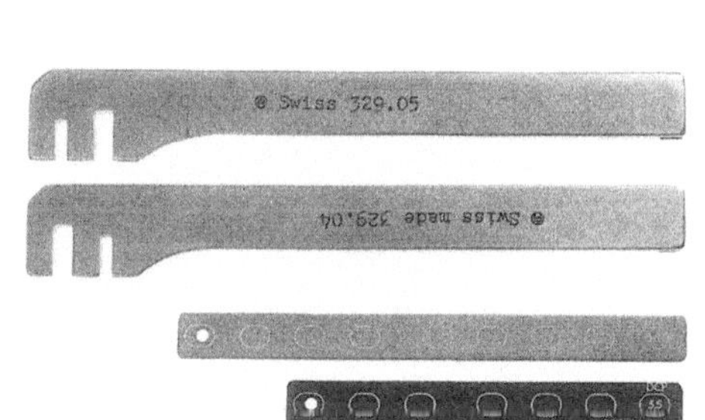

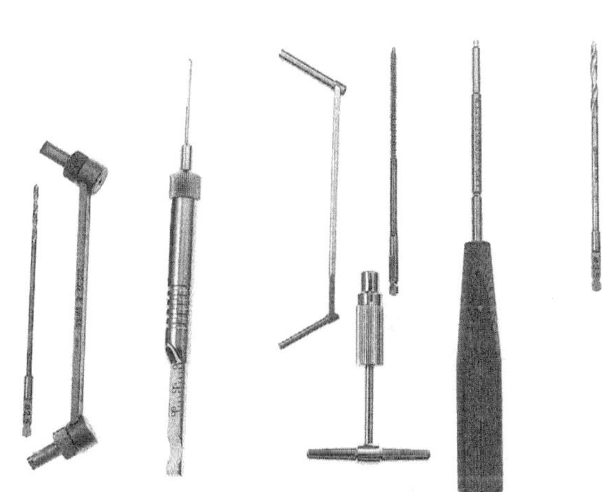

Instrumente für die Anwendung einer 3,5-mm-LC-DCP

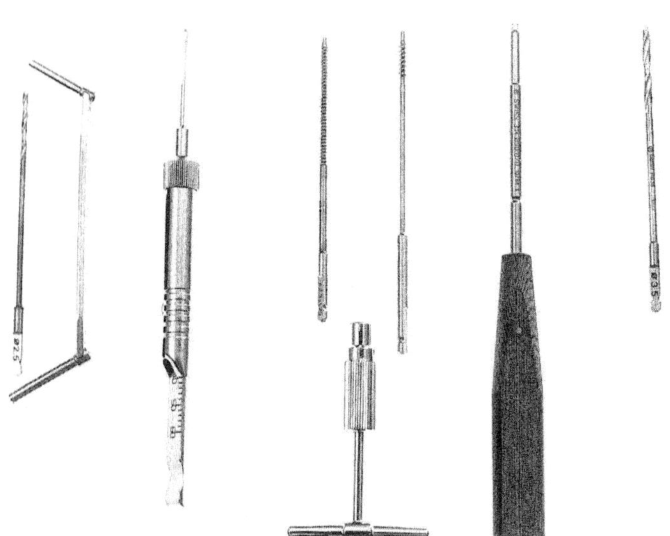

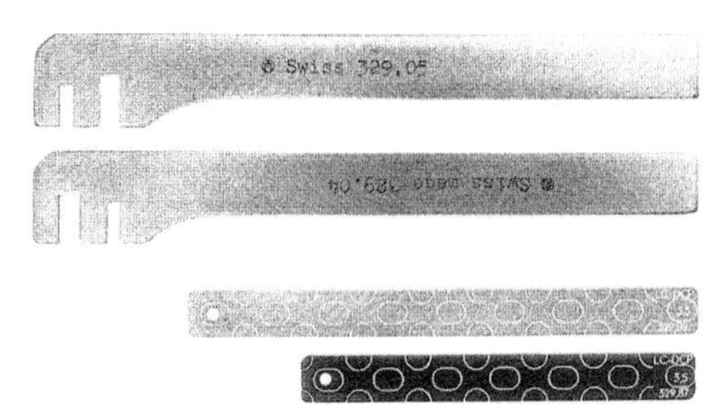

Instrumente für die Anwendung von Drittelrohrplatten, kleinen T-Platten, Rekonstruktionsplatten und Kleeblattplatten

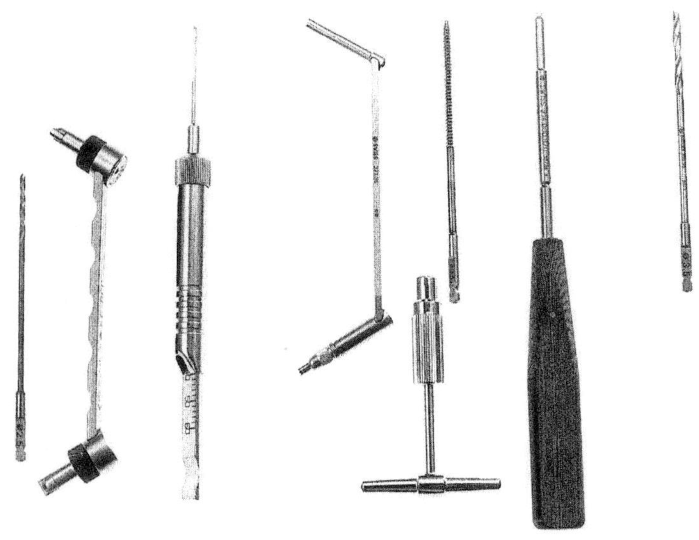

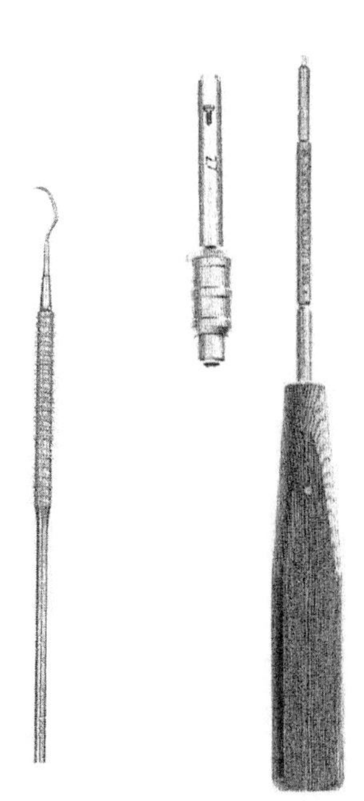

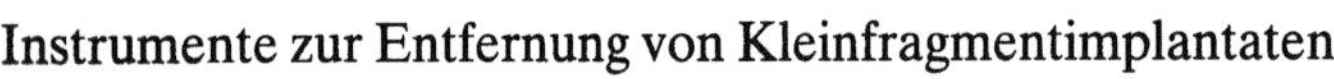

Instrumente zur Entfernung von Kleinfragmentimplantaten

- Der Schraubenkopfinbus wird sorgfältig von eingewachsenem Gewebe befreit, anschließend können die Schrauben mit dem kleinen Sechskantschraubenzieher ausgedreht werden. Falls zur Entfernung Zugkräfte nötig sind, z.B. bei Schrauben mit Teilgewinde, wird die Schraubenhaltehülse aufgesteckt.
- Kleinfragmentplatten können meistens leicht mit einem Raspatorium gelockert und anschließend entfernt werden.

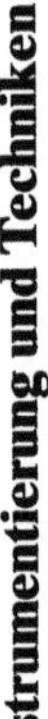

6.10 Beckeninstrumente und -implantate

Nachdem Becken- und Azetabulumfrakturen immer häufiger osteosynthetisch versorgt werden, ist auch die Entwicklung spezieller Instrumente und Implantate notwendig geworden.

6.10.1 Instrumente für Schrauben und Platten

Die nachfolgend aufgeführten Instrumente sind als Beckengrundinstrumentarium entweder in einer Siebschale oder in einem Graphic Case erhältlich. Sie müssen in Kombination mit dem allgemeinen Grundinstrumentarium und den Kleinfragmentinstrumenten und -implantaten benutzt werden.

2-Lippen-Spiralbohrer mit 3,5 und 4,5 mm Durchmesser

Diese Bohrer mit einer Länge von 195 mm/175 mm (Gesamtlänge/nutzbare Länge) haben ein Schnellkupplungsende und werden zum Vorbohren für lange 3,5-mm- und 4,5-mm-Kortikalisschrauben verwendet. Man benötigt hierfür die entsprechende Bohrbüchse aus dem Grundinstrumentarium.

3-Lippen-Spiralbohrer mit Längenmarkierungen, mit 2,5 und 3,2 mm Durchmesser

Diese Bohrer mit einer Länge von 230 mm/205 mm (Gesamtlänge/nutzbare Länge) haben ein Schnellkupplungsende. Man verwendet sie zum Bohren im schrägen Winkel zur Knochenoberfläche, da sie wegen der 3 Schneidekanten nicht so leicht abrutschen. Sie werden mit den Bohrbüchsen entsprechender Größe aus dem Grundinstrumentarium eingesetzt. Mit Hilfe der Längenmarkierungen kann die Bohrtiefe von 30–200 mm in 10-mm-Schritten überprüft werden. Die Doppelringmarkierungen zeigen Bohrtiefen von 100, 150 und 200 mm an, 3 Ringe markieren 250 mm.

3-Lippen-Spiralbohrer mit 4,5 mm Durchmesser

Dieser Bohrer, 195 mm/170 mm lang, besitzt ein Schnellkupplungsende und wird zum Bohren eines Gleitlochs für 4,5-mm-Kortikalisschrauben in einer tiefen Wunde benutzt. Als Gewebeschutzhülse wird die 4,5-mm-/3,2-mm-Doppelbohrbüchse vom Grundinstrumentarium verwendet.

Schraubenmeßgerät für lange 3,5-mm-Schrauben

Dieses Meßinstrument hat einen Meßbereich für Kleinfragmentschrauben bis 110 mm. Form und Funktion entsprechen den Längenmeßgeräten im Grund- oder Kleinfragmentinstrumentarium.

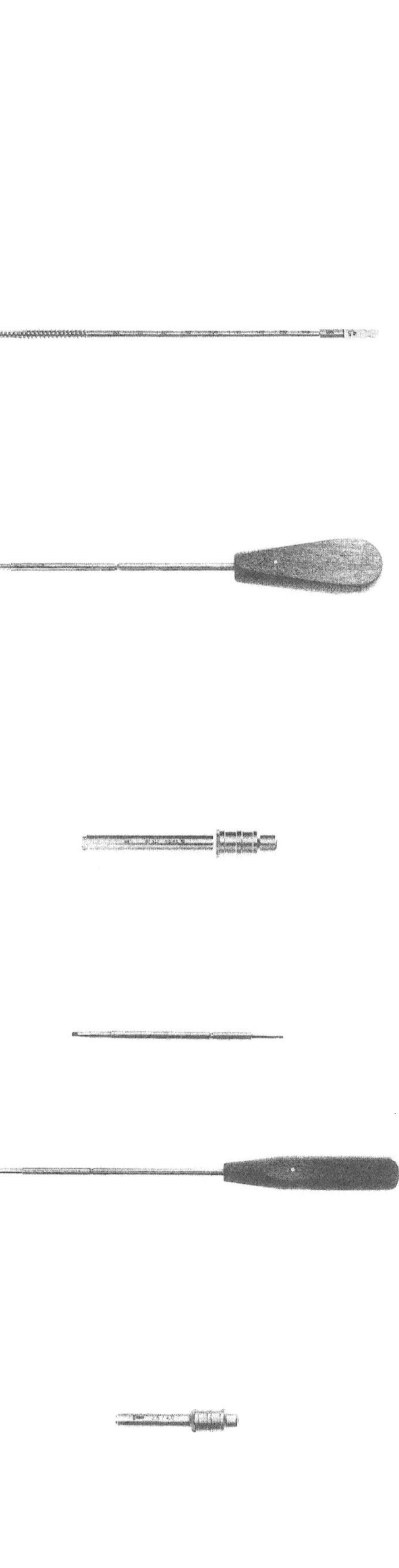

Gewindeschneider für 3,5-mm-Kortikalisschrauben, kalibriert

Dieser Gewindeschneider ist 175 mm lang, seine Gewindelänge beträgt 50 mm. Mit ihm wird das Gewinde für 3,5-mm-Kortikalisschrauben, die länger als 50 mm sind, vorgeschnitten. Die 3,5-mm-/2,5-mm-Doppelbohrbüchse aus dem Kleinfragmentinstrumentarium wird als Gewebeschutz verwendet. Das Instrument wird mit seinem Schnellkupplungsende an den T-Handgriff aus dem Grundinstrumentarium angekoppelt. Die Längenmarkierung erlaubt eine Kontrolle der Schneidetiefe von 60–140 mm im Abstand von 10 mm.

Gewindeschneider für 4,5-mm-Kortikalisschrauben, kalibriert

Dieser Gewindeschneider ist 175 mm lang, seine Gewindelänge beträgt 50 mm. Mit ihm wird das Gewinde für lange 4,5-mm-Kortikalisschrauben vorgeschnitten. Die 4,5-mm-/3,2-mm-Doppelbohrbüchse aus dem Grundinstrumentarium wird als Gewebeschutz verwendet. Das Instrument wird mit seinem Schnellkupplungsende an den T-Handgriff aus dem Grundset angekoppelt. Die Längenmarkierung erlaubt eine Kontrolle der Schneidetiefe von 60–140 mm im Abstand von 10 mm.

Großer Beckensechskantschraubenzieher, 300 mm lang

Die Sechskantspitze dieses Schraubenziehers ist 3,5 mm breit; er wird zum Eindrehen von 4,5-mm-Kortikalisschrauben und 6,5-mm-Spongiosaschrauben in tiefen Wunden benutzt. Sein Schaft hat eine Kerbe zur Befestigung der großen Schraubenhaltehülse.

Große Schraubenhaltehülse

Diese selbsthaltende Schraubenhaltehülse wird am großen Beckensechskantschraubenzieher oder am Schraubenziehereinsatz befestigt. Sie hält die großen Schrauben beim Eindrehen in tiefe Wunden sicher fest.

Großer Becken-Sechskantschraubenzieher-Einsatz

Dieser Einsatz ist 165 mm lang und hat eine 3,5 mm breite Sechskantspitze. An die kleine Bohrmaschine gekoppelt, kann er zum Eindrehen von 4,5-mm-Kortikalisschrauben und 6,5-mm-Spongiosaschrauben in tiefen Wunden benutzt werden.

Kleiner Beckensechskantschraubenzieher, 270 mm lang

Die Sechskantspitze dieses Schraubenziehers ist 2,5 mm breit, er wird zum Eindrehen von Kleinfragmentschrauben in tiefen Wunden benutzt. Sein Schaft hat eine Kerbe zur Befestigung der kleinen Schraubenhaltehülse.

Kleine Schraubenhaltehülse

Diese selbsthaltende Schraubenhaltehülse wird am kleinen Beckensechskantschraubenzieher oder dem Schraubenziehereinsatz befestigt. Sie hält die Kleinfragmentschrauben beim Eindrehen in tiefe Wunden sicher fest.

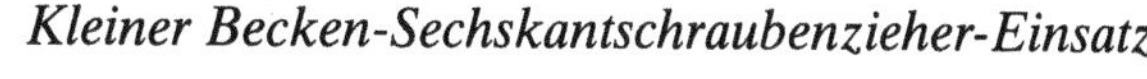

Kleiner Becken-Sechskantschraubenzieher-Einsatz

Dieser Einsatz ist 165 mm lang, hat eine 2,5 mm breite Sechskantspitze und kann mit der kleinen Bohrmaschine zum Eindrehen von Kleinfragmentschrauben in tiefen Wunden benutzt werden.

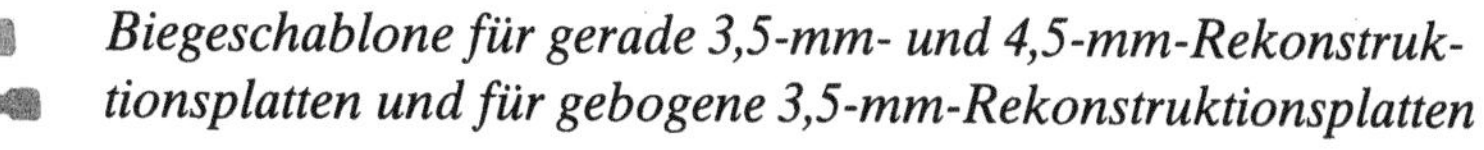

Biegeschablone für gerade 3,5-mm- und 4,5-mm-Rekonstruktionsplatten und für gebogene 3,5-mm-Rekonstruktionsplatten

Diese Schablonen werden aus eloxiertem Aluminium hergestellt und lassen sich leicht an die Knochenform anbiegen. Sie dienen als Muster zum Anpassen der Rekonstruktionsplatten. An ihren Seiten befinden sich Einbuchtungen, ähnlich wie bei den Rekonstruktionsplatten entsprechender Größe.

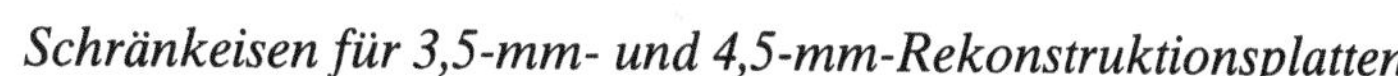

Schränkeisen für 3,5-mm- und 4,5-mm-Rekonstruktionsplatten

Die Schränkeisen werden paarweise zum zweidimensionalen Biegen und Schränken von 3,5-mm- und 4,5-mm-Rekonstruktionsplatten eingesetzt. Zum Verbiegen der Plattenlängsachse muß die Platte in die speziellen Zapfen eingesetzt werden. Mit dem anderen Ende kann sie geschränkt werden.

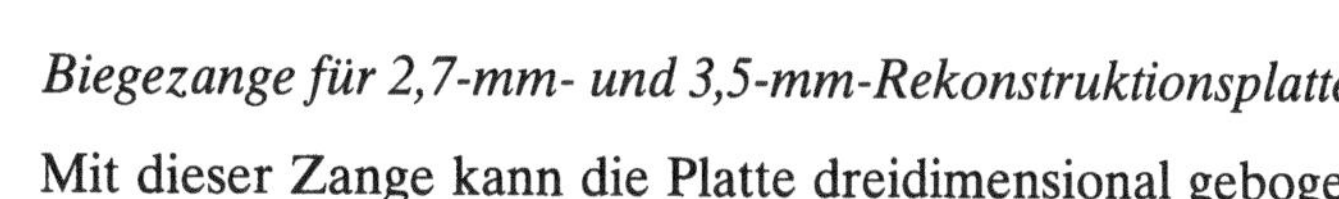

Biegezange für 2,7-mm- und 3,5-mm-Rekonstruktionsplatten

Mit dieser Zange kann die Platte dreidimensional gebogen werden, ohne dabei die zulässigen 15 ° zu überschreiten.

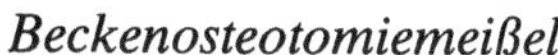

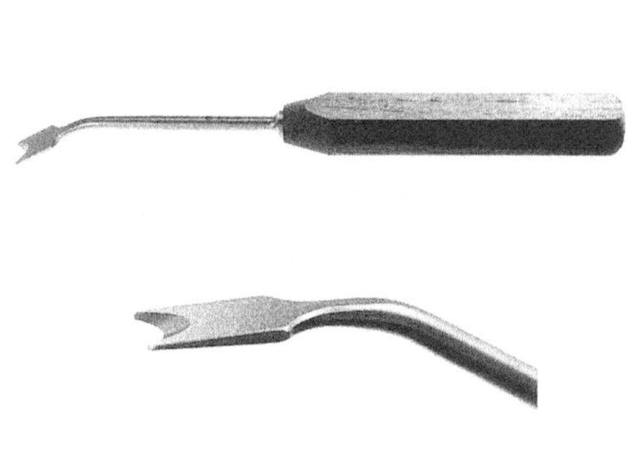

Beckenosteotomiemeißel

Diese Meißel mit einer Länge von 304 mm und einer Breite der Klinge von 15 und 20 mm sind für periazetabuläre Osteotomien bei der Behandlung von Hüftgelenkdysplasien entwickelt worden. Der Meißel ist 4 cm vor der Schneidekante abgewinkelt. An der Klingenspitze hat er eine halbmondförmige Vertiefung mit stumpfen Enden, wodurch die Weichteile bei der ohne direkten Sichtkontakt durchgeführten Osteotomie geschont werden können. Zum Schneiden muß man den Meißel in einer parallel zur Klinge verlaufenden Richtung auf den Knochen drücken.

6.10.2 Zusätzliche Instrumente

Kombiniertes Schraubenmeßgerät für 3,5- bis 6,5-mm-Schrauben

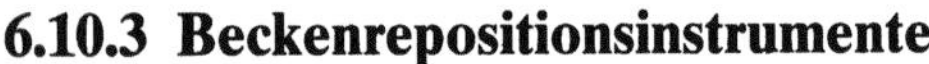

Dieses Meßinstrument hat einen Meßbereich bis 150 mm. Mit ihm wird die Länge für die langen 3,5-mm- und 4,5-mm-Kortikalisschrauben und die langen 6,5-mm-Spongiosaschrauben gemessen, die im Beckenimplantatesatz enthalten sind.

6.10.3 Beckenrepositionsinstrumente

Das Beckenrepositionsinstrumentarium ist entweder in einer Siebschale oder in einem Graphic Case erhältlich.

Knochenhaltestab mit Kugelspitze, 300 mm lang

Mit diesem Stab können Knochenfragmente vorsichtig an ihren Platz reponiert werden.

Stumpfer Beckenhebel

Der Hebel hat eine abgerundete Spitze zur Schonung vitaler Strukturen beim Einsatz in der Beckenchirurgie.

Schräge Beckenrepositionszangen mit Kugelspitzen; klein, 190 mm lang, und groß, 230 mm lang

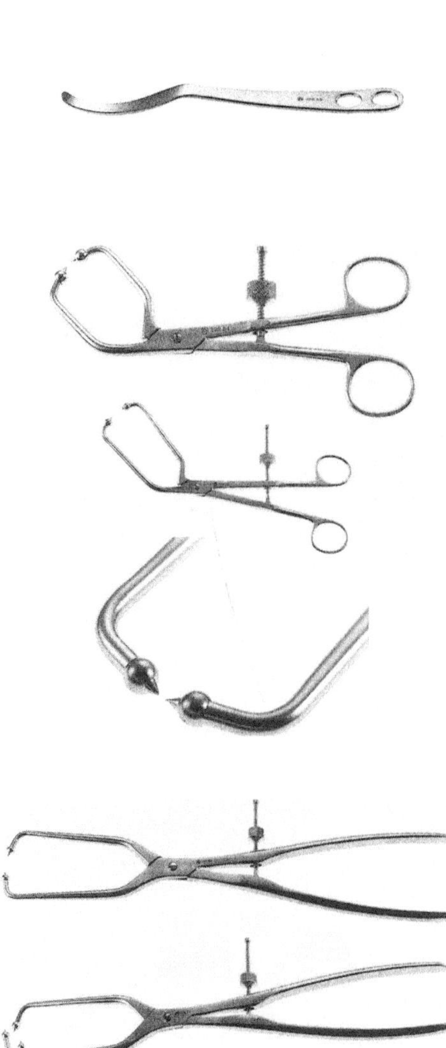

Die schrägen Backen dieser Zangen ermöglichen eine Reposition, wobei die Handgriffe das Wundgebiet und Sichtfeld nicht beeinträchtigen. Die Kugelspitzen aller Zangen sorgen für einen sicheren Halt im Knochen, während die 8 mm dicken Kugeln ein zu tiefes Eindringen in dünnen Knochen verhindern sollen. Außerdem passen die Kugeln in die Löcher einer 4,5-mm-DCP oder -LC-DCP. Dadurch kann man die Platte als Repositionshilfe einsetzen, um die einwirkenden Kräfte über eine größere Fläche zu verteilen. Die Spitze ragt über die Unterfläche der Platte in den Knochen hinein und verhindert so ein Abrutschen.

Beckenrepositionszangen, 400 mm lang, mit 2 und 3 Kugelspitzen

Die langen Backen dieser beiden Zangen ermöglichen eine Reposition großer Fragmente des Darmbeins in der Tiefe des Beckens. Die langen Handgriffe erhöhen die Hebelkraft.

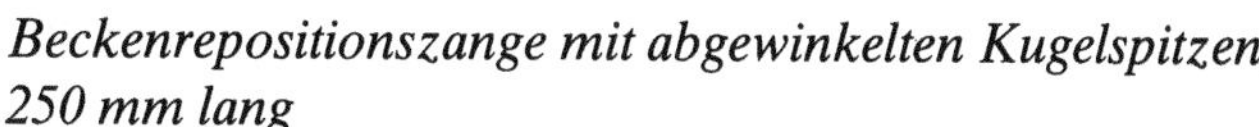

Beckenrepositionszange mit abgewinkelten Kugelspitzen, 250 mm lang

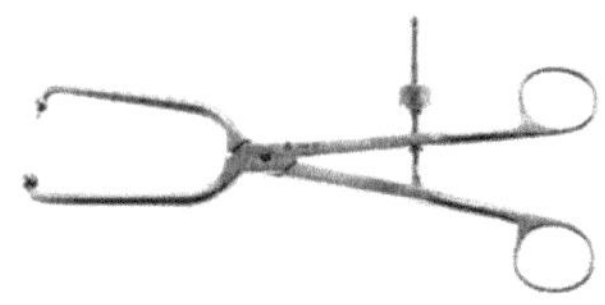

Diese Zange wird bei der Frakturreposition relativ flacher Knochen verwendet, bei denen die umgebenden Weichteile den Zugang zur Fraktur beeinträchtigen. Die abgewinkelten Spitzen greifen besser und verhindern ein Abrutschen der Zange.

Abstützschuh für Repositionszangen

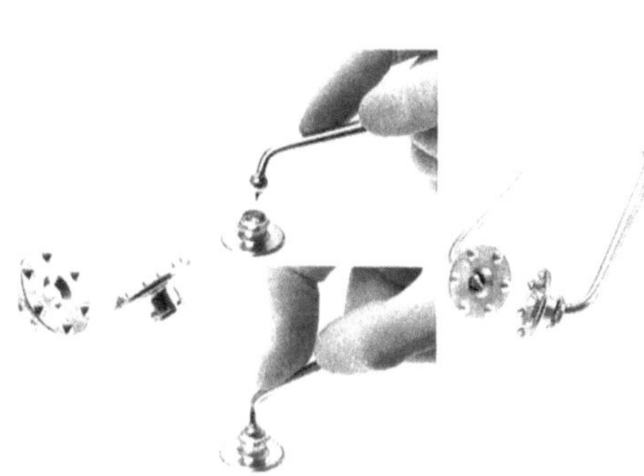

Dieser Aufsatz läßt sich an jede Kugelspitze der oben genannten Repositionszangen aufstecken. Er verteilt die Kräfte der Zange durch seine große Kontaktfläche und vermindert so das Risiko, in dünnen Knochen einzubrechen. Der Schuh dreht sich auf der Kugelspitze. Die 7 Spitzen auf seiner Unterfläche verhindern ein Abrutschen der Zange. Zum Aufstecken wird der Abstützschuh auf eine harte Unterlage gelegt und dann die Kugelspitze der Zange kräftig durch sein zentrales Loch gedrückt.

Kleine und mittlere Beckenrepositionszange für Schrauben, 190 und 250 mm lang

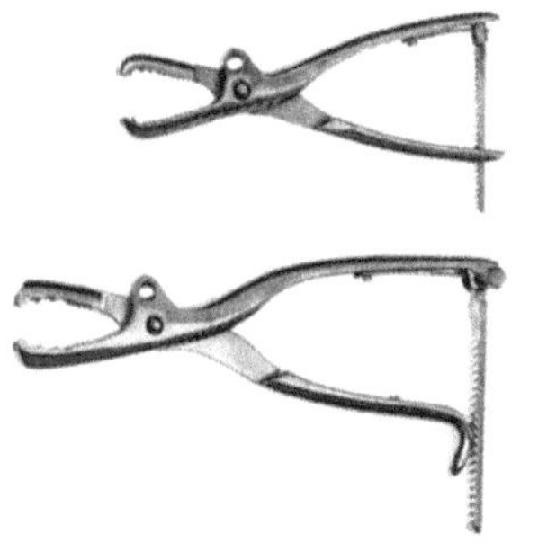

Mit diesen Zangen kann man Schrauben fassen, die zuvor in die verschiedenen Fragmente eingebracht worden sind, und dann die Fragmente reponieren. Ihre Backen haben eine Aussparung, um den Schraubenkopf zu umfassen.

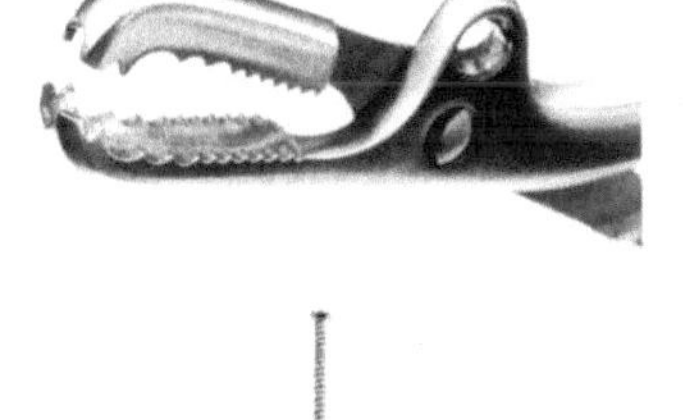

Große Beckenrepositionszange für Schrauben, 330 mm lang

In Verbindung mit 2 Schrauben wird diese Zange zur Reposition, beispielsweise bei Becken- und Azetabulumfrakturen sowie bei Symphysenrupturen, eingesetzt. In die beiden Fragmente werden 2 Schrauben in ganzer Länge in einem Abstand von höchstens 80 mm voneinander eingebracht. Nach leichtem Zurückdrehen der Schrauben können die Spitzen der Zange um die Schraubenköpfe eingehakt werden.
Durch Verlagerung des Gewindesperrverschlusses von der Außenseite des Handgriffs auf die Innenseite kann mit diesem Instrument sowohl Kompression als auch Distraktion ausgeübt werden.

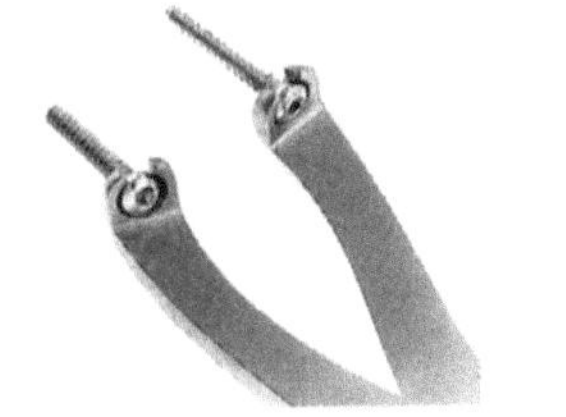

Repositionszange mit Spitzen, 200 mm lang

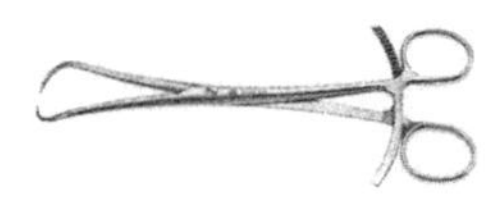

Diese Zange hat eine Zahnsperre und kann zur Reposition von Becken- und Azetabulumfrakturen verwendet werden. Hierbei wird sie entweder direkt auf die Knochenoberfläche, in flache Bohrlöcher in der Kortikalis oder in Ankerringe oder -haken eingesetzt.

Ankerhaken, klein und groß

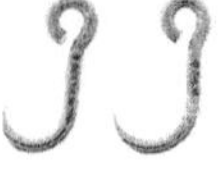

Diese Haken können um den Darmbeinkamm herum oder in den Knochen eingehakt werden; sie halten einen Arm der spitzen Repositionszange bei der Reposition einer Beckenfraktur.

Ankerring

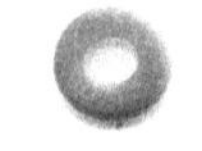

Dieser Ring mit einem Durchmesser von 20 mm besteht aus Polyoxymethacrylat (POM) und wird in Verbindung mit der spitzen Repositionszange zur Reposition von Beckenfrakturen eingesetzt. Er wird entweder mit einer 4,5-mm-Kortikalisschraube oder einer 6,5-mm-Spongiosaschraube am Darmbeinfragment fixiert, wo es in der Regel schwer ist, eine spitze Repositionszange anzusetzen. Falls notwendig, wird ein zweiter Ring an dem anderen Fragment plaziert. Die spitze Repositionszange wird dann an beiden Ringen befestigt und die Fragmente werden mit ihrer Hilfe zusammengepreßt.

Einzinkerhaken

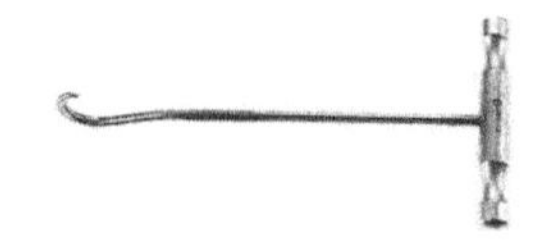

Der scharfe Haken in mittlerer oder großer Ausführung kann bei der Reposition von Beckenfrakturen eingesetzt werden (s. auch S. 361).

Universalbohrfutter mit T-Handgriff

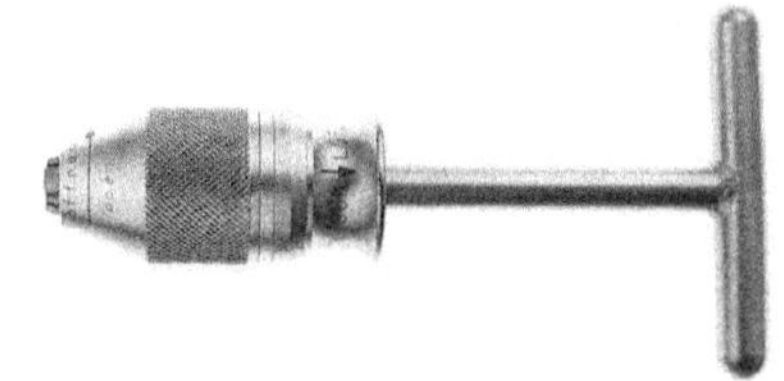

Das Bohrfutter wird mit der 6,0-mm-Schanz-Schraube zur Reposition von Fragmenten benutzt.

Schanz-Schraube, Durchmesser 6,0 mm, 190 mm lang

Diese Schraube mit flacher Spitze hat einen Kerndurchmesser von 4,1 mm und eine Gewindelänge von 50 mm. Sie wird in Verbindung mit dem Universalbohrfutter mit T-Handgriff zur Reposition von Fragmenten eingesetzt. Wenn sie in das Sitzbein eingeschraubt wird, kann sie zur Kontrolle der Rotation des hinteren Azetabulumpfeilers verwendet werden.

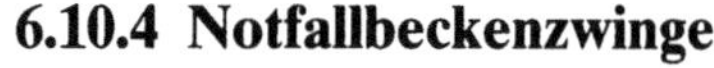

6.10.4 Notfallbeckenzwinge

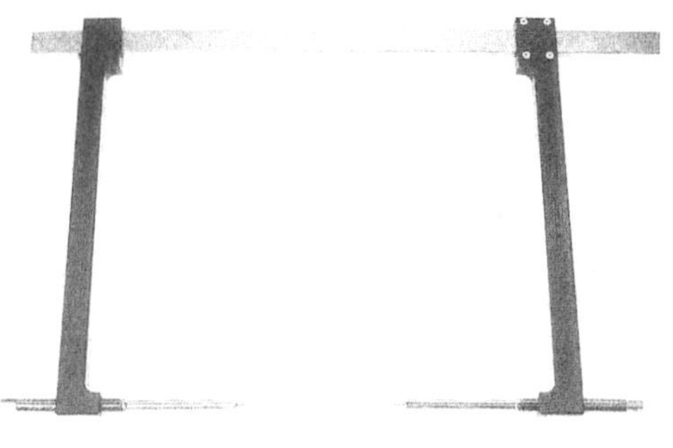

Diese Zwinge kann bei instabilen Verletzungen des Beckenrings mit massivem Blutverlust notfallmäßig zur Vorbeugung einer tödlichen Schockentwicklung eingesetzt werden, bevor weitere geeignete therapeutische Maßnahmen eingeleitet werden können. Sie ermöglicht eine rasche Reposition und Stabilisierung des hinteren Beckenrings. Die Beckenzwinge ist nicht zur langfristigen oder endgültigen Versorgung vorgesehen. Bei Frakturen des Kreuzbeins und/oder Zerreißungen des Iliosakralgelenks mit begleitendem Blutverlust aus der Frakturoberfläche kann die Anwendung der Notfallbeckenzwinge lebensrettend sein. Eine direkte, querverlaufende Kompression des Iliosakralgelenks verringert die Blutung erheblich. Im seltenen Fall einer arteriellen Blutung ist der Effekt gering, dann müssen interventionelle radiologische Maßnahmen (Blockierung der arteriellen Zufuhr über einen Katheter) oder sogar eine operative Unterbindung der Iliakalgefäße durchgeführt werden.

Die Beckenzwinge kann als Notfallmaßnahme bereits im Schockraum und auch auf jedem Tisch angebracht werden. Die Anwendungstechnik erfordert jedoch Erfahrung, und beim Umgang mit dem Instrument muß man sehr vorsichtig vorgehen.

Die Beckenzwinge ist in ihren Einzelteilen in einer Siebschale erhältlich. Die Bestandteile sind:

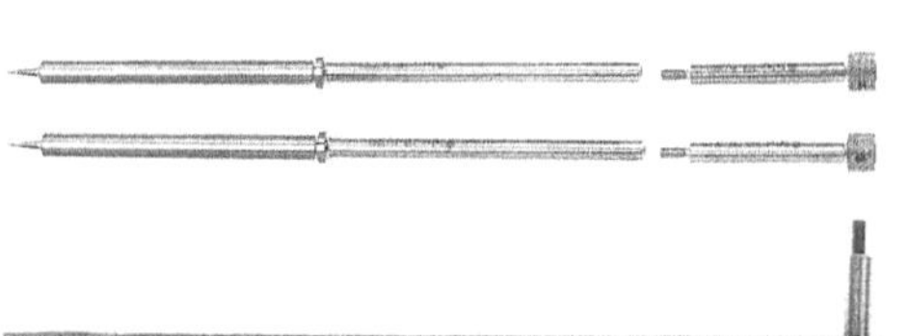

- Zwei spitze Nägel, 223 mm lang, Durchmesser 10 mm, mit Kragen und 2 Nagelverlängerungen

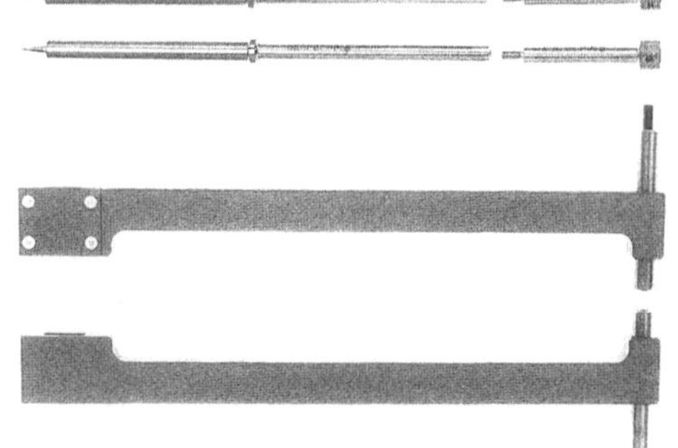

- Zwei 40 cm lange Spannarme mit Gewindespindeln

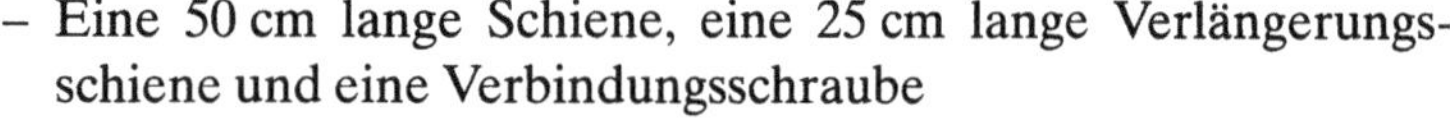

- Eine 50 cm lange Schiene, eine 25 cm lange Verlängerungsschiene und eine Verbindungsschraube

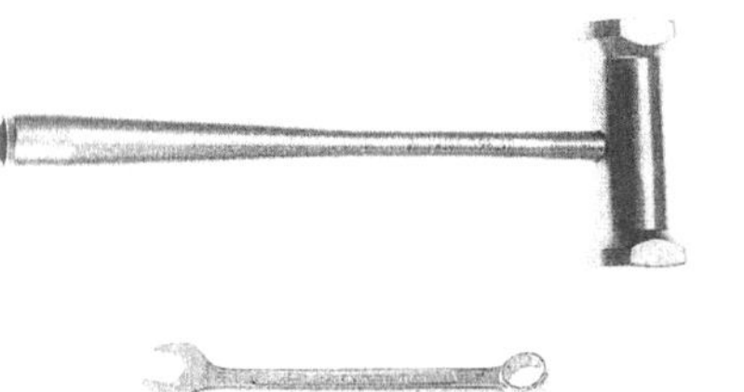

Benötigte Instrumente zur Anwendung:
- Steckschlüssel mit Hammer

- Ringgabelschlüssel, 11 mm

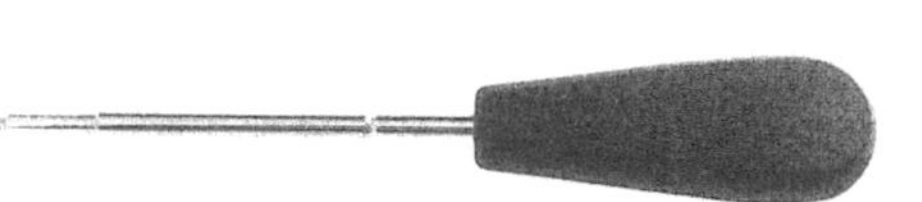

- Großer Sechskantschraubenzieher

Schrittweises Vorgehen:

- Der Patient befindet sich in Rückenlage, Becken und Hüften werden, wenn möglich, desinfiziert und steril abgedeckt.
- Der hintere obere Darmbeinstachel (Spina iliaca posterior superior) wird getastet und eine gedachte Linie zum vorderen oberen Darmbeinstachel (Spina iliaca anterior superior) gezogen. Der Nageleintrittspunkt liegt auf dieser Linie, in der Regel ungefähr 3–4 Querfinger von der Spina posterior entfernt. Dieser Punkt liegt auch auf einer Verlängerungslinie von proximalem Femur und Trochanter major bei neutraler Hüftgelenkrotation (Abb. 1).
- Die Nägel werden in die Gewindespindeln beider Seitenstützen der zusammengebauten Beckenzwinge eingesteckt (Abb. 2) und durch die Stichinzisionen vorgeschoben, bis sie im Knochen fassen. Dadurch wird ein Abgleiten nach dorsal auf die scharfe Darmbeinkante verhindert.

Beachte: Die Nägel dürfen nicht zu weit ventral plaziert werden, da hierdurch eine Perforation des dünnen Darmbeinanteils verursacht werden könnte.

- Die Spannarme werden mit beiden Händen nahe an der Verbindungsschiene zusammengepreßt (Abb. 3).
- Zu diesem Zeitpunkt kann gleichzeitig eine Verschiebung nach kranial durch Zug an dem betroffenen Bein reponiert werden.
- Eine Verschiebung nach dorsal kann dadurch reponiert werden, daß man einen Steinmann-Nagel in den vorderen oberen Darmbeinstachel einbringt und eine Beckenseite (eines der Beckenfragmente) rotiert.
- Die Nägel werden mit den Nagelverlängerungen mit Hilfe des „Steckschlüsselhammers" weiter eingeschlagen, bis die Nagelspitze sich ganz im Knochen befindet; die Spannarme werden entsprechend nachgestellt (Abb. 4).
- Die Gewindespindeln werden nun mit dem Ringgabelschlüssel oder – nach Entfernung der Nagelverlängerung – mit dem Steckschlüssel angezogen. Hierdurch verklemmen sich die Spannarme auf der Schiene und pressen den hinteren Anteil des Beckenrings zusammen (Abb. 5).
- Die Verlängerungsschiene kann abgebaut werden, wenn sich beide Spannarme auf der Hauptschiene befinden (dies ist z. B. für CT-Untersuchungen notwendig). Mit dem großen Sechskantschraubenzieher wird die Verbindungsschraube gelöst und festgezogen.
- Die Beckenzwinge kann entweder kaudal, z. B. für eine Laparotomie, oder kranial zur Durchführung einer Angiographie positioniert werden (Abb. 6).

Beachte: Die Beckenzwinge ist nicht zur Anwendung bei Trümmerfrakturen des Darmbeins in der Nähe des Iliosakralgelenks vorgesehen, da die Nägel in der Trümmerzone nicht sicher verankert werden können. Außerdem besteht die Gefahr, das frakturierte Darmbein nach medial über das Kreuzbein zu schieben.

- Wenn man die Nägel zu weit distal einbringt, sind der Ischiasnerv und die Glutäalgefäße gefährdet.

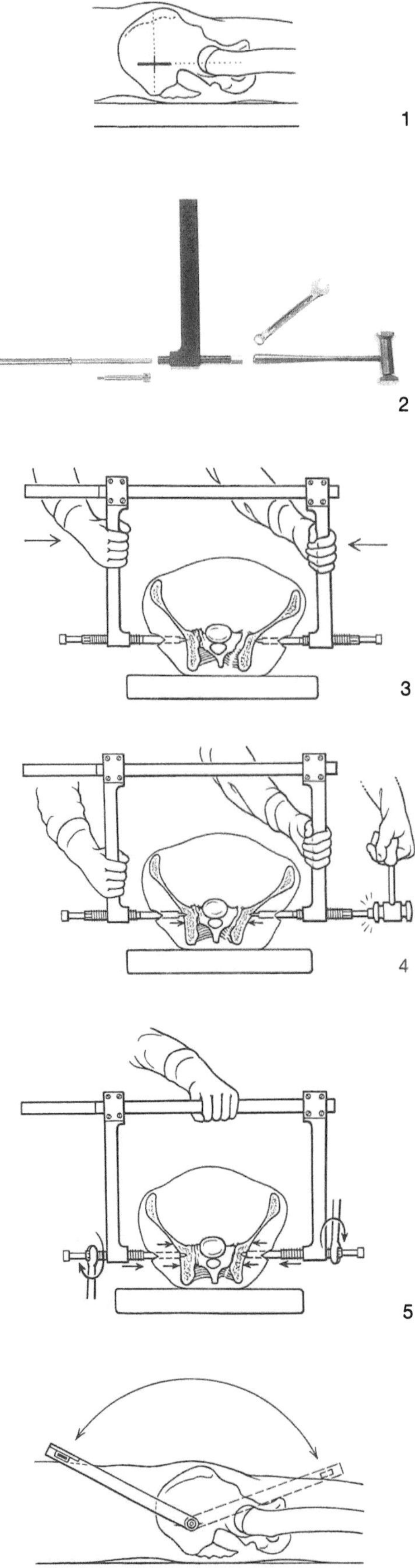

- Bei osteoporotischem Knochen und falscher Positionierung der Nägel kann eine übermäßige Kompression den Nagel zu weit in den Knochen einpressen.
- Die Nageleintrittsstellen müssen äußerst gewissenhaft desinfiziert und verbunden werden. Die Notfallbeckenzwinge sollte zum frühestmöglichen Zeitpunkt durch eine definitive Osteosynthese ersetzt werden.
- Falls der Patient bewegt werden muß, darf er auf keinen Fall auf die Seite gedreht werden, da hierdurch einer der Nägel den Knochen tief durchbohren könnte.

6.10.5 Beckenimplantate

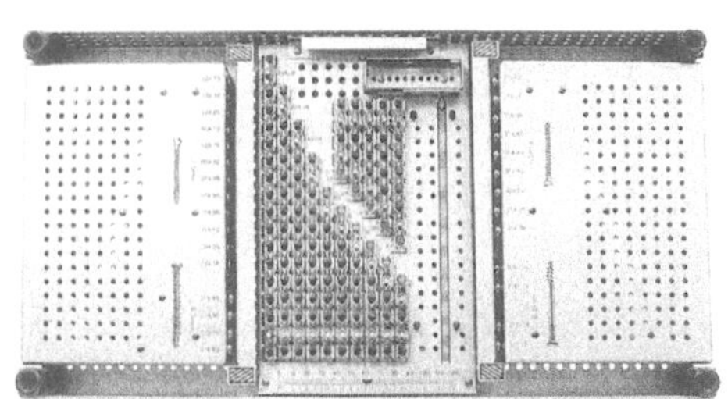

Zur Osteosynthese von Becken- und Azetabulumfrakturen werden die Standardimplantate aus dem Grund- und Kleinfragmentimplantatesieb verwendet (s. Abschn. 6.9). Zusätzlich zu diesen Implantaten sind längere Schrauben und verschiedene Platten in einem gesonderten Beckenimplantatesieb erhältlich. Die Anwendung dieser Implantate entspricht prinzipiell der der allgemeinen Implantate (s. Abschn. 6.4, 6.5 und 6.9). Manchmal benötigt man jedoch für sie die längeren Instrumente (s. Abschn. 6.10.1).
Diese zusätzlichen Beckenimplantate sind entweder in einer Siebschale oder einem Graphic Case erhältlich.

3,5-mm-Kortikalisschrauben

Die 3,5-mm-Kortikalisschrauben gibt es in Längen von 55–110 mm in Abständen von 5 mm. Sie werden einzeln oder zur Befestigung von 3,5-mm-Implantaten bei Beckenfrakturen eingesetzt, wo eine tiefe Verankerung des Implantats notwendig ist. Es werden die langen Spiralbohrer und Gewindeschneider verwendet (s. auch Abschn. 6.9.2.1).

4,5-mm-Kortikalisschrauben

Die 4,5-mm-Kortikalisschrauben gibt es in Längen von 72–80 mm in 4-mm-Abständen und von 85–110 mm in 5-mm-Abständen. Man benötigt die langen Instrumente (s. auch Abschn. 6.4.1).

6,5-mm-Spongiosaschrauben mit 16-mm- und 32-mm-Gewinde

Diese Schrauben gibt es in Längen von 115 und 120 mm (s. auch Abschn. 6.4.1).

6,5-mm-Spongiosaschrauben mit durchgehendem Gewinde

Diese Schrauben gibt es in Längen von 45, 50, 55 und 60 mm (s. auch Abschn. 6.4.1).

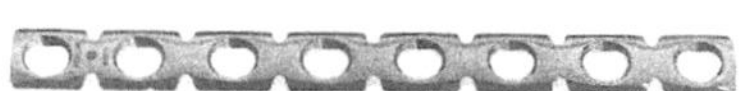

Gerade 3,5-mm-Rekonstruktionsplatten

Diese Platten werden mit 3,5-mm-Kortikalisschrauben befestigt. Sie werden hauptsächlich bei Becken- und Azetabulumfrakturen verwendet, können aber auch für Frakturen des distalen Humerus (dorsolaterale Seite), der Klavikula und des Kalkaneus benutzt werden.

Die Rekonstruktionsplatten haben seitliche Einkerbungen zwischen den Löchern, wodurch sie in 2 Ebenen gebogen und verschränkt werden können. Hierfür gibt es spezielle Schränkeisen und Biegezangen. Die Biegewinkel sollten an keiner Stelle mehr als 15° betragen. Es ist zu beachten, daß die grundsätzlich schon geringe Steifigkeit der Platte durch das Biegen zusätzlich verringert wird. Falls eine große Biegung benötigt wird, z.B. am Becken, sollte besser eine bereits vorgebogene Rekonstruktionsplatte (s. unten) genommen werden.
Die ovalen Löcher ermöglichen einen geringen Kompressionseffekt, falls die Schrauben exzentrisch plaziert werden. Wenn die Platte über spongiösem Knochen angelegt wird, können die Löcher auch mit 4,0-mm-Spongiosaschrauben besetzt werden. Alle Schrauben können in einem Neigungswinkel von etwa ±25° in Längsrichtung und ±7° in Querrichtung eingebracht werden. Die Platte gibt es mit 5–22 Löchern in Längen von 58–262 mm.

Wichtige Abmessungen:
- Profil: s. Abb.
- Dicke: 2,8 mm
- Breite: 10 mm
- Lochabstand: 12 mm

Gebogene 3,5-mm-Rekonstruktionsplatten

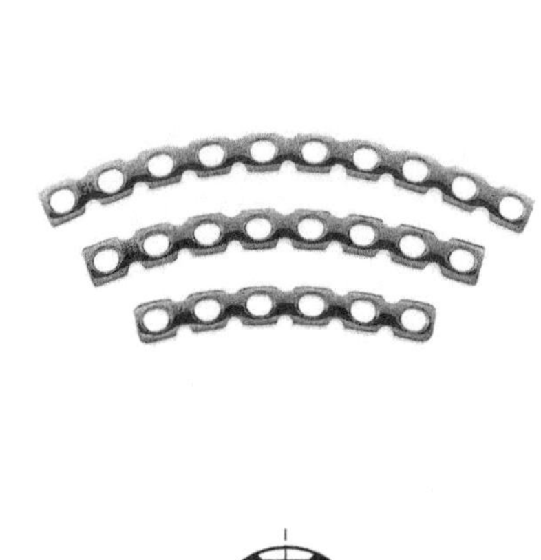

Diese Platten werden speziell für Frakturen des vorderen Pfeilers am Becken hergestellt. Sie sind etwas dicker als die geraden Platten und vorgebogen, ansonsten sind Form und Anwendungstechnik mit den geraden Rekonstruktionsplatten vergleichbar.
Die gebogene 3,5-mm-Rekonstruktionsplatte gibt es mit 6–18 Löchern in Längen von 70–214 mm.

Wichtige Abmessungen:
- Profil: s. Abb.
- Dicke: 3,6 mm
- Breite: 10 mm
- Lochabstand: 12 mm
- Biegeradius: 100 mm

Gerade 4,5-mm-Rekonstruktionsplatten

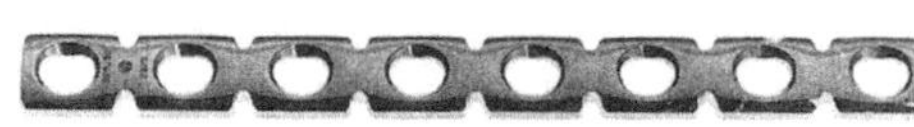

Diese Platten entsprechen im Design den 3,5-mm-Rekonstruktionsplatten, sie sind nur größer und werden mit 4,5-mm-Kortikalisschrauben befestigt. Diese Platte nimmt man bei sehr großen oder schweren Patienten anstelle der kleinen Platte.
Die 4,5-mm-Rekonstruktionsplatte gibt es mit 3–16 Löchern in Längen von 45–253 mm.

Wichtige Abmessungen:
- Profil: s. Abb.
- Dicke: 2,8 mm
- Breite: 12 mm
- Lochabstand: 16 mm

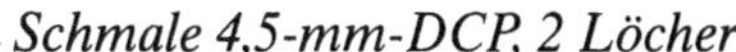

Schmale 4,5-mm-DCP, 2 Löcher

Dies ist eine normale, 39 mm lange DCP, die z. B. zur Versorgung von Symphysenrupturen verwendet werden kann. Sie wird mit 6,5-mm-Spongiosaschrauben mit durchgehendem Gewinde von oben auf der Symphysenregion befestigt.

Wichtige Abmessungen:

– Profil:	s. Abb.
– Dicke:	3,6 mm
– Breite:	12 mm
– Lochabstand:	25 mm

6.11 Minifragmentinstrumente und -implantate

6.11.1 Minifragmentinstrumente

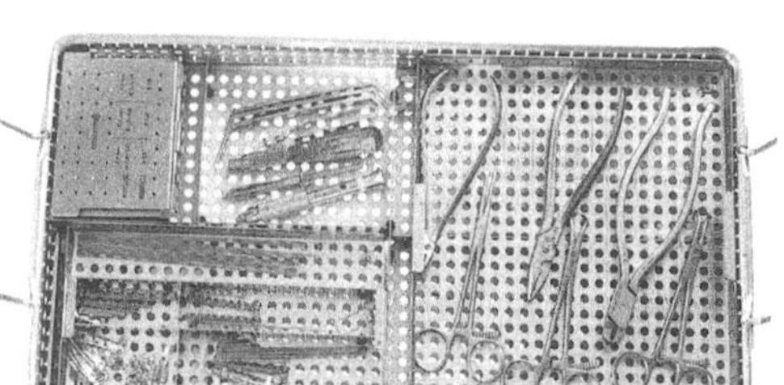

Die Instrumente, die zur Reposition und vorübergehenden Fixation von Fragmenten kleinster Größe und zur Osteosynthese mit Miniimplantaten verwendet werden, entsprechen in ihrer Form den Instrumenten aus dem Großfragment- und Kleinfragmentinstrumentarium. Lediglich ihre Größe ist – außer bei den Handgriffen – entsprechend den sehr kleinen Fragmenten vermindert. Beim Einsatz und der Handhabung dieser feinen Instrumente muß man sehr sorgfältig vorgehen, da die kleinen Durchmesser von Bohrern und Gewindeschneidern, sowie die feinen Spitzen und zarten Backen der Repositionszangen bei falschem Gebrauch leicht zerbrechen können.
Die Minifragmentinstrumente und -implantate sind entweder in einer Siebschale oder in einem Graphic Case erhältlich.

6.11.1.1 Standardinstrumente

Standardinstrumente für 2,7-mm-Implantate

Spiralbohrerdesign (s. Abschn. 6.2)

Spiralbohrer, Durchmesser 2,0 mm

Mit diesem Bohrer in einer Länge von 100 mm/75 mm (Gesamtlänge/nutzbare Länge) wird das Gewindeloch für 2,7-mm-Kortikalisschrauben sowie das Gleitloch für 2,0-mm-Kortikalisschrauben gebohrt. Er hat ein Schnellkupplungsende für die kleine Bohrmaschine. Spiralbohrer sollten immer mit einer Bohrbüchse oder Schutzhülse entsprechender Größe verwendet werden, um sowohl den Bohrer als auch das umgebende Gewebe zu schützen. Für einen effektiven Einsatz müssen die Bohrer scharf sein.

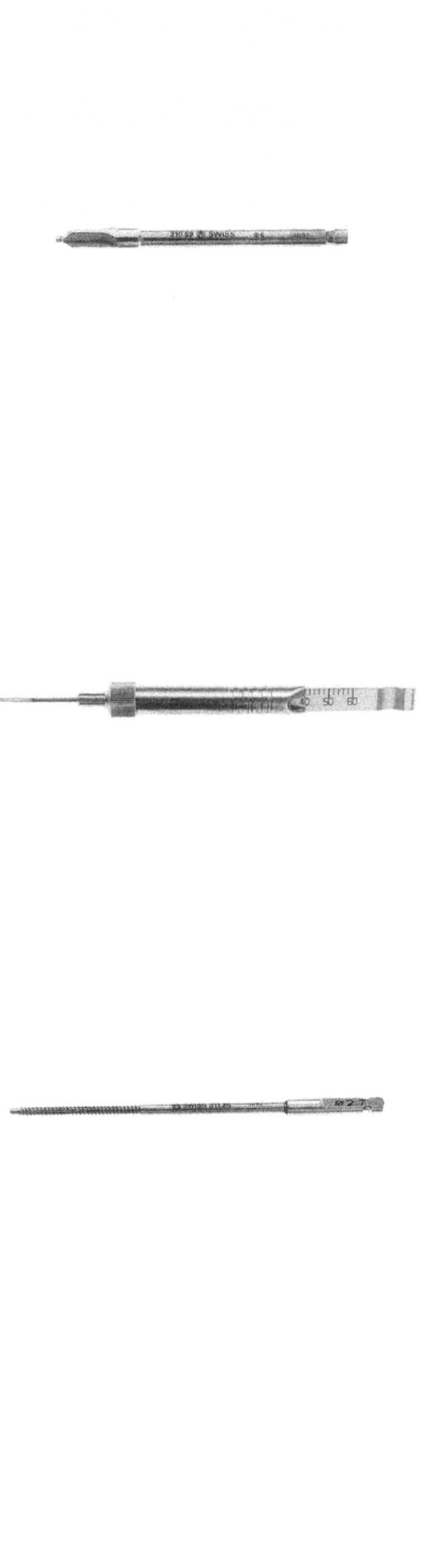

Spiralbohrer, Durchmesser 2,7 mm

Mit diesem Bohrer in einer Länge von 100 mm/75 mm (Gesamtlänge/nutzbare Länge) wird das Gleitloch für 2,7-mm-Kortikalisschrauben bei deren Verwendung als Zugschrauben gebohrt. Er hat ein Schnellkupplungsende für die kleine Bohrmaschine. Der 2,7-mm-Spiralbohrer sollte immer mit der 2,7-mm-Doppelbohrbüchse benutzt werden, um sowohl den Bohrer als auch das umgebende Gewebe zu schützen.

Kleiner Kopfraumfräser, 2,7 mm

Mit diesem Kopfraumfräser kann man eine Vertiefung in eine dicke Kortikalis schneiden. Hierdurch erhält der Schraubenkopf einen breiteren Knochenkontakt, und beim Einsatz der Schraube als einzelne Zugschraube wird der Druck über eine größere Fläche verteilt. Die 2,0 mm dicke Spitze zentriert den Kopfraumfräser in dem vorgebohrten Gewindeloch. Er wird mit dem Handgriff mit Schnellkupplung benutzt. Derzeit hergestellte Kopfraumfräser haben 5 Schneidekanten anstatt 4, wodurch die Schneidefähigkeit erhöht wird.

Beachte: Das Kopfraumfräsen muß immer vor der Längenmessung erfolgen.

Schraubenmeßgerät für 2,7- bis 4,0-mm-Schrauben

Mit diesem Meßgerät kann die gebohrte Tiefe für 2,7-mm-Schrauben bis zu 60 mm bestimmt werden. Der Haken muß sicher an der Gegenkortikalis einhaken, bevor die Hülse auf den Knochen oder die Platte geschoben und die Länge abgelesen wird. Falls das Bohrloch schräg verläuft, muß die größte Tiefe bestimmt werden. Die neueren Schraubenmeßgeräte haben eine Verschlußschraube.

Beachte: Die Längenmessung muß immer vor dem Gewindeschneiden erfolgen.

Gewindeschneiderdesign (s. Abschn. 6.2)

Gewindeschneider für 2,7-mm-Kortikalisschrauben

Bevor die Kortikalisschraube eingedreht werden kann, muß das Gewinde für die Schraube mit diesem Gewindeschneider im Knochen vorgeschnitten werden. Das 33 mm lange Gewinde hat dieselben Ausmaße wie das Schraubengewinde, nur die ersten beiden, konisch ansteigenden Gewindegänge haben jedoch eine schneidende Funktion. Die Rinnen verlaufen von der Spitze nur bis zu den ersten 10 Gewindesteigungen. Durch den langen Gewindeanteil wird das bereits geschnittene Gewinde beim weiteren Vordringen des Gewindeschneiders geschützt. Der Gewindeschneider wird mit dem Handstück mit Schnellkupplung in der 2,7-mm-Doppelbohrbüchse verwendet. Der Handgriff wird zweimal im Uhrzeigersinn und einmal gegen den Uhrzeigersinn gedreht, bis seine Spitze die Gegenkortikalis passiert hat. Hierdurch kann sich das Knochenmehl in den Rinnen sammeln. Das Gewindeschneiden darf nur von Hand erfolgen und nicht mit der Maschine.

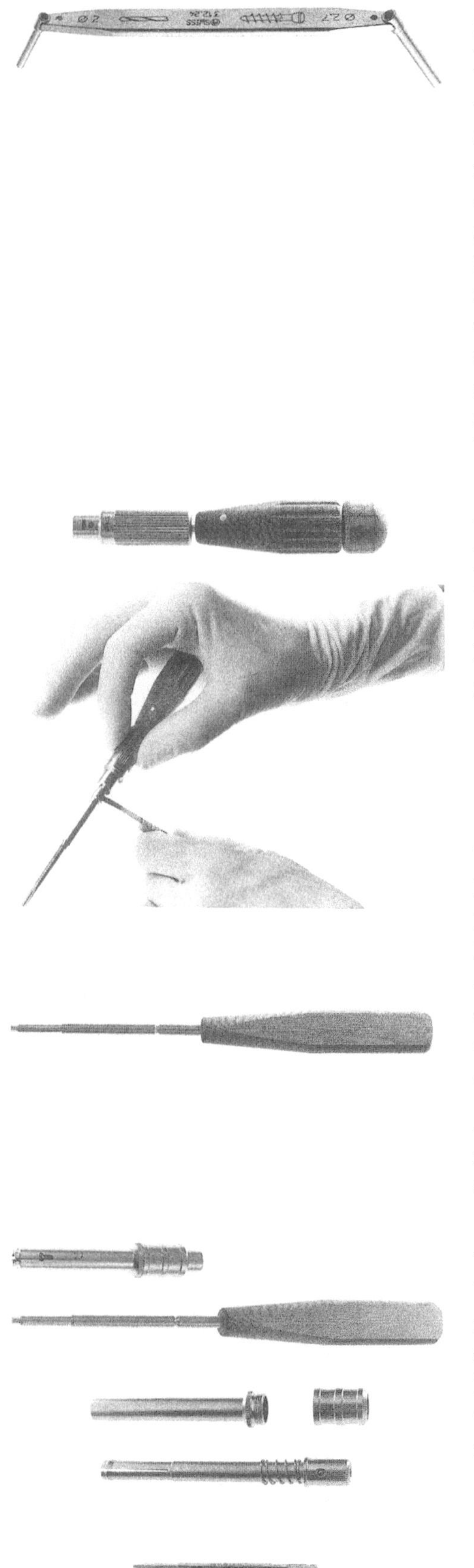

Doppelbohrbüchse, 2,7 mm/2,0 mm

Diese Bohrbüchse hat eine Hülse auf jeder Seite des Handgriffs und sollte zum Schutz von Gewebe und Instrumenten immer verwendet werden. Die 2,7-mm-Hülse wird mit dem entsprechenden Spiralbohrer und Gewindeschneider benutzt, die 2,0-mm-Hülse mit dem 2,0-mm-Bohrer. Man kann sie durch Plattenlöcher hindurch oder allein einsetzen, mit ihrem gezahnten Ende wird sie gegen den Knochen gedrückt, um nicht abzurutschen. Die 2,0-mm-Hülse kann als Steckbohrbüchse bei der Zugschraubentechnik mit 2,0-mm-Kortikalisschrauben verwendet werden. Durch das Loch im Handgriff kann die Bohrbüchse über einen zuvor eingebrachten Kirschner-Draht bis zu 1,6 mm Durchmesser geschoben werden, damit man parallel dazu bohren kann. Der Abstand von 4,5 mm zwischen Draht und Schraube ermöglicht die Verwendung einer Unterlagscheibe.

Handstück mit Schnellkupplung

Dieser Handgriff wird mit dem Kopfraumfräser, dem 2,7-mm-Gewindeschneider und dem kleinen Sechskantschraubenzieher-einsatz verwendet. Durch das drehbare Ende des Handgriffs kann das Instrument mit 2 Fingern exakt gedreht werden, bei gleichzeitiger Abstützung durch die Handinnenfläche.

Kleiner Sechskantschraubenzieher

Dieser Schraubenzieher hat eine Sechskantspitze (Breite 2,5 mm), die genau in die sechseckige Vertiefung im Kopf der Kleinfragmentschrauben paßt, so daß die Schrauben leicht eingedreht und entfernt werden können. Der Schaft hat eine Nut für die Verbindung mit der Schraubenhaltehülse. Der Handgriff wurde so konstruiert, daß keine übermäßige Gewalt beim Eindrehen der Schraube angewendet werden kann.

Beachte: Ein Schraubenzieher mit beschädigter Spitze sollte niemals benutzt werden, da dadurch der Schraubenkopfinbus beschädigt und die Entfernung erschwert werden kann.

Kleine Schraubenhaltehülse

Diese Hülse hält die Schraube mit Hilfe eines Selbsthaltemechanismus. Sie wird auf den Schraubenzieherschaft geschoben und schnappt in die Nut am Schaft ein. Sie ist besonders geeignet zur Entfernung von Schaftschrauben, da mit ihr ein Zug angewendet werden kann. Zum Reinigen muß die Schraubenhaltehülse sorgfältig auseinandergenommen werden.

Kleiner Sechskantschraubenziehereinsatz

Dieser Einsatz kann mit dem Handgriff mit Schnellkupplung zum Eindrehen von Schrauben verwendet werden, wenn der normale

Schraubenzieher nicht zur Verfügung steht. Außerdem kann er auch mit der kleinen Bohrmaschine zur Entfernung von Schrauben eingesetzt werden, diese müssen aber zuerst von Hand gelöst werden.

Standardinstrumente für 2,0-mm- und 1,5-mm-Implantate

Spiralbohrer, Durchmesser 2,0 mm
Siehe unter „Standardinstrumente für 2,7-mm-Implantate" (S.227).

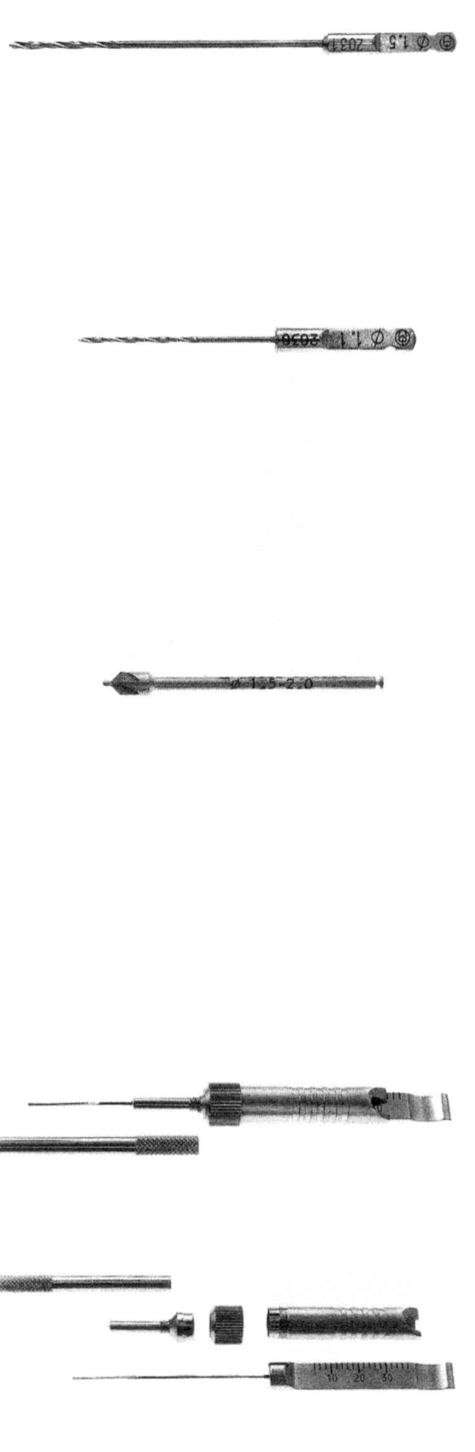

Spiralbohrer, Durchmesser 1,5 mm

Mit diesem Bohrer in einer Länge von 85 mm/60 mm (Gesamtlänge/nutzbare Länge) wird das Gleitloch für 1,5-mm-Kortikalisschrauben und das Gewindeloch für 2,0-mm-Kortikalisschrauben gebohrt. Er hat ein Schnellkupplungsende für die kleine Bohrmaschine. Dieser dünne Bohrer kann leicht abbrechen und muß daher mit großer Sorgfalt eingesetzt werden, damit er nicht beschädigt wird. Er sollte immer mit einer Bohrbüchse entsprechender Größe benutzt werden.

Spiralbohrer, Durchmesser 1,1 mm

Mit diesem Bohrer in einer Länge von 60 mm/35 mm (Gesamtlänge/nutzbare Länge) wird das Gewindeloch für 1,5-mm-Kortikalisschrauben gebohrt. Er hat ein Schnellkupplungsende für die kleine Bohrmaschine. Aufgrund des sehr kleinen Durchmessers muß er mit äußerster Sorgfalt verwendet werden, damit er nicht abbricht, besonders beim Einsatz mit einer Bohrmaschine. Durch die Verwendung einer geeigneten Bohrbüchse kann sowohl der Bohrer als auch das Weichteilgewebe geschützt werden.

Minikopfraumfräser, 1,5 mm/2,0 mm

Der Minikopfraumfräser wird in das Handstück mit Dentalkupplung eingesetzt und dient dazu, eine Vertiefung in harte Kortikalis zu schneiden und damit den Druck des Schraubenkopfes auf eine größere Fläche zu verteilen. Die 1,1 mm dicke Spitze zentriert den Kopfraumfräser im vorgebohrten Loch, und die 5 Schneidekanten erleichtern das Fräsen bei Drehung im Uhrzeigersinn.

Beachte: Der Einsatz des Kopfraumfräsers erfolgt *vor* der Längenmessung.

Schraubenmeßgerät für 1,5- bis 2,0-mm-Schrauben

Dieses Meßgerät hat einen Meßbereich bis 38 mm. Die dünne und empfindliche Sonde wird von einer Metallhülse geschützt, die nur zum Messen und Reinigen entfernt werden sollte. Der Haken muß sicher an der Gegenkortikalis einhaken, bevor die Hülse auf den Knochen geschoben und die Länge abgelesen wird. Vor der Reinigung muß das Meßgerät sorgfältig auseinandergenommen werden.

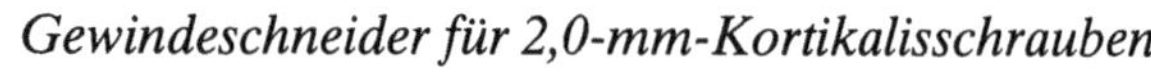

Gewindeschneider für 2,0-mm-Kortikalisschrauben

Dieser Gewindeschneider hat eine Gewindelänge von 24 mm, mit ihm wird ein Gewinde für 2,0-mm-Kortikalisschrauben in den Knochen geschnitten. Er paßt in den Handgriff mit Dentalkupplung. Zum Schutz des Gewindeschneiders und des umgebenden Gewebes wird die 2,0-mm-Doppelbohrbüchse verwendet.

Beachte: Das Gewindeschneiden erfolgt immer *nach* der Längenmessung.

Gewindeschneider für 1,5-mm-Kortikalisschrauben

Dieser Gewindeschneider hat eine Gewindelänge von 20 mm, mit ihm wird ein Gewinde für 1,5-mm-Kortikalisschrauben in den Knochen geschnitten. Er paßt in den Handgriff mit Dentalkupplung und wird mit der 1,5-mm-Doppelbohrbüchse als Schutzhülse eingesetzt. Der Gewindeschneider wird in der Regel zweimal im Uhrzeigersinn und einmal gegen den Uhrzeigersinn gedreht, damit das Knochenmehl in die Rinnen abgeleitet werden kann. Die Spitze des Instruments sollte die Gegenkortikalis passiert haben, bevor es entfernt wird.

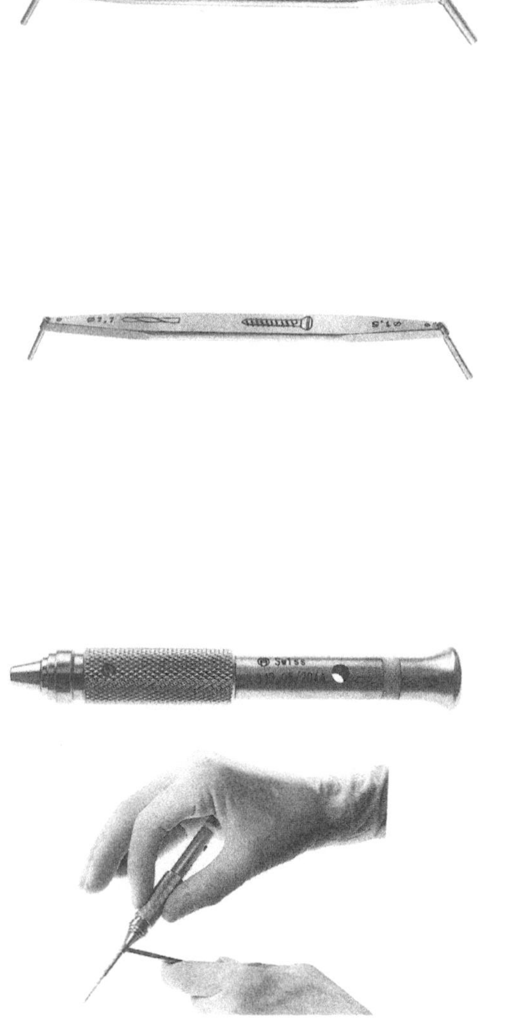

Doppelbohrbüchse, 2,0 mm/1,5 mm

Diese Bohrbüchse entspricht in Form und Funktion der oben beschriebenen Doppelbohrbüchse (2,7 mm/2,0 mm). Sie wird zum Bohren mit 1,5-mm- und 2,0-mm-Bohrern sowie zum Gewindeschneiden für 2,0-mm-Schrauben benötigt. Der Handgriff hat ein Loch für einen zuvor eingebrachten Kirschner-Draht (bis zu 1,5 mm Stärke), falls parallel zum Draht gebohrt werden soll. Der Abstand zwischen Draht und Schraube beträgt 4,0 mm, so daß eine Unterlagscheibe verwendet werden kann.

Doppelbohrbüchse, 1,5 mm/1,1 mm

Diese Bohrbüchse hat an dem einen Ende des Handgriffs eine 1,5-mm-Hülse und am anderen eine 1,1-mm-Hülse. Die 1,5-mm-Hülse wird mit dem 1,5-mm-Gewindeschneider und -Bohrer verwendet, und die 1,1-mm-Hülse mit dem 1,1-mm-Bohrer zum Einbringen von 1,5-mm-Kortikalisschrauben. Das gezahnte Ende ermöglicht einen sicheren Halt auf der Knochenoberfläche, mit der dünnwandigen Hülse lassen sich die Schrauben exakt im Plattenloch plazieren. Der Handgriff hat ein Loch für einen zuvor eingebrachten Kirschner-Draht (bis zu 1,25 mm Stärke), falls parallel zum Draht gebohrt werden soll. Der Abstand von 2,8 mm zwischen Draht und Schraube ermöglicht die Verwendung einer Unterlagscheibe.

Handstück mit Dentalkupplung

Dieser Handgriff wird mit dem Minikopfraumfräser, dem Gewindeschneider für 1,5-mm- und 2,0-mm-Schrauben und dem Minisechskantschraubenziehereinsatz verwendet. Durch das drehbare Ende des Handgriffs kann das Instrument mit 2 Fingern exakt gedreht und gleichzeitig in der Handinnenfläche abgestützt werden.

Handstück mit Dentalkupplung (mit Kunststoffhandgriff)

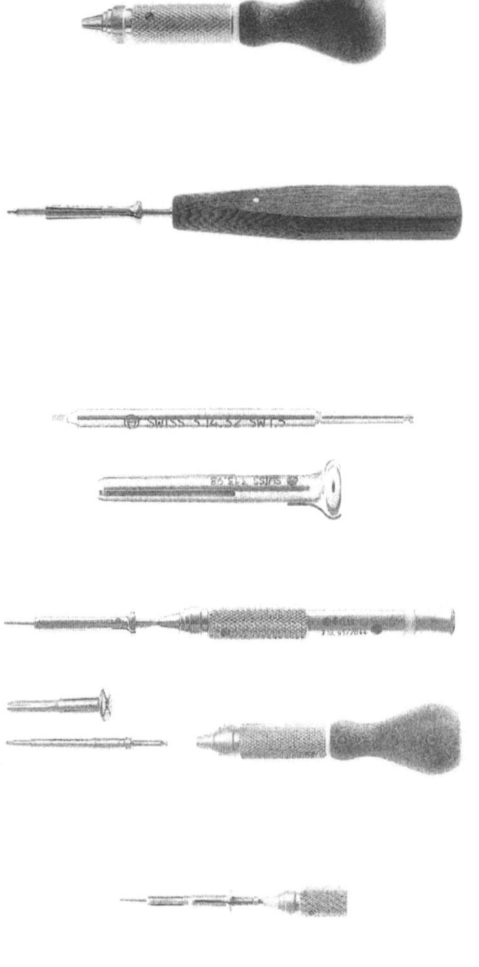

Dieses Instrument kann alternativ zu dem oben beschriebenen Handstück mit Dentalkupplung verwendet werden. Der Griff wird in der Handfläche abgestützt, während der vordere Teil des Handstücks mit 2 Fingern gedreht wird.

Minisechskantschraubenzieher

Dieser Schraubenzieher mit Haltehülse hat eine Sechskantspitze (Breite 1,5 mm) für die 1,5-mm- und 2,0-mm-Stahlschrauben. Die abnehmbare Haltehülse hält die Schraube beim Eindrehen fest, wird aber zum endgültigen Festziehen zurückgeschoben.

Minisechskantschraubenziehereinsatz

Dieser Schraubenziehereinsatz mit Haltehülse hat eine Sechskantspitze (Breite 1,5 mm) für die 1,5-mm- und 2,0-mm-Stahlschrauben. Er kann mit dem Handstück mit Dentalkupplung als Ersatz für den normalen Schraubenzieher verwendet werden. Die abnehmbare Haltehülse hält die Schraube beim Eindrehen fest, wird aber zum endgültigen Festziehen zurückgeschoben.

Kreuzschlitzschraubenziehereinsatz

Dieser Schraubenziehereinsatz wird mit dem Handstück mit Dentalkupplung zum Eindrehen von 1,5-mm- und 2,0-mm-Titanschrauben mit Kreuzschlitz (und früheren Stahlschrauben mit Kreuzschlitz) verwendet. Die abnehmbare Haltehülse hält die Schraube beim Eindrehen fest, wird aber zum endgültigen Festziehen zurückgeschoben.

Allgemeine Miniinstrumente

Kleine Knochenhebel, 6 und 8 mm breit

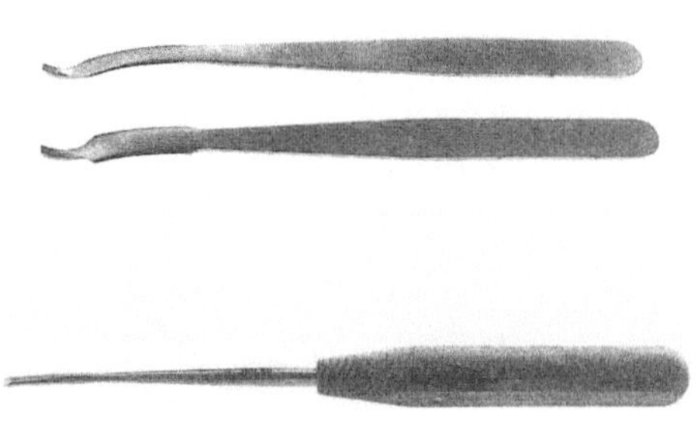

Die kleinen Knochenhebel sind 160 mm lang, haben eine kleine kurze Spitze und werden zur Darstellung von Frakturen der Mittelhand- und Mittelfußknochen eingesetzt. Hierbei darf kein übermäßiger Druck auf die Weichteile ausgeübt werden.

Raspatorium, gerade Schneide, 3 mm breit

Dieses Raspatorium mit einem leicht gebogenen Blatt wird als Repositionshilfe, zum Säubern des Frakturspalts und zur Darstellung der Fragmentenden sowie zur Vorbereitung des Schrauben- und Plattensitzes verwendet. *Auf keinen Fall* darf man mit ihm das Periost großzügig vom Knochen ablösen.

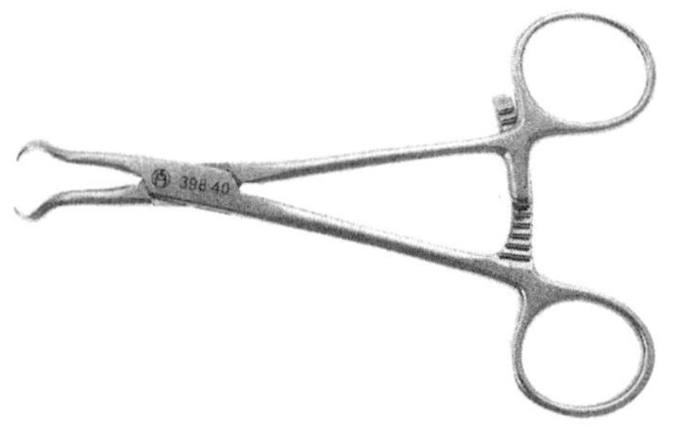

Repositionszange mit Spitzen, schmal

Diese Zange ist 132 mm lang und hat schmale gezackte Backen und feine Spitzen, mit denen eine exakte Reposition von Frakturen kleiner Knochen, wie z.B. an der Hand und am Fuß, ermöglicht wird. Die schmalen Backen schädigen die Weichteile nicht. Mit Hilfe der feinen Zahnsperre kann die Zange leicht und gleichmäßig geschlossen werden.

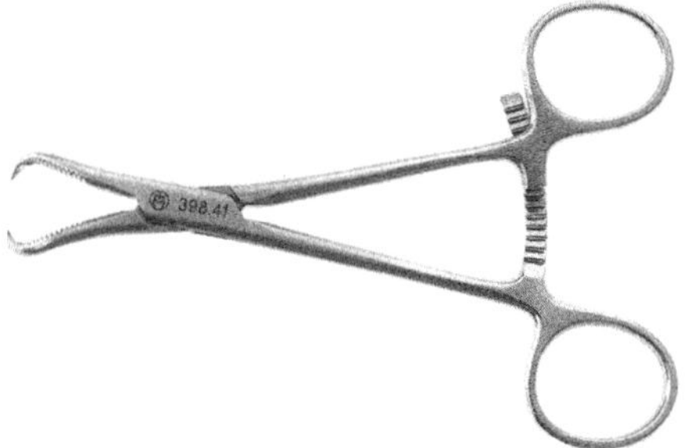

Repositionszange mit Spitzen, breit

Diese Zange ist 132 mm lang und hat breite gezackte Backen und feine Spitzen. Sie wird bei denselben Knochen und in ähnlicher Weise wie oben erwähnt eingesetzt, zwischen ihren Backen kann jedoch eine Platte eingeschoben werden. Auch sie hat eine feine Zahnsperre für leichtes und gleichmäßiges Schließen.

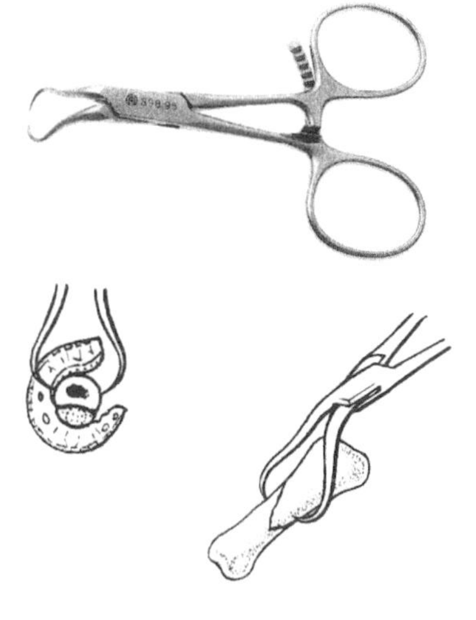

Hirschkäferzange

Diese 120 mm lange Zange hat Backen, die dem geweihartigen Kiefer des männlichen Hirschkäfers ähneln. Ihre feinen Spitzen ermöglichen es, den Knochen auf einer Seite entweder durch die Weichteile hindurch - ohne diese abzulösen - oder sogar perkutan zu fassen, was vor allem an den Fingern praktische Bedeutung hat. Mit der feinen Zahnsperre kann die Zange kontrolliert geschlossen werden.

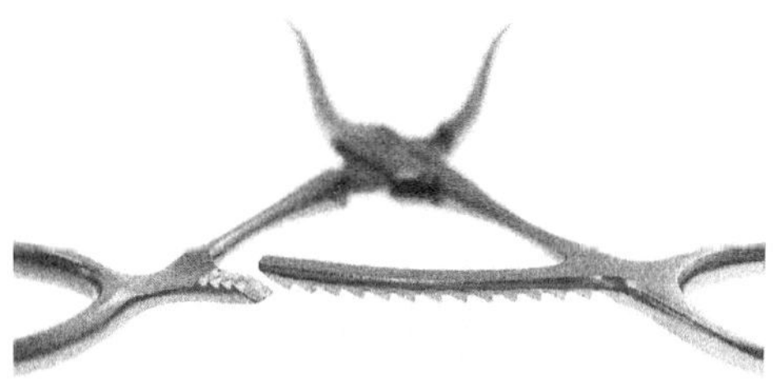

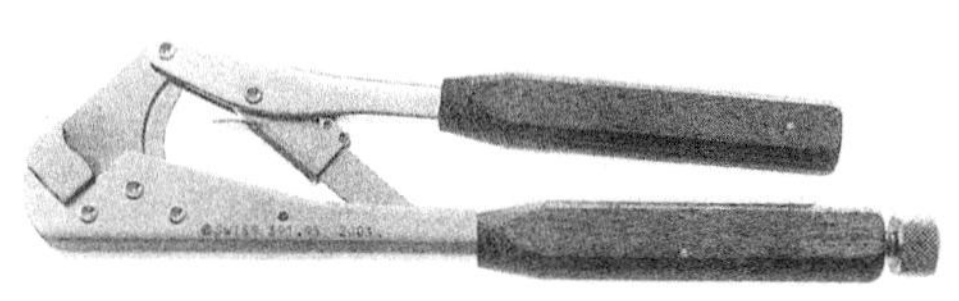

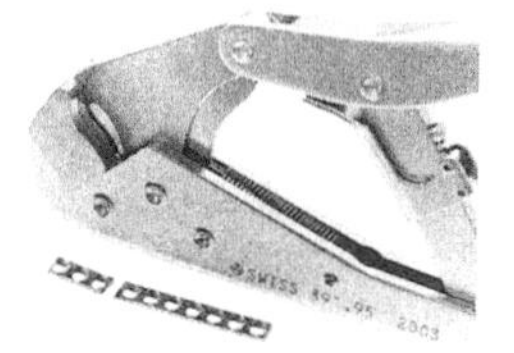

Schneidezange für Platten

Die 256 mm lange Zange wird benutzt, um 1,5-mm- bis 2,7-mm-Platten (außer 2,7-mm-DCP) in gewünschter Länge und Form zurechtzuschneiden. Der Mechanismus ermöglicht ein glattes Abzwicken, ohne daß scharfe Kanten zurückbleiben oder extra nachgeschnitten werden müßte.

Scharfer Haken

Mit dem Haken werden Frakturlinien untersucht und Fragmente reponiert. Man kann ihn auch zur Freilegung des Schraubenkopfinbus vor der Entfernung und zum Säubern von Instrumenten mit Gewinden von Knochenmehl und Gewebe verwenden.

Schraubenpinzette

Mit dieser Pinzette mit einfachem Selbsthaltemechanismus lassen sich die Schrauben aus den Einsätzen entnehmen.

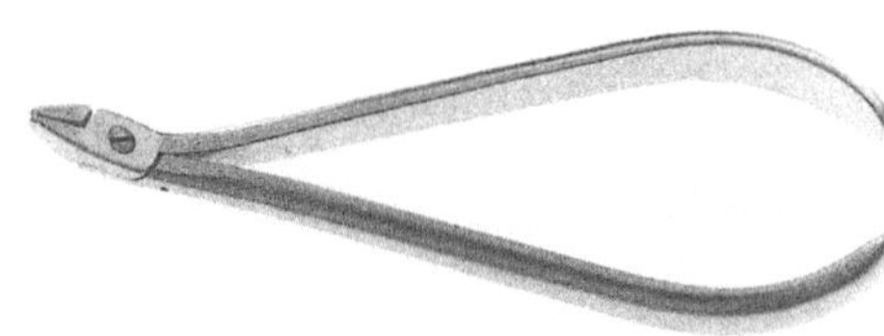

Biegezange für Platten

Diese 140 mm lange Zange wird paarweise verwendet, um 1,5-mm- bis 2,7-mm-Platten exakt zu biegen oder zu schränken.

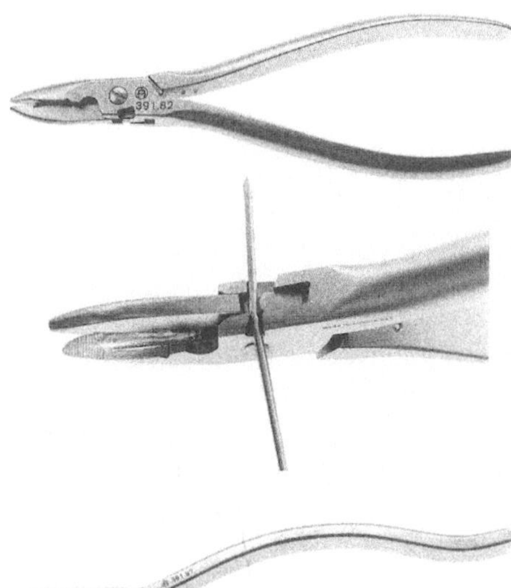

Drahtbiegezange

Mit der 155 mm langen Zange können Drähte gehalten und gebogen werden, außerdem lassen sich mit ihr Drähte bis zu 1,6 mm Durchmesser abzwicken.

Kurze Drahtschneidezange

Mit dieser 175 mm langen Drahtschneidezange werden Cerclage- und Kirschner-Drähte bis zu 1,25 mm Durchmesser abgeschnitten. Aufgrund der schrägen Backen kann exakt an der Spitze abgezwickt werden.

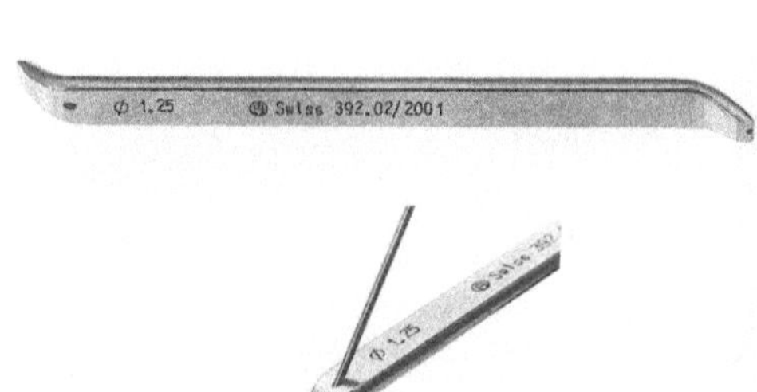

Biegebolzen für Kirschner-Drähte mit 0,8–1,25 mm Durchmesser

Dieser Biegebolzen wurde entwickelt, um Kirschner-Drähte nahe am Knochen oder an der Hautoberfläche umbiegen zu können.

6.11.1.2 Zusätzliche Instrumente

Spiralbohrer, Durchmesser 1,1 mm, 1,5 mm, 2,0 mm, 2,7 mm

Diese Bohrer sind teilweise auch dreilippig, in verschiedenen Längen und mit dreieckigem Ende für das Dreibackenbohrfutter erhältlich. (Siehe SYNTHES-Katalog für weitere Einzelheiten.)

Gewindeschneider für 1,5-mm-, 2,0-mm- und 2,7-mm-Schrauben

Es gibt auch längere Gewindeschneider als die im Abschn. 6.11.1.1 beschriebenen. Der Gewindeanteil des Gewindeschneiders sollte mindestens so lang wie die Schraube selbst sein, da sonst das in der nahen Kortikalis vorgeschnittene Gewinde durch den gewindefreien Schaft des Gewindeschneiders zerstört wird. (Siehe SYNTHES-Katalog für Einzelheiten.)

Dreifachzielbohrbüchse, 2,0 mm

Diese Drahtbohrbüchse dient als Führung für das Einbohren von Kirschner-Drähten. Mit Hilfe der 3 Löcher auf der einen Seite können Drähte parallel eingebracht werden, insbesondere bei der Technik der Zuggurtungsosteosynthese.

DCP-Bohrbüchse, 2,0 mm

Diese Bohrbüchse für Neutral- und Kompressionsstellung wird bei der Anwendung einer 2,0-mm-DCP für die Plazierung der Schrauben in neutraler (grün) oder exzentrischer (gelb) Position im Plattenloch mit dem 1,5-mm-Spiralbohrer verwendet. Der mit der exzentischen Schraube erzielte Kompressionsweg beträgt 0,6 mm (Pfeil an gelber Büchse muß zur Fraktur hin zeigen).

DCP-Bohrbüchse, 2,7 mm

Diese Bohrbüchse für Neutral- und Kompressionsstellung wird bei der Anwendung einer 2,7-mm-DCP verwendet. Mit dem 2,0-mm-Spiralbohrer wird für die 2,7-mm-Schrauben entweder in neutraler (grün) oder exzentrischer (gelb) Position im Plattenloch vorgebohrt. Der mit der exzentrischen Schraube erzielte Kompressionsweg beträgt 0,8 mm (Pfeil an gelber Büchse muß zur Fraktur hin zeigen).

Haltehülsen

Diese Haltehülsen für die kleinen und Minisechskantschraubenzieher sind einzeln erhältlich, falls sie verlorengehen oder beschädigt werden (s. S. 232).

Halteklammer

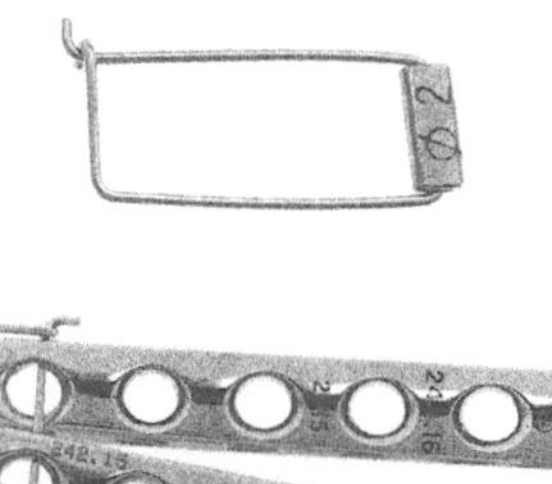

Diese mit ± *2,0* oder ± *2,7* markierten Klammern aus Implantatstahl werden zum Zusammenhalten von Platten und Unterlagscheiben benutzt. Gewöhnliche Sicherheitsnadeln können wegen des Risikos einer Korrosionsübertragung nicht verwendet werden.

Schränkeisen für kleine Platten, 2,7 mm und 3,5 mm

Diese Schränkeisen haben 2 Schlitze mit verschiedenen Breiten, um Platten unterschiedlicher Dicke biegen und schränken zu können, wobei die Eisen einander gegenüberliegend plaziert werden. Die unterschiedlich ausgerichteten Schlitze ermöglichen ein leichtes Überbiegen in Plattenmitte. Die länglichen Schlitze am Ende können ebenfalls zum Biegen und Schränken verwendet werden.

Termitenzange

Diese 90 mm lange leichtgewichtige (15 g) Repositionszange wird speziell für Frakturen der Fingerglieder und kleine Mittelhandfragmente benutzt. Sie hat etwas ausladende Backen, sehr feine Spitzen und eine fein abgestufte Zahnsperre. Die feinen Spitzen ermöglichen eine perkutane Fixierung. Aufgrund des leichten Gewichts bleibt die Zange in ihrer Position, wenn sie einmal geschlossen wurde.

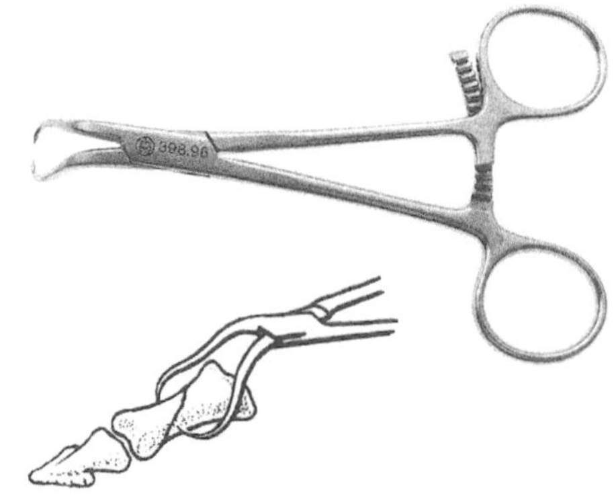

Zange mit Schiebebacken

Diese Zange hat einen abgewinkelten Handgriff mit Gewindesperre und Backen, die sich parallel zueinander bewegen. Die obere Backe ist auswechselbar: es gibt eine mit Füßchen und eine mit Spitze. Sie befindet sich gegenüber einem feststehenden spitzen Haken.
Die Zange wird zur Reposition und vorläufigen Fixation des 3. und 4. Mittelhandknochens benutzt, bei welchen der Zugang häufig problematisch ist. Mit Hilfe der Backe mit Füßchen kann eine Miniplatte am Knochen festgehalten werden.

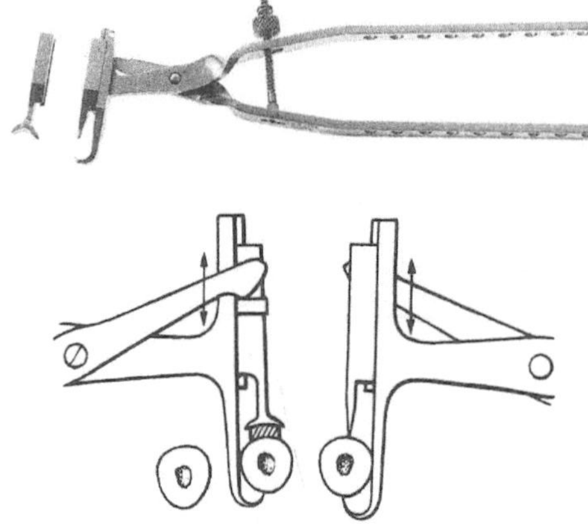

Selbstzentrierende Knochenhaltezange

Diese 150 mm lange Zange mit Gewindesperre hat ihren Einsatzbereich v. a. bei Mittelhand- und Mittelfußfrakturen, manchmal auch bei dünnen Unterarmknochen. Die selbstzentrierenden Backen machen die Anwendung selbst in kleinen Wunden einfach.

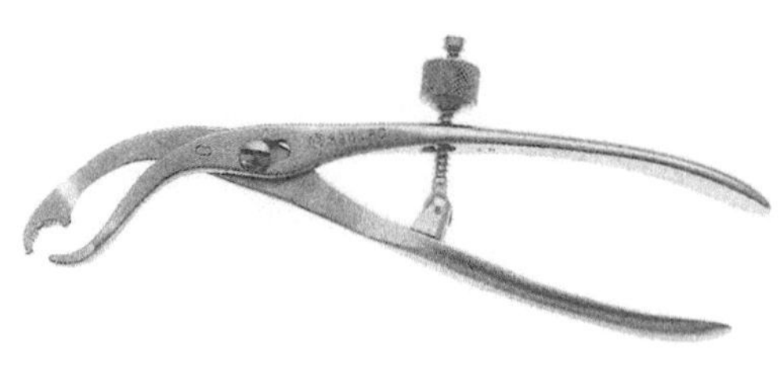

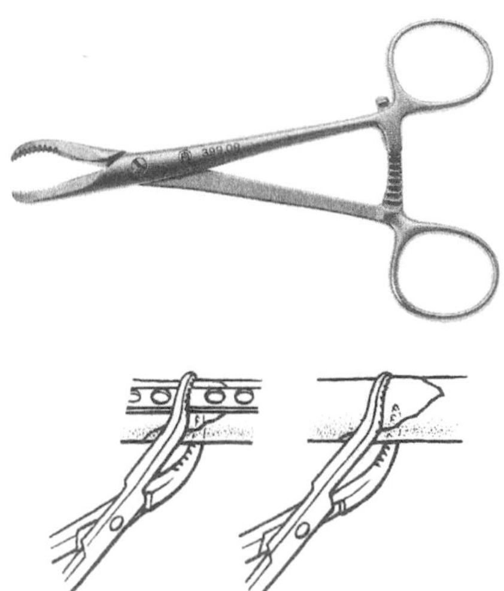

Repositionszange mit gezackten Backen, 140 mm lang

Diese Zange eignet sich ausgezeichnet zur Reposition und zum vorläufigen Festhalten einer Platte, z. B. am Unterarm, an der Fibula oder an den Mittelhand- und Mittelfußknochen. Die Zahnsperre läßt sich leicht handhaben und schließen. Die Zange ist auch mit einer Gewindesperre erhältlich.

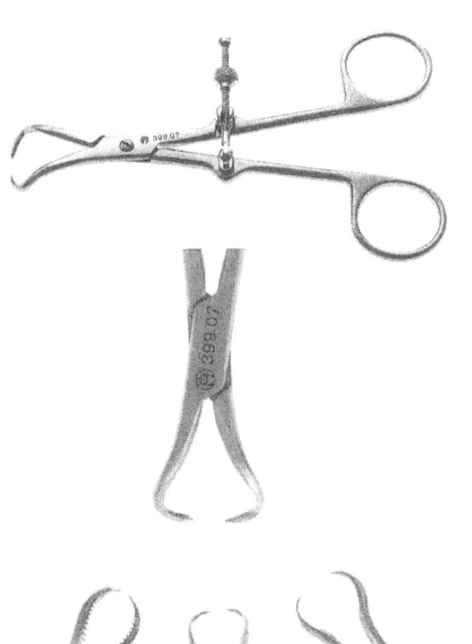

Repositionszange mit Spitzen, 130 mm lang

Diese Zange kann zur Reposition von Mittelfuß- und Mittelhandknochen verwendet werden. Durch ihre breiten Backen sind sie jedoch nicht so leicht zu handhaben wie die schmalen Repositionszangen (s. Abschn. 6.11.1.1). Die Zange gibt es sowohl mit Zahnsperre als auch mit Gewindesperre.

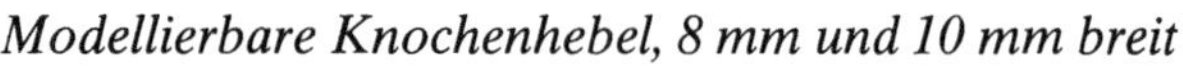

Modellierbare Knochenhebel, 8 mm und 10 mm breit

Diese 230 mm langen Knochenhebel können in die gewünschte Form gebogen werden.

Raspatorien

Raspatorien sind in verschiedenen Größen und Formen erhältlich (s. SYNTHES-Katalog).

Haltezange für kleine Platten

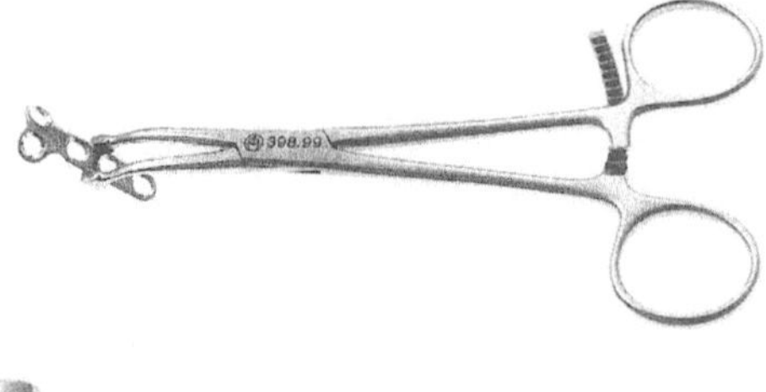

Mit dieser Zange können kleine Platten während der Planung der richtigen Plattenlage oder beim Bohren provisorisch am Knochen festgehalten werden.

Hammer, 100 g

Der Hammer wird mit den feinen Meißeln für Osteotomien, z. B. an der Hand, verwendet.

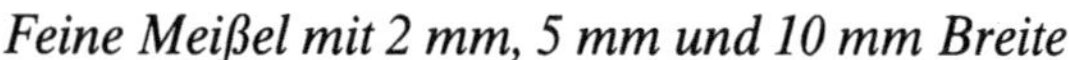

Feine Meißel mit 2 mm, 5 mm und 10 mm Breite

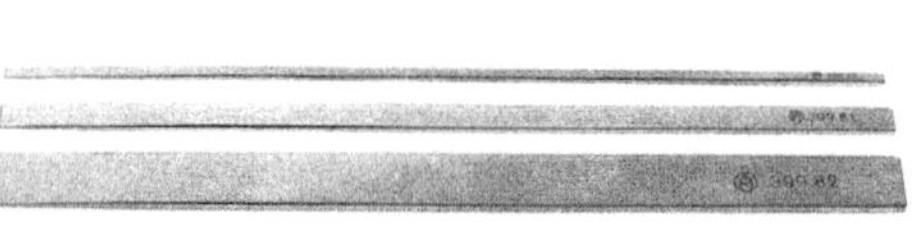

Diese 150 mm langen Meißel werden für Osteotomien an der Hand benutzt.

Kleiner Distraktor

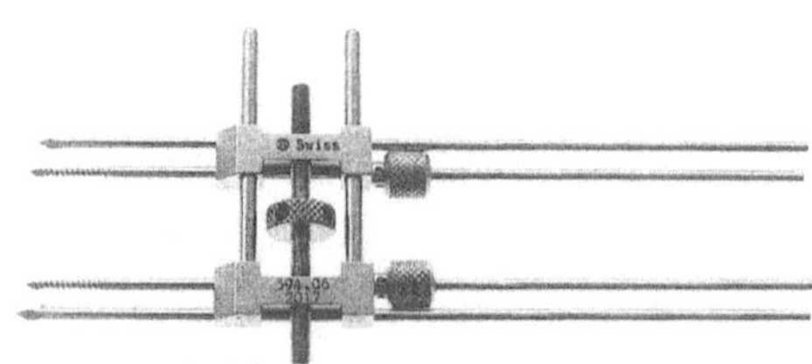

Siehe Abschn. 6.14.2.

Minibohrmaschine

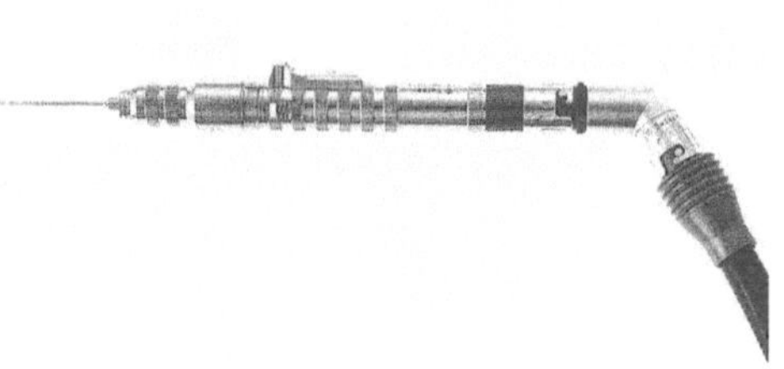

Siehe Abschn. 6.21.3.4 (s. auch SYNTHES-Katalog).

6.11.1.3 Veraltete Instrumente

Minibohrbüchsen, 1,1 mm und 1,5 mm

Diese Bohrbüchsen wurden durch die 1,5-mm-/1,1-mm-Doppelbohrbüchse ersetzt.

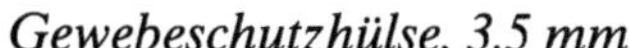

Gewebeschutzhülse, 3,5 mm

Diese als Gewebeschutz für den 2,7-mm-Gewindeschneider verwendete Hülse wurde durch die 2,7-mm-/2,0-mm-Doppelbohrbüchse ersetzt.

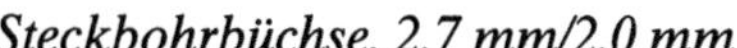

Steckbohrbüchse, 2,7 mm/2,0 mm

Diese Bohrbüchse wird nicht mehr benötigt, da ihre Funktion von der 2,7-mm-/2,0-mm-Doppelbohrbüchse übernommen wurde.

Kleiner Sechskantschraubenzieher mit Haltehülse

Dieser Schraubenzieher wurde durch den kleinen Sechskantschraubenzieher mit einer Nut im Schaft für die Schraubenhaltehülse ersetzt.

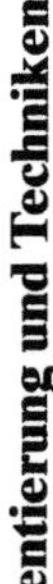

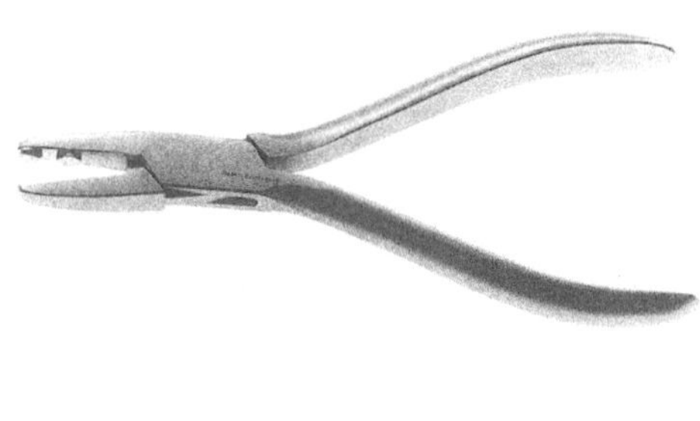

Biegezange für kleine Platten

Diese Zangen mit 1 oder 2 „Warzen" wurden durch die 2 kleinen Plattenbiegezangen ersetzt, die in Abschn. 6.11.2 beschrieben wurden.

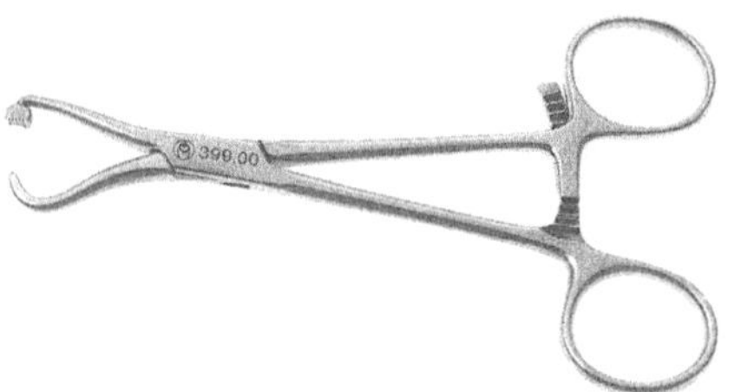

Haltezange für Fingerplatten

Es hat sich herausgestellt, daß für diese Haltezange eine zu ausgedehnte Inzision notwendig ist, um an der Hand von praktischem Nutzen zu sein.

6.11.2 Minifragmentimplantate

Interne Osteosynthesen der Hand und des Fußes haben in den letzten Jahren zugenommen. Auch für kleinere Knochen gilt das Ziel, eine ausreichende Stabilität für eine frühe postoperative Mobilisation zu erzielen. Es werden dieselben Grundprinzipien der offenen Reposition und stabilen Osteosynthese wie bei großen Knochen angewendet, nur die Größe der Implantate ist unterschiedlich. Die zunehmende Verwendung kleiner Implantate hat zur Entwicklung einer großen Anzahl verschiedener Typen und Größen geführt. Alle Implantate sind mittlerweile sowohl in Reintitan als auch in Stahl erhältlich.
Die Implantate sind ebenso wie die für ihre Anwendung notwendigen Instrumente sehr empfindlich. Man muß sehr sorgfältig und fachkundig mit ihnen umgehen, ohne dabei große Kräfte aufzuwenden.

6.11.2.1 Minifragmentschrauben

Die Minifragmentschrauben sind 2,7-mm-, 2,0-mm- und 1,5-mm-Kortikalisschrauben, die als Zugschrauben oder Plattenbefestigungsschrauben eingesetzt werden. In kleinen Knochen ist die Spongiosa ziemlich hart, so daß auch im metaphysären und epiphysären Bereich Kortikalisschrauben verwendet werden können. Die Schrauben sind sowohl in Reintitan als auch in Stahl erhältlich.

2,7-mm-Kortikalisschraube

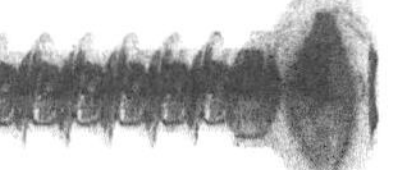

Diese Schraube wird zur Zugschraubenosteosynthese von Mittelhand- und Mittelfußfrakturen sowie von kleinen Fragmenten am Unterarm und am Sprunggelenk verwendet. Außerdem wird sie zur Befestigung von 2,7-mm-Platten an diesen Knochen benutzt. Mit einer Unterlagscheibe mit Spitzen kann sie auch zur Refixation ausgerissener Bänder eingesetzt werden.

Das asymmetrische, abstützende Schraubengewinde ergibt einen ausgezeichneten Halt im Knochen. Bevor die Schraube eingedreht wird, muß im Knochen ein Gewinde vorgeschnitten werden. Der Schraubenkopf hat einen Sechskantinbus derselben Größe wie die Kleinfragmentschrauben (2,5 mm), der Kerndurchmesser der Schraube entspricht der 4,0-mm-Spongiosaschraube (1,9 mm). Deshalb wird für 2,7-mm-Schrauben dasselbe Meßgerät und derselbe Schraubenzieher verwendet wie für Kleinfragmentschrauben. Die Unterfläche des Schraubenkopfes ist halbkugelförmig.
Die 2,7-mm-Kortikalisschrauben gibt es in Längen von 6–40 mm in 2-mm-Schritten.

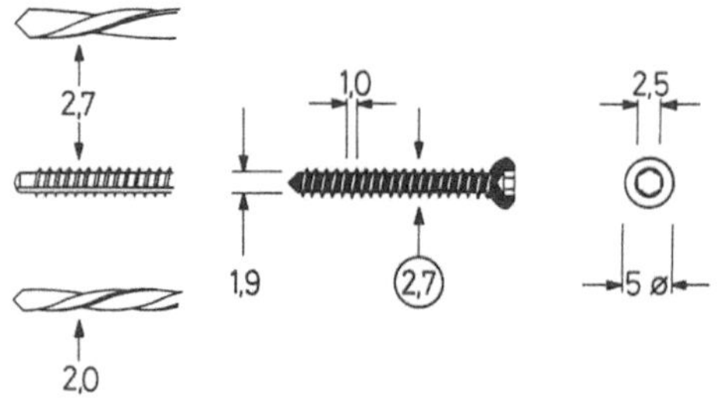

Wichtige Abmessungen:
- Kopfdurchmesser: 5,0 mm
- Innensechskant: 2,5 mm
- Kerndurchmesser: 1,9 mm
- Gewindedurchmesser: 2,7 mm
- Gewindesteigung: 1,0 mm
- Bohrer für Gleitloch: 2,7 mm
- Bohrer für Gewindeloch: 2,0 mm
- Gewindeschneider für 2,7-mm-Kortikalisschrauben

2,0-mm-Kortikalisschraube

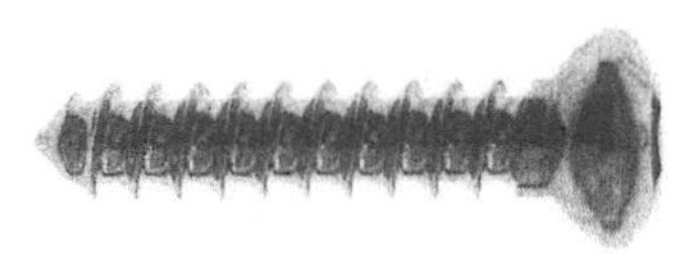

Diese Schraube wird zur Zugschraubenosteosynthese von Fragmenten der Grund- und Mittelglieder der Finger, bei kleinen Mittelhandknochen und bei Frakturen von kleinen Radiusköpfchen verwendet. Außerdem wird sie zur Befestigung von 2,0-mm-Platten an diesen Knochen benutzt.
Die Schraube hat ein asymmetrisches, abstützendes Gewinde für einen soliden Halt im Knochen nach dem Gewindeschneiden. Die Unterfläche des Schraubenkopfes ist halbkugelförmig. Der Kopf der 2,0-mm-Schraube ist entweder mit Sechskantinbus (Stahl) oder Kreuzschlitz (Titan) erhältlich. Man muß darauf achten, daß der richtige Schraubenzieher vorhanden ist.
Die 2,0-mm-Kortikalisschrauben gibt es in Längen von 6 –38 mm in 2-mm-Schritten.

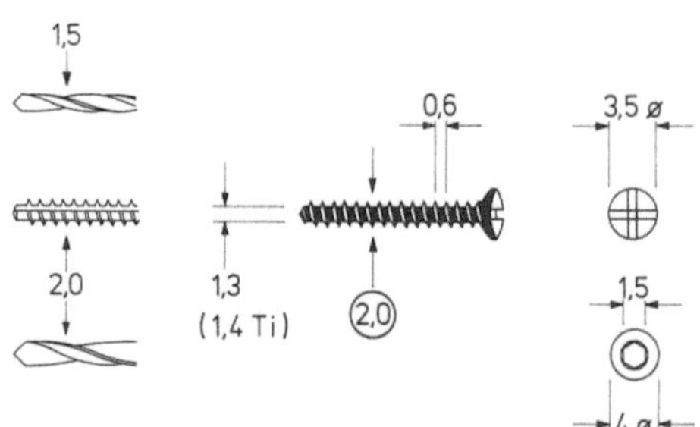

Wichtige Abmessungen:
- Kopfdurchmesser: 4,0 mm (Titan 3,5 mm)
- Innensechskant: 1,5 mm
- Kerndurchmesser: 1,3 mm (Titan 1,4 mm)
- Gewindedurchmesser: 2,0 mm
- Gewindesteigung: 0,6 mm
- Bohrer für Gleitloch: 2,0 mm
- Bohrer für Gewindeloch: 1,5 mm
- Gewindeschneider für 2,0-mm-Kortikalisschrauben

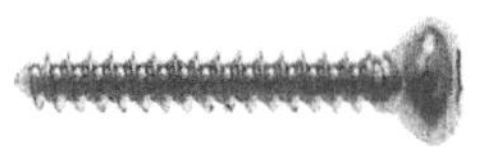

1,5-mm-Kortikalisschraube

Diese Schraube ist geeignet für die Zugschraubenosteosynthese winziger Fragmente der Fingerglieder, der Mittelhandknochen und des Radiusköpfchens. Sie wird auch zur Befestigung der 1,5-mm-Miniplatten verwendet.
Trotz ihrer sehr kleinen Größe bietet diese Schraube dank ihres asymmetrischen Abstützgewindes einen ausgezeichneten Halt im Knochen. Das Gewinde muß vorgeschnitten werden. Die Unterfläche des Schraubenkopfes ist halbkugelförmig.
Auch die 1,5-mm-Kortikalisschraube gibt es entweder mit Sechskantinbus (Stahl) oder Kreuzschlitzvertiefung (Titan) im Schraubenkopf. Der entsprechende Schraubenzieher muß bereitgelegt werden.
Die 1,5-mm-Kortikalisschrauben gibt es in Längen von 6–20 mm; von 6–12 mm in 1-mm-Schritten und von 14–20 mm in 2-mm-Schritten.

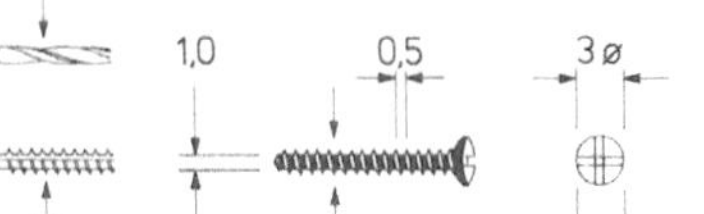

Wichtige Abmessungen:

- Kopfdurchmesser: 3,0 mm
- Innensechskant: 1,5 mm
- Kerndurchmesser: 1,0 mm
- Gewindedurchmesser: 1,5 mm
- Gewindesteigung: 0,5 mm
- Bohrer für Gleitloch: 1,5 mm
- Bohrer für Gewindeloch: 1,1 mm
- Gewindeschneider für 1,5-mm-Kortikalisschrauben

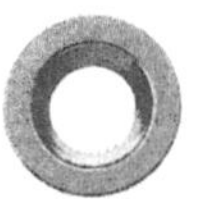

Unterlagscheibe, 7 mm Außendurchmesser

Diese Unterlagscheibe aus Stahl oder Reintitan kann verwendet werden, um zu verhindern, daß der Kopf einer 2,7-mm-Schraube die Kortikalis spaltet und in den Knochen einsinkt.

Unterlagscheibe, 4,5 mm Außendurchmesser

Diese Unterlagscheibe aus Stahl kann mit 1,5-mm- oder 2,0-mm-Schrauben verwendet werden, um zu verhindern, daß ihr Kopf die Kortikalis spaltet und in den Knochen einsinkt.

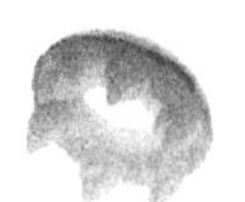

Unterlagscheibe mit Spitzen (Durchmesser 8,0 mm/3,2 mm)

Diese Unterlagscheibe besteht aus Polyacetalharz und hat eine Metallarmierung als Röntgenkontrast. Sie wird zur Refixation von ausgerissenen Bandansätzen mit einer 2,7-mm-Kortikalisschraube verwendet.
Die Unterlagscheibe aus Polyacetalharz ist bis zu 30mal sterilisierbar (max. 140 °C), anschließend muß sie mindestens 8 h abkühlen und rekristallisieren.

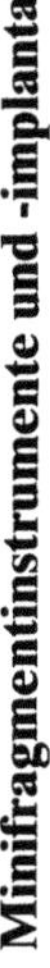

6.11.2.2 Minifragmentstandardplatten

Standardplatten für 2,7-mm-Schrauben

Viertelrohrplatten

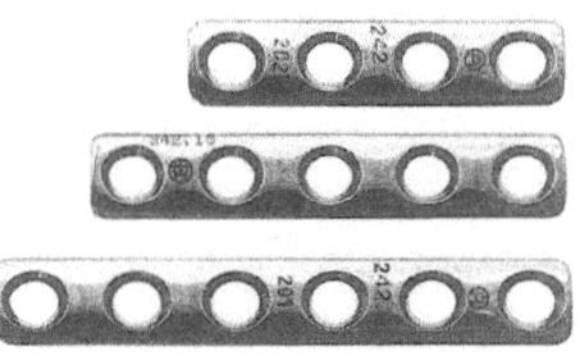

Diese Platten werden hauptsächlich als Zuggurtungsplatten bei Frakturen der Mittelhand- und Mittelfußknochen eingesetzt. Bei vollständigem Kontakt mit dem Knochen bietet die Platte eine gute Längsstabilität. Dies wird entweder durch die Kanten entlang der Platte oder die Kragen um die Plattenlöcher erreicht. Wegen des Querschnitts in der Form eines Rohrviertels befindet sich der Schraubenkopf nach dem Eindrehen durch das Plattenloch fast auf gleicher Ebene mit der Plattenoberfläche. Folglich überragt die Unterfläche des Schraubenkopfes die Plattenunterfläche. Bei einem Knochen mit kleinem Umfang kann der Schraubenkopf in Kontakt mit dem Knochen treten und dadurch verhindern, daß die Platte sicher fixiert wird. Um dieses Problem zu lösen, haben die neuen Stahlplatten auf der Unterseite einen Kragen um die Plattenlöcher. Diese Kragen verhindern, daß der Schraubenkopf die Plattenunterfläche überragt, und sichern so den Kontakt mit dem Knochen.

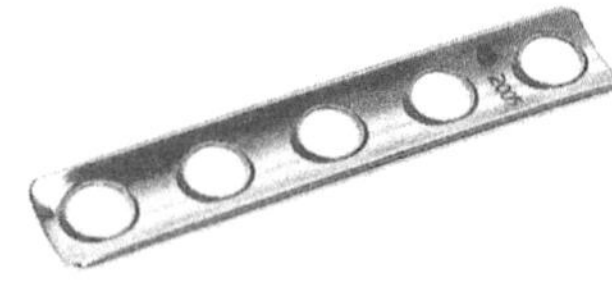

Die Platten gibt es in Längen von 23–63 mm mit 3–8 Löchern.

Wichtige Abmessungen:

- Profil: s. Abb.
- Dicke: 1 mm
- Breite: 7 mm
- Lochabstand: 8 mm

Kleine L-Platten, 2,7 mm, schräg abgewinkelt

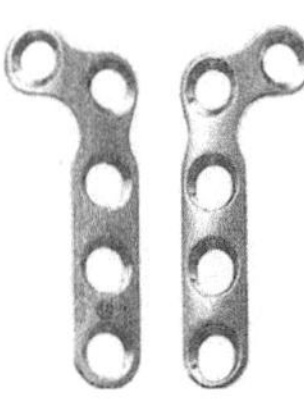

Diese Platten werden vorwiegend bei Frakturen der proximalen oder distalen Enden der Mittelhandknochen verwendet. Die dünnen Platten können leicht mit 2 Biegezangen gebogen werden. Der Kopfteil wird über die breitere Metaphyse gelegt. Die leicht ovalen Löcher ermöglichen ein exzentrisches Plazieren von Schrauben, um ein wenig Kompression zu erzielen.
Die Platten gibt es mit schräger Abwinklung des Kopfteils nach links und rechts, mit 3 Löchern im Schaft und 2 Löchern im Kopfteil.

Wichtige Abmessungen:

- Profil: s. Abb.
- Dicke: 1,2 mm
- Breite: 7 mm
- Lochabstand: 8 mm
- Plattenlänge: 35 mm

Kleine T-Platten, 2,7 mm

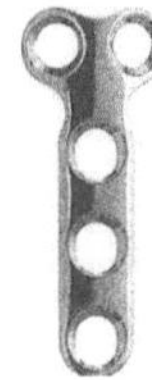

Diese Platten entsprechen in Aussehen und Funktion den L-Platten, nur der Kopfteil ist T- und nicht L-förmig.
Im Schaft gibt es 3, im Kopfteil 2 Löcher.

Wichtige Abmessungen:

– Profil:	s. Abb.
– Dicke:	1,2 mm
– Breite:	7 mm
– Lochabstand:	8 mm
– Plattenlänge:	32 mm

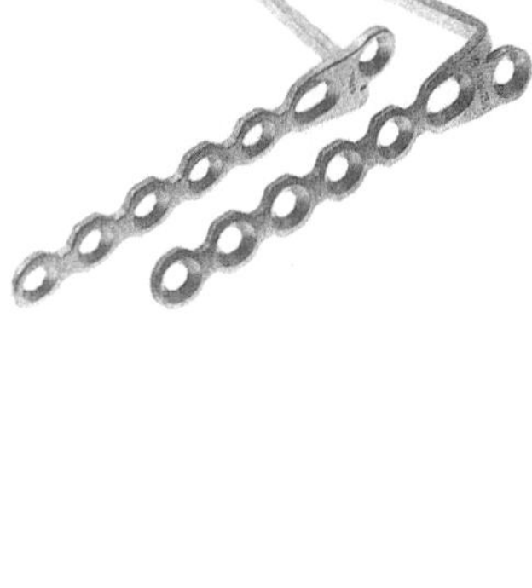

Kleine Kondylenplatten, 2,7 mm

Diese Platten sind für die Anwendung bei gelenknahen Frakturen der Mittelhand- und Mittelfußknochen vorgesehen. Die Platten haben an einem Ende einen 2,7 mm breiten und 28 mm langen, rechtwinklig abstehenden Stift, der sich links oder rechts des letzten Plattenlochs befindet. Mit einer Schneidezange kann der Stift auf die gewünschte Länge gekürzt werden. Das Implantat ermöglicht eine stabile Befestigung in dem gelenknahen Fragment bei minimalem Platzbedarf. Die Platte hat seitliche Einkerbungen, wodurch sie leicht der Knochenform angepaßt werden kann.

Die kleinen Kondylenplatten haben 6 Löcher im Schaftbereich und 1 Loch neben dem Stift. Sie sind in Stahl und Reintitan erhältlich.

Wichtige Abmessungen:

– Profil:	s. Abb.
– Dicke:	1,5 mm
– Breite:	7 mm
– Lochabstand:	8 mm
– Plattenlänge:	55 mm

Standardplatten für 2,0-mm-Schrauben

Gerade Miniplatten, 2,0 mm

Gerade Miniplatten mit 20 Löchern können mit der Plattenschneidezange auf die gewünschte Länge gekürzt werden. Der nicht benutzte Teil kann für andere Anwendungen aufgehoben werden. Die Platte wird vorwiegend bei Phalanxfrakturen (Fingerglieder) benutzt. Sie läßt sich leicht mit 2 Biegezangen der Knochenform anpassen. Durch exzentrisches Plazieren der Schrauben in die ovalen Plattenlöcher kann eine geringe Kompression erzielt werden.

Wichtige Abmessungen:

– Profil:	s. Abb.
– Dicke:	1,2 mm
– Breite:	5 mm
– Lochabstand:	5 mm
– Plattenlänge:	100 mm

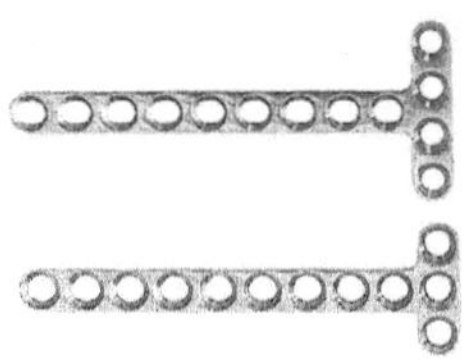

Mini-T-Platten, 2,0 mm

Diese Platten sind T-förmig und können mit der Plattenschneidezange in die gewünschte Länge und Form zurechtgeschnitten werden. Die Platte wird am distalen oder proximalen Phalanxende verwendet. Der Kopfteil wird im Bereich der Metaphyse plaziert. Sie läßt sich leicht mit 2 Biegezangen der Knochenform anpassen. Durch exzentrisches Plazieren der Schrauben in die ovalen Plattenlöcher kann eine geringe Kompression erzielt werden.
Die 2,0-mm-Mini-T-Platte hat 9 Löcher im Schaft und 3 oder 4 Löcher im Kopfteil.

Wichtige Abmessungen:
- Profil: s. Abb.
- Dicke: 1,2 mm
- Breite: 5 mm
- Lochabstand: 5 mm
- Plattenlänge: 50 mm

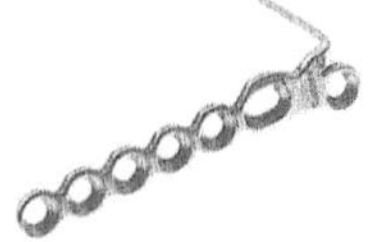

Minikondylenplatten, 2,0 mm

Diese Platten sind zur Anwendung bei Frakturen oder Osteotomien nahe der Metakarpophalangeal-(MP-) oder der proximalen Interphalangeal-(PIP-)Gelenke vorgesehen. Die Platten haben an einem Ende einen 2,0 mm breiten und 14 mm langen, rechtwinklig abstehenden Stift, der sich links oder rechts des letzten Plattenlochs befindet. Mit einer Schneidezange kann der Stift auf die gewünschte Länge gekürzt werden, bevor er in den metaphysären Knochen eingebracht wird. Das Implantat ermöglicht eine stabile Befestigung in dem gelenknahen Fragment bei minimalem Platzbedarf. Die Platte hat seitliche Einkerbungen, wodurch sie leicht der Knochenform angepaßt werden kann.
Die 2,0-mm-Minikondylenplatten haben 6 Löcher im Schaftbereich und ein Loch neben dem Stift. Sie sind in Stahl und Reintitan erhältlich.

Wichtige Abmessungen:
- Profil: s. Abb.
- Dicke: 1,2 mm
- Breite: 5 mm
- Lochabstand: 5 mm
- Plattenlänge: 29 mm

Standardplatten für 1,5-mm-Schrauben

Gerade Miniplatten, 1,5 mm

Diese Platten haben 20 Löcher und können mit der Plattenschneidezange auf die gewünschte Länge gekürzt werden. Der nicht benutzte Teil kann für andere Anwendungen aufgehoben werden. Die Platte wird vorwiegend bei Phalanxfrakturen (Fingerglieder) benutzt. Sie läßt sich leicht mit 2 Biegezangen der Knochenform anpassen. Durch exzentrisches Plazieren der Schrauben in die ovalen Plattenlöcher kann eine geringe Kompression erzielt werden.

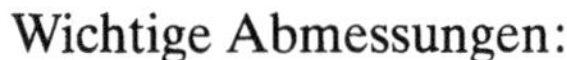

Wichtige Abmessungen:

– Profil:	s. Abb.
– Dicke:	0,9 mm (Titan 1,0 mm)
– Breite:	3,8 mm
– Lochabstand:	5 mm
– Plattenlänge:	100 mm

Mini-T-Platten, 1,5 mm

Diese Platten sind T-förmig und können mit der Plattenschneidezange in die gewünschte Länge und Form zurechtgeschnitten werden. Die Platte wird am distalen oder proximalen Phalanxende verwendet. Der Kopfteil wird im Bereich der Metaphyse plaziert.
Sie läßt sich leicht mit 2 Biegezangen der Knochenform anpassen. Durch exzentrisches Plazieren der Schrauben in die ovalen Plattenlöcher kann eine geringe Kompression erzielt werden.
Die 1,5-mm-Mini-T-Platte hat 9 Löcher im Schaft und 3 oder 4 Löcher im Kopfteil.

Wichtige Abmessungen:

– Profil:	s. Abb.
– Dicke:	0,9 mm (Titan 1,0 mm)
– Breite:	3,8 mm
– Lochabstand:	5 mm
– Plattenlänge:	50 mm

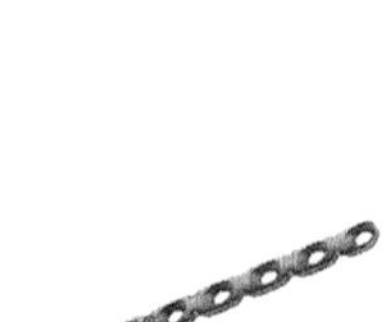

Minikondylenplatten, 1,5 mm

Diese Platten sind zur Anwendung bei Frakturen oder Osteotomien nahe der MP- oder der PIP-Gelenke vorgesehen. Die Platten haben an einem Ende einen 1,5 mm breiten und 14 mm langen, rechtwinklig abstehenden Stift, der sich links oder rechts des letzten Plattenlochs befindet. Mit einer Schneidezange kann der Stift auf die gewünschte Länge gekürzt werden, bevor er in den metaphysären Knochen eingebracht wird. Das Implantat ermöglicht eine stabile Befestigung in dem gelenknahen Fragment bei minimalem Platzbedarf. Die Platte hat seitliche Einkerbungen, wodurch sie leicht der Knochenform angepaßt werden kann.
Die 1,5-mm-Minikondylenplatten haben 6 Löcher im Schaftbereich und 1 Loch neben dem Stift. Sie sind in Stahl und Reintitan erhältlich.

Wichtige Abmessungen:

– Profil:	s. Abb.
– Dicke:	0,9 mm
– Breite:	3,8 mm
– Lochabstand:	5 mm
– Plattenlänge:	26 mm

Kirschner-Drähte

Kirschner-Drähte gibt es in Stahl und in einer Titanlegierung, sie sind mit Durchmessern von 0,6–3,0 mm und in verschiedenen Längen von 70–400 mm mit einer Trokarspitze erhältlich (Einzelheiten s. SYNTHES-Katalog). Man verwendet sie zur Reposition und zur vorläufigen oder endgültigen Fixation von Frakturen an der Hand, am Fuß oder an anderen kleinen Knochen.
Sie werden entweder mit der Minibohrmaschine oder mit der kleinen Bohrmaschine mit Dreibackenfutter eingebohrt. Anhand der unterschiedlichen Längen kann der Durchmesser identifiziert werden.

Cerclagedrähte

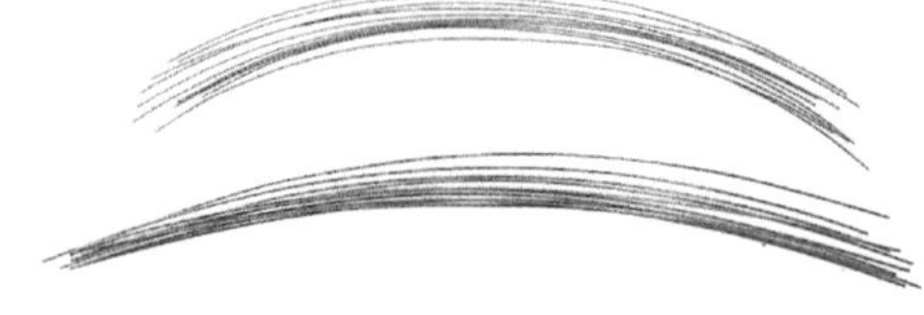

Cerclagedrähte mit einem Durchmesser von 0,6 mm und einer Länge von 175 mm bzw. 0,8 mm und 200 mm werden manchmal zur Zuggurtung von Minifragmenten benutzt. Der Draht hat eine ausgezeichnete Zugfestigkeit und ist leicht zu handhaben. Die vorgeschnittenen Längen helfen bei der Identifizierung der verschiedenen Drahtdurchmesser. Es gibt auch noch weitere Größen.

6.11.2.3 Zusätzliche Implantate

DCP, 2,7 mm

Diese Platte entspricht im Aussehen den größeren 3,5-mm- und 4,5-mm-DCP, sie findet ihre Anwendung vorwiegend am Unterkiefer und in der Veterinärchirurgie, aber auch bei Mittelhand- und Mittelfußfrakturen. Die 2,7-mm-DCP-Bohrbüchse wird mit neutraler (grün) oder exzentrischer (gelb) Bohrführung zum Bohren für die 2,7-mm-Schraube benutzt. Axiale Kompression erhält man, wenn die exzentrische Bohrbüchse mit dem Pfeil zur Fraktur zeigend in das Plattenloch gesetzt wird; die Verschiebung beträgt 0,8 mm. Falls eine weitere Kompression erwünscht ist, kann der Plattenspanner mit Gelenken verwendet werden. Die Platte wird mit den kleinen Schränkeisen der Knochenform angepaßt.
Die 2,7-mm-DCP ist in Längen von 20–100 mm mit 2–12 Löchern erhältlich. Es gibt auch eine 2-Loch-Platte mit längerem Lochabstand für Unterkiefereingriffe.

Wichtige Abmessungen:

– Profil:	s. Abb.
– Dicke bis zu 6 Löcher:	2,0 mm (Titan 2,2 mm)
– Dicke 7–12 Löcher:	2,5 mm (Titan 2,7 mm)
– Breite:	8 mm
– Lochabstand:	8 und 12 mm

Kleine L-Platten, 2,7 mm, links und rechts rechtwinklig

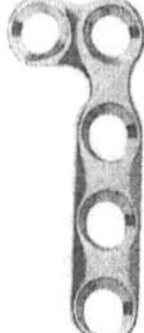

Diese Platten entsprechen in Aussehen und Anwendung den schräg abgewinkelten L-Platten (s. S. 242).

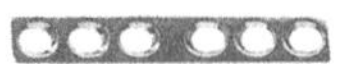

DCP, 2,0 mm

Diese Platte entspricht im Aussehen und in der Anwendung den anderen DC-Platten. Sie wird an der Hand oder am Fuß speziell bei Zweiteingriffen eingesetzt, wenn ein besonders starkes Implantat erforderlich ist. Mit der 2,0-mm-DCP-Bohrbüchse wird für die 2,0-mm-Schrauben gebohrt. Man kann eine axiale Kompression von 0,8 mm erhalten, wenn man die gelbe, exzentrische Bohrführung benutzt, wobei der Pfeil zur Fraktur zeigen muß.
Die 2,0-mm-DCP ist in Längen von 22–42 mm mit 4–8 Löchern erhältlich.

Wichtige Abmessungen:

– Profil:	s. Abb.
– Dicke 4–6 Löcher:	1,0 mm
– Dicke 7–8 Löcher:	1,5 mm
– Breite:	5 mm
– Lochabstand:	7 mm

Gerade Miniplatte, 2,0 mm

Diese Platte wird für Schaftfrakturen der Phalangen (Fingerglieder) verwendet. Durch exzentrisches Plazieren der Schrauben in den ovalen Plattenlöchern läßt sich eine geringe Kompression erzielen.
Die Platte gibt es in Längen von 17–35 mm mit 3–6 Löchern.

Wichtige Abmessungen:

– Profil:	s. Abb.
– Dicke:	1,2 mm
– Breite:	5 mm
– Lochabstand:	6 mm

Miniadaptationsplatte, 2,0 mm

Die Adaptationsplatte mit 20 Löchern ist eine sehr dünne und formbare Platte, sie hat Kanteneinschnitte zwischen ihren Löchern, die das Anpassen der Platte in 3 Dimensionen ermöglichen. Mit der Plattenschneidezange kann die Platte auf die gewünschte Länge zurechtgeschnitten werden. Sie wird bei der Rekonstruktion von Fingern eingesetzt.

Wichtige Abmessungen:

– Profil:	s. Abb.
– Dicke:	0,9 mm
– Breite:	5 mm
– Lochabstand:	5 mm
– Plattenlänge:	100 mm

Mini-T-Platte, 2,0 mm, und Mini-L-Platten, 2,0 mm, schräg und um 90° abgewinkelt

Diese Platten entsprechen in ihrer Form den 2,7-mm-T- und L-Platten. Sie werden vorwiegend bei gelenknahen Frakturen eingesetzt. Hierbei wird ihr Kopfteil zuerst an der Metaphyse und dann der Plattenschaft an der Diaphyse fixiert. Durch exzentrisches Plazieren der Schraube im ersten Plattenloch läßt sich eine geringe Kompression erzielen.
Die Platten gibt es mit 2 Löchern im Schaft und 2 Löchern im Kopf.

Wichtige Abmessungen:
- Dicke: 1 mm
- Breite: 5 mm
- Lochabstand: 6 mm

Mini-H-Platte, 2,0 mm

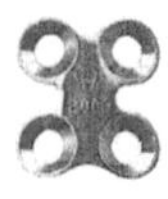

Diese Platte wird hauptsächlich zur Reimplantation von quer amputierten Fingern verwendet, da hierbei eine großzügige Freilegung nicht erwünscht ist. Sie wird mit 2,0-mm-Schrauben befestigt.

Wichtige Abmessungen:
- Profil: s. Abb.
- Dicke: 0,9 mm (Titan 1,0 mm)
- Breite: 11 mm
- Länge: 12 mm
- Lochabstand: 6 und 7 mm

Mini-H-Platte, 1,5 mm

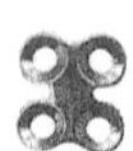

Diese Platte entspricht in ihrer Anwendung der 2,0-mm-H-Platte, sie wird jedoch mit 1,5-mm-Schrauben befestigt.

Wichtige Abmessungen:
- Profil: s. Abb.
- Dicke: 0,9 mm (Titan 1,0 mm)
- Breite: 9 mm
- Länge: 8,2 mm
- Lochabstand: 5 und 4,2 mm

Kirschner-Drähte mit Doppelspitze

Diese Drähte gibt es mit Durchmessern von 0,6 und 0,8 mm in einer Länge von 70 mm und mit Durchmessern von 1,0 und 1,25 mm in einer Länge von 150 mm. Sie können bei der Osteosynthese von Phalanx- und Mittelhandfrakturen nützlich sein. Weitere Größen sind erhältlich (s. SYNTHES-Katalog).

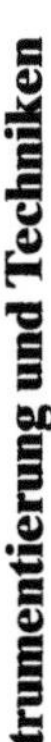

6.11.3 Operationstechnik mit Minifragmentimplantaten

6.11.3.1 Operationstechnik mit Minifragmentschrauben

Die Minifragmentschrauben können wie die größeren Schrauben als Zugschrauben – einzeln oder durch eine Platte – oder als Plattenbefestigungsschrauben verwendet werden. Die Grundprinzipien der Schraubenorientierung und -implantation sind dieselben (s. Abschn. 6.4.4). Die sehr kleinen Abmessungen der Implantate und Instrumente verlangen eine absolut exakte Operationstechnik, die nicht einfach ist.

2,7-mm-Kortikalisschraube als Zugschraube, einzeln oder durch ein Plattenloch

Eine Zugschraubenosteosynthese mit 2,7-mm-Kortikalisschrauben wird beispielsweise bei Spiral- oder Schrägfrakturen von Mittelhand- oder Mittelfußknochen angewendet. Diese Knochen sind zylindrisch und haben nur eine kleine Markhöhle. Dank der Einführung des Doppelbohrbüchsensystems kann die Standardzugschraubentechnik („Gleitloch zuerst") ebenfalls eingesetzt werden (s. S. 250).

Zugschraubenprinzip: Das Schraubengewinde darf nur im gegenüberliegenden Fragment fassen.

Schrittweises Vorgehen:

„Gewindeloch-zuerst-Technik":

- Nach anatomischer Reposition und vorläufiger Fixation wird das Gewindeloch mit dem 2,0-mm-Bohrer in der 2,0-mm-Bohrbüchse durch beide Kortikales gebohrt (Abb. 1).
- Mit dem Kopfraumfräser wird eine Vertiefung für den Schraubenkopf geschnitten (nicht bei Verwendung einer Platte).
- Messen der Schraubenlänge (Abb. 2).
- Mit dem 2,7-mm-Gewindeschneider in der 2,7-mm-Bohrbüchse wird das Gewinde in beide Fragmente geschnitten (Abb. 3).

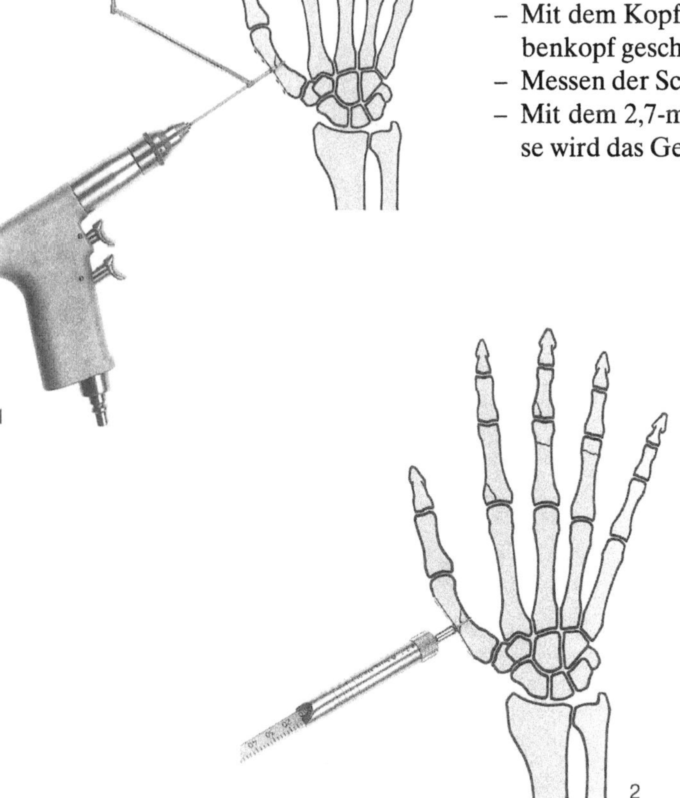

1

2

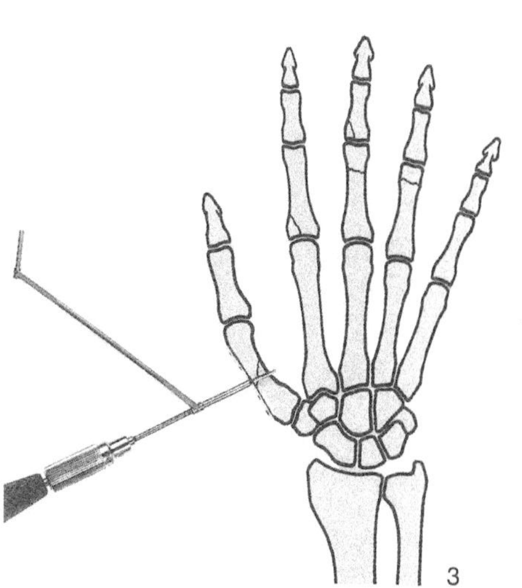

3

- Das Gleitloch wird mit dem 2,7-mm-Bohrer in der 2,7-mm-Doppelbohrbüchse vorsichtig in die nahe Kortikalis gebohrt.

  Beachte: Die Bohrachse muß dieselbe sein wie beim Gewindeloch, damit keine Verschiebung der Fragmente auftritt (Abb. 4).
- Die ausgewählte 2,7-mm-Kortikalisschraube wird mit dem kleinen Sechskantschraubenzieher eingedreht und festgezogen (Abb. 5).

Alternative: „Gleitloch-zuerst-Technik“:
- Anatomische Reposition und vorläufige Fixation.
- Mit dem 2,7-mm-Bohrer in der 2,7-mm-Doppelbohrbüchse wird das Gleitloch in die nahe Kortikalis gebohrt.
- In das Gleitloch wird die 2,0-mm-Hülse der Doppelbohrbüchse vorsichtig eingeschoben, bis sie an die Gegenkortikalis stößt. Dann wird das Gewindeloch mit dem 2,0-mm-Bohrer gebohrt (Abb. 6).
- Mit dem Kopfraumfräser wird eine Vertiefung für den Schraubenkopf geschnitten (nicht bei Verwendung einer Platte).
- Messen der Schraubenlänge mit dem 2,7-mm- bis 4,0-mm-Schraubenmeßgerät.
- Mit dem 2,7-mm-Gewindeschneider in der 2,7-mm-Bohrbüchse wird in das Gewindeloch der Gegenkortikalis ein Gewinde geschnitten.
- Die ausgewählte 2,7-mm-Kortikalisschraube wird mit dem kleinen Sechskantschraubenzieher eingedreht und festgezogen. Dadurch wird eine interfragmentäre Kompression erzielt.

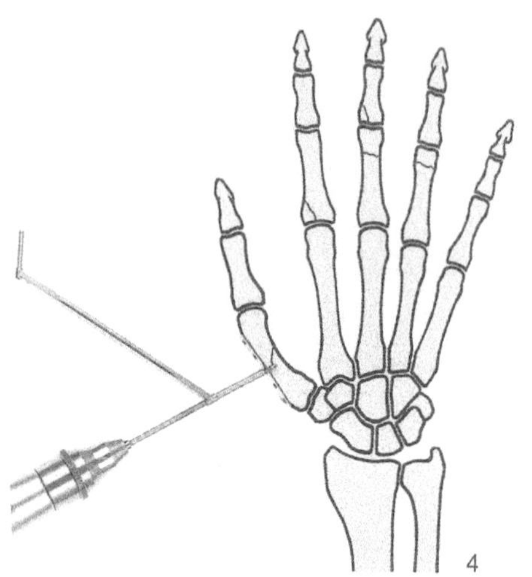
4

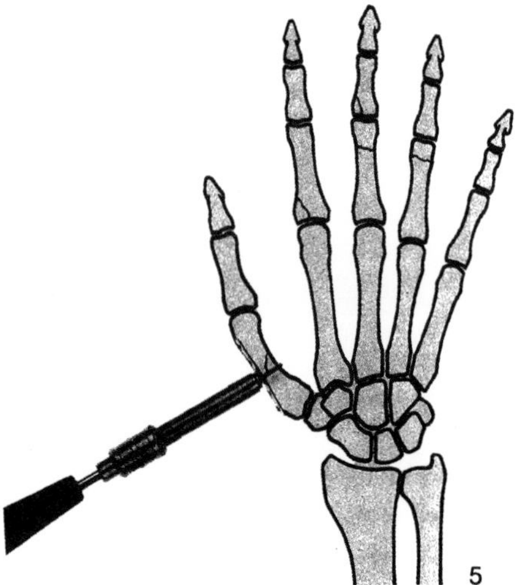
5

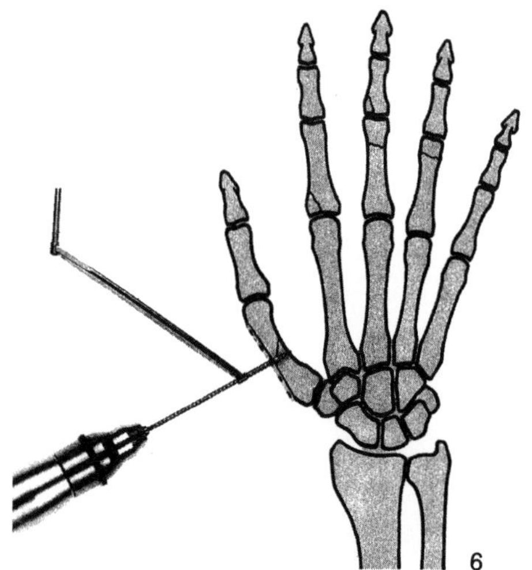
6

2,7-mm-Kortikalisschraube als Plattenfixationsschraube

Die 2,7-mm-Platten werden sowohl im Bereich der Diaphyse als auch in dem der Metaphyse mit 2,7-mm-Kortikalisschrauben befestigt.

Schrittweises Vorgehen:
- Mit dem 2,0-mm-Spiralbohrer in der 2,0-mm-Doppelbohrbüchse wird das Gewindeloch durch beide Kortikales gebohrt.
- Messen der Schraubenlänge.
- Mit dem Gewindeschneider für 2,7-mm-Kortikalisschrauben in der 2,7-mm-Gewebeschutzhülse wird in beide Bohrlöcher ein Gewinde geschnitten.
- Die ausgewählte 2,7-mm-Kortikalisschraube wird mit dem kleinen Sechskantschraubenzieher eingedreht.

2,0-mm-Kortikalisschraube als Zugschraube, einzeln oder durch ein Plattenloch

Bei Spiral- oder Schrägfrakturen der Phalangen (Fingerglieder) können 2,0-mm-Kortikalisschrauben als Zugschrauben benutzt werden. Die Implantationstechnik entspricht der oben für 2,7-mm-Schrauben beschriebenen Methode. Sowohl die „Gleitloch-zuerst-“ als auch die „Gewindeloch-zuerst-Technik“ läßt sich anwenden.

Zugschraubenprinzip: Das Schraubengewinde darf nur im gegenüberliegenden Fragment fassen.

Schrittweises Vorgehen:

„Gleitloch-zuerst-Technik“:
- Die Fraktur wird reponiert und mit einer feinen spitzen Repositionszange vorläufig fixiert (Abb. 1).
- Mit dem 2,0-mm-Bohrer in der 2,0-mm-Doppelbohrbüchse wird das Gleitloch vorsichtig in die nahe Kortikalis gebohrt (Abb. 2).
- In das Gleitloch wird die 1,5-mm-Hülse der Doppelbohrbüchse vorsichtig eingeschoben, bis sie an die Gegenkortikalis stößt. Dann wird das Gewindeloch mit dem 1,5-mm-Bohrer gebohrt (Abb. 3).

1

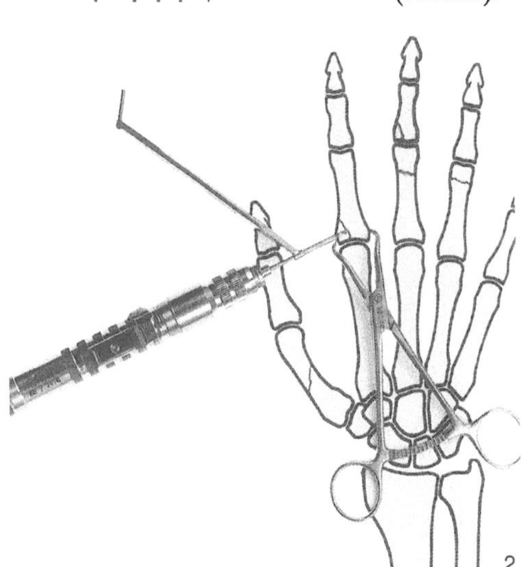

2

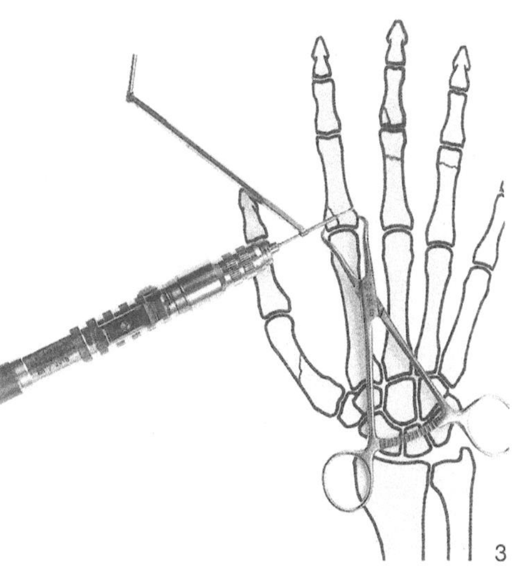

3

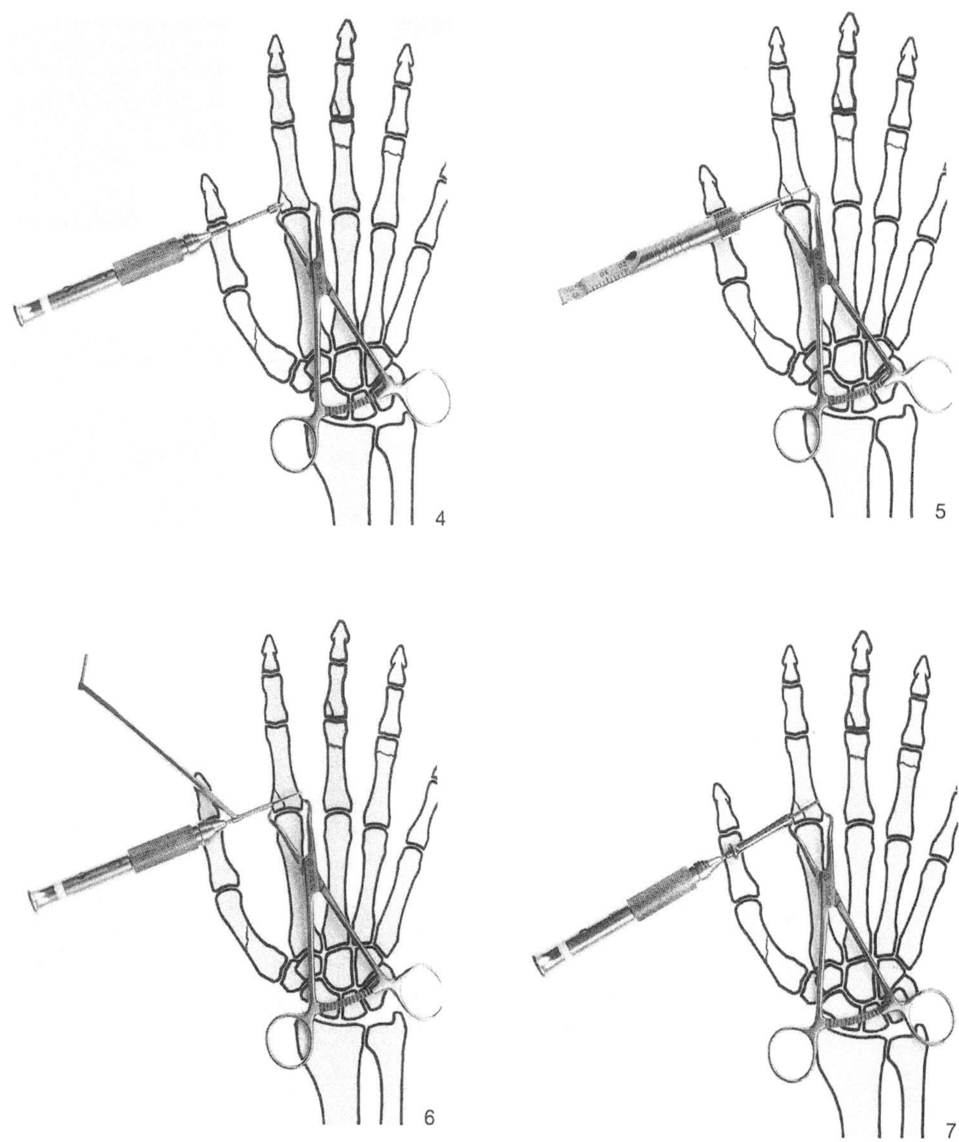

- Falls notwendig, wird mit dem Minikopfraumfräser eine Vertiefung für den Schraubenkopf geschnitten (Abb. 4).
- Messen der Schraubenlänge mit dem 1,5-mm- bis 2,0-mm-Schraubenmeßgerät (Abb. 5).
- Mit dem 2,0-mm-Gewindeschneider in der 2,0-mm-Doppelbohrbüchse wird in der Gegenkortikalis ein Gewinde geschnitten.
- Die ausgewählte 2,0-mm-Kortikalisschraube wird mit dem Minisechskantschraubenzieher eingedreht und festgezogen (Abb. 7). (Für Titanschrauben mit einem Kreuzschlitz im Schraubenkopf wird der Kreuzschlitzschraubenziehereinsatz in dem Handstück mit Dentalkupplung verwendet.)

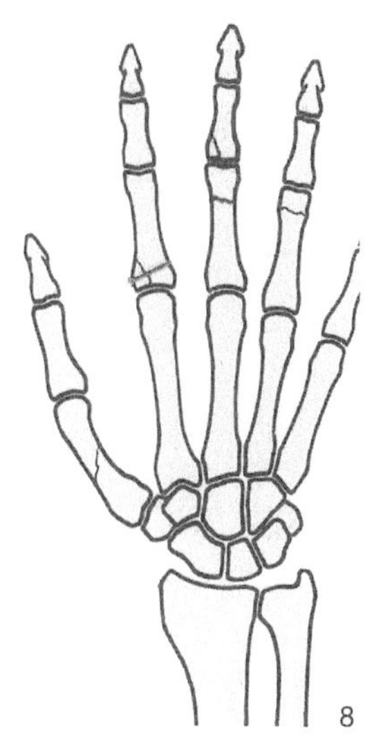

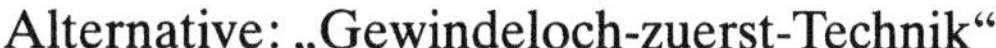

Alternative: „Gewindeloch-zuerst-Technik“:
- Nach anatomischer Reposition und vorläufiger Fixation wird das Gewindeloch mit dem 1,5-mm-Bohrer in der 1,5-mm-Doppelbohrbüchse durch beide Kortikales gebohrt (Abb. 1).
- Falls notwendig, wird mit dem Kopfraumfräser eine Vertiefung für den Schraubenkopf geschnitten.
- Messen der Schraubenlänge.
- Mit dem 2,0-mm-Gewindeschneider in der 2,0-mm-Doppelbohrbüchse wird das Gewinde in beide Kortikales geschnitten.
- Das Gleitloch wird mit dem 2,0-mm-Bohrer in der 2,0-mm-Doppelbohrbüchse vorsichtig in die nahe Kortikalis gebohrt.
- Die 2,0-mm-Kortikalisschraube geeigneter Länge wird mit dem Minisechskant- oder dem Kreuzschlitzschraubenzieher eingedreht und behutsam festgezogen.

2,0-mm-Kortikalisschraube als Plattenfixationsschraube

Die 2,0-mm-Platten werden sowohl im Bereich der Diaphyse als auch in dem der Metaphyse mit 2,0-mm-Kortikalisschrauben befestigt.

Schrittweises Vorgehen:
- Der 1,5-mm-Spiralbohrer wird mit der 1,5-mm-Doppelbohrbüchse in das Plattenloch positioniert, anschließend wird das Gewindeloch durch beide Kortikales gebohrt.
- Messen der Schraubenlänge mit dem 1,5-mm- bis 2,0-mm-Schraubenmeßgerät.
- Mit dem Gewindeschneider für 2,0-mm-Kortikalisschrauben in der 2,0-mm-Doppelbohrbüchse wird in beide Bohrlöcher ein Gewinde geschnitten.
- Die ausgewählte 2,0-mm-Kortikalisschraube wird mit dem Minisechskant- oder dem Kreuzschlitzschraubenzieher eingedreht.

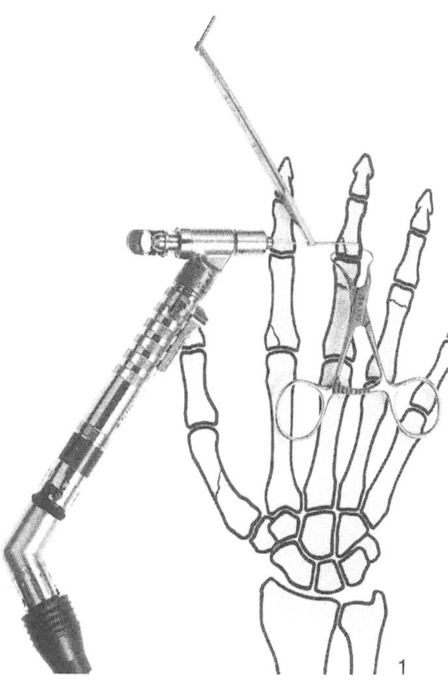

1,5-mm-Kortikalisschraube als Zugschraube, einzeln oder durch ein Plattenloch

Für die Osteosynthese sehr kleiner Fragmente an der Hand oder am Fuß kann die 1,5-mm-Kortikalisschraube das Implantat der Wahl sein. Dieselben Techniken wie oben beschrieben werden auch bei dieser sehr kleinen Schraube angewendet.

Zugschraubenprinzip: Das Schraubengewinde darf nur im gegenüberliegenden Fragment fassen.

Schrittweises Vorgehen:
„Gleitloch-zuerst-Technik“:
- Die Fraktur wird reponiert und mit einer feinen, spitzen Repositionszange oder einem dünnen Kirschner-Draht vorläufig fixiert (Abb. 1).

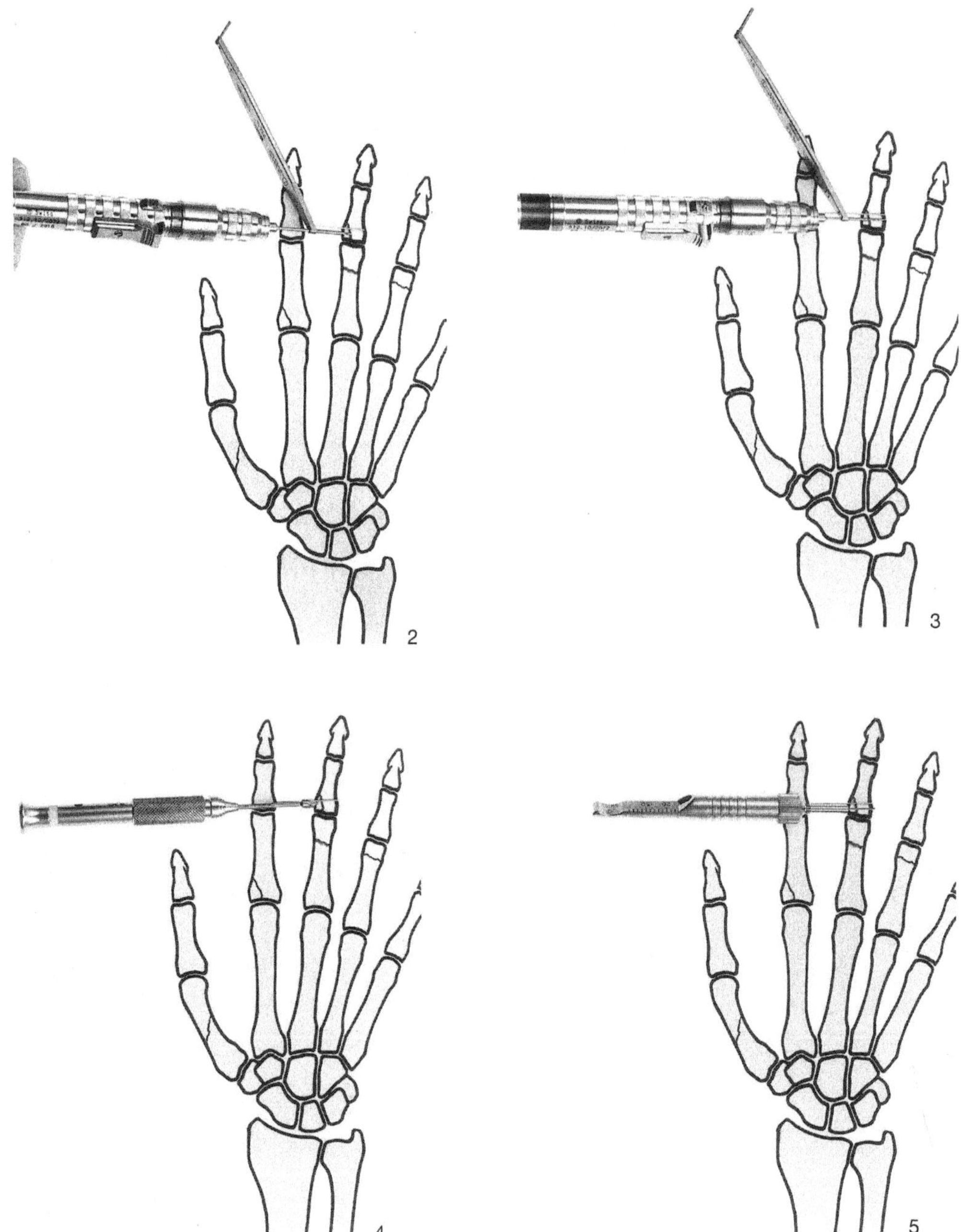

- Mit dem 1,5-mm-Bohrer in der 1,5-mm-Doppelbohrbüchse wird das Gleitloch vorsichtig in das nahe Fragment gebohrt (Abb. 2).
- In das Gleitloch wird die 1,1-mm-Hülse der Doppelbohrbüchse vorsichtig eingeschoben, bis sie an die Gegenkortikalis stößt. Dann wird mit dem 1,5-mm-Bohrer das Gewindeloch in die Gegenkortikalis gebohrt (Abb. 3).
- Falls notwendig, wird mit dem Minikopfraumfräser eine Vertiefung für den Schraubenkopf geschnitten (Abb. 4).
- Messen der Schraubenlänge mit dem 1,5-mm- bis 2,0-mm-Schraubenmeßgerät (Abb. 5).

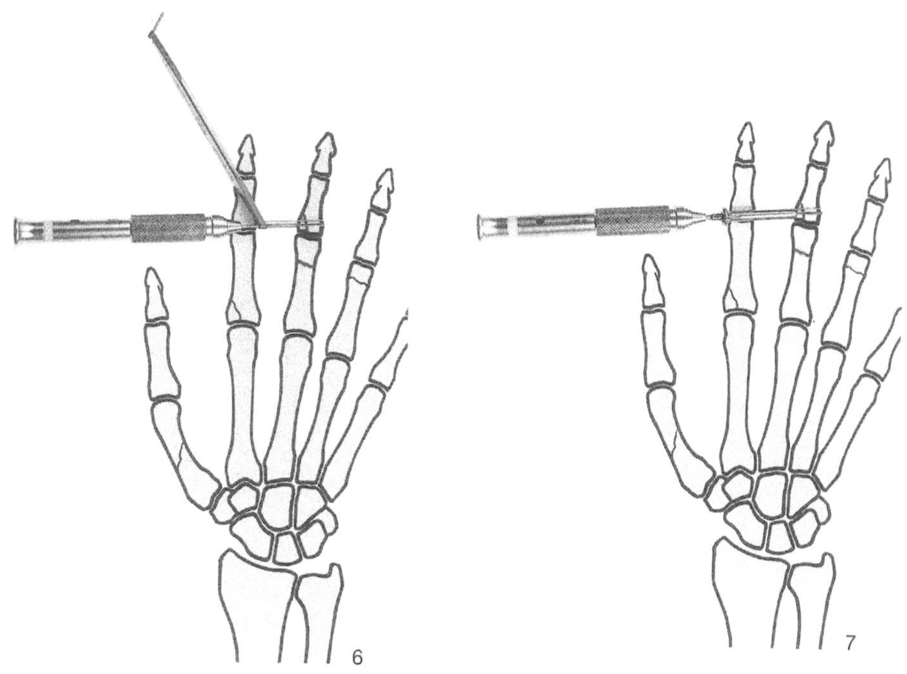

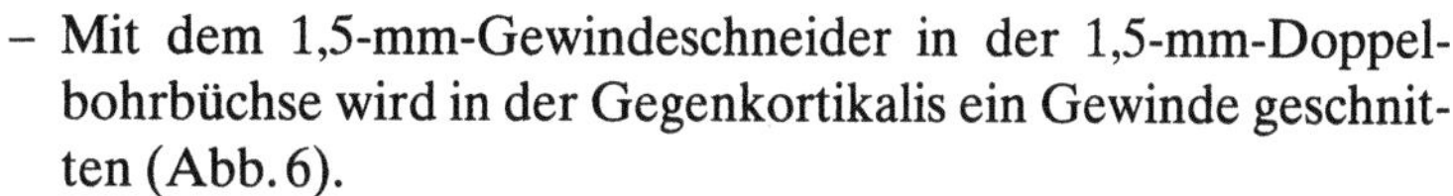

- Mit dem 1,5-mm-Gewindeschneider in der 1,5-mm-Doppelbohrbüchse wird in der Gegenkortikalis ein Gewinde geschnitten (Abb. 6).
- Die ausgewählte 1,5-mm-Kortikalisschraube wird mit dem Minisechskantschraubenzieher oder dem Kreuzschlitzschraubenziehereinsatz in dem Handstück mit Dentalkupplung eingedreht und vorsichtig festgezogen (Abb. 7).

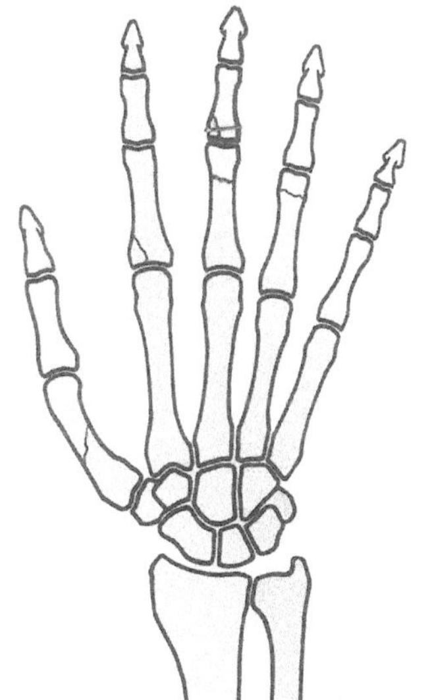

Alternative: „Gewindeloch-zuerst-Technik“:

- Nach anatomischer Reposition und vorläufiger Fixation der Fraktur mit einem dünnen Kirschner-Draht wird das Gewindeloch mit dem 1,1-mm-Bohrer in der 1,1-mm-Doppelbohrbüchse durch beide Kortikales gebohrt.
- Falls notwendig, wird mit dem Minikopfraumfräser eine Vertiefung für den Schraubenkopf geschnitten.
- Messen der Schraubenlänge.
- Mit dem 1,5-mm-Gewindeschneider in der 1,5-mm-Doppelbohrbüchse wird das Gewinde in beide Kortikales geschnitten.
- Das Gleitloch wird mit dem 1,5-mm-Bohrer in der 1,5-mm-Doppelbohrbüchse vorsichtig in die nahe Kortikalis gebohrt.
- Die ausgewählte 1,5-mm-Kortikalisschraube wird mit dem Minisechskant- oder dem Kreuzschlitzschraubenzieher eingedreht und behutsam festgezogen (Abb. 8).

1,5-mm-Kortikalisschraube als Plattenfixationsschraube

Die 1,5-mm-Platten werden sowohl im Bereich der Diaphyse als auch in dem der Metaphyse der kleinen Phalanxknochen mit 1,5-mm-Kortikalisschrauben befestigt.

Schrittweises Vorgehen:
- Der 1,1-mm-Spiralbohrer wird mit der 1,1-mm-Doppelbohrbüchse in das Plattenloch positioniert, anschließend wird das Gewindeloch durch beide Kortikales gebohrt.
- Messen der Schraubenlänge mit dem 1,5-mm- bis 2,0-mm-Schraubenmeßgerät.
- Mit dem Gewindeschneider für 1,5-mm-Kortikalisschrauben in der 1,5-mm-Doppelbohrbüchse wird in beide Kortikales ein Gewinde geschnitten.
- Die ausgewählte 1,5-mm-Kortikalisschraube wird mit dem Minisechskant- oder dem Kreuzschlitzschraubenzieher eingedreht und behutsam festgezogen.

6.11.3.2 Operationstechnik mit Minifragmentplatten

Die Operationstechnik für ein Implantat hängt von den lokalen anatomischen Verhältnissen und dem Frakturtyp ab. Die nachfolgenden Beispiele dienen nur als Leitfaden.

Viertelrohrplatte als Neutralisationsplatte

Die Viertelrohrplatte wird vorwiegend als Neutralisationsplatte bei der Zugschraubenosteosynthese von Spiral- und Schrägfrakturen der Mittelhandknochen eingesetzt; sie schützt vor Scher- und Biegekräften. Die Anwendungstechnik richtet sich nach denselben Prinzipien wie bei den größeren Drittelrohrplatten.

Voraussetzungen:
- Zugschraubenosteosynthese in einem geeigneten Winkel zur Frakturfläche, neben der Platte oder durch sie hindurch.

Plattenlänge:
- In jedem Hauptfragment sollten 4–5 Kortikales von Schrauben gefaßt werden.

Schrittweises Vorgehen:
- Die Fraktur wird reponiert und vorübergehend fixiert. Die Lage der Platte wird festgelegt, die Platte der Knochenform exakt angepaßt und mit Zangen vorläufig am Knochen befestigt.
- Falls die Spitze der Fraktur direkt unterhalb der Platte liegt, wird eine 2,7-mm-Kortikalisschraube als Zugschraube durch die Platte hindurch eingebracht (s. S. 249). In anderen Fällen wird eine einzelne Zugschraube neben der Platte unter Anwendung derselben Technik eingebracht.
- Mit dem 2,0-mm-Spiralbohrer in der 2,0-mm-Doppelbohrbüchse wird dann das erste Schraubenloch durch beide Kortikales gebohrt (Abb. 1).
- Messen der Schraubenlänge (Abb. 2).

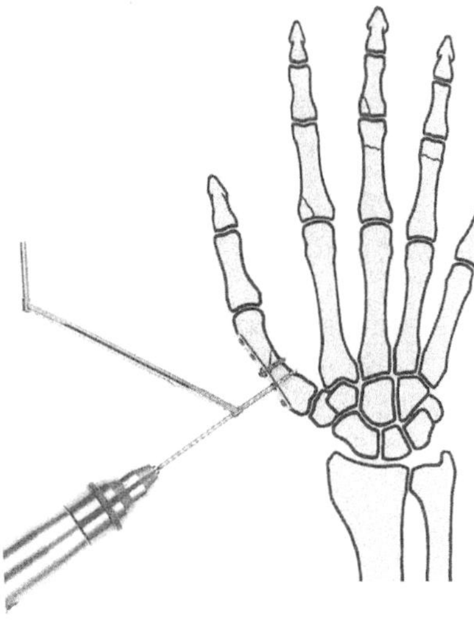

1

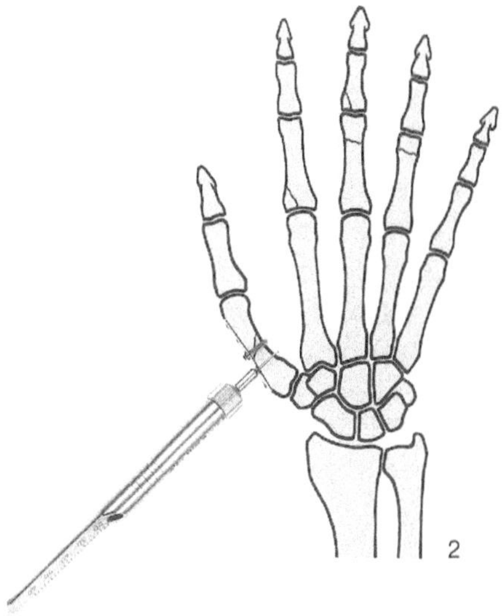

2

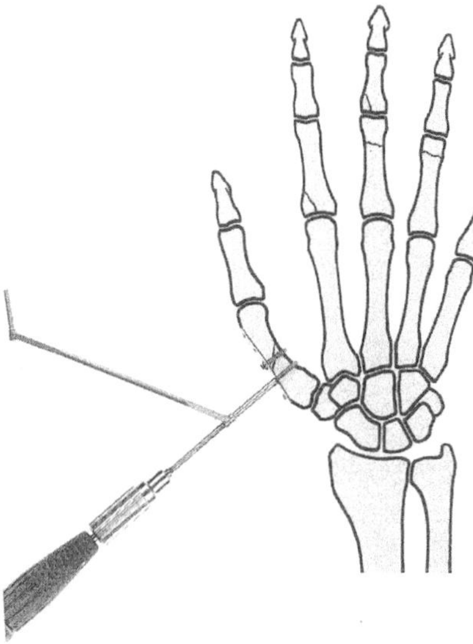

3

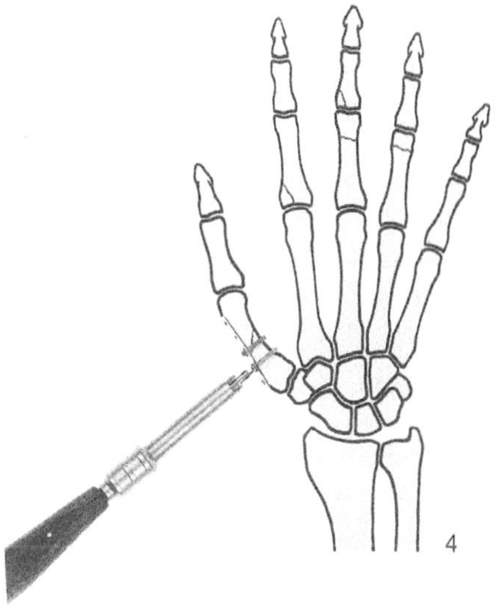

4

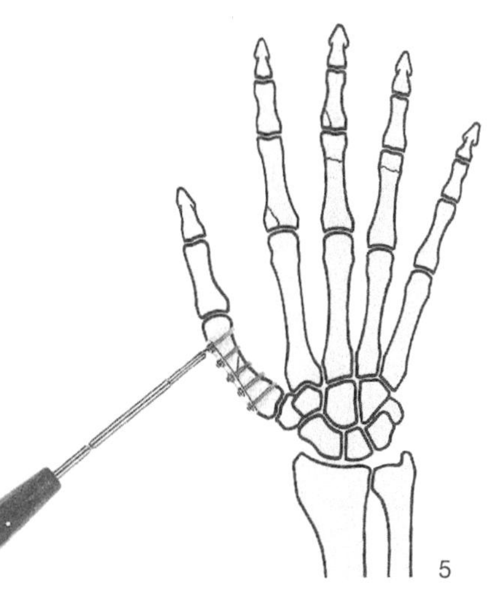

- Mit dem Gewindeschneider für 2,7-mm-Kortikalisschrauben und der 2,7-mm-Doppelbohrbüchse wird ein Gewinde vorgeschnitten (Abb. 3).
- Die ausgewählte 2,7-mm-Kortikalisschraube wird mit dem kleinen Sechskantschraubenzieher eingedreht (Abb. 4).
- Die zweite Plattenschraube wird in gleicher Weise auf der anderen Seite der Fraktur eingebracht.
- Anschließend werden die übrigen 2,7-mm-Kortikalisschrauben abwechselnd auf beiden Seiten eingebracht (Abb. 5).

Viertelrohrplatte als Zuggurtungsplatte

Diese Platte wird bei Quer- oder kurzen Schrägfrakturen vorwiegend im Bereich der Mittelhandknochen als Zuggurtungsplatte verwendet.

Voraussetzungen:
- Die Platte wird auf der Seite des Knochens angebracht, an welcher Zugkräfte auftreten.
- Die Platte wird der Knochenform angepaßt; bei Querfrakturen wird sie auch leicht überbogen.
- Eine axiale Kompression läßt sich durch exzentrisches Einsetzen der Schrauben in die frakturnächsten Plattenlöcher auf beiden Seiten erzielen.

Plattenlänge:
- In jedem Hauptfragment sollten 5–6 Kortikales von Schrauben gefaßt werden.

Schrittweises Vorgehen:
- Nach erfolgter Reposition wird die der Knochenkontur angepaßte und leicht überbogene Platte mit Repositionszangen an den Knochen gepreßt. Mit dem 2,0-mm-Spiralbohrer in der 2,0-mm-Hülse der Doppelbohrbüchse wird das erste Schraubenloch durch eines der frakturnahen Plattenlöcher gebohrt.
- Messen der Schraubenlänge.
- Mit dem 2,7-mm-Gewindeschneider in der 2,7-mm-Doppelbohrbüchse wird in das gebohrte Loch ein Gewinde vorgeschnitten.
- Die ausgewählte 2,7-mm-Kortikalisschraube wird mit dem kleinen Sechskantschraubenzieher eingedreht, aber nicht vollständig angezogen. Die Platte wird dann zur Fraktur hin verschoben, um diese erste Schraube in eine exzentrische Position zu bringen.
- Das zweite Schraubenloch wird mit dem 2,0-mm-Spiralbohrer in der 2,0-mm-Bohrbüchse in das frakturnahe Plattenloch des anderen Fragments gebohrt. Dieses Bohrloch wird in exzentrischer Position frakturfern eingebracht.
- Nach dem Messen der Schraubenlänge und Gewindeschneiden wird die zweite 2,7-mm-Kortikalisschraube eingedreht und festgezogen. Anschließend wird die erste Schraube fest angezogen und die Fraktur somit komprimiert (Abb. 1).
- Die übrigen Plattenschrauben werden abwechselnd auf beiden Seiten der Fraktur in der für die erste Schraube beschriebenen Technik eingebracht.
- Abschließend werden alle Schrauben nochmals festgezogen (Abb. 2).

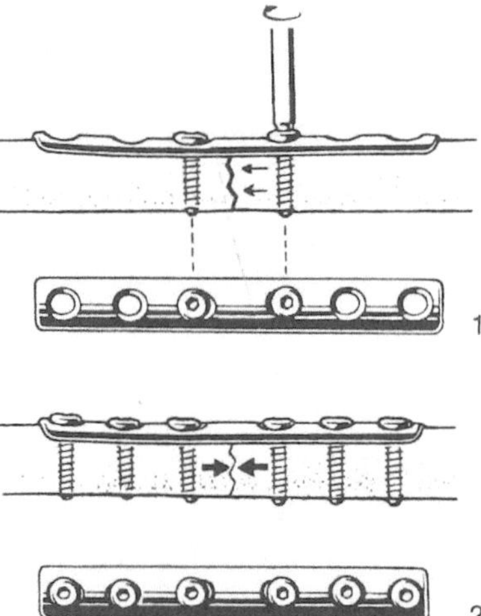

Anwendung der kleinen 2,7-mm-T- und -L-Platten

Schräg- oder Querfrakturen im metaphysären Bereich von Mittelhand- und Mittelfußknochen können mit kleinen 2,7-mm-T- oder -L-Platten osteosynthetisch versorgt werden.

Voraussetzungen:

- Ein exaktes Anpassen der Platte an den Knochen ist obligatorisch, besonders im Bereich des Kopfteils der Platte.
- Axiale Kompression wird durch exzentrisches Plazieren einer der Schaftschrauben erzielt.
- Wenn möglich, sollte eine Zugschraube durch die Platte eingebracht werden, nachdem axiale Kompression erreicht wurde. In diesem Fall dient die Platte als Neutralisationsplatte.

Plattenlänge:

- Es steht nur eine Länge zur Verfügung.

Schrittweises Vorgehen:

- Axiale Ausrichtung und Rotation werden überprüft.
- Die Platte wird – v.a. im Kopfteil – der Knochenform angepaßt.

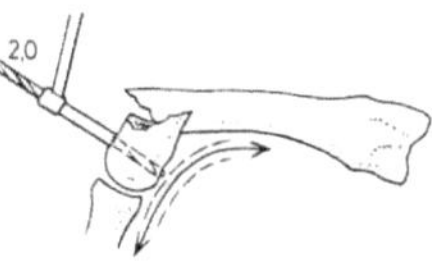

- Das Loch für die erste Plattenschraube wird im Kopfteil mit dem 2,0-mm-Spiralbohrer in der 2,0-mm-Doppelbohrbüchse gebohrt (Abb. 1).
- Messen der Schraubenlänge mit dem kleinen 2,7-mm- bis 4,0-mm-Schraubenmeßgerät.
- In das Bohrloch wird mit dem 2,7-mm-Gewindeschneider in der 2,7-mm-Doppelbohrbüchse ein Gewinde vorgeschnitten.

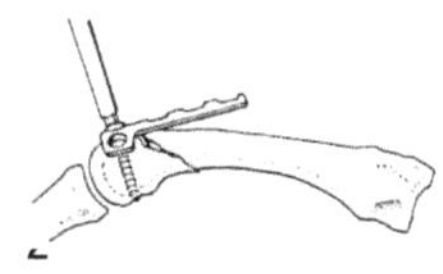

- Die ausgesuchte 2,7-mm-Kortikalisschraube wird mit dem kleinen Sechskantschraubenzieher durch das Plattenloch eingedreht (Abb. 2).
- Rotation und axiale Ausrichtung werden ebenso wie der exakte Plattensitz erneut überprüft.
- Die zweite 2,7-mm-Kortikalisschraube wird wie oben beschrieben in den Kopfteil eingebracht. Um eine Kollision mit der ersten Schraube zu vermeiden, kann der Schraubenziehereinsatz in deren Schraubenkopf eingesteckt werden und so die Richtung anzeigen. Für die zweite Schraube wird entweder parallel zur ersten Schraube oder schräg dazu, aber in einer unterschiedlichen Ebene, gebohrt.
- Die korrekte Ausrichtung des Plattenschafts wird überprüft, bevor für die erste Schaftschraube gebohrt wird. Der 2,0-mm-Bohrer wird mit der 2,0-mm-Doppelbohrbüchse von der Fraktur weg zeigend exzentrisch in das Plattenloch positioniert, anschließend wird das Gewindeloch gebohrt.
- Messen der Schraubenlänge.
- Mit dem 2,7-mm-Gewindeschneider in der 2,7-mm-Doppelbohrbüchse wird in beide Kortikales ein Gewinde geschnitten.

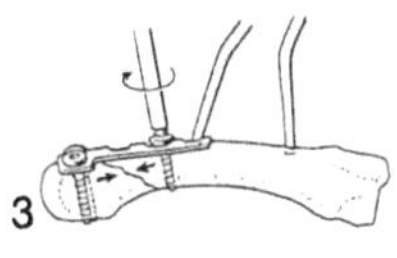
3

- Die ausgesuchte 2,7-mm-Kortikalisschraube wird eingedreht und vorsichtig festgezogen. Diese Schraube sollte axiale Kompression erzielen (Abb. 3).
- Wenn möglich, wird eine Zugschraube durch die Platte eingebracht.
- Die verbleibenden Schaftschrauben werden in Neutralposition in derselben Technik wie die erste Schraube eingebracht (s. oben).

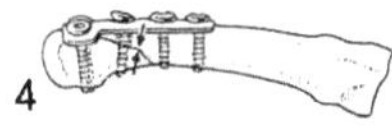
4

- Abschließend werden alle Schrauben erneut festgezogen (Abb. 4).

Anwendung der kleinen 2,7-mm-Kondylenplatte

Die kleine 2,7-mm-Kondylenplatte kann zur Osteosynthese gelenknaher Frakturen der Mittelhand oder des Mittelfußes mit oder ohne Beteiligung der Gelenkfläche verwendet werden.

Voraussetzungen:
- Plazierung des Stifts parallel zur Gelenkfläche.
- Exaktes Anpassen der Platte an den Knochen.
- Axiale Kompression durch exzentrische Plazierung einer Schraube im Plattenschaft.

Plattenlänge:
- Im Bereich des Plattenschafts sollten die Schrauben bei Schrägfrakturen 4–5 Kortikales fassen, bei Querfrakturen 5 oder 6 Kortikales.

Schrittweises Vorgehen:
- Die Anwendungstechnik entspricht dem Vorgehen bei der 2,0-mm-Kondylenplatte, außer daß das 2,7-mm-Instrumentarium verwendet wird (s. unten).

Anwendung der 2,7-mm-DCP als Kompressionsplatte

Die 2,7-mm-DCP kann zur axialen Kompression von Quer- oder kurzen Schrägfrakturen der Mittelhand- und Mittelfußknochen verwendet werden. Sie wird mit 2,7-mm-Kortikalisschrauben am Knochen befestigt.

Voraussetzungen:
- Die Platte wird der Knochenform angepaßt. Bei Querfrakturen wird sie auch leicht überbogen.
- Axiale Kompression erfolgt durch eine oder mehrere Schrauben in Kompressionsstellung.
- Die Stabilität wird verstärkt, falls eine Zugschraube durch die Platte hindurch eingebracht werden kann.

Plattenlänge:
- In jedem Hauptfragment sollten 4–5 Kortikales von Schrauben gefaßt werden.

Schrittweises Vorgehen:
- Die Fraktur wird reponiert und die vorgebogene Platte mit einer Repositionszange an den Knochen gepreßt, wobei der mittlere Plattenteil über der Fraktur liegen sollte.
- In ein frakturnahes Plattenloch wird das erste Schraubenloch mit einem 2,0-mm-Spiralbohrer in der 2,7-mm-DCP-Bohrbüchse (grün) gebohrt.
- Messen der Schraubenlänge.
- Mit dem 2,7-mm-Gewindeschneider in der 2,7-mm-Doppelbohrbüchse wird ein Gewinde vorgeschnitten.
- Die ausgewählte 2,7-mm-Kortikalisschraube wird mit dem kleinen Sechskantschraubenzieher eingedreht, aber nicht vollständig festgezogen.
- Die Platte wird dann frakturwärts verschoben, um so die erste Schraube in eine exzentrische Position im Plattenloch zu bringen.

- Das zweite Schraubenloch wird in dem anderen Hauptfragment in das an die Fraktur angrenzende Plattenloch gebohrt. Hierfür wird die exzentrische (gelbe) DCP-Bohrbüchse in das Plattenloch eingesetzt, wobei der Pfeil zur Fraktur hin zeigt. Dann erfolgt die Bohrung mit dem 2,0-mm-Spiralbohrer.
- Messen der Schraubenlänge.
- Mit dem 2,7-mm-Gewindeschneider in der entsprechenden Schutzhülse wird das Gewinde vorgeschnitten.
- Die ausgewählte 2,7-mm-Kortikalisschraube wird mit dem kleinen Sechskantschraubenzieher eingedreht. Das Festziehen beider Schrauben bewirkt eine axiale Kompression.
- Bei ausreichender Kompression können die übrigen Schrauben in neutraler Position abwechselnd auf beiden Seiten eingebracht werden: 2,0-mm-Bohrung mit der neutralen DCP-Bohrbüchse, Längenmessung, Gewindeschneiden und Eindrehen der Schraube.
- Abschließend werden alle Schrauben erneut festgezogen.
- Falls notwendig, kann eine dritte Kompressionsschraube eingebracht werden:
- In das zweite Plattenloch neben der Fraktur wird die exzentrische (gelbe) 2,7-mm-DCP-Bohrbüchse eingesetzt, wobei der Pfeil zur Fraktur hin zeigt. Die Bohrung erfolgt mit dem 2,0-mm-Spiralbohrer.
- Messen der Schraubenlänge.
- Mit dem Gewindeschneider für 2,7-mm-Kortikalisschrauben in der entsprechenden Schutzhülse wird das Gewinde vorgeschnitten.
- Die ausgewählte 2,7-mm-Kortikalisschraube wird so weit eingedreht, bis der Schraubenkopf die Platte erreicht.
- Bevor diese Schraube vollständig festgezogen wird, muß die angrenzende Schraube gelockert werden, um eine weitere Kompression zu ermöglichen. Nach Anziehen der dritten Kompressionsschraube kann auch die gelockerte Schraube wieder festgedreht werden.

Gerade 2,0-mm-Miniplatte als Kompressionsplatte

Gerade Miniplatten werden zur axialen Kompression von Quer- oder kurzen Schrägfrakturen im Schaftbereich der Fingerglieder (Phalangen) verwendet. Mit der Plattenschneidezange wird die Platte in die gewünschte Länge geschnitten und mit 2,0-mm-Kortikalisschrauben am Knochen befestigt.

Voraussetzungen:
- Anpassen der Platte mit 2 Plattenbiegezangen.
- Axiale Kompression durch Einbringen der Schrauben in exzentrischer Position im Plattenloch.

Plattenlänge:
- In jedem Hauptfragment sollten 4 Kortikales von Schrauben gefaßt werden.

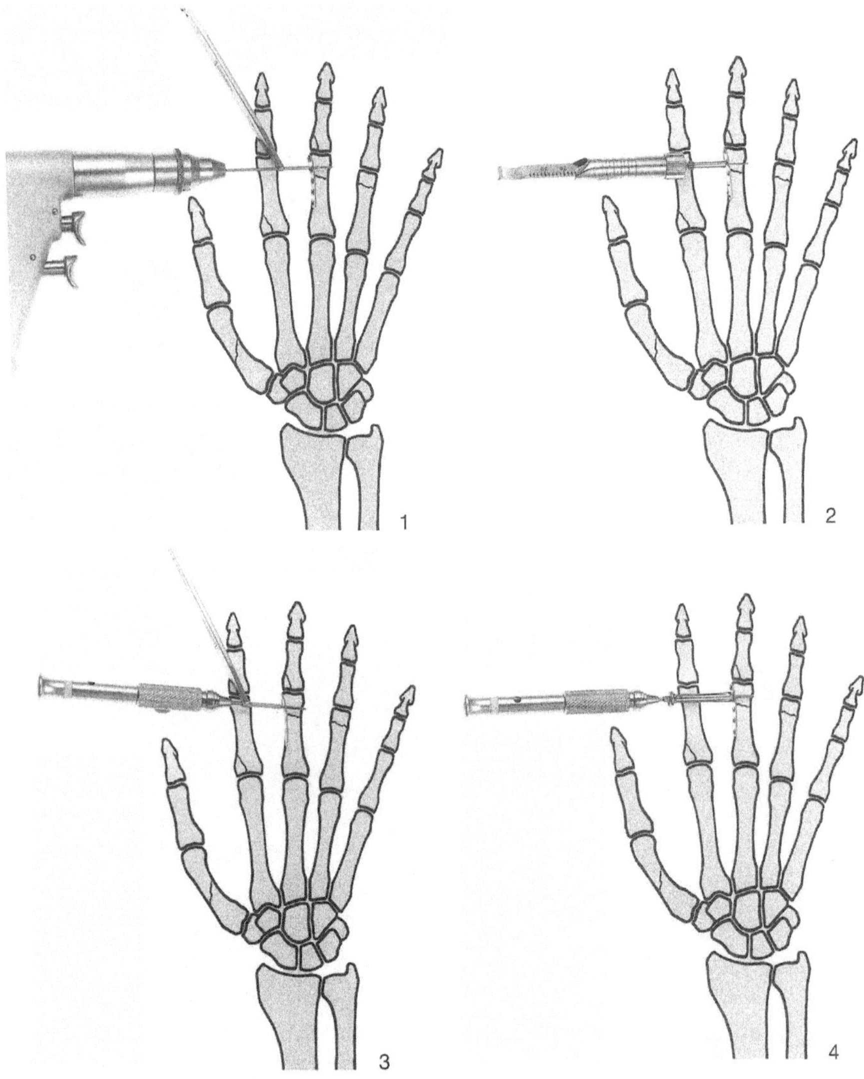

Schrittweise Vorgehen:

- Nach Reposition der Fraktur wird die der Knochenform angepaßte Platte vorläufig fixiert.
- In einem frakturnahen Plattenloch des einen Hauptfragments wird mit dem 1,5-mm-Spiralbohrer in der 1,5-mm-Doppelbohrbüchse das Gewindeloch gebohrt (Abb. 1).
- Messen der Schraubenlänge mit dem 1,5-mm- bis 2,0-mm-Schraubenmeßgerät (Abb. 2).
- Mit dem 2,0-mm-Gewindeschneider in der 2,0-mm-Doppelbohrbüchse wird in das gebohrte Loch ein Gewinde geschnitten (Abb. 3).
- Die ausgewählte 2,0-mm-Kortikalisschraube wird mit dem Minisechskantschraubenzieher (oder Kreuzschlitzschraubenzieher) eingedreht, aber nicht vollständig festgezogen (Abb. 4).
- Die Platte wird dann zum anderen Hauptfragment hin verschoben, um so die erste Schraube in eine exzentrische Position im Plattenloch zu bringen.

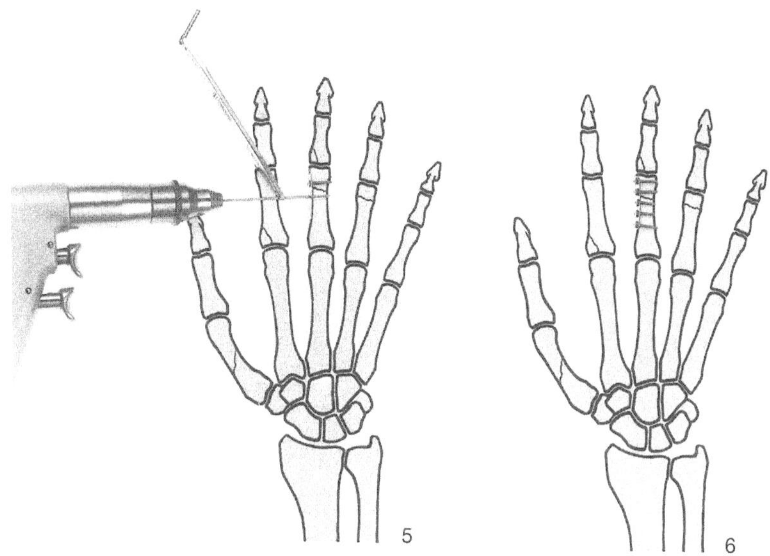

- Durch das frakturnahe Plattenloch im gegenüberliegenden Fragment wird das Bohrloch für die zweite Schraube gebohrt, wobei der 2,0-mm-Bohrer mit der Bohrbüchse weg von der Fraktur plaziert wird (Abb. 5).
- Nach Längenmessung und Gewindeschneiden wird die zweite 2,0-mm-Kortikalisschraube eingedreht. Durch Festziehen beider Schrauben wird eine axiale Kompression erzielt.
- Die übrigen Schrauben werden abwechselnd auf beiden Seiten der Fraktur eingebracht (Abb. 6).

Anwendung der 2,0-mm-Mini-T-Platte

Die Mini-T-Platte wird bei metaphysären Frakturen der Finger oder Mittelhandknochen verwendet. Sie wird mit der Plattenschneidezange in die gewünschte Form zurechtgeschnitten und mit 2,0-mm-Kortikalisschrauben am Knochen befestigt.

Voraussetzungen:
- Exaktes Anpassen der Platte an den Knochen, besonders im Bereich des Kopfteils der Platte.
- Axiale Kompression durch exzentrisches Plazieren der Schrauben im Schaft- oder Kopfteil der Platte.

Plattenlänge:
- Im Bereich des Plattenschaftes sollten 4 Kortikales von Schrauben gefaßt werden.

Schrittweises Vorgehen:
- Die Anwendungstechnik entspricht dem Vorgehen bei den 2,7-mm-T- und -L-Platten, außer daß das 2,0-mm-Instrumentarium verwendet wird (s. oben).

Anwendung der 2,0-mm-Minikondylenplatte

Die Platte wird bei gelenknahen Frakturen im Bereich der MP- oder der PIP-Gelenke einschließlich Frakturen mit Beteiligung der Gelenkfläche verwendet. Sie wird mit 2,0-mm-Kortikalisschrauben am Knochen befestigt.

Voraussetzungen:
- Plazierung des Kondylenstifts parallel zur Gelenkfläche.
- Exaktes Anpassen der Platte an den Knochen.
- Axiale Kompression durch exzentrische Plazierung einer Schraube im Plattenschaft.

Plattenlänge:
- Im Bereich des Plattenschafts sollten 4–5 Kortikales von Schrauben gefaßt werden.

Schrittweises Vorgehen:
- Reposition der Fraktur.
- Ein Kirschner-Draht wird parallel zur Gelenkfläche eingebracht.
- Die 2,0-mm-Doppelbohrbüchse wird mit ihrem Loch über den Kirschner-Draht geschoben, anschließend wird mit dem 2,0-mm-Bohrer ein Loch für den Kondylenstift parallel zum Kirschner-Draht gebohrt (Abb. 1).
- Die Länge des Bohrlochs wird gemessen und der Stift mit der Plattenschneidezange oder der großen Drahtschneidezange auf diese Länge gekürzt. Die Länge des Plattenschafts wird ebenfalls festgelegt und die Platte der anatomisch reponierten Fraktur exakt angepaßt.
- Das Plattenloch neben dem Stift wird über den Kirschner-Draht geschoben und der Kondylenstift in das vorgebohrte Loch eingebracht. Danach wird der Kirschner-Draht entfernt.
- Anstelle des Drahtes wird mit dem 1,5-mm-Bohrer in der 1,5-mm-Doppelbohrbüchse ein Gewindeloch gebohrt.
- Die Länge des Bohrlochs wird gemessen und mit dem 2,0-mm-Gewindeschneider ein Gewinde vorgeschnitten. Dann wird die ausgewählte 2,0-mm-Kortikalisschraube eingedreht.
- Rotation und axiale Ausrichtung werden überprüft, bevor die endgültige Position des Plattenschafts festgelegt wird.
- Durch das frakturnahe Plattenloch im Schaftfragment wird ein Bohrloch durch beide Kortikales gebohrt, wobei der 2,0-mm-Bohrer mit der Bohrbüchse exzentrisch von der Fraktur weg plaziert wird (Abb. 2).
- Messen der Schraubenlänge (Abb. 3).
- Mit dem 2,0-mm-Gewindeschneider in der 2,0-mm-Doppelbohrbüchse wird in das gebohrte Loch ein Gewinde geschnitten (Abb. 4).
- Die 2,0-mm-Kortikalisschraube wird mit dem Minisechskantschraubenzieher (oder Kreuzschlitzschraubenzieher) eingedreht und festgezogen. Dadurch wird axiale Kompression erzielt (Abb. 5).
- Die übrigen 2,0-mm-Kortikalisschrauben werden nacheinander in Neutralposition nach 1,5-mm-Bohren, Längenmessung und Gewindeschneiden eingebracht (Abb. 6).

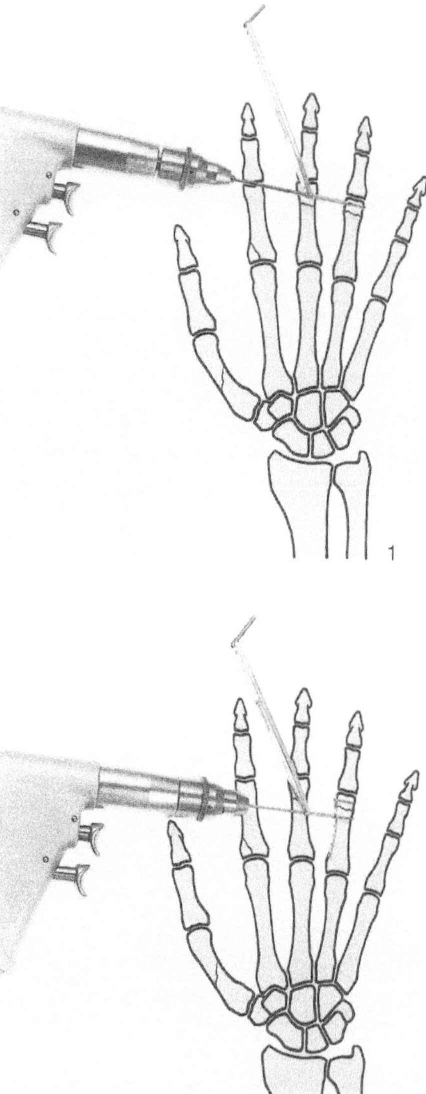
1

2

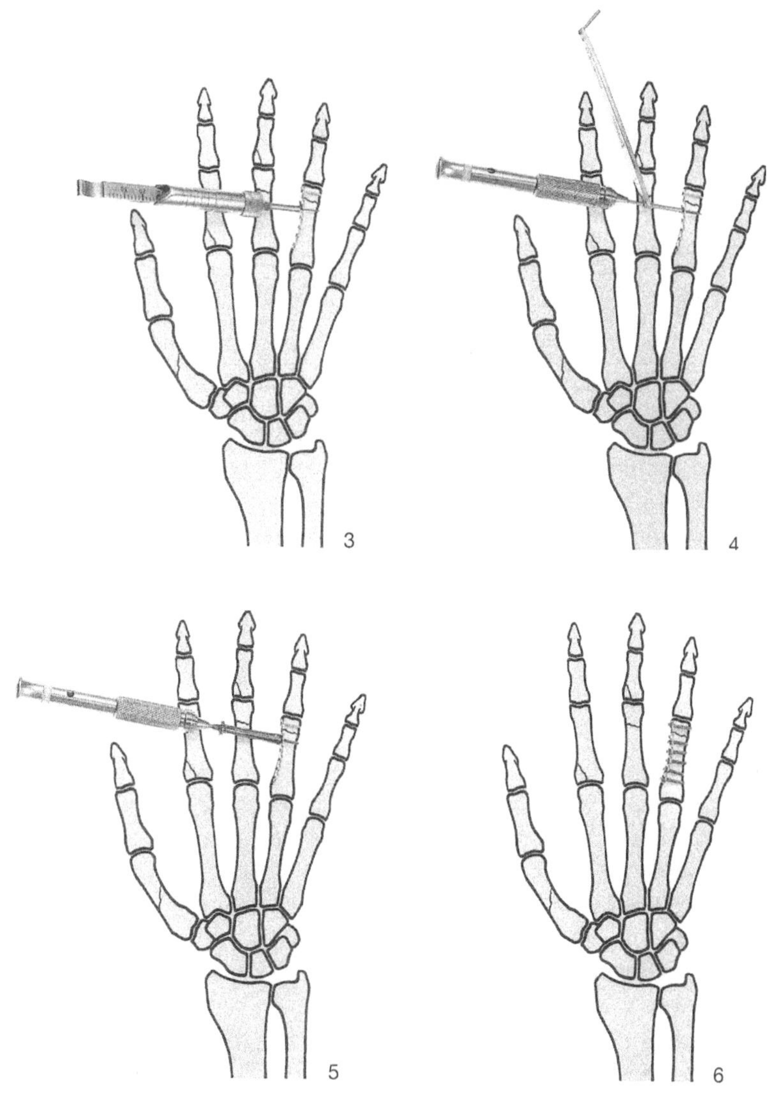

Anwendung der 2,0-mm-DCP als Kompressionsplatte

Die 2,0-mm-DCP kann zur axialen Kompression von Quer- oder kurzen Schrägfrakturen der Mittelhand- und Mittelfußknochen verwendet werden. Sie wird mit 2,0-mm-Kortikalisschrauben am Knochen befestigt.

Voraussetzungen:
- Überbiegen der Platte.
- Axiale Kompression durch eine oder mehrere Schrauben in Kompressionsstellung.

Plattenlänge:
- In jedem Hauptfragment sollten 4 Kortikales gefaßt werden.

Schrittweises Vorgehen:
- Die Anwendungstechnik entspricht dem Vorgehen bei der 2,7-mm-DCP, außer daß das 2,0-mm-Instrumentarium verwendet wird (s. oben).

2,0-mm-Mini-H-Platte als Kompressionsplatte

Die Mini-H-Platte kann zur Kompression von Querfrakturen der Fingerglieder (Phalangen) oder für Y-förmige metaphysäre Frakturen verwendet werden, bei welchen eine großzügige Freilegung nicht erwünscht ist. Sie wird mit 2,0-mm-Kortikalisschrauben befestigt.

Voraussetzungen:
- Anpassen der Platte an den Knochen.
- Kompression durch exzentrische Plazierung der Schrauben.

Plattenlänge:
- Die Platte ist nur mit 4 Löchern erhältlich.

Schrittweises Vorgehen (beispielsweise bei einer Querfraktur):
- Die Fraktur wird reponiert und dabei die axiale Ausrichtung und Rotation überprüft.
- Mit dem 1,5-mm-Spiralbohrer in der 1,5-mm-Doppelbohrbüchse wird das erste Schraubenloch gebohrt.
- Messen der Schraubenlänge mit dem 1,5-mm- bis 2,0-mm-Schraubenmeßgerät.
- Mit dem 2,0-mm-Gewindeschneider in der 2,0-mm-Doppelbohrbüchse wird in das gebohrte Loch ein Gewinde geschnitten.
- Die erste 2,0-mm-Kortikalisschraube wird mit dem Minisechskant- oder Kreuzschlitzschraubenzieher eingedreht (Abb. A).
- Die zweite Schraube im gleichen Fragment wird in derselben Technik eingebracht (Abb. B).
- Im gegenüberliegenden Fragment wird der 1,5-mm-Spiralbohrer mit der 1,5-mm-Doppelbohrbüchse exzentrisch in das Plattenloch von der Fraktur weg positioniert und das Gewindeloch gebohrt.
- Nach Längenmessung und Gewindeschneiden wird die dritte Schraube eingebracht (Abb. C).
- Die vierte Schraube wird ebenfalls in exzentrischer Position unter Verwendung derselben Technik eingebracht. Eine Kollision mit der dritten Schraube aufgrund der gebogenen Oberfläche des Knochens kann dadurch vermieden werden, daß ein Schraubenziehereinsatz in den Schraubenkopf gesteckt wird, um die Richtung anzuzeigen.
- Abschließend werden alle Schrauben noch einmal festgezogen.

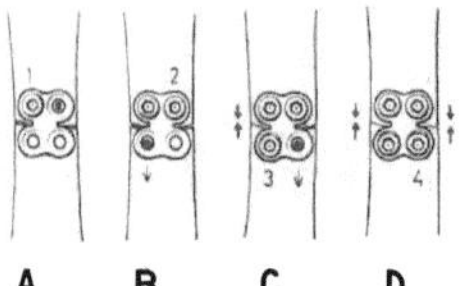

Anwendung von 1,5-mm-Miniplatten

Die 1,5-mm-Miniplatten werden für dieselben Indikationen wie die 2,0-mm-Miniplatten verwendet, jedoch an kleineren Knochen. Da die Plattenformen identisch sind, ist die Anwendungstechnik ähnlich, außer daß das 1,5-mm-Instrumentarium verwendet wird.

6.11.4 Instrumente zur Anwendung und Entfernung von Minifragmentimplantaten

Instrumente zum Einbringen von 2,7-mm-Schrauben

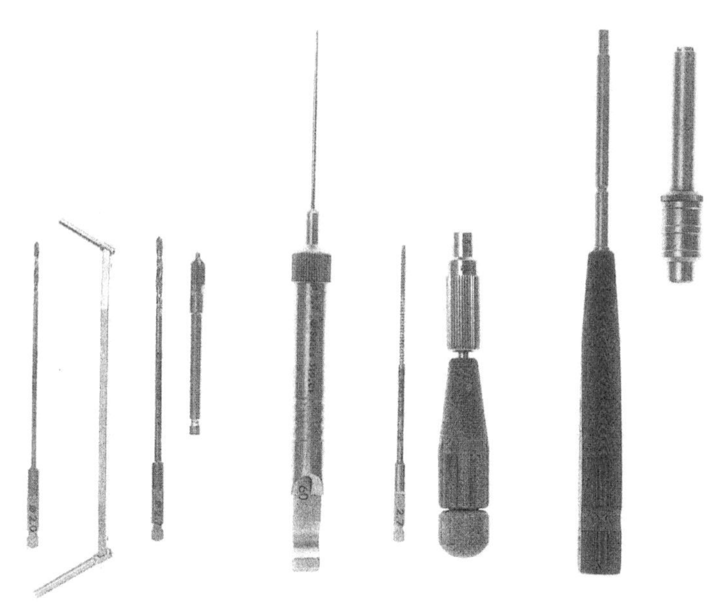

Instrumente zur Anwendung von 2,7-mm-Platten (links) und von 2,7-mm-DCP (rechts)

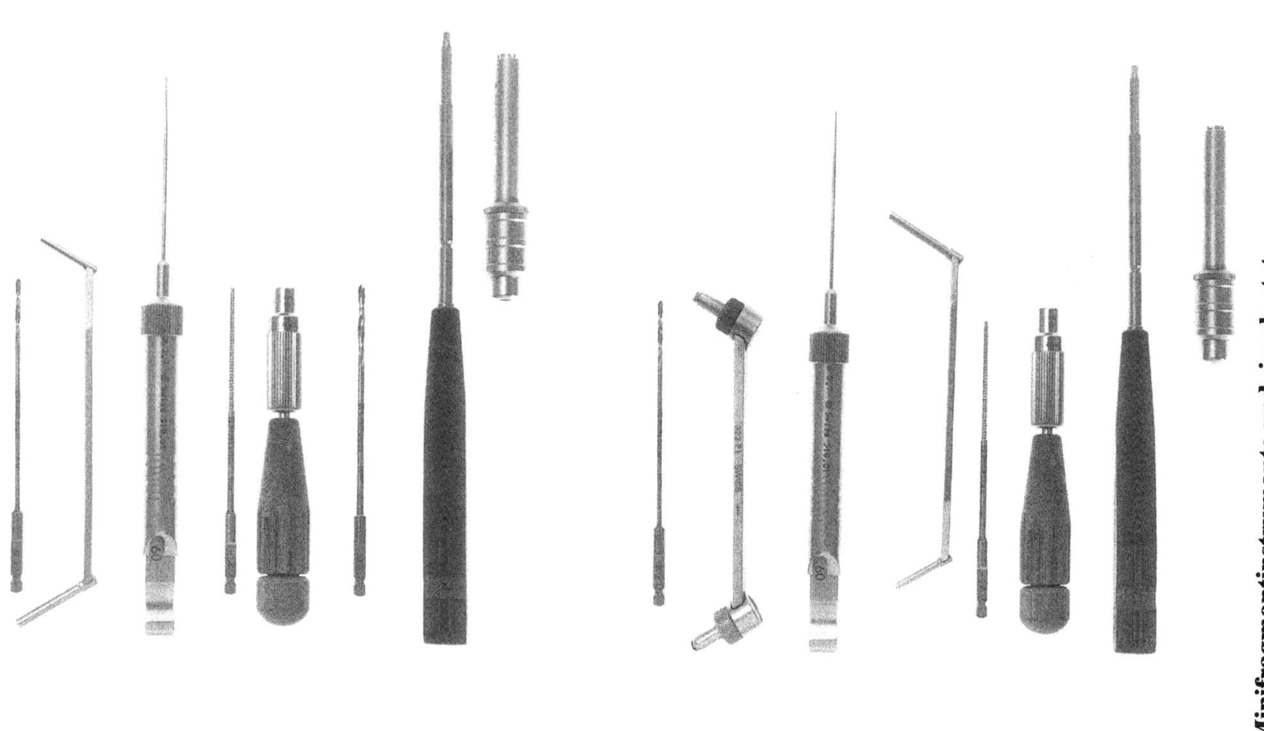

Instrumente zum Einbringen von 2,0-mm-Schrauben

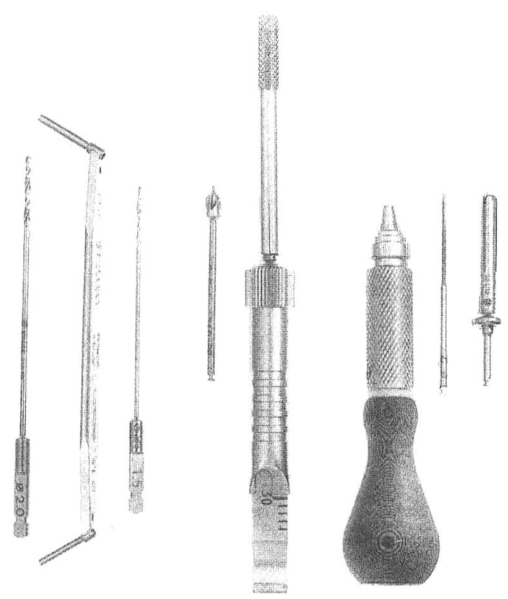

Instrumente zur Anwendung von 2,0-mm-Platten

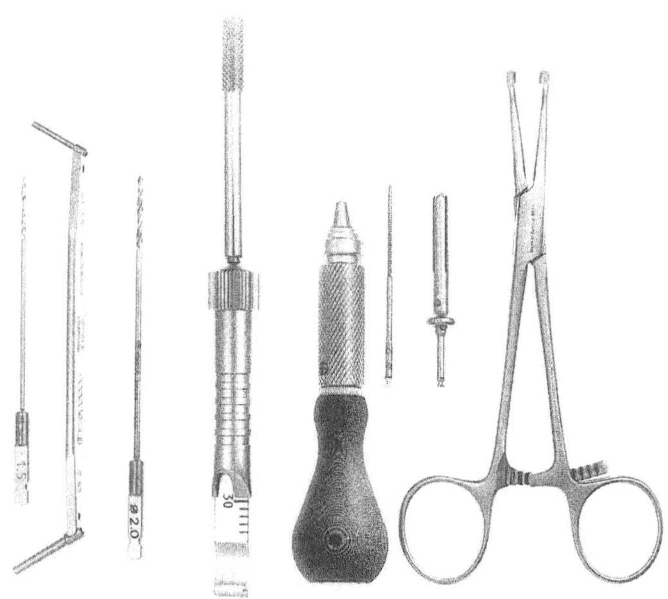

Instrumente zum Einbringen von 1,5-mm-Schrauben

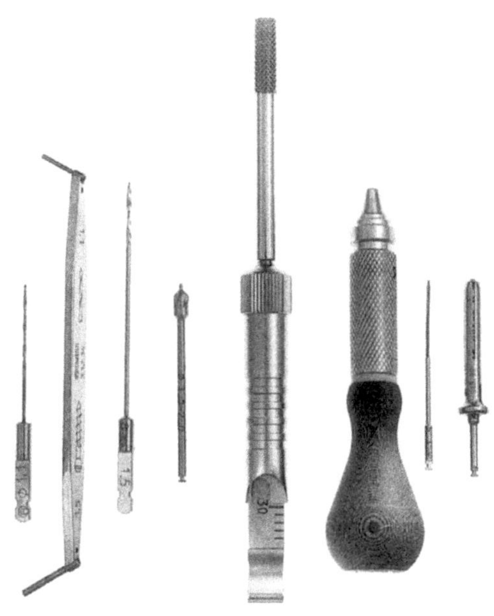

Instrumente zur Anwendung von 1,5-mm-Platten

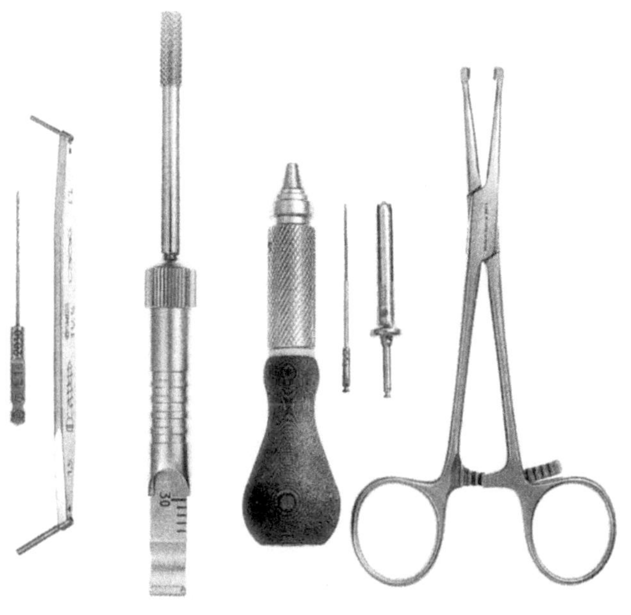

Instrumente zur Entfernung von 2,7-mm-Implantaten

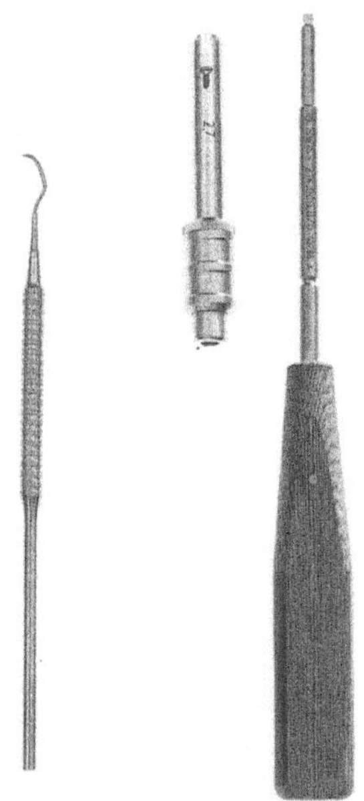

Instrumente zur Entfernung von 2,0-mm- und 1,5-mm-Implantaten

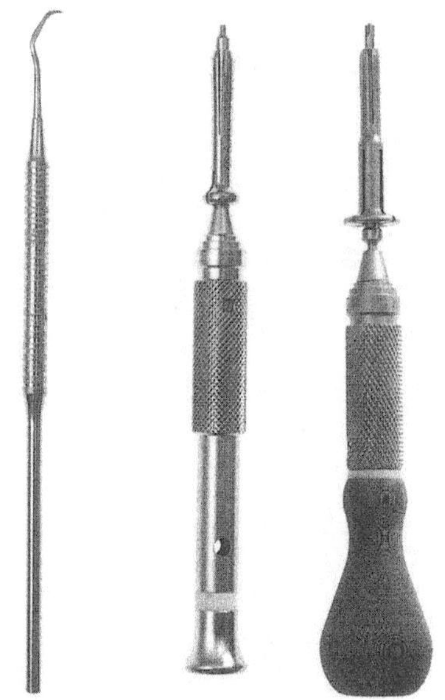

6.12 Marknagelung – Instrumente und Implantate

Seit ihrer Einführung durch Küntscher in den späten 30er Jahren wurden Marknägel mit unterschiedlichem Design zur Stabilisierung von Frakturen langer Röhrenknochen verwendet. Anfang der 50er Jahre begann er auch mit dem Aufbohren der Markhöhle und führte ungefähr zur gleichen Zeit das Konzept der Verriegelung ein.

Die AO hat die Idee der Nagelung aufgegriffen und entwickelte Marknagelsysteme für Femur und Tibia, die viele Jahre verwendet wurden und schließlich zur Einführung des jetzigen AO-Universalnagelsystems führten, das mit oder ohne Verriegelung eingesetzt werden kann. Dieses System ist jetzt durch den unaufgebohrten soliden Tibianagel mit verschiedenen Verriegelungsmöglichkeiten ergänzt worden (zuletzt durch den unaufgebohrten Femurnagel). Die früheren, teilweise geschlitzten Marknägel mit dünner Wand sind immer noch in Gebrauch, werden aber in diesem Buch nicht behandelt (für Einzelheiten s. 1. Auflage).

Der Marknagel ist ein Kraftträger, der einen viel größeren Teil der Last aufnehmen kann als eine Platte. Daher ist mit ihm bei gesicherter axialer und Rotationsstabilität eine frühzeitige Gewichtsbelastung möglich. Je nach Frakturtyp kann dies auf unterschiedliche Weise erreicht werden. Bei Quer- oder kurzen Schrägfrakturen mit stabiler Kortikalis im mittleren Drittel von Femur und Tibia kann der AO-Universalnagel nach Aufbohren der Markhöhle eingesetzt werden. Die Nagelung kann offen oder geschlossen durchgeführt werden. Eine Verriegelung muß immer dann erfolgen, wenn die Fraktur axial und/oder rotationsinstabil ist, z. B. bei langen Spiralfrakturen, Trümmer- oder Segmentfrakturen oder bei Frakturen am proximalen und distalen Schaftende. In diesen Fällen wird nur minimal aufgebohrt.

Der unaufgebohrte Tibianagel der AO (UTN), der vor einiger Zeit eingeführt wurde, findet seine (ausschließlich verriegelte) Anwendung bei frischen Schaftfrakturen mit schwerem Weichteilschaden. Seit neuester Zeit ist auch ein unaufgebohrter Femurnagel erhältlich.

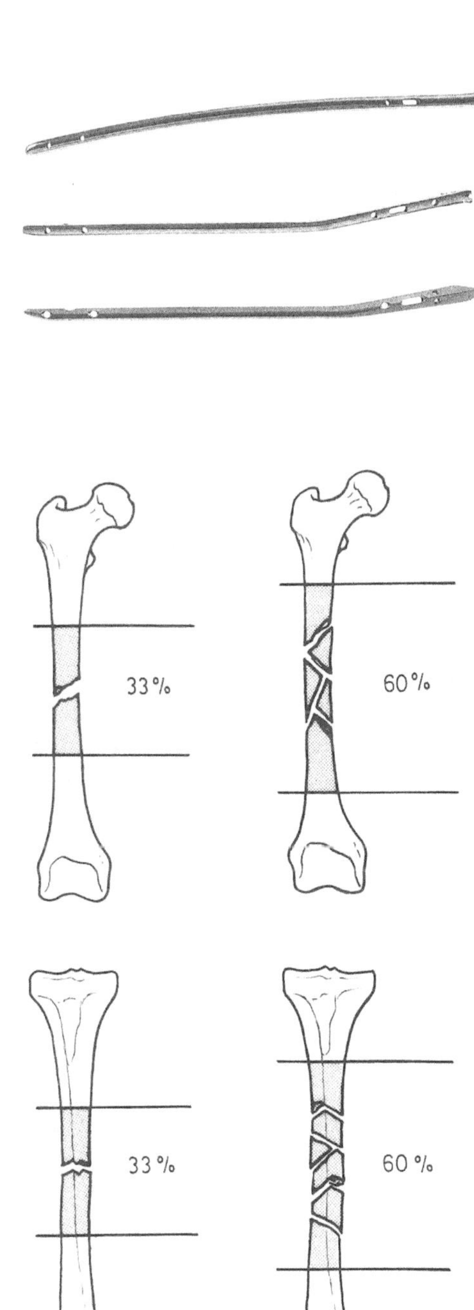

Indikationen für den Universalnagel an Femur und Tibia, mit und ohne Verriegelung

Konventionelle Nagelung ohne Verriegelung bei stabilen Frakturen mit knöcherner Abstützung im mittleren Schaftdrittel:
- Querfrakturen
- Kurze Schrägfrakturen
- Verzögerte Heilung oder Pseudarthrose

Verriegelungsmarknagelung bei instabilen Frakturen ohne knöcherne Abstützung ungefähr im Bereich der mittleren 60 % des Knochens, wobei eine axiale und eine Rotationsstabilität erzielt werden muß:
- Frakturen nahe der Metaphyse
- Lange Torsionsfrakturen
- Segmentfrakturen

- Mehrfragmentfrakturen
- Frakturen mit knöchernem Defekt

6.12.1 Standardinstrumentarium für den Universalnagel

Die für die Implantation des Universalmarknagels in Femur und Tibia notwendigen Instrumente sind entweder in Siebschalen oder in Graphic Cases erhältlich.

6.12.1.1 Aufbohrinstrumentarium

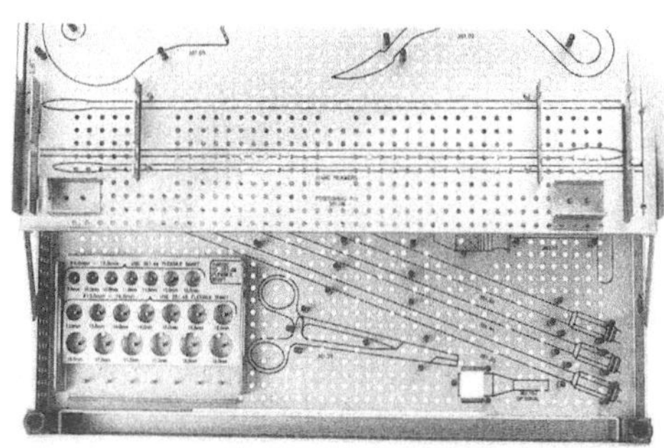

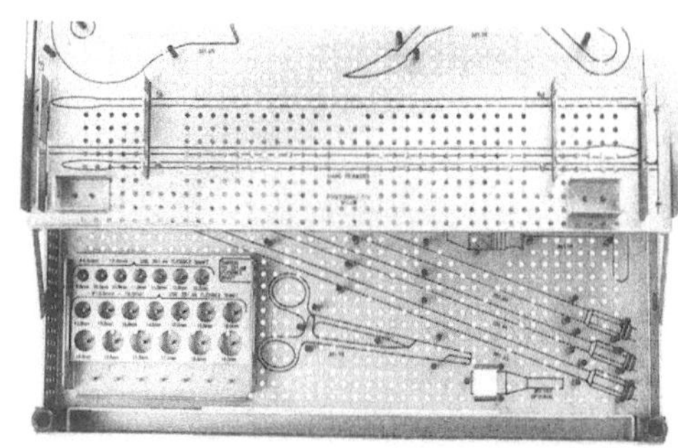

Zentrierstift, Durchmesser 4 mm, 400 mm lang

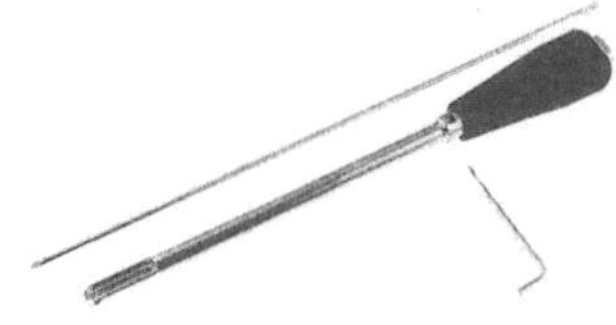

Dieser Stift wird in das Universalbohrfutter mit T-Handgriff eingespannt und vom Eintrittspunkt aus ungefähr 50 mm weit im korrekten Winkel in den Markraum eingeschoben; er dient als Führung für das Eröffnungsinstrument.

Eröffnungsinstrument, Durchmesser 11 mm, 350 mm lang

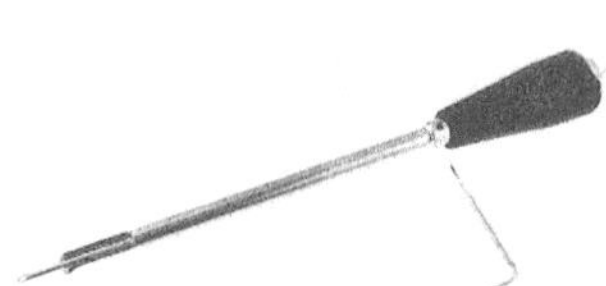

Zusammen mit dem Zentrierstift wird dieses Instrument bei der Femur- und Tibianagelung für die Eröffnung der Markhöhle benutzt. Der Zentrierstift kann mit einer kleinen Sechskantinbusschraube am Eröffnungsinstrument fixiert werden. Das Instrument hat eine besonders scharfe Spitze, die bei der Rotation des Instruments von Hand durch den Knochen schneidet. Es sollte um 180° rotiert und dann zurückgezogen werden. Einige ältere Instrumente hatten einen Metallknopf am Ende des Handgriffs, der zur Benutzung des Hammers verleitete. Dies kann jedoch *nicht empfohlen* werden, da sonst die empfindliche Schneidekante beschädigt werden kann. Die Schneidekante läßt sich nachschleifen.

Inbusschlüssel, abgewinkelt

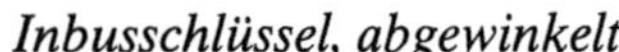

Mit diesem Schlüssel wird die Inbusschraube am Eröffnungsinstrument festgezogen (s. oben).

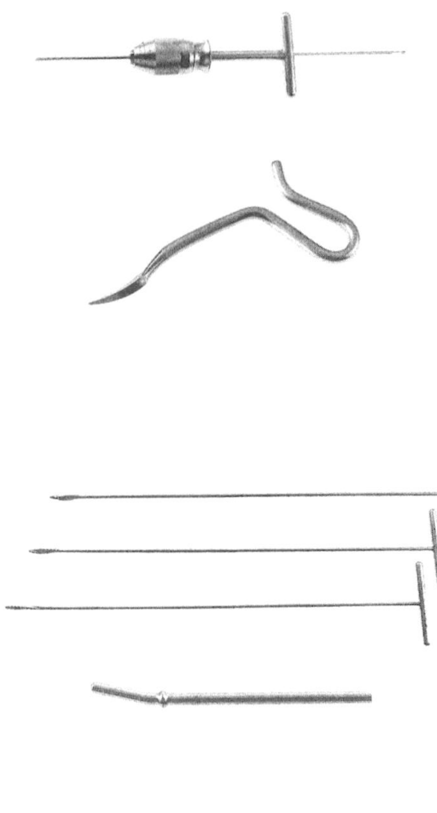

Universalbohrfutter mit T-Handgriff

Unter Verwendung dieses Handgriffs wird der Zentrierstift und auch der Bohrdorn in die Markhöhle vorgeschoben.

Kleiner Pfriem

Mit drehenden Bewegungen des Pfriems kann der Markraum von Femur und Tibia ebenfalls eröffnet werden. Hierbei muß man sehr vorsichtig vorgehen, um nicht vom Knochen abzurutschen und Weichteile zu beschädigen oder die Kortikalis zu splittern. Seit der Entwicklung des Eröffnungsinstruments wird der kleine Pfriem nicht mehr häufig gebraucht.

Handmarkraumbohrer, Durchmesser 6, 7 und 8 mm

Diese Bohrer sind notwendig, um den Markraumkanal durchgängig zu machen, falls er durch eine Pseudarthrose oder Kallusbildung verlegt ist. Es gibt noch weitere Größen. (Einzelheiten s. SYNTHES-Katalog.)

Bohrdorn, Durchmesser 3 mm, 950 mm lang

Dieser Bohrdorn hat eine abgewinkelte Spitze mit zurückversetzter Olive. Er wird in den Markraumkanal eingeschoben und als Führung für die flexiblen Bohrwellen benutzt. Die um 2 cm von der Spitze zurückversetzte Olive verhindert, daß die flexible Bohrwelle über die Bohrdornspitze hinaus vorgeschoben wird. Außerdem hilft sie bei der Entfernung eines verklemmten Bohrkopfes. Die abgewinkelte Spitze erleichtert das Auffädeln der Fragmente mit dem Bohrdorn, v.a. bei geschlossener Nagelung. Das proximale Ende des runden Bohrdorns hat 2 Abflachungen, an denen die Haltezange (oder der frühere Festhalter) angesetzt wird. Der Bohrdorn hat eine Länge von 950 mm, damit das proximale Ende auch beim Aufbohren mit flexiblen Wellen bis zu einer Bohrtiefe von 440 mm noch hervorsteht und gefaßt werden kann.

Beachte: Der Bohrdorn muß auf Beschädigungen überprüft werden, da andernfalls die Bohrköpfe und die flexiblen Wellen nicht leicht genug vorgeschoben werden können und diese dadurch den Bohrdorn evtl. in das Gelenk vortreiben.

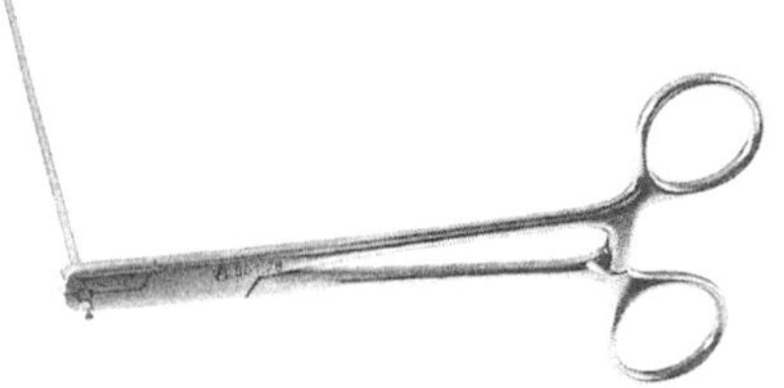

Haltezange

Mit dieser Zange wird der Bohrdorn während des Aufbohrens am proximalen Ende festgehalten. Die Zange wird beim Wechseln des Bohrkopfes und der flexiblen Welle entfernt und an den Eintrittspunkt des Bohrdorns in die Markhöhle umgesetzt.

Flexible Bohrwelle mit festem Bohrkopf, Durchmesser 9 mm

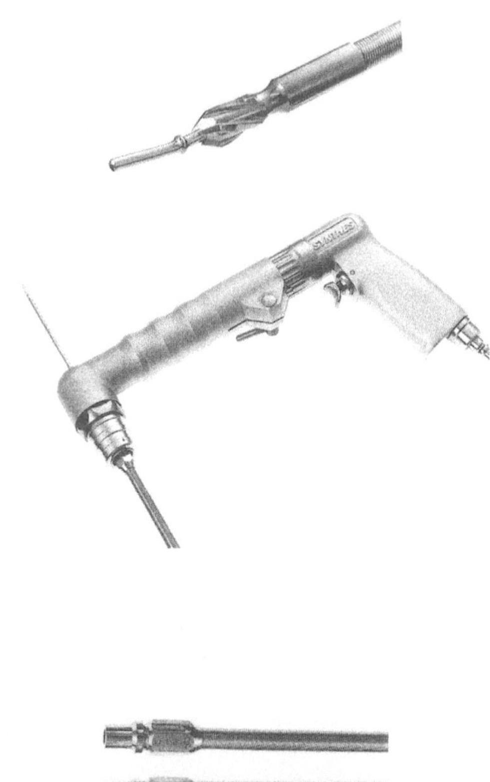

Diese Welle ist fest mit einem 9-mm-Bohrkopf verbunden und wird beim Aufbohren der Markhöhle zuerst benutzt. Sie schneidet vorne und wird erst durch die zurückversetzte Olive des Bohrdorns gestoppt, der deshalb immer mit diesem Instrument verwendet werden muß.

Beachte: Alle 3 flexiblen Wellen werden über das Winkelgetriebe für Markraumbohrung mit der Universalbohrmaschine verbunden.

Beachte: Die flexiblen Wellen bestehen aus 3 übereinander gelegten Drahtspulen, deren Enden verlötet sind. Dadurch sind sie sehr flexibel und leicht zu handhaben, jedoch schwer zu reinigen (s. Abschn. 6.22.5.2).

Niemals an der Welle ziehen, da hierdurch die Spule oder die gelöteten Verbindungen beschädigt werden könnten.

Niemals die Wellen rückwärts laufen lassen, andernfalls wickeln sich die Spulen ab!

Flexible Welle, Durchmesser 8 mm, Bohrtiefe bis 440 mm

Mit dieser Welle wird der Aufbohrvorgang mit den einzelnen Bohrköpfen mit Durchmesser 9,5–12,5 mm (eingraviert am proximalen Ende) in 0,5-mm-Schritten fortgesetzt. Die Welle muß mit dem Bohrdorn verwendet werden.

Flexible Welle, Durchmesser 10 mm, Bohrtiefe bis 440 mm

Diese Welle wird mit Bohrköpfen mit Durchmessern von 13,0–19,0 mm (eingraviert am proximalen Ende) ebenfalls in 0,5-mm-Schritten in gleicher Weise wie oben benutzt.

Markraumbohrköpfe, Durchmesser 9,5–19,0 mm

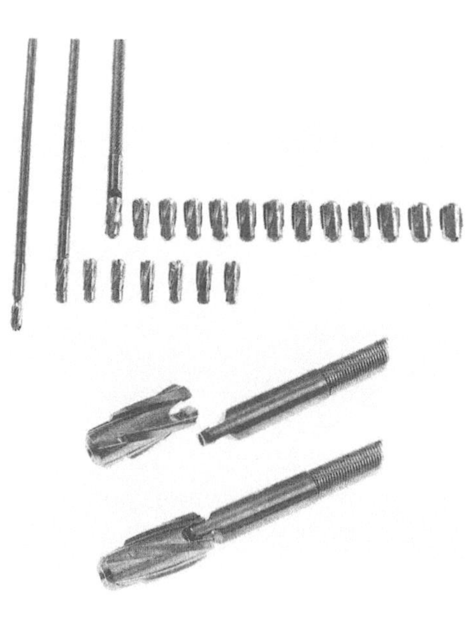

Diese Bohrköpfe werden mit den flexiblen 8-mm- und 10-mm-Wellen zum Aufbohren des Markraums eingesetzt. Sie werden von der Seite auf das Schwalbenschwanzende der flexiblen Welle geführt und mit 2 Fingern festgehalten, bis sie über den Bohrdorn geschoben werden. Die Bohrköpfe schneiden an ihren Seiten und an den konisch geformten Ecken. Sie müssen ständig auf Beschädigungen überprüft werden, sonst kann ihr Gebrauch zu Hitzeschäden der inneren Kortikaliswand führen. Aus Zeit- und Kostengründen können sie nicht nachgeschliffen, müssen jedoch bei Beschädigung ausgetauscht werden (s. Abschn. 6.22.5.2).

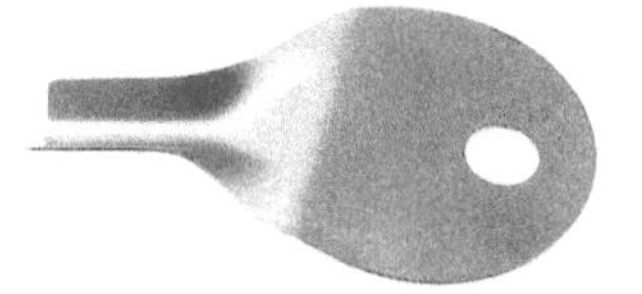

Gewebeschutzblech

Hiermit werden die Weichteile vor Verletzungen beim Aufbohren geschützt. Das Schutzblech wird am Knocheneintrittspunkt zwischen Weichteilgewebe und flexible Welle gehalten.

Markraumrohr

Dieses Plastikrohr wird über den Bohrdorn in die Markraumhöhle eingeschoben und sichert beim Austausch des Bohrdorns gegen den Führungsstab die Reposition der Fragmente. An seiner Spitze befindet sich eine röntgendichte Markierung. Es kann sterilisiert werden, muß jedoch öfter auf seine Elastizität überprüft werden, da durch häufiges Sterilisieren das Plastikrohr spröde wird.

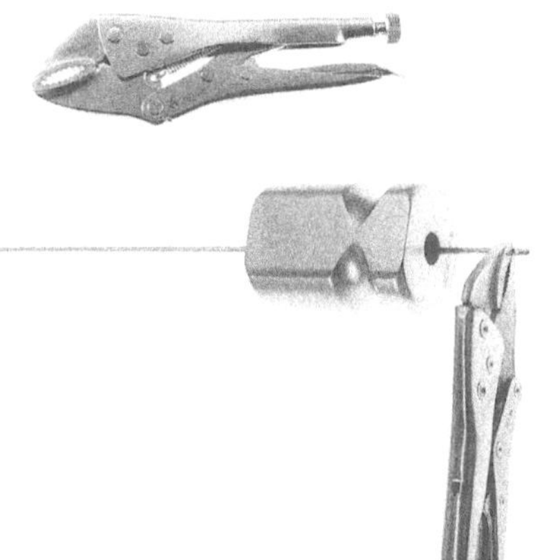

Tonnenzange

Diese Zange hilft bei der Entfernung eines verklemmten Bohrkopfes. Nachdem die Bohrmaschine abgekoppelt und das Schlaggewicht über den Bohrdorn aufgeschoben worden ist, wird das Ende des Bohrdorns mit der Tonnenzange gefaßt. Durch vorsichtige Schläge gegen die Zange kann der Bohrkopf gelockert und entfernt werden. Mit der Zange kann auch das Nagelende bei der Lockerung eines verklemmten konischen Bolzen festgehalten werden.

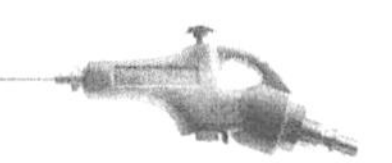

Blasdüse, zur Reinigung von Instrumenten

Diese Blasdüse aus nichtsterilisierbarem Plastik wird zusammen mit dem Blasrohr zur Reinigung der flexiblen Wellen von innen eingesetzt. Sie kann über einen Druckluftschlauch mit Schnellkupplung an einen Druckluftanschluß gekoppelt werden.

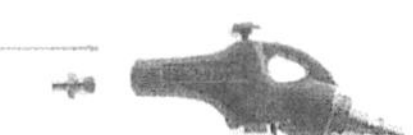

Blasrohr, Durchmesser 2 mm, Einsatz für die Blasdüse

Zum Anschluß des Rohrs an die Blasdüse wird der Düsenkopf entfernt, das Rohr durch den Kopf geschoben und anschließend wieder in die Düse zurückgeschraubt.

6.12.1.2 Einschlaginstrumentarium

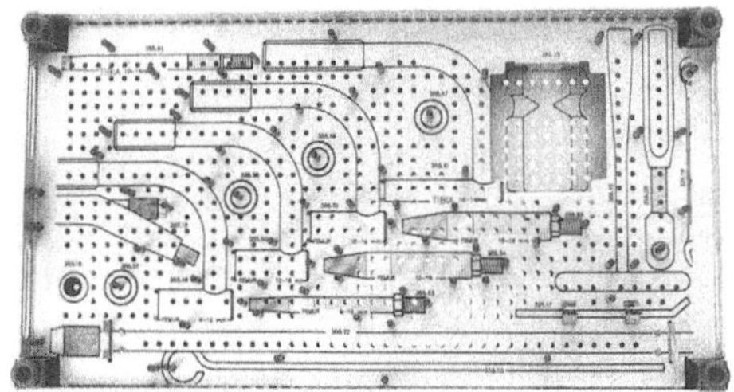

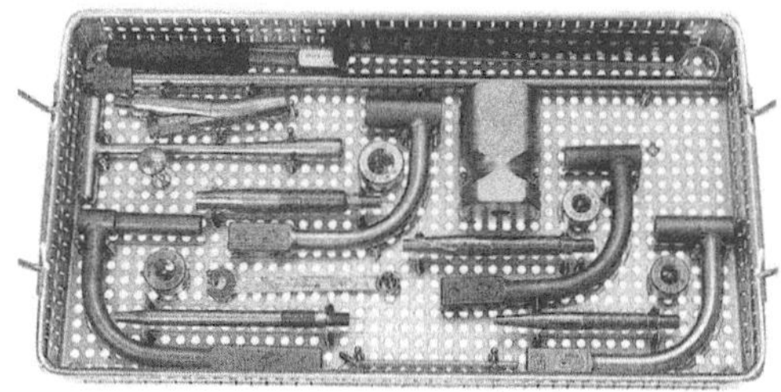

Führungsstab, Durchmesser 3 mm, Länge 950 mm, mit beidseitig verdickten Enden, für Tibianägel

Vor dem Einschlagen des Universaltibianagels wird dieser Stab unter Verwendung des Markraumrohrs gegen den Bohrdorn ausgetauscht. Er ist flexibler als der 4-mm-Führungsstab und kann daher den gekrümmten Tibianagel besser „führen". Die beidseits verdickten Enden sollen verhindern, daß der Führungsstab versehentlich als Bohrdorn benutzt wird. Durch die Verdickung am distalen Ende kann der Stab entfernt werden, ohne in dem Schlitz des Nagels hängenzubleiben. Der Führungsstab hat 2 flache Einkerbungen am proximalen Ende für die Haltezange (bzw. den früheren Festhalter).

Führungsstab, Durchmesser 4 mm, Länge 950 mm

Dieser Stab dient zur Führung des Universalfemurnagels beim Einschlagen. Zunächst wird das Markraumrohr über den Bohrdorn geschoben, der dann ohne Repositionsverlust entfernt werden kann. Anschließend wird der Führungsstab in das Markraumrohr eingesteckt und dieses entfernt. Der Führungsstab hat am proximalen Ende 2 flache Einkerbungen für die Haltezange bzw. den Festhalter.

Meßlehre für Nageldurchmesser

Mit dieser Meßlehre kann der Durchmesser von Nägeln und Bohrköpfen überprüft werden. Für eine korrekte Messung muß der Nagel bis zu seiner Mitte eingeschoben werden.

Zielbügel für Universalfemurnägel mit Durchmessern von 9–12 mm, 13–16 mm, 17–19 mm

Zusammen mit dem konischen Gewindebolzen und der Rändelmutter entsprechender Größe werden die Zielbügel zum Einschlagen von Nägeln der jeweiligen, auf dem Bügel markierten Größe verwendet. Hierbei müssen die Nocken des Zielbügels in die Nuten am oberen Nagelende greifen, der Bügel muß je nach Verwendung des Nagels für das rechte oder linke Bein gedreht werden (s. Markierung), so daß er auf der Außenseite des nach vorne gebogenen Nagels liegt. Mit Hilfe der Löcher im Zielbügel werden die Instrumente für die proximale Verriegelung des Nagels exakt positioniert (s. Abschn. 6.12.5.3).

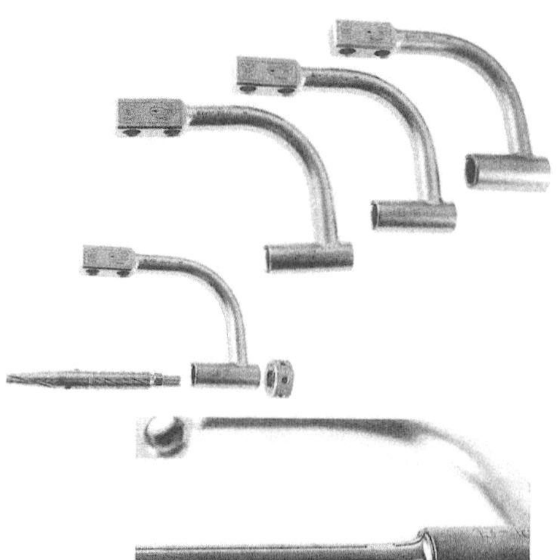

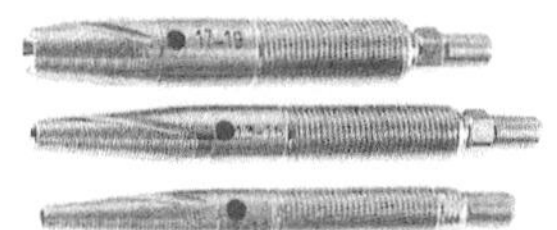

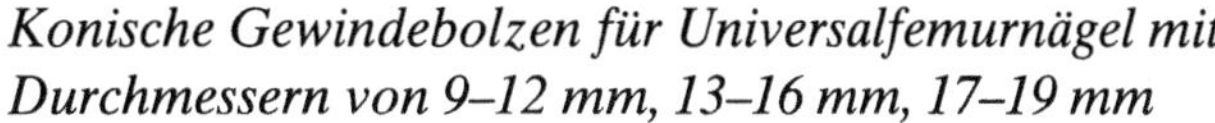

Konische Gewindebolzen für Universalfemurnägel mit Durchmessern von 9–12 mm, 13–16 mm, 17–19 mm

Diese Bolzen werden von Hand in das Nagelende entsprechender Größe eingedreht; dann wird der Zielbügel montiert. Nach Einrasten der Nocken des Bügels in die Nuten des Nagelendes wird der Bolzen mit dem durchbohrten Steckschlüssel oder dem Ringgabelschlüssel festgezogen. Bei der Entfernung des Nagels kann eingewachsenes Gewebe in den spiralförmig verlaufenden Rinnen gesammelt werden.

Beachte: Die Entfernung des konischen Gewindebolzens ist nur möglich, wenn der Bügel mit seinen Nocken richtig in den Nuten des Nagels eingerastet ist (s. Abschn. 6.12.6.6).

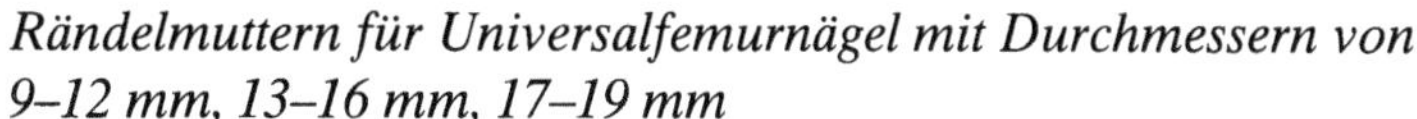

Rändelmuttern für Universalfemurnägel mit Durchmessern von 9–12 mm, 13–16 mm, 17–19 mm

Diese Muttern werden auf die Bolzen der entsprechenden Größe aufgeschraubt (s. eingravierte Markierungen auf den Bolzen und Muttern). Sie halten den Zielbügel mit seinen in die Nuten des Nagels eingerasteten Nocken in dieser Position fest. Mit dem Stiftschlüssel werden die Muttern fest angezogen.

Beachte: Die früheren Zielbügel, Bolzen und Rändelmuttern für den Universalfemurnagel waren mit 9–12, 12–16 und 16–19 markiert. Sie können nicht mehr verwendet werden.

Zielbügel für Universaltibianägel, Durchmesser 10–14 mm

Mit diesem Zielbügel werden Universaltibianägel eingeschlagen und verriegelt. Auch dieser Bügel hat Nocken, die in die Nuten des Nagels einrasten müssen, und kann je nach Stellung (s. eingravierte Markierungen) für das rechte oder linke Bein verwendet werden. Für die proximale Verriegelung muß er auf der medialen Seite plaziert werden. Mit Hilfe der 3 Löcher im Bügel werden die Instrumente für statische oder dynamische Verriegelung korrekt positioniert (s. eingravierte Markierungen).

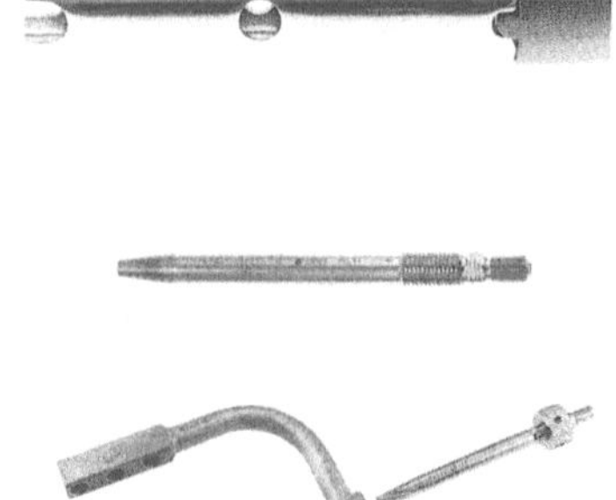

Konischer Gewindebolzen für Universaltibianägel, Durchmesser 10–14 mm

Der Bolzen wird durch den Zielbügel gesteckt und in das Nagelende eingeschraubt. Er wird mit dem durchbohrten Steckschlüssel oder dem Ringgabelschlüssel festgezogen. Bei der Entfernung des Nagels kann eingewachsenes Gewebe in den spiralförmig verlaufenden Rinnen des konischen Gewindes gesammelt werden.

Rändelmutter für Universaltibianägel, Durchmesser 10–14 mm

Diese Mutter wird auf den Gewindebolzen aufgeschraubt und hält den Zielbügel für Universaltibianägel mit seinen in die Nuten des Nagels eingerasteten Nocken in dieser Position fest. In die seitlichen Löcher wird der Stiftschlüssel zum Festziehen oder Lockern der Rändelmutter eingesetzt.

Stiftschlüssel

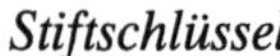

Mit diesem Schlüssel werden die Rändelmuttern auf den konischen Gewindebolzen festgedreht. Man kann ihn auch zum Anziehen oder Lockern des Schlagkopfes am abgekröpften Einschlagstück und zum Lockern der Führungsstange von den konischen Gewindebolzen nach dem Einschlagen verwenden.

Durchbohrter Steckschlüssel, 11 mm

Mit diesem Schlüssel werden Instrumente mit einem 11 mm breiten Sechskantsockel festgezogen oder gelockert.

Ringgabelschlüssel, 11 mm

Hiermit können alternativ zum Steckschlüssel Instrumente festgezogen oder gelockert werden. Der Gabelschlüssel wird benutzt, wenn bereits montierte Instrumente nachgezogen oder angelockert werden müssen.

Abgekröpftes Einschlagstück

Das Einschlagstück kann zusammen mit dem Schlagkopf zum Einschlagen der Tibiamarknägel mit dem Hammer benutzt werden. Es wird auf den konischen Gewindebolzen aufgeschraubt, wobei ein Abstand von 3 mm zwischen den letzten Gewindegängen des Bolzens und seinem unteren Ende verbleiben muß, um das Gewinde nicht durch die Hammerschläge beim Einschlagen des Nagels zu beschädigen. Zur Reinigung wird das Instrument auseinandergebaut.

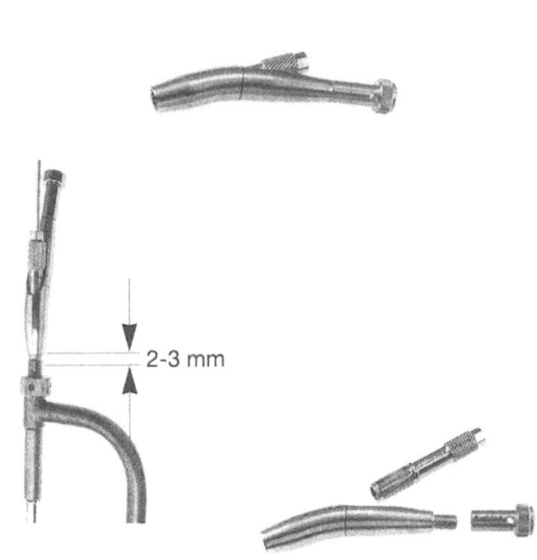

Schlagkopf

Der Schlagkopf wird für das Einschlagen von Universalnägeln mit dem Hammer auf das obere Ende des abgekröpften Einschlagstücks aufgeschraubt. In das Loch unterhalb des Kopfes kann der Stiftschlüssel oder ein ähnliches Instrument gesteckt werden, um einen evtl. festsitzenden Schlagkopf anzulockern.

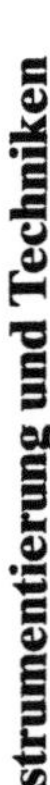

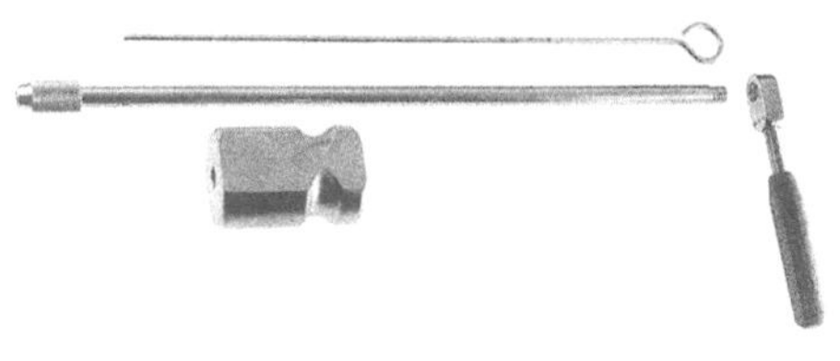

Durchbohrte Führungsstange

Die Stange dient dem Einschlagen und Entfernen von Universalnägeln mit dem Schlaggewicht. Sie ist durchbohrt, damit sie beim Einschlagen über den Führungsstab geführt werden kann. In das Loch am distalen Ende kann der Stiftschlüssel oder ein ähnliches Instrument eingesetzt werden, um eine evtl. festsitzende Führungsstange anzulockern. In das Gewinde am proximalen Ende wird der elastische Griff aufgeschraubt.

Rückhaltestab

Mit dem Stab kann verhindert werden, daß der Führungsstab beim Einschlagen des Nagels zurückläuft.

Schlaggewicht

Das Schlaggewicht ist 1300 g schwer und wird zum Einschlagen von Universalnägeln auf die Führungsstange aufgeschoben. Wenn man das Gewicht über eine kurze Strecke frei fallen läßt, wird der Nagel hierdurch 5–10 mm eingeschlagen. Mit dem Schlaggewicht können die Nägel auch ausgeschlagen werden.

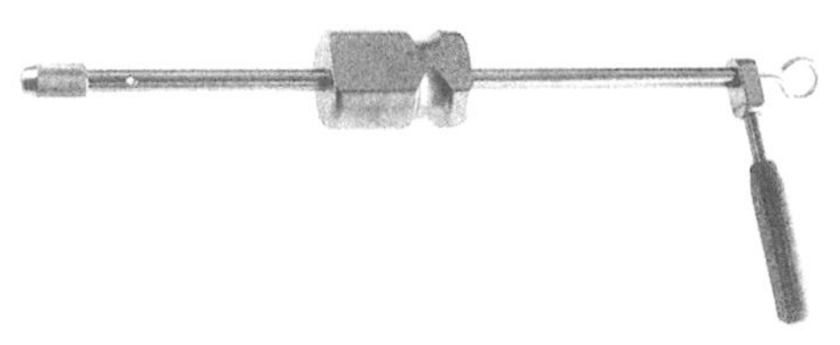

Elastischer Griff

Der Griff wird auf das obere Ende der Führungsstange aufgeschraubt, um zu verhindern, daß das Schlaggewicht beim Einschlagen versehentlich von der Stange abgleitet. Das Ausschlagen des Nagels erfolgt durch kräftige Schläge mit dem Schlaggewicht gegen den aufgeschraubten Griff.

6.12.1.3 Verriegelungsinstrumentarium

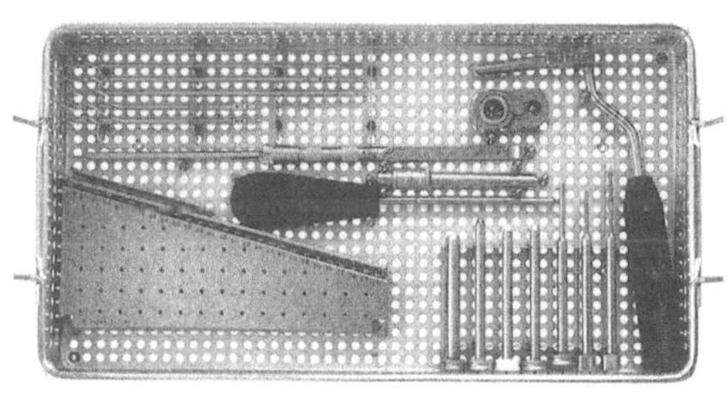

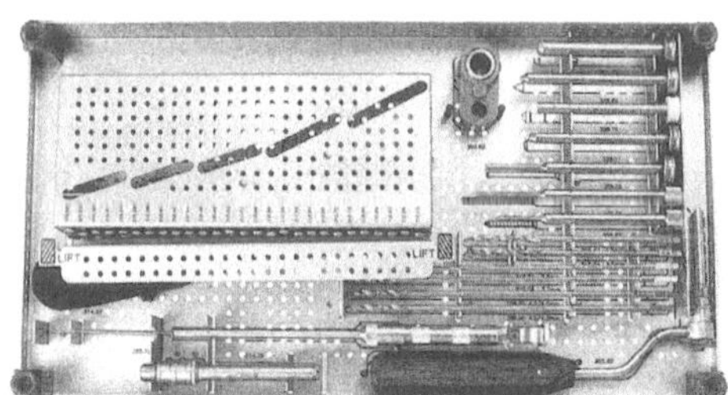

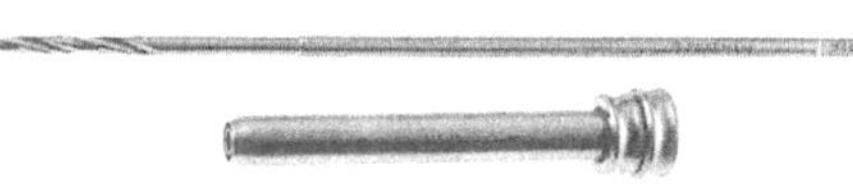

Spiralbohrer, Durchmesser 4 mm, mit 4,5-mm-Schaft, zweilippig

Dieser Bohrer mit einer Länge von 225 mm/200 mm (Gesamtlänge/nutzbare Länge) hat ein Schnellkupplungsende und wird zum Bohren des Führungslochs für die 4,9-mm-Verriegelungsbolzen verwendet. Durch den 4,5 mm dicken Schaft wird der Bohrer in der 8,0-mm-/4,5-mm-Bohrbüchse exakt geführt. Seit kurzem gibt es auch einen *dreilippigen Bohrer* mit Markierungen von 25–100 mm in 5-mm-Schritten. Hiermit kann die Schraubenlänge direkt bestimmt werden, jedoch nur bei Verwendung der 8,0-mm/4,5-mm-Bohrbüchse.

Spiralbohrer, Durchmesser 4,5 mm

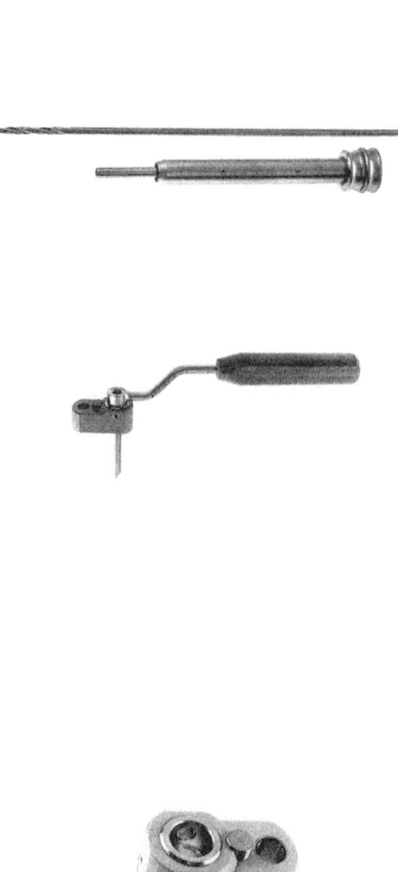

Dieser 145 mm/120 mm lange Bohrer mit Schnellkupplung kann beim Einsatz des distalen Zielgeräts zum Anbohren der nahen Kortikalis für den 4,9-mm-Verriegelungsbolzen benutzt werden. Aufgrund seiner kurzen Länge ist er gut zum Bohren geeignet, falls der Abstand zwischen Knochen und Bildverstärker für den Einsatz des längeren 4,0-mm-/4,5-mm-Bohrers zu gering ist. Es ist ein normaler zweilippiger Spiralbohrer.

Spiralbohrer, Durchmesser 3,2 mm

Mit diesem 225 mm/200 mm langen Bohrer mit Schnellkupplung wird durch die Gegenkortikalis gebohrt, falls die o. g. Technik mit dem 4,5-mm-Bohrer angewendet wird. Der zweilippige Bohrer wird dann mit der 3,2-mm-Steckbohrbüchse geführt.

Distales Zielgerät

Bei Einsatz eines Bildverstärkers können mit Hilfe dieses Zielgeräts die für die distale Verriegelung erforderlichen Instrumente exakt positioniert werden. Die Strahlenquelle muß dazu unterhalb und der Empfänger oberhalb des Beins plaziert werden. Der Richtungsgeber wird über ein Kugellager mit dem Zielgerät verbunden. In die 11-mm-Hülse passen die 11-mm-/8-mm-Gewebeschutzhülse, der Zieltrokar und die Fixationsbolzen. Auch das Längenmeßgerät und der Schraubenzieher werden durch die Hülse verwendet. Seine beiden scharfen Spitzen können durch leichte Hammerschläge in den Knochen eingeschlagen werden (s. auch Operationstechnik, Abschn. 6.12.5.3).

Richtungsgeber

Der Richtungsgeber wird für die Verriegelung mit dem distalen Zielgerät verbunden. In der Mitte zwischen 2 Metallringen befindet sich ein röntgendurchlässiger Kreis mit einem zentralen röntgendichten Punkt. Wird dieser Punkt genau in das Zentrum der beiden konzentrischen Ringe eingestellt, dann verläuft die Achse des Richtungsgebers parallel zum Strahlengang des Bildverstärkers. Hierbei wird die Abweichung der Röntgenstrahlen um 4° automatisch berücksichtigt. In das andere Loch des Richtungsgebers wird die 8,0-mm-/4,5-mm-Bohrbüchse gesteckt; sein Abstand von der Achse des distalen Zielgeräts ist genausogroß wie der Abstand zwischen den beiden Verriegelungslöchern am Nagel. Der Richtungsgeber besteht aus hitzebeständigem Kunststoff.

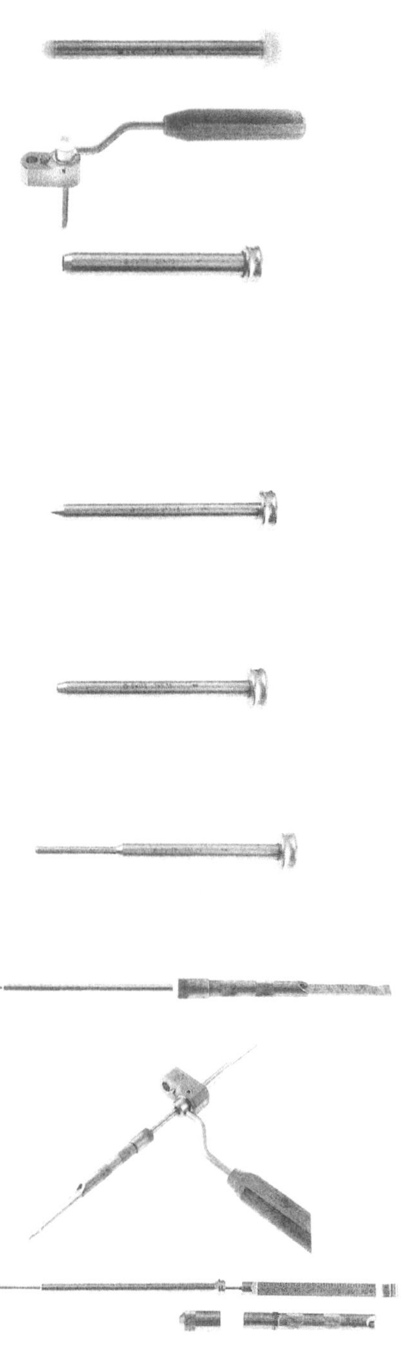

Zieltrokar

Der Trokar wird in die Hülse des distalen Zielgeräts eingesteckt und mit Hilfe des eingebauten Zentrierpunkts exakt in die Mitte des Verriegelungslochs zentriert. Das distale Zielgerät ist dann in der Längsachse korrekt eingestellt.

Gewebeschutzhülse, 11 mm/8 mm Außen-/Innendurchmesser

Die Gewebeschutzhülse wird entweder durch die Hülse des distalen Zielgeräts oder den Richtungsgeber gesteckt und dient zur Führung der verschiedenen, für die distale Verriegelung notwendigen Instrumente. Für den gleichen Zweck wird sie auch bei der proximalen Verriegelung mit dem Zielbügel verwendet.

Trokar, Durchmesser 8 mm

Der Trokar wird in die 11-mm-/8-mm-Gewebeschutzhülse eingesteckt; er dient der Einführung durch die Weichteile hindurch auf den Knochen.

Bohrbüchse, 8 mm/4,5 mm Außen-/Innendurchmesser

Diese Bohrbüchse ist für den 4,0-mm-/4,5-mm-Spiralbohrer und den kurzen 4,5-mm-Spiralbohrer vorgesehen.

Steckbohrbüchse, 3,2 mm

Die Steckbohrbüchse dient als Führung für den 3,2-mm-Spiralbohrer beim Vorbohren der Gegenkortikalis.

Längenmeßgerät für Verriegelungsbolzen

Das Meßgerät kann bis zu einer Länge von 115 mm messen. Sein langer Hals erlaubt die Längenmessung durch das distale Zielgerät oder den Zielbügel. Zum Reinigen muß es auseinandergebaut werden.

Fixationsbolzen Femur

Mit diesem Bolzen wird das distale Zielgerät im ersten Bohrloch in Position gehalten, während man das Bohrloch für den zweiten Verriegelungsbolzen des Universalfemurnagels bohrt. Der Bolzen hat einen langen Gewindeanteil.

Fixationsbolzen Tibia

Mit diesem Bolzen wird das distale Zielgerät im ersten Bohrloch in Position gehalten, während man das Bohrloch für den zweiten Verriegelungsbolzen des Universaltibianagels bohrt. Der Bolzen hat ein kürzeres Gewinde als der Femurfixationsbolzen.

Großer Sechskantschraubenzieher

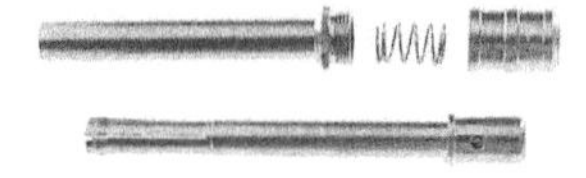

Mit dem großen Sechskantschraubenzieher werden die 4,9-mm-Verriegelungsbolzen eingedreht. Mit ihm wird auch der Richtungsgeber in der richtigen Position am distalen Zielgerät fest eingestellt, bevor man für den zweiten Verriegelungsbolzen bohrt.

Große Haltehülse

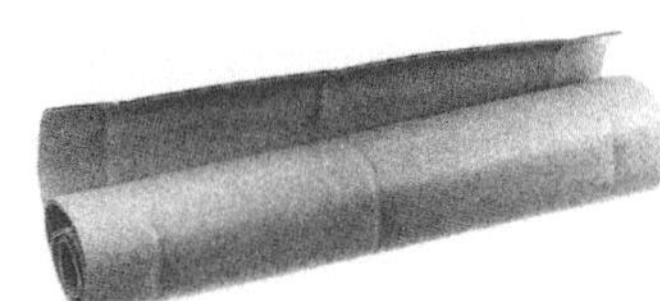

Diese selbsthaltende Schraubenhaltehülse kann notwendig sein, um die Verriegelungsbolzen bei ihrer Entfernung zu fassen und herauszuziehen. Sie besteht aus 3 Teilen und muß zur Reinigung auseinandergebaut werden.

Bleimatte

Diese 400x 600 mm große Matte besteht aus einer doppelschichtigen, 0,25 mm dicken Bleifolie, die von Naturkautschuk umgeben ist. Die Bleimatte dient als Schutz für die Hände des Operateurs beim Bohren für die Verriegelungsbolzen unter Verwendung des Bildverstärkers. Die Matte wird auf das Bein des Patienten außerhalb des Röntgenstrahlenempfängers gelegt und schirmt so die Streustrahlung der Strahlenquelle von den Händen ab. Die Matte kann im Dampfautoklaven bei 134° sterilisiert werden.

6.12.2 Zusätzliche Instrumente

Festhalter

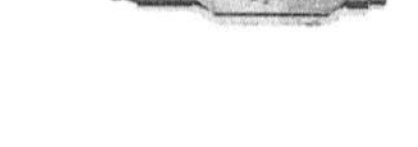

Der Festhalter kann alternativ zur Haltezange auf das Ende des Bohrdorns aufgesteckt und beim Einführen des Dorns in den Markraumkanal als Handgriff benutzt werden. An einem Ende hat er eine Sechskantspitze, die als Schraubenzieher benutzt werden kann, um z.B. das frühere Rechtwinkelgetriebe an die Universalbohrmaschine anzuschließen.

Führungsgriff für Standardtibianägel

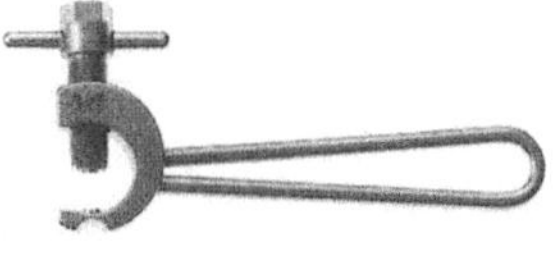

Dieser Führungsgriff wird nur für die früheren dünnwandigen und teilweise geschlitzten Marknägel benutzt. Er wird am proximalen Nagelende befestigt, wobei seine beiden Nocken in die Nagelschlitze eintauchen. Er dient zur Rotationsstabilisierung beim Einschlagen des Nagels.

Hakenkopf für Extraktionshaken, mit Gewinde

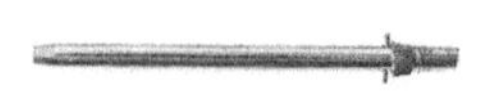

Der Hakenkopf wird auf den Extraktionshaken aufgeschraubt und dann mit der Führungsstange, dem Schlaggewicht und dem elastischen Griff verbunden. Auf diese Weise können Universalfemurnägel ausgeschlagen werden, falls die Standardtechnik versagt hat oder das Gewinde des proximalen Nagelendes beschädigt ist.

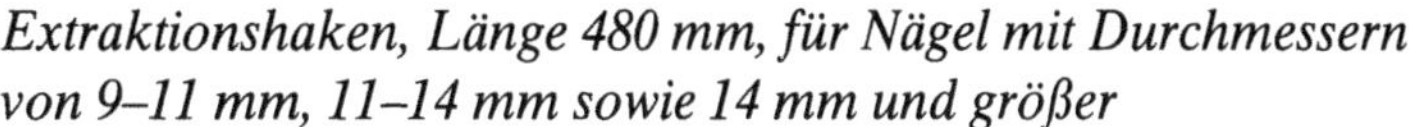

Extraktionshaken, Länge 480 mm, für Nägel mit Durchmessern von 9–11 mm, 11–14 mm sowie 14 mm und größer

Diese Haken können verwendet werden, falls die Entfernung der Femurnägel mit der Standardtechnik nicht gelingt. Sie werden in den Hakenkopf eingeschraubt und dieser wird dann mit Führungsstange, Schlaggewicht und elastischem Griff verbunden. Das Hakenende wird in das Nagelende eingehakt und der Nagel durch Schläge des Schlaggewichts gegen den elastischen Griff ausgeschlagen.

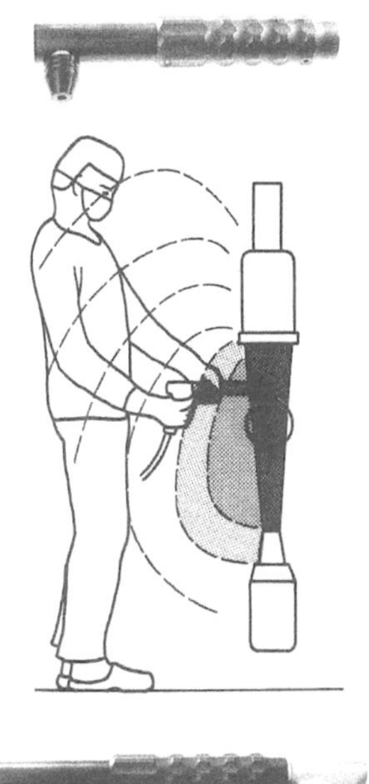

Röntgenstrahlendurchlässiges Winkelgetriebe

Mit diesem Winkelgetriebe kann man unter Bildverstärkerkontrolle bohren, ohne die Hände hohen Strahlendosen auszusetzen. Es besteht aus röntgenstrahlendurchlässigem Kunststoff. Man kann mit ihm sicher und effektiv zielen und bohren, besondere Zielgeräte werden dabei nicht benötigt. Das Winkelgetriebe wird an die kleine Bohrmaschine gekoppelt und mit speziellen Bohrern verwendet (s. unten), um die Bohrlöcher für Verriegelungsbolzen von Universalnägeln und unaufgebohrten Nägeln zu bohren.
Der Bohrer wird eingesetzt, indem der bewegliche Ring der Schnellkupplung vorgeschoben und das Kupplungsstück des Bohrers in die Schnellkupplung gesteckt wird. Nach dem Einrasten des Bohrers durch leichtes Drehen wird der bewegliche Ring der Schnellkupplung wieder zurückgezogen. Zur Entfernung des Bohrers wird der Vorgang umgekehrt.
Das Winkelgetriebe kann bis maximal 134° dampfsterilisiert werden und *muß* nach der Sterilisation auf Raumtemperatur abkühlen, da sonst das noch heiße oder warme Getriebe blockiert. Der Abkühlvorgang *darf nicht* beschleunigt werden, da hierdurch das Gehäuse, nicht aber das innere Getriebe abkühlt (s. auch Abschn. 6.22 für Wartung und Pflege).

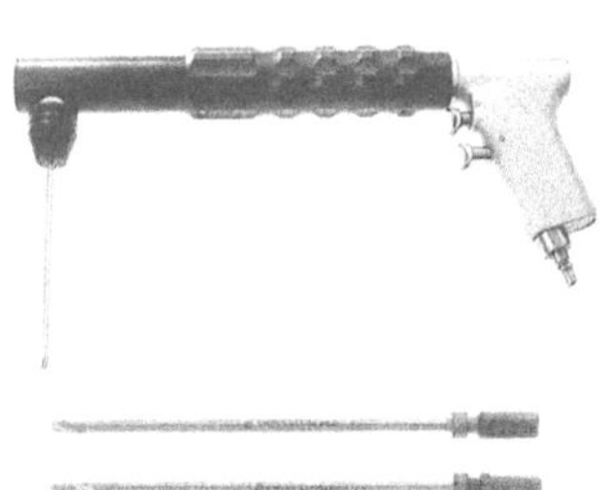

Spiralbohrer mit 4,0 mm und 3,2 mm Durchmesser mit Kupplung für röntgenstrahlendurchlässiges Winkelgetriebe, dreilippig

Diese Bohrer haben eine Zentrierspitze, um nicht so leicht von der Knochenoberfläche abzurutschen. Der kurze Spiralteil vermindert die Wahrscheinlichkeit des Aufwickelns von Weichteilen, so daß eine Gewebeschutzhülse nicht erforderlich ist. Für die unterschiedlichen Nagelsysteme gibt es verschiedene Größen:
- 4,0-mm-Spiralbohrer, 148 mm/122 mm Gesamtlänge/nutzbare Länge, für die 4,9-mm-Verriegelungsbolzen (Universalfemurnagel und -tibianagel),
- 3,2-mm-Spiralbohrer, 148 mm/122 mm Gesamtlänge/nutzbare Länge, für die 3,9-mm-Verriegelungsbolzen (UTN).

Weitere Größen sind erhältlich (s. SYNTHES-Katalog).

Andere Instrumente

Weitere notwendige Instrumente sind die Universalbohrmaschine, das Winkelgetriebe und die kleine Bohrmaschine (s. Abschn. 6.21). Zur Verwendung des Distraktors zur Reposition s. Abschn. 6.14.

6.12.3 Veraltete Instrumente

Der große Pfriem ist durch das Eröffnungsinstrument, der Bohrdorn mit endständiger Olive durch den Bohrdorn mit abgewinkelter Spitze und zurückversetzter Olive ersetzt worden.

6.12.4 Universalmarknägel für Femur und Tibia, Verriegelungsbolzen

Universalfemurmarknagel

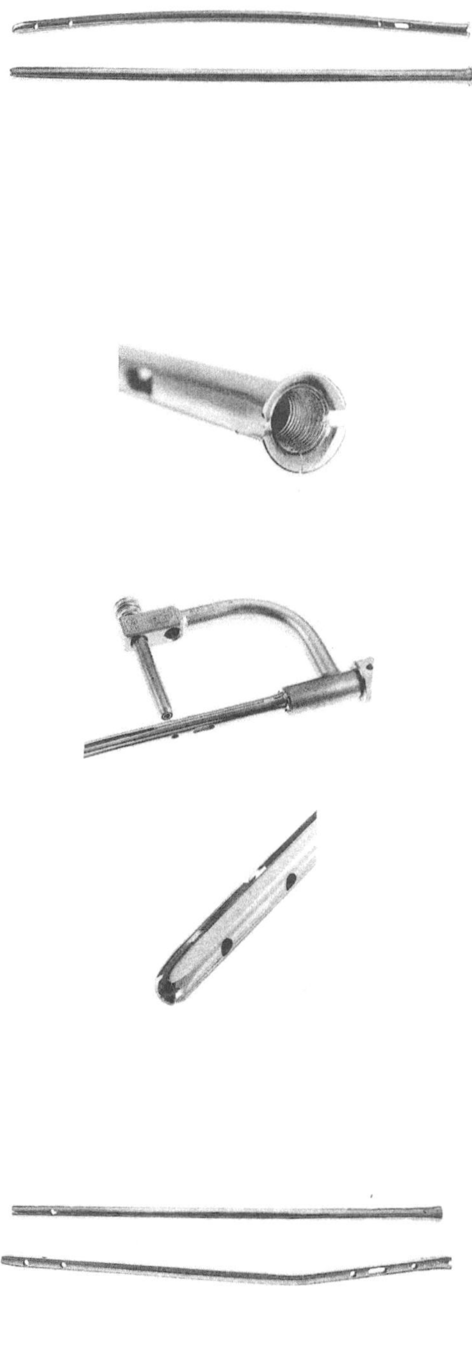

Dieser 1987 eingeführte Nagel ist eine Röhre mit einem kleeblattförmigen Querschnitt und durchgehender Längsschlitzung auf der Vorderseite. Dies gibt dem Nagel eine gewisse Flexibilität bei Biegung und Torsion und garantiert die notwendige Stabilität unter funktioneller Belastung. Der durchgehende Längsschlitz verhindert eine Streßkonzentration, speziell unter Torsion, und ermöglicht die gleichmäßige Kraftverteilung über die gesamte Nagellänge.

Am proximalen Ende besitzt der Nagel an der Innenseite ein Gewinde für die sichere Verankerung des konischen Bolzens. Diese starre Verbindung zwischen Nagel und Ein- und Ausschlaginstrumenten garantiert eine exakte und wirksame Kraftübertragung.

Das leicht ausgestellte proximale Nagelende hat 2 Nuten für ein präzises Aufsetzen des Einschlagbügels in der Position für das linke oder rechte Bein. Der Schwalbenschwanzschlitz verhindert das Öffnen des Nagelendes beim Festdrehen des Gewindebolzens. Für die proximale Verriegelung gibt es 2 Löcher: ein Rundloch mit 5 mm Durchmesser für statische Verriegelung und ein längsovales Loch für dynamische Verriegelung. Die Nagelkrümmung entspricht der durchschnittlichen anatomischen Krümmung des Femurs beim Erwachsenen mit einem Radius von 1,5 m.

Das distale Nagelende ist zur leichteren Einführung über den Führungsstab abgerundet. Für die distale Verriegelung hat der Femurnagel 2 Rundlöcher mit 5 mm Durchmesser, die von medial oder lateral zugänglich sind. Das distalere Loch ist 20 mm von der Spitze entfernt, das zweite 30 mm vom ersten, jeweils von der Lochmitte aus gemessen.

Die AO-Universalfemurmarknägel können sowohl für das rechte wie auch das linke Bein verwendet werden. Sie sind in Durchmessern von 10–18 mm und in Längen von 300–480 mm, in 20-mm-Schritten, und mit einem Durchmesser von 19 mm in Längen von 380–480 mm erhältlich.

Universaltibiamarknagel

Dieser Nagel wurde kurz nach dem Universalfemurnagel eingeführt, ebenfalls im Anschluß an ausführliche klinische und biomechanische Untersuchungen. Die charakteristischen Eigenschaften dieses Nagels entsprechen denen des Femurnagels. Es handelt sich um ein Rohr mit kleeblattförmigem Querschnitt und einer Wanddicke von 1,2 mm. Auf der Rückseite findet sich ein durchgehender Längsschlitz mit einem Schwalbenschwanzverschluß am proximalen Ende. Der Schlitz verhindert Streßkonzentrationen, insbesondere bei Torsion, und verteilt alle Kräfte gleichmäßig über die ganze Nagellänge. Der Schwalbenschwanzverschluß verhindert ein Aufspreizen des Nagelendes beim Festdrehen des Gewindebolzens. Das konische Innengewinde am proximalen Nagelende hat für alle Nagelgrößen die gleichen Abmessungen, so daß dieselben Ein- und Ausschlaginstrumente für alle Nageldurchmesser verwendet werden können.

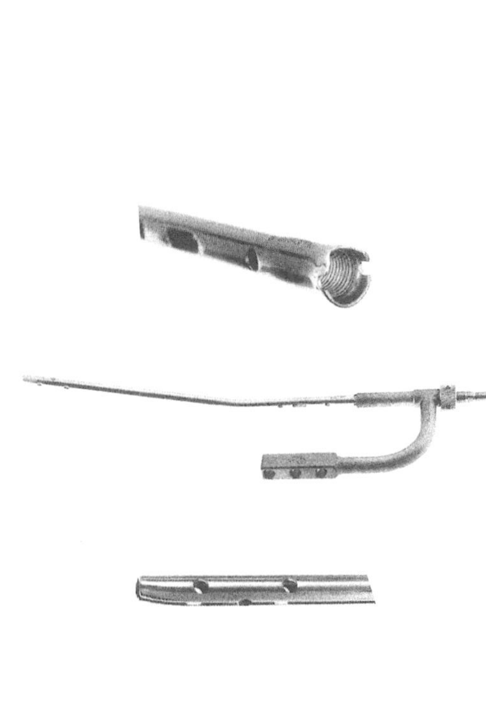

Die Abschrägung am proximalen Nagelende paßt sich der Form der Tuberositas tibiae an und verhindert eine Irritation der darüberliegenden Weichteile und des Lig. patellae. Die beiden seitlichen Nuten verankern den Einschlagbügel in seiner Position für das rechte oder linke Bein. Am Übergang vom mittleren zum proximalen Drittel hat der Nagel einen Knick von 11°, der den anatomischen Winkel zwischen der Achse des Einschlagkanals und der Markhöhle berücksichtigt. Das Einschlagen wird hierdurch sehr erleichtert. Das kufenförmige distale Nagelende ermöglicht ein Gleiten des Nagels an der dorsalen Kortikalis entlang, ohne diese zu spalten oder sich zu verklemmen.

Für die Verriegelung des Nagels gibt es proximal und distal jeweils 3 Löcher. Die proximalen 3 Löcher werden von medial nach lateral besetzt, wobei das mittlere längsovale Loch für die dynamische Verriegelung und die beiden Rundlöcher mit 5 mm Durchmesser für die statische Verriegelung benutzt werden. Das proximalste und distalste Loch der unteren 3 Löcher dient ebenfalls der Verriegelung von medial nach lateral, während das mittlere Loch mit einem Verriegelungsbolzen von vorne nach hinten besetzt werden kann, v. a. wenn die mediale Weichteildeckung gefährdet ist oder wenn das proximale mediolaterale Loch zu nahe an der Fraktur liegt. Das distalste Loch ist 20 mm von der Nagelspitze entfernt, das proximalste 30 mm vom ersten.

Der Universaltibianagel ist erhältlich in Durchmessern von 10, 11, 12 und 13 mm, in Längen von 285–360 mm in 15-mm-Schritten, und von 360–420 mm in 20-mm-Schritten. Der 10-mm-Nagel ist zusätzlich in Längen von 255 und 270 mm verfügbar.

Verriegelungsbolzen, Durchmesser 4,9 mm

Diese Bolzen haben einen Kerndurchmesser von 4,3 mm und ein durchgehendes Gewinde. Der Kopf mit einem Durchmesser von 8 mm ist zur besseren Weichteildeckung abgeflacht, in seinen 3,5-mm-Sechskantinbus paßt der große Schraubenzieher. Die selbstschneidende Trokarspitze ermöglicht das Einführen in das 4,0-mm-Bohrloch ohne vorheriges Gewindeschneiden. Das flache Gewinde greift sicher im Nagel und Knochen, falls mit dem 4,0-mm-Bohrer für den etwas größeren Kerndurchmesser vorgebohrt wurde. Ein Zurücklaufen des Bolzens wird so vermieden. Zur sicheren Verankerung in der Gegenkortikalis muß der Verriegelungsbolzen wegen der Trokarspitze um 2 mm länger gewählt werden als die gemessene Tiefe des Bohrloches.

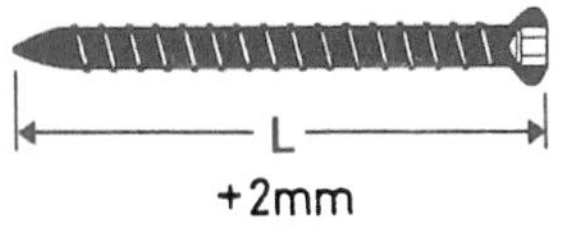

Für Femur- und Tibianägel werden dieselben Verriegelungsbolzen verwendet. Es gibt sie in Längen von 26–60 mm in Schritten von 2 mm, von 64–80 mm in Schritten von 4 mm und von 80–100 mm in Schritten von 5 mm.

Wichtige Abmessungen:
- Kopfdurchmesser: 8,0 mm
- Kopfhöhe: 2,5 mm
- Innensechskant: 3,5 mm
- Gewindedurchmesser: 4,9 mm
- Kerndurchmesser: 4,3 mm
- Bohrer für Gewindeloch: 4,0 mm

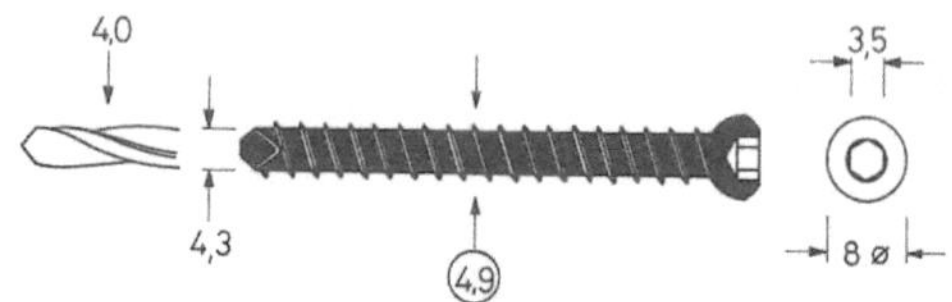

6.12.5 Operationstechnik für das Einschlagen und Verriegeln von Universalfemur- und -tibianägeln

Offene vs. geschlossene Marknagelung

Bei der geschlossenen Nagelung wird ein Extensionstisch oder Distraktor verwendet, um die Fraktur zu reponieren. Reposition, Aufbohrung und Nagelung werden mit dem Bildverstärker kontrolliert. Diese Technik vermindert die Schäden an den Weichteilen, am Periost und an der muskulären Blutversorgung sowie den Blutverlust. Obwohl sie technisch anspruchsvoll ist, wird die geschlossene Nagelung bevorzugt eingesetzt.
Bei der offenen Nagelung wird die Fraktur freigelegt und unter Sicht reponiert. Der Patient kann hierfür auf einem Standardtisch gelagert werden, was z.B. bei Polytraumapatienten vorteilhaft ist.

Korrekte Position des Bildverstärkers

Bei der geschlossenen Nagelung an Femur und Tibia und/oder bei geplanter Verriegelung ist ein Bildverstärker erforderlich. Die Reposition des Frakturbereichs muß kontrolliert werden, während der Bohrdorn, die Bohrköpfe und der Nagel eingeführt werden. Bei der Verriegelungsnagelung ist der Bildverstärker zusätzlich für das Einbringen der Verriegelungsbolzen notwendig. Beide Ebenen müssen eingestellt werden können.
Für die Verriegelung muß die Strahlenquelle (S) nahe am Knochen gegenüber der Inzision plaziert sein. Hierdurch bleibt genügend Abstand (d) zwischen Empfängerkopf (R) und dem Bein für den Einsatz des Bohrers und der Verriegelungsinstrumente.
Bei der Verriegelung des Femurnagels wird die Strahlenquelle möglichst knochennah an die mediale Seite und der Empfängerkopf lateral eingestellt.
Bei der Verriegelung des Tibianagels wird die Strahlenquelle möglichst knochennah an die laterale Seite und der Empfängerkopf medial eingestellt.

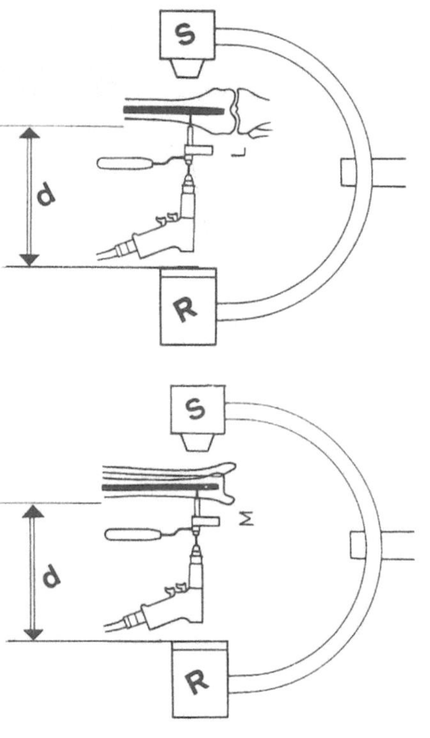

6.12.5.1 Operationstechnik: Universalfemurmarknagel

Lagerung des Patienten

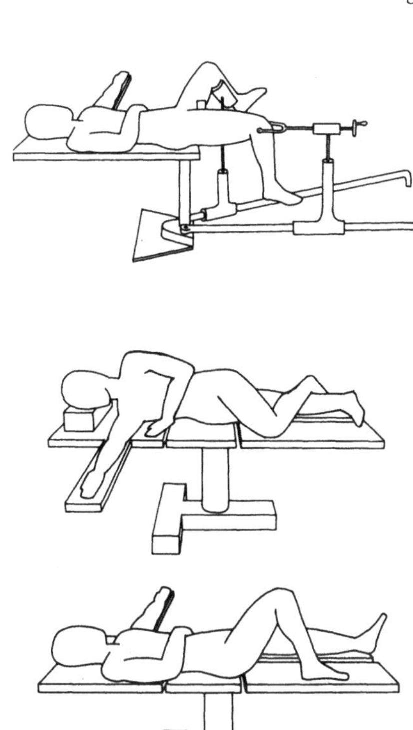

Seitenlage auf dem Extensionstisch

Hierfür wird ein Extensionstisch mit langen Auslegern verwendet. Das Becken muß durch Seitenstützen exakt vertikal ausgerichtet sein. Das Perineum ruht auf einer gut gepolsterten Stange, wobei beim Mann besonders auf das Genitale zu achten ist. In den Femurknochen wird ganz distal ein Extensionsdraht eingebracht.

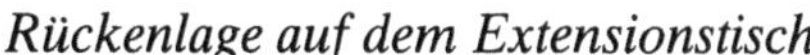

Rückenlage auf dem Extensionstisch

Das verletzte Bein darf hierbei mit 90° gebeugtem Knie hängen. Das Becken des Patienten sollte flach auf dem Tisch liegen, um die korrekte Beinrotation zu halten, da diese nicht korrigiert werden kann. Falls möglich, sollte das verletzte Bein in der Hüfte leicht adduziert werden. Durch den ganz distalen Femurknochen wird ein Extensionsdraht eingebracht.

Seitenlage auf einem Normaltisch

Für diese Lagerung empfiehlt sich eine Vakuummatratze. Das verletzte Bein sollte sowohl in der Hüfte als auch im Kniegelenk gebeugt, aber frei beweglich sein. Für die Reposition kann ein Distraktor verwendet werden.

Rückenlage auf einem Normaltisch

Das unverletzte Bein sollte leicht abduziert, das verletzte leicht adduziert sein. Auch hier empfiehlt sich der Gebrauch des großen Distraktors.

Repositionstechnik

Reposition mit dem Extensionstisch

Die Reposition von Femurfrakturen auf einem Extensionstisch kann dadurch erschwert sein, daß eine korrekte Einstellung in allen 3 Ebenen (frontal, sagittal und horizontal) während der Operation erreicht und aufrechterhalten werden muß. Durch Zug am Knochen und sorgfältige Manipulation läßt sich eine gute Reposition in der Frontal- und Horizontalebene erzielen, während sie in der Sagittalebene nur schwierig zu halten ist; evtl. ist eine Unterstützung von außen notwendig.

Reposition mit dem großen Distraktor

Der große Distraktor kann vorübergehend zur gewebeschonenden Reposition bei offener und geschlossener Marknagelung eingesetzt werden. Dadurch kann auf den Extensionstisch verzichtet werden (s. Abschn. 6.14.1.3).

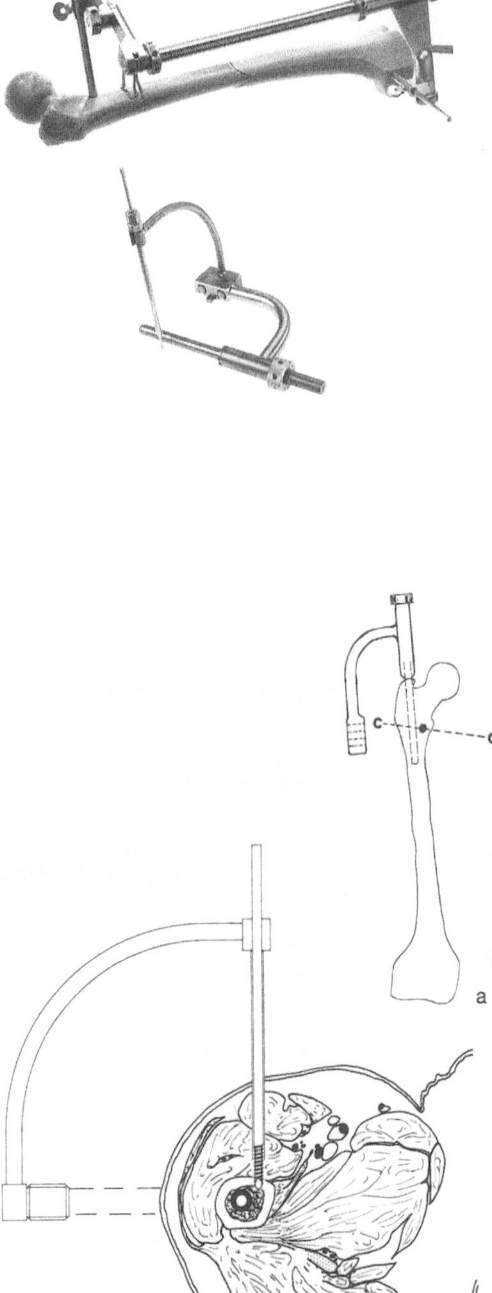

Schrittweises Vorgehen:

- Nach Eröffnung der proximalen Markhöhle und Einführung des Bohrdorns wird das proximale Fragment auf 11 mm aufgebohrt (s. auch nachfolgende Technik des Aufbohrens).
- Der 11-mm-Manipulationsnagel wird mit dem Einschlagbügel und der Rändelmutter entsprechender Größe verbunden und so weit wie möglich in die Markhöhle eingeschoben.
- Das bogenförmige Zielgerät wird seitlich auf den Bügel montiert, in seinen Kopf wird die 6,0-/5,0-/3,5-mm-Zielbohrbüchse mit Trokar eingesteckt. Es muß so positioniert werden, daß die Bohrachse von vorne nach hinten gerichtet ist und das femorale Gefäß-Nerven-Bündel schont. Der Querschnitt cc in (a) wird in Abbildung (b) dargestellt.
- Nach Stichinzision durch Haut und Weichteile wird der Trokar mit den Bohrbüchsen auf den Knochen gedrückt. Dann wird der Trokar entfernt.
- Mit dem dreilippigen 3,5-mm-Spiralbohrer (225 mm/200 mm lang) in dem Oszillationsbohraufsatz der kleinen Bohrmaschine werden beide Kortikales durchbohrt.
- Dann wird eine 200 mm lange Schanz-Schraube von 5 mm Durchmesser mit Hilfe des Universalbohrfutters mit T-Handgriff durch beide Kortikales eingedreht. Die Schanz-Schraube steht senkrecht zur Nagelachse.
- Eine zweite Schanz-Schraube wird durch eine Stichinzision ungefähr 2 cm oberhalb des Kniegelenks parallel zum Gelenkspalt in die Kondylen eingebracht.
- Der vorbereitete Distraktor wird so auf die Schanz-Schrauben aufgesetzt, daß seine Gewindespindel parallel zum proximalen Femurfragment verläuft, anschließend werden alle Muttern in Neutralstellung festgezogen (beachte Markierungen).
- Der distale Schlitten und das proximale Doppelgelenk ermöglichen Bewegungen um verschiedene Achsen und in mehreren Ebenen. Jedes Gelenk kann einzeln festgestellt und gelöst werden.
- Durch Drehen der inneren Rändelmutter am distalen Ende werden die Fragmente distrahiert und reponiert. Eine Drehung der Fragmente gegeneinander kann dadurch vermieden werden, daß die Schanz-Schrauben während der Distraktion von Hand festgehalten werden. Es darf kein zu starker Zug ausgeübt werden.
- Nach der Reposition kann der Aufbohrvorgang fortgesetzt und der Nagel bei liegendem Distraktor eingeschlagen werden (Technik s. unten). Anschließend wird der Distraktor entfernt.
- Bei bestimmten Frakturen kann eine offene Reposition unter direkter Sicht von Vorteil sein.

Bestimmung von Länge und Durchmesser des Femurnagels

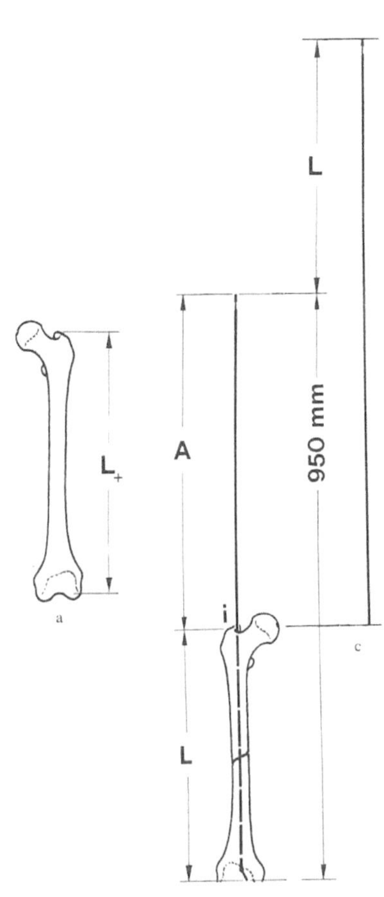

Die notwendige Nagellänge kann präoperativ am unverletzten Bein des Patienten festgestellt werden, indem der Abstand zwischen der Spitze des Trochanter major und dem Kniegelenkspalt gemessen und hiervon 20–30 mm abgezogen werden (Abb. *a*). Die Nagellänge kann auch intraoperativ bestimmt werden. Hierzu wird die Länge *A* des aus dem Knochen herausragenden Bohrdorns gemessen und von der Gesamtlänge von 950 mm abgezogen *(b)*. Bei einer vergleichenden Messung wird ein Führungsstab derselben Länge (950 mm) parallel zum korrekt liegenden Bohrdorn gehalten. Die Spitze des Führungsstabs *(c)* wird an den Eintrittspunkt *(i)* plaziert. Die Strecke vom freien Ende des Bohrdorns bis zum Ende des Führungsstabs entspricht der Nagellänge *L*. Diese Nagellänge sowie der nächstlängere und nächstkürzere Nagel werden ausgesucht. Die korrekte Nagellänge ist v. a. dann sehr wichtig, wenn nicht verriegelt wird. Bei zu kurzem Nagel läßt sich keine ausreichende Stabilität erzielen. Ein zu langer Nagel kann das Kniegelenk schädigen oder evtl. gar nicht eingeschlagen werden.

Der erforderliche Nageldurchmesser hängt vom Frakturtyp und der Lokalisation ab. Im allgemeinen haben Verriegelungsnägel einen kleinen Durchmesser. Bei Quer- und kurzen Schrägfrakturen in Schaftmitte wird aufgebohrt, damit der Nagel im Frakturbereich der Innenwand fest anliegt. In diesem Fall wird der Nageldurchmesser entweder präoperativ am Röntgenbild bestimmt oder intraoperativ an Hand des zuletzt benutzten Bohrers festgelegt.

Eintrittspunkt

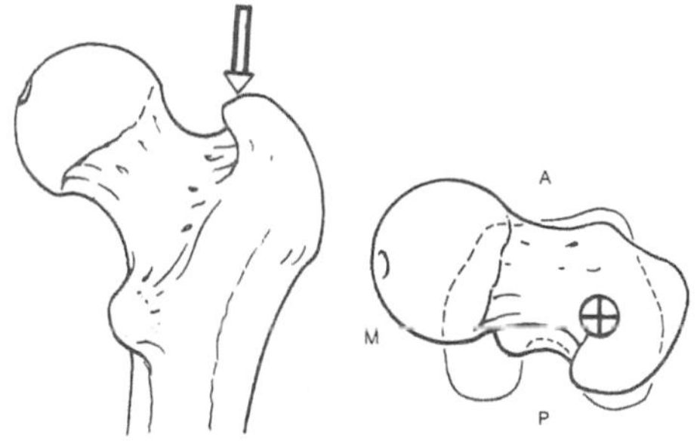

Die Einschlagstelle für den Universalfemurmarknagel liegt in Verlängerung des Markkanals – der Fossa piriformis. Die Wahl des richtigen Eintrittspunkts ist sehr wichtig, da der relativ steife Nagel sich ansonsten beim Einschlagen erheblich verdrehen

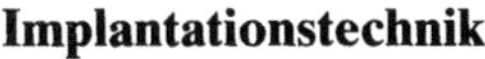
müßte oder das proximale Fragment beschädigen könnte.

Implantationstechnik

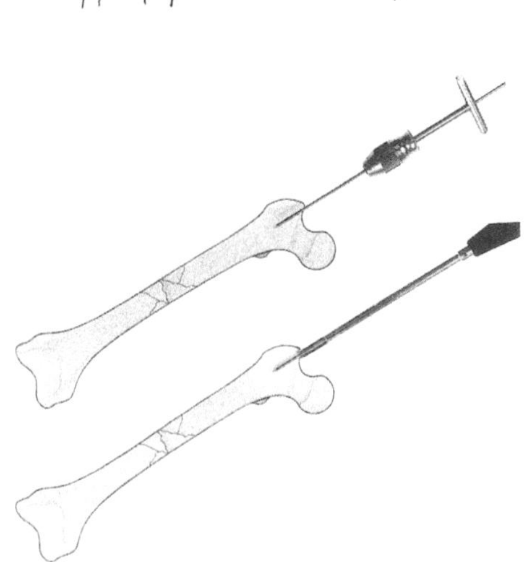

Eröffnung der Markhöhle:

- Nach Freilegung der Trochanterregion wird der in das Universalbohrfutter eingespannte Zentrierstift am Femur in Höhe der Fossa piriformis angesetzt. Durch Drehbewegungen wird der Zentrierstift ungefähr 50 mm tief in die Markhöhle eingebracht.
- Das Universalbohrfutter kann nun entfernt werden.
- Das durchbohrte Eröffnungsinstrument wird über den Zentrierstift geschoben und die Innensechskantschraube mit dem großen Schraubenzieher festgezogen. Die Eröffnung des Markraums erfolgt durch Drehbewegungen des Eröffnungsinstruments um jeweils 180°. Es *darf nicht* mit dem Hammer eingeschlagen werden.

- Der Bohrdorn mit versetzter Olive wird in das Universalbohrfutter mit T-Handgriff eingespannt und unter Bildverstärkerkontrolle durch die Frakturzone hindurch bis in das Kondylenmassiv vorgeschoben. Seine korrekte Lage wird in beiden Ebenen überprüft.

Aufbohren der Markhöhle:

- Die flexible Welle mit stirnseits schneidendem festem Bohrkopf mit 9 mm Durchmesser wird über den Bohrdorn geschoben und mit dem Winkelgetriebe und der Universalbohrmaschine verbunden. Hierbei wird der Bohrdorn mit der Haltezange (oder dem älteren Festhalter) festgehalten, damit er beim Aufbohren nicht rotieren kann. Am Eintrittspunkt wird der Gewebeschutz zwischen Bohrwelle und Weichteilgewebe gehalten.
- Mit dem Aufbohren beginnt man erst, wenn der Bohrkopf sich im Markraum befindet. Die Geschwindigkeit des Bohrers sollte 300–350 U/min betragen. Der Bohrkopf wird langsam vorgeschoben und gelegentlich wieder etwas zurückgezogen, um den Markraum von Knochenmehl zu befreien. Die zurückversetzte Olive des Bohrdorns stoppt den Bohrkopf, die erreichte Bohrtiefe wird mit dem Bildverstärker kontrolliert.
- Der flexible Schaft wird vollständig entfernt, während der Bohrdorn mit der Haltezange am Eingang des Markraums festgehalten wird. Falls der Bohrdorn zurückläuft, kann die Reposition verlorengehen.
- Der Bohrkopf mit 9,5 mm Durchmesser wird auf die flexible 8-mm-Welle aufgesteckt und mit 2 Fingern festgehalten, bis er über den Bohrdorn geschoben ist. Die Bohrmaschine wird nun angekoppelt und der Aufbohrvorgang bis zum gewünschten Durchmesser wie oben beschrieben fortgesetzt.

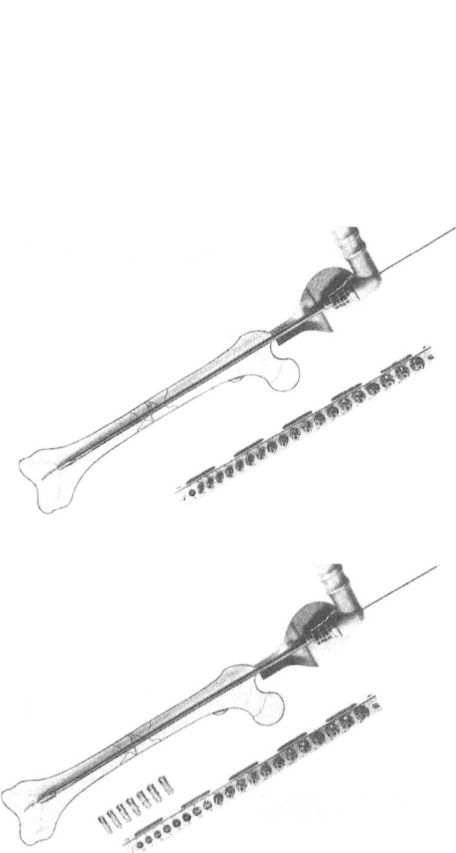

- Die auswechselbaren Bohrköpfe sollten aufsteigend in 0,5-mm-Stufen verwendet werden, um die Hitzeentwicklung so gering wie möglich zu halten und das Risiko eines Verklemmens zu vermindern. Falls Bohrköpfe mit einem Durchmesser von 13 mm und mehr eingesetzt werden, muß die flexible 8-mm-Welle gegen die 10 mm dicke Welle ausgetauscht werden, weil der Bohrkopf sich sonst verklemmen kann.
- Falls sich ein Bohrkopf verklemmt, muß der Bohrvorgang sofort abgebrochen werden. Zur Entfernung eines verklemmten Bohrkopfs s. Abb. auf S. 275.

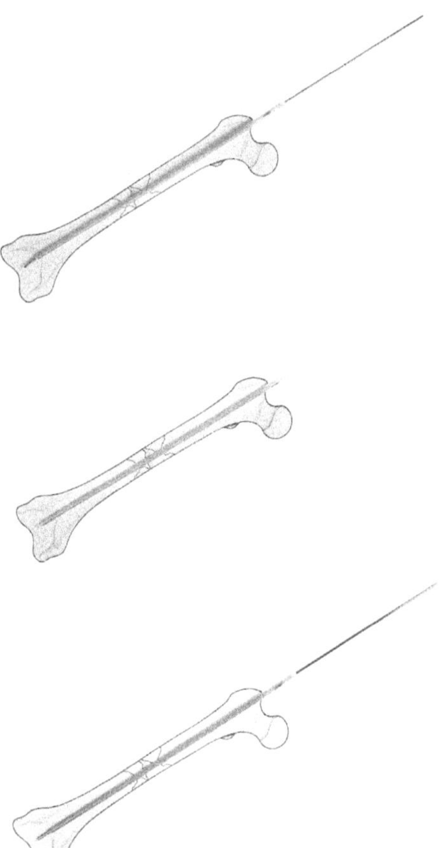

- Nach Beendigung des Aufbohrens wird das Markraumrohr über den Bohrdorn geschoben, um eine Dislokation der Knochenfragmente zu vermeiden. Der Bohrdorn wird dann durch den 4,0-mm-Führungsstab ersetzt und das Markraumrohr wieder entfernt.

- Falls die erforderliche Nagellänge nicht präoperativ gemessen wurde, erfolgt die Bestimmung durch Messung der aus dem Knochen herausragenden Länge des Führungsstabes, die von der Gesamtlänge von 950 mm abgezogen wird (s. S. 289). Der Nageldurchmesser hängt von dem zuletzt benutzten Bohrkopf ab. Falls notwendig, wird ein Nagel mit einem um 0,5–1 mm kleineren Durchmesser gewählt. Mit Hilfe der Meßlehre wird der Durchmesser kontrolliert.

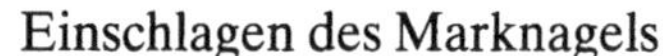

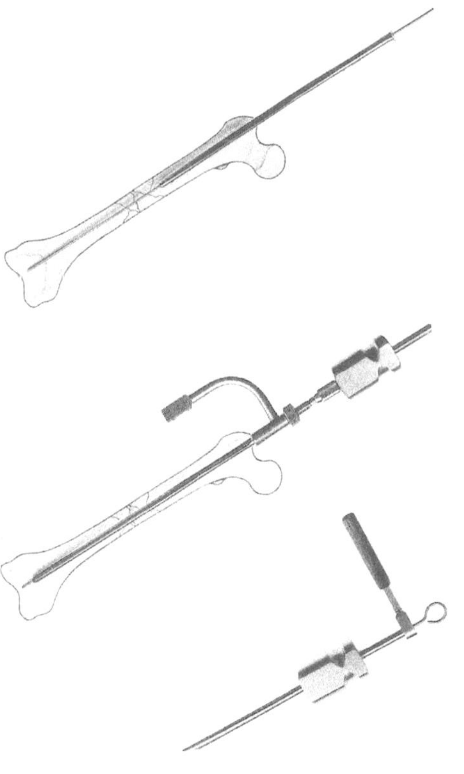

Einschlagen des Marknagels:
- Der Nagel wird – mit dem Schlitz nach ventral – von Hand über den Führungsstab möglichst weit in den Markkanal geschoben.
- Der konische Gewindebolzen entsprechender Größe wird über den Führungsstab in das Nagelende eingedreht und mit dem Gabelschlüssel leicht angezogen. Der Einschlag(Ziel)bügel entsprechender Größe wird über den Bolzen geschoben, wobei die Zapfen des Bügels in die Nuten am Nagelende einrasten müssen. Dann wird der konische Gewindebolzen festgedreht und die Rändelmutter aufgeschraubt und festgezogen.
- Die hohle Führungsstange wird auf den Gewindebolzen geschraubt, das Schlaggewicht auf die Führungsstange geschoben und der elastische Griff an deren Ende eingedreht.
- Unter dosierten Schlägen mit dem Schlaggewicht wird der Nagel eingeschlagen, hierbei wird die Rotation mit dem Einschlagbügel kontrolliert. Mit jedem Schlag sollte sich der Nagel um 5–10 mm bewegen.
- Der Rückhaltestab wird in die Führungsstange eingesteckt, um den Führungsstab in seiner Position zu halten, bis der Nagel vollständig eingeschlagen ist. Falls der Führungsstab zurücklaufen würde, könnte die Reposition verlorengehen und der Nagel falsch eingeschlagen werden. Das ausgestellte Nagelende sollte nicht in den Knochen eingeschlagen werden, sondern auf der Knochenoberfläche „aufsitzen".

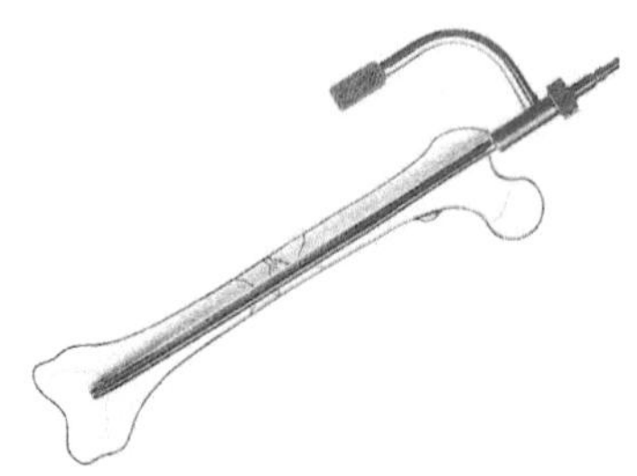

- Der elastische Griff, die Führungsstange und der Führungsstab können nun entfernt werden. Falls verriegelt werden soll, werden Einschlagbügel, konischer Gewindebolzen und Rändelmutter am proximalen Nagelende belassen.

Beachte: Anstelle der „langen" Montage von Führungsstange und Schlaggewicht kann das Einschlagen auch mit dem abgekröpften Einschlagstück, dem Schlagkopf und einem 800 g schweren Hammer erfolgen.

Einschlagbügel, konischer Gewindebolzen und Rändelmutter werden folgendermaßen entfernt:
- Die Rändelmutter wird um eine halbe Umdrehung gelöst.
- Der Einschlagbügel wird mit seinen Zapfen fest in den Nuten des Nagels gehalten.
- Der konische Gewindebolzen wird nun mit dem Gabel- oder Steckschlüssel ausgeschraubt.

Beachte: Bei der Entfernung des konischen Bolzens muß immer diese Technik angewendet werden, da sich das Nagelende sonst verdrehen und der Bolzen verklemmen kann.

6.12.5.2 Verriegelung des Universalfemurmarknagels

Die Verriegelung wird mit Hilfe der speziellen Instrumente für die distale und proximale Verriegelung durchgeführt. Die distale Verriegelung erfolgt dann, wenn ein kurzes distales Fragment stabil gehalten werden muß, oder wenn bei statischer Verriegelung die Neigung zur Verkürzung oder Rotation im Frakturbereich verhindert werden soll. In der Regel erfolgt die distale Verriegelung zuerst, da auf diese Weise das verriegelte distale Fragment über den am proximalen Ende noch befestigten Einschlagbügel manipuliert werden kann.

Distale Verriegelung des Femurnagels mit dem röntgenstrahlendurchlässigen Winkelgetriebe

Eine einfache freihändige Zielmethode kann mit dem an die kleine Bohrmaschine gekoppelten röntgenstrahlendurchlässigen Winkelgetriebe und dem dreilippigen 4,0-mm-Spiralbohrer erfolgen.

Schrittweises Vorgehen:
- Der Bildverstärker wird so eingestellt, daß das Verriegelungsloch absolut rund dargestellt wird.
- Nach Stichinzision wird die Spitze des 4,0-mm-Bohrers mit dem Winkelgetriebe in die Mitte des Verriegelungslochs zentriert. Nur der Bohrer und der Zentrierring sind auf dem Bildschirm sichtbar, während alle anderen Teile des Getriebes unsichtbar bleiben.
- Unter fortwährender Bildverstärkerkontrolle wird das strahlendurchlässige Winkelgetriebe aufgerichtet, bis der Bohrer als einzelner Punkt im Zentrum des Verriegelungslochs erscheint. Der Zentrierring dient als zusätzliche Positionierungshilfe.

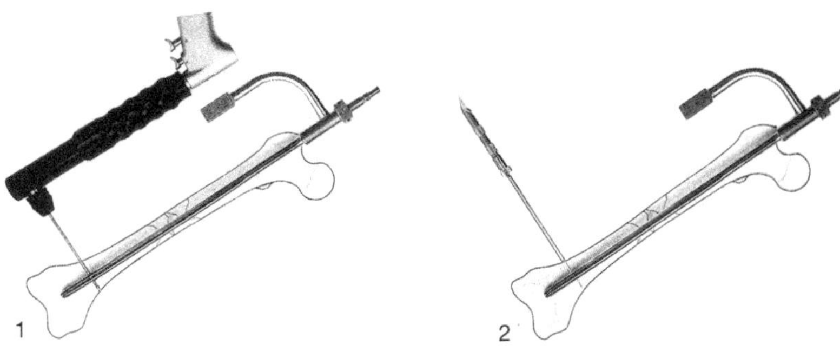

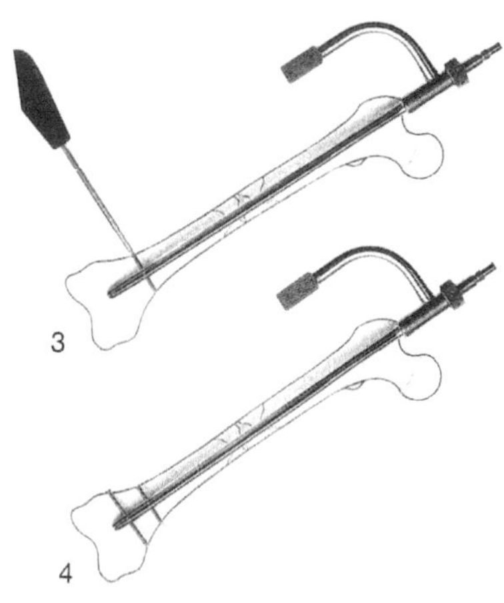

- Der Bohrer wird in dieser Position festgehalten, während durch beide Kortikales gebohrt wird (Abb. 1). Er sollte nicht durch den Knochen gedrückt werden, sondern sich eher seinen Weg selbst schneiden. Mit dem Bildverstärker kann hierbei kontrolliert werden, ob der Bohrer im Verriegelungsloch zentriert bleibt.
- Mit dem Längenmeßgerät wird die notwendige Schraubenlänge gemessen. Es ist darauf zu achten, daß der Haken an der Gegenkortikalis einhakt und nicht am Nagel (Abb. 2).
- Ein 4,9-mm-Verriegelungsbolzen, der 2 mm länger ist als die gemessene Länge, wird mit dem großen Sechskantschraubenzieher eingedreht und fest angezogen. Die Trokarspitze des Bolzens sollte über die Gegenkortikalis hervorstehen, um einen guten Halt im Knochen zu geben (Abb. 3).
- Der zweite Verriegelungsbolzen wird in gleicher Technik wie der erste eingebracht (Abb. 4).

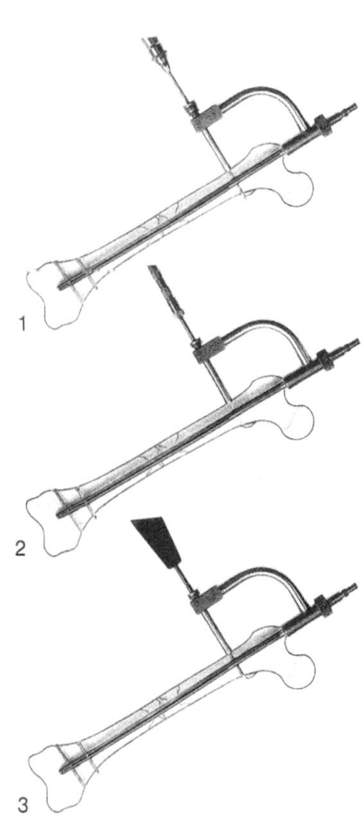

Proximale Verriegelung des Femurnagels

Die proximalen Verriegelungsbolzen werden mit Hilfe des Einschlagbügels als Zielvorrichtung eingebracht. Ein Bildverstärker ist hierfür nicht erforderlich. Für die Verriegelung von Femurnägeln muß der Bügel lateral positioniert sein.

Schrittweises Vorgehen:

- Über dem gewünschten Verriegelungsloch wird eine Stichinzision gemacht und die 11-mm-/8-mm-Schutzhülse mit dem Trokar durch das entsprechende Loch des Zielbügels gesteckt und bis auf den Knochen geschoben. Das proximale Loch ist für die dynamische Verriegelung vorgesehen und entsprechend markiert.
- Nach Entfernung des Trokars wird die 8-mm-/4,5-mm-Bohrbüchse eingeführt und mit dem 4,0-mm-/4,5-mm-Bohrer durch beide Kortikales gebohrt (Abb. 1).
- Bohrer und Bohrbüchse werden nun entfernt und das Längenmeßgerät wird durch die Schutzhülse eingeschoben, um die notwendige Bolzenlänge zu messen. Hierbei muß der Haken an der Gegenkortikalis und nicht am Nagel einhaken (Abb. 2).
- Ein 4,9-mm-Verriegelungsbolzen, der 2 mm länger ist als die gemessene Länge, wird mit dem großen Sechskantschraubenzieher eingedreht und fest angezogen. Die Trokarspitze des Bolzens sollte über die Gegenkortikalis hervorstehen, um einen guten Halt im Knochen zu geben (Abb. 3).

- Der zweite Verriegelungsbolzen wird in gleicher Technik eingebracht (Abb. 4).
- Einschlagbügel, konischer Gewindebolzen und Rändelmutter werden folgendermaßen entfernt (Abb. 5):
  Die Rändelmutter wird um eine halbe Umdrehung gelöst. Der Einschlagbügel wird mit seinen Zapfen fest in den Nuten des Nagels gehalten.
  Der konische Gewindebolzen wird nun mit dem Gabel- oder Steckschlüssel ausgeschraubt, alle Instrumente können entfernt werden (Abb. 6).

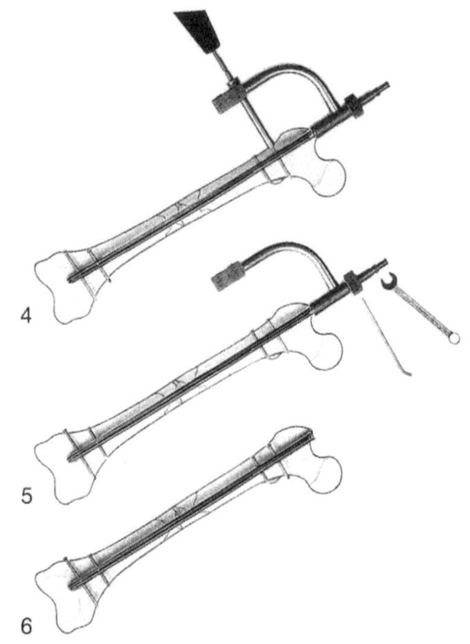

4

5

6

Distale Verriegelung des Femurnagels mit Hilfe der distalen Zielvorrichtung und des 4,0-mm-/4,5-mm-Bohrers

Die distale Verriegelung kann auch mit der distalen Zielvorrichtung erreicht werden. Bei exakter Technik ist das Zielen für die Verriegelungslöcher relativ einfach. Ein Bildverstärker ist hierfür erforderlich. Das Bein des Patienten muß zwischen Strahlenquelle und dem Zielgerät liegen, da dieses eine eingebaute Korrektur für die Abweichung des Röntgenstrahls um 4° besitzt.

Schrittweises Vorgehen:

- Der Bildverstärker wird so eingestellt, daß das Bild auf dem Monitor und die Orientierung am Bein übereinstimmen. Der Nagel sollte in der unteren Hälfte des Monitorbilds liegen, wobei das proximalere Loch in die Mitte eingestellt wird. Der Bildverstärker wird dann so lange gedreht, bis dieses Loch auf dem Monitor vollständig rund erscheint, und in dieser Stellung festgestellt. Unter keinen Umständen darf der C-Bogen oder das Bein bewegt werden, bis der Bohrvorgang beendet ist (Abb. 1).
- Die Bleimatte wird zum Schutz der Hände des Operateurs auf das Bein des Patienten gelegt, sie sollte jedoch nicht in das Monitorfenster hineinragen, da sonst die Strahlenstärke automatisch erhöht wird.
- Die Skalpellspitze wird unter Bildverstärkerkontrolle über dem Verriegelungsloch aufgesetzt, um die Inzisionsstelle zu markieren. Am Femur ist in der Regel ein größerer Schnitt für beide Verriegelungslöcher besser geeignet als 2 einzelne Schnitte (Abb. 2).

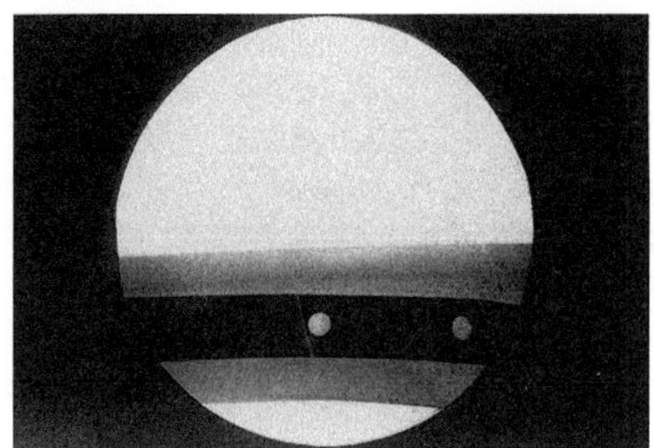

1

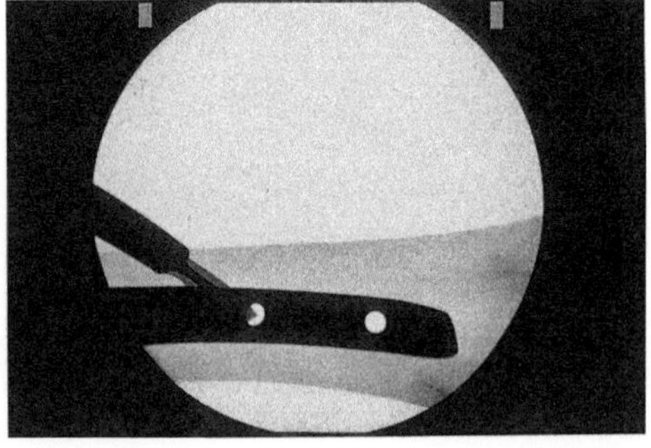

2

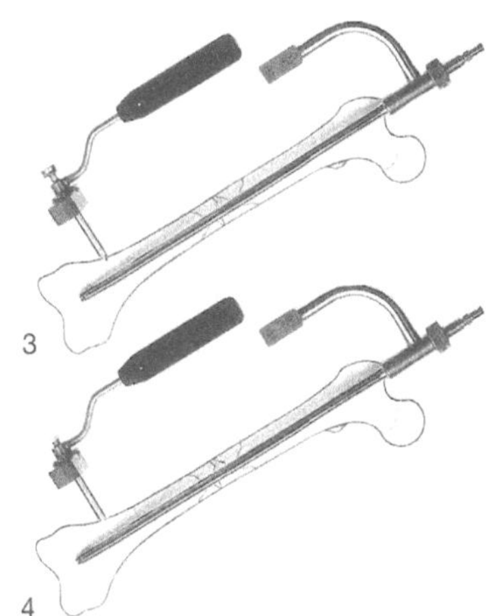

3

4

- Durch den Hautschnitt wird das distale Zielgerät mit eingesetztem Trokar bis auf die Knochenoberfläche eingeführt (Abb. 3).
- Nach Entfernung des Trokars wird der Zieltrokar eingesetzt. Die Achse des Zielgerätes wird so eingestellt, daß der Zentrierpunkt in der Kreismitte des Richtungsgebers liegt (Abb. 4).

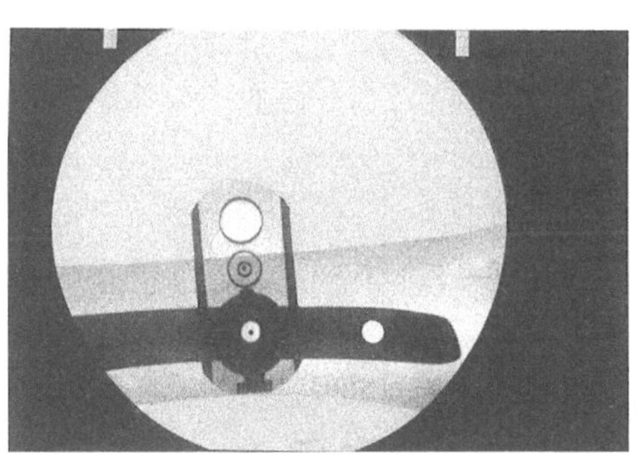

- Unter Beibehaltung dieser Einstellung wird das distale Zielgerät auf der Knochenoberfläche verschoben, bis sich die als Punkt sichtbare Trokarspitze über dem Zentrum des Verriegelungslochs abbildet. Diese Stellung sollte während des gesamten Bohrvorgangs beibehalten werden (Abb. 5). Wenn man in dieser Stellung die scharfen Spitzen des Zielgeräts leicht in den Knochen eindrückt, kann ein versehentliches Verrutschen des Zielgeräts vermieden werden.
- Nun wird der Zieltrokar entfernt und die 8-mm-/4,5-mm-Bohrbüchse eingesteckt. Mit dem Bildverstärker wird kontrolliert, daß das Loch im Nagel rund und konzentrisch zur Bohrbüchse sichtbar ist.
- Mit dem 4,0-mm-/4,5-mm-Bohrer wird durch beide Kortikales und durch das Verriegelungsloch gebohrt. Die Richtung kann dadurch kontrolliert werden, daß der Zentrierpunkt des Richtungsgebers während des Bohrvorgangs in der Kreismitte bleibt (Abb. 6).

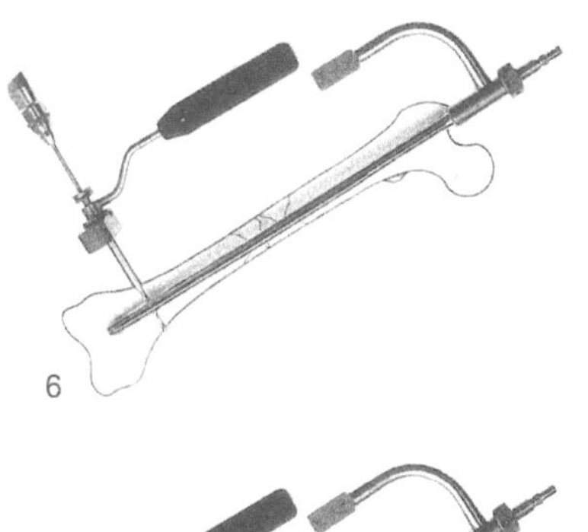

6

- Nach Entfernung der Bohrbüchse wird die benötigte Länge des Verriegelungsbolzens mit dem Längenmeßgerät direkt durch das Zielgerät gemessen. Der Haken muß dabei an der Gegenkortikalis und nicht am Nagel einhaken, bevor die äußere Hülse des Meßgeräts auf den Knochen geschoben und die Länge abgelesen werden kann (Abb. 7).

7

- Der Femurfixationsbolzen wird durch das Zielgerät eingeschraubt und festgezogen. Hiermit wird das Zielgerät am Knochen verankert, während für den zweiten Verriegelungsbolzen gebohrt wird (Abb. 8).

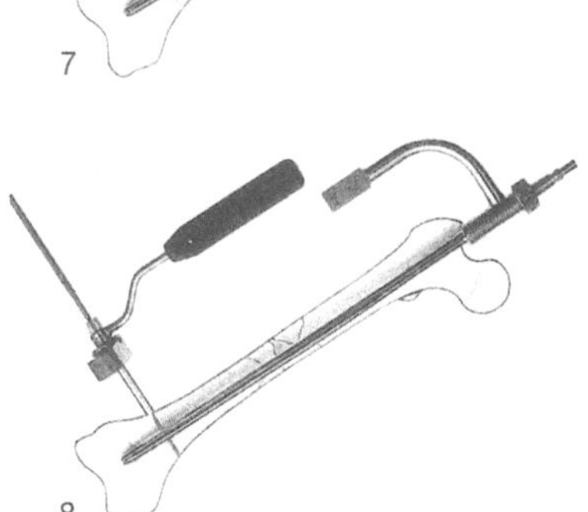

8

- Mit dem großen Sechskantschraubenzieher wird eine der seitlich am Richtungsgeber befindlichen Innensechskantschrauben gelöst und der Richtungsgeber unter Bildverstärkerkontrolle so lange gedreht, bis seine beiden geraden Metallschienen parallel zum Nagel verlaufen. In dieser Stellung wird der Richtungsgeber durch Festziehen der Innensechskantschraube fixiert. Der genaue Abstand zwischen den beiden Verriegelungslöchern wird durch die richtige Positionierung des Richtungsgebers bestimmt. Deshalb erscheint das freie Loch des Richtungsgebers auf dem Monitor nicht koaxial zum zweiten Verriegelungsloch (Abb. 9).

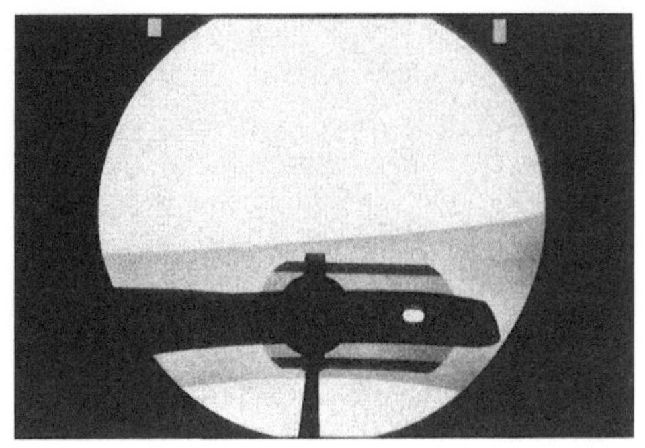
9

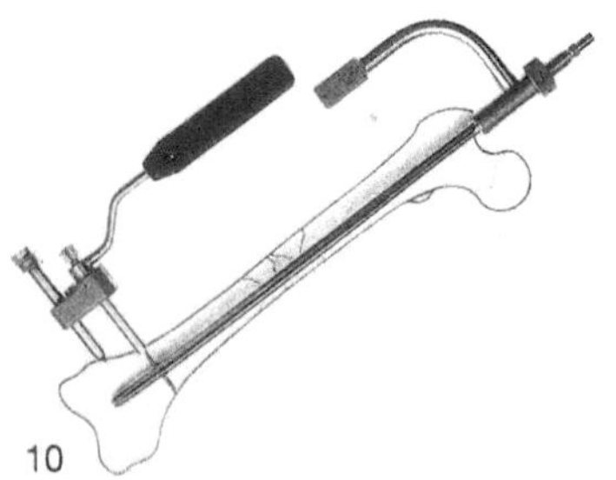
10

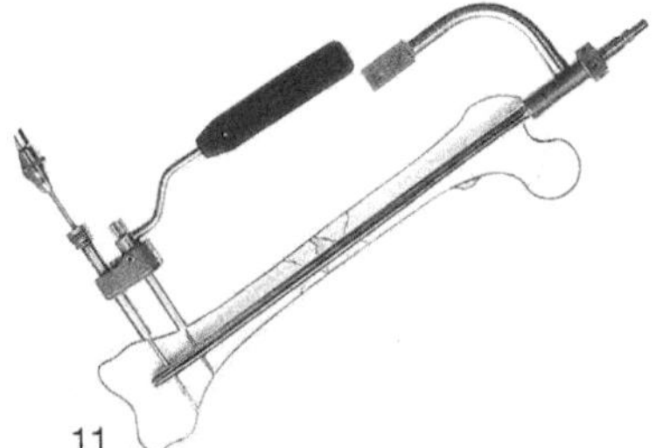
11

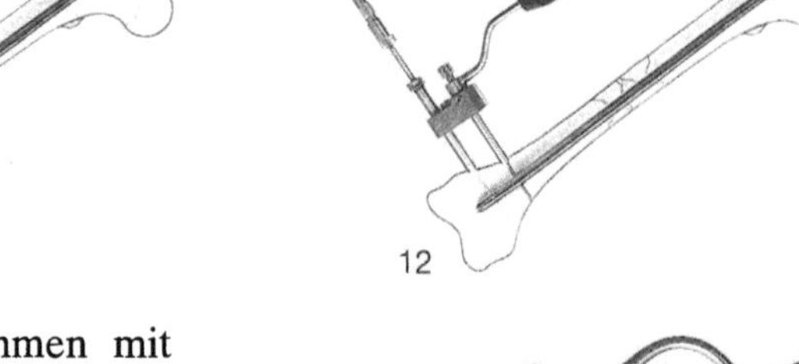
12

- Die 11-mm-/8-mm-Gewebeschutzhülse wird zusammen mit dem Trokar in das freie Loch des Richtungsgebers eingesteckt und durch eine zweite Stichinzision (oder die bereits vorhandene große Inzision) bis auf den Knochen vorgeschoben (Abb. 10).
- Nach Entfernung des Trokars wird die 4,5-mm-Bohrbüchse eingesteckt. Dann wird mit dem 4,0-mm-/4,5-mm-Bohrer durch beide Kortikales gebohrt, wobei der Bohrer durch das Verriegelungsloch läuft (Abb. 11).
- Die Bohrbüchse wird entfernt und anschließend die Länge mit dem Meßgerät durch die Schutzhülse gemessen (Abb. 12).
- Der ausgewählte Verriegelungsbolzen, der 2 mm länger ist, als gemessen wurde, wird mit dem großen Sechskantschraubenzieher durch die Gewebeschutzhülse eingedreht und festgezogen (Abb. 13). Die Schutzhülse verbleibt in dieser Position.
- Der Femurfixationsbolzen kann nun aus dem ersten Loch entfernt und der entsprechende Verriegelungsbolzen (2 mm länger als gemessen) eingedreht und fest angezogen werden (Abb. 14).
- Zuletzt wird die distale Zielvorrichtung entfernt (Abb. 15).

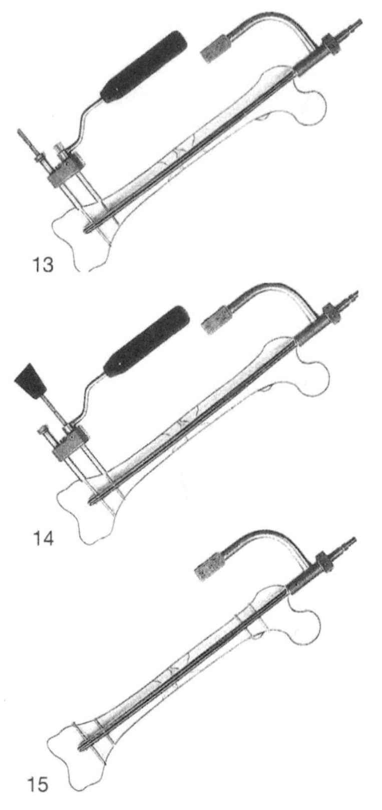
13

14

15

6.12.5.3 Operationstechnik: Universaltibiamarknagel

Lagerung des Patienten

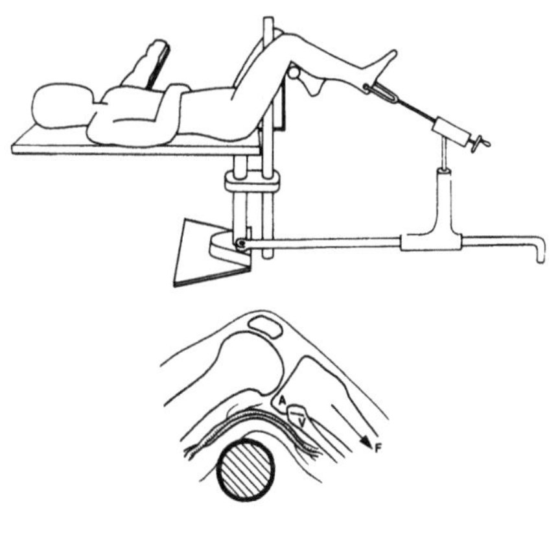

Rückenlage auf einem Extensionstisch

Das verletzte Bein wird im Knie um 90° gebeugt und der Unterschenkel schräg nach unten extendiert. Am Knie muß das distale Femur mit einem Polster unterlegt werden, damit A. und V. poplitea nicht komprimiert werden (*A* und *V*).
Die Extension erfolgt über einen gepolsterten Stiefel oder eine Kalkaneusextension mit Kirschner-Draht oder Steinmann-Nagel. Bei geplanter distaler Verriegelung muß eine Kalkaneusextension durchgeführt werden, da der Stiefel den Zugang zu den distalen Verriegelungslöchern verbaut.
Das nicht verletzte Bein wird im Hüftgelenk gebeugt, abgespreizt und außenrotiert sowie im Kniegelenk gebeugt gelagert, um eine freie Beweglichkeit des Bildverstärkers in a.-p. und seitlicher Richtung zu ermöglichen.
Repositionsmanöver und Rotationskorrekturen müssen vor dem sterilen Abdecken erfolgen, da sie während der Operation nur schwer durchführbar sind.

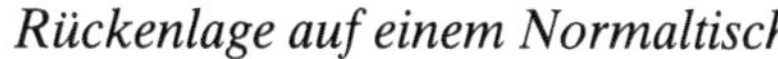

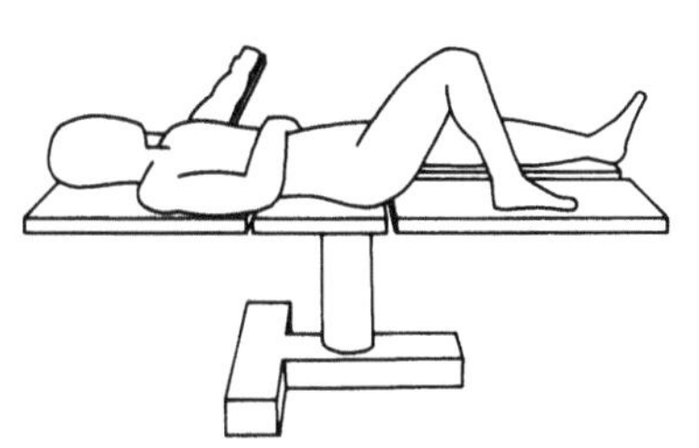

Rückenlage auf einem Normaltisch

Der Tisch muß röntgenstrahlendurchlässig sein. Während der Operation wird der Unterschenkel von einem Assistenten gehalten und das Bein im Knie gebeugt.

Repositionstechniken

Bei Lagerung des Patienten auf dem Extensionstisch kann die Reposition manuell durch Einrichten der Fragmente unter Zug erfolgen. Die endgültige Reposition läßt sich intraoperativ erzielen, indem man mit der abgewinkelten Spitze des Bohrdorns das distale Fragment „auffädelt".
Bei einer Operation auf dem Normaltisch bieten sich für die Frakturreposition mehrere Möglichkeiten an:

- Am hängenden Bein.
- Stabilisierung durch strammes Anwickeln mit einer Esmarch-Gummibinde oder einer sterilen, extrabreiten, pneumatischen Blutsperre.
- Anwendung des Distraktors, der über 2 Schanz-Schrauben in der Frontalebene so nah wie möglich am proximalen bzw. distalen Tibiaende angebracht wird.
- Offene Reposition (ausnahmsweise) und vorläufige Schienung der Fraktur mit einer losen Platte, die mit 2 Knochenzangen an den Knochen fixiert wird.

Bestimmung von Länge und Durchmesser des Tibianagels

Zur präoperativen Bestimmung der Nagellänge wird am gesunden Bein der Abstand vom Kniegelenkspalt zum oberen Sprunggelenk gemessen und davon 30–40 mm abgezogen *(a)*. Die erforderliche Länge kann auch durch Messung des über das proximale Tibiaende hinausstehenden Teils des Bohrdorns bestimmt werden. Diese Länge *A* wird von der Gesamtlänge des Bohrdorns von 950 mm abgezogen *(b)*. Eine vergleichende Messung läßt sich so durchführen, daß ein Führungsstab *(c)* mit gleicher Länge wie der Bohrdorn neben diesen gehalten wird, wobei die Spitze an den Eintrittspunkt am Tibiakopf plaziert wird. Die über den Bohrdorn hinausragende freie Länge des Führungsstabs entspricht der Nagellänge *L*. Nägel dieser Länge sowie 15 mm kürzere und 15 mm längere werden vorbereitet.

Der erforderliche Nageldurchmesser hängt vom Frakturtyp und der Lokalisation ab. Bei einfachen Quer- oder kurzen Schrägfrakturen, die aufgebohrt werden, entscheidet die Größe des zuletzt benutzten Bohrkopfes über den Nageldurchmesser. Falls notwendig, kann ein Nagel mit einem um 0,5 mm kleineren Durchmesser gewählt werden.

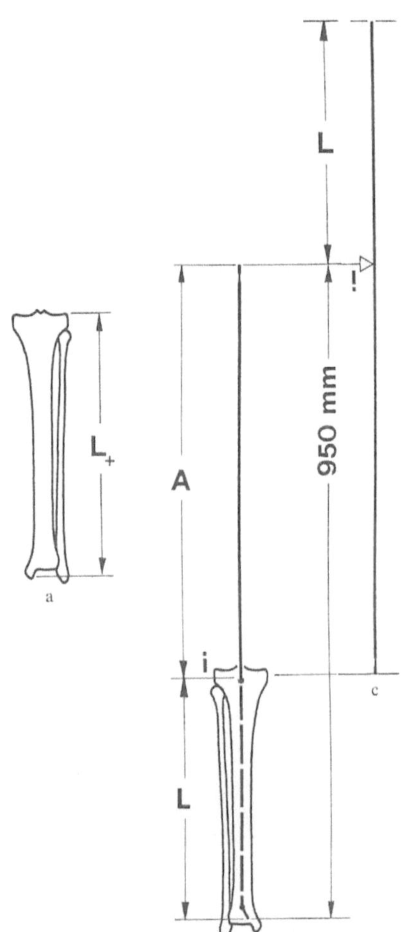

Eintrittspunkt

Die Einschlagstelle befindet sich in Verlängerung des Markkanals etwas proximal der Tuberositas tibiae und leicht nach medial versetzt. Sie muß weit genug unterhalb der Eminentia intercondylaris liegen, um das Gelenk nicht zu beschädigen. Medial des Lig. patellae erfolgt eine 60 mm lange Längsinzision, die Patellarsehne wird dann nach lateral gezogen. Alternativ erfolgt die Hautinzision über der Patellarsehne, die dann längs gespalten wird.

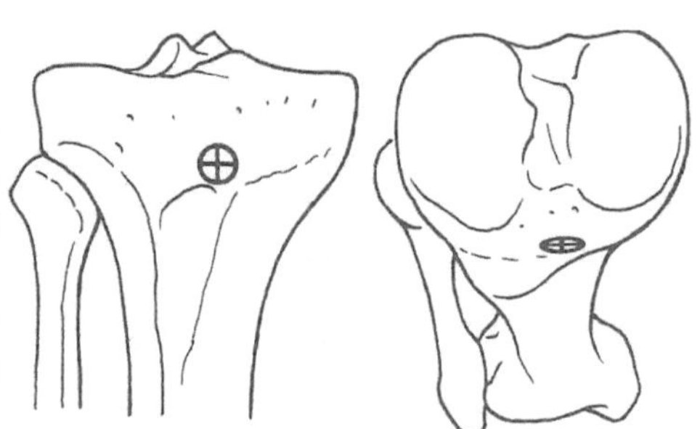

Implantationstechnik

Eröffnung der Markhöhle:

- Der 4-mm-Zentrierstift wird in das Universalbohrfutter mit T-Handgriff eingespannt und über dem Eintrittspunkt aufgesetzt.
- Unter drehenden Bewegungen wird der Zentrierstift von Hand eingebohrt, wobei der korrekte Neigungswinkel durch einen entlang der Tibiavorderkante gehaltenen Universalnagel bestimmt wird. Der T-Handgriff wird nun entfernt.

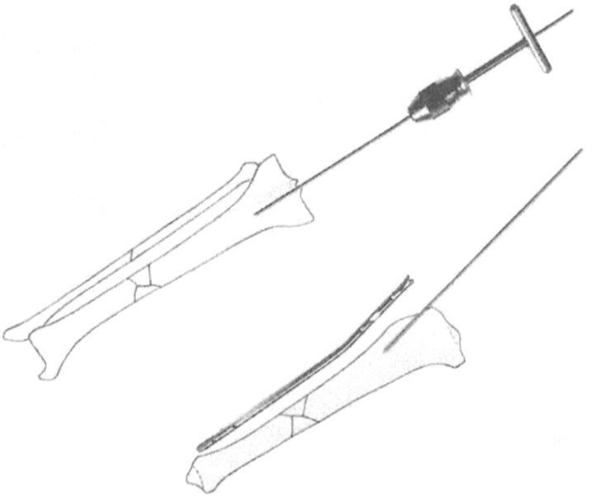

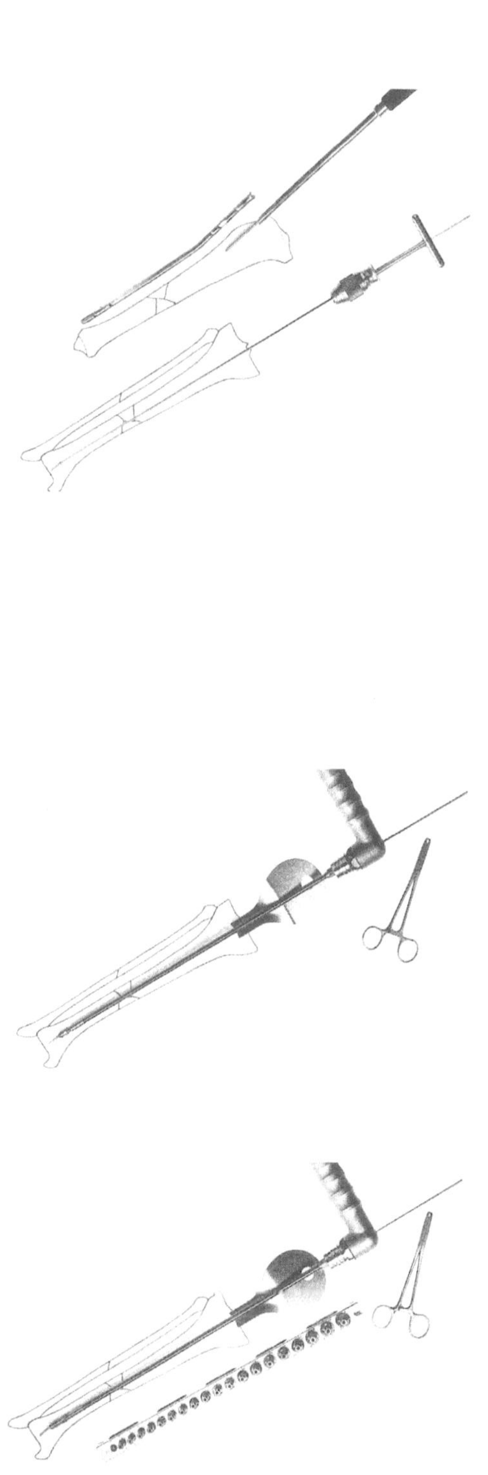

- Das durchbohrte Eröffnungsinstrument wird über den Zentrierstift geschoben und die Inbusschraube mit dem großen Sechskantschraubenzieher festgedreht. Die Eröffnung des Markraums erfolgt durch Drehbewegungen des Eröffnungsinstruments um jeweils 180°. Es *darf nicht* mit dem Hammer eingeschlagen werden.
- Der Bohrdorn mit versetzter Olive wird in das Universalbohrfutter mit T-Handgriff eingespannt und unter Bildverstärkerkontrolle durch die Frakturzone hindurch bis in die distale Metaphyse knapp oberhalb des Sprunggelenkspalts vorgeschoben. Seine korrekte Lage wird in beiden Ebenen überprüft.

Aufbohren der Markhöhle:

- Die flexible Welle mit stirnseits schneidendem festem Bohrkopf mit 9 mm Durchmesser wird über den Bohrdorn geschoben und mit dem Winkelgetriebe und der Universalbohrmaschine verbunden.
- Der Bohrdorn wird mit der Haltezange (oder dem älteren Festhalter) festgehalten, damit er beim Aufbohren nicht rotieren kann. Am Eintrittspunkt wird der Gewebeschutz zwischen Bohrwelle und Weichteilgewebe gehalten.
- Mit dem Aufbohren beginnt man erst, wenn der Bohrkopf sich im Markraum befindet. Die Geschwindigkeit des Bohrers sollte 300–350 U/min betragen. Der Bohrkopf wird langsam vorgeschoben und gelegentlich wieder etwas zurückgezogen, um den Markraum von Knochenmehl zu befreien. Die zurückversetzte Olive des Bohrdorns stoppt den Bohrkopf, die erreichte Bohrtiefe wird mit dem Bildverstärker kontrolliert.
- Der flexible Schaft wird vollständig entfernt. Hierbei wird der Bohrdorn mit der Haltezange am Eingang des Markraums festgehalten, nachdem der Bohrkopf aus dem Knochen herausgezogen worden ist. Falls der Bohrdorn zurückläuft, kann die Reposition verlorengehen.
- Der Bohrkopf mit 9,5 mm Durchmesser wird auf die flexible 8-mm-Welle aufgesteckt und mit 2 Fingern festgehalten, bis er über den Bohrdorn geschoben ist. Die Bohrmaschine wird nun angekoppelt und der Aufbohrvorgang bis zum gewünschten Durchmesser wie oben beschrieben fortgesetzt.
- Die auswechselbaren Bohrköpfe sollten aufsteigend in 0,5-mm-Stufen verwendet werden, um die Hitzeentwicklung und das Risiko eines Verklemmens so niedrig wie möglich zu halten. Falls Bohrköpfe mit einem Durchmesser von 13 mm und mehr eingesetzt werden (sehr selten bei der Tibianagelung), muß die flexible 8-mm-Welle gegen die 10 mm dicke Welle ausgetauscht werden, weil der Bohrkopf sich sonst verklemmen kann. Falls dies geschieht, muß der Bohrvorgang sofort abgebrochen werden. (Zur Entfernung eines verklemmten Bohrkopfes s. Abb. auf S. 275.)
- Falls die erforderliche Nagellänge nicht präoperativ gemessen wurde, erfolgt nun die Bestimmung durch Messung der aus dem Knochen herausragenden Länge des Bohrdorns, die von der Gesamtlänge von 950 mm abgezogen wird (s. S. 298). Der Nageldurchmesser sollte der zuletzt benutzten Bohrkopfgröße entsprechen.

- Das Markraumrohr wird über den Bohrdorn geschoben, um eine Dislokation der Knochenfragmente zu vermeiden.

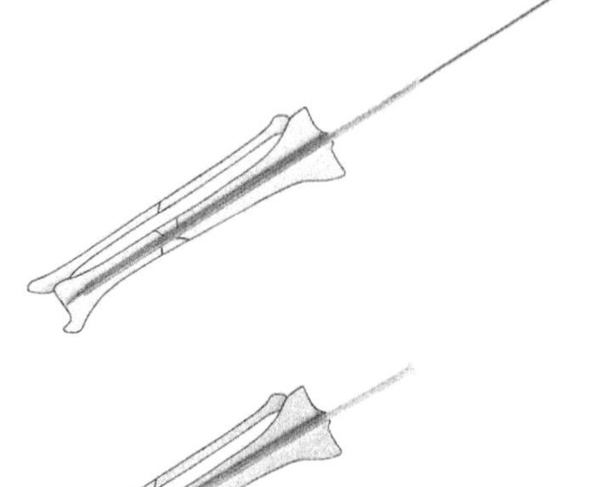

- Der Bohrdorn wird dann entfernt.

- Der 3-mm-Führungsstab mit beidseits verdickten Enden wird in das Markraumrohr eingesteckt und dieses wieder entfernt.

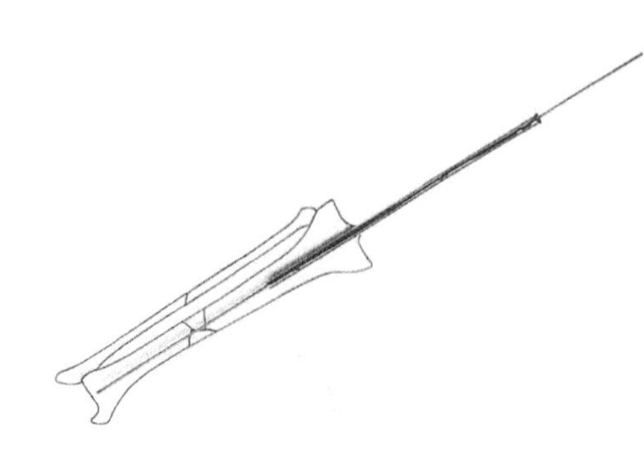

Einschlagen des Universaltibiamarknagels:

- Der Nagel wird von Hand über den Führungsstab geführt und möglichst weit in den Markkanal geschoben.
- Der konische Gewindebolzen für Tibianägel wird in den Einschlag(Ziel)bügel gesteckt, beide Instrumente werden nun über den Führungsstab geschoben, im Nagelende eingedreht und mit dem Gabelschlüssel leicht angezogen. Hierbei müssen die Zapfen des Bügels in die Nuten am Nagelende einrasten, bevor der konische Gewindebolzen festgezogen und die Rändelmutter aufgeschraubt werden kann. Beim Einschlagen des Nagels kann der Bügel medial oder lateral liegen.

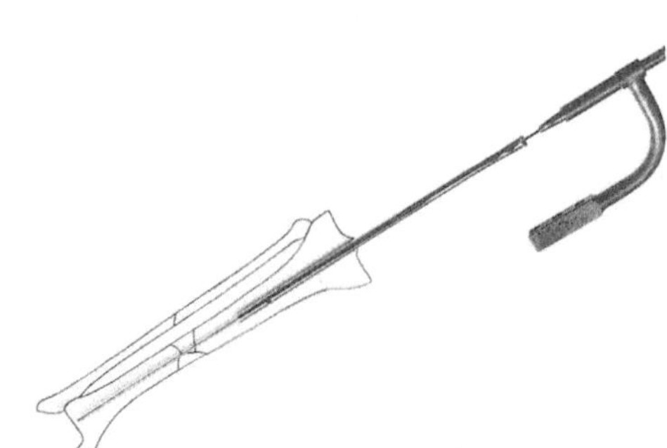

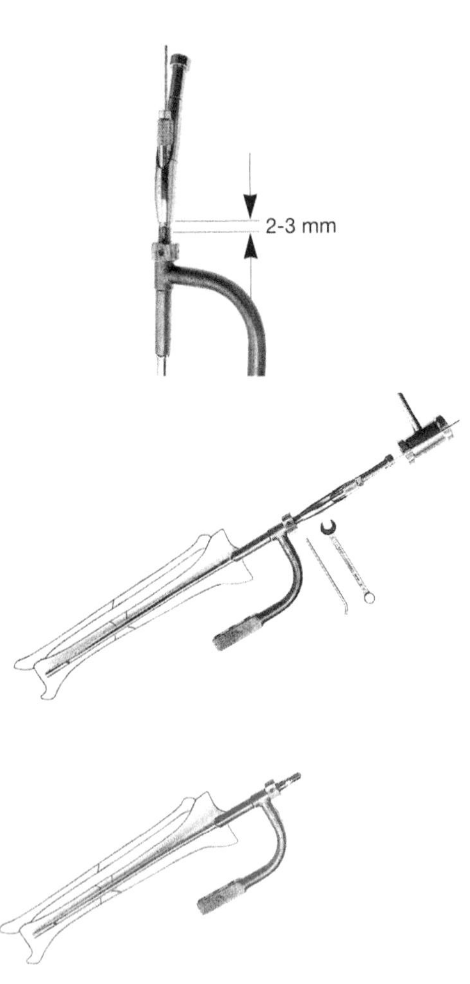

- Zum Einschlagen wird das abgekröpfte Einschlagstück auf den konischen Gewindebolzen aufgeschraubt, wobei ein Abstand von 3 mm zwischen dem obersten Gewinde des Bolzens und dem Einschlagstück verbleiben muß, damit dieses sich nicht verklemmt. Der Führungsstab steht durch die Sechskantschraube hervor, das abgekröpfte Ende des Einschlagstücks zeigt nach dorsal.

- Nach Aufschrauben des Schlagkopfes wird der Nagel unter dosierten Schlägen mit dem 800-g-Hammer eingeschlagen, hierbei wird der Führungsstab mit der Haltezange festgehalten.
- Mit jedem Schlag sollte der Nagel weiter in den Markkanal eindringen. Ist dies nicht der Fall, so muß das Einschlagen unterbrochen und der Markkanal um 0,5–1 mm weiter aufgebohrt werden.
- Der Nagel wird so weit eingeschlagen, daß das proximale Nagelende mit der Knochenoberfläche an der Einschlagstelle übereinstimmt. Bei korrekter Nagellänge sollte die Spitze des Nagels dann in der distalen Metaphyse liegen.
- Das abgekröpfte Einschlagstück, der Schlagkopf und der Führungsstab werden entfernt.
- Falls verriegelt werden soll, werden Einschlagbügel, konischer Gewindebolzen und Rändelmutter am proximalen Nagelende belassen. Der Bügel muß zur Verriegelung dann auf der Medialseite plaziert sein.

Einschlagbügel, konischer Gewindebolzen und Rändelmutter werden folgendermaßen entfernt:
- Die Rändelmutter wird um eine halbe Umdrehung gelöst.
- Der Einschlagbügel wird mit seinen Zapfen fest in den Nuten des Nagels gehalten.
- Der konische Gewindebolzen wird nun mit dem Gabel- oder Steckschlüssel ausgeschraubt.

Beachte: Bei der Entfernung des konischen Bolzens muß immer diese Technik angewendet werden, da sich das Nagelende sonst verdrehen und der Bolzen verklemmen kann.

Beachte: Zum Einschlagen des Nagels kann auch die Führungsstange mit dem Schlaggewicht benutzt werden. Folgende Technik wird hierbei angewendet:
- Die hohle Führungsstange wird auf den Gewindebolzen geschraubt, das Schlaggewicht auf die Führungsstange geschoben und der elastische Griff an deren Ende eingedreht.
- Unter dosierten Schlägen mit dem Schlaggewicht wird der Nagel eingeschlagen, hierbei wird die Rotation mit dem Einschlagbügel kontrolliert. Wenn man das Schlaggewicht aus einer gewissen Distanz fallen läßt, sollte sich der Nagel dabei um 5–10 mm bewegen.
- Das ausgestellte Nagelende sollte nicht in den Knochen eingeschlagen werden, sondern auf der Knochenoberfläche „aufsitzen“.
- Führungsstange, Schlaggewicht, elastischer Griff und Führungsstab werden entfernt.

6.12.5.4 Verriegelung des Universaltibiamarknagels

Die Verriegelung wird mit Hilfe spezieller Instrumente für die distale und proximale Verriegelung durchgeführt. Eine distale Verriegelung erfolgt dann, wenn ein kurzes distales Fragment stabil gehalten werden muß, oder wenn bei statischer Verriegelung die Neigung zur Verkürzung oder Rotation im Frakturbereich verhindert werden soll. In der Regel wird die distale Verriegelung zuerst durchgeführt, da dann das verriegelte distale Fragment über den noch am proximalen Ende befestigten Einschlagbügel manipuliert werden kann.

Distale Verriegelung des Universaltibianagels mit dem röntgenstrahlendurchlässigen Winkelgetriebe

Eine einfache freihändige Zielmethode kann mit dem an die kleine Bohrmaschine gekoppelten röntgenstrahlendurchlässigen Winkelgetriebe und dem dreilippigen 4,0-mm-Spiralbohrer erfolgen.

Schrittweises Vorgehen:
- Der Bildverstärker wird so eingestellt, daß das Verriegelungsloch absolut rund dargestellt wird (Abb. 1).
- Nach Stichinzision wird die Spitze des 4,0-mm-Bohrers mit dem Winkelgetriebe in die Mitte des Verriegelungslochs zentriert. Nur der Bohrer und der Zentrierring sind auf dem Bildschirm sichtbar, während alle anderen Teile des Getriebes unsichtbar bleiben (Abb. 2).
- Unter fortwährender Bildverstärkerkontrolle wird das strahlendurchlässige Winkelgetriebe aufgerichtet, bis der Bohrer als einzelner Punkt im Zentrum des Verriegelungslochs erscheint. Der Zentrierring dient hierbei als zusätzliche Positionierungshilfe (Abb. 3).

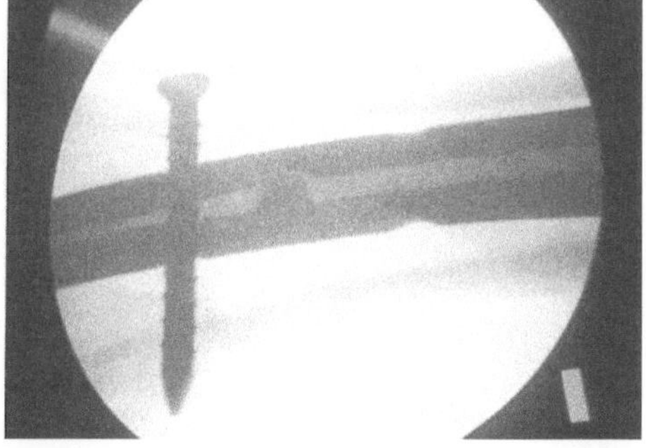
1

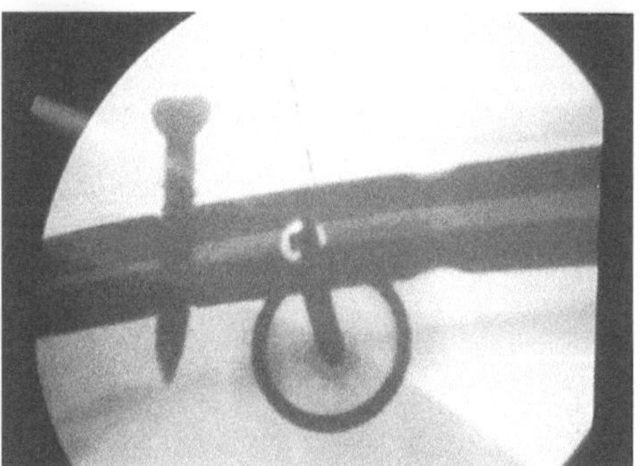
2

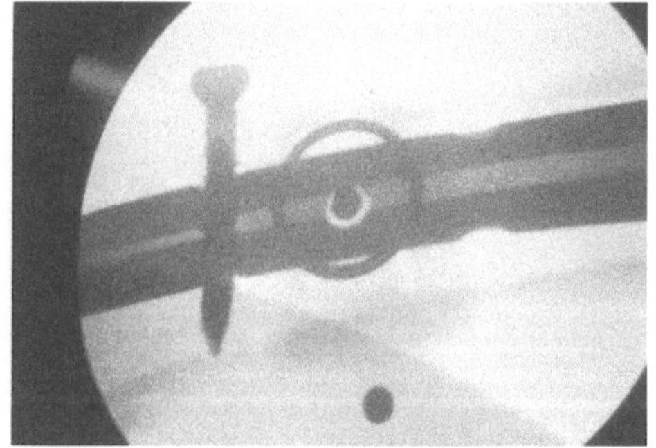
3

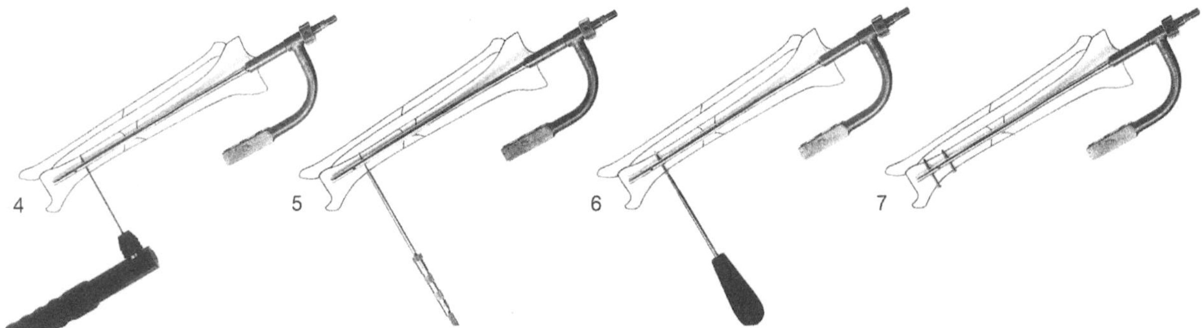

- Der Bohrer wird in dieser Position festgehalten, während durch beide Kortikales gebohrt wird. Er sollte nicht durch den Knochen gedrückt werden, sondern sich eher seinen Weg selbst schneiden. Mit dem Bildverstärker kann hierbei kontrolliert werden, ob der Bohrer im Verriegelungsloch zentriert bleibt (Abb. 4).
- Mit dem Längenmeßgerät erfolgt die Messung der notwendigen Schraubenlänge. Es ist darauf zu achten, daß der Haken an der Gegenkortikalis einhakt und nicht am Nagel (Abb. 5).
- Ein 4,9-mm-Verriegelungsbolzen, der 2 mm länger ist, als gemessen wurde, wird mit dem großen Sechskantschraubenzieher eingedreht und fest angezogen. Die Trokarspitze des Bolzens sollte über die Gegenkortikalis hervorstehen, um einen guten Halt im Knochen zu geben (Abb. 6).
- Der zweite Verriegelungsbolzen wird in gleicher Technik wie der erste eingebracht (Abb. 7).

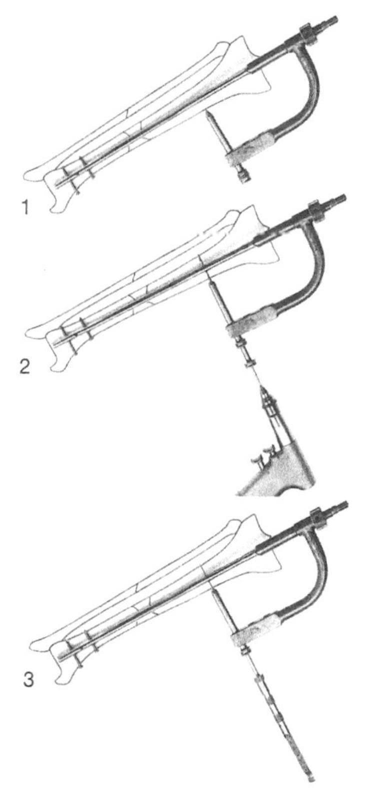

Proximale Verriegelung des Universaltibianagels

Die proximalen Verriegelungsbolzen werden mit Hilfe des Einschlagbügels als Zielvorrichtung eingebracht. Ein Bildverstärker ist hierfür nicht erforderlich. Für die Verriegelung von Tibianägeln muß der Bügel medial positioniert sein.

Schrittweises Vorgehen:
- Die 11-mm-/8-mm-Schutzhülse wird mit dem Trokar durch das gewünschte Loch des Zielbügels gesteckt, um die Stichinzision zu markieren. Das mittlere Loch ist für die dynamische Verriegelung vorgesehen. Nach dem Hautschnitt werden Schutzhülse und Trokar bis auf den Knochen vorgeschoben (Abb. 1).
- Nach Entfernung des Trokars wird die 8-mm-/4,5-mm-Bohrbüchse eingesteckt und mit dem 4,0-mm-/4,5-mm-Bohrer durch beide Kortikales gebohrt (Abb. 2).
- Bohrer und Bohrbüchse werden nun entfernt und das Längenmeßgerät durch die Schutzhülse eingeschoben, um die notwendige Bolzenlänge zu messen. Hierbei muß darauf geachtet werden, daß der Haken an der Gegenkortikalis und nicht am Nagel einhakt (Abb. 3).

- Ein 4,9-mm-Verriegelungsbolzen, der 2 mm länger ist, als gemessen wurde, wird mit dem großen Sechskantschraubenzieher eingedreht und fest angezogen. Die Trokarspitze des Bolzens sollte über die Gegenkortikalis hervorstehen, um einen guten Halt im Knochen zu sichern (Abb. 4).
- Ein zweiter Verriegelungsbolzen und – falls aus Stabilitätsgründen erforderlich – ein dritter Verriegelungsbolzen werden in gleicher Technik eingebracht (Abb. 5).
- Einschlagbügel, konischer Gewindebolzen und Rändelmutter werden folgendermaßen entfernt:
  Die Rändelmutter wird um eine halbe Umdrehung gelöst. Der Einschlagbügel wird mit seinen Zapfen fest in den Nuten des Nagels gehalten.
  Der konische Gewindebolzen wird nun mit dem Gabel- oder Steckschlüssel ausgeschraubt, alle Instrumente können entfernt werden (Abb. 6).

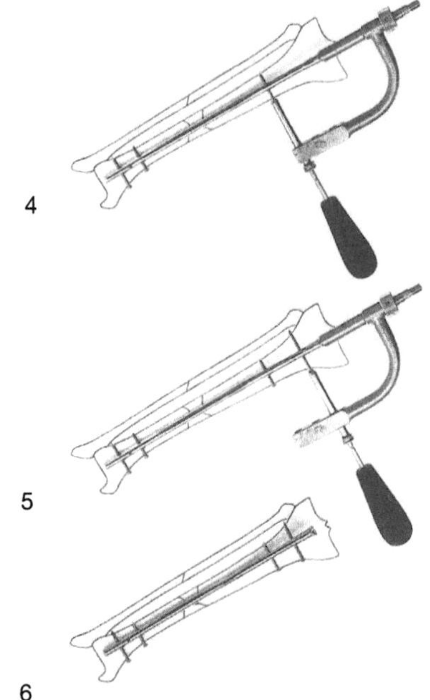
4

5

6

Distale Verriegelung des Tibianagels mit Hilfe der distalen Zielvorrichtung und des 4,0-mm-/4,5-mm-Bohrers

Bei korrekter Benutzung der distalen Zielvorrichtung ist das Zielen für die Verriegelungslöcher relativ einfach. Auch bei dieser Technik ist ein Bildverstärker erforderlich. Das Bein des Patienten muß zwischen Strahlenquelle und dem Zielgerät liegen, da dieses eine eingebaute Korrektur für die Divergenz des Röntgenstrahls besitzt.

Schrittweises Vorgehen:
- Der Bildverstärker wird so eingestellt, daß das Bild auf dem Monitor und die Orientierung am Bein übereinstimmen. Der Nagel sollte in der unteren Hälfte des Monitorbildes liegen, wobei das proximalere Loch in die Mitte eingestellt wird. Der Bildverstärker wird dann so lange bewegt, bis dieses Loch auf dem Monitor vollständig rund erscheint, und in dieser Stellung fixiert. Unter keinen Umständen darf der C-Bogen oder das Bein bewegt werden, bis der Bohrvorgang beendet ist.
- Die Bleimatte wird zum Schutz der Hände des Operateurs auf das Bein des Patienten gelegt, sie sollte jedoch nicht in das Monitorfenster hineinragen, da sonst die Strahlenstärke automatisch erhöht wird.
- Die Spitze eines Skalpells wird unter Bildverstärkerkontrolle über dem Verriegelungsloch aufgesetzt, um die Inzisionsstelle zu markieren.
- Nach dem Hautschnitt wird das distale Zielgerät mit eingesetztem Trokar auf die Knochenoberfläche gehalten (Abb. 1).
- Der Trokar wird gegen den Zieltrokar ausgewechselt (Abb. 2).
- Die Achse des Zielgerätes wird so eingestellt, daß der Zentrierpunkt in der Kreismitte des Richtungsgebers liegt.
- Unter Beibehaltung dieser Einstellung wird das distale Zielgerät auf der Knochenoberfläche verschoben, bis sich die als Punkt sichtbare Trokarspitze über dem Zentrum des Verriegelungslochs abbildet. Diese Stellung sollte während des gesamten Bohrvorgangs beibehalten werden.

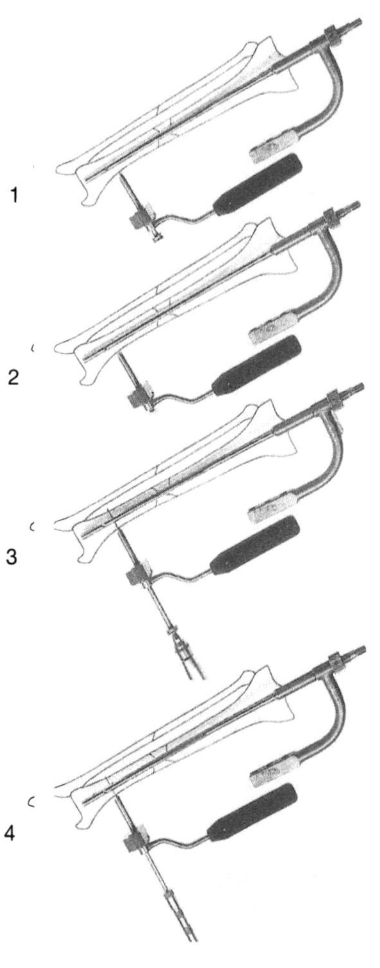
1

2

3

4

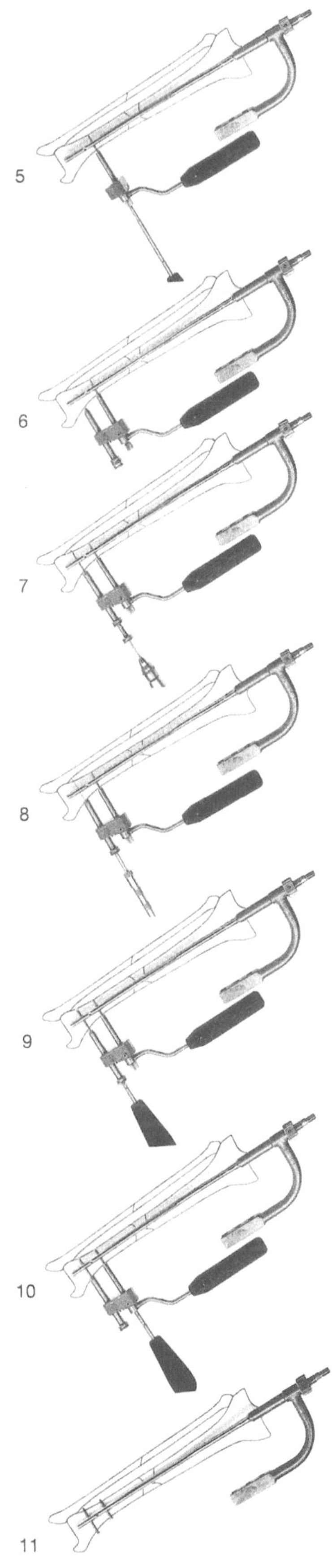

- Wenn man in dieser Stellung die scharfen Spitzen des Zielgeräts leicht in den Knochen eindrückt, kann ein versehentliches Verrutschen des Zielgeräts vermieden werden.
- Nun wird der Zieltrokar entfernt und die 8-mm-/4,5-mm-Bohrbüchse eingesteckt. Mit dem Bildverstärker wird überprüft, ob das Loch im Nagel rund und konzentrisch zur Bohrbüchse sichtbar ist.
- Mit dem 4,0-mm-/4,5-mm-Bohrer wird durch beide Kortikales und durch das Verriegelungsloch gebohrt. Die Richtung kann dadurch kontrolliert werden, daß der Zentrierpunkt des Richtungsgebers während des Bohrvorgangs in der Kreismitte bleibt (Abb. 3).
- Nach Entfernung der Bohrbüchse wird die benötigte Länge des Verriegelungsbolzens mit dem Längenmeßgerät direkt durch das Zielgerät gemessen. Der Haken muß dabei an der Gegenkortikalis und nicht am Nagel einhaken, bevor die äußere Hülse des Meßgeräts auf den Knochen geschoben und die Länge abgelesen werden kann (Abb. 4).
- Der Fixationsbolzen für die Tibia wird durch das Zielgerät eingeschraubt und festgezogen. Hiermit wird das Zielgerät am Knochen verankert, während für den zweiten Verriegelungsbolzen gebohrt wird (Abb. 5).
- Mit dem großen Sechskantschraubenzieher wird eine der seitlich am Richtungsgeber befindlichen Innensechskantschrauben gelöst und der Richtungsgeber unter Bildverstärkerkontrolle so lange gedreht, bis seine beiden geraden Metallschienen parallel zum Nagel verlaufen. In dieser Stellung wird der Richtungsgeber durch Festziehen der Innensechskantschraube fixiert. Der genaue Abstand zwischen den beiden Verriegelungslöchern wird durch die richtige Positionierung des Richtungsgebers bestimmt. Deshalb erscheint das freie Loch des Richtungsgebers auf dem Monitor nicht koaxial zum zweiten Verriegelungsloch.
- Die 11-mm-/8-mm-Gewebeschutzhülse wird zusammen mit dem Trokar in das freie Loch des Richtungsgebers eingesteckt und durch eine zweite Stichinzision bis auf den Knochen vorgeschoben (Abb. 6).
- Nach Entfernung des Trokars wird die 4,5-mm-Bohrbüchse eingesteckt. Dann wird mit dem 4,0-mm-/4,5-mm-Bohrer durch beide Kortikales und durch das Verriegelungsloch im Nagel gebohrt (Abb. 7).
- Bohrer und Bohrbüchse werden entfernt, anschließend erfolgt die Längenmessung mit dem Meßgerät durch die Schutzhülse hindurch (Abb. 8).
- Der ausgewählte Verriegelungsbolzen, der 2 mm länger ist, als gemessen wurde, wird mit dem großen Sechskantschraubenzieher durch die Gewebeschutzhülse eingedreht und festgezogen (Abb. 9). Die Schutzhülse verbleibt in dieser Position.
- Der Fixationsbolzen kann nun aus dem ersten Loch entfernt und der entsprechende Verriegelungsbolzen (2 mm länger als gemessen) eingedreht und fest angezogen werden (Abb. 10).
- Zuletzt wird die distale Zielvorrichtung entfernt (Abb. 11).
- Bei Universaltibianägeln wird in gleicher Technik das a.-p.-

Loch mit einem Verriegelungsbolzen besetzt. Der C-Bogen wird hierfür um 90° gedreht und das Bein zwischen Strahlenquelle und Zielgerät plaziert.

6.12.5.5 Dynamisierung der Universalnägel

Es kann Indikationen geben, bei denen man die „Steifigkeit" der inneren Schienung verringern möchte, um so eine zunehmende Belastung auf den Knochen zu übertragen. Das Fortschreiten der knöchernen Heilung kann möglicherweise hierdurch stimuliert werden. Die Entfernung von Verriegelungsbolzen – von einem oder mehreren – ist eine der Techniken, um eine solche „Dynamisierung" zu erreichen.
Dynamisierung kann dadurch erzielt werden, daß man den Verriegelungsbolzen im „statischen" Loch entfernt. Der Bolzen im längsovalen („dynamischen") Loch kann sich dann nach proximal „bewegen" und ermöglicht so eine axiale Belastung auf die Frakturzone. Dabei sorgt er jedoch weiterhin für eine Rotationsstabilität der Fraktur.

6.12.5.6 Instrumente für die Implantation und Entfernung von Universalfemur- und -tibianägeln

Instrumente für die Implantation von Universalfemurnägeln

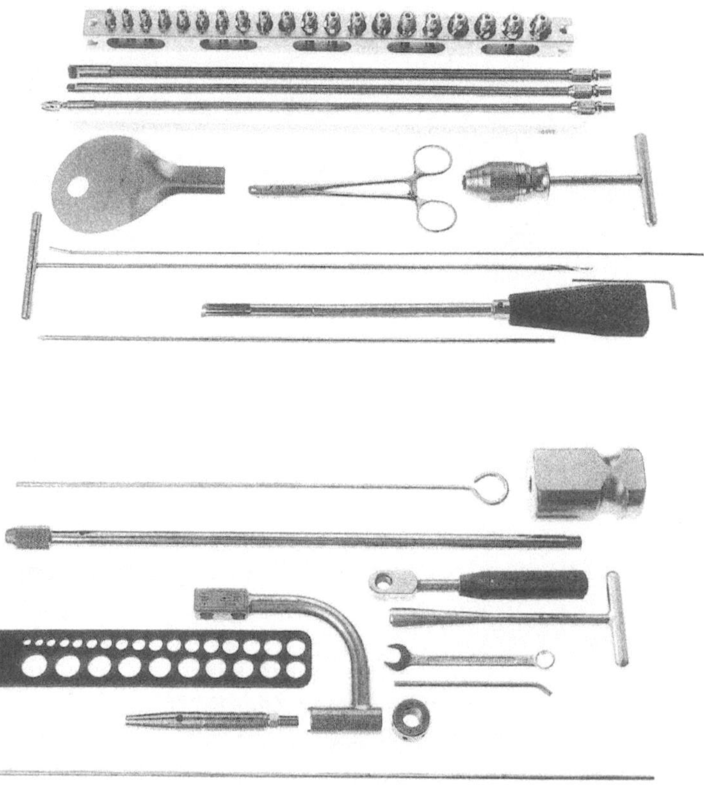

Instrumente für die Implantation von Universaltibianägeln

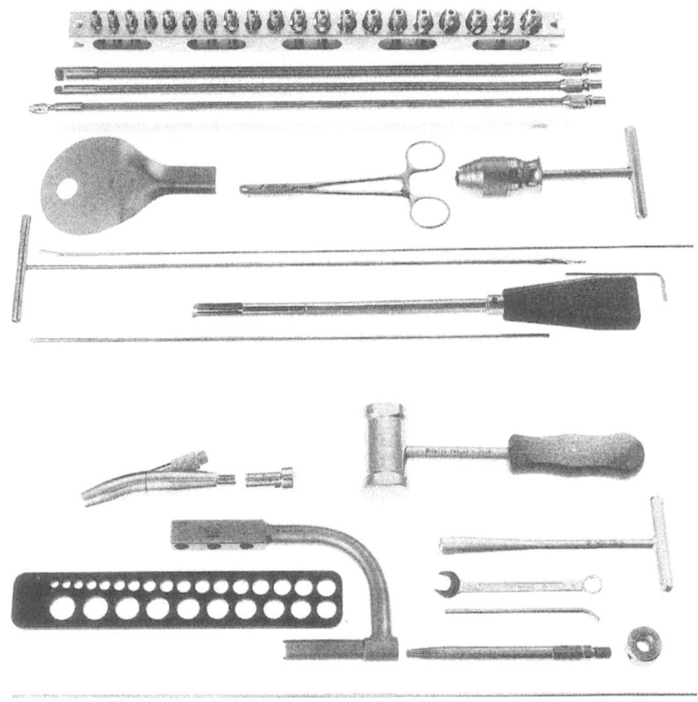

Instrumente für die Verriegelung von Universalfemur- und -tibianägeln mit dem röntgendurchlässigen Winkelgetriebe

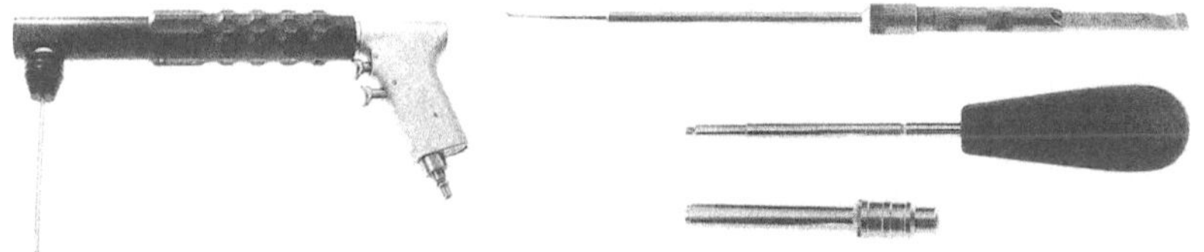

Instrumente für die Verriegelung von Universalfemurnägeln mit der distalen Zielvorrichtung

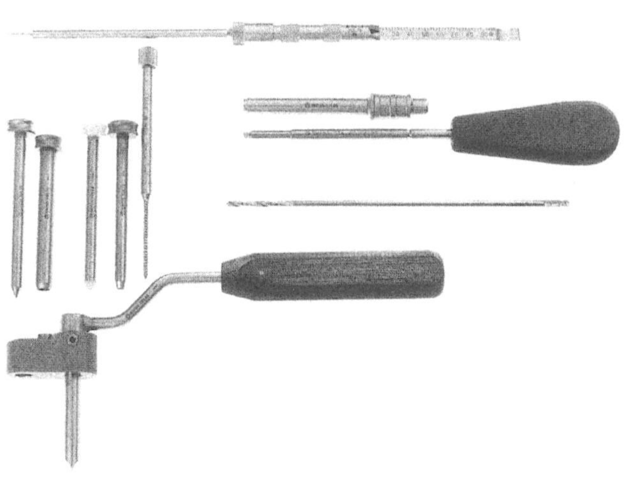

Instrumente für die Verriegelung von Universaltibianägeln mit der distalen Zielvorrichtung

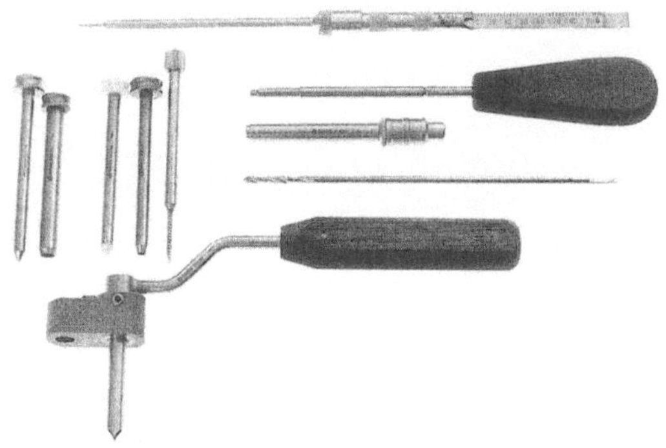

Instrumente für die Entfernung der Universalfemurnägel

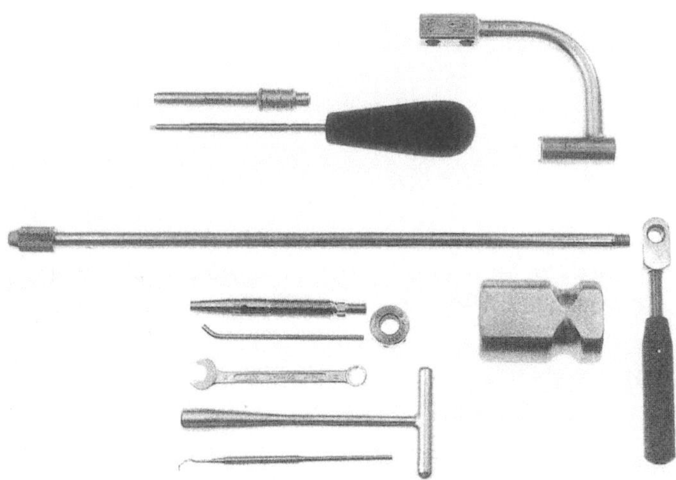

Instrumente für die Entfernung der Universaltibianägel

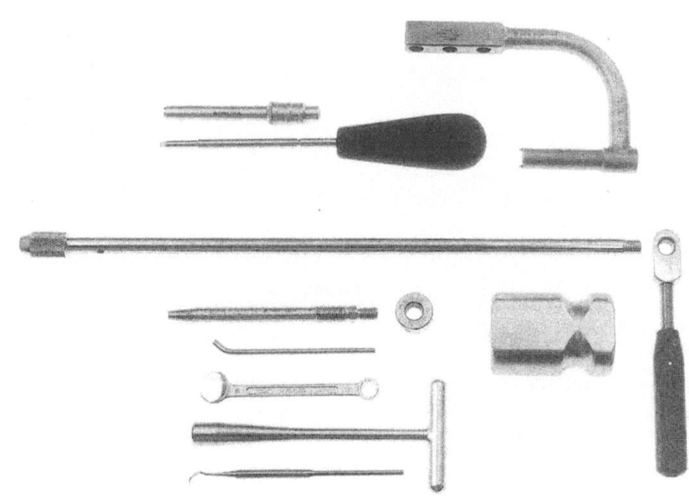

Prinzipiell werden die Universalnägel entfernt: Tibianägel normalerweise nach 18–24 Monaten, Femurnägel nach 24–36 Monaten.

Schrittweises Vorgehen:

- Zunächst werden die Verriegelungsbolzen bei Tibianägeln durch Stichinzisionen distal und proximal entfernt. Bei Femurnägeln werden die Bolzen durch die gemeinsame distale Inzision entfernt. Die proximalen Bolzen werden über Inzisionen aufgesucht, die mit Hilfe des Zielbügels und der eingesteckten Schutzhülse mit Trokar angezeigt werden.
- Nach Freilegung der Einschlagstelle wird das proximale Nagelende sorgfältig von eingewachsenem Gewebe befreit und das innere Gewinde freigelegt.
- Konischer Gewindebolzen, Zielbügel und Rändelmutter der richtigen Größe (abhängig von Nageltyp und -größe) werden in das Nagelende eingeschraubt und mit dem Steckschlüssel oder dem Ringgabelschlüssel fest angezogen. Hierbei müssen die Zapfen des Bügels in die Nuten am Nagelende einrasten. Der Zielbügel ist notwendig, damit sich der Gewindebolzen beim Ausschlagen des Nagels nicht im Nagelende verklemmt. Zusammen mit der 11-mm-/8-mm-Schutzhülse dient er auch als Führungshilfe für den Schraubenzieher bei der Entfernung der proximalen Verriegelungsbolzen am Femur durch entsprechende Stichinzisionen.
- Die hohle Führungsstange wird auf den Gewindebolzen aufgeschraubt, das Schlaggewicht aufgeschoben und der elastische Griff angebracht. Mit kräftigen Schlägen gegen den elastischen Griff wird der Nagel ausgeschlagen. Nach den ersten Schlägen müssen die Instrumente erneut festgezogen werden, um eine unerwünschte Lockerung zu verhindern.

6.12.5.7 Was geschieht, wenn der Nagel mit der Standardmethode nicht entfernt werden kann ?

Falls der Nagel knöchern eingewachsen ist, kann er möglicherweise dadurch entfernt werden, daß er zunächst noch weiter eingeschlagen wird, ohne hierbei das Gelenk zu beschädigen, bevor man ihn auszuschlagen versucht.

Eine andere Möglichkeit zur Entfernung fest verankerter Femurnägel ist die Verwendung von Extraktionshaken. Ein Haken entsprechender Größe (s. Markierung) wird in den Hakenkopf eingedreht. Diese Montage wird durch den Nagel geschoben und am distalen Ende eingehakt. Dabei darf man nicht versehentlich in den Schlitz geraten. Die Führungsstange wird auf das proximale Ende des Hakenkopfes aufgeschraubt, das Schlaggewicht aufgeschoben und der elastische Griff angebracht. Durch Schläge gegen den elastischen Griff kann nun der eingehakte Nagel herausgezogen werden.

Falls keiner der beschriebenen Entfernungsversuche erfolgreich war, besteht die letzte Möglichkeit in folgendem: Mit einer Knochensäge wird auf der gesamten Schaftlänge und durch die ganze Dicke der Kortikalis bis auf den Nagel ein Sägeschnitt angelegt. Hierdurch kann sich der Knochen etwas „dehnen", wodurch die Umklammerung des Nagels gelockert wird.

6.12.6 Der unaufgebohrte Tibianagel (UTN)

Die Marknagelung von Schaftfrakturen der unteren Extremitäten hat sich seit langem bewährt, v.a. seit der Einführung des Aufbohrens und später der Verriegelung. Verschiedene Untersuchungen der letzten Jahre haben jedoch gezeigt, daß Embolisierungen von Knochenmarkbestandteilen in die großen Blutgefäße im Zusammenhang mit dem Aufbohren des Markkanals zu erheblichen Beeinträchtigungen der Lungenfunktion führen können, besonders bei polytraumatisierten Patienten. Bei geschlossenen Frakturen mit ausgedehntem Weichteilschaden und bei offenen Frakturen Grad I, II oder III A verursacht der Aufbohrvorgang eine zusätzliche Störung der bereits beeinträchtigten Blutversorgung des Knochens, weshalb die Marknagelung in diesen Fällen nicht die Methode der Wahl war. Erst die Einführung eines soliden Nagels mit kleinem Durchmesser hat es ermöglicht, diese Verletzungen mit einer Marknagelung zu versorgen, ohne dabei aufzubohren. Durch die Verriegelungsmöglichkeit wird axiale sowie Rotationsstabilität sichergestellt.

Die derzeitige Erfahrung hat auch gezeigt, daß die Behandlung offener Frakturen mit einem soliden Nagel eine gute Alternative zum Fixateur externe darstellt. In einem soliden Nagel findet sich kein relativ großer Totraum wie bei einem Hohlnagel, in dem sich Bakterien gut vermehren und das Infektrisiko erhöhen können.

Der UTN findet bevorzugt Anwendung bei frischen Frakturen des Tibiaschafts, geschlossenen mit schwerem Weichteilschaden oder offenen Frakturen Grad I, II oder III A. Der unaufgebohrte Nagel sollte vor allem auch bei Mehrfragment- oder Segmentfrakturen berücksichtigt werden, falls der Knochen eine gute Weichteildeckung hat oder innerhalb weniger Tage nach der Nagelung gedeckt werden kann. Außerdem dürfen keine Infektzeichen im Frakturbereich vorhanden sein.

Die Behandlung mit dem unaufgebohrten Nagel kann vorläufig oder endgültig sein. Das Indikationsspektrum kann auf Frakturen der proximalen und distalen Diaphyse und Metaphyse erweitert werden, solange die Verriegelungsbolzen einen ausreichend stabilen Halt im peripheren Fragment haben und eine geeignete Osteosynthese bei gleichzeitigen Gelenkfrakturen nicht behindern.

Beachte: Der UTN ist ausschließlich für den Einsatz mit Verriegelung vorgesehen.

Kontraindikationen sind vorhandene Infektionen, schlechte Knochensubstanz, pathologische Frakturen, Fehlstellungen und Pseudarthrosen.

Aufgrund des kleinen Durchmessers des Nagels und der Verriegelungsbolzen muß eine zu starke Belastung der Implantate unbedingt vermieden werden, da es sonst zu Ermüdungsbrüchen kommen kann. Eine Teilbelastung des betroffenen Beins von mehr als 15 kg sollte vermieden werden; bei Knochendefekten und Trümmerfrakturen ist nur Bodenkontakt erlaubt. Die zulässige Belastungssteigerung hängt vom klinischen und radiologischen Fortschreiten der knöchernen Heilung ab.

In manchen Fällen, z.B. bei schlechter Mitarbeit des Patienten, kann der unaufgebohrte Nagel zu einem späteren Zeitpunkt gegen einen aufgebohrten Universalnagel mit größerem Durchmesser ausgetauscht werden. Hierfür muß der Weichteilschaden sicher abgeheilt und eine gute Durchblutung des Beins vorhanden sein.

6.12.6.1 Instrumente für den UTN

Die für die Implantation des UTN notwendigen Instrumente sind entweder in einer Siebschale oder in einem Graphic Case erhältlich.

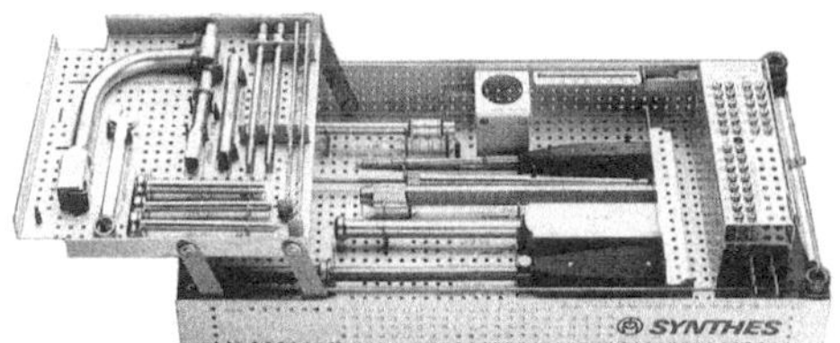

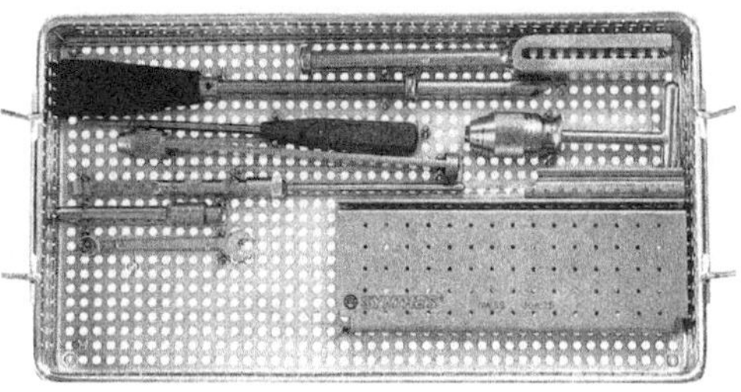

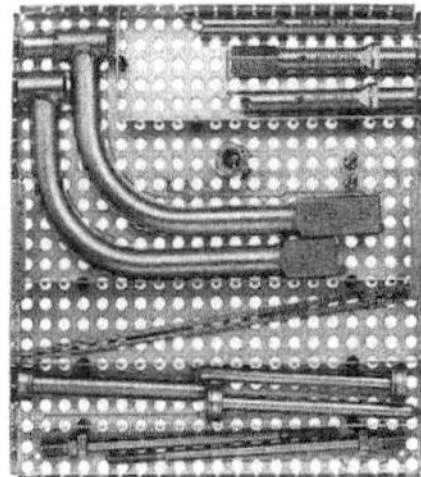

Zentrierstift, Durchmesser 4 mm, 400 mm lang

Dieser Stift wird in das Universalbohrfutter mit T-Handgriff eingespannt und vom Eintrittspunkt aus ungefähr 50 mm weit im korrekten Winkel in den Markraum eingeschoben. Er dient als Führung für das Eröffnungsinstrument.

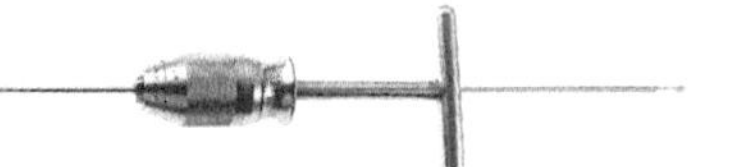

Universalbohrfutter mit T-Handgriff

Unter Verwendung dieses Handgriffs wird der Zentrierstift in die Markhöhle vorgeschoben.

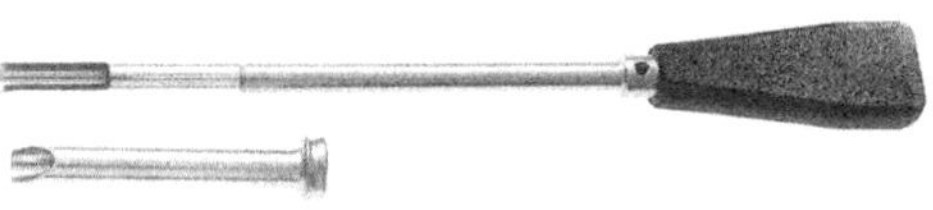

Eröffnungsinstrument, Durchmesser 11 mm, 350 mm lang

Zusammen mit dem Zentrierstift wird dieses Instrument für die Eröffnung der Markhöhle benutzt. Der Zentrierstift kann mit einer Sechskantinbusschraube am Eröffnungsinstrument fixiert werden. Das Instrument hat eine spezielle scharfe Spitze, die bei der Rotation des Instruments von Hand um jeweils 180° durch den Knochen schneidet. Einige ältere Instrumente haben einen Metallknopf am Ende des Handgriffs, der zur Benutzung des Hammers verleitet. Dies kann jedoch *nicht empfohlen* werden, da sonst die empfindliche Schneidekante und die Knochenkortikalis beschädigt werden können. Die Schneidekante kann nachgeschliffen werden.

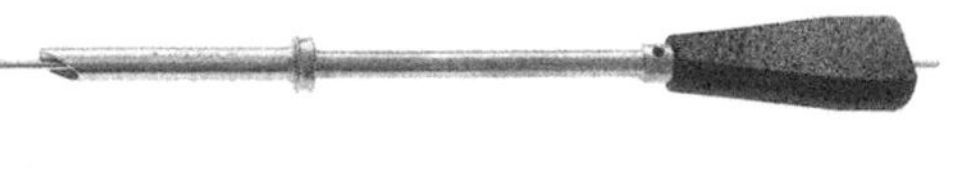

Gewebeschutzhülse für das Eröffnungsinstrument

Diese Hülse dient zum Schutz der Weichteile bei der Eröffnung der Markhöhle.

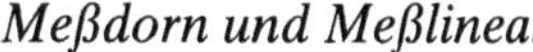

Meßdorn und Meßlineal

Der Meßdorn hat eine Länge von 550 mm und wird zur Bestimmung der erforderlichen Länge des UTN verwendet. Alternativ kann das Meßlineal benutzt werden, hierzu benötigt man den Bildverstärker.

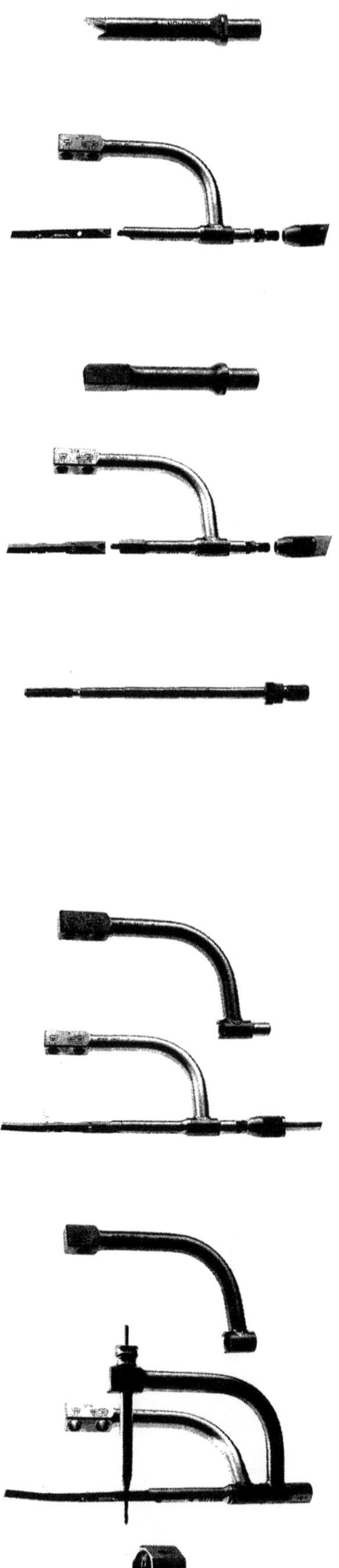

Verbindungsstück für UTN

Das Verbindungsstück wird zusammen mit dem Zielbügel und der Verbindungsschraube zum Einschlagen des UTN verwendet. Hierzu wird der weiter vorstehende Teil des unteren Endes auf das abgeschrägte Nagelende aufgesetzt. Die Markierung zeigt das Nagelende an. Der Durchmesser an diesem Ende ist nicht größer als der Nagelquerschnitt, wodurch das Einschlagen problemlos möglich ist. In die Einkerbungen am oberen Ende des Verbindungsstücks kann der Zielbügel in seiner Stellung für das linke oder rechte Bein einrasten.

Verbindungsstück mit Hülse für UTN

Dieses Verbindungsstück kann alternativ zu oben mit dem Zielbügel und der Verbindungsschraube zum Einschlagen des UTN verwendet werden. Das untere Ende wird so auf das Nagelende aufgesteckt, daß die Markierungen dessen Form entsprechen. Die Verwendung dieses Verbindungsstücks ermöglicht eine größere Kraftausübung in querverlaufender Richtung, wodurch die Reposition durch Manipulation mit dem Nagel erleichtert werden kann.

Verbindungsschraube für UTN

Die Schraube wird durch den Zielbügel und das Verbindungsstück hindurchgesteckt und mit dem Ringgabelschlüssel in das obere Nagelende eingeschraubt. Sie sollte fest, aber nicht übermäßig angezogen werden. So montiert wird der Nagel eingeschlagen.

Zielbügel für 8-mm- und 9-mm-UTN

Zum Einschlagen des UTN wird der Zielbügel auf das Verbindungsstück aufgesteckt und in der richtigen Position eingerastet, bevor die Verbindungsschraube in das Nagelende eingeschraubt wird. Der Zielbügel kann zum Einschlagen lateral plaziert werden, falls man dadurch einen besseren Zugang erhält, was von eventuellen Weichteilschäden abhängt. Für die Verriegelung muß der Bügel auf der Medialseite liegen. Mit ihm kann proximal statisch und dynamisch verriegelt werden (s. Markierungen).

45°-Zielbügel für UTN

Mit Hilfe dieses Bügels kann bei proximalen Schaftfrakturen eines der diagonalen Löcher verriegelt werden, falls dies erforderlich ist. Der Bügel wird auf den regulären Zielbügel aufgesteckt, wobei seine Zapfen in dessen Einkerbungen einrasten müssen. Dann wird die Verbindungsschraube fest in das Nagelende eingedreht und der 45°-Zielbügel mit der Rändelmutter gesichert.

Rändelmutter für UTN

Diese Mutter sichert den 45°-Zielbügel in seiner Position.

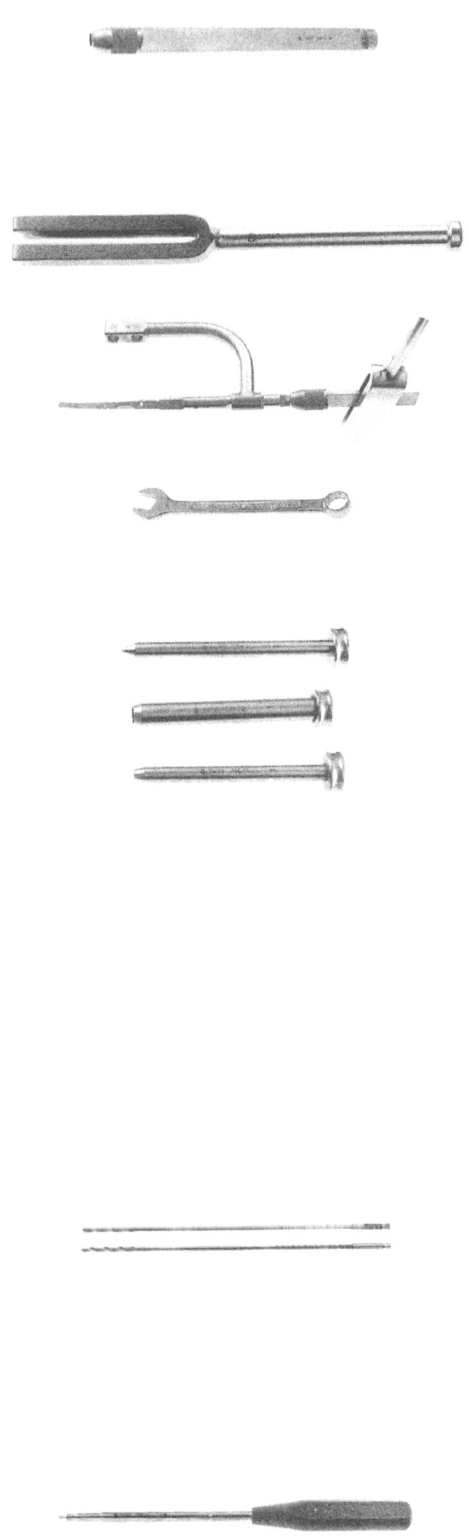

Ein- und Ausschlaginstrument für den UTN

Dieses Instrument wird auf das obere Ende der Verbindungsschraube aufgeschraubt und dann mit dem Schlitzhammer zum Ein- und Ausschlagen des UTN benutzt.

Schlitzhammer

Der Hammer wird mit dem Ein- und Ausschlaginstrument eingesetzt, um den UTN mit dosierten Schlägen einzuschlagen.

Ringgabelschlüssel, 11 mm

Mit diesem Schlüssel wird die Verbindungsschraube im Nagelende festgezogen.

Trokar, Durchmesser 8 mm

Der Trokar wird in die 11-mm-/8-mm-Schutzhülse eingeführt und zusammen mit dieser in das gewünschte Loch im Zielbügel gesteckt, um den Zugang für die proximalen Verriegelungsbolzen zu bestimmen.

Gewebeschutzhülse, 11 mm/8 mm

Die Hülse paßt exakt in die Löcher im Zielbügel und dient als Führung für die 8,0-mm-/3,2-mm-Bohrbüchse, das Längenmeßgerät und den Schraubenzieher.

Bohrbüchse, 8,0 mm/3,2 mm

Diese Bohrbüchse wird in die 11-mm-/8-mm-Gewebeschutzhülse gesteckt und dient als Führung für den 3,2-mm-Bohrer beim Bohren für die proximalen Verriegelungsbolzen.

Spiralbohrer, Durchmesser 3,2 mm, dreilippig

Der Bohrer ist 210 mm/185 mm lang und hat ein Schnellkupplungsende. Mit ihm wird für die 3,9-mm-Verriegelungsbolzen vorgebohrt. Die Tiefenmarkierungen von 25–100 mm im Abstand von 5 mm ermöglichen die Bestimmung der Schraubenlänge. Hierzu muß jedoch die 8,0-mm-/3,2-mm-Bohrbüchse als Führung verwendet werden.

Sechskantschraubenzieher für 3,9-mm-Verriegelungsbolzen

Der Schraubenzieher hat eine Sechskantspitze mit einer Breite von 2,5 mm für die 3,9-mm-Verriegelungsbolzen. Im Schaft befindet sich eine Rinne für die große Schraubenhaltehülse. Der kleine Handgriff soll verhindern, daß beim Eindrehen zu viel Kraft ausgeübt wird.

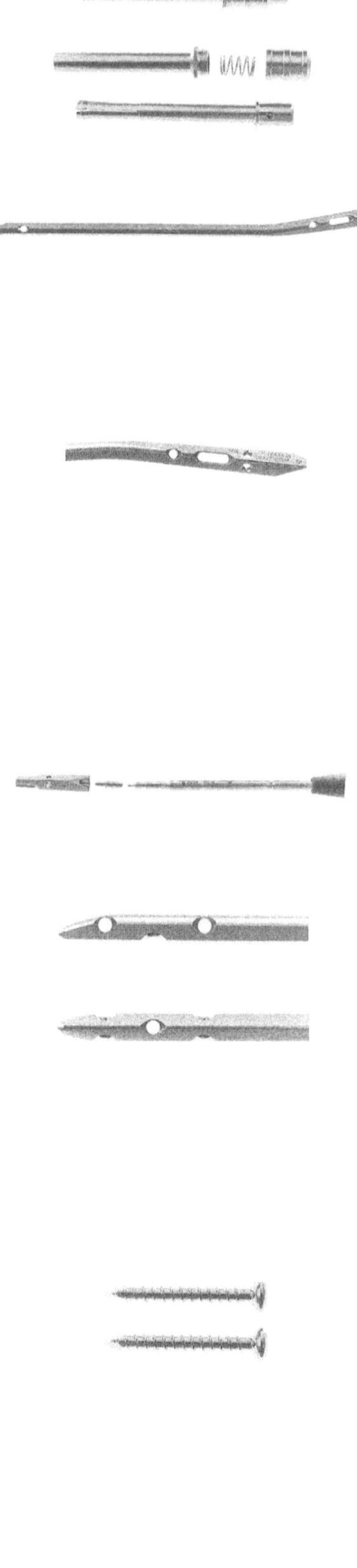

Große Haltehülse

Diese Schraubenhaltehülse hat einen Selbsthaltemechanismus. Sie ist bei der Entfernung von Verriegelungsbolzen unter Zug erforderlich. Die Hülse besteht aus 3 Teilen und muß zur Reinigung auseinandergebaut werden.

6.12.6.2 UTN und 3,9-mm-Verriegelungsbolzen

Der unaufgebohrte Tibianagel ist ein solider Nagel aus kaltverarbeitetem Implantatstahl. Seine Oberfläche wird für ein verbessertes Ermüdungsverhalten aufgerauht (s. Abschn. 6.1.1). Sein etwas verbreitertes proximales Ende hat einen rautenförmigen Querschnitt und ist auf der Vorderseite abgeschrägt, um die Patellarsehne nicht zu beschädigen. Der Nagel weist proximal eine Knickung von 11° auf, was mit der Anatomie der Tibia bei korrekter Implantation übereinstimmt.
Das proximale Ende hat 2 seitliche Verriegelungslöcher: ein rundes für die statische und ein längsovales für die dynamische Verriegelung. Außerdem gibt es 2 diagonale Löcher im Winkel von jeweils 45° zur Frontalebene zur zusätzlichen Verankerung von Frakturen im proximalen Schaftbereich. Die runden Löcher haben einen Durchmesser von 4 mm. Durch die Verriegelung des Nagels wird die Fraktur bezüglich Achse und Rotation stabilisiert.
In das Innengewinde am oberen Nagelende paßt eine Verschlußschraube, die nach der Verriegelung eingedreht und belassen wird, um ein Einwachsen von Gewebe in das Nagelende zu verhindern.
Die distalen 2/3 des Nagels sind gerade und weisen einen Querschnitt auf, der einem gleichschenkligen Dreieck mit abgerundeter Grundlinie entspricht. Die Nagelspitze ist kufenartig abgeschrägt, so daß sie beim Einschlagen an der Hinterwand des Markkanals entlanggleiten kann, ohne die Kortikalis zu durchbohren.
Das distale Nagelende weist 2 Verriegelungslöcher in mediolateraler und dazwischen eines in a.-p.-Richtung auf.
Zur Zeit ist der UTN mit 8 und 9 mm Durchmesser in Längen von 255–360 mm in 15-mm-Schritten und von 360–420 mm in 20-mm-Schritten erhältlich.

Verriegelungsbolzen mit 3,9 mm Durchmesser

Dieser Bolzen hat einen Kerndurchmesser von 3,2 mm und ein flaches Gewinde, das in beiden Kortikales verankert sein sollte, um ein Zurücklaufen des Bolzens zu verhindern und seine Entfernung zu erleichtern. Seine Trokarspitze ist selbstschneidend, so daß kein Gewinde vorgeschnitten werden muß. Das flache Kopfprofil ist bei geringer Weichteildeckung vorteilhaft. Der Kopfdurchmesser von 8 mm ermöglicht den Einsatz der großen Schraubenhaltehülse, welche auf den speziellen Schraubenzieher für die 3,9-mm-Verriegelungsbolzen paßt.
Die 3,9-mm-Verriegelungsbolzen gibt es in Längen von 18–64 mm in 2-mm-Schritten und von 64–80 mm in 4-mm-Schritten.

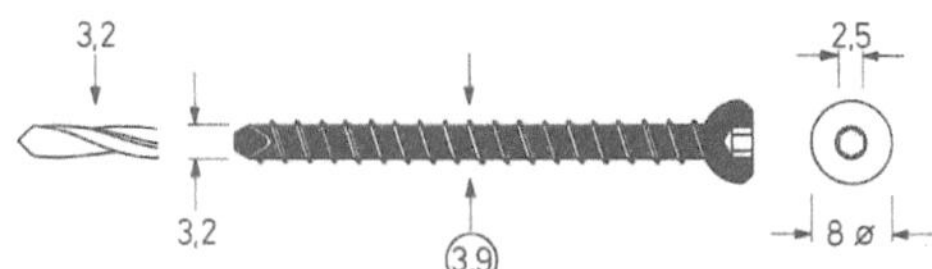

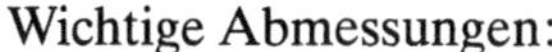

Wichtige Abmessungen:

– Kopfdurchmesser:	8,0 mm
– Kopfhöhe:	2,5 mm
– Innensechskant:	2,5 mm
– Gewindedurchmesser:	3,9 mm
– Kerndurchmesser:	3,2 mm
– Bohrer für Gewindeloch:	3,2 mm

6.12.6.3 Implantation und Verriegelung des UTN

Lagerung des Patienten

Rückenlage auf einem Extensionstisch

Diese Lagerung erlaubt nur eine eingeschränkte Versorgung von Weichteilverletzungen.
Das verletzte Bein wird im Knie um 90° gebeugt und der Unterschenkel schräg nach unten extendiert. Am Knie muß das distale Femur mit einem Polster unterlegt werden, damit A. und V. poplitea nicht komprimiert werden (*A* und *V*).
Die Extension erfolgt über eine Kalkaneusextension mit Kirschner-Draht oder Steinmann-Nagel. Ein gepolsterter Stiefel kann hierfür nicht verwendet werden, da er bei obligater Verriegelung den Zugang zu den distalen Verriegelungslöchern behindert.
Das nicht verletzte Bein wird im Hüftgelenk gebeugt, abgespreizt und außenrotiert sowie im Kniegelenk gebeugt gelagert, um eine freie Beweglichkeit für den Bildverstärker in a.-p.- und seitlicher Richtung zu ermöglichen. Repositionsmanöver und Rotationskorrekturen müssen vor dem sterilen Abdecken erfolgen, da sie während der Operation nur schwer durchführbar sind.

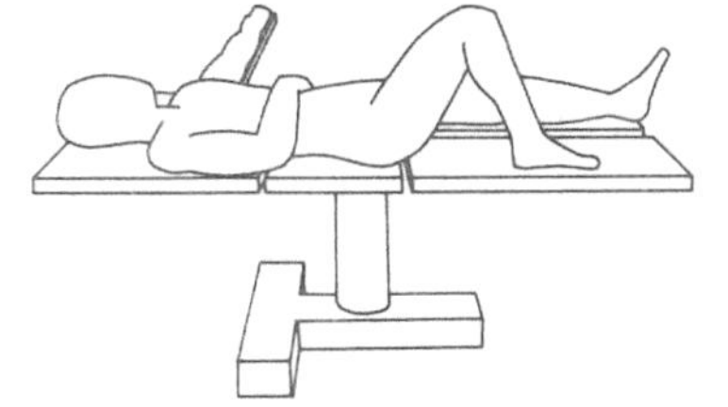

Rückenlage auf einem Normaltisch

Diese Lagerung wird v.a. für polytraumatisierte Patienten und bei offenen Frakturen Grad II und III empfohlen, um einen optimalen Zugang zu den Weichteilen zu erhalten. Die Reposition kann mit Hilfe des großen Distraktors erfolgen, wobei die Schanz-Schrauben in der Frontalebene so nahe wie möglich am proximalen bzw. distalen Tibiaende angebracht werden.
Der Tisch muß röntgenstrahlendurchlässig sein. Während der Operation wird der Unterschenkel von einem Assistenten gehalten und das Bein im Knie gebeugt.

Bestimmung von Länge und Durchmesser des UTN

Die Länge des UTN kann man dadurch bestimmen, daß der Meßdorn unter Bildverstärkerkontrolle ganz in den Markkanal eingeschoben wird.
Die erforderliche Nagellänge kann auch dadurch festgelegt werden, daß ein UTN – ebenfalls unter Bildverstärkerkontrolle – neben den Tibiaschaft gehalten wird.

Für die Auswahl des Nageldurchmessers wird am präoperativen Röntgenbild der Markraumdurchmesser bestimmt. Es gibt nur Nägel mit einem Durchmesser von 8 oder 9 mm. Sollte der Durchmesser des Markraums weniger als 8 mm betragen, muß vor dem Einschlagen des Nagels aufgebohrt werden.

Eintrittspunkt

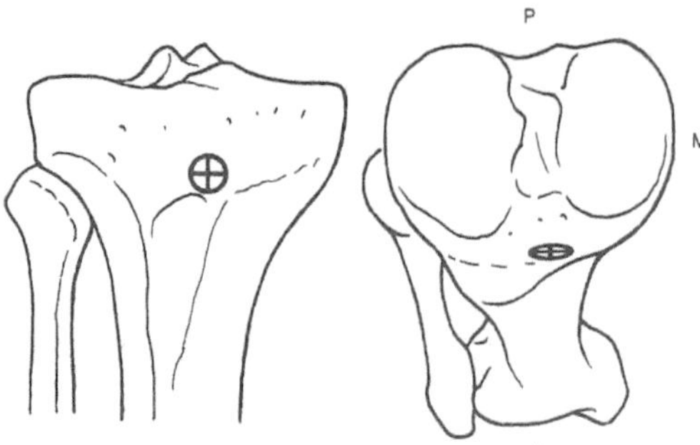

Die korrekte Wahl des Eintrittspunktes ist für den Operationserfolg ausschlaggebend. Als allgemeine Regel befindet sich die Einschlagstelle in Verlängerung des Markkanals etwas proximal der Tuberositas tibiae und leicht nach medial versetzt. Sie muß weit genug vom Vorderrand der Gelenkfläche entfernt sein.
Über der Patellarsehne erfolgt in Verlängerung des Markkanals ein Längsschnitt. Die Sehne wird in Längsrichtung gespalten.

Implantationstechnik

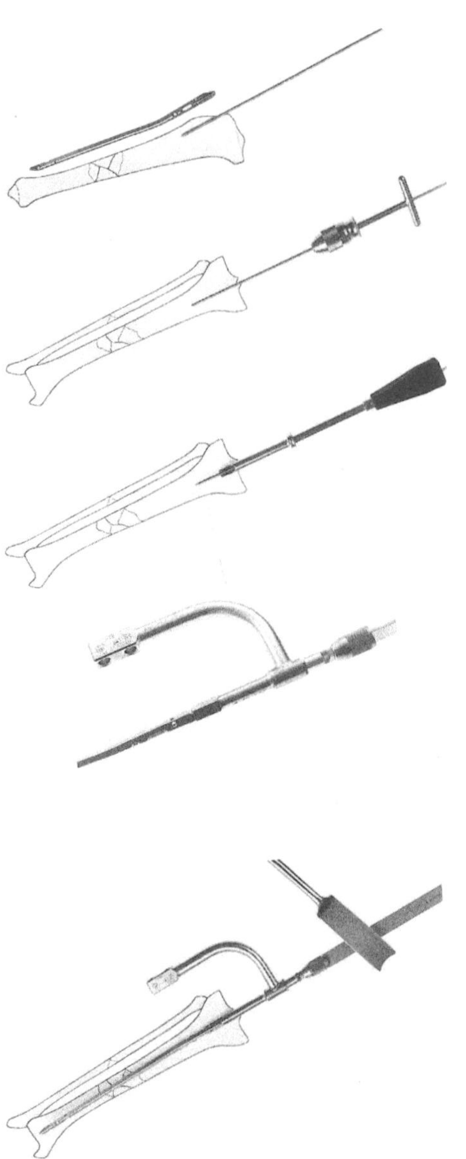

Eröffnung der Markhöhle:
- Der 4-mm-Zentrierstift wird in das Universalbohrfutter mit T-Handgriff eingespannt und über dem Eintrittspunkt in einem Winkel von 11° in der Sagittalebene aufgesetzt. Der UTN kann zur Orientierung an die Tibiavorderkante gehalten werden, sein proximaler Teil zeigt den korrekten Winkel an (s. Abb.). Unter drehenden Bewegungen wird der Zentrierstift von Hand in die Markhöhle eingebohrt. Der T-Handgriff wird nun entfernt.
- Das durchbohrte Eröffnungsinstrument wird mit der Schutzhülse über den Zentrierstift geschoben. Die Eröffnung des Markraums erfolgt durch Drehbewegungen des Eröffnungsinstruments um jeweils 180°. Es sollte dabei der Richtung des Zentrierstiftes folgen und einen Kanal mit derselben Achse wie im oberen Teil des Implantats bohren.
- Zentrierstift und Eröffnungsinstrument werden entfernt.
- Das Verbindungsstück und der Zielbügel werden auf den ausgewählten Nagel aufgesteckt und die Verbindungsschraube mit dem Ringgabelschlüssel festgedreht, ohne sie zu stark anzuziehen. Die Zapfen des Bügels müssen in die Einkerbungen am Verbindungsstück einrasten. Zum Einschlagen kann der Bügel medial oder lateral angebracht sein; für die proximale Verriegelung muß er medial liegen.

Einschlagen des Nagels:
- Das Ein- und Ausschlaginstrument wird an der Verbindungsschraube aufgeschraubt, dann wird die gesamte Montage mit dem Nagel von Hand so weit wie möglich eingeführt.
- Unter dosierten Schlägen mit dem Schlitzhammer wird der Nagel eingeschlagen. Auf keinen Fall darf er gegen Widerstand gewaltsam vorgetrieben werden, sondern sollte dann eher gegen einen kleineren Nagel ausgetauscht werden. Das Einschlagen ist beendet, wenn die Markierung am Verbindungsstück auf einer Ebene mit der Vorderfläche der Tibia liegt. Die gesamte Nagellänge steckt dann in der Tibia. Falls der Nagel wei-

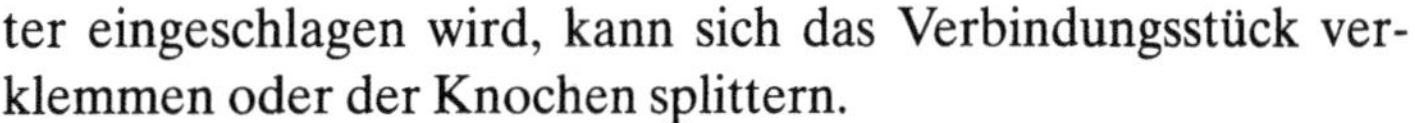

ter eingeschlagen wird, kann sich das Verbindungsstück verklemmen oder der Knochen splittern.

- Schlitzhammer sowie Ein- und Ausschlaginstrument werden entfernt.

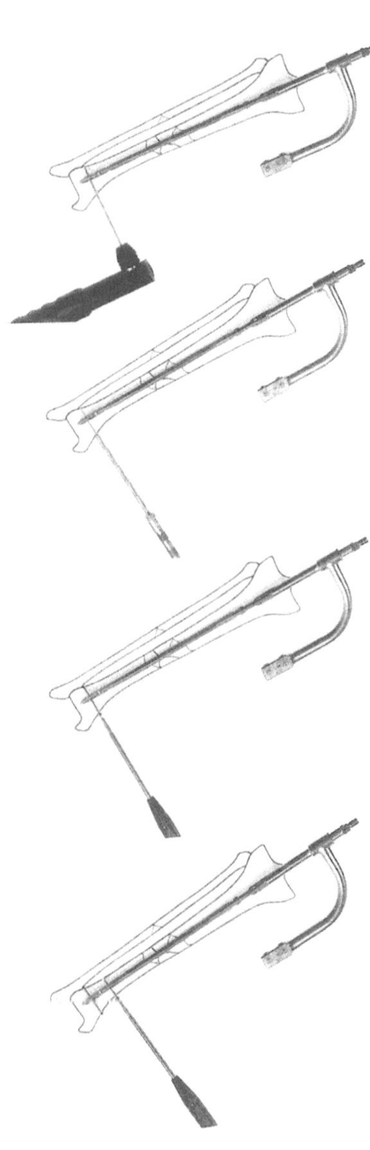

Distale Verriegelung des UTN mit dem röntgenstrahlendurchlässigen Winkelgetriebe

In der Regel erfolgt die distale Verriegelung zuerst, da dann das verriegelte distale Fragment über den am proximalen Ende noch befestigten Einschlagbügel manipuliert werden kann. Mit dem strahlendurchlässigen Winkelgetriebe kann man unter Kontrolle des Bildverstärkers bohren, ohne hierbei die Hände hohen Strahlendosen auszusetzen.

- Der Bildverstärker wird so eingestellt, daß das distalste Verriegelungsloch klar sichtbar und absolut rund dargestellt ist.
- Nach Stichinzision wird die Spitze des 3,2-mm-Bohrers mit dem Winkelgetriebe in die Mitte des Verriegelungslochs eingestellt.
- Unter fortwährender Bildverstärkerkontrolle wird das strahlendurchlässige Winkelgetriebe aufgerichtet, bis der Bohrer als einzelner Punkt im Zentrum des Verriegelungslochs erscheint. Der Zentrierring dient dabei als zusätzliche Positionierungshilfe.
- Nachdem der Bohrer exakt zentriert ist, werden beide Kortikales unter Bildverstärkerkontrolle durchbohrt.
  Beachte: Der Bohrvorgang darf erst begonnen werden, wenn die Position des Bohrers exakt bestimmt ist.
- Mit dem Längenmeßgerät erfolgt die Messung der notwendigen Schraubenlänge. Es ist darauf zu achten, daß der Haken an der Gegenkortikalis einhakt und nicht am Nagel.
- Ein 3,9-mm-Verriegelungsbolzen, der 2 mm länger ist, als gemessen wurde, wird eingedreht. Die Trokarspitze des Bolzens sollte über die Gegenkortikalis hervorstehen, um einen guten Halt im Knochen zu geben.
- Ein zweiter und – falls notwendig – ein dritter Verriegelungsbolzen wird in gleicher Technik wie der erste eingebracht.

Distale Verriegelung des UTN mit Hilfe der distalen Zielvorrichtung

Die distale Verriegelung kann auch mit dem distalen Zielgerät für die Verriegelung der Universalnägel erfolgen. Es gibt jedoch keinen Fixationsbolzen für den Richtungsgeber, so daß der Zielvorgang für den zweiten Verriegelungsbolzen erneut durchgeführt werden muß. Die Technik entspricht dem Vorgehen bei den Universalnägeln, außer daß der 3,2-mm-Bohrer und der 3,9-mm-Bolzen verwendet werden (s. S. 304).

Auch mit einer „freihändigen" Zieltechnik kann eine distale Verriegelung durchgeführt werden. Hierbei wird eine Bohrbüchse als Zielgerät verwendet.

Proximale Verriegelung

Die proximalen Verriegelungsbolzen werden mit Hilfe des Einschlagbügels als Zielvorrichtung eingebracht. Ein Bildverstärker ist hierfür nicht erforderlich. Für die Verriegelung muß der Bügel medial positioniert sein.

Schrittweises Vorgehen:

- Die 11-mm-/8-mm-Schutzhülse wird mit dem Trokar durch das „statische" Loch des Zielbügels gesteckt und über eine Stichinzision bis auf den Knochen vorgeschoben (Abb. 1).
- Nach Entfernung des Trokars wird die 8-mm-/3,2-mm-Bohrbüchse eingesteckt und mit dem 3,2-mm-Bohrer durch beide Kortikales gebohrt (Abb. 2).
- Die erforderliche Bolzenlänge wird mit dem Längenmeßgerät bestimmt (Abb. 3).
- Ein 3,9-mm-Verriegelungsbolzen, der 2 mm länger ist, als gemessen wurde, wird eingedreht. Die Trokarspitze des Bolzens sollte über die Gegenkortikalis hervorstehen, um einen guten Halt im Knochen zu sichern (Abb. 4).
- Der zweite Verriegelungsbolzen wird durch das „dynamische" Loch des Zielbügels in gleicher Technik eingebracht (Abb. 5).
- Nach Lösen der Verbindungsschraube mit dem Ringgabelschlüssel werden die Einschlaginstrumente entfernt (Abb. 6).
- Die Verschlußschraube wird in das proximale Nagelende eingeschraubt, damit kein Gewebe einwachsen und der Nagel dadurch leichter entfernt werden kann (Abb. 7).

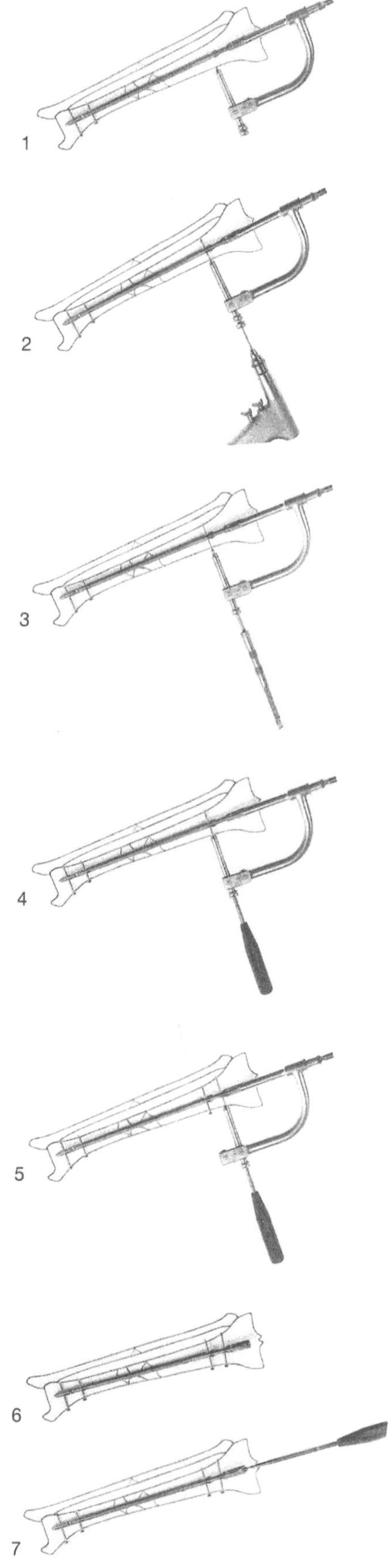

Dynamisierung des UTN

Frakturen vom Typ A1–3, B1–3 und C2 können bereits primär dynamisiert werden, wenn man einen Verriegelungsbolzen mit Hilfe des Zielbügels nur in das längsovale „dynamische" Loch einbringt. Die Hauptfragmente müssen hierfür direkten Kontakt haben, damit keine Verkürzung auftreten kann. Bei bestimmten anderen Frakturen kann evtl. eine sekundäre Dynamisierung nach 6–10 Wochen durch Entfernung des „statischen" Verriegelungsbolzens erfolgen.

Proximale Verriegelung mit dem 45°-Zielbügel

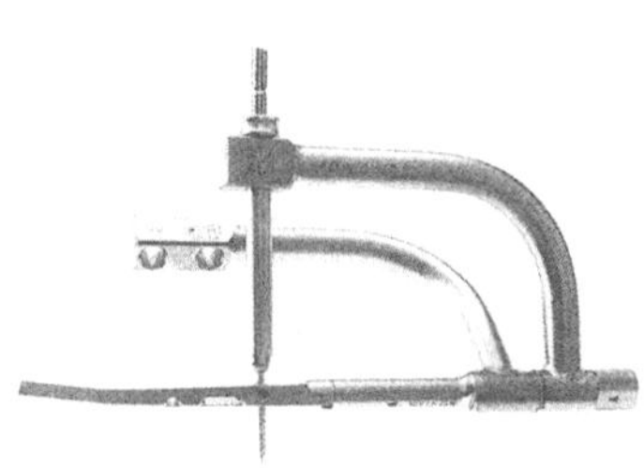

Bei Frakturen im proximalen Schaftbereich kann es erforderlich sein, den Nagel über eines der diagonalen Löcher zu verriegeln.

- Der 45°-Zielbügel wird auf den normalen Zielbügel aufgesteckt und in der gewünschten Stellung mit der Rändelmutter fixiert.
- Der diagonale Verriegelungsbolzen wird mit der oben beschriebenen Technik eingebracht.

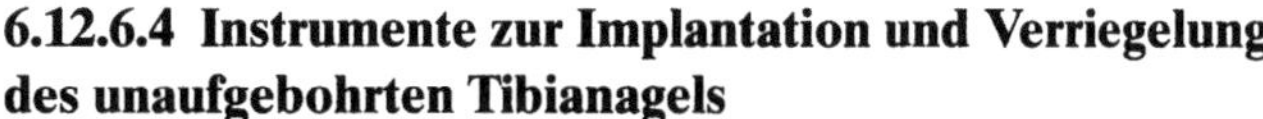

6.12.6.4 Instrumente zur Implantation und Verriegelung des unaufgebohrten Tibianagels

Siehe Abbildungen

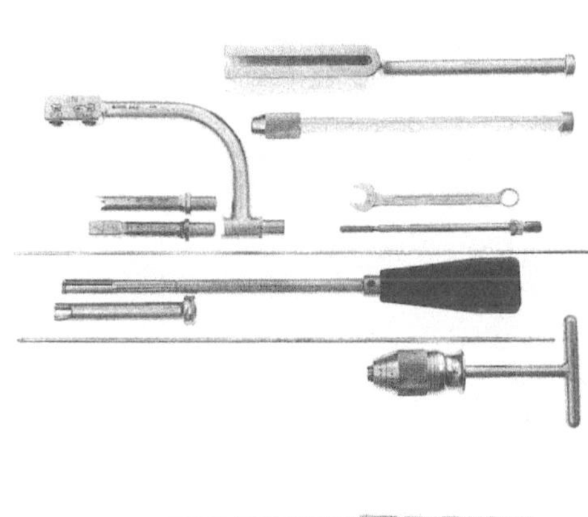

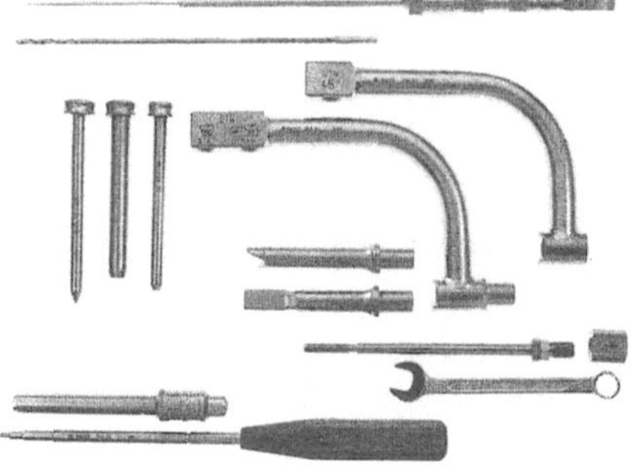

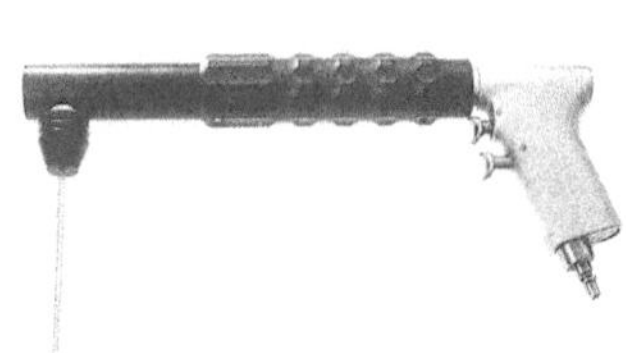

6.12.6.5 Instrumente zur Entfernung des UTN

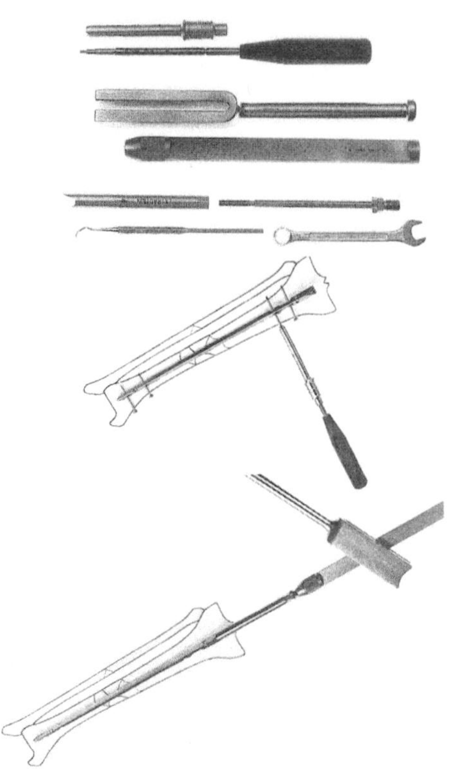

- Über Stichinzisionen werden die Verriegelungsbolzen mit dem Sechskantschraubenzieher entfernt. Um an den Bolzen ziehen zu können, wird die große Schraubenhaltehülse aufgesteckt.
- Nach Freilegung des Nagelendes wird die Verschlußschraube mit dem Sechskantschraubenzieher ausgedreht.
- Die Verschlußschraube wird durch das Verbindungsstück zum Ausschlagen in das Nagelende eingedreht und mit dem Ringgabelschlüssel festgezogen.
- Das Ein- und Ausschlaginstrument wird auf das obere Ende der Verbindungsschraube fest aufgeschraubt und der Nagel mit leichten Schlägen des Schlitzhammers ausgeschlagen.

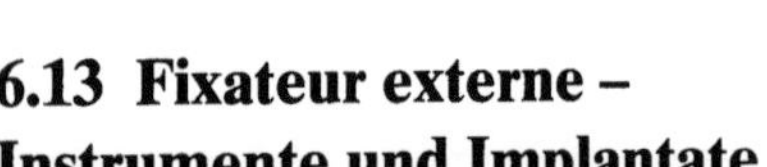

6.13 Fixateur externe – Instrumente und Implantate

Bereits im letzten Jahrhundert wurde eine äußere Fixation zur Stabilisierung dislozierter Frakturen angewendet. Aber erst mit der Entwicklung mechanisch stabiler Vorrichtungen konnte die Behandlung komplexer Frakturen mit externen Fixateuren eine zuverlässige Alternative zur internen Osteosynthese werden.
Es existiert eine Vielzahl verschiedener Fixateure. Einige bestehen aus vielen Bestandteilen und sind schwer anzulegen, andere sind aufgrund ihres hohen Gewichts für den Patienten unbequem.
Der Fixateur externe der AO ist leicht, besteht nur aus wenigen Komponenten und bietet genügend Flexibilität und Stabilität für eine erfolgreiche Behandlung der meisten Frakturen, bei denen eigentlich eine innere Osteosynthese angezeigt wäre.

Indikationen:
- Primärstabilisierung von Knochen-, Gelenk- und Weichteilverletzungen bei polytraumatisierten Patienten
- Frakturen mit schwerem Weichteilschaden (offen oder geschlossen)
- Diaphysäre und periartikuläre Trümmerfrakturen
- Vorübergehende gelenküberbrückende Ruhigstellung schwerer gelenknaher Weichteil- und Bandverletzungen
- Infizierte Pseudarthrosen
- Korrektureingriffe bei Achsenabweichungen und Längendifferenzen
- Bestimmte Beckenringverletzungen
- Arthrodesen (Gelenkversteifungen)
- Kompressionsosteosynthesen nach Osteotomien

6.13.1 Der große Fixateur externe (Rohrsystem)

Das System ist in Siebschalen oder Alukassetten erhältlich, Graphic Cases sind in Vorbereitung. Es stehen sowohl Stahlrohre als auch röntgendurchlässige Kohlefaserstäbe zur Verfügung.

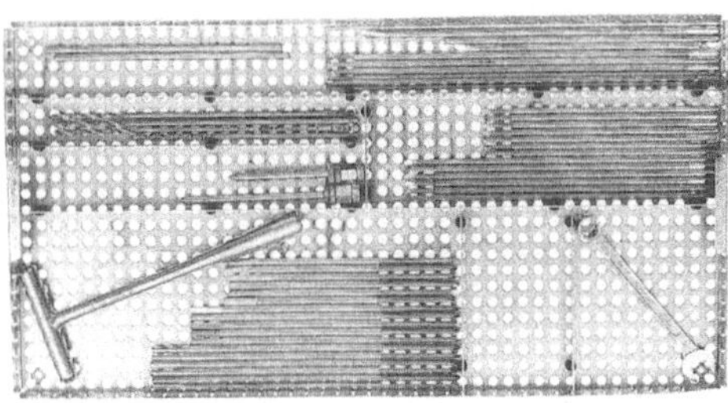

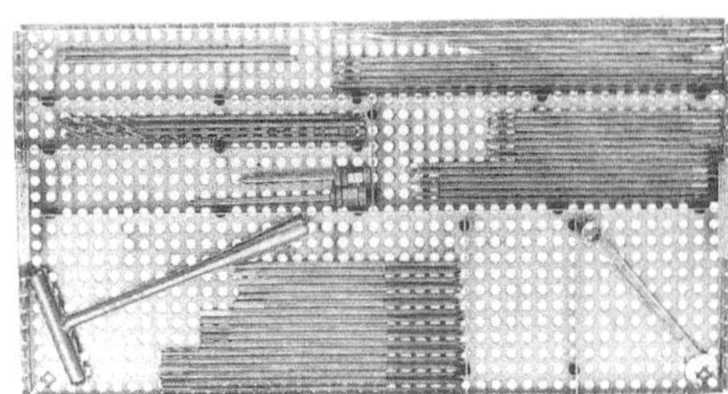

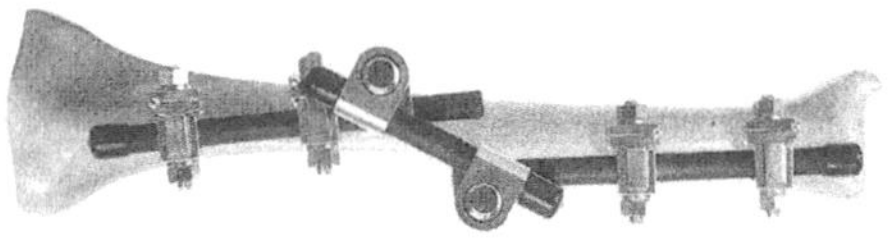

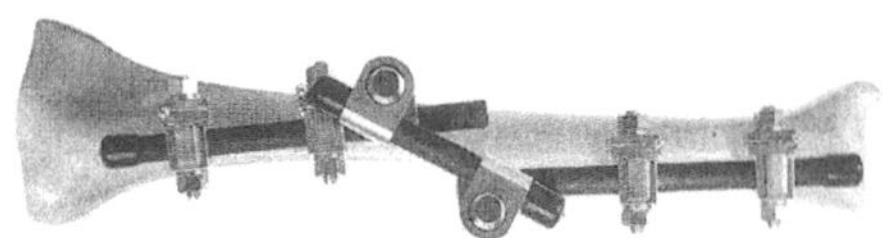

6.13.1.1 Standardinstrumente und -implantate sowie Rahmenkomponenten

Spiralbohrer, Durchmesser 3,5 mm

Mit diesem zweilippigen, 195 mm/170 mm langen Bohrer mit Schnellkupplungsende wird das Bohrloch für die 5,0-mm-Schanz-Schraube mit einem Kerndurchmesser von 3,5 mm gebohrt. Man kann ihn auch zum Aufbohren der nahen Kortikalis für die ältere 4,5-mm-Schanz-Schraube mit 18 mm langem Gewinde verwenden, oder um für den 4,5-mm-Steinmann-Nagel durch beide Kortikales zu bohren. Der 3,5-mm-Bohrer wird mit der 5,0-mm-/3,5-mm-Bohrbüchse eingesetzt.

Bohrbüchsensystem, lang (110 mm)

Das Bohrbüchsensystem wird als Bohrführung und Gewebeschutz bei tiefen Weichteilen sowie bei einem geplanten Doppelrohraufbau verwendet, bei dem das Bohrbüchsensystem lang genug sein muß, um durch 2 Backen hindurchzupassen und trotzdem noch bis auf den Knochen zu reichen. Eventuell muß dann ein längerer Bohrer verwendet werden.

- Der *Trokar*, Durchmesser 3,5 mm, 110 mm lang, wird in beide Bohrbüchsen eingesteckt und führt diese nach der Stichinzision durch das Weichteilgewebe bis auf den Knochen.
- In die *Bohrbüchse* mit *5,0 mm/3,5 mm* Außen-/Innendurchmesser passen der 3,5-mm-Trokar und der 3,5-mm-Spiralbohrer.
- Die *Bohrbüchse* mit *6,0 mm/5,0 mm* Außen-/Innendurchmesser ist der äußerste Teil des dreiteiligen Systems. In sie passen die beiden anderen Teile, einzeln kann sie als Bohrbüchse für einen 4,5-mm-Bohrer und zum Eindrehen der älteren 4,5-mm-

und neuen 5,0-mm-Schanz-Schrauben verwendet werden. Die Bohrbüchse paßt in die schwenkbare Backe und bleibt dort eingespannt, bis die Schanz-Schraube eingedreht ist.

Bohrbüchsensystem, kurz (80 mm)

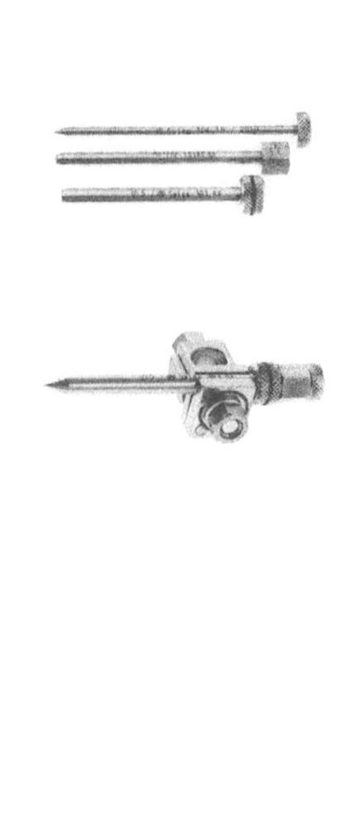

Das kurze Bohrbüchsensystem wird als Bohrführung und Gewebeschutz dort eingesetzt, wo die Weichteile bis zum Knochen nur eine geringe Tiefe aufweisen (Tibia). Es kann ebenfalls in die schwenkbare Backe eingesteckt und bei kurzem Abstand zwischen Backe und Knochen als Bohrbüchse für einfache Rohraufbauten benutzt werden.

- Der *Trokar*, Durchmesser 3,5 mm, 80 mm lang, wird in beide Bohrbüchsen eingesteckt und führt diese nach der Stichinzision durch das Weichteilgewebe bis auf den Knochen.
- In die *Bohrbüchse* mit *5,0 mm/3,5 mm* Außen-/Innendurchmesser passen der 3,5-mm-Trokar und der 3,5-mm-Spiralbohrer.
- Die *Bohrbüchse* mit *6,0 mm/5,0 mm* Außen-/Innendurchmesser ist der äußerste Teil des dreiteiligen Systems. In sie passen die beiden anderen Teile, einzeln kann sie als Bohrbüchse für einen 4,5-mm-Bohrer und zum Eindrehen der älteren 4,5-mm- und neuen 5,0-mm-Schanz-Schrauben verwendet werden. Die Bohrbüchse paßt in die schwenkbare Backe und bleibt dort eingespannt, bis die Schanz-Schraube eingedreht ist.

Meßgerät für Schanz-Schrauben

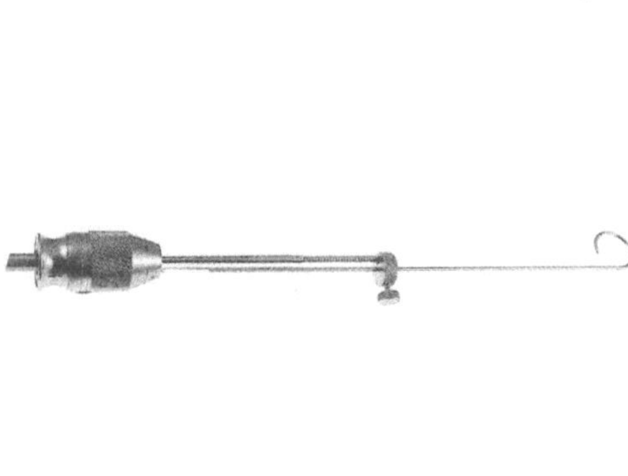

Mit diesem Meßgerät wird die Eindrehtiefe der Schanz-Schrauben festgelegt. Nach dem Bohren durch beide Kortikales wird das Meßgerät durch die 6,0-mm-/5,0-mm-Bohrbüchse eingeführt und an der Gegenkortikalis eingehakt. Dann wird die Rändelscheibe bis auf das obere Ende der Bohrbüchse geschoben und mit der Schraube fixiert, anschließend wird das Meßgerät entfernt. Die ausgewählte Schanz-Schraube wird in das Universalbohrfutter mit T-Handgriff in der Länge eingespannt, die dem Abstand zwischen Haken und der Rändelscheibe am Meßgerät entspricht (s. Abb.).

Ringgabelschlüssel, 11 mm

Mit dem Ringgabelschlüssel werden die Muttern auf den Backen und dem offenen Druckspanner festgezogen.

Steckschlüssel, 11 mm

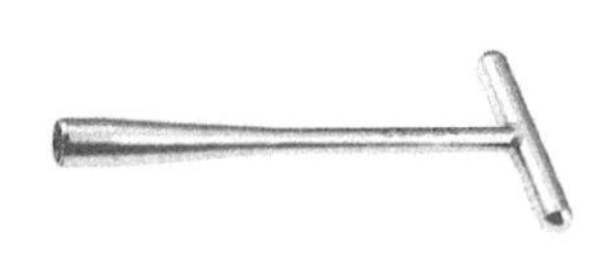

Auch dieser Steckschlüssel mit einer Innenbreite von 11 mm kann alternativ zum Ringgabelschlüssel zum Festziehen der Muttern an den Klemmbacken und am offenen Druckspanner benutzt werden.

Universalbohrfutter mit T-Handgriff

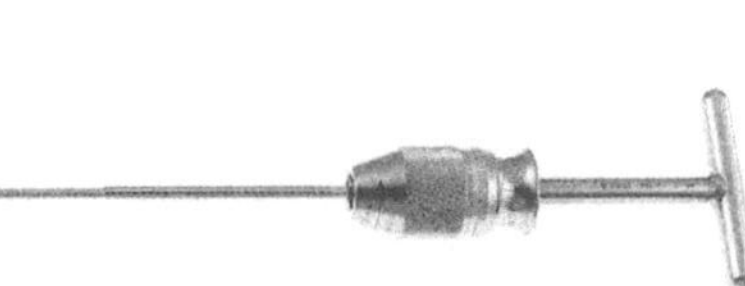

Mit dem Universalbohrfutter werden die Schanz-Schrauben oder Steinmann-Nägel eingedreht. Beim Drehen des T-Handgriffs nach rechts schließen sich die Backen. Zum Öffnen muß der obere Teil des Bohrfutters zurückgezogen und der Handgriff gegen den Uhrzeigersinn gedreht werden.

Implantate für das Rohrsystem

Schanz-Schraube, Durchmesser 5,0 mm

Die 5,0-mm-Schanz-Schraube ist derzeit das Standardimplantat. Sie hat einen Kerndurchmesser von 3,8 mm, eine Gewindelänge von 50 mm und eine leicht abgerundete Dreikantspitze, um die Weichteile nicht zu schädigen. Vor allem im Bereich der Tibia kann ein Teil des Gewindes außerhalb des Knochens und der Haut verbleiben. Bei korrekter Pflege führt dies jedoch nicht zu einer erhöhten Infektionsgefahr im Bereich der Eintrittsstelle der Schanz-Schraube.
Die 5,0-mm-Schanz-Schraube gibt es in Längen von 100–200 mm in 25-mm-Abständen sowie in einer Länge von 250 mm.

Schanz-Schraube, Durchmesser 4,5 mm

Die 4,5-mm-Schanz-Schraube wird nicht mehr hergestellt, sie ist aber in vielen Krankenhäusern noch vorrätig und kann weiterhin verwendet werden. Sie hat einen Kerndurchmesser von 3,5 mm, eine Gewindelänge von 18 mm und eine leicht abgerundete Dreikantspitze. Der Gewindeteil greift in der Gegenkortikalis nach Vorbohren mit dem 3,5-mm-Bohrer. Für den rigiden 4,5-mm-Schaft muß in der nahen Kortikalis ein 4,5-mm-Bohrloch gebohrt werden. Die Festigkeit des Rahmens kann dadurch erhöht werden, daß der Schaft mit seinem dickeren Durchmesser (4,5 mm) in der nahen Kortikalis liegt, wo die Biegekräfte am größten sind.

Selbstbohrende selbstschneidende Schanz-Schraube

Derzeit wird eine Schanz-Schraube entwickelt, an deren Spitze sich ein Bohrer befindet. Sie besitzt ein flaches Gewinde mit radialer Vorspannung, das in der nahen Kortikalis verankert wird.

Rahmenkomponenten

Stahlrohre, Durchmesser 11 mm

Diese Rohre sind die tragenden Elemente in Längsrichtung. Sie werden aus rostfreiem Stahl hergestellt, sind sehr korrosionsbeständig und ermöglichen den Aufbau sicherer und stabiler Rahmenmontagen. Sie sind leicht und bedeuten auch bei der Konstruktion komplexer Rahmen gewichtsmäßig nur wenig. Die Rillen an beiden Enden waren ursprünglich für die Zapfen vorgesehen, die verhindern sollten, daß die Klemmbacken am Anfang der Montage von den Rohren abrutschen. Diese Zapfen sind jetzt durch die Abschlußkappen ersetzt worden.
Die Rohre gibt es in Längen von 100–450 mm in 50-mm-Abständen sowie in einer Länge von 550 und 650 mm.

Kohlefaserstäbe, Durchmesser 11 mm

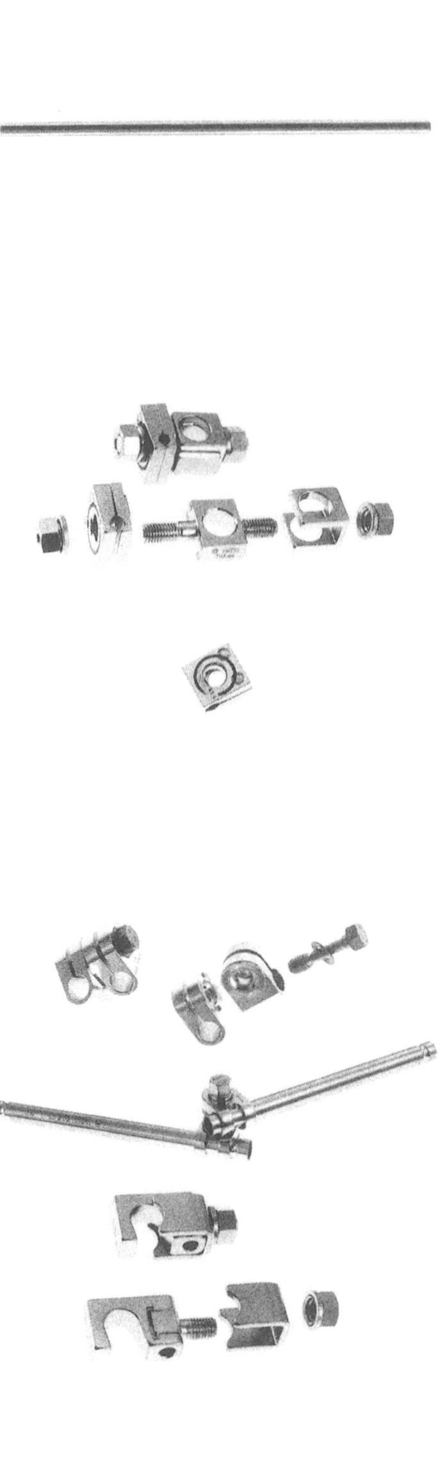

Kohlefaserstäbe werden ebenfalls als lasttragende Elemente in Längsrichtung verwendet; ihr Vorteil ist, daß sie röntgenstrahlendurchlässig sind. Sie sind ungefähr 30% rigider und 40% leichter als die Stahlrohre. Die Stäbe werden aus kohlefaserverstärktem Epoxidharz hergestellt und haben eine spezielle Beschichtung, die die Fasern beim Festdrehen der Backen vor einer Beschädigung schützt. Die Beschichtung verbessert auch die Reibungseigenschaften zwischen Klemmbacke und Stab und verhindert das Eindringen von Feuchtigkeit bei der Dampfsterilisation.
Die Stäbe gibt es in Längen von 100–650 mm in 50-mm-Abständen sowie in einer Länge von 125 mm.

Verbindungsstäbe, Durchmesser 5 mm

Mit den Verbindungsstäben aus Stahl werden 2 Rahmenkonstruktionen miteinander verbunden, um so die Festigkeit zu erhöhen. Sie werden durch 2 zusätzliche Backen, z.B. offene Backen, mit den Rohren verbunden.
Verbindungsstäbe gibt es in Längen von 100–300 mm in 50-mm-Abständen.

Schwenkbare Backe

Die schwenkbare Backe kann universell eingesetzt werden, sie verbindet die 4,5-mm- oder 5,0-mm-Schanz-Schrauben oder Steinmann-Nägel mit den Stahlrohren oder Kohlefaserstäben. Hierbei ist auch eine Winkelkorrektur von mehr als 15° in der Frontalebene möglich. In die Rille der Klemmplatte paßt die Dreifachbohrbüchse, so daß durch die Backe hindurch gebohrt und eine Schanz-Schraube oder ein Steinmann-Nagel eingedreht werden kann. Die Klemmplatte ist durch einen Ring und die Nummer 6 markiert. Ältere Klemmplatten haben keine Markierung und müssen ersetzt werden, bevor die Dreifachbohrbüchse benutzt werden kann. Die verschiedenen Teile der Universalbacke können je nach Notwendigkeit ausgetauscht werden.

Beachte: Die Backe kann nicht zur Befestigung von 6-mm-Schanz-Schrauben oder Steinmann-Nägeln verwendet werden.

Rohr-zu-Rohr-Backe

Hiermit können 2 Rohre oder Kohlefaserstäbe miteinander verbunden werden. Sie wird nur durch eine Schraube fixiert, der Zahnkranz auf den Klemmteilen ermöglicht jedoch eine sichere Verriegelung der Backe.

Offene Backe

Die offene Backe kann an einen bereits fertigen Fixateurrahmen aufgesteckt werden und somit weitere Schanz-Schrauben mit dem Rohrsystem verbinden. Mit ihr können auch 2 unilaterale Montagen mit einem Verbindungsstab verbunden werden. Mit ihr können die Schrauben bzw. Nägel jedoch nur rechtwinklig zur Längsachse des Rohres befestigt werden.

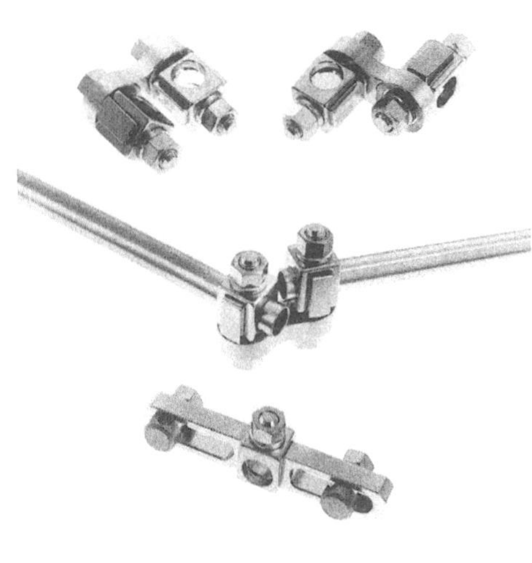

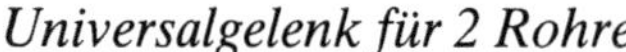

Universalgelenk für 2 Rohre

Auch mit dem Universalgelenk können 2 Rohre oder Stäbe miteinander verbunden werden. Es besteht aus 2 Klemmbacken mit einem Verbindungsstück, auf dem die Backen nebeneinander oder gegenüber montiert werden können. Die Beweglichkeit dieser Gelenks ist beschränkt und es ist deshalb weniger vielseitig als die Rohr-zu-Rohr-Backe.

Mehrfachbacke, quer

Die 90 mm lange, quer angebrachte Mehrfachbacke verbindet das Rohr oder den Stab mit 2 in der Transversalebene plazierten Schanz-Schrauben, ohne die Winkelstellung oder den Abstand zwischen ihnen zu limitieren. Dadurch können relativ kurze metaphysäre Fragmente wesentlich stabiler in die Montage eingebunden werden.
Die Backe kann bei proximalen und distalen Tibiafrakturen oder bei Sprunggelenkarthrodesen eingesetzt werden. Sie wird auch beim Knochensegmenttransport und bei Knochenverlängerungen verwendet (s. S. 334).

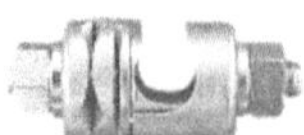

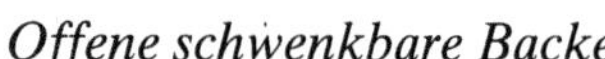

Offene schwenkbare Backe

Diese neu entwickelte Backe ersetzt 2 oben beschriebene Backen, und zwar die schwenkbare und die offene Backe. Sie kann Schanz-Schrauben und Steinmann-Nägel mit Durchmessern von 4–6 mm auch noch nachträglich mit bereits bestehenden Rahmenkonstruktionen verbinden. Ihre Einzelteile sind mit denen der bisherigen schwenkbaren Backe kompatibel. Auch ein offenes Universalgelenk kann mit dem bisherigen Zwischenstück zusammengebaut werden.

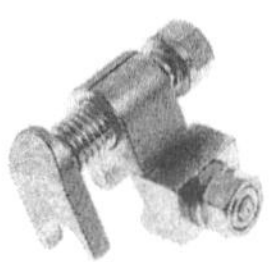

Offener Druckspanner

Der offene Druckspanner läßt sich für Kompression oder Distraktion einsetzen. Er wird mit der Platte in geschlossener Position neben die Backe auf das Rohr aufgesteckt, und seine Befestigungsmutter wird festgedreht. An der Backe wird dann die Rohrhaltemutter gelockert und die Mutter der Spannschraube mit dem Steckschlüssel oder Ringgabelschlüssel gedreht. Hierdurch wird Druck auf die Backe ausgeübt und damit auch die Schanz-Schraube bewegt. Vor Entfernung des offenen Druckspanners muß die Rohrhaltemutter an der Universalbacke wieder festgezogen werden.

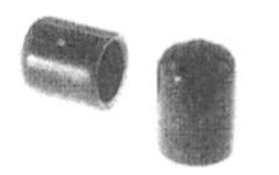

Abschlußkappe für Rohre und Stäbe

Diese Kappen bestehen aus sterilisierbarem Kunststoffmaterial, sie werden auf die Enden der Rohre und Stäbe aufgesteckt und sollen verhindern, daß die Backen am Anfang der Montage oder bei der Reposition abrutschen.

6.13.1.2 Zusätzliche Instrumente

Spiralbohrer, Durchmesser 3,5 mm und 4,5 mm, dreilippig

Diese Bohrer sind beim Bohren für Schanz-Schrauben vorteilhaft, da sie wegen ihrer 3 Schneidekanten selbst bei spitzen Bohrwinkeln weniger leicht von der Knochenoberfläche abrutschen. Die Bohrer können auch mit dem oszillierenden Bohraufsatz benutzt werden. Sie sind nur mit Schnellkupplungsenden erhältlich (s. Abschn. 6.3.1).

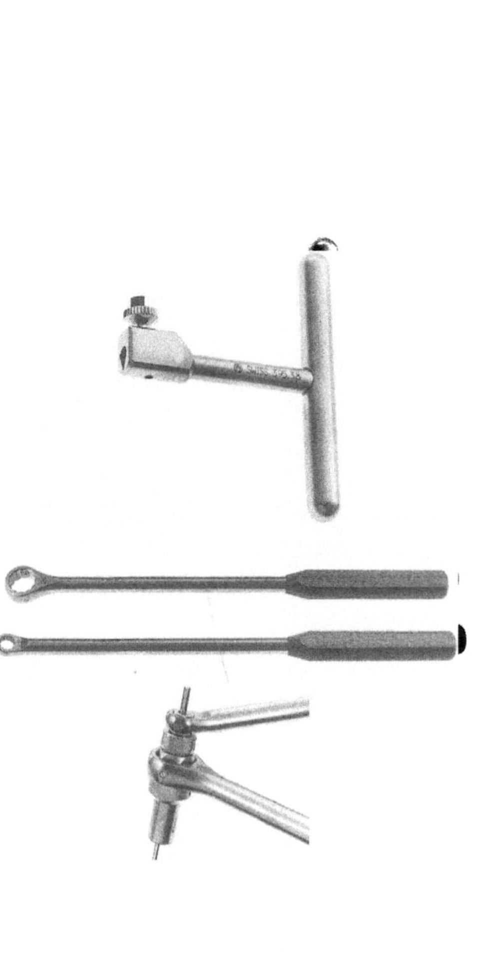

Oszillierender Bohrmaschinenaufsatz

Der Bohraufsatz wird auf die kleine Bohrmaschine aufgesteckt und verwandelt die Umdrehungen des Bohrers in oszillierende Bewegungen. Dadurch wird verhindert, daß sich Weichteilgewebe um den Bohrer wickelt, und somit das Risiko einer Gefäß- oder Nervenverletzung deutlich verringert. Der Bohraufsatz wird über den oberen Abzugshahn der kleinen Bohrmaschine aufgeschoben und verhindert so die Betätigung des Rückwärtsgangs. Es können nur Bohrer mit Schnellkupplungsende benutzt werden. Nach Vorschieben des Kragens wird der Bohrer in die Kupplung eingesteckt und gedreht, bis er vollständig einrastet. Dann wird der Kragen wieder zurückgeschoben.

Einfacher Handgriff

Mit dem Handgriff können Schanz-Schrauben und Steinmann-Nägel eingedreht werden. Die Verschlußschraube kann von Hand oder mit dem Sechskantinbusschlüssel festgedreht werden.

Bolzenschneidegeräte

Die Ringschlüssel für den Bolzenschneider haben eine Innenweite von 13 und 24 mm und sind 460 mm lang. Sie werden auf die Schneideköpfe mit 4,5 und 5,0 mm Durchmesser aufgesteckt, um zu lange Schanz-Schrauben oder Steinmann-Nägel der entsprechenden Durchmesser zu kürzen.

6.13.1.3 Zusatzinstrumente für den Spindelfixateur

Gewindespindel, Durchmesser 8 mm

Die Spindel wird mit den unten angegebenen Bestandteilen sowie mit der Mehrfachbacke und Universalbacken zusammengesetzt und beim Knochensegmenttransport und der Verlängerung von Knochen eingesetzt.
Die Gewindespindel ist in einer Länge von 80 mm sowie von 100–450 mm in Abständen von 50 mm erhältlich.

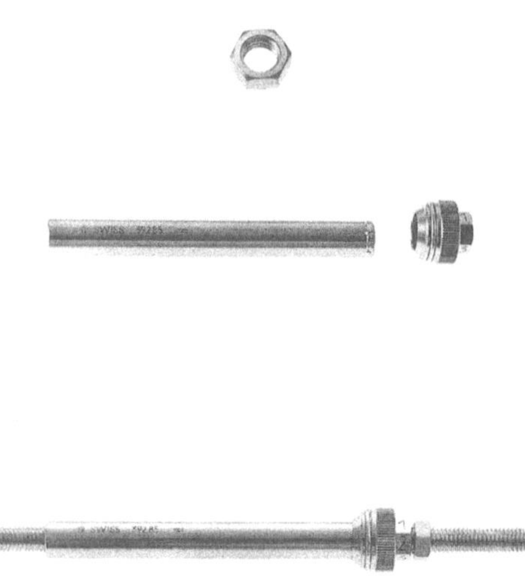

Muttern, 11 mm, für 8-mm-Gewindespindeln

Mit diesen Muttern werden die Transportrohre auf der Gewindespindel blockiert.

Transportrohre, Durchmesser 11 mm

Bei der Segmentverschiebung und der Knochenverlängerung werden diese Rohre auf der Gewindespindel mit einer Mutter an beiden Enden fixiert; auf ihnen werden Universalbacken befestigt, die über Schanz-Schrauben mit dem zu verschiebenden Knochen verbunden sind. Die Rohre gibt es in 3 Längen: 60, 80 und 100 mm.

Transportmutter mit Raste

Mit Hilfe der auf die Gewindespindel aufgeschraubten Mutter wird das Transportrohr bewegt. Bei jeder Umdrehung der Mutter um 1/6 kommt es zu einem hörbaren Einrasten und zu einer Segmentverschiebung von 0,2 mm.

6.13.1.4 Zusätzliche Instrumente und Implantate für eine beidseitige Rahmenkonstruktion

Eine beidseitige Rahmenmontage kommt vorwiegend bei Arthrodesen des Knie- oder Sprunggelenks zur Anwendung.

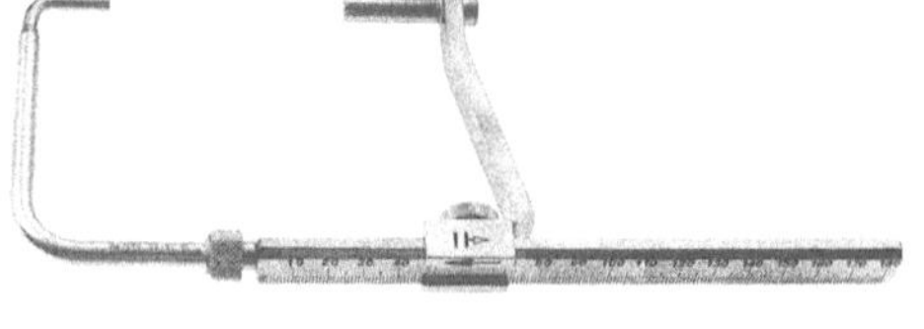

Zielgerät

Mit dem Zielgerät kann der dritte und vierte Steinmann-Nagel bei einer bilateralen Rahmenmontage exakt plaziert werden. Der Haken wird an der Meßschiene mit der Verschlußschraube befestigt; auf der anderen Seite wird der Schieber mit der Bohrbüchse in Richtung des oben sichtbaren Pfeils aufgeschoben, so daß die Meßschiene mit Haken und Schieber die Form eines „C" bildet. Mit dem Kontrollrohr wird die genaue Ausrichtung von Haken und Schieber überprüft.

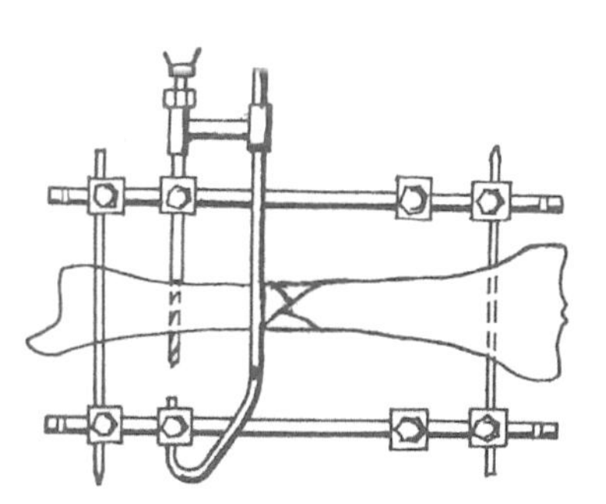

Beim Bohren des Loches für den dritten Steinmann-Nagel wird zunächst der Haken in die schwenkbare Backe auf der Gegenseite eingesetzt und die 110 mm lange 5,0-mm-/3,5-mm-Bohrbüchse mit dem 110 mm langen Trokar in die Bohrbüchse des Schiebers eingeschoben. Dieser wird dann auf die Meßschiene aufgesetzt und durch die nahe Universalbacke auf den Knochen vorgeschoben. Anschließend kann mit dem 3,5-mm-Bohrer für den Steinmann-Nagel vorgebohrt werden (s. auch Abschn. 6.20).

Steinmann-Nägel, Durchmesser 4,5 mm und 5,0 mm

Die Steinmann-Nägel haben eine leicht abgerundete Dreikantspitze; sie werden zusammen mit dem Rohrsystem für den Aufbau einer beidseitigen Rahmenkonstruktion verwendet, wobei der Nagel durch den Knochen verläuft. Die Nägel werden von Hand mit dem Universalbohrfutter oder einem einfachen Handgriff eingedreht, jedoch *niemals* mit der Bohrmaschine, da hier-

durch eine Hitzenekrose mit erhöhtem Risiko für eine Nagellockerung oder eine Infektion des Nagelkanals entstehen kann.
Das Bohrloch wird für die 4,5-mm-Nägel mit dem 3,5-mm-Bohrer und für die 5,0-mm-Nägel mit einem 4,5-mm-Bohrer gebohrt. Steinmann-Nägel gibt es sowohl aus Stahl als auch mit einer Titanlegierung in Längen von 125–300 mm (s. SYNTHES-Katalog für Einzelheiten).

Schutzkappen, Durchmesser 4,5 mm und 5,0 mm

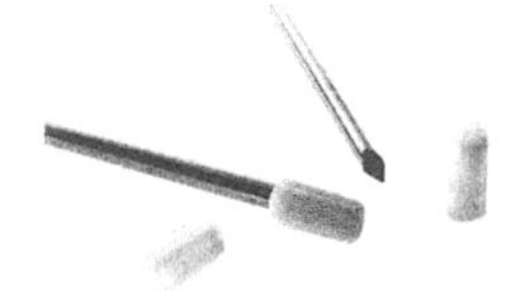

Die Schutzkappen dienen beim Abzwicken von Schanz-Schrauben oder Steinmann-Nägeln zur Abdeckung des scharfen Endes.

6.13.1.5 Überlegungen vor der Anwendung des Fixateur externe

In Abhängigkeit von der Indikation für die Anlage eines Fixateur externe müssen verschiedene anatomische, biomechanische und technische Gesichtspunkte berücksichtigt werden, bevor man über die Konstruktion entscheidet. Mit dem Einsatz nur weniger Elemente kann eine Vielzahl verschiedener Rahmen aufgebaut werden, um die erforderliche Stabilität zu erzielen.

Steifigkeit des Rahmens und Frakturstabilisierung langer Röhrenknochen

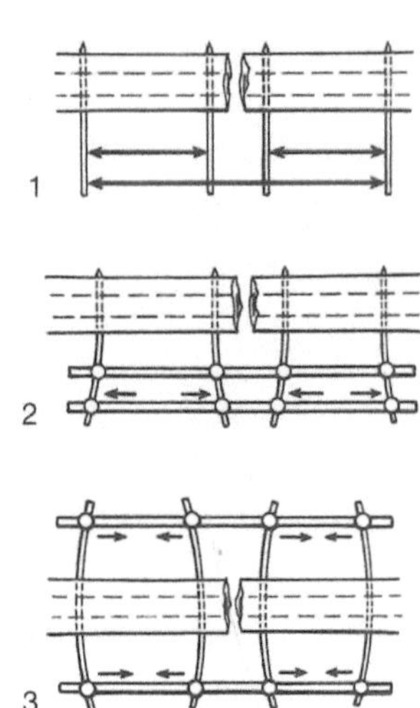

Klinische und experimentelle Untersuchungen haben gezeigt, daß bei Beachtung folgender Punkte die Stabilität des Rohrsystems erhöht und Bewegungen im Frakturbereich vermindert werden können:
- Anlegen des Hauptelements in der Sagittalebene.
- Möglichst große Distanz zwischen den Schanz-Schrauben in jedem Hauptfragment (Abb. 1).
- Schanz-Schrauben können bis zu einem bestimmten Ausmaß durch Biegen der Schrauben vorgespannt werden. Dies kann mit dem offenen Druckspanner, einer Repositionszange oder von Hand erfolgen (Abb. 2 und 3).
- Erhöhen der Anzahl der Schanz-Schrauben in jedem Hauptfragment.
- Möglichst kurzer Abstand zwischen Knochen und Längsrohr.
- Verwendung eines zweiten Längsrohres.
- Anwendung einer Konstruktion in 2 Ebenen (Delta- oder V-System, s. Abb. S. 333).

Vorspannen von Schanz-Schrauben und Steinmann-Nägeln

Durch die Anwendung einer Vorspannung zwischen 2 Schrauben oder Nägeln können Mikrobewegungen zwischen Knochenkortikalis und Schraube bzw. Nagel möglichst niedrig gehalten werden. Hierdurch läßt sich das Risiko einer Knochenresorption um die Schrauben, einer Lockerung oder Infektion des Schraubenkanals deutlich vermindern (s. S. 27).

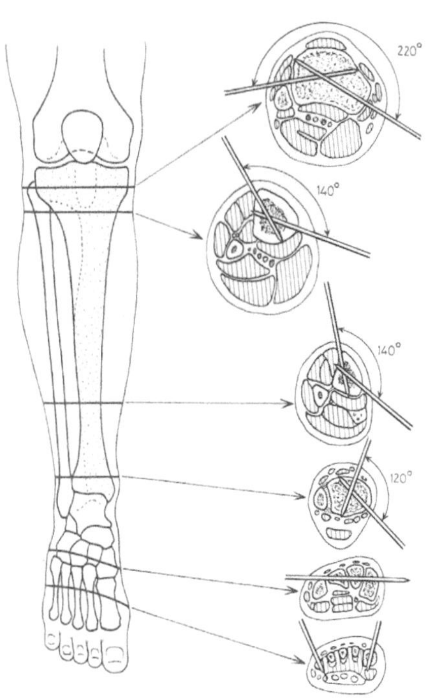

Anbringen der Schanz-Schraube an der Tibia (als Beispiel)

Wenn man bei der Festlegung der Eintrittsstelle für die Schanz-Schraube die „sichere Zone" berücksichtigt (s. Abb.) und den oszillierenden Bohrer zum Vorbohren verwendet, lassen sich Verletzungen von Gefäßen, Nerven oder Muskeln und Sehnen sicher vermeiden. Der Fixateur externe muß so angebracht werden, daß er weder den Zugang für das primäre Wunddébridement noch für weitere sekundäre Eingriffe, wie z.B. Hauttransplantationen, Weichteillappen, Entfernungen von Knochensequestern oder Spongiosaplastiken, behindert, andererseits aber auch eine „innere" Osteosynthese zu einem späteren Zeitpunkt gestattet.

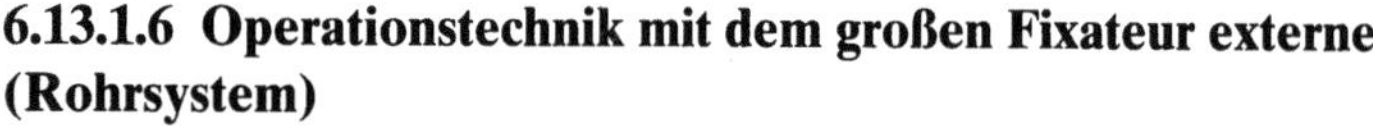

6.13.1.6 Operationstechnik mit dem großen Fixateur externe (Rohrsystem)

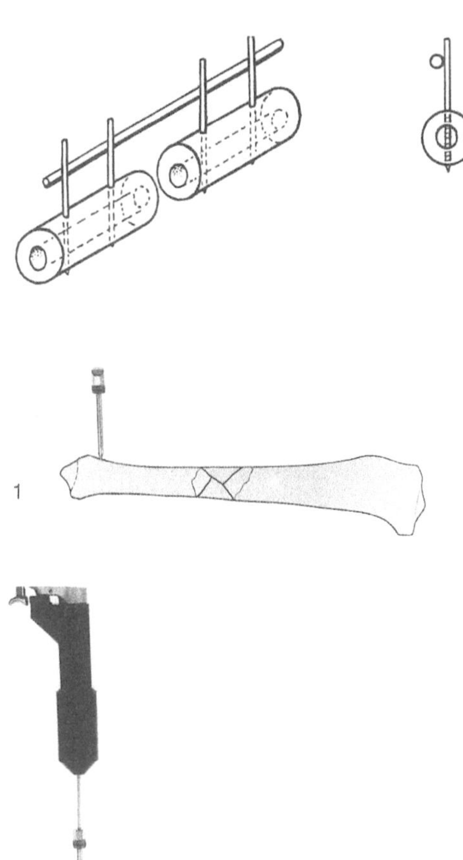

Montage eines unilateralen Rahmens in einer Ebene mit einem Rohr und 5,0-mm-Schanz-Schrauben

Ein einfacher unilateraler Rahmen („Klammerfixateur") kann zur Stabilisierung von offenen Frakturen 2. und 3. Grades mit geringem Knochenverlust verwendet werden.

Schrittweises Vorgehen:

- Vor Anwendung des Fixateurs erfolgt eine grobe Reposition der Fraktur.
- Nach Stichinzision wird die Dreifachbohrbüchse durch die Weichteile hindurch auf den Knochen vorgeschoben und rechtwinklig zur Längsachse eingestellt. Die erste Schanz-Schraube sollte gelenknahe plaziert werden (Abb. 1).
- Der Trokar wird entfernt und anschließend werden mit dem 3,5-mm-Bohrer beide Kortikales durchbohrt (Abb. 2).

- Als eine Möglichkeit zur Bestimmung der Bohrtiefe der Schanz-Schraube kann das Meßgerät durch die Gewebeschutzhülse eingeführt und an der Gegenkortikalis eingehakt werden. Dann wird die Rändelscheibe auf die Schutzhülse geschoben und ihre Schraube festgedreht (Abb. 3).
- Eine Schanz-Schraube geeigneter Länge wird in das Universalbohrfutter mit T-Handgriff eingespannt, wobei der hervorstehende Teil der Schraube dem mit dem Meßgerät ermittelten Abstand entspricht (S. 322). Dann wird sie durch die Schutzhülse eingedreht, bis das Bohrfutter am oberen Ende der Hülse anstößt (Abb. 4).
- Ein ausreichend langes Rohr wird mit mindestens 4 Universalbacken und 2 Abschlußkappen an beiden Enden bestückt und anschließend mit der distalsten Backe an der Schanz-Schraube befestigt (Abb. 5).

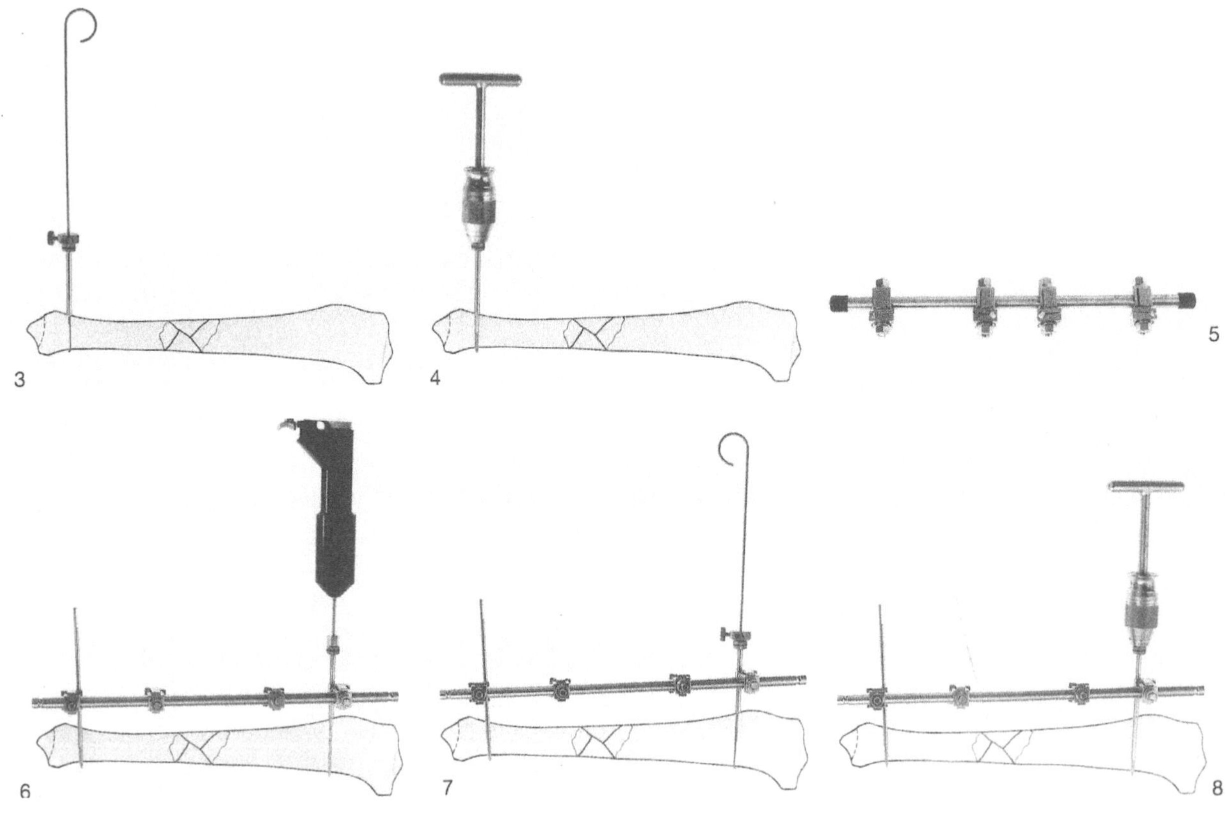

- Die Einstellung der Fraktur wird bezüglich Achsen- und Rotationsfehlstellung überprüft. Die Dreifachbohrbüchse wird mit Trokar durch die proximalste Backe geschoben und rechtwinklig zur Knochenlängsachse positioniert. Mit dem 3,5-mm-Bohrer wird dann durch beide Kortikales gebohrt (Abb. 6).
- Die Bohrtiefe kann wieder mit dem Meßgerät durch die Bohrbüchse festgestellt werden (Abb. 7).
- Eindrehen der zweiten Schanz-Schraube (Abb. 8).
- Vor dem Anziehen der Backen auf dem Rohr muß nochmals Länge und Rotation evtl. unter dem Bildverstärker überprüft werden. Mit dem Steckschlüssel oder Ringgabelschlüssel werden die Backen dann festgezogen.

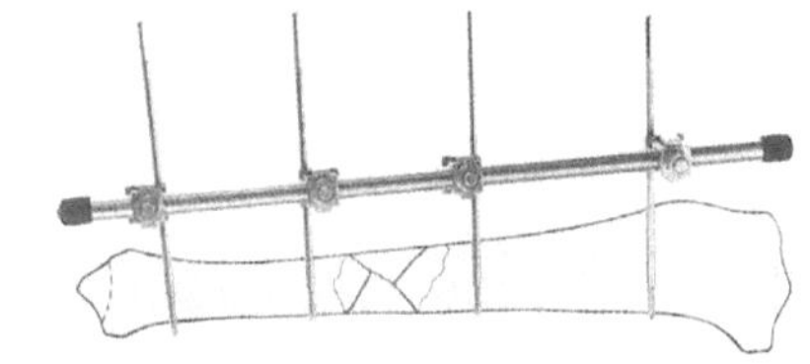

9

- Die dritte und vierte Schanz-Schraube werden durch ihre entsprechenden Backen in jeweils ein Hauptfragment eingedreht. Sie werden dabei frakturnahe plaziert, wobei ein Abstand von mindestens 2 cm zwischen den Schrauben und der Frakturzone verbleiben sollte. Hierbei wird die gleiche Technik wie bei der zweiten Schraube verwendet (Abb. 9).
- Die Schrauben sollten nacheinander vorgespannt werden, indem die beiden Schrauben in jedem Hauptfragment aufeinander zu gebogen werden. Dies kann mit dem offenen Druckspanner, einer Repositionszange oder von Hand erfolgen. Die Muttern der Universalbacke werden gelockert und – nachdem die Schanz-Schraube unter Spannung gesetzt ist – wieder festgezogen.
- Die Länge der Schanz-Schrauben im Knochen sollte auf jeden Fall radiologisch kontrolliert werden, auch wenn das Meßgerät zur Bestimmung der Bohrtiefe verwendet wurde. Der Strahlengang des Bildverstärkers muß hierfür exakt rechtwinklig zur Schanz-Schraube verlaufen.

Montage eines unilateralen Rahmens in einer Ebene mit kurzen Rohren und Rohr-zu-Rohr-Backen (Modularfixateur)

Die Technik entspricht dem oben beschriebenen Verfahren, die Schanz-Schrauben können jedoch in verschiedenen Ebenen vor der Reposition eingebracht werden. In jedem Hauptfragment werden die Schrauben mit kurzen Rohren verbunden, diese Rohre werden dann über Rohr-zu-Rohr-Backen mit einem Zwischenrohr verbunden. Bei gelockerten Rohr-zu-Rohr-Backen lassen sich problemlos Repositionsmanöver durchführen, Stellungskorrekturen sind auch noch nachträglich möglich.

Montage eines unilateralen Doppelrohrrahmens in einer Ebene mit 5,0-mm-Schanz-Schrauben

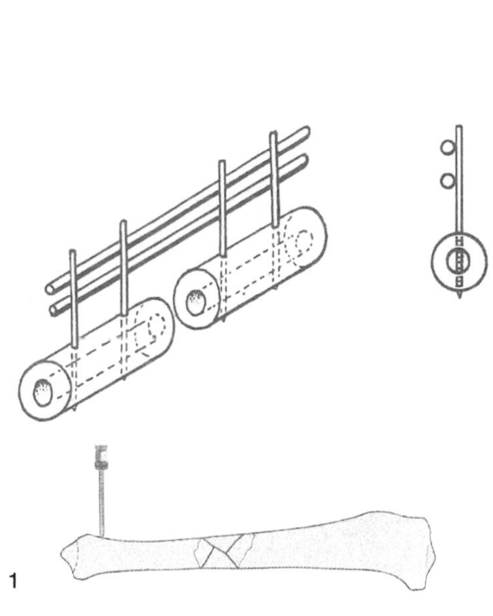

1

Durch 2 aufeinandergesetzte Rohre läßt sich die Stabilität der unilateralen Montage erhöhen, was häufig bei Frakturen mit großen Trümmerzonen oder Knochendefekten notwendig ist.

Schrittweises Vorgehen:
- Die Fraktur wird zunächst grob reponiert.
- Nach Stichinzision wird die lange Dreifachbohrbüchse durch die Weichteile hindurch auf den Knochen vorgeschoben und rechtwinklig zur Längsachse eingestellt (Abb. 1).
- Nach Entfernung des Trokars wird mit dem 4,5-mm-Bohrer durch beide Kortikales gebohrt (Abb. 2).

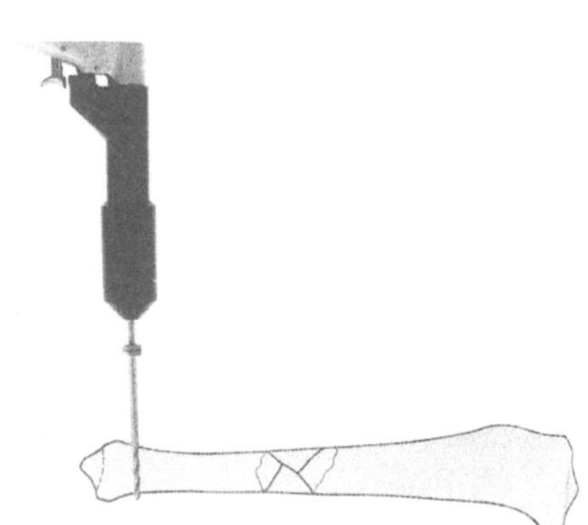

2

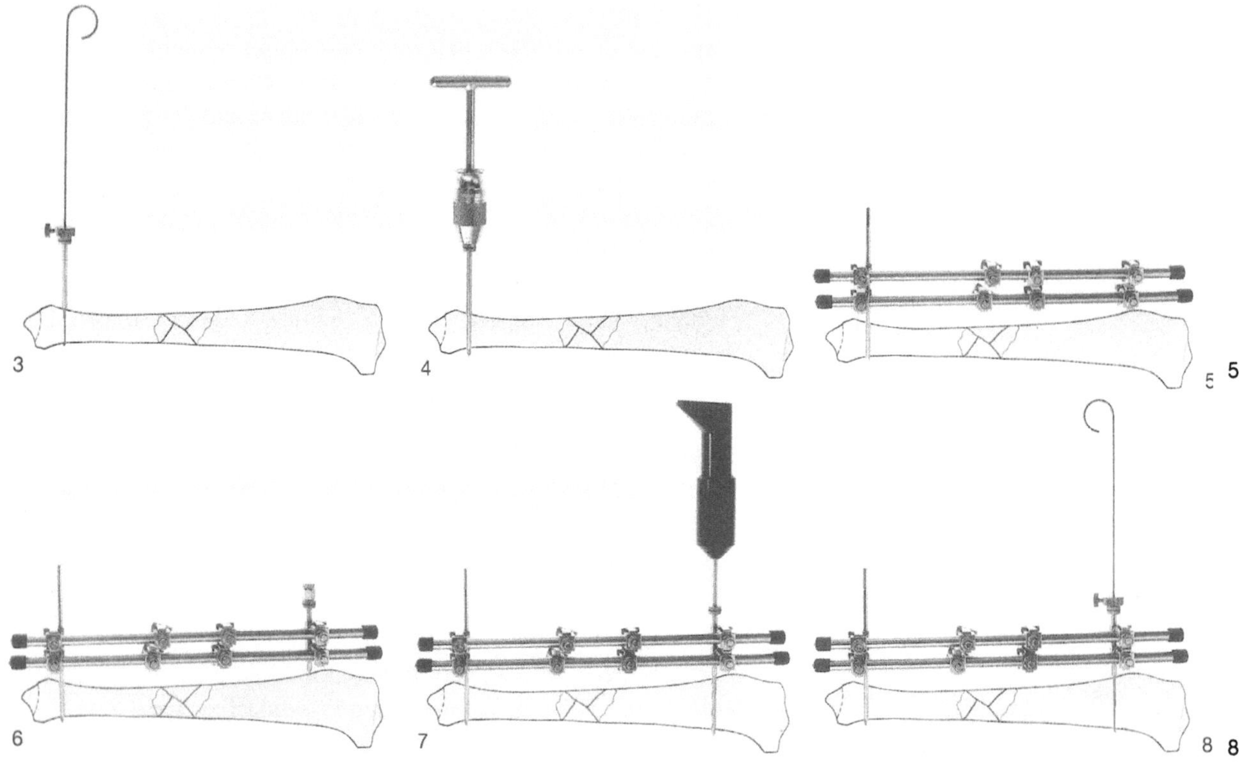

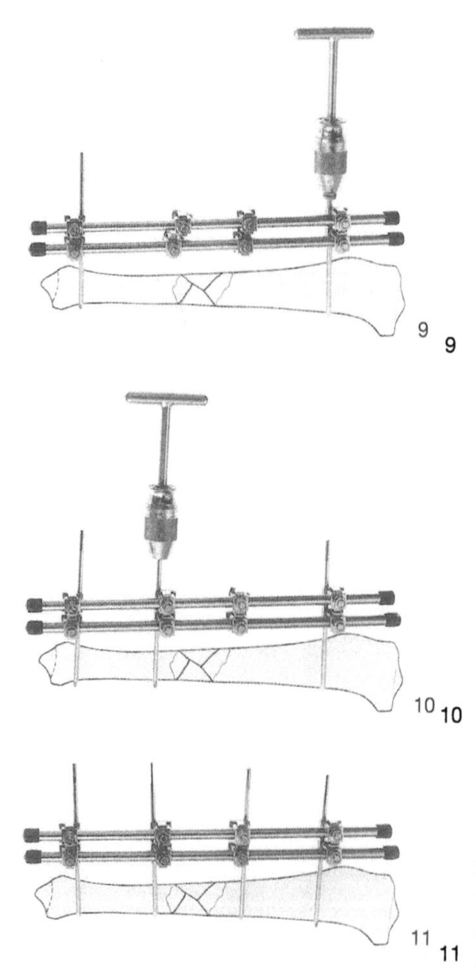

- Das Meßgerät wird durch die Gewebeschutzhülse eingeführt und an der Gegenkortikalis eingehakt. Dann wird die Rändelscheibe oben auf die Schutzhülse geschoben und ihre Schraube festgedreht (Abb. 3).
- Eine 5,0-mm-Schanz-Schraube geeigneter Länge wird in das Universalbohrfutter mit T-Handgriff eingespannt, wobei der hervorstehende Teil der Schraube dem mit dem Meßgerät ermittelten Abstand entspricht. Dann wird sie durch die Schutzhülse eingedreht, bis das Bohrfutter am oberen Ende der Hülse anstößt (Abb. 4).
- Zwei Rohre werden jeweils mit mindestens 4 Universalbacken und 2 Abschlußkappen an beiden Enden bestückt und anschließend mit der distalsten Backe an der Schanz-Schraube befestigt (Abb. 5).
- Die Fraktur wird nun von Hand reponiert und die Einstellung bezüglich Achsen und Rotation überprüft. Die Dreifachbohrbüchse mit Trokar wird durch die proximalste Backe an beiden Rohren geschoben und nach Stichinzision rechtwinklig zur Knochenlängsachse positioniert (Abb. 6).
- Nach Entfernen des Trokars wird mit dem 3,5-mm-Bohrer durch beide Kortikales gebohrt (Abb. 7).
- Mit dem Meßgerät wird die Bohrtiefe festgestellt (Abb. 8).
- Eine zweite 5,0-mm-Schanz-Schraube wird mit dem gemessenen Abstand in das Universalbohrfutter eingespannt und durch die Schutzhülse eingedreht, bis das Bohrfutter am oberen Ende der Hülse anstößt (Abb. 9).
- Vor dem Anziehen der Backen auf den Rohren muß nochmals Länge und Rotation evtl. unter dem Bildverstärker überprüft werden. Mit dem Steckschlüssel oder Ringgabelschlüssel werden die Backen dann festgezogen.

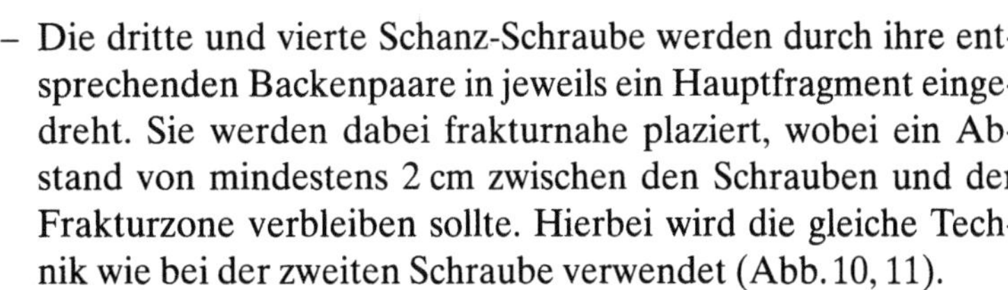

- Die dritte und vierte Schanz-Schraube werden durch ihre entsprechenden Backenpaare in jeweils ein Hauptfragment eingedreht. Sie werden dabei frakturnahe plaziert, wobei ein Abstand von mindestens 2 cm zwischen den Schrauben und der Frakturzone verbleiben sollte. Hierbei wird die gleiche Technik wie bei der zweiten Schraube verwendet (Abb. 10, 11).

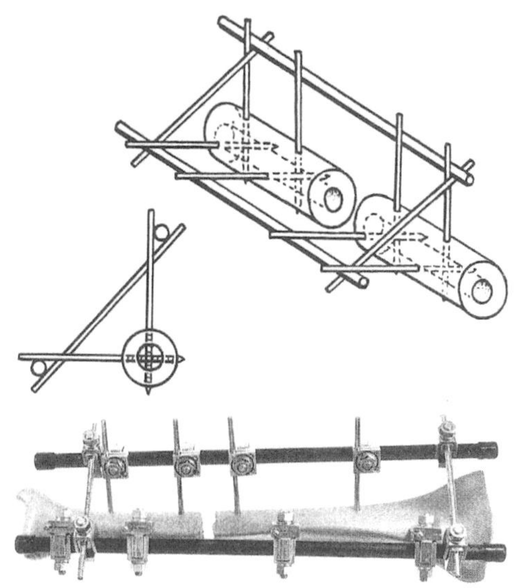

Montage eines unilateralen Rahmens in 2 Ebenen
– Delta- oder V-Konstruktion –

Die Stabilität der Montage kann erhöht werden, indem man einen zweiten unilateralen Rahmen errichtet und dann die beiden Rahmen miteinander verbindet. Die Aufbautechnik entspricht der für die Einrohrmontage beschriebenen Technik (s. oben). Zuerst wird der ventrale Fixateur in annähernder Sagittalebene und etwas medial montiert. Anschließend wird der mediale Fixateur in einem Winkel von ca. 60–100° gegenüber dem sagittalen Fixateur mit 2 oder 4 Schanz-Schrauben angebracht. Die beiden langen Rohre werden dann unter Verwendung von offenen Backen durch Verbindungsstangen miteinander verbunden.

Dynamisierung eines unilateralen Doppelrohrfixateurs

Eine zunehmende Kraftübertragung zwischen den Frakturfragmenten scheint die Knochenneubildung zu fördern. Nach Abheilung der Weichteilverletzung sollte der Patient möglichst unter Teil- und später Vollbelastung mobilisiert werden. Bei Vollbelastung kann die interfragmentäre Kraftübertragung durch Dynamisierung oder schrittweisen Abbau des Fixateur externe gesteigert werden.

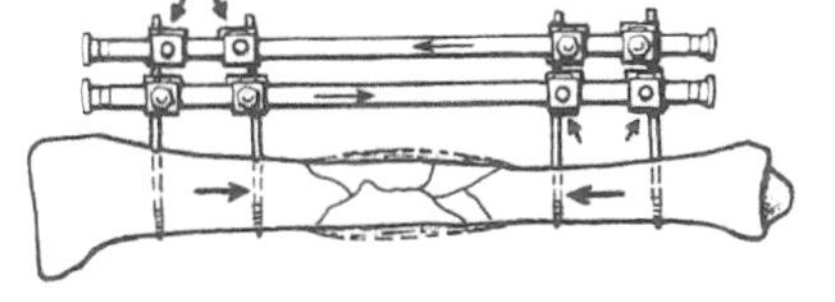

Die Dynamisierung eines Doppelrohrfixateurs erfolgt durch kreuzweises Lösen der Backenmuttern. Alle Schanz-Schrauben müssen in einer Ebene eingesetzt sein, um ein Gleiten in Längsrichtung zu ermöglichen.

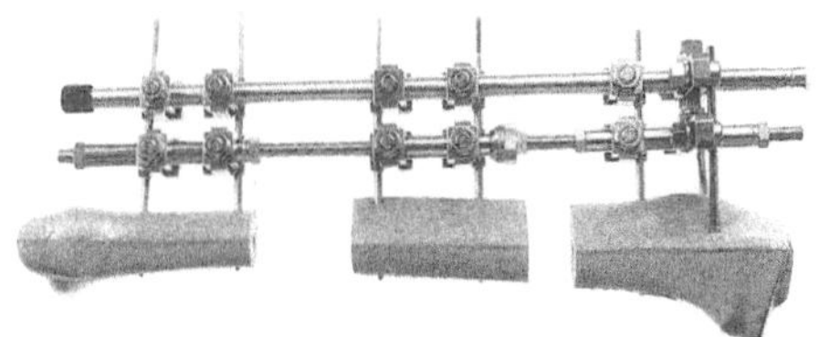

Segmentransport und Knochenverlängerung

Von Ilisarow wurde eine Technik zur Knochenverlängerung und zum Segmenttransport nach Kortikotomie eingeführt. Sie wird bei Knochendefekten oder Längendifferenzen von mehr als 3–4 cm eingesetzt. Der Transportvorgang beginnt 5–7 Tage nach perkutaner Kortikotomie. Der sich bildende Kallus wird allmählich über einen größeren Zeitraum in die Länge gezogen (daher auch der Begriff „Kallusdistraktion") und überbrückt den Spalt. Das umgebende Weichteilgewebe sowie Nerven, Arterien, Venen und Haut nehmen ebenfalls an Länge zu. Die Verlängerung wird durch häufige kleine Teilschritte bis zu insgesamt 1 mm pro Tag erreicht, wodurch weniger Schmerzen sowie neurologische Symptome und Durchblutungsprobleme hervorgerufen werden als bei einem einmaligen Schritt um 1 mm.

Für den Segmenttransport und die Knochenverlängerung muß der AO-Doppelrohrfixateur durch einige zusätzliche Elemente ergänzt werden.

Schrittweises Vorgehen (Segmenttransport):

- Ein ausreichend langes Rohr wird mit einer Querbacke (A) und mit mindestens 5 schwenkbaren Backen sowie an beiden Enden mit Schutzkappen versehen. Auf eine Gewindestange gleicher Länge werden 3 kurze Rohre aufgeschoben und mit Muttern fixiert (C). Das proximale Rohr wird mit einer Querbacke und einer schwenkbaren Backe versehen und an beiden Seiten mit einer Mutter befestigt. Die anderen beiden Rohre werden jeweils mit 2 schwenkbaren Backen (E) bestückt. An einem Ende des mittleren (Transport-)Rohres befindet sich die Transportmutter (D) (Abb. 1).
- Eine 5,0-mm-Schanz-Schraube wird distal in das untere Segment eingebracht, eine zweite 5,0-mm-Schanz-Schraube in das proximale Segment ungefähr 2 cm proximal der geplanten Kortikotomiehöhe (2A). Im metaphysären Bereich werden 5,0-mm-Schanz-Schrauben verwendet. Bei Benutzung einer Querbacke für das metaphysäre Segment werden die dafür vorgesehenen beiden Schanz-Schrauben erst später eingebracht.
- Die Gewindespindel und das Rohr mit Backen werden an den beiden Schanz-Schrauben befestigt, wobei die Backen direkt aufeinander zu liegen kommen. Dann werden vorhandene Fehlstellungen korrigiert. Gewindespindel und Rohr müssen genau parallel zur Knochenlängsachse liegen.
- Zwei 5,0-mm-Schanz-Schrauben werden möglichst weit voneinander entfernt in das vorgesehene Transportsegment distal der Kortikotomie eingebracht und eine weitere 5,0-mm-Schanz-Schraube möglichst proximal im distalen Segment; hierbei müssen jeweils mindestens 2 cm Abstand zwischen den Segmentenden und den Schanz-Schrauben verbleiben (B).
- Zwei 5,0-mm-Schanz-Schrauben werden durch die Querbacke eingebracht, wobei diese für einen besseren Zugang so positioniert wird, daß die Schrauben proximal der Backe und die Befestigungsmutter am Rohr vorne zu liegen kommen.
- Die Kortikotomie erfolgt am Übergang von der Diaphyse zur Metaphyse, wobei mit einem scharfen Osteotomiemeißel ungefähr 3/4 des knöchernen Umfangs durch eine kleine Hautinzision durchtrennt werden. Vervollständigt wird die Osteotomie durch gegenläufiges Drehen der Segmente, um den Knochen zu brechen, anschließend wird die Transportmutter mit dem Gabelschlüssel um 5 Rasten („Klicks") weitergedreht und das Segment somit um 1 mm verschoben (C) (Abb. 2).
- Mit dem Bolzenschneider werden die Schanz-Schrauben ungefähr 1 cm oberhalb der Backen abgezwickt und die scharfen Enden mit Schutzkappen bedeckt.
- Nach 5–7 Tagen beginnt der Segmenttransport. Hierfür werden die Rohrbefestigungsmuttern der beiden Universalbacken am Transportrohr entfernt. Mit dem Gabelschlüssel wird die Transportmutter von einer Kerbe zur nächsten weitergedreht, wodurch das Segment schrittweise um 0,2 mm vorgeschoben wird. 5 Drehungen pro Tag ergeben die gewünschte Verlängerung um 1 mm (Abb. 3).
- Während der Transportphase sollte der Patient unter Teilbelastung mobilisiert werden.

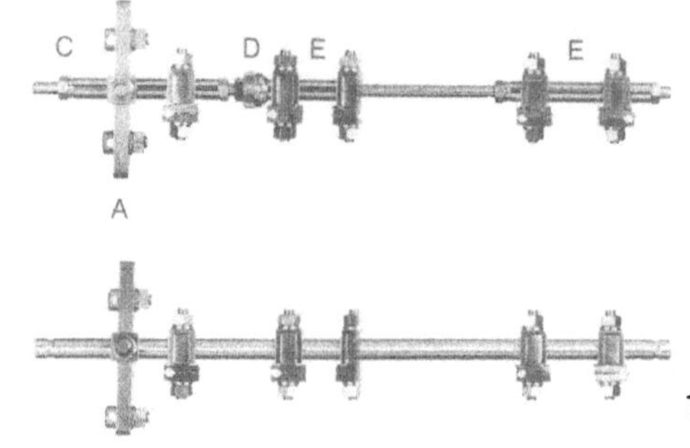

1

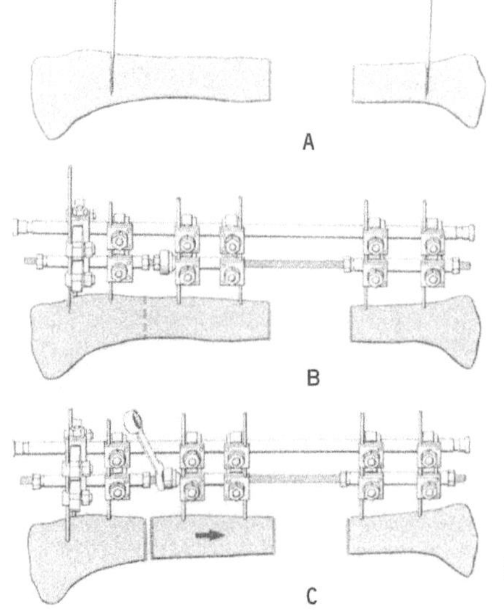

2

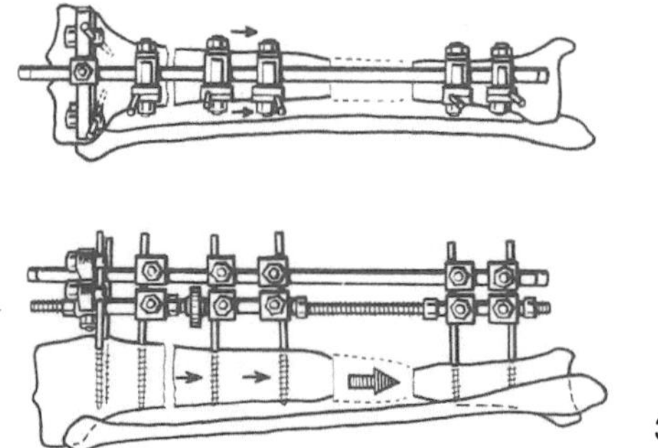
3

- Sobald zwischen transportiertem Segment und distalem Fragment ein Kontakt hergestellt ist, kann ein autologes Spongiosatransplantat angelagert werden.
- Durch Festdrehen der Muttern an beiden Enden wird das Transportrohr nun an der Gewindespindel blockiert.
- Die vor dem Transport entfernten Rohrmuttern werden wieder aufgedreht und festgezogen. Dadurch wird die gesamte Montage stabilisiert, so daß der distrahierte Kallus sich verfestigen und die sog. Andockzone knöchern ausheilen kann. Dieser Vorgang dauert mindestens so lang wie die Transportphase.

Beachte: Während des ganzen Zeitraums müssen die Eintrittsstellen der Schrauben bzw. Nägel sorgfältig kontrolliert und regelmäßig gereinigt und desinfiziert werden. Bei Anzeichen für eine lokale Entzündung sollte eine kurze systemische Antibiotikagabe erfolgen oder eine Verlängerung der Hauteintrittsstelle mit einem Skalpell in Lokalanästhesie durchgeführt werden. Eine lockere Schraube muß entfernt und eine neue Schraube an anderer Stelle eingesetzt werden.
Knochenverlängerungen werden in ähnlicher Weise durchgeführt, wobei distal der Kortikotomie nur 2 Schanz-Schrauben im Knochen eingebracht sind.

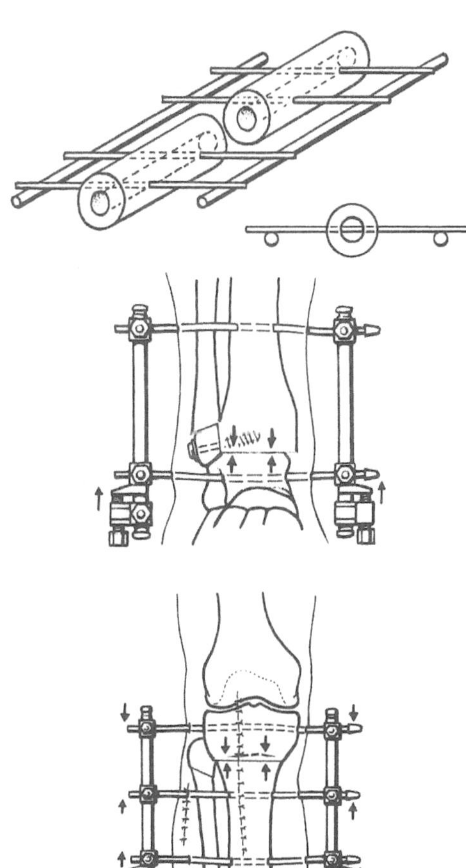

Montage eines bilateralen Rahmenfixateurs bei Arthrodesen und Korrekturosteotomien

Arthrodesen und Osteotomien verlangen in der Regel eine symmetrische Kompression des Osteotomiespaltes, die sich am besten mit einem bilateralen Rahmenfixateur erzeugen läßt. Je nach Lokalisation und notwendiger Kompression läßt sich die Stabilität des bilateralen Fixateurs in einer Ebene durch einen Rahmen in einer zweiten Ebene erhöhen. Mit Hilfe des offenen Druckspanners wird die Kompression durch beidseitiges Überbiegen der Steinmann-Nägel erzielt und dadurch auch eine Lockerung der Nägel vermieden. Anzahl und Größe der Nägel in jedem Fragment hängen von der Knochenlokalisation und der Art des verwendeten Fixateurs ab. Eine präoperative Planung mit Zeichnungen der geplanten Osteotomie und der Eintrittsstellen der verschiedenen Steinmann-Nägel ist unbedingt erforderlich.
Die Operationstechnik unterscheidet sich bei den einzelnen Verfahren und kann hier nicht im Detail beschrieben werden. Für weitere Einzelheiten wird auf das *Manual der Osteosynthese* (Müller et al. 1992) verwiesen.
Schrittweises Vorgehen beim Einbringen von Steinmann-Nägeln und Aufbau eines bilateralen Rahmenfixateurs:
- An der Stelle des ersten Steinmann-Nagels wird die Dreifachbohrbüchse nach einer Stichinzision durch die Weichteile bis auf den Knochen vorgeschoben.
- Nach Entfernung des Trokars wird mit dem 3,5-mm-Bohrer (vorzugsweise dreilippig) durch beide Kortikales gebohrt.
- Mit dem Universalbohrfutter mit T-Handgriff wird ein 4,5-mm- oder 5,0-mm-Steinmann-Nagel durch die 5,0-mm-Bohrbüchse eingedreht. Auf der Gegenseite erfolgt eine Stichinzision über der sich vorwölbenden Trokarspitze des Nagels.

- Parallel zum ersten Nagel wird in gleicher Weise ein zweiter Steinmann-Nagel in das Gegenfragment eingebracht.
- Zwei Rohre werden jeweils mit 2 oder 4 schwenkbaren Backen bestückt und mit Abschlußkappen an den Enden versehen. Die Steinmann-Nägel werden über die schwenkbaren Backen mit den Rohren verbunden und alle Muttern leicht angezogen.
- Falls ein weiterer Steinmann-Nagel in eines oder beide Hauptfragmente eingebracht werden soll, wird das Zielgerät verwendet. Der Haken des montierten Zielgeräts wird dabei in die schwenkbare Backe auf der Gegenseite eingebracht und der Schieber mit der eingesteckten 3,5-mm-Bohrbüchse durch die nahe Backe möglichst weit auf den Knochen vorgeschoben. Auf diese Weise kann man den Steinmann-Nagel nach Bohren eines 3,5-mm-Bohrlochs in exakter Ausrichtung der beiden Backen eindrehen. Dies wird durch Überbohren des Bohrlochs mit dem 4,5-mm-Bohrer nach vorherigem Entfernen der 3,5-mm-Bohrbüchse erleichtert.

Beachte: Falls Steinmann-Nägel im metaphysären Bereich eingesetzt werden, plaziert man sie am besten in der Horizontalebene parallel zueinander und verbindet sie mit einer Querbacke.

- Nach dem Einbringen der Steinmann-Nägel wird die Osteotomiefläche mit Hilfe des offenen Druckspanners komprimiert. Die Nägel in beiden Fragmenten werden nacheinander vorgespannt. Hierzu wird auf das gleiche Ende beider Rohre jeweils ein Druckspanner in geschlossenem Zustand mit der Platte neben die Universalbacke aufgeschoben und fixiert.
- Die Rohrmuttern der Universalbacken werden gelockert und die Gewindemuttern der Druckspanner gleichzeitig mit dem Steckschlüssel oder Ringgabelschlüssel gedreht, wodurch ein Druck auf die Backen und eine Biegekraft auf die Schanz-Schrauben ausgeübt wird. Nun werden die Rohrmuttern der Backen wieder festgezogen und die Druckspanner entfernt.
- Für jeden Steinmann-Nagel wird der Kompressionsvorgang in gleicher Weise wiederholt.
- Die scharfen Spitzen der Steinmann-Nägel werden mit Schutzkappen bedeckt.

6.13.1.7 Instrumente zum Einbringen und Entfernen von externen Fixateuren

Instrumente für die Montage eines unilateralen Modularfixateurs

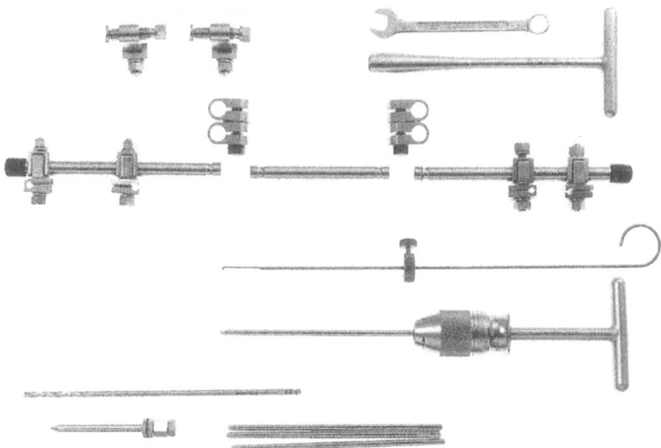

Instrumente für die Montage eines unilateralen Fixateurs mit Doppelrohr- oder V-Konfiguration

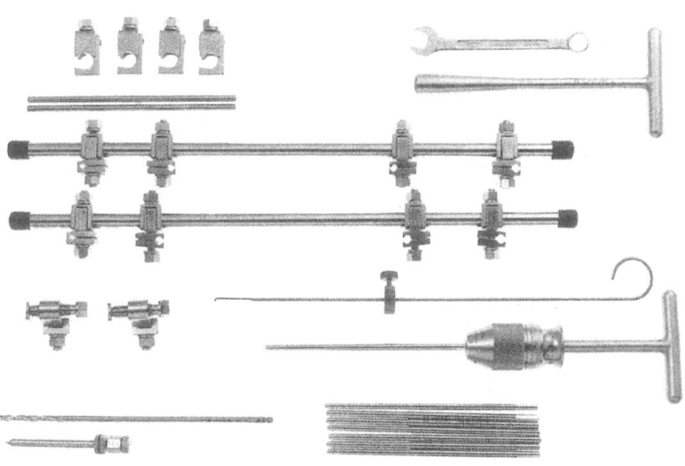

Instrumente für die Montage eines unilateralen Fixateurs mit Doppelrohr- oder V-Konfiguration

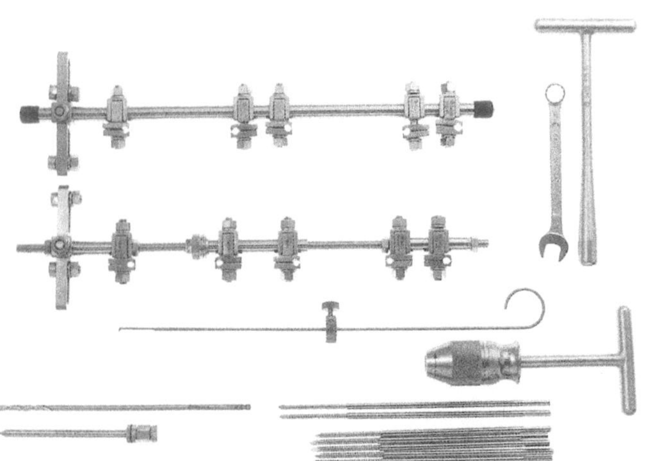

Instrumente für die Entfernung des großen Fixateur externe

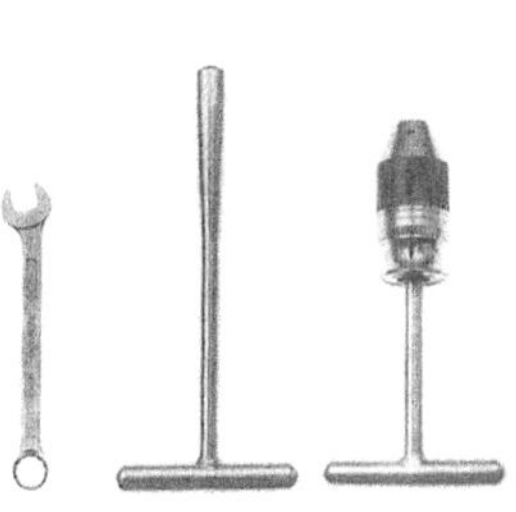

6.13.2 Der kleine Fixateur externe

Für die primäre Stabilisierung offener Frakturen 2. und 3. Grades sowie komplexer Frakturen mit Substanzdefekt im Bereich des distalen Unterarms kann der kleine Fixateur anstelle des großen eingesetzt werden. Dadurch läßt sich das Handgelenk distrahieren. Es hat sich gezeigt, daß die Länge des Radius, die durch geschlossene Reposition und – falls möglich – perkutane Drahtspickung wiederhergestellt wurde, durch Zug an dem intakten Kapsel-Band-Apparat, sog. „Ligamentotaxis", aufrechterhalten werden kann. Mit dem kleinen Fixateur können auch Frakturen kleiner Knochen während der Behandlung der Weichteilverletzungen stabilisiert werden.

Indikationen:

- Instabile Frakturen des distalen Radius, des Handgelenks und der Hand
- Metaphysäre/epiphysäre Trümmerzonen
- Metaphysäre Trümmerbrüche mit Substanzverlust und deutlicher Abkippung nach dorsal (Colles-Fraktur) oder mit radialer Verkürzung
- Frakturen mit Abkippung nach volar (Smith-Fraktur) oder mit volarseitigem intraartikulärem Fragment (reversed Barton-Typ)
- Offene Frakturen
- Mehrfragmentfrakturen in Kombination mit anderen Frakturen der oberen Extremität oder Verletzungen im Handbereich
- Luxationsfrakturen des Handgelenks
- Intraartikuläre Trümmerfraktur der Basis des 1. Mittelhandknochens
- Komplexe Handverletzungen, bei denen eine knöcherne Stabilisierung nicht anders möglich ist

6.13.2.1 Instrumente und Implantate

Ein Instrumenten- und Implantatesatz für die Anwendung des kleinen Fixateurs ist in einer Siebschale oder einer kleinen Alukassette erhältlich.

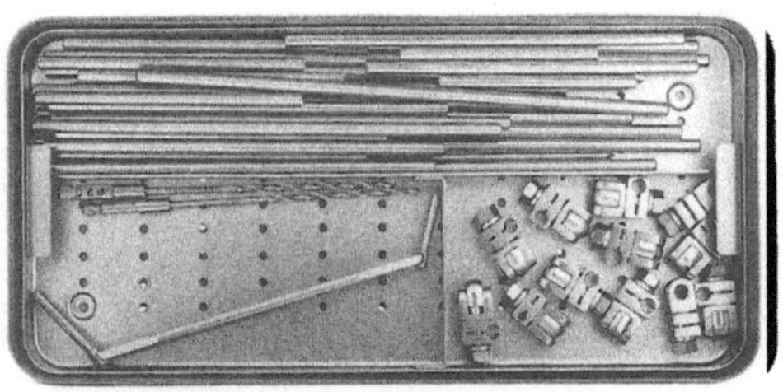

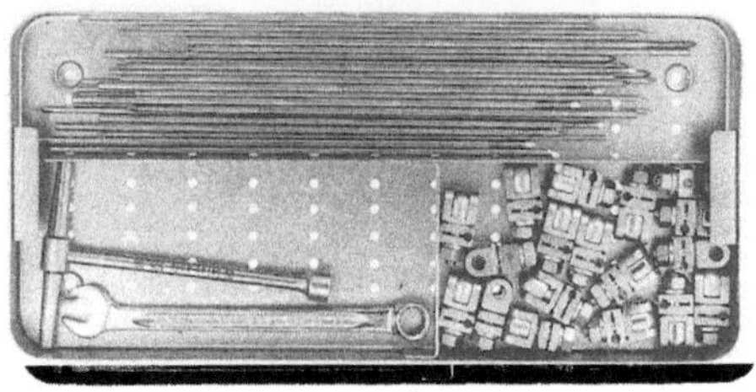

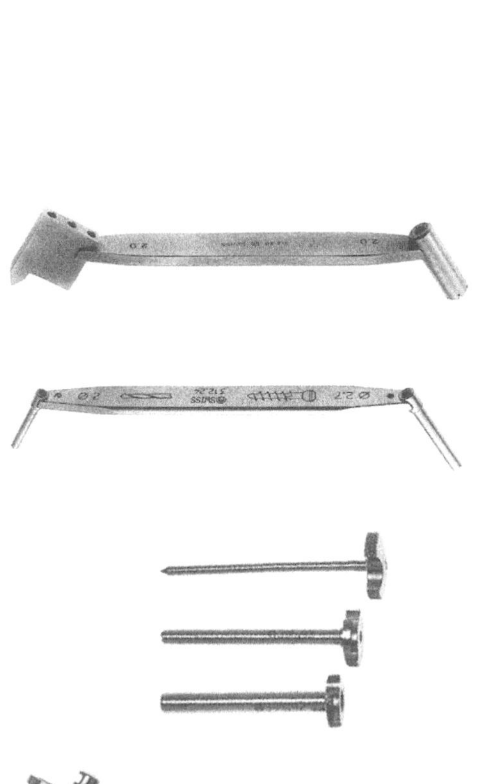

Spiralbohrer, Durchmesser 2,0 mm

Mit diesem 100 mm/75 mm langen zweilippigen Bohrer mit Schnellkupplungsende wird in hartem Knochen für die 2,5-mm-Kirschner-Drähte mit Gewindespitze oder für Kirschner-Drähte zur Fragmentfixierung vorgebohrt. Als Bohrführung wird hierzu die Dreifachzielbohrbüchse eingesetzt.

Dreifachzielbohrbüchse, 2,0 mm

Die Dreifachzielbohrbüchse wird als Bohrführung für den 2,0-mm-Spiralbohrer oder für die parallele Plazierung von Kirschner-Drähten verwendet.

Doppelbohrbüchse, 2,7 mm/2,0 mm

Die Doppelbohrbüchse kann als Führung beim Bohren mit dem 2,0-mm-Bohrer und als Gewebeschutz beim Einbringen der 2,5-mm-Kirschner-Drähte benutzt werden.

Kleine Dreifachbohrbüchse

Dieses Bohrbüchsensystem entspricht der großen Dreifachbohrbüchse (s. Abschn. 6.13.1.1) und wurde für den Einsatz mit den 4,0-mm-Backen des kleinen Fixateurs entwickelt. Es besteht aus 3 Teilen:

- Der *Trokar*, Durchmesser 2,1 mm, wird in beide Bohrbüchsen eingesteckt und führt diese durch die Weichteile.
- In die *Bohrbüchse* mit *2,7 mm/2,1 mm* Außen-/Innendurchmesser passen der Trokar und der 2,0-mm-Spiralbohrer.
- Die *Bohrbüchse* mit *4,0 mm/2,7 mm* Außen-/Innendurchmesser ist der äußerste Teil des dreiteiligen Systems, in sie werden der Trokar und die 2,7-mm-/2,1-mm-Bohrbüchse eingesteckt. Die Bohrbüchse paßt in die 4,0-mm-Backe und bleibt dort, bis der 2,5-mm-Kirschner-Draht mit Gewindespitze eingebohrt ist.

Kirschner-Drähte mit Gewinde, Durchmesser 2,5 mm, 150 mm lang

Die Kirschner-Drähte werden in den 2. Mittelhandknochen auf sehr kleiner Fläche eingebracht und dienen als Implantate für die Verbindung der Backen mit den Stäben. Die Drähte können mit der Maschine entweder direkt oder nach Vorbohren mit einem 2,0-mm-Bohrer eingebohrt werden. Der Gewindeanteil sollte einen sicheren Halt in der Gegenkortikalis finden.

Kirschner-Drähte, Durchmesser 1,6 mm und 2,0 mm, 150 mm lang

Diese Drähte werden zur perkutanen Osteosynthese intraartikulärer Frakturen verwendet, evtl. muß die harte Kortikalis vorgebohrt werden. Kirschner-Drähte werden mit der kleinen Bohrmaschine mit Schlüsselbohrfutter und Dreifachzielbohrbüchse eingebohrt. Kirschner-Drähte stehen auch in anderen Größen zur Verfügung (s. SYNTHES-Katalog).

Schanz-Schraube, 4,0 mm Schaftdurchmesser und 3,0 mm Gewindedurchmesser

Die 80 mm lange Schanz-Schraube kann anstelle der Kirschner-Drähte im Radius eingebracht werden. Die Gewindelänge von 20 mm sichert einen guten Halt im Knochen. Vor dem Eindrehen der Schanz-Schraube mit dem einfachen Handgriff oder dem Universalbohrfutter mit T-Handgriff muß mit dem 2,5-mm-Spiralbohrer vorgebohrt werden.

Ovale geschlossene Backe

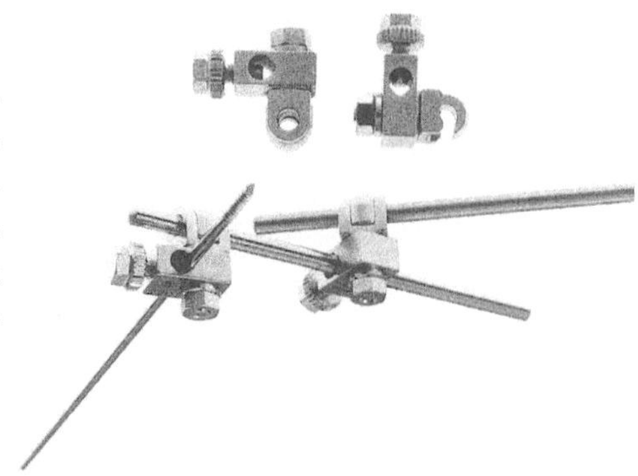

Diese neu entwickelte Backe mit ovalem Loch wird zur Verbindung von 4,0-mm-Schanz-Schrauben und 2,5-mm-Kirschner-Drähten mit Gewindespitze an den 4,0-mm-Verbindungsstab benutzt. Aufgrund des ovalen Loches können Schrauben und Drähte mit Durchmessern zwischen 2,5 mm und 4,0 mm verwendet werden. Sie werden mit der 7-mm-Mutter fixiert. Diese Backe ersetzt die beiden Backen 4,0/4,0 mm und 4,0/2,5 mm.

Ovale offene Backe

Die offene Backe kann auf den 4,0-mm-Verbindungsstab aufgesteckt werden und eine zusätzliche Schraube oder Draht an den bereits fertiggestellten Rahmen des Fixateurs anbringen. Aufgrund des ovalen Loches können Schrauben bzw. Drähte zwischen 2,5 und 4,0 mm Durchmesser verwendet werden. Diese Backe ersetzt die beiden unten beschriebenen Backen.

Backe, Durchmesser 4,0 mm/2,5 mm

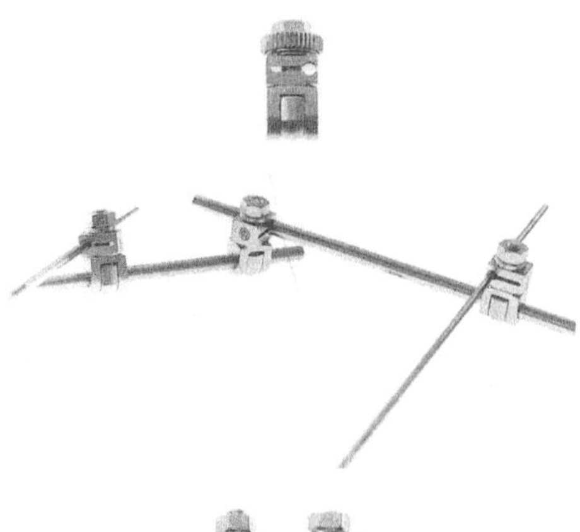

Mit dieser Backe wird ein 4,0-mm-Stab mit dem 2,5-mm-Kirschner-Draht mit Gewindespitze verbunden.

Backe, Durchmesser 4,0 mm/4,0 mm

Diese Backe entspricht der 4,0-mm-/2,5-mm-Backe, sie verbindet jedoch zwei 4,0-mm-Stäbe oder einen Stab mit einer Schanz-Schraube mit 4,0 mm Schaftdurchmesser.

Offene Backe, Durchmesser 4,0 mm/4,0 mm

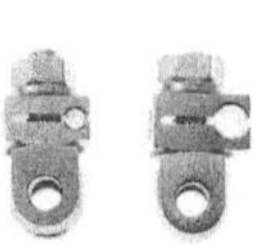

Mit dieser Backe kann eine 4,0-mm-Stab-zu-Stab-Verbindung hergestellt werden, nachdem der Fixateurrahmen aufgebaut ist.

Offene Backe, Durchmesser 4,0 mm/2,5 mm

Diese Backe verbindet einen zusätzlichen 2,5-mm-Kirschner-Draht mit Gewindespitze an den 4,0-mm-Verbindungsstab eines bereits bestehenden Fixateurs.

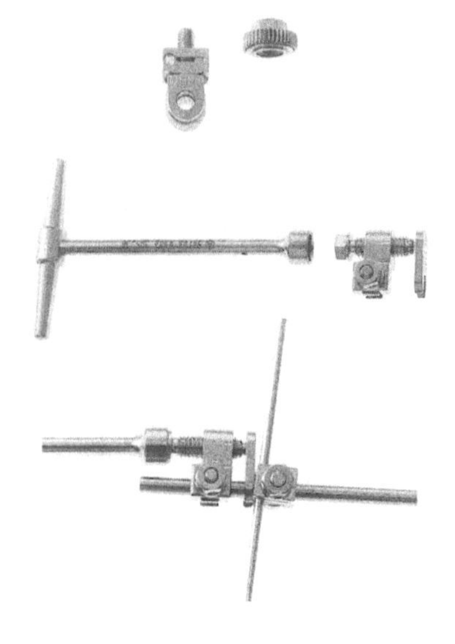

Montagemutter, gefedert

Mit der gefederten Montagemutter werden die Backen vorläufig festgezogen, sie sind jedoch nicht für einen längeren Einsatz vorgesehen, da ihre Festhaltekraft mit der Zeit nachläßt.

Kleiner offener Druckspanner

Der Druckspanner wird zur Vorspannung von Schanz-Schrauben oder Kirschner-Drähten eingesetzt, um eine Lockerung und/oder Infektion des Bohrkanals zu vermeiden. Er wird in geschlossenem Zustand mit der Druckplatte neben der Backe auf den 4,0-mm-Verbindungsstab aufgesteckt. Durch Anziehen der Gewindeschraube mit dem Steckschlüssel wird die Backe und der daran befestigte Draht in die gewünschte Richtung geschoben.

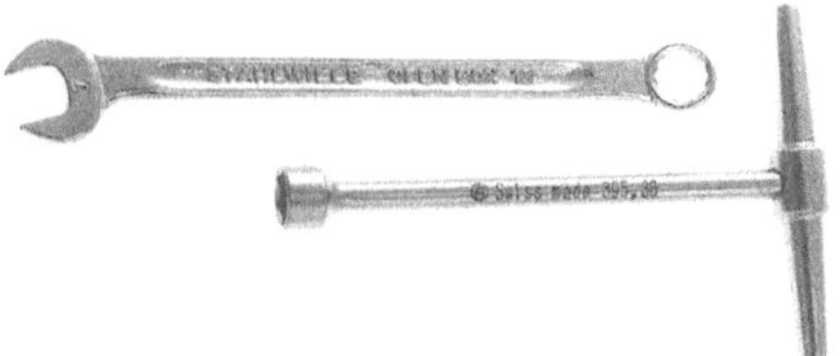

Ringgabelschlüssel, 7 mm, und Steckschlüssel, 7 mm

Mit diesen Schlüsseln werden die Muttern der Klemmbacken festgezogen.

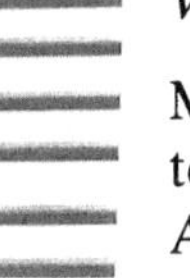

Verbindungsstäbe, Durchmesser 4,0 mm, aus Stahl

Mit den Verbindungsstäben wird der Rahmen des kleinen Fixateurs aufgebaut. Sie sind in Längen von 60–200 mm in 20-mm-Abständen erhältlich.

Kohlefaserstäbe, Durchmesser 4,0 mm

Die Kohlefaserstäbe sind röntgenstrahlendurchlässig und rigider als Stahlstäbe. Sie werden aus kohlefaserverstärktem Epoxidharz hergestellt und haben eine spezielle Beschichtung, die die Fasern beim Festdrehen der Backen vor einer Beschädigung schützt. Die Beschichtung verbessert auch die Reibungseigenschaften zwischen Klemmbacke und Stab und verhindert eine Feuchtigkeitsaufnahme bei der Dampfsterilisation.
Die Kohlefaserstäbe sind in Längen von 60–200 mm in 20-mm-Abständen erhältlich.

6.13.2.2 Anwendungstechnik des kleinen Fixateur externe

Die Anwendung des kleinen Fixateur externe hängt vom Frakturtyp und dem Zustand der Weichteile ab. Eine instabile distale Radiusfraktur wird nachstehend als Beispiel gezeigt.

Schrittweises Vorgehen:

- Der Patient wird in Rückenlage mit dem verletzten Arm auf einem röntgendurchlässigen OP-Tisch gelagert. In den meisten Fällen wird eine Blutsperre angelegt.
- Geschlossene Reposition von Hand. Intraartikuläre Frakturen werden mit perkutanen Kirschner-Drähten unter Verwendung der kleinen Bohrmaschine mit Schlüsselbohrfutter fixiert. Eine offene Reposition kann bei erheblich dislozierten und impaktierten Gelenkfragmenten notwendig werden (Abb. 1).
- Zwei kleine Inzisionen werden über den geplanten Bohrstellen radialseitig der Strecksehnen am Metacarpale II angelegt.
- Zwei 2,5-mm-Kirschner-Drähte mit Gewindespitze werden eingebohrt, entweder mit oder ohne Vorbohren mit dem 2,0-mm-Spiralbohrer (Abb. 2). Die Drähte sollten in einem Winkel von 40–60 ° in der Vertikalebene und von 45 ° in der Horizontalebene aufeinander zulaufen (Abb. 3), ohne daß sich ihre Spitzen berühren. Das Fingergrundgelenk wird rechtwinklig gebeugt, um die Strecksehnenplatte aus der Bohrstelle zu bringen. Konvergierende Drähte verlaufen auf längere Strecken im Knochen und haben deshalb einen besseren Halt.
- Pronation des Handgelenks. Zwei 1–2 cm lange Inzisionen mit dazwischenliegendem Abstand von ca. 4–6 cm werden über der dorsoradialen Fläche des Radius angelegt. Vorsichtige, stumpfe Freilegung der Knochenoberfläche, damit die oberflächlichen Äste des N. radialis nicht verletzt werden.
- Mit dem 2,5-mm-Spiralbohrer werden beide Kortikales in einem Winkel von 45° in der Horizontal- und von 90° in der Vertikalebene durchbohrt. Dabei wird eine passende Gewebeschutzhülse angewendet (Abb. 4).
- Zwei 4,0-mm-/3,0-mm-Schanz-Schrauben werden mit dem Universalbohrfutter mit T-Griff oder dem einfachen T-Griff eingedreht (Abb. 5). Mit dem Bildverstärker wird kontrolliert, daß das Gewinde der Schrauben im Knochen liegt.
- Bei der Verwendung von 2,5-mm-Kirschner-Drähten mit Gewinde können diese entweder direkt mit der kleinen Bohrmaschine mit Schlüsselbohrfutter in der oben beschriebenen Richtung eingebohrt werden oder nach Vorbohren mit dem 2,0-mm-Spiralbohrer in der Dreifachbohrbüchse als Führung.
- Die beiden Schanz-Schrauben werden mit den 4,0-mm-/4,0-mm-Backen auf dem Verbindungsstab fixiert. Bei Verwendung von 2 Verbindungsstäben zur Erhöhung der Stabilität müssen diese gleichzeitig montiert werden.
- Auch die beiden Kirschner-Drähte werden mit geeigneten Backen (4,0 mm/2,5 mm) an den Verbindungsstäben fixiert und sämtliche Muttern angezogen.

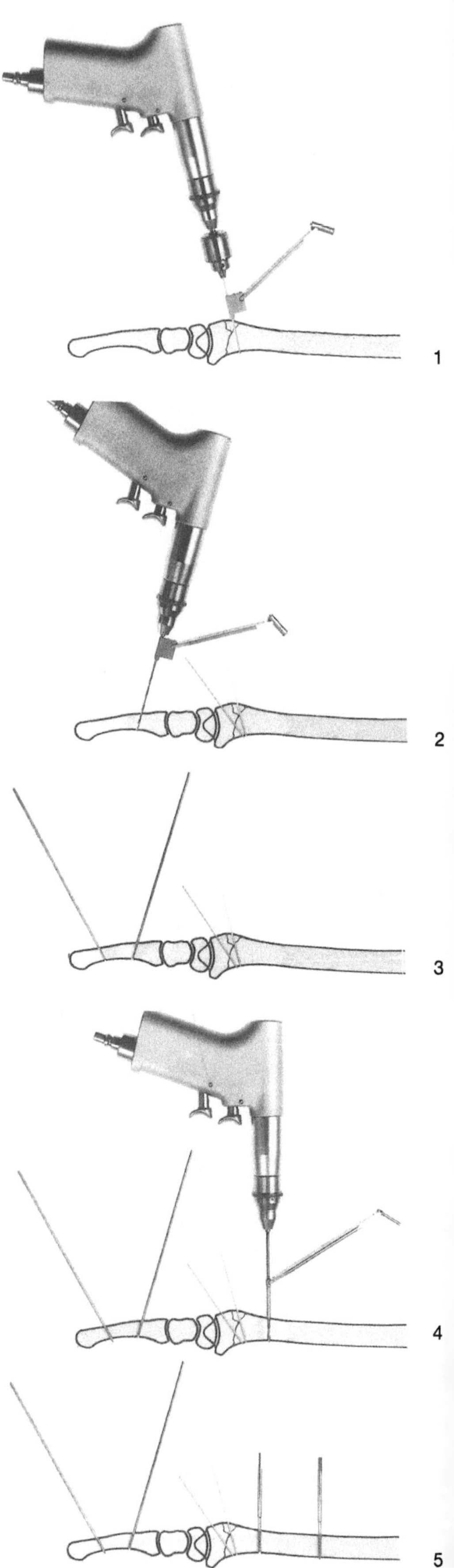

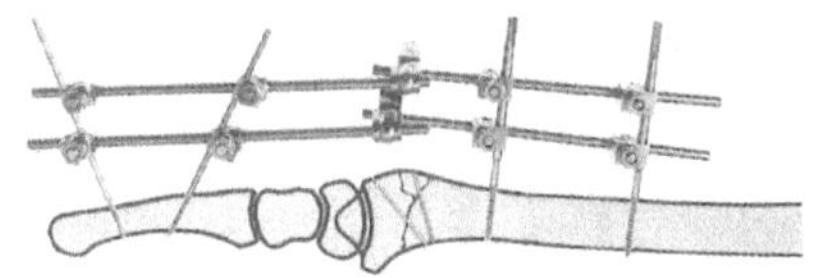

- Die 4 Verbindungsstäbe werden nun unter Verwendung von zwei 4,0-mm-/4,0-mm-Backen miteinander verbunden, ohne die Muttern vollständig anzuziehen (Abb. 6).
- Die endgültige Reposition erfolgt durch Distraktion, anschließend werden die Verbindungsbacken fest angezogen, während das Handgelenk in der gewünschten Position gehalten wird.

Die Stabilität der Fixation kann durch Vorspannen der Schrauben und Drähte von Hand gegeneinander in jedem Fragment erhöht werden. Hierfür können auch die kleinen offenen Druckspanner verwendet werden.

Beachte: Vier kurze Verbindungsstäbe können auch durch 2 Zwischenstangen und vier 4,0-mm/4,0-mm-Backen miteinander verbunden werden.

Beachte: Bei Verwendung von 1 oder 2 langen Verbindungsstäben müssen die beiden äußeren Kirschner-Drähte oder Schanz-Schrauben mit den Backen verbunden sein, bevor für die beiden inneren Drähte und Schrauben gebohrt wird und sie durch die entsprechenden Backen eingedreht werden.

6.13.2.3 Instrumente für die Montage eines kleinen Fixateur externe

Weil viele verschiedene Aufbaumöglichkeiten bestehen, empfiehlt es sich, das ganze Instrumentarium vorzubereiten. Der Implantatesatz muß evtl. mit zusätzlichen Schanz-Schrauben ergänzt werden.

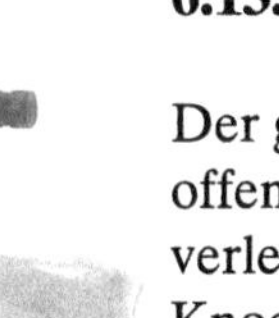

6.13.2.4 Instrumente zum Entfernen des kleinen Fixateur externe

Zunächst werden die Backen mit dem 7-mm-Steckschlüssel oder Ringgabelschlüssel entfernt. Kirschner-Drähte können mit der kleinen Bohrmaschine im Rückwärtsgang herausgedreht werden. Schanz-Schrauben lassen sich am besten mit dem Universalbohrfutter entfernen.

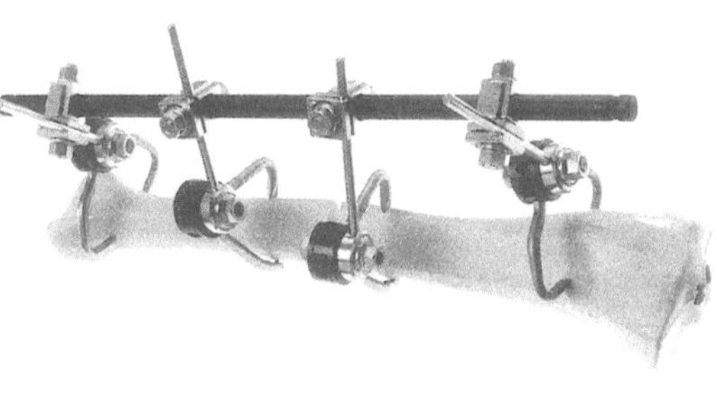

6.13.3 Der Zangenfixateur

Der große Zangenfixateur ist vor kurzem entwickelt worden, um offene oder geschlossene Tibiafrakturen mit größerer Weichteilverletzung vorübergehend fixieren zu können. Die Fixation am Knochen erfolgt mit Klammern, die nur 3 mm tief in der Kortikalis greifen und den Knochen also nicht durchdringen.
Eine Kontamination des Markraums über einen infizierten Schrauben- oder Nagelkanal wird dadurch vermieden. Der Zangenfixateur bietet eine verläßliche Konstruktion, um die Weichteile und insbesondere die Markhöhle bei der Vorbereitung für eine zweite, endgültige Osteosynthesemethode. Für den Einsatz an Unterarmfrakturen wird derzeit ein kleiner Zangenfixateur entwickelt.

Indikationen:
- Offene oder geschlossene Frakturen mit schwerem Weichteiltrauma bei Polytraumatisierten mit unsicherer Überlebenschance.
- Offene Tibiafraktur (III C) mit unsicherer Prognose für die Extremitätenerhaltung.
- Offene oder geschlossene Tibiafraktur mit oder ohne Weichteilschaden bei schwerem Schädeltrauma.
- Notfallmäßige Fixation von Tibiafrakturen bei Massenverletzungen und Kriegssituationen.

Der Zangenfixateur ist auch bereits zur Extension verwendet worden.

6.13.3.1 Instrumente

Das Instrumentarium besteht aus:
- Kleiner, großer und asymmetrischer Klammer
- Montagegriff
- Fixationsstab mit Klemm-Mutter

Weiter werden benötigt:
- Schwenkbare Backen und Kohlefaserstäbe oder Stahlrohre (aus dem Fixateur-externe-Set)
- Ringgabelschlüssel, 11 mm

6.13.3.2 Operationstechnik

Schrittweises Vorgehen:
- Provisorische Reposition der Fraktur.
- Nach beidseitiger großzügiger Hautinzision wird die Klammer mit Hilfe des Montagegriffs auf dem Knochen aufgesetzt. Hierbei muß die „sichere Zone" beachtet werden (s. Abschn. 6.13.1.5). Der Griff wird leicht zusammengedrückt und die Klammer durch 45°-Rotation um die Trokarspitzenachse in Längsrichtung der Tibia hin- und hergekippt, bis die Spitzen in der Kortikalis verankert sind.
- Die Klammer wird zusammengedrückt gehalten und die Gelenkspannmutter fest angezogen. Montagegriff abnehmen. Drei weitere Klammern werden in gleicher Weise aufgesetzt.
- Die Fixationsstäbe werden montiert und zur Aufnahme eines einzigen geraden Längsträgers ausgerichtet, die Feststellmuttern werden von Hand angezogen.
- Schwenkbare Backen werden auf die Fixationsstäbe aufgesetzt und so ausgerichtet, daß ein Rohr bzw. Stab eingefügt werden kann.
- Die endgültige Reposition wird bei gelösten Backen und Fixationsstäben vorgenommen, anschließend werden alle Muttern fest angezogen. Die erreichte Stabilität im Frakturbereich wird überprüft.

Siehe auch *INJURY*, AO/ASIF Scientific Suppl 23 (Suppl 3) und SYNTHES Broschüre Nr. 016.185 1/94

6.13.4 Der Verlängerungsapparat

Der kleine und der große Verlängerungsapparat wurden ursprünglich für diaphysäre Verlängerungen mit kontinuierlicher Distraktion an der oberen und unteren Extremität entwickelt. Eine Knochenverlängerung ist vor allem bei Jugendlichen mit angeborener oder erworbener Verkürzung einer Gliedmaße indiziert. Verlängerungen von mehr als 20 cm wurden mit diesem Apparat erzielt. Der Verlängerungs- und Heilungsprozeß dauert jedoch mehrere Monate und setzt einen sehr motivierten und geduldigen Patienten voraus. Der Verlängerungsapparat kann auch bei unilateraler Frakturstabilisation eingesetzt werden.
Der Miniverlängerungsapparat wird für periphere Verlängerungseingriffe benutzt.

6.13.4.1 Großer und kleiner Verlängerungsapparat, Instrumente und Implantate

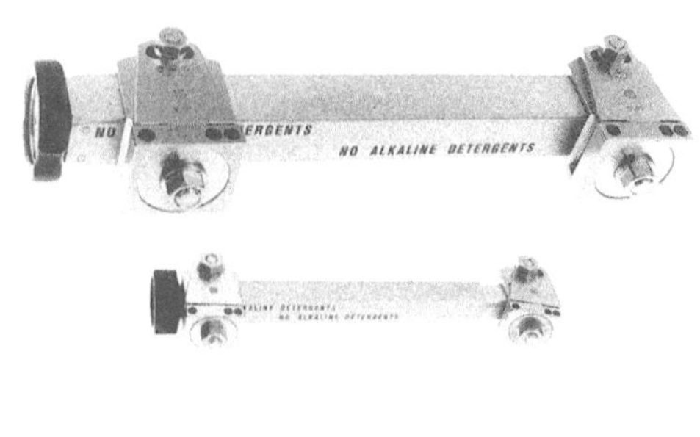

Großer und kleiner Verlängerungsapparat

Der große Verlängerungsapparat wird für die unteren, der kleine für die oberen Extremitäten verwendet. Bei Verlängerung am Femur legt man den Apparat an der lateralen, bei Tibiaverlängerungen an der anteromedialen Seite an.
Der Verlängerungsapparat besteht aus 2 rechteckigen Leichtmetallrohren, die ineinander gleiten. Durch eine Gewindespindel mit Handrad können sie zur Distraktion axial gegeneinander verschoben werden. Einkerbungen am Handrad zeigen das Ausmaß der Verlängerung an: eine Kerbe entspricht 0,37 mm am großen bzw. 0,33 mm am kleinen Apparat.

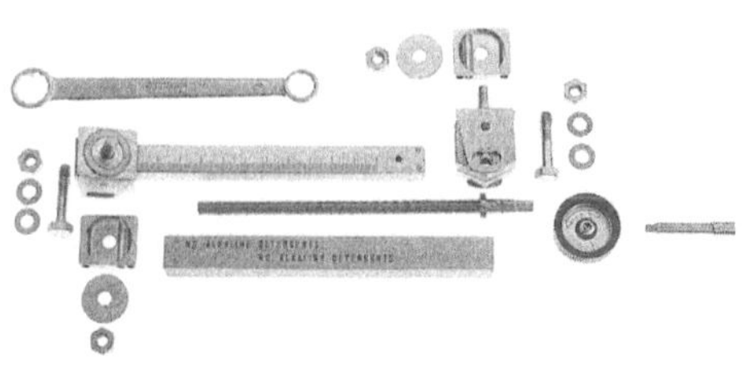

In den beiden Befestigungsköpfen können je 2 Schanz-Schrauben zur Fixation des Apparates am Knochen eingespannt werden. Die Köpfe sind in der Sagittalebene kippbar, durch Drehen ihres Oberteils können Winkelkorrekturen in der Frontalebene erfolgen. Die Befestigungsmuttern werden mit den 11-mm- und 14-mm-Ringschlüsseln festgezogen. Zur Reinigung muß der Apparat zerlegt werden (s. auch Abschn. 6.22.4.2).

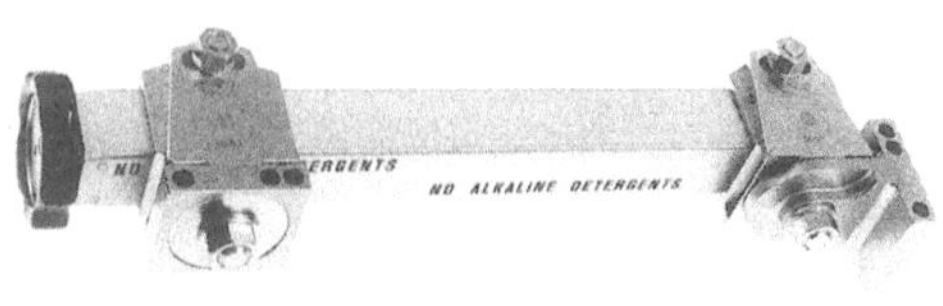

Winkelstück, groß

Wenn das Winkelstück gegen die Klemmplatte des Befestigungskopfes ausgewechselt wird, können die Schanz-Schrauben rechtwinklig zur Längsachse des großen Apparates eingesetzt werden. Dadurch läßt sich der Apparat für Rotationsosteotomien verwenden.

Winkelstück, klein

In gleicher Weise kann das kleine Winkelstück gegen die Klemmplatte ausgetauscht werden, um die Schanz-Schrauben rechtwinklig zur Längsachse des Apparats zu plazieren.

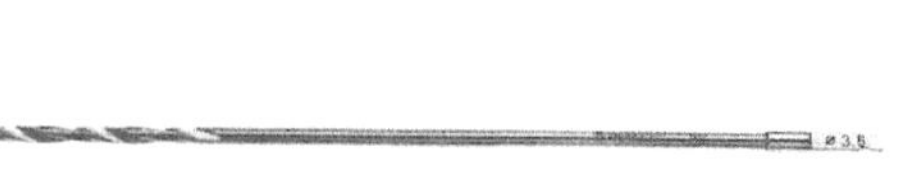

Spiralbohrer, Durchmesser 3,5 mm

Der 195 mm/170 mm lange Bohrer hat ein Schnellkupplungsende und wird zum Vorbohren für die 6,0-mm-Schanz-Schrauben mit der 6,0-mm-/3,5-mm-Bohrbüchse als Gewebeschutz verwendet.

Spiralbohrer, Durchmesser 3,2 mm

Der 195 mm/170 mm lange Bohrer hat ein Schnellkupplungsende und wird zum Vorbohren für die 4,0-mm-Schanz-Schrauben mit der 4,0-mm-/3,2-mm-Bohrbüchse als Gewebeschutz verwendet.

Bohrbüchse, 6,0 mm/3,5 mm

Die 110 mm lange Bohrbüchse wird mit dem 3,5-mm-Trokar durch das Weichteilgewebe bis auf den Knochen geführt. Nach Entfernung des Trokars dient sie als Führung für den 3,5-mm-Spiralbohrer.

Trokar, Durchmesser 3,5 mm

Er wird in die 6,0-mm-/3,5-mm-Bohrbüchse gesteckt und durch die Weichteile bis auf den Knochen geschoben, bevor für die 6,0-mm-Schanz-Schraube gebohrt wird.

Bohrbüchse, 4,0 mm/3,2 mm

Die 60 mm lange Bohrbüchse wird mit dem 3,2-mm-Trokar durch das Weichteilgewebe bis auf den Knochen geführt. Nach Entfernung des Trokars dient sie als Führung für den 3,2-mm-Spiralbohrer.

Trokar, Durchmesser 3,2 mm

Er wird in die 4,0-mm-/3,2-mm-Bohrbüchse gesteckt und durch die Weichteile bis auf den Knochen geschoben, bevor für die 4,0 mm-Schanz-Schraube gebohrt wird.

Ringschlüssel

Die 11 und 14 mm breiten Ringschlüssel werden paarweise zum Anziehen der Befestigungsmuttern am kleinen bzw. großen Verlängerungsapparat benötigt.

Universalbohrfutter mit T-Handgriff

Hiermit werden die Schanz-Schrauben eingedreht.

Schanz-Schrauben, Durchmesser 6,0 mm

Die 6,0-mm-Schanz-Schrauben mit flacher Spitze werden für die Anwendung des großen Verlängerungsapparats benutzt. Die Gewindelänge beträgt 50 mm und der Kerndurchmesser 4,0 mm. Vor dem Eindrehen der Schraube mit dem Universalbohrfutter muß mit einem 3,5-mm-Bohrer vorgebohrt werden. Die flache Spitze erleichtert das Eindrehen.

Schanz-Schrauben, Durchmesser 4,0 mm

Die 4,0-mm-Schanz-Schrauben mit flacher Spitze werden für die Anwendung des kleinen Verlängerungsapparats benutzt. Die Gewindelänge beträgt 25 mm und der Kerndurchmesser 2,8 mm. Vor dem Eindrehen der Schraube mit dem Universalbohrfutter muß mit einem 3,2-mm-Bohrer vorgebohrt werden.

6.13.4.2 Operationstechnik für den großen Verlängerungsapparat am Femur

Schrittweises Vorgehen:

- Über eine Stichinzision 2–3 Querfinger oberhalb der lateralen Femurkondyle wird die 6,0-mm-/3,5-mm-Bohrbüchse mit dem 3,5-mm-Trokar durch das Weichteilgewebe bis auf den Knochen geführt.
- Nach Entfernung des Trokars wird mit dem 3,5-mm-Bohrer parallel zum Kniegelenk und in der Mitte der anteroposterioren Ebene durch beide Kortikales gebohrt.
- Mit dem Universalbohrfutter mit T-Griff wird eine 6,0-mm-Schanz-Schraube eingedreht.
- In gleicher Technik wird eine weitere Schanz-Schraube in die proximale Metaphyse eingebracht, ungefähr 1,5 cm distal des Tuberculum innominatum am großen Trochanter. Die Schraube muß parallel zur ersten sein.
- Der Verlängerungsapparat wird auf der Vorderseite der Schrauben befestigt, um Platz für den nachfolgenden posterolateralen Zugang zum Femurschaft zu lassen.
- Die Bohrbüchse wird mit dem Trokar durch das zweite Loch des Befestigungskopfes gesteckt und nach Stichinzision bis auf den Knochen vorgeschoben. Hierdurch wird sichergestellt, daß die Schanz-Schrauben in jedem Fragment parallel verlaufen. Der Vorgang wird am anderen Ende des Apparats wiederholt. In jedem Befestigungskopf befinden sich dann 2 Schanz-Schrauben.
- Über einen posterolateralen Zugang erfolgt zwischen den Schanz-Schrauben eine quere Osteotomie oder Kortikotomie.
- Der Apparat wird initial verlängert, bis es zu einer Stabilisierung durch Weichteilgegenspannung kommt. Drainage, Wundverschluß, steriler Verband und elastische Binde.
- Die Verlängerung kann der Patient selbst durch eine Umdrehung pro Tag am Handrad (1,5 mm) in mehreren Teilschritten ausführen. Das Kniegelenk wird während dieser Zeit aktiv mobilisiert, der Patient darf teilbelasten. Regelmäßige sorgfältige Kontrolle der Schraubeneintrittsstellen. Entsteht Druck an der Haut, müssen Entlastungsschnitte gemacht werden. Bei Kindern tritt meistens eine spontane Regeneration des Knochens an der Distraktionsstelle ein. Nachdem die gewünschte Länge des Knochens erreicht ist und eine ausreichende Knochenfestigkeit röntgenologisch festgestellt wurde, wird das Handrad etwas rückwärts gedreht und Kompression erzeugt. Der Apparat wird so lange belassen, bis der normale Knochendurchmesser wieder erreicht ist und der Markraumkanal sichtbar wird.
  In den meisten Fällen wird nach erreichter Verlängerung eine autologe Spongiosaplastik vorgenommen und eine breite (Verlängerungs-)Platte an die posterolaterale Seite des Knochens angepaßt und fixiert.
  Bei avaskulärem Narbengewebe zwischen den Knochenenden ist eine Spongiosaplastik notwendig. Die Spongiosa wird aus dem vorderen oder hinteren Beckenkamm entnommen. Nach dem Wundverschluß wird der Apparat entfernt.

6.13.4.3 Der Miniverlängerungsapparat

Für die Knochenverlängerung kleiner Knochen, z. B. Mittelhandknochen, wird der Miniverlängerungsapparat an den Hauptfragmenten mit 2,5-mm-Kirschner-Drähten mit 15-mm-Gewindespitze oder mit 2,7-mm-Kortikalisschrauben befestigt. Die Klemmplatte an einem Ende kann mit dem kleinen Sechskantschraubenzieher entweder in Längs- oder Querstellung gebracht werden.

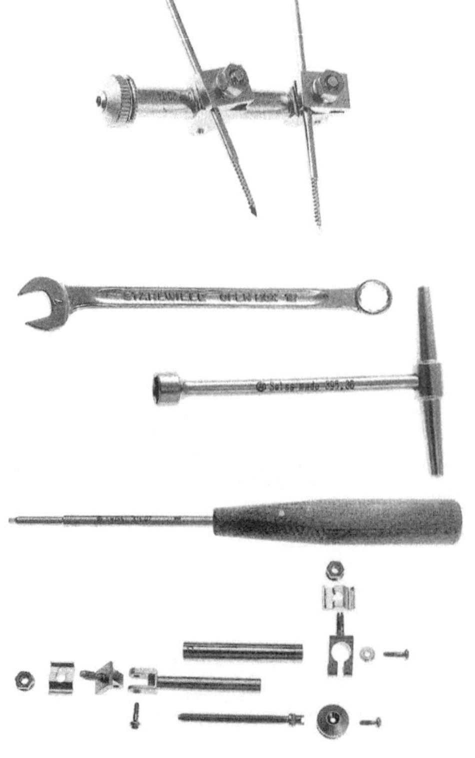

Eine volle Umdrehung entspricht einer Verlängerung von 0,7 mm (von Raste zu Raste ca. 0,23 mm). Zum Festziehen der Muttern wird der 7-mm-Ringgabelschlüssel oder -Steckschlüssel benutzt. Der Apparat kann auch als Repositionshilfe oder als Fixateur externe für kleine Knochen verwendet werden.

Zur sorgfältigen Reinigung muß der Apparat auseinandergebaut werden. Dazu wird die Teleskophülse ganz ausgefahren und die Klemmplatte entfernt.

6.13.5 Der Unifix

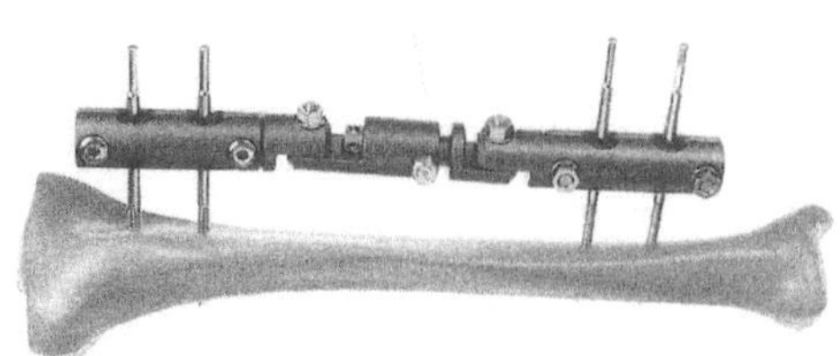

Der Unifix ist ein unilateraler Fixateur externe, der bei Unter- und Oberschenkelfrakturen Verwendung finden kann. Er ist aus einer hochwertigen Titanlegierung hergestellt und hat eine hohe Festigkeit bei niedrigem Gewicht. Kugelgelenke und ein verstellbares Mittelteil erlauben eine Rotation der Schanz-Schrauben von ca. 25 °. Der Abstand zwischen den beiden äußeren Löchern beträgt 225 mm und stellt die Begrenzung für die Anwendung der Schanz-Schrauben dar. Korrekturen von axialen und seitlichen Dislokationen sowie Rotationsfehlstellungen sind möglich. Mit dem Unifix kann sowohl eine Kompression als auch eine Distraktion durchgeführt werden, außerdem kann auch dynamisiert werden.

6.13.5.1 Instrumente, Implantate und Fixationsteile

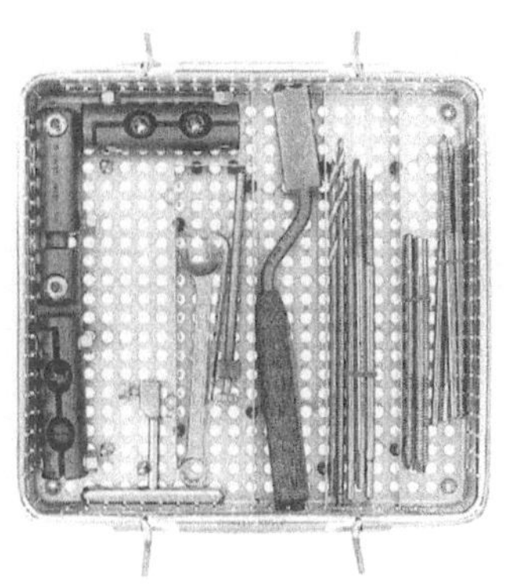

Der Unifix sowie die notwendigen Instrumente und Implantate sind als Set in einer Siebschale erhältlich.

Instrumente:

Spiralbohrer, Durchmesser 4,5 mm

Dieser 195 mm/170 mm lange Bohrer ist zweilippig, hat ein Schnellkupplungsende und wird mit der kleinen Bohrmaschine zum Vorbohren für die Schanz-Schrauben verwendet.

Spiralbohrer, Durchmesser 4,5 mm

Dieser 180 mm/165 mm lange, zweilippige Bohrer wird mit dem Schlüsselbohrfutter verwendet, falls eine kleine Bohrmaschine mit Schnellkupplungsfutter nicht zur Verfügung steht.

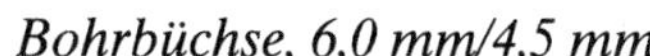

Bohrbüchse, 6,0 mm/4,5 mm

Die Bohrbüchse wird als Gewebeschutzhülse beim Bohren für die Schanz-Schrauben verwendet. Sie kann in das Kugelgelenk und in das Zielgerät eingeführt werden.

Trokar, Durchmesser 4,5 mm

Der Trokar wird in die 6,0-mm-/4,5-mm-Bohrbüchse gesteckt und nach Stichinzision bis auf den Knochen vorgeschoben.

Zielgerät

Das Zielgerät wird beim Vorbohren für die zweite parallele Schraube in jedem Fragment verwendet. Der Abstand der Löcher stimmt mit dem der Kugelgelenke an den Kugelspannstücken überein.

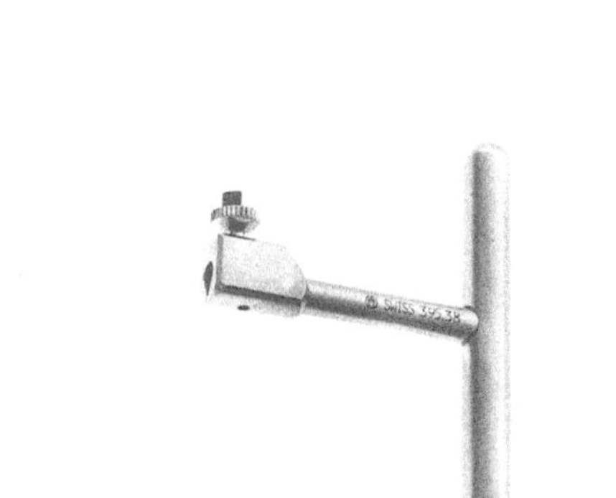

Einfacher Handgriff

Mit ihm werden die Schanz-Schrauben eingedreht. Die Halteschraube fixiert die Schanz-Schraube im Handgriff.

Ringgabelschlüssel, 11 mm

Er dient zum Festziehen und Lösen der Muttern und Feststellschrauben.

Inbusschlüssel mit Stift

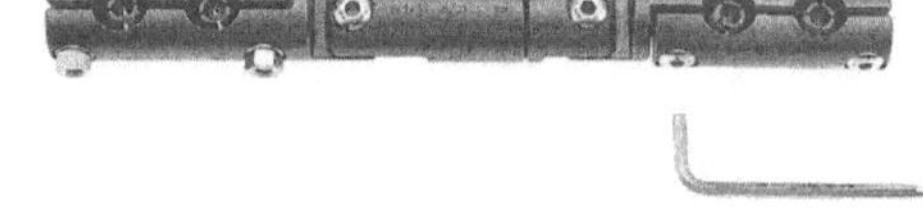

Er wird zum Festziehen und Lösen der Sechskantverbindungsschrauben des Unifix verwendet.

Implantate:

Schanz-Schraube, Durchmesser 6,0 mm

Diese 6,0-mm-Schanz-Schraube für den Unifix hat eine aufgerauhte Schaftoberfläche, um Ermüdungsbrüche zu verhindern (s. Abschn. 6.1.1). Die Schraube hat einen Kerndurchmesser von 4,8 mm, eine Gewindelänge von 50 mm und ein abgerundete Dreikantspitze. Das Vorbohren erfolgt mit dem 4,5-mm-Spiralbohrer. Die Schrauben werden mit dem einfachen Handgriff eingedreht. Sie sind in den Längen 125, 150 und 175 mm erhältlich.

Schanz-Schraube, Durchmesser 6,0 mm

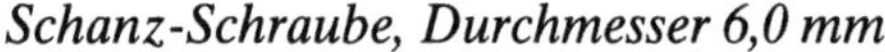

Diese 6,0-mm-Schanz-Schraube mit einem Kerndurchmesser von 4,1 mm, einer Gewindelänge von 50 mm und flacher Spitze kann alternativ für die Anwendung in spongiösem Knochen nach Vorbohren mit dem 3,5-mm-Spiralbohrer verwendet werden. Sie ist in den Längen 130, 160 und 190 mm erhältlich.

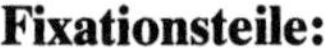

Fixationsteile:

Unifix

Der Unifix besteht aus:
- 2 Kugelspannstücken
- 4 Kugelgelenken
- 1 Mittelstück mit Rändelmutter und Feststellschraube
- 6 Verbindungsschrauben und sechs 11-mm-Sechskantmuttern

Die Einzelteile des Unifix sind aus hochwertigen Metallegierungen hergestellt und benötigen keine besondere Wartung oder Pflege. Schmiermittel können die Stabilität des Unifix sogar beeinträchtigen.

6.13.5.2 Operationstechnik

Je nach Lokalisation wird der Unifix mit oder ohne Mittelstück vorbereitet. Er wird anfangs in gerader Position mit festgestellten Scharniergelenken benutzt, so daß er als Bohrlehre verwendet werden kann.
Wird das Mittelstück gebraucht, sollte es sich in einer mittleren Stellung befinden, damit sowohl Kompression als auch Distraktion möglich ist.

- Die Fraktur wird vorläufig reponiert und die Position des Unifix festgelegt.
- Die Bohrbüchse 6,0 mm/4,5 mm wird mit dem Trokar durch eine Stichinzision auf den Knochen gesetzt.
- Mit dem 4,5-mm-Spiralbohrer wird für die Schanz-Schraube im rechten Winkel zur Knochenlängsachse vorgebohrt.
- Die erste Schanz-Schraube wird mit dem einfachen Handgriff eingedreht.
- Der Unifix wird auf die erste Schraube aufgesetzt und die Sechskantmutter *von Hand* angezogen.
- Bohrbüchse und Trokar werden durch das Kugelgelenk am anderen Ende gesteckt und nach Stichinzision bis auf den Knochen vorgeschoben.
- Mit dem 4,5-mm-Spiralbohrer wird für die zweite Schanz-Schraube vorgebohrt und diese dann mit dem einfachen Handgriff eingedreht.
- Das Zielgerät wird auf eine der Schrauben aufgesteckt. Anschließend wird die Bohrbüchse mit Trokar durch das zweite Loch des Zielgeräts und das entsprechende Kugelgelenk geschoben.
- Nach Stichinzision und Vorbohren mit dem 4,5-mm-Bohrer wird die dritte Schanz-Schraube eingedreht.
- Die vierte Schanz-Schraube wird in das andere Hauptfragment in gleicher Weise eingebracht.

Beachte: Sekundäre Stellungskorrekturen sind nun möglich, ohne den Unifix auseinanderzubauen. Die Muttern müssen lediglich gelöst und nach der Korrektur wieder festgezogen werden. Folgende Korrekturen sind möglich:
- Die Feststellschraube am Mittelstück wird gelöst.
- Eine Distraktion läßt sich mit Hilfe des Mittelstückes durch Drehen an der Rändelschraube erzielen.
- Axiale, laterale und Rotationsfehlstellungen können nach Lösen der 6 Sechskantmuttern korrigiert werden. Die Muttern werden nach der Manipulation wieder angezogen.
- Eine Kompression der Fraktur läßt sich durch Drehen der Rändelmutter erzeugen. Der Unifix wird dabei automatisch von der anfänglich geraden Lage in eine doppelt abgewinkelte Form übergehen. Sämtliche Muttern werden dann festgezogen.

Weitere Möglichkeiten:

Kurzer Unifix:
- Das Mittelstück kann durch Öffnen der beiden Scharniergelenke entfernt werden.
- Die beiden Kugelspannstücke können dann durch eine der Verbindungsschrauben des Mittelstücks direkt miteinander verbunden werden.
- Die Verbindungsschrauben müssen im Uhrzeigersinn gelöst und gegen den Uhrzeigersinn festgedreht werden, da sie mit *Linksgewinde* ausgestattet sind.

Zusätzliche Rotation:
Reicht die Rotation der Schraube im Kugelgelenk nicht aus, kann der Fixateur nach Lösen der Feststellschraube im Mittelteil um weitere 35° rotiert werden. Hierbei ist zu beachten, daß der Unifix in dieser Stellung keine Längsführung gewährleisten kann, die Feststellschraube läuft dann nicht mehr in der Längsnut. In der rotierten Stellung ist weder eine Kompression oder Distraktion noch eine Dynamisierung möglich.

6.13.5.3 Instrumente zum Entfernen des Unifix

Der Unifix kann entfernt werden, nachdem alle 11-mm-Muttern mit dem Ringgabelschlüssel gelöst worden sind. Die Schanz-Schrauben lassen sich mit dem einfachen Handgriff oder besser noch mit dem Universalbohrfutter ausdrehen.

6.14 Der Distraktor

Der Distraktor ist ein Repositionsinstrument für den vorübergehenden Einsatz bei einfachen oder komplexen Frakturen. Über eine kontrollierte Bewegung der Fragmente kann mit ihm entweder eine Kompression oder eine Distraktion ausgeübt werden. Nach dem Einbringen des ausgewählten Implantats wird der Distraktor entfernt.
Es gibt einen großen und einen kleinen Distraktor.

6.14.1 Der große Distraktor

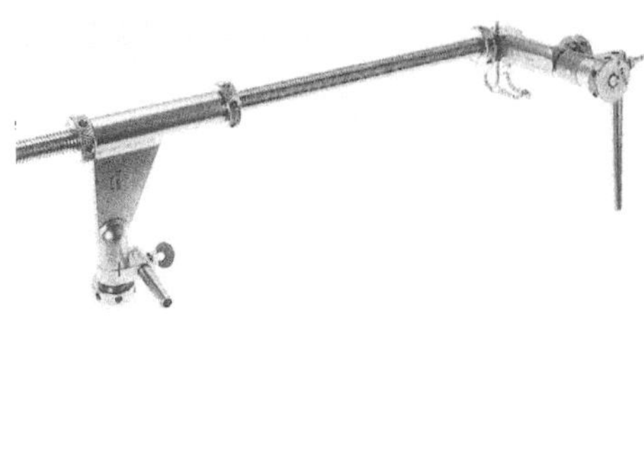

Der große Distraktor ist so ausreichend dimensioniert, daß er auch die Ausübung beträchtlicher Kräfte ermöglicht. Er wird für eine schonende offene oder geschlossene Reposition von Frakturen an den langen Röhrenknochen, des Beckens und des Azetabulums verwendet. Bei polytraumatisierten Patienten kann die Reposition ohne Extensionstisch erfolgen. Der Distraktor kann außerdem gelenküberbrückend eingesetzt werden, um komplexe Gelenkfrakturen zu reponieren, oder um bei arthroskopischen Eingriffen (z. B. am Meniskus) Hilfe zu leisten. Der neue Distraktor ermöglicht eine Kontrolle der Rotation und läßt Korrekturen in jeder Ebene um eine oder mehrere Achsen zu. Er wird mit Schanz-Schrauben am Knochen fixiert.
Das frühere, einfache Modell wurde am Knochen mit speziellen Bolzen befestigt und erlaubte lediglich Korrekturen der Rotation bis zu 30°. Seine Flexibilität ist deshalb begrenzt, es kann aber immer noch in ausgewählten Fällen hilfreich sein.

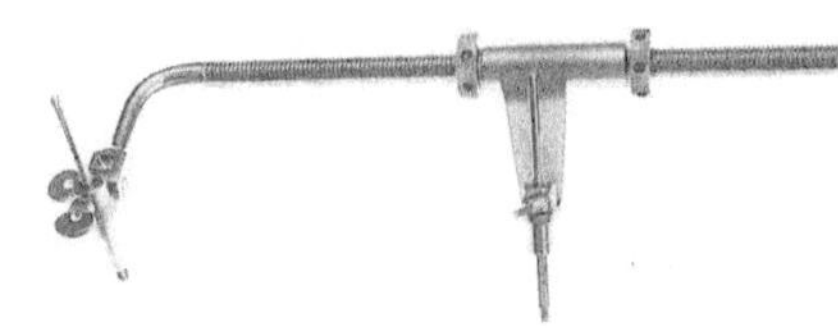

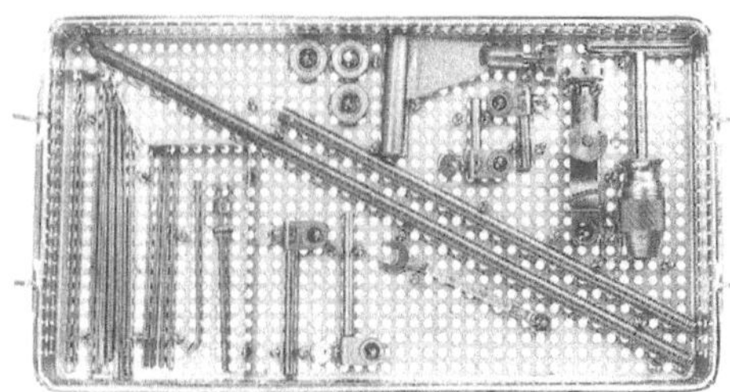

6.14.1.1 Instrumente, Implantate und Distraktoreinzelteile

Die Einzelteile des Distraktors, notwendige Instrumente und Implantate sind als Set in einer Siebschale erhältlich.

Standardinstrumente

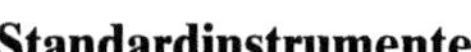

Spiralbohrer, Durchmesser 3,5 mm

Der zweilippige Bohrer ist 195 mm/170 mm lang und hat einen Ansatz für die Schnellkupplung. Er wird zum Vorbohren für 5,0-mm-Schanz-Schrauben eingesetzt. Die 110 mm lange Dreifachbohrbüchse dient als Gewebeschutzhülse.

Dreifachbohrbüchse, Länge 110 mm

Sie wird als Bohrbüchse und Gewebeschutzhülse für den 3,5-mm-Spiralbohrer verwendet und besteht aus 3 Teilen:

- Trokar mit 3,5 mm Durchmesser und 110 mm lang. Er wird in die beiden Bohrbüchsen eingesteckt und mit diesen über eine Stichinzision bis auf den Knochen vorgeschoben.
- Bohrbüchse, Durchmesser 5,0 mm/3,5 mm; sie führt den Trokar und den 3,5-mm-Bohrer.
- Bohrbüchse, Durchmesser 6,0 mm/5,0 mm; sie ist die äußerste Hülse des Dreifachsystems. Zum Eindrehen der 5,0-mm-Schanz-Schrauben wird sie ohne die beiden Einsätze verwendet.

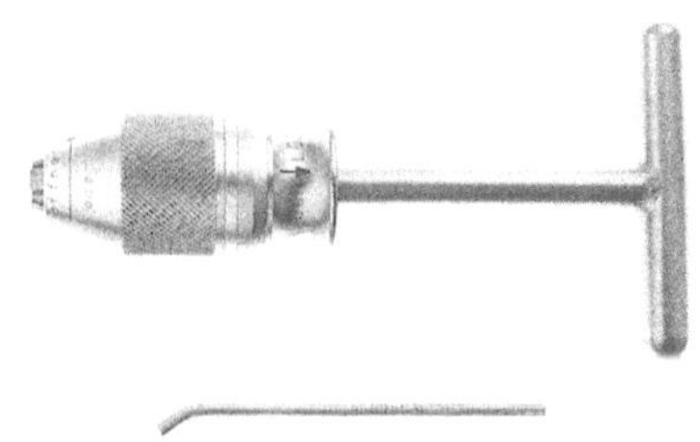

Universalbohrfutter mit T-Handgriff

Das Bohrfutter wird zum Eindrehen der Schanz-Schrauben von Hand verwendet.

Stiftschlüssel

Hiermit können die Rändelmuttern festgezogen werden.

Implantate

Schanz-Schrauben, Durchmesser 5,0 mm

Diese Schrauben mit einem Kerndurchmesser von 3,5 mm und einer Gewindelänge von 50 mm werden in die beiden Hauptfragmente eingebracht und mit dem Distraktor verbunden. Es gibt sie in Längen von 150, 175 und 200 mm.

Einzelteile des großen Distraktors

Gewindespindel, Durchmesser 14 mm

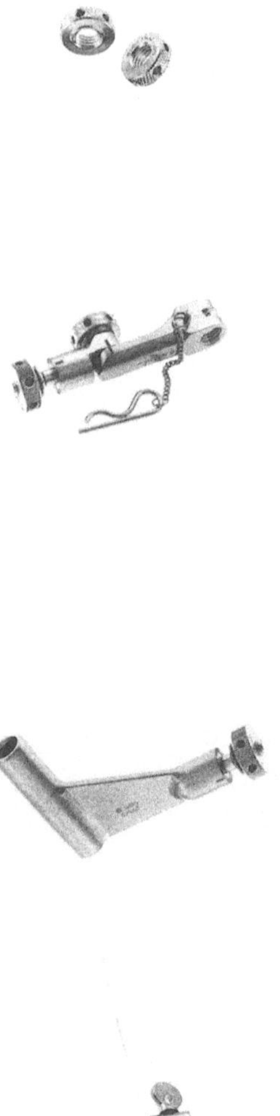

Die Spindel wird an einem Ende mit dem Doppelgelenk und am anderen Ende mit dem Schlitten verbunden. Beide Teile werden mit Rändelmuttern blockiert. Je nach Position des Distraktors kann die 440 oder die 330 mm lange Spindel benutzt werden.

Rändelmutter

Die Mutter wird auf die Gewindespindel aufgeschraubt und blockiert das Doppelgelenk und den Schlitten. Mit Hilfe von 2 Rändelmuttern auf beiden Seiten des Schlittens kann Distraktion oder Kompression erzeugt werden. Sie lassen sich mit dem Stiftschlüssel festziehen und lösen.

Doppelgelenk

Das Doppelgelenk wird auf dem Ende der Gewindespindel, das eine Querbohrung hat, aufgeschraubt. Zur Rotationssicherung wird die Klammer durch die Querbohrung gesteckt. Nach Entfernen der gefederten Rändelmutter kann die lange Aufnahmehülse aufgesteckt werden, die Zahnkranzoberflächen von Aufnahmehülse und Doppelgelenk sollten ineinander greifen, anschließend wird die Rändelmutter wieder befestigt. Das Doppelgelenk kann in verschiedenen Ebenen mit Schanz-Schrauben verbunden werden.

Schlitten

Er wird am anderen Ende der Gewindespindel aufgeschoben und mit 2 Rändelmuttern in seiner Stellung fixiert. Nach Entfernen der gefederten Rändelmutter kann die kurze Aufnahmehülse aufgesteckt – die Zahnkranzoberflächen von Aufnahmehülse und Schlitten sollten dabei ineinander greifen – und mit der Rändelmutter in Nullstellung fixiert werden. Der Schlitten wird in dieser Position an der distalen Schanz-Schraube befestigt.

Aufnahmehülse, Länge 105 mm

Die lange Aufnahmehülse wird am Doppelgelenk befestigt, dann auf die Schanz-Schraube im *proximalen* Fragment aufgesteckt und dort mit der Flügelmutter fixiert.

Aufnahmehülse, Länge 55 mm

Die kurze Aufnahmehülse wird am Schlitten befestigt, dann auf die Schanz-Schraube im *distalen* Fragment aufgesteckt und dort mit der Flügelmutter fixiert.

6.14.1.2 Zusätzliche Teile für die Anwendung bei der Femurmarknagelung mit dem Universalnagel

Siehe auch S. 288

Zielbogen

Er wird am Zielbügel für den Universalmarknagel aufgeschoben. Durch die eingesteckte 140 mm lange Dreifachbohrbüchse kann die 5,0-mm-Schanz-Schraube in korrekter Lage senkrecht zur Schaftachse im proximalen Femurende eingesetzt werden. Über diese Schraube wird das Doppelgelenk mit Aufnahmehülse geschoben.

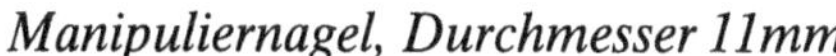

Manipuliernagel, Durchmesser 11mm

Der Nagel wird am Zielbügel mit der Rändelmutter fixiert. Er wird dann in die Markhöhle eingeführt und kann zur Frakturreposition oder als Indikator der Nagelachse zum Plazieren der proximalen Schanz-Schraube für den Distraktor verwendet werden.

Spiralbohrer, Durchmesser 3,5 mm

Dieser dreilippige Bohrer mit Schnellkupplungsende ist 225 mm/200 mm lang und wird zum Vorbohren für die 5,0-mm-Schanz-Schraube verwendet. Die im Zielbogen eingesetzte Dreifachbohrbüchse dient als Führung und Gewebeschutzhülse.

Dreifachbohrbüchse, Länge 140 mm

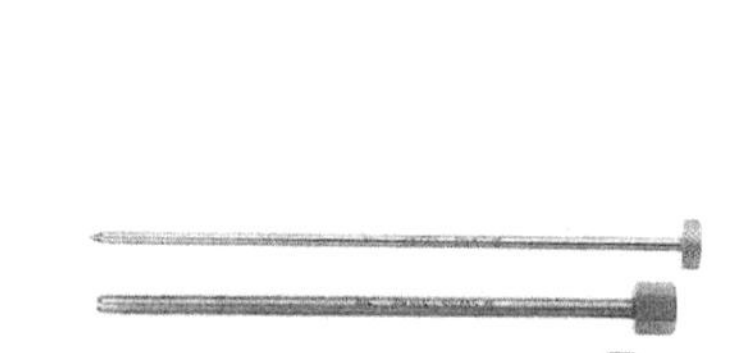

Sie wird als Bohrbüchse und Gewebeschutzhülse für den 3,5-mm-Spiralbohrer beim Einsatz des Zielbogens im Zielbügel verwendet und besteht aus 3 Teilen:
- Trokar mit 3,5 mm Durchmesser und 140 mm Länge. Er wird in die beiden Bohrbüchsen eingesteckt und mit diesen über eine Stichinzision bis auf den Knochen vorgeschoben.
- Bohrbüchse, Durchmesser 5,0 mm/3,5 mm; sie führt den Trokar und den 3,5-mm-Bohrer.
- Bohrbüchse, Durchmesser 6,0 mm/5,0 mm; sie ist die äußerste Hülse des Dreifachsystems. Zum Eindrehen der 5,0-mm-Schanz-Schraube wird sie ohne die beiden Einsätze verwendet.

6.14.1.3 Klinische Anwendung des Distraktors

Lagerung des Patienten:
- Die Reposition ist auf einem normalen Operationstisch in Rücken- oder Seitenlage möglich.

Flexibler Einsatz:
- 5,0-mm-Schanz-Schrauben werden nach Vorbohren mit einem 3,5-mm-Spiralbohrer (möglichst dreilippig) in beide Hauptfragmente senkrecht zur Längsachse eingeschraubt.

- Die Gelenke am proximalen Doppelgelenk und am distalen Schlitten des Distraktors erlauben gleichzeitige Bewegungen um mehrere Achsen und in jeder Ebene. Die Stellung der Schanz-Schrauben kann sich daher je nach anatomischer Situation ändern.
- Bei offenen Frakturen reicht normalerweise eine leichte Distraktion zur Reposition aus. Rotationsfehler oder laterale Verschiebungen können häufig durch Manipulation am Distraktor und durch Anbringen von Repositionszangen korrigiert werden.
- Bei geschlossenen Frakturen ist eine laterale Verschiebung oft sehr schwer zu korrigieren. Der Distraktor läßt sich nicht nur für eine axiale Krafteinwirkung einsetzen, sondern auch zur Korrektur der lateralen Verschiebung durch Manipulation an den Schanz-Schrauben im proximalen und distalen Fragment.
- Die Beweglichkeit der Gelenke ermöglicht mehrere Korrekturen gleichzeitig, so daß die Fragmente dann in gewünschter Position fixiert und sogar komprimiert werden können.

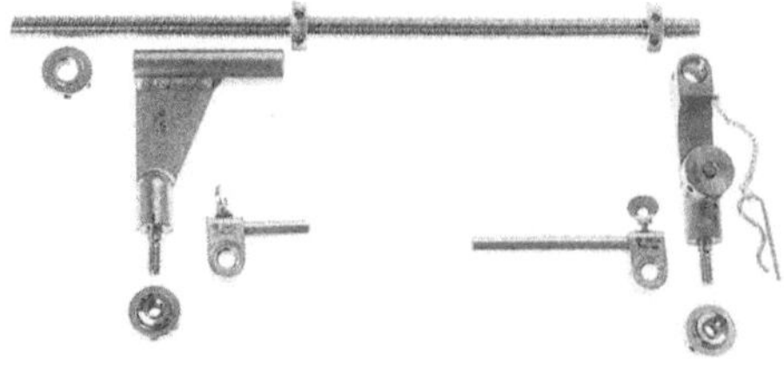

Marknagelung:
- Anstelle eines Extensionstisches kann der Distraktor zur Frakturreposition eingesetzt werden. Hierfür sind spezielle Zielinstrumente erforderlich. Die Anwendungstechnik wird im Abschn. 6.12.5.1 beschrieben.

Montage des Distraktors und Befestigung an den Schanz-Schrauben:
- Die kurze oder lange Gewindespindel wird ausgewählt, und an beiden Enden wird jeweils 1 Rändelmutter aufgeschraubt.
- Das Doppelgelenk wird in gerader Stellung fixiert und die lange Aufnahmehülse an ihm befestigt, wobei die Zahnkranzoberflächen ineinander greifen müssen. Das Doppelgelenk wird auf dem Ende der Gewindespindel mit dem Querloch aufgeschraubt, bis die Bohrung in der zentralen Aussparung sichtbar ist. Zur Sicherung des Doppelgelenks wird die Klammer durch das Querloch gesteckt.
- Die Rändelmutter wird mit dem Stiftschlüssel gegen das Doppelgelenk festgedreht.
- Die kurze Aufnahmehülse wird am Schlitten mit der gefederten Rändelmutter montiert, wobei die gezähnelten Oberflächen ineinander greifen müssen.

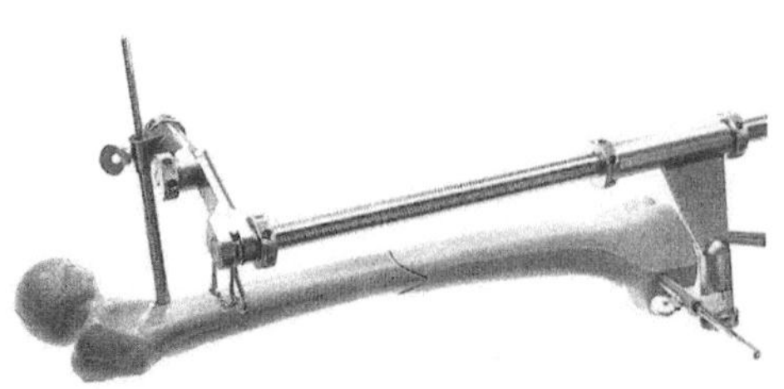

- Eine Rändelmutter wird auf das andere Ende der Gewindespindel geschraubt, anschließend wird der Schlitten aufgefädelt und dieser mit einer zweiten Rändelmutter gesichert.
- Die lange Aufnahmehülse wird auf die proximale Schanz-Schraube aufgesteckt. Bevor Rändelmutter und Flügelschraube festgezogen werden, soll die Gewindespindel ungefähr parallel zu den beiden Hauptfragmenten liegen.
- Die kurze Aufnahmehülse am Schlitten wird auf die distale Schanz-Schraube aufgesteckt. Falls erforderlich, können die Rändelmuttern vorübergehend gelockert werden. Die Flügelschraube wird zum Festhalten der Schanz-Schraube zugedreht und anschließend werden die Rändelmuttern auf den Gelenkteilen festgezogen.

Die Distraktion erfolgt durch Lösen der äußeren und Drehen der inneren Rändelmutter, die den Schlitten halten. Um eine Rotation der Fragmente während der Distraktion zu verhindern, können die Schanz-Schrauben von Hand festgehalten werden. Mit Hilfe eines auf die Schanz-Schrauben aufgesteckten Universalbohrfutters mit T-Handgriff können Achsenabweichungen und Rotationsfehlstellungen korrigiert werden. Die gefederten Rändelmuttern werden mit dem Stiftschlüssel festgezogen. Nach abgeschlossener Reposition wird die äußere Rändelmutter am Schlitten festgedreht.

6.14.1.4 Instrumente für die Anwendung des großen Distraktors und andere Instrumente

Instrumente für die Anwendung des großen Distraktors

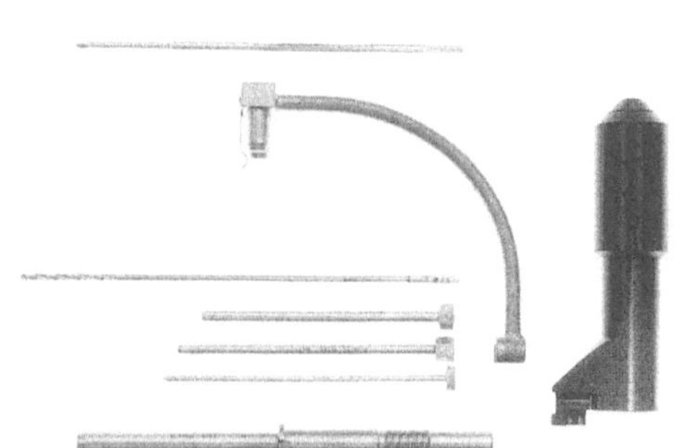

Zusätzliche Instrumente für den Einsatz des Distraktors bei der Femurmarknagelung

6.14.2 Der kleine Distraktor

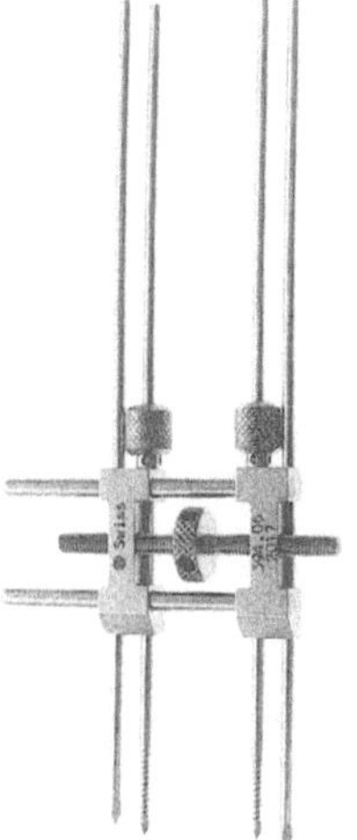

Der kleine Distraktor kann zur Distraktion und Reposition von Frakturen kleiner Knochen eingesetzt werden. Die auf einem Schlitten montierten Drahthalterungen haben 2 Löcher. In das Loch mit der Rändelschraube wird ein 2,5-mm-Kirschner-Draht mit Gewindespitze durchgesteckt, in den Knochen gebohrt und dann durch Festdrehen der Rändelmutter an der Halterung fixiert. Im zweiten Loch können ein gewöhnlicher Kirschner-Draht oder eine Schraube parallel eingesetzt werden, um eine Rotation der Fragmente zu verhindern. Die Kirschner-Drähte müssen von Anfang an parallel und senkrecht zur Spindel eingebracht werden, da der kleine Distraktor keine Gelenke für eventuelle Korrekturen hat. Der kleine Distraktor kann von 10–40 mm geöffnet werden.

6.15 Die Knochenfaßzangen

Knochenfaßzangen sind in verschiedenen Formen und Größen zur Reposition von Frakturen entwickelt worden. Die Reposition kann v. a. bei komplexen Fraktursituationen der weitaus schwierigste Teil der Frakturversorgung sein; sie hat für das Endresultat eine ausschlaggebende Bedeutung. Das primäre Ziel der Reposition ist es, die normale Anatomie mit einer schonenden, atraumatischen Technik wiederherzustellen, ohne dabei die Blutversorgung zu beeinträchtigen. Einfache Frakturen lassen sich meistens manuell einrichten und mit geeigneten Repositionszangen halten. Komplexe Frakturen dagegen bieten oft bei der Reposition Schwierigkeiten, und das Anbringen einer Repositionshilfe kann äußerst problematisch sein. Kenntnisse der Anatomie und der Funktion verschiedener Repositionshilfsmittel erleichtern den Repositionsvorgang. Im allgemeinen sollte die Größe der Repositionszange der Knochengröße entsprechen. Bei der Verwendung zu kleiner Zangen müssen zu starke Kräfte ausgeübt werden, wodurch die Zangen beschädigt werden können.
Einige größere Knochenfaßzangen sind als Set entweder in einer Siebschale oder in einem Graphic Case erhältlich.
Repositionszangen für kleinere Knochen werden in den Abschn. 6.9.1 und 6.11.1 beschrieben.

Repositionszangen mit Spitzen

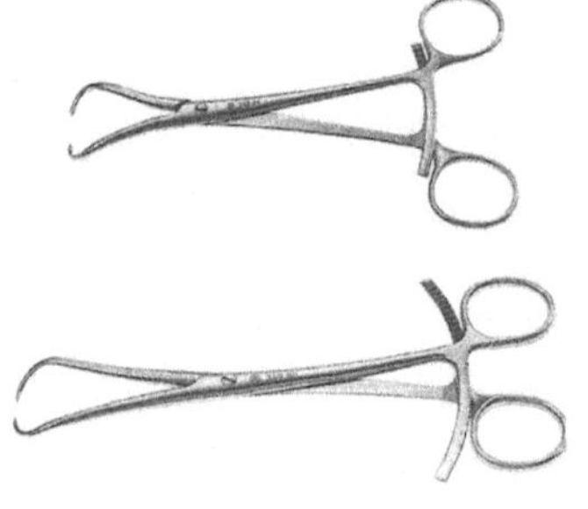

Diese Zangen in Längen von 160 und 200 mm halten die Fragmente mit ihren 2 scharfen Spitzen, die etwas ausladend sind, aber das Anbringen des definitiven Implantats ermöglichen. Die Zangen sind entweder mit Zahnsperre oder Gewindesperre erhältlich, die weggeklappt werden kann. Dadurch können selbst weit auseinander liegende Fragmente gefaßt und reponiert werden. Die Gewindesperre läßt sich mit dem Zeigefinger leicht öffnen und schließen.

Repositionszangen, gezahnt

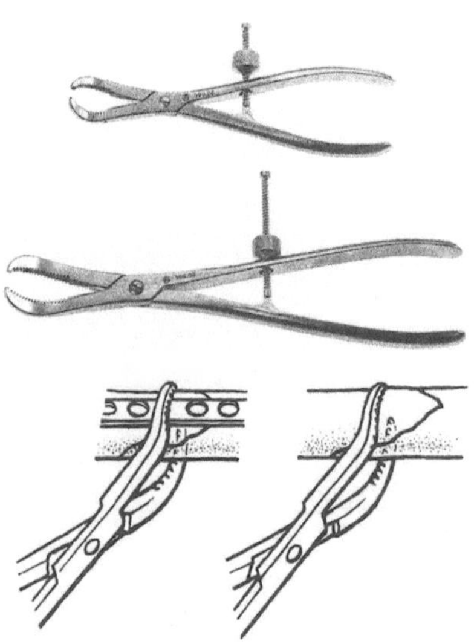

Diese Zangen in Längen von 170 und 240 mm haben eine Gewindesperre, die nur ein begrenztes Öffnen des gezahnten Maulteils erlaubt. Sie eignen sich speziell zur vorübergehenden Fixierung von Platten und Fragmenten.
Um die Zange abzunehmen, wird der Griff leicht zusammengepreßt und die Gewindesperre gegen den Uhrzeigersinn gedreht.

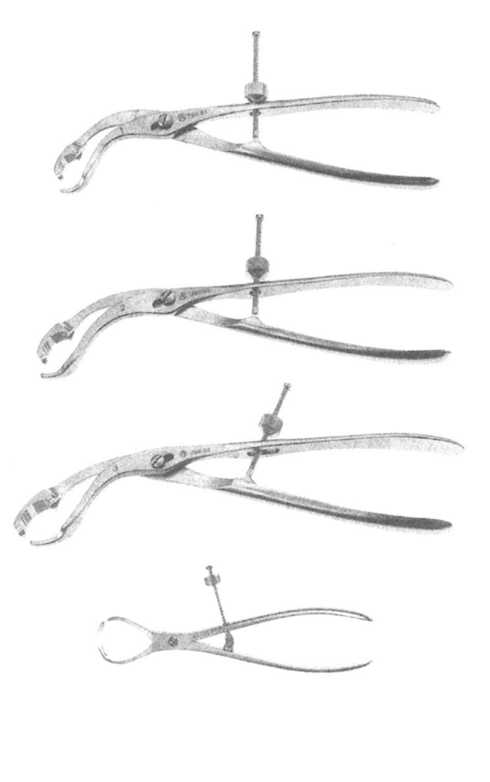

Selbstzentrierende Knochenhaltezangen (Verbrugge-Typ)

Diese Zangen (240 mm lang mit **1** markiert, 260 mm lang mit **2**, und 280 mm lang mit **3** markiert) sind 3 Repositionszangen für die temporäre Fixation von Fragmenten und Platten bei Frakturen langer Röhrenknochen. Durch das selbstzentrierende Maulteil können Reposition und Fixation geändert werden. Die selbstzentrierenden Knochenhaltezangen sind mit Gewindesperre versehen, die leicht mit einer Hand bedient werden kann. Zum Öffnen der Zange wird der Griff zuerst leicht zusammengedrückt und die Gewindesperre gegen den Uhrzeigersinn gedreht.

Patellazange

Sie ist 175 mm lang, hat Doppelspitzen und eignet sich besonders gut zur Reposition von Patellafrakturen. Die Gewindesperre erlaubt einfaches Schließen mit einer Hand. Zum Öffnen der Zange wird der Griff zuerst leicht zusammengedrückt und die Gewindesperre gegen den Uhrzeigersinn gedreht.

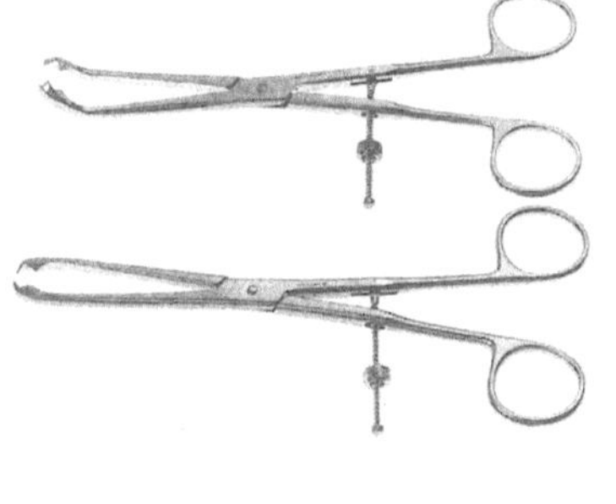

Fibulazange, gerade und abgekröpft

Beide 210 mm langen Zangen sind zur Reposition von Frakturen der distalen Fibula entwickelt worden. Die Gewindesperre bei den neueren Zangen ist leichter zu handhaben als die Zahnsperre älterer Zangen.

Knöchelfaßzange

Die Zange ist 210 mm lang und hat 2 Spitzen, die je 15° gegeneinander geneigt sind. Die Zange eignet sich zur Reposition der Innenknöchel.

Haltezange für Tibiakantenfragmente

Die 210 mm lange Zange hat auf einem Maulteil 3 scharfe Spitzen, wodurch ein Tibiakantenfragment sicher gefaßt werden kann. Neuere Modelle sind mit Gewindesperre versehen.

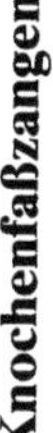

Knochenspreizzangen

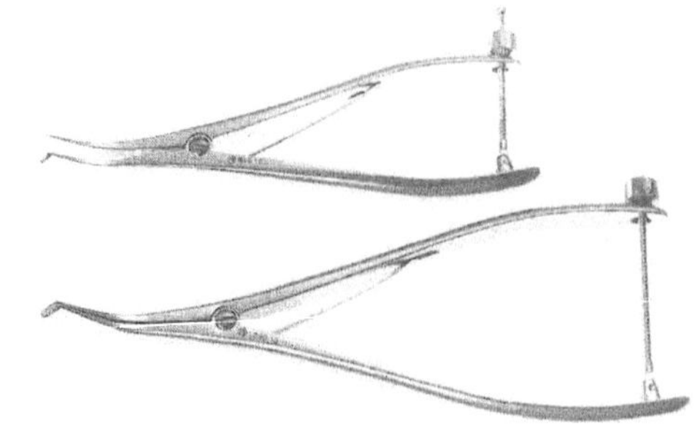

Die Spreizzangen sind in Längen von 210 und 270 mm mit einer Backenbreite von 8 bzw. 12 mm erhältlich. Der Frakturspalt kann mit Hilfe dieser Zangen leicht aufgespreizt werden, damit eingeschlagene Gewebereste entfernt werden können. Die Zange kann auch zur Distraktion eingesetzt werden. Hierfür setzt man sie zwischen das Ende einer Platte, die an einem Hauptfragment befestigt ist, und eine Schraube, die ca. 1 cm vom Plattenende entfernt im anderen Hauptfragment eingedreht ist. Beim Öffnen der Knochenspreizzange zwischen Schraube und Plattenende kommt es zu einer Distraktion im Bereich der Fraktur.

6.16 Allgemeines Instrumentarium für Knochenchirurgie

Einige allgemeine knochenchirurgische Instrumente, wie z.B Knochenhebel (Hohmann-Hebel) und Raspatorien, sind entwickelt worden, um die Freilegung von Frakturen zu erleichtern. Eine Auswahl dieser Instrumente ist zu einem Set zusammengestellt worden und kann entweder in einer Siebschale oder einem Graphic Case bezogen werden.
Die allgemeinen Instrumente für kleine und ganz kleine Knochen sind in den Abschn. 6.9.1 und 6.11.1 beschrieben.
Siehe auch SYNTHES Katalog.

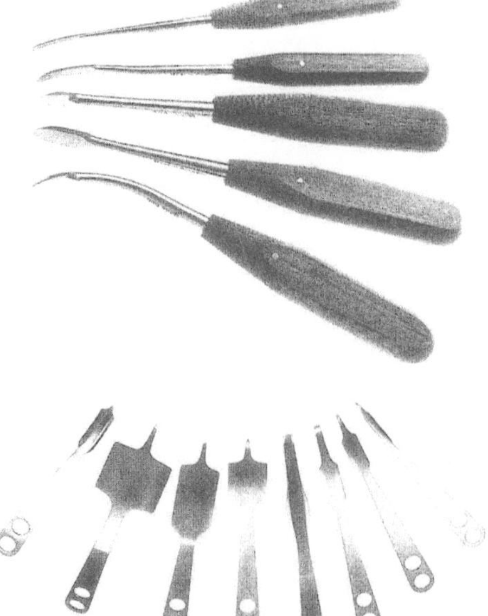

Raspatorien

Diese Instrumente haben einen Kunststoffgriff, sind ca. 200 mm lang und mit gerader oder runder Schneide in verschiedener Breite erhältlich. Die Raspatorien werden zur sorgfältigen Gewebedurchtrennung, zur atraumatischen Freilegung der Fraktur und zum Säubern des Frakturspalts verwendet. Das Periost darf dabei nicht unnötig breit abgelöst werden, da sonst die Blutversorgung für den Knochen beeinträchtigt werden und es zu einer Störung der Knochenheilung kommen könnte.

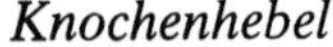

Knochenhebel

Die Knochenhebel (Hohmann-Haken) gibt es in Längen von 220–270 mm, in Breiten von 8–70 mm, mit scharfen oder stumpfen Spitzen. Sie werden zur Darstellung der Fraktur um den Knochen herum eingesetzt, hierbei ist darauf zu achten, daß das Periost oder andere wichtige Strukturen nicht beschädigt werden. Mit der scharfen Spitze läßt sich der Hebel auf und um den Knochen positionieren. Auf die Wundränder darf nur ein leichter Druck mit den Hebeln ausgeübt werden und ihre Position sollte oft gewechselt werden, um Gewebenekrosen zu vermeiden. Man muß daran denken, daß durch die Hebelarmwirkung die Kraft, mit der an den Hebeln gezogen wird, vervielfacht wird.

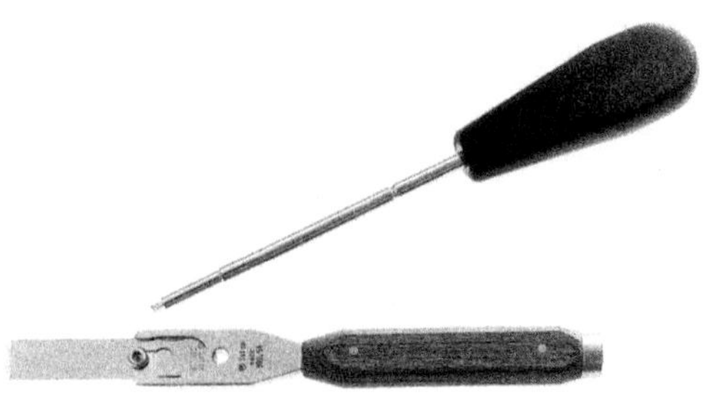

Meißelgriff

Der Griff ist 185 mm lang und wird für die unten beschriebenen Meißelklingen verwendet. Er hat eine Inbusschraube, mit der die Klingen unter Verwendung des großen Sechskantschraubenziehers oder eines Inbusschlüssels eingespannt werden. Sollte eine Meißelklinge festsitzen, kann sie mit Hilfe eines geeigneten Instruments gelöst werden, das in das Loch neben der Schraube eingesteckt und mit seitlichen Bewegungen gegen die Klinge gedrückt wird. Die Metallplatte am Griff nimmt die Hammerschläge auf.

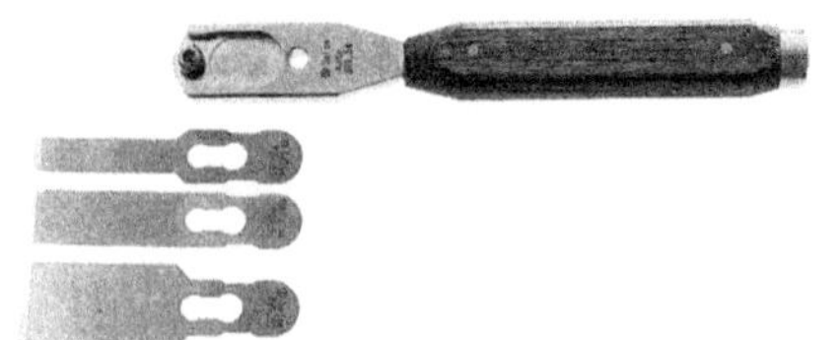

Meißelklingen

Die Klingen mit scharfen Schneidekanten sind 5, 10, 16 und 25 mm breit, ca. 80 mm lang und 1 mm dick. Im Meißelgriff montiert werden sie benutzt, um z. B. das Knochenfenster für Winkelplatten vorzubereiten und die Kante abzuschrägen, bevor die Platte endgültig eingeführt wird. Die Meißel sind auch für die Dekortikation nach Judet bei der operativen Behandlung von Pseudarthrosen ausgezeichnet geeignet.
Die Meißelklingen sollten keinen Biegekräften ausgesetzt und nach Verwendung ausgewechselt werden.

Spanmeißel zur Spongiosaentnahme

Siehe Abschn. 6.18

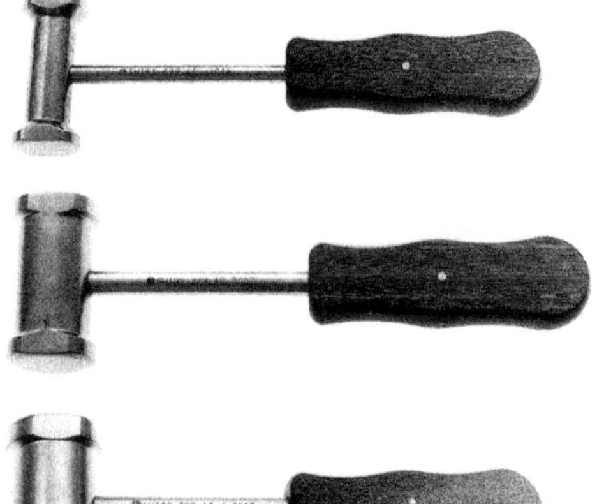

Hammer

Diese 350, 500 und 700 g schweren Hammer werden mit Meißeln, zum Einschlagen der Marknägel usw. verwendet. Der 500-g-Hammer wird am meisten benutzt; der 700-g-Hammer kommt hauptsächlich beim Einschlagen der Marknägel zur Anwendung.

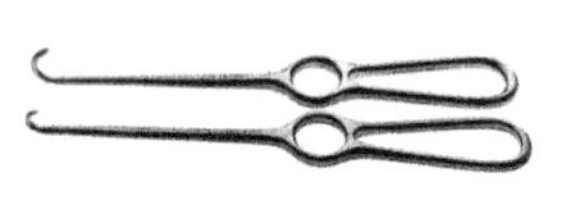

Einzinkerhaken

Die 230 mm langen scharfen Haken in kleiner und mittlerer Größe werden zur Reposition von Frakturen großer Knochen eingesetzt.

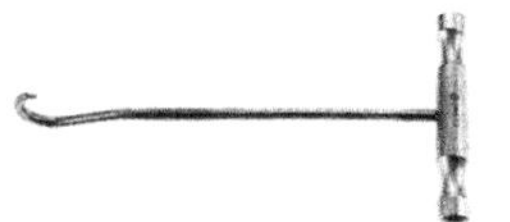

Großer Einzinkerhaken

Dieser 200 mm lange Haken mit T-Handgriff eignet sich speziell zur Reposition von Femur- und Beckenfrakturen, wenn größere Zugkräfte notwendig sind.

6.17 Das Drahtinstrumentarium

Cerclagedrähte und Kirschner-Drähte können zur vorübergehenden Fixation benutzt werden oder als Drahtzuggurtung bei Frakturen der Patella und des Olekranons sowie bei Abrißfrakturen der Malleolen zur Anwendung kommen.
Einige der dazu notwendigen Instrumente sind als Set entweder in einer Siebschale oder einem Graphic Case erhältlich.
Siehe auch SYNTHES Katalog.

6.17.1 Instrumente und Implantate

Spiralbohrer, Durchmesser 2,0 mm

Dieser Bohrer mit einer Länge von 100 mm/75 mm wird zum Vorbohren in hartem Knochen vor Einführen des Cerclagedrahts verwendet, evtl. auch vor dem Einbringen von Kirschner-Drähten. Die Dreifachzielbohrbüchse dient als Gewebeschutzhülse.

Dreifachzielbohrbüchse, 2,0 mm

Sie wird beim Vorbohren für Cerclagedrähte oder Einbringen eines Kirschner-Drahtes als Gewebeschutz und Zielbohrbüchse eingesetzt. Die 3 Löcher ermöglichen paralleles Bohren.

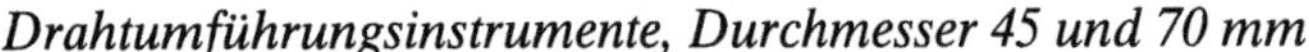

Drahtumführungsinstrumente, Durchmesser 45 und 70 mm

Mit einem Drahtumführungsinstrument in passender Größe umfaßt man den Knochen möglichst oberflächennahe. Danach kann der Cerclagedraht von vorne in das Drahtumführungsinstrument eingehakt werden. Beim Zurückziehen des Instruments wird der Draht um den Knochen geführt.

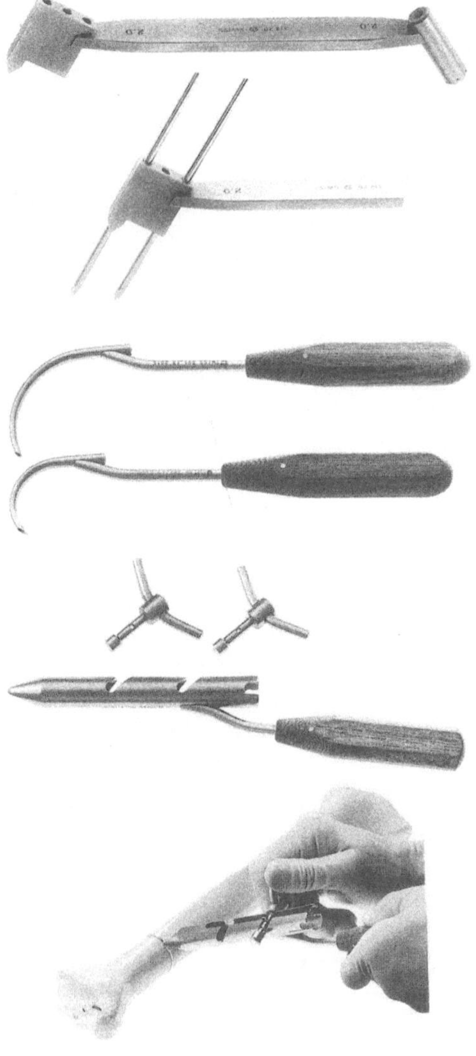

Drahtspanner

Der Drahtspanner mit 2 Wirbeln, Länge 230 mm, wird zum Spannen von Drähten mit Öse verwendet. Der Draht wird an der Spitze des Instruments eingeführt und in einem Wirbel eingefädelt und aufgewickelt. Der Wirbel wird dann in einen der beiden schrägen Schlitze plaziert und weiter gedreht, um den Draht anzuspannen. Zwei Drähte von 1,25 mm Durchmesser können gleichzeitig mit 2 Wirbeln gespannt werden. Der eine Wirbel wird in diesem Fall im obersten Schlitz eingesetzt.

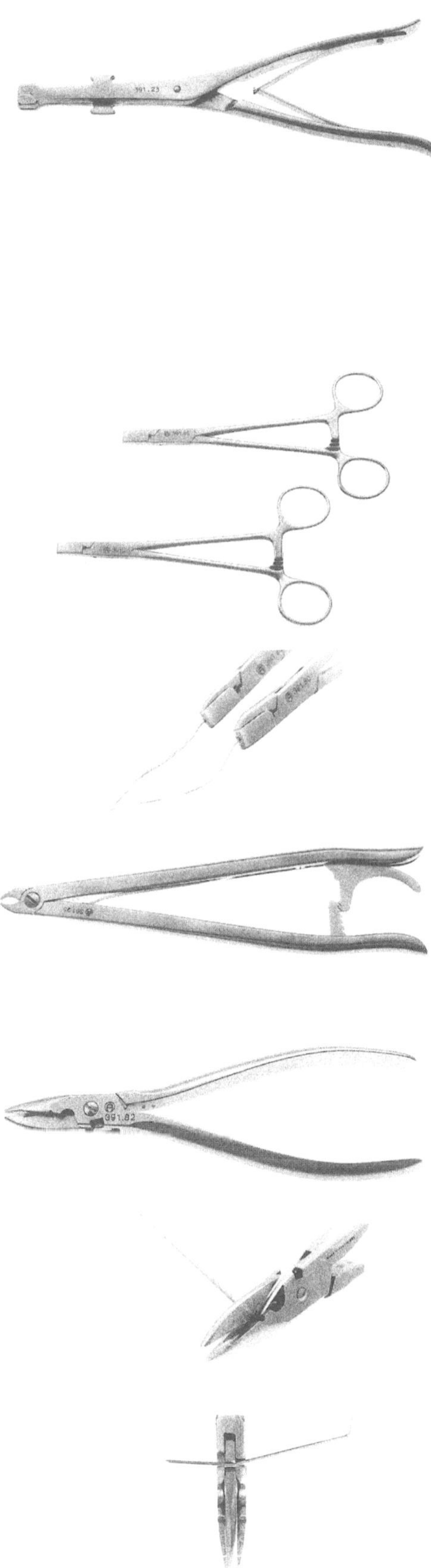

Cerclagespanner

Er ist 260 mm lang und kann zum Anspannen und Zwirbeln von Cerclagedrähten benutzt werden. Der Draht wird um den Knochen geführt und gekreuzt, die Enden werden durch die Löcher an den Schenkeln des Spanners geführt und anschließend aufgewickelt. Beim Zusammendrücken des Griffs zieht sich der Draht fest. Ein Zwirbel entsteht durch Drehen des Spanners mit zusammengedrücktem Griff unter Zug. Der Draht soll dabei zwischen den beiden Schenkeln zentriert sein, so daß der Drahtzwirbel gleichmäßig wird. Nach Beenden des Zwirbels können die Drahtenden abgeschnitten und umgebogen werden.

Faßzangen für Cerclagedrähte

Mit diesen 170 mm langen, feststellbaren Zangen können Cerclagedrähte absolut fest fixiert werden. Der Draht wird durch das kleine Loch in der Zangenspitze geführt und durch Schließen der Zange fixiert. Für das Zwirbeln von Drähten sind 2 Zangen notwendig.

Drahtzwirbelzange

Die Zange ist 212 mm lang und faßt beide Drahtenden, bevor mit dem Zwirbeln begonnen wird. Die Zange eignet sich speziell für den Einsatz in tiefen Wunden. Der Griff läßt sich dank des Zahnverschlusses leicht feststellen und öffnen.

Drahtbiegezange

Diese 155 mm lange Zange ist vielseitig verwendbar. Mit der feinen gezahnten Spitze lassen sich Cerclage- und Kirschner-Drähte sicher fassen. Drähte bis 2,0 mm Durchmesser können im Maulteil scharf abgebogen werden. Drähte bis 1,6 mm Durchmesser lassen sich sogar an der Seite der Zange abzwicken.

Parallelflachzange

Diese Zange, 160 mm lang, ist für verschiedene Drahttechniken und zum Biegen von Platten geeignet. Das doppelte Gelenk ermöglicht ein paralleles Öffnen des Maulteils und dadurch einen festeren Griff der Implantate.

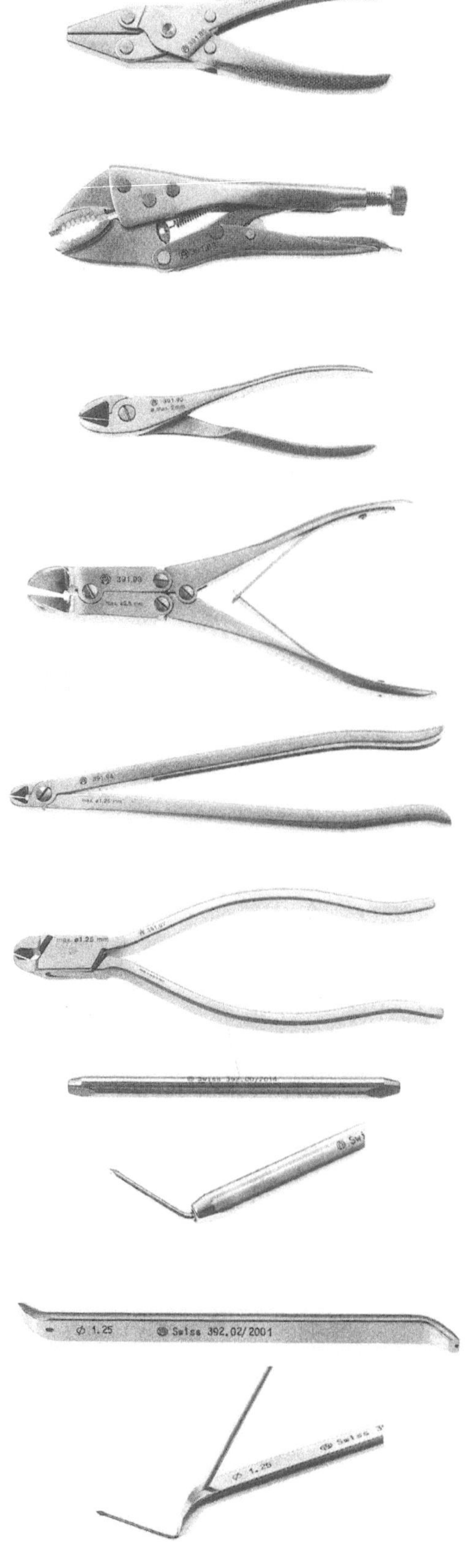

Tonnenzange

Sie ist 180 mm lang, ihre Öffnung beträgt maximal 34 mm. Mit der Schraube am Ende des einen Griffs stellt man den Abstand der Backen bei geschlossener Zange ein. Mit dem Flügel am anderen Griff löst man die Zange.

Kleine Drahtschneidezange

Die 165 mm lange Zange schneidet Drähte bis zu einem Durchmesser von 1,5 mm.

Große Drahtschneidezange

Sie ist 220 mm lang, hat eine Hebelübersetzung und ermöglicht dadurch das Schneiden von Drähten bis 2,5 mm Durchmesser. Auch Miniplättchen können hiermit gekürzt und zugeschnitten werden.

Drahtschneidezange, lang

Sie ist 230 mm lang und wegen des langen Handgriffs speziell zum Schneiden von Drähten bis 1,25 mm Durchmesser in der Tiefe geeignet.

Drahtschneidezange, kurz

Sie ist 175 mm lang und schneidet Drähte bis 1,25 mm Durchmesser ganz an der Spitze der Zange. Dies ist besonders vorteilhaft bei Drähten mit geringen Durchmessern an kleinen Knochen.

Biegebolzen für Kirschner-Drähte, Durchmesser 1,6–2,5 mm

Der Bolzen wird über das gekürzte Ende des Kirschner-Drahts gesteckt und zu seiner flachen Seite hin gegen den Knochen umgebogen. Der Bolzen kann auch zum Einhämmern des umgebogenen Drahtendes verwendet werden.

Biegebolzen für Kirschner-Drähte, Durchmesser 0,8–1,25 mm

Dieser Biegebolzen ist doppelt abgewinkelt und wird zum Umbiegen der Drähte mit kleinerem Durchmesser nahe am Knochen oder an der Hautoberfläche benutzt.

Implantate

Die Cerclage- und Kirschner-Drähte werden aus demselben rostfreien Stahl wie Schrauben und Platten hergestellt. Kirschner-Drähte sind auch in einer Titanlegierung erhältlich.

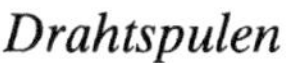

Drahtspulen

Die Drahtspulen sind mit Durchmessern von 0,8, 1,0, 1,25 und 1,5 mm in 10 m Länge erhältlich. Die gewünschte Länge wird mit einer geeigneten Drahtschneidezange abgeschnitten.

Cerclagedraht mit Öse

Diese Drähte sind mit 0,8, 1,0, 1,25 und 1,5 mm Durchmesser in einer Länge von 280 mm und mit 1,0, 1,25 und 1,5 mm Durchmesser in einer Länge von 600 mm erhältlich. Der Cerclagedraht mit Öse wird v. a. unter Verwendung des Spanners mit Wirbeln in der Falz-Cerclage-Technik eingesetzt.

Cerclagedrähte in vorgeschnittenen Längen

Diese Drähte stehen in folgenden Größen zur Verfügung:
- 0,4 mm Durchmesser und 150 mm lang
- 0,6 mm Durchmesser und 175 mm lang
- 0,8 mm Durchmesser und 200 mm lang
- 1,0 mm Durchmesser und 250 mm lang
- 1,25 mm Durchmesser und 300 mm lang

Der Durchmesser des Drahts kann anhand der Drahtlänge erkannt werden.

Kirschner-Drähte mit Dreikantspitze (Trokarspitze)

Diese Drähte stehen in folgenden Größen zur Verfügung:
- 0,6 und 0,8 mm Durchmesser, 70 mm lang
- 0,8, 1,0, 1,25, 1,4, 1,6, 1,8, 2,0, 2,5 und 3,0 mm Durchmesser, 150 mm lang
- 1,0, 1,25, 1,4, 1,6, 1,8, 2,0, 2,5 und 3,0 mm Durchmesser, 280 mm lang
- 2,0, 2,5 und 3,0 mm, 400 mm lang

Die Kirschner-Drähte können sowohl zur temporären als auch zur definitiven Fixation verwendet werden. Sie können mit der kleinen Bohrmaschine im Schlüsselbohrfutter oder der Minibohrmaschine (kleine Drahtdurchmesser) in den Knochen eingebohrt werden. In hartem Knochen sollte jedoch zuvor die Kortikalis mit einem Spiralbohrer ähnlicher Größe aufgebohrt werden.

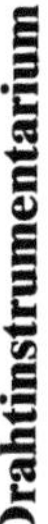

Kirschner-Drähte mit Gewindespitze

Diese Drähte stehen in folgenden Größen zur Verfügung:
- 0,8 mm Durchmesser, 5 mm Gewindelänge, 70 mm lang
- 1,0, 1,25, 1,4 und 1,6 mm Durchmesser, 5 mm Gewindelänge, 150 mm lang
- 1,6, 1,8, 2,0, 2,5 und 3,0 mm Durchmesser, 15 mm Gewindelänge, 150 mm lang
- 2,5 mm Durchmesser, 15 mm Gewindelänge, 200 mm lang

Kirschner-Drähte mit Gewindespitze werden benutzt, wenn der Draht in der Gegenkortikalis verankert werden muß.

Kirschner-Drähte mit Doppelspitze

Diese Drähte stehen in folgenden Größen zur Verfügung:
- 0,6 und 0,8 mm Durchmesser, 70 mm lang
- 1,0, 1,25, 1,4, 1,6, 1,8, 2,0, 2,5 und 3,0 mm Durchmesser, 150 mm lang

Kirschner-Drähte mit Doppelspitze kommen bei retrogradem Einbohren, z. B. an der Hand, zur Anwendung.

6.17.2 Zusätzliche Instrumente

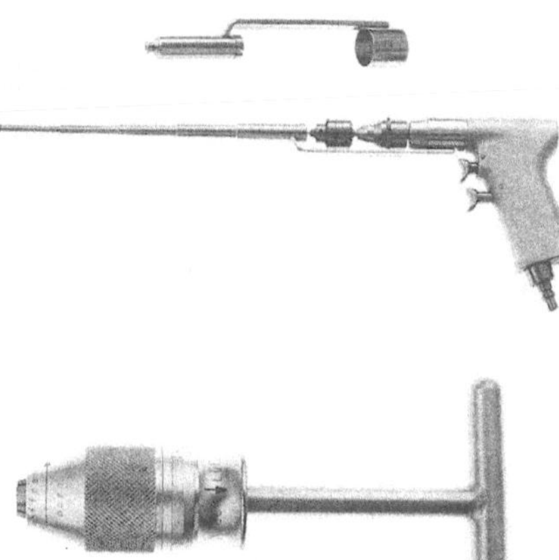

Teleskopspickdrahtführung

Dieser Aufsatz paßt auf die kleine Bohrmaschine und dient als Führung, wenn längere Kirschner-Drähte eingebohrt werden, damit diese sich nicht verbiegen.

Universalbohrfutter mit T-Handgriff

Dieses Bohrfutter kann zum manuellen Eindrehen von Kirschner-Drähten mit großem Durchmesser verwendet werden.

6.17.3 Die Technik der Drahtzuggurtung

Die Drahtzuggurtung wird haupsächlich bei Frakturen von Knochen angewendet, die als Sehnen-, Band- oder Muskelansatz dienen. Hierzu zählen v. a. Frakturen der Patella und des Olekranons. Frakturen (oder Osteotomien) am großen Trochanter sowie Abrißfrakturen am Innen- und Außenknöchel lassen sich ebenfalls mit dieser Technik fixieren.
Wenn starke Rotationskräfte auf die Fraktur einwirken oder wenn eine genaue Adaptation notwendig ist, werden vor Anlegen der Drahtschlinge 2 parallel liegende Kirschner-Drähte eingebohrt.

Prinzip der Zuggurtung

Der Draht nimmt die Zugkräfte auf und wandelt sie in Druckkräfte am Knochen um (s. auch Abschn. 4.1).

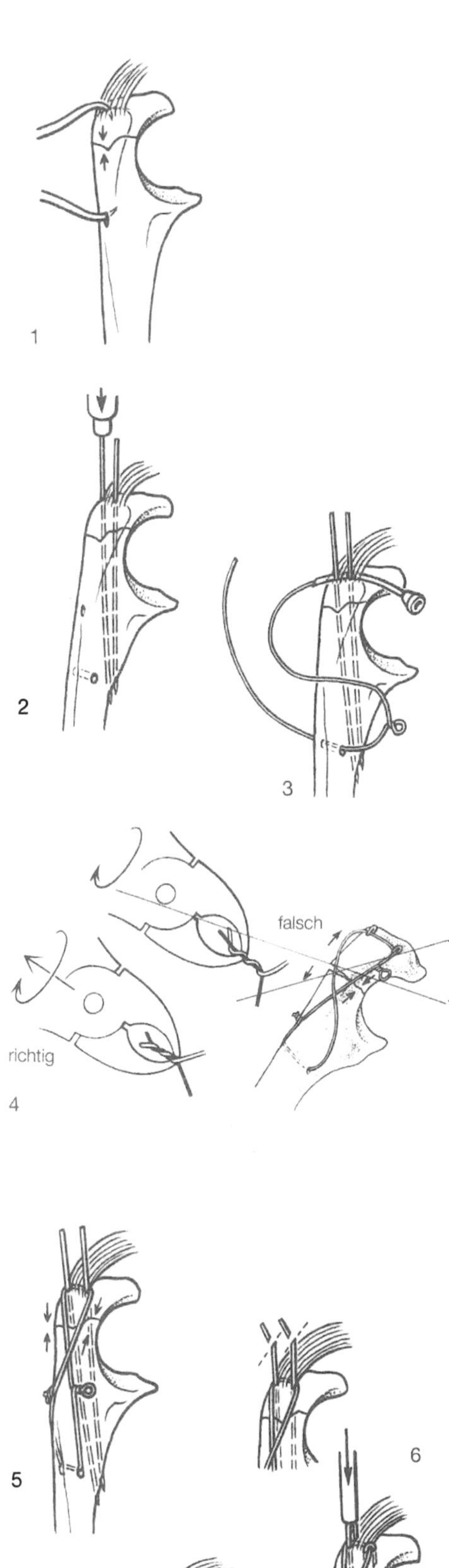

Drahtzuggurtung am Olekranon

Schrittweises Vorgehen:

- Reposition der Fraktur und vorläufige Fixation mit einer spitzen Repositionszange. Ein vorgebohrtes Loch in der distalen Kortikalis erleichtert das Fassen des Knochens (Abb. 1).
- Mit Hilfe der Dreifachzielbohrbüchse als Führung und Gewebeschutz, wird ein 1,6-mm-Kirschner-Draht leicht schräg von proximal nach distal eingebracht, bis er die ventrale Kortikalis durchbohrt. Bei harter proximaler Kortikalis kann man mit dem 2,0-mm-Spiralbohrer vorbohren. Der Draht soll die Fraktur kreuzen.
- Die Dreifachzielbohrbüchse wird über den eingebohrten Draht geführt und ein zweiter Draht parallel zum ersten in den Knochen eingebohrt (Abb. 2).
- Mit dem 2,0-mm-Spiralbohrer wird ein Loch ungefähr 3–4 cm distal der Fraktur quer durch die dorsale Kortikalis der Ulna gebohrt.
- Ein Cerclagedraht von 1,0 mm oder 1,25 mm Durchmesser und 500 mm Länge wird im ersten Drittel mit einer Schlaufe versehen. Das kürzere Ende wird durch das vorgebohrte Loch geschoben.
- Das längere Ende führt man mit Hilfe einer gekrümmten, dicken Nadel als Achterschlinge unter der Trizepssehne durch und um die beiden Kirschner-Drähte herum (Abb. 3).
- Die beiden freien Enden des Drahts sollen auf der Höhe der vorbereiteten Öse gekreuzt werden.
- Um eine gleichmäßige interfragmentäre Kompression erzielen zu können, sollte das Spannen des Drahts in folgenden Schritten erfolgen:
- Die vorgelegte Schlaufe und der Zwirbel am freien Drahtende werden mit geeigneten Zangen gefaßt und gleichzeitig senkrecht zur Knochenachse angezogen.
- Dann werden die Drahtenden unter leichter Zugverminderung verzwirbelt. Diese Technik verhindert, daß ein Ende um das andere herumgedreht wird (Abb. 4).
- Dieser Vorgang wird so lange abwechselnd auf beiden Seiten wiederholt, bis die Achterschlinge flach und unter gleichmäßiger Spannung dem Knochen anliegt (Abb. 5).
- Die Kirschner-Drähte werden etwas zurückgezogen und leicht schräg gekürzt, um eine scharfe Spitze zu erzeugen. Danach werden sie um 180° umgebogen (Abb. 6).
- Unter Verwendung des Biegebolzens (1,25–2,5 mm) als Stößel können die beiden hakenförmigen Enden der Kirschner-Drähte mit leichten Hammerschlägen im Knochen versenkt werden (Abb. 7).
- Nach nochmaliger Überprüfung der Drahtspannung werden die verzwirbelten Enden abgeschnitten und so gebogen, daß sie dem Knochen flach anliegen (Abb. 8).

Drahtzuggurtung an der Patella

Schrittweises Vorgehen:

- Der Patient wird mit leicht gebeugtem Knie über einer Knierolle gelagert. Gerader Längsschnitt über der Mitte der Patella.
- Darstellung der Fraktur und Säuberung der Frakturflächen. Falls eine Impression vorliegt, wird diese angehoben und der entstehende Defekt mit Spongiosa aufgefüllt.
- Das proximale Patellafragment wird an den Seiten mit einer spitzen Repositionszange gehalten und so gekippt, daß die Frakturfläche sichtbar wird (Abb. 1).
- Mit dem 2,0-mm-Spiralbohrer werden 2 parallele Bohrlöcher 5–6 mm von der ventralen Patellafläche entfernt in das proximale Fragment gebohrt.
- Ein in das erste Loch eingeführter 1,6-mm-Kirschner-Draht dient als Führung für das zweite Bohrloch. Beide Löcher sollten ungefähr 20–25 mm auseinander liegen.
- Ein zweiter 1,6-mm-Kirschner-Draht wird in das zweite Loch eingeführt. Beide Drähte werden nachfolgend durch zwei 2,0-mm-Spiralbohrer ersetzt, welche von proximal nach distal eingebracht werden (Abb. 2).
- Dann wird die Fraktur reponiert und mit einer spitzen Repositionszange oder der Patellazange temporär fixiert.
- Die Bohrlöcher werden nun mit den beiden eingesteckten 2,0-mm-Spiralbohrern in das distale Fragment verlängert (Abb. 3).
- Zwei 1,6-mm-Kirschner-Drähte werden in die vorgebohrten Löcher eingesteckt, ihre proximalen Enden um 180° umgebogen und schräg abgezwickt (Abb. 4).
- Ein 1,25-mm-Cerclagedraht mit Öse wird um die Kirschner-Drähte herum über die Vorderfläche der Patella geführt und das freie Ende durch die Öse geschoben.
- Mit dem Drahtspanner wird der Draht fest angezogen, sein freies Drahtende umgebogen, kurz abgeschnitten und in den Weichteilen versenkt (Abb. 5).
- Die hakenförmigen Enden der Kirschner-Drähte werden über den Cerclagedraht in die proximale Patella hineingehämmert. Die distalen Enden werden ca. 10 mm vom Knochen entfernt abgeschnitten und nur leicht umgebogen, um die spätere Entfernung von proximal her nicht zu erschweren (Abb. 6).
- Oft wird ein zweiter Cerclagedraht in Achterschlaufe zur Verbesserung des Zuggurtungseffekts zusätzlich eingebracht (Abb. 7).

Alternative: Durch Bildung eines zweiten Drahtzwirbels auf der gegenüberliegenden Seite kann der Draht abwechselnd bzw. mit 2 Zangen angezogen werden, wie oben für die Olekranonfrakturen beschrieben (Abb. 8).

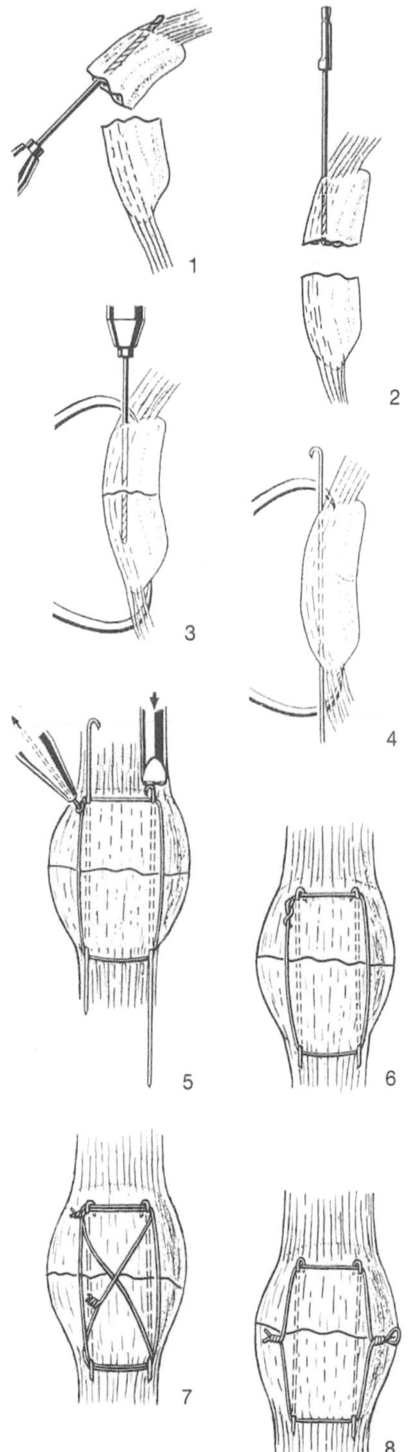

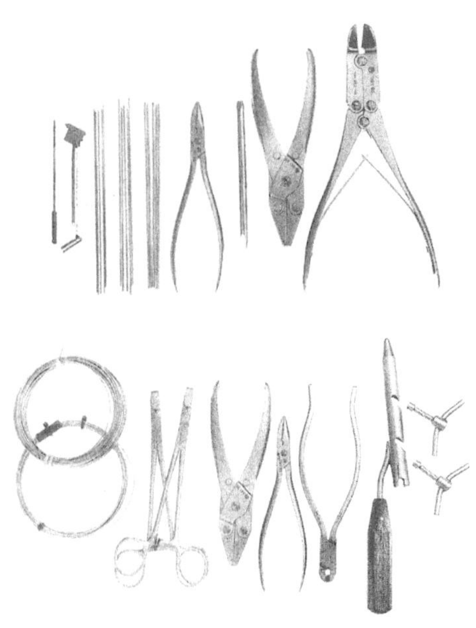

6.17.4 Instrumente für die Drahtzuggurtung

Siehe Abbildungen

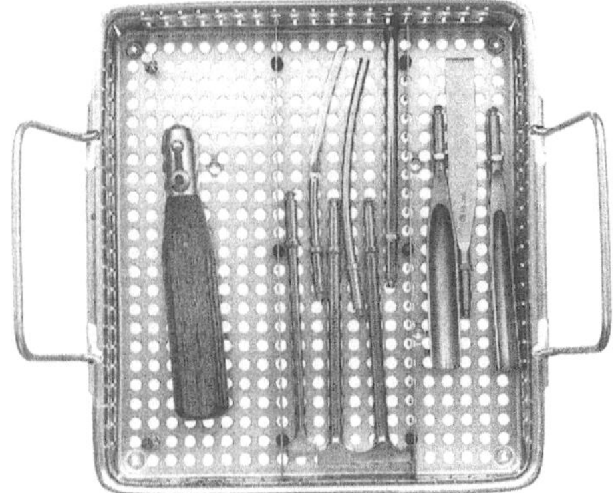

6.18 Instrumente zur Entnahme von Knochen

Wenn nach Reposition einer frischen Fraktur ein Knochendefekt zurückbleibt, ist die Anlage einer *autologen* Spongiosaplastik empfehlenswert. Die geplante Entnahmestelle sollte präoperativ ebenfalls vorbereitet und steril abgedeckt werden, um ein erneutes Abdecken während der Operation zu vermeiden. Instrumente zur Spongiosaentnahme sollten immer vorhanden sein.

6.18.1 Auswechselbare Meißel und Spongiosastößel

Einige dieser Instrumente sind als Satz in einer Siebschale oder Aluminiumkassette erhältlich.

Griff mit Schnellverschluß

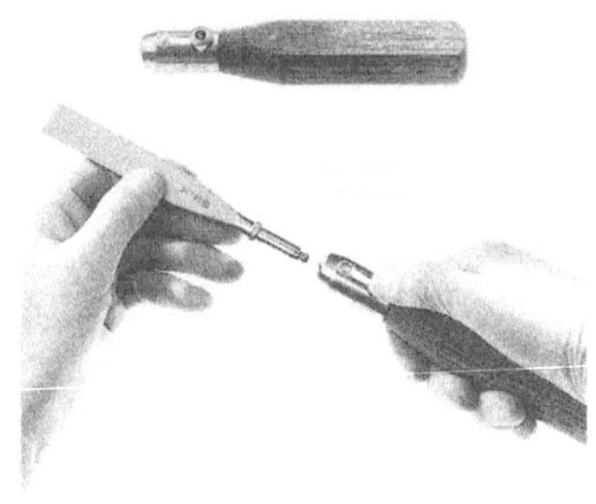

Er wird mit den verschiedenen Hohl- und Flachmeißeln, Stößeln und Raspeln verbunden. Der Schnellverschluß wird gedrückt, das ausgewählte Instrument eingeschoben und gedreht, bis es einschnappt.

Hohlmeißel

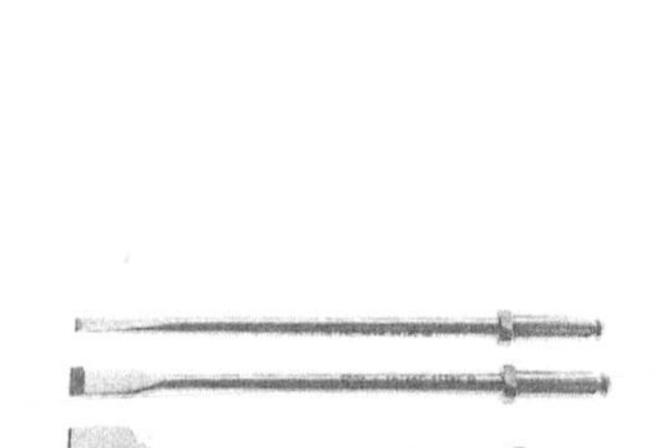

Die Hohlmeißel gibt es in gerader und in gebogener Form (jeweils 5, 10 und 15 mm breit). Sie werden in den Griff mit Schnellverschluß eingesetzt und z. B. zur Entnahme von kortikospongiösen Spänen aus der Fossa iliaca oder aus dem hinteren Anteil des Darmbeins verwendet.

Flachmeißel

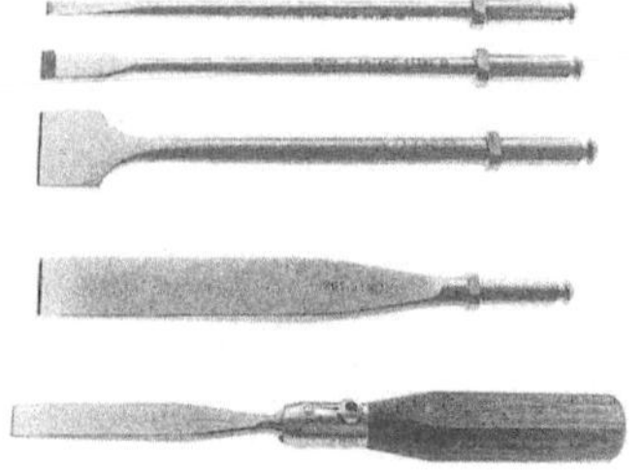

Die Flachmeißel gibt es in gerader (4, 8, 16 und 20 mm breit) und in gebogener Form (16 mm breit). Sie werden in den Griff eingesetzt und zur Anlage eines Knochenfensters in der Kortikalis verwendet, um anschließend reine Spongiosa entnehmen zu können.

Spongiosastößel

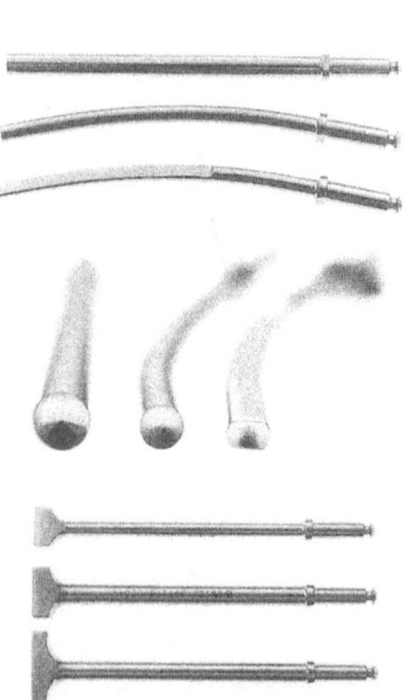

Die Spongiosastößel sind in folgenden Größen erhältlich:
- rund, gebogen, mit 6 und 8 mm Durchmesser
- abgeflacht, gebogen, mit 6 mm Durchmesser
- rechteckig, 6x16 mm, 10x20 mm, 10x30 mm

Mit den Stößeln wird die Spongiosa in den Defekt eingepreßt. Sie können auch zur Rekonstruktion einer Gelenkfläche eingesetzt werden, indem die eingestauchten Fragmente von innen vorsichtig nach oben gedrückt werden (v.a. bei Tibiakopfplateaufrakturen).

Raspeln

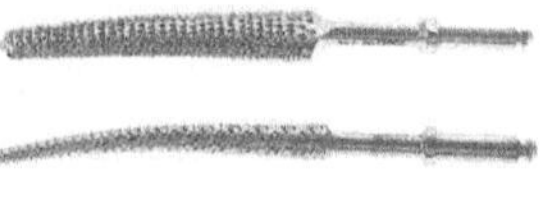

Sie gibt es in runder und halbrunder Form; man verwendet sie zum „Abfeilen" scharfer Knochenkanten.

6.18.2 Entnahmestellen für Knochentransplantate

Kortikospongiöse Späne werden am besten von folgenden Stellen entnommen:

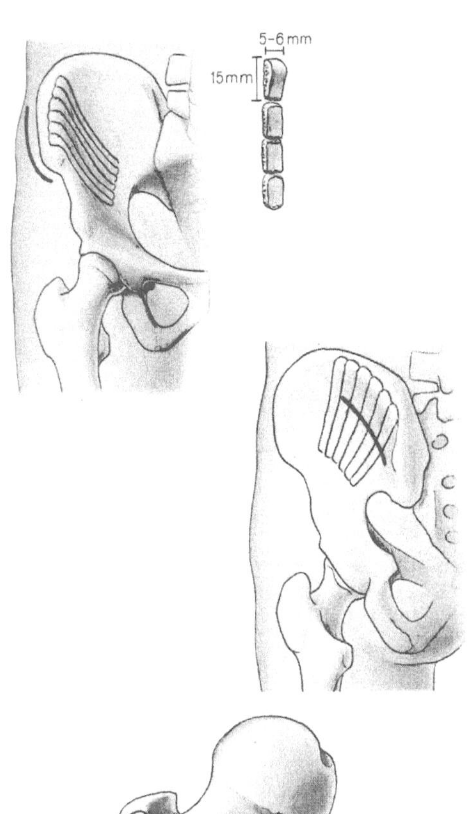

Fossa iliaca

Hautschnitt ca. 1–2 cm medial oder lateral des Beckenkamms. Die Innenseite der Beckenschaufel wird unter Abschieben des M. iliacus freigelegt. Mit dem Hohlmeißel werden lange parallele Späne entnommen und normalerweise zu 15 mm langen und 5 mm breiten Stücken verkleinert. Die Blutung aus dem Knochen wird mit Knochenwachs und Kollagenvlies gestillt. Außerdem wird eine Saugdrainage eingelegt.

Dorsaler Anteil des Os ilium

Der Patient liegt in Bauchlage, der Hautschnitt erfolgt leicht lateral von der Spina iliaca posterior. Nach Inzision der Faszie und Zurückschieben der Muskulatur werden die Späne mit dem Hohlmeißel entnommen. In den meisten Fällen hat sich der gerade oder gebogene 10-mm-Hohlmeißel bewährt. Für kleinere Späne wird der 5-mm-Hohlmeißel genommen.

Reine Spongiosa steht im Trochantermassiv und im Tibiakopf ausreichend zur Verfügung. Falls notwendig, läßt sich Spongiosa auch aus jeder anderen zugänglichen Metaphyse entnehmen:

Aus dem Trochantermassiv:

Eröffnung eines lateralen ovalen Fensters mit einem Flachmeißel, anschließend kann Spongiosa mit dem scharfen Löffel entnommen werden. Die Knochenbälkchen im Schenkelhals dürfen hierbei nicht beschädigt werden.

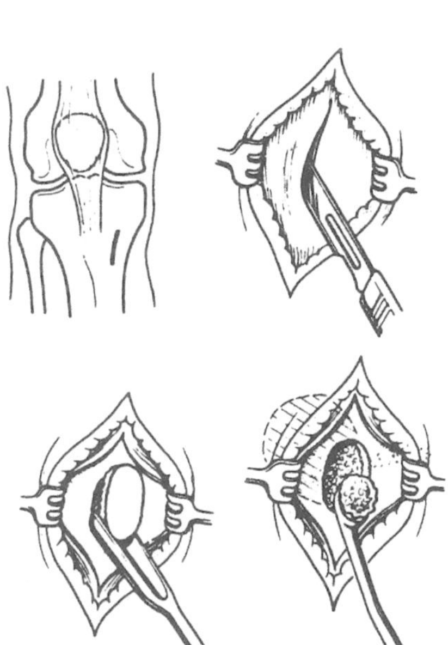

Aus dem Tibiakopf:

Hautschnitt ca. 30 mm unter dem Tibiaplateau. Das Periost wird in Längsrichtung gespalten und abgeschoben. Mit dem Hohlmeißel wird ein ovales Kortikalisfenster angelegt und Spongiosa mit dem scharfen Löffel entnommen. Vor allem bei jüngeren Patienten steht in dieser Region reichlich qualitativ gute Spongiosa zur Verfügung.

Knochentransplantate werden bis zu ihrer Verwendung am besten in einer mit Ringer-Lösung oder Blut befeuchteten Kompresse aufbewahrt. Das völlige Eintauchen in eine Lösung ist nicht empfehlenswert.

6.18.3 Die Anlagerung der Spongiosa (Spongiosaplastik)

Wenn man Defekte nach Einstauchung der Metaphyse oder in der Diaphyse auffüllt, sollte man die Spongiosa unter leichtem Druck einbringen. Das Einpressen mit einem Stößel hat sich hierfür sehr bewährt. Es ist zu beachten, daß die Spongiosa durch Einwachsen von feinen Blutgefäßen in die Poren eingebaut wird; wird das Transplantat zu stark zusammengepreßt und verliert es dabei seine spongiöse Form, kann es zu einer verzögerten Vaskularisation kommen. Für eine Spongiosaplastik im Bereich der medialen Kortikalis (mediale Abstützung) kann man sowohl reine Spongiosa (z.B. aus dem großen Trochanter) als auch kleine kortikospongiöse Späne (aus der Innenseite der Beckenschaufel) verwenden.

Bei Knocheninfekten sollte nur reine Spongiosa genommen werden.

6.19 Instrumente zur Entfernung beschädigter Schrauben

Sollte eine Schraube abbrechen oder auf andere Weise beschädigt werden, kann die Entfernung sich als unmöglich herausstellen. Wenn der Versuch, die beschädigte Schraube zu entfernen, mit einer größeren Knochenschädigung verbunden ist, sollte die Schraube eher belassen werden.

Nur wenn die Markhöhle frei sein muß, z.B. für die Marknagelung oder das Einsetzen einer Prothese, muß versucht werden, die Schraube zu entfernen, auch wenn dies mit einem größeren Aufwand verbunden ist.

6.19.1 Instrumente

Die Instrumente sind als Set in einer Siebschale oder kleinen Aluminiumkassette erhältlich.

Konische Extraktionsschrauben

Diese Schrauben haben ein Linksgewinde und werden zum Entfernen von Schrauben mit beschädigtem Schraubenkopfinbus eingesetzt. Die Extraktionsschraube entsprechender Größe wird an das T-Griffstück gekoppelt und in den Innensechskant durch Linksdrehungen eingeschraubt.

Es gibt sie in 3 Größen:
- für Schrauben mit 1,5 und 2,0 mm Durchmesser
- für Schrauben mit 2,7, 3,5 und 4,0 mm Durchmesser
- für Schrauben mit 4,5 und 6,5 mm Durchmesser

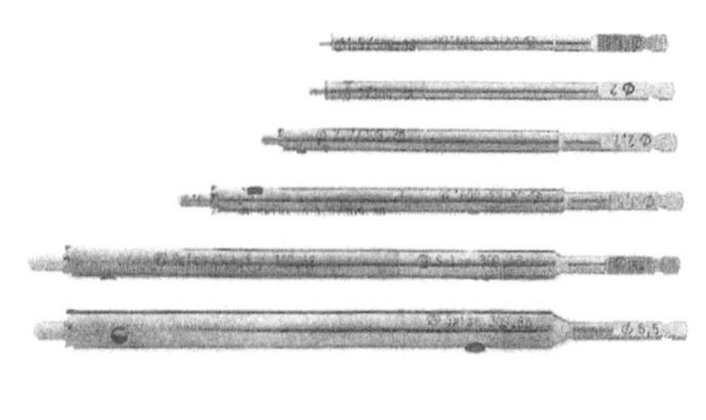

Hohlfräser

Der Hohlfräser besteht aus einem Schaft mit Schnellkupplung, einem Fräsrohr und einem Zentrierbolzen.
Es gibt 6 verschiedene Größen: je eine für die Schraubengrößen 1,5 mm, 2,0 mm, 2,7 mm, 3,5–4,0 mm, 4,5 mm, sowie 6,5–7,0 mm.

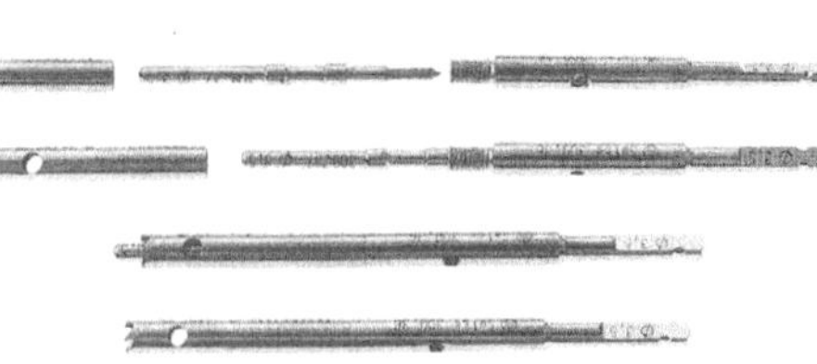

Das Zusammensetzen der größeren Fräser (3,5, 4,5 und 6,5 mm) und der kleineren Fräser (1,5, 2,0 und 2,7 mm) wird in den beiden Abbildungen gezeigt.
Mit dem Hohlfräser wird durch Linksdrehungen rund um den Schraubenstumpf gefräst. Dazu wird das T-Griffstück verwendet. Man kann hierzu auch die kleine Bohrmaschine mit dem Rückwärtsgang benutzen. Dabei muß man aber sehr vorsichtig vorgehen, da der Hohlfräser leicht beschädigt werden kann.

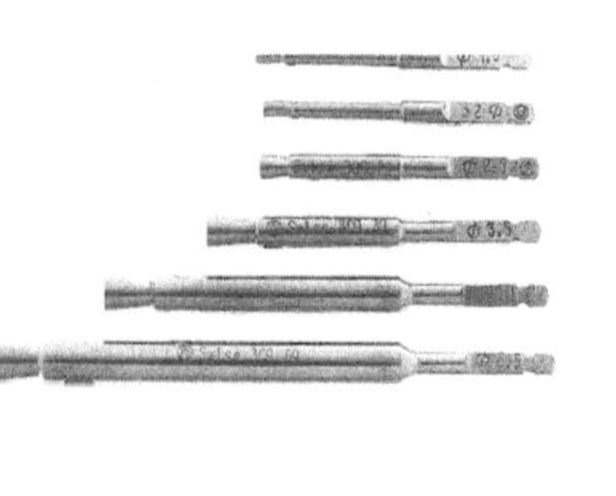

Extraktionsbolzen

Diese Bolzen können aufgrund ihres linksdrehenden, konischen Innengewindes die freigelegten Schraubenfragmente fassen und herausdrehen. Auch sie werden mit dem T-Griffstück verwendet. Durch Linksdrehung unter gleichzeitigem Druck wird der Schraubenrest entfernt.
Es gibt 6 verschiedene Größen: je eine für die Schraubengrößen 1,5 mm, 2,0 mm, 2,7 mm, 3,5–4,0 mm, 4,5 mm, sowie 6,5–7,0 mm.

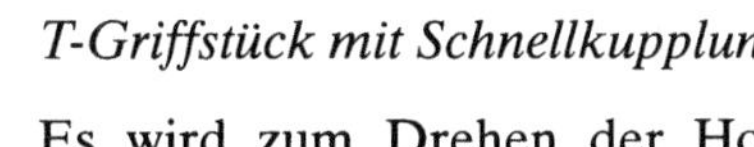

T-Griffstück mit Schnellkupplung

Es wird zum Drehen der Hohlfräser und Extraktionsbolzen benötigt.

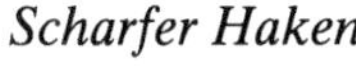

Scharfer Haken

Mit dem Haken kann eingewachsenes Gewebe aus dem Schraubenkopf oder rund um das Schraubenfragment entfernt werden.

Hohlmeißel

Der Meißel wird zur Freilegung des Schraubenfragments eingesetzt; man meißelt eine Kerbe (Führungsrinne) rund um den Schraubenstumpf, damit der Hohlfräser genau zentriert werden kann. Der 500-g-Hammer wird dazu benötigt.

Schraubenfaßzange

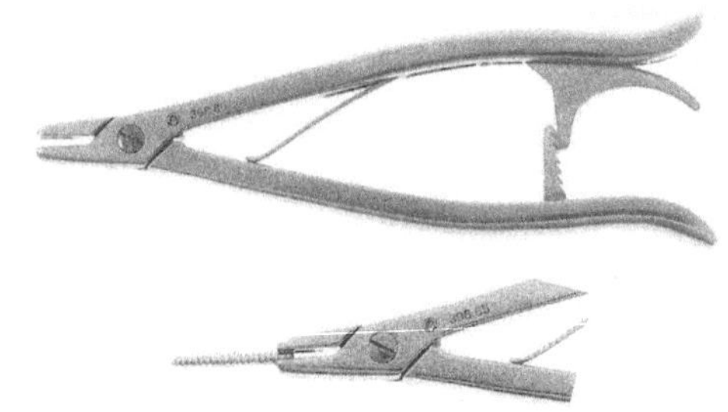

Mit der Zange können freigelegte Schraubenreste gefaßt und herausgedreht werden. Der Verschluß läßt sich leicht mit einer Hand bedienen, die Zange kann auf dem Schraubenstumpf festgeklemmt und zur Entfernung gedreht werden.

Ersatzzentrierbolzen für Hohlfräser

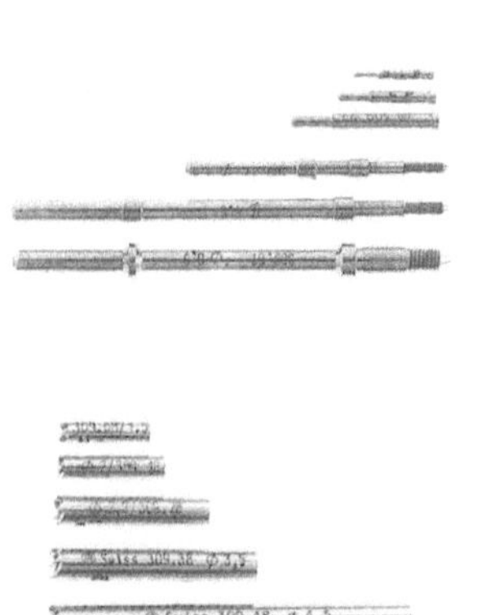

Die Bolzen sind in 6 verschiedenen Größen zum Auswechseln beschädigter Zentrierbolzen der 6 verschiedenen Hohlfräser erhältlich. Die korrekte Größe wird gegen den Uhrzeigersinn in den entsprechenden Hohlfräser geschraubt.

Ersatzfräserrohre für Hohlfräser

Auch die Fräserrohre sind in 6 verschiedenen Größen als Ersatz für beschädigte Hohlfräser erhältlich. Sie werden im Uhrzeigersinn aufgeschraubt.

Eloxierte Aluminiumplatte

Diese Platte enthält schematische Darstellungen der Technik zur Entfernung beschädigter Schrauben. Da sie sterilisierbar ist, kann sie während der Operation zur Orientierung auf den Instrumententisch gelegt werden.

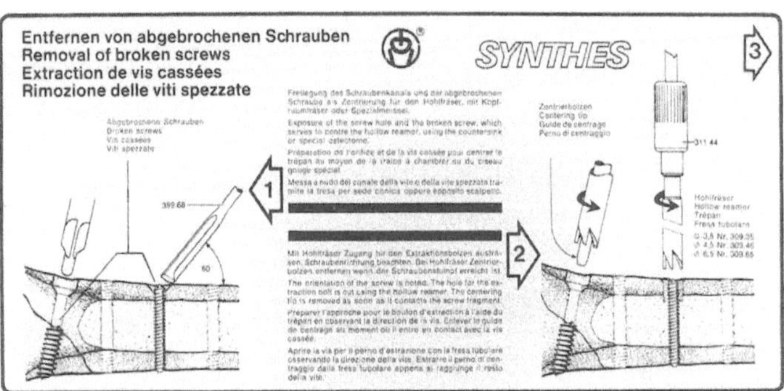

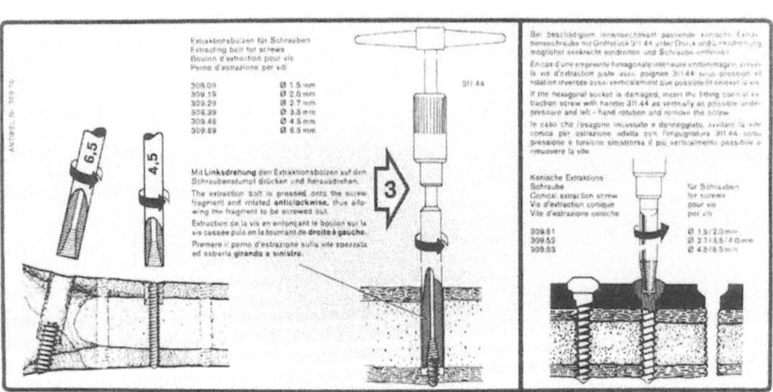

Instrumentierung und Techniken

Zusätzlich benötigte Instrumente

Ein 500-g-*Hammer* ist beim Einsatz des Hohlmeißels notwendig. *Kopfraumfräser* mit Durchmessern von 2,7–4,0 mm oder 4,5 mm können zum Ausfräsen der Kortikalis und Freilegen des Schraubenstumpfes eingesetzt werden.

6.19.2 Veraltete Instrumente

Spiralbohrer, 5,0 mm Durchmesser

Dieser Bohrer aus verchromtem Rapidstahl wurde früher benutzt, um einen beschädigten Schraubenkopf wegzubohren. Diese Methode wird jedoch aufgrund der Hitzeentwicklung und des eventuellen Metallabriebs in der Wunde nicht mehr empfohlen. Die Extraktionsbolzen haben den Bohrer ersetzt.

6.19.3 Anwendungstechnik

Siehe auch das Schema auf der Aluminiumplatte

Entfernung eines tiefsitzenden Schraubenstumpfes:

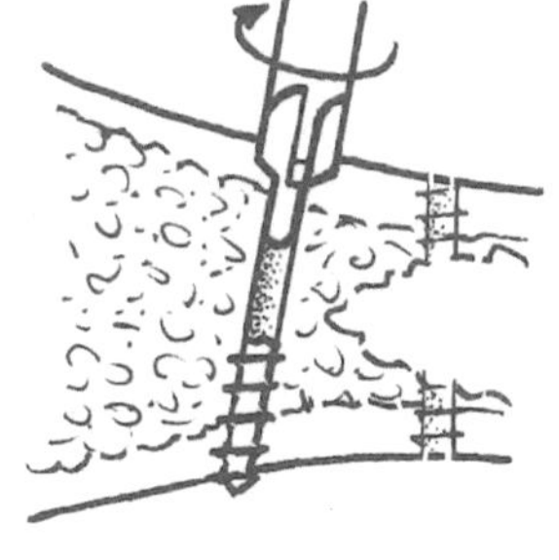

- Mit dem passenden Kopfraum- oder Hohlfräser wird ein 2–3 mm tiefes, zylindrisches Loch als Zentrierung für den Hohlfräser vorbereitet.

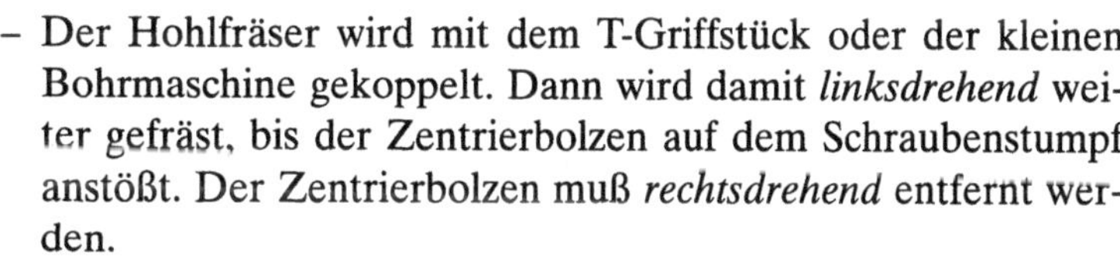

- Der Hohlfräser wird mit dem T-Griffstück oder der kleinen Bohrmaschine gekoppelt. Dann wird damit *linksdrehend* weiter gefräst, bis der Zentrierbolzen auf dem Schraubenstumpf anstößt. Der Zentrierbolzen muß *rechtsdrehend* entfernt werden.

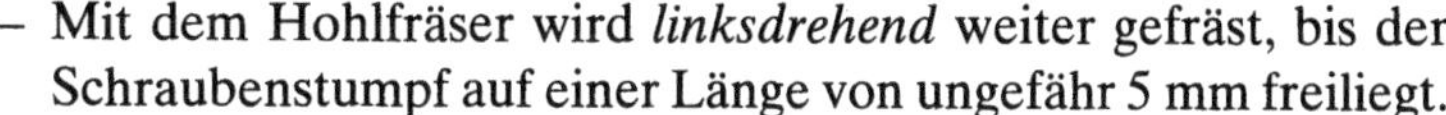

- Mit dem Hohlfräser wird *linksdrehend* weiter gefräst, bis der Schraubenstumpf auf einer Länge von ungefähr 5 mm freiliegt.

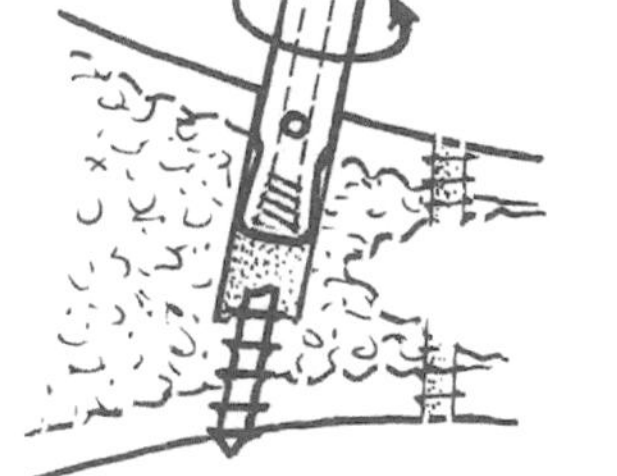

- Ein Extraktionsbolzen entsprechender Größe wird mit dem T-Griffstück gekoppelt. Unter axialem Druck wird der Extraktionsbolzen durch *linksdrehende* Bewegungen auf den Schraubenstumpf aufgeschraubt.

- Die Linksdrehung wird fortgesetzt, bis der Schraubenstumpf ausgedreht ist.

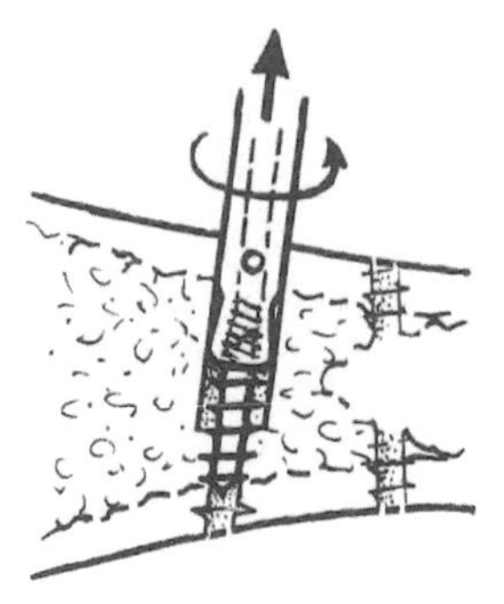

Entfernung einer Schraube mit beschädigtem Schraubenkopfinbus:

- Die korrekte Größe des konischen Extraktionsbolzen wird ausgewählt und mit dem T-Griffstück gekoppelt. Genau in der Verlängerung der Schraubenachse wird er linksdrehend und unter axialem Druck in den Schraubenkopf eingeschraubt. Durch Weiterdrehen nach links wird die Schraube entfernt.

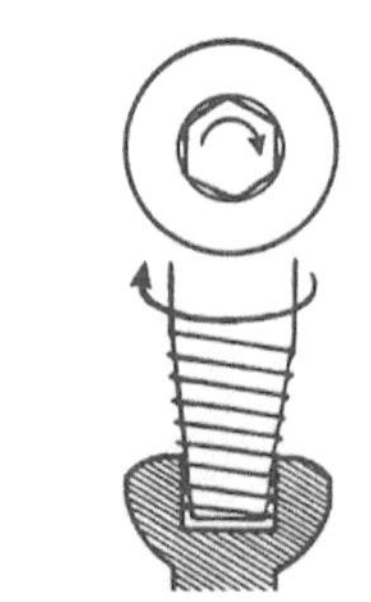

6.20 Zielgerät

Das Zielgerät hat verschiedene auswechselbare Einzelteile und ist vielseitig einsetzbar (s. unten). Es ist als Set in einer Instrumentenschale für die Aluminiumkassette erhältlich.

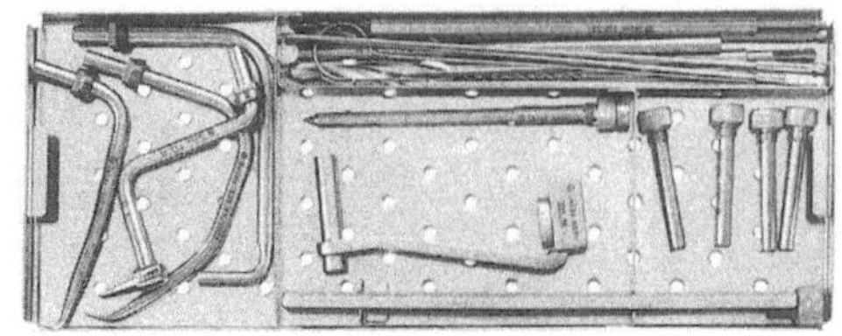

Meßschiene

Sie wird mit dem Schieber mit Bohrbüchse und einem der Haken zusammenmontiert. Mit der Meßskala kann der Abstand zwischen dem Ende einer eingeschobenen Bohrbüchse und der Spitze des kleinen Hakens bis zu 180 mm gemessen werden.

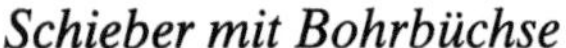

Schieber mit Bohrbüchse

Er wird in Richtung des Pfeils auf die Meßschiene geschoben und in der gewünschten Stellung durch Festdrehen der Schraube fixiert. Die Bohrbüchse hat einen Innendurchmesser von 6,0 mm und kann die verschiedenen weiteren Bohrbüchsen aufnehmen.

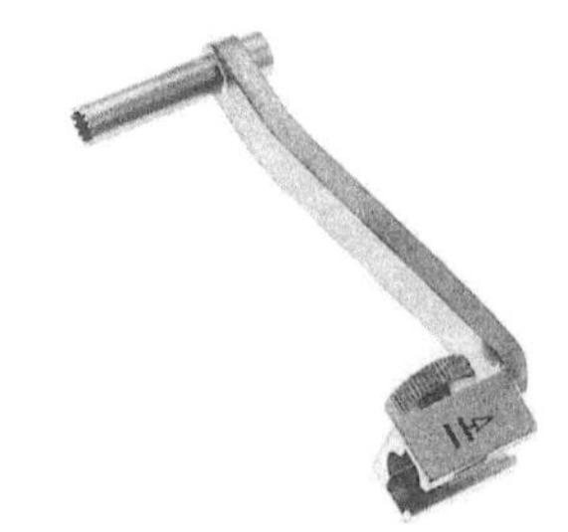

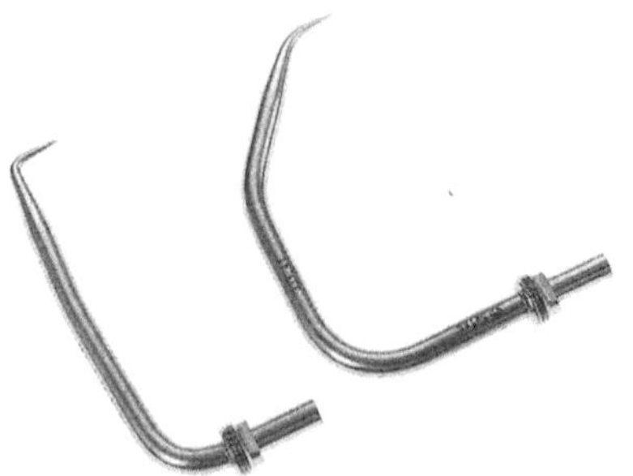

Kleiner Haken, großer Kniehaken

Der große Kniehaken kann bei Kreuzbandplastiken benutzt werden.
Der kleine Haken wird zum Messen einer Distanz angewendet. Der Abstand **x** zwischen einer eingesetzten Bohrbüchse und der Spitze des Hakens läßt sich an der Skala ablesen.

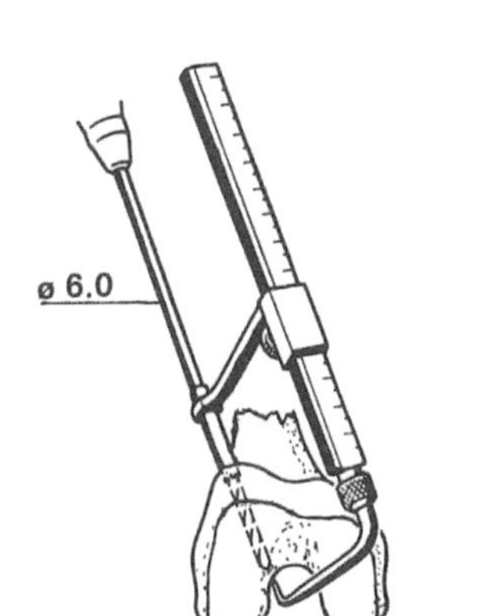

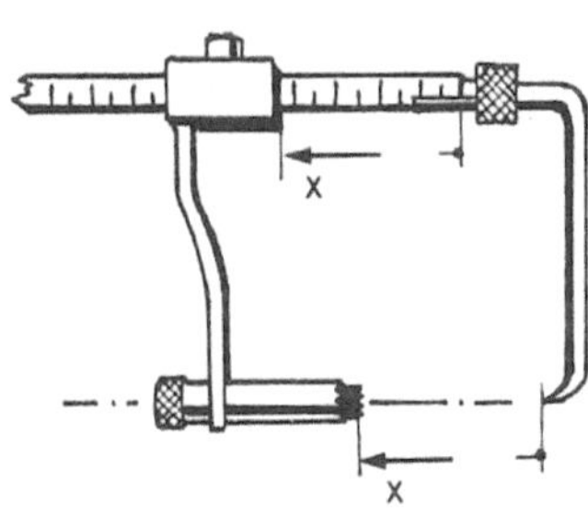

Haken für Fixateur externe

Dieser Haken wird mit der Zielvorrichtung zum Bohren für die Steinmann-Nägel beim Aufbau eines bilateralen Fixateur externe eingesetzt (s. auch S. 327).

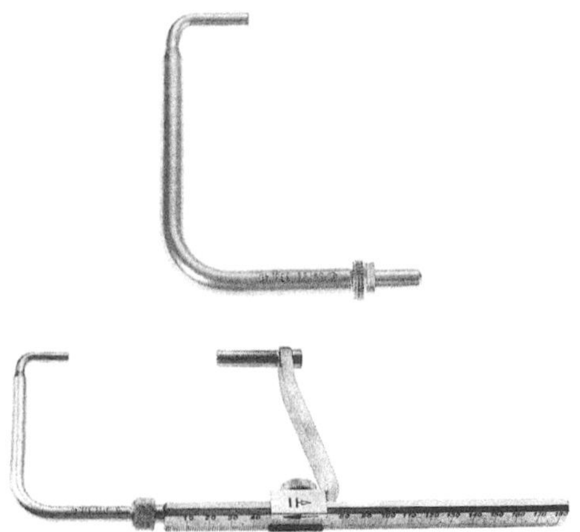

Abgekröpfter Haken

Er kann als Zielgerät beim Vorbohren für eine Zugschraube im proximalen Femur verwendet werden. Wegen der Abkröpfung müssen dann 40 mm zur abgelesenen Distanz addiert werden (für die Versetzung). Deshalb beträgt die Distanz $y = x+40$ mm.

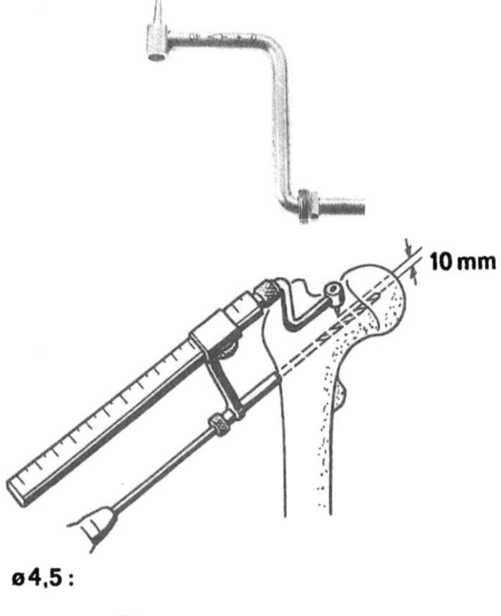

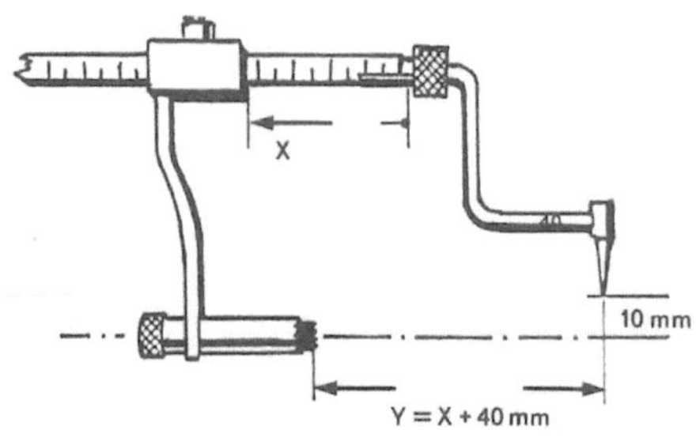

Gabelstößel

Er wird zum Fixieren des abgekröpften Hakens im Knochen mit leichten Hammerschlägen eingesetzt.

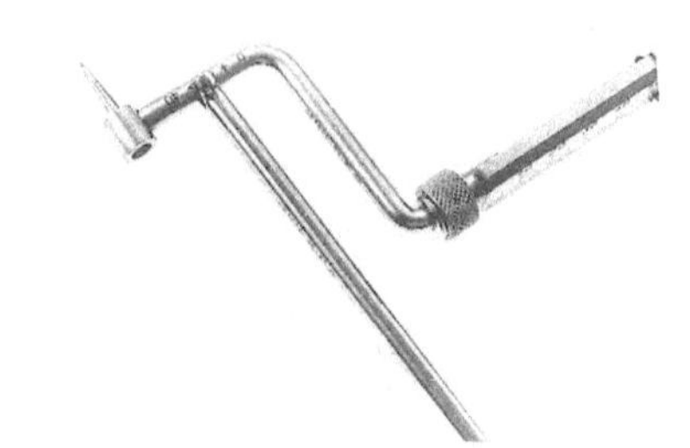

Kontrollrohr

Hiermit wird die korrekte Achse zwischen der langen 3,5-mm-Bohrbüchse auf dem Schieber und dem Haken für den Fixateur externe kontrolliert.

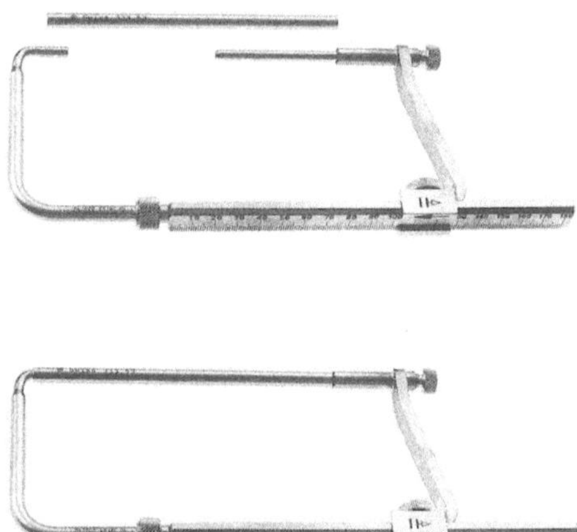

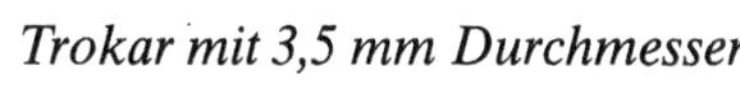

Trokar mit 3,5 mm Durchmesser

Er wird mit der 3,5-mm-Bohrbüchse benutzt, die in den Schieber eingeschraubt wird.

Bohrbüchse, 3,5 mm, 110 mm lang

Diese Bohrbüchse wird in die feste Bohrbüchse am Schieber hineingeschraubt und dient als Führung für den 3,5-mm-Spiralbohrer, wenn das Zielgerät für den Aufbau eines bilateralen Fixateur externe eingesetzt wird. Der 3,5-mm-Trokar wird in die Bohrbüchse eingesteckt und beide zusammen werden durch die Stichinzision bis auf den Knochen vorgeschoben.

Bohrbüchsen, 2,0 mm, 3,2 mm und 4,5 mm

Sie werden in die feste Bohrbüchse am Schieber eingedreht und dienen dem entsprechenden Bohrer als Führung und Gewebeschutz.

Bohrbüchse, 2,0 mm, mit 2 parallelen Löchern

Sie wird zum Vorbohren von 2 parallelen Löchern für Fäden bei Kreuzbandoperationen verwendet.

Spiralbohrer

Diese Bohrer mit Durchmessern von 6,0, 4,5, 3,5 und 3,2 mm in einer Länge von 195 mm/170 mm sowie der Bohrer mit 2,0 mm Durchmesser in einer Länge von 125 mm/100 mm werden für verschiedene Anwendungen in Verbindung mit dem Zielgerät eingesetzt.

Spiralbohrer, Durchmesser 6,0 mm, dreilippig

Dieser Bohrer in einer Länge von 195 mm/170 mm kann zum Anbohren auf einer schrägen Knochenoberfläche, wie z. B. bei der Kreuzbandplastik, benutzt werden, um ein Abrutschen zu vermeiden.

Drillbohrer, Durchmesser 2,0 mm

Dieser Bohrer mit Schnellkupplung wird zum Vorbereiten von 2 parallelen Löchern für die Fäden bei Kreuzbandplastiken benutzt.

Fadendurchschieber

Hiermit schiebt man bei der Kreuzbandplastik den Faden durch ein vorgebohrtes Loch.

6.21 Druckluftantriebsmaschinen

6.21.1 Druckluft als Antriebsmedium

Die AO hat aus folgenden Gründen Druckluft als Antriebsmedium für ihre Maschinen gewählt:
- Druckluft ist überall in der Welt leicht zu beschaffen
- Die Handhabung der Druckluft ist einfach und sicher
- Die Sterilisation der Druckluftmaschinen ist problemlos
- Stufenlose Geschwindigkeitsregulierung ist möglich
- Sofortiges Anhalten dank kleiner rotierender Massen
- Relativ kleines Gewicht der Maschinen

Druckluft hat sich in mehr als 30 Jahren als Antriebsart bewährt. Man kann sie sowohl aus einzelnen Flaschen als auch aus Druckluftanschlüssen im OP über eine Zentralversorgung entnehmen. Komprimierter Stickstoff kann u. U. als Ersatz in Frage kommen.

Nie an Sauerstoff anschließen: Brand- und Explosionsgefahr!

6.21.1.1 Druckluft (Stickstoff) aus Flaschen im OP

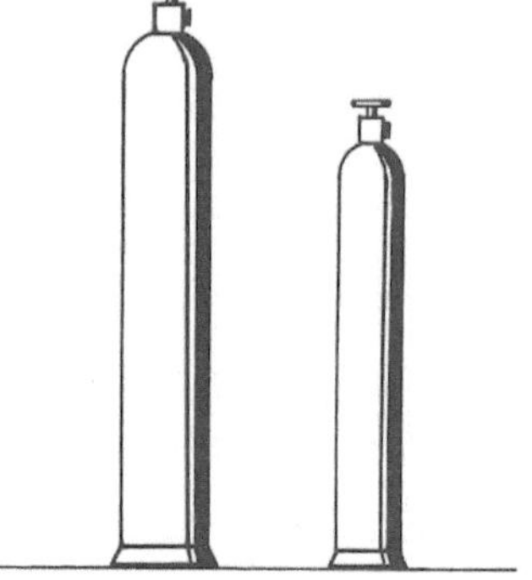

Druckluftflaschen gibt es in verschiedenen Größen mit Fülldrücken von 150–200 bar. Die meistverwendete Größe enthält ca. 6 m^3 (6000 l). Der vorhandene Inhalt kann mit Hilfe des Manometers abgeschätzt werden. Bei 200 bar ist die Flasche voll, bei 100 bar ungefähr halb voll.
Der Druck (Manometer A, zeigt auch den Inhalt an) muß vor jeder Inbetriebnahme kontrolliert werden, damit die Luft für den ganzen Eingriff ausreicht.
Beispiele für den Luftverbrauch:
- ca. 3 m^3 (3000 l) für Verschraubung und Verplattung,
- ca. 5–6 m^3 (6000 l) für Marknagelung.

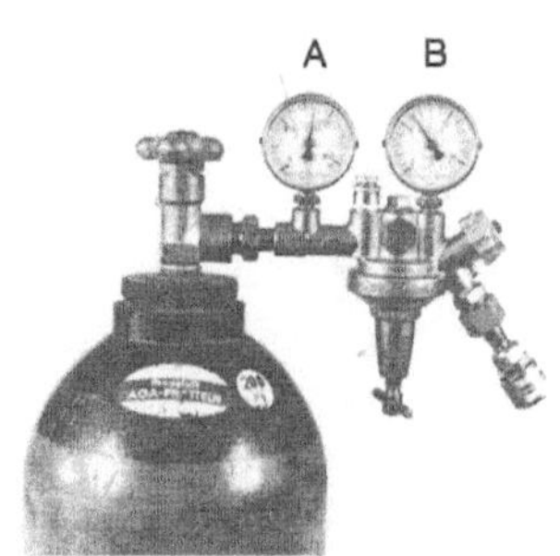

Es ist empfehlenswert, eine zweite volle Flasche – möglichst mit betriebsbereitem Reduzierventil – bereitzuhalten. Der Arbeitsdruck (6 bar) wird bei laufender Maschine an einem Druckregulationsventil (Manometer B) eingestellt.
Druckanzeiger und Druckreduzierventile können in verschiedenen Ländern unterschiedliche Ausführungen aufweisen, das Funktionsprinzip ist jedoch gleich. Druckluft (oder Stickstoff) aus Flaschen ist normalerweise trocken, keim- und partikelfrei. Für eine optimale Betriebssicherheit und Funktion sollte jedoch immer ein Filtersystem benutzt werden (s. unten).

6.21.1.2 Druckluftzentralversorgung

In größeren Krankenhäusern findet man – meistens im Keller – entweder eine Kompressoranlage oder eine Flaschenbatterie zur zentralen Versorgung mit Druckluft. Durch Zuleitungsrohre wird die Druckluft in den OP-Trakt geleitet und dort auf den benötigten Arbeitsdruck reduziert. An den Anschlußstellen (Wandkupplungen) im jeweiligen OP-Saal wird sie für den Antrieb der Maschinen entnommen.

Der Druck des Versorgungsnetzes ist für Normalfälle auf 10–12 bar eingestellt und kann an einem Netzmanometer kontrolliert werden. Der kritische Druck, ab dem der Kompressor der Zentralversorgung wieder anspringt, sollte nicht unter 8 bar liegen. Das Druckluftreservoir und die Zuleitungsrohre zum OP-Saal sollen im Interesse eines möglichst geringen Druckabfalls große Ausmaße haben.

Es ist mit einer Luftmenge von 250–350 l/min und pro Maschine zu rechnen. Die hierfür erforderliche Leistung des Kompressors muß je nach Distanz zum OP 1,3–1,8 kW pro Maschine betragen, d.h. bei 3 gleichzeitig arbeitenden Maschinen muß der Kompressor mindestens 4–7 kW leisten können. Ein Öl-, Schmutz- und Wasserabscheider beim Kompressor ist unbedingt notwendig, ebenso das Gefälle der Leitungen in Richtung Kompressor.

Die Keimfreiheit der Druckluft aus einer Zentralversorgung läßt sich nur durch ständige Kontrolle der Luft an der Wandkupplung oder durch einen mechanischen Sterilfilter sichern. Nur so kann die Druckluft als völlig keim- und partikelfrei angesehen werden.

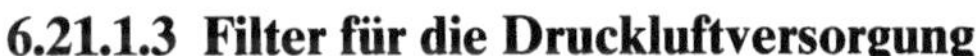

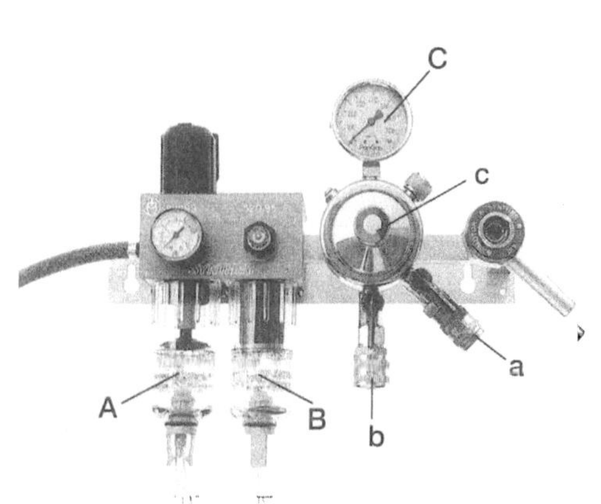

6.21.1.3 Filter für die Druckluftversorgung

Die nachstehend beschriebenen Filter sind keine Eigenfabrikate der SYNTHES und können in verschiedenen Ländern – Typ und Wartung betreffend – etwas unterschiedlich sein.

Grobfilter (A)

In den Leitungen einer Zentralversorgung (Kompressoranlage oder Flaschenbatterie im Keller) bildet sich immer Kondenswasser und oft auch Rost. Die Verwendung eines Grobfilters vor dem Druckreduzierventil der Schlauchanschlüsse im OP wird daher zum Schutz der Maschinen dringend empfohlen. Auf diese Weise läßt sich vermeiden, daß Verunreinigungen in das Ventil oder die Maschine gelangen können.

Mikrofilter (B)

Dieser stoßfeste mechanische Filter, auch Fein- oder Sterilfilter genannt, wird nach dem Druckreduzierventil (im 6-bar-Bereich) eingebaut. Er hält in seinem Filtereinsatz auch kleinste Partikel zurück und garantiert über lange Zeit keim- und partikelfreie Luft. Das Schutzglas wird – nach Unterbrechung der Luftzufuhr – alle 2 Wochen entfernt und gereinigt (s. Abschn. 6.22.9.10). Der Filtereinsatz muß erst ausgewechselt werden, wenn ein merklicher Drehzahlabfall der Antriebsmaschine festgestellt wird, spätestens aber nach 1 Jahr.

Feindruckregler (C)

Wird eine Blutsperre am System angeschlossen *(a)*, muß ein Feindruckregler nach dem normalen (6-bar-)Reduzierventil eingebaut werden. Die Luftentnahme für die Maschine erfolgt am Anschluß *(b)*. Der Feindruckregler dient zur weiteren Reduktion des Netzdruckes und kann mit der Schraube *(c)* auf den gewünschten Druck eingestellt werden (s. umseitige Abb.).

6.21.2 Druckluftschläuche und Abluftdiffusor

Die Druckluft wird durch Schläuche mit speziellen Kupplungen vom Wandanschluß zu den Maschinen geleitet. Der Anschluß kann von Land zu Land verschieden sein, weshalb die Schlauchkupplung evtl. mit einem Adapter versehen werden muß.

Doppelschlauchsystem

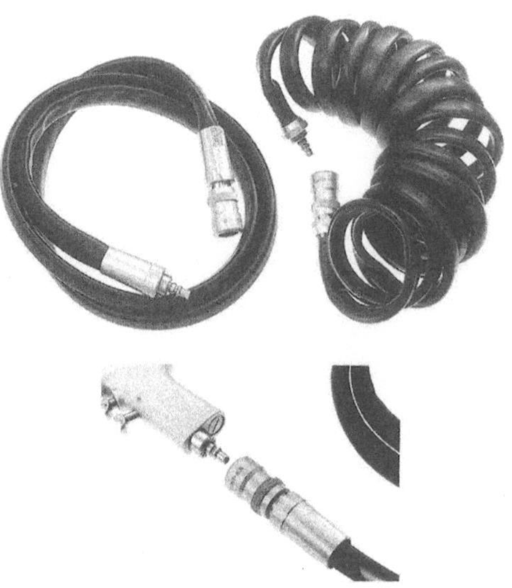

Das Doppelschlauchsystem wurde entwickelt, um Abluft und dadurch entstehende Turbulenzen in der Nähe des Operationsfeldes zu vermeiden. Im inneren Schlauch wird Druckluft der Maschine zugeleitet, im äußeren Schlauch wird die Abluft weggeführt. Die Doppelschlauchkupplung wurde so entwickelt, daß sie sowohl Zuluft- als auch Abluftnippel koppelt.
Im Notfall können die Doppelschlauchkupplungen an Maschinen mit Einfachsystem angeschlossen werden. Dabei geht aber der Vorteil der Abluftfunktion verloren.
Das Doppelschlauchsystem ermöglicht auch das vollständige Ableiten der Abluft aus dem OP-Trakt. Spezielle Wandkupplungen stehen zu diesem Zweck zur Verfügung. Siehe SYNTHES Katalog.
Da mit zunehmender Schlauchlänge die Leistung abnimmt, sollte die Gesamtlänge des Schlauchs nicht mehr als 8 m betragen. Kürzere Schläuche sind auch leichter zu handhaben als längere.
Doppelschläuche gibt es in den Längen 2, 3, 4 und 5 m. Ein Doppelspiralschlauch mit einer Arbeitslänge von 2 m ist ebenfalls erhältlich.

Einfaches Schlauchsystem

Einfache Schläuche wurden früher für Bohrmaschinen mit einfacher Schlauchkupplung verwendet. Hierbei war die ausströmende Abluft in Nähe des Operationsfeldes von Nachteil, da sie Turbulenzen und evtl. eine Keimverschleppung verursachte.
Ein einfacher Schlauch wird heute manchmal als unsterile Verbindung zwischen Wandanschluß und sterilem Doppelschlauch benutzt. Die Abluft tritt in diesem Fall am Ende des Doppelschlauchs aus und kann Turbulenzen verursachen, falls kein Abluftdiffusor eingeschaltet wird.

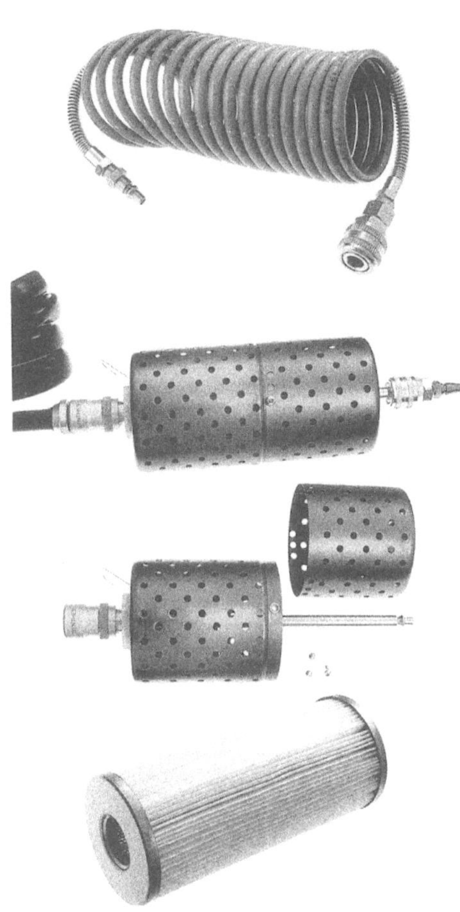

Zwei verschiedene einfache Schläuche sind erhältlich. Der eine Spiralschlauch mit einer Arbeitslänge bis zu 2 m ist leicht und wird direkt mit der Maschine gekoppelt. Der andere läßt sich am besten als unsteriler Zuleitungsschlauch in Verbindung mit dem Diffusor und dem Doppelschlauch verwenden. Es gibt ihn in Längen von 2 oder 5 m.

Abluftdiffusor

Der Abluftdiffusor ist mit einem Filter ausgestattet, der die Abluft ohne große Luftwirbel austreten läßt. Er kommt hauptsächlich in OP-Räumen ohne zentrales Abluftsystem zur Anwendung.
Der unsterile Abluftdiffusor wird als Verbindungsstück zwischen dem sterilen Doppelschlauch und einem unsterilen (einfachen) Druckluftzuleitungsschlauch eingesetzt. Der Diffusor enthält einen auswechselbaren Mikrofiltereinsatz, der die Luft keimfrei entläßt. Dieser Filter darf nicht sterilisiert werden und wird nur bei Beschädigung oder deutlichem Leistungsabfall ausgewechselt (verstopfte Poren). Zum Auswechseln werden die 3 Sechskantinbusschrauben entfernt und das Gehäuse auseinandergezogen. Nach Austausch der Filterpatrone wird das Gehäuse zusammengeschoben und die Schrauben wieder eingedreht (s. auch Abschn. 6.22.9.10).

6.21.3 Die Druckluftbohrmaschinen mit Zubehör

Die Druckluftmaschinen sollen vor Anwendung immer auf ihre einwandfreie Funktion überprüft werden. Alle Maschinen sowie die oszillierende Säge sollten mit einem Filtersystem benutzt werden, um eine optimale Funktion sicherzustellen (s. oben). Für weitere Einzelheiten s. auch SYNTHES Katalog. Hinweise zur Pflege und Wartung s. Abschn. 6.22.9.

6.21.3.1 Kleine Bohrmaschine mit Zubehör

Die kleine Bohrmaschine

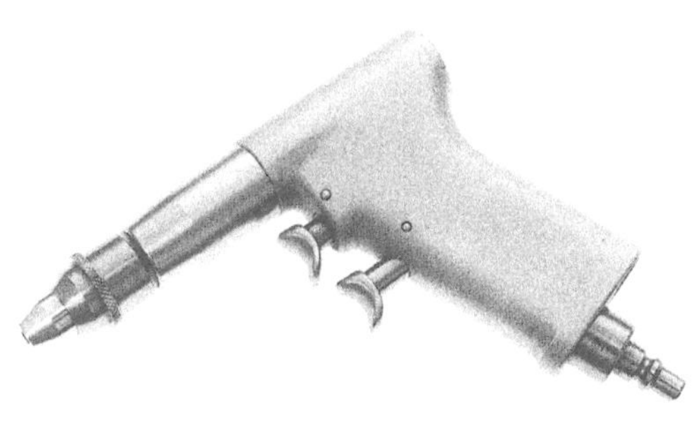

Die kleine Bohrmaschine läßt sich mit einer Hand bedienen und hat Abzugshähne sowohl für den Vorwärts- als auch für den Rückwärtslauf. Sie kann zum Bohren, Gewindeschneiden und Eindrehen und Entfernen von Schrauben und Kirschner-Drähten verwendet werden, *nicht* aber zum Aufbohren des Markraums. Instrumente mit einem entsprechenden Ansatz lassen sich schnell und einfach in die Schnellkupplung der Maschine einsetzen. Das Sterilisieren oder eine längere Fehlanwendung kann dazu führen, daß der Motor klemmt. Deshalb sollte die Bohrmaschine vor der Anwendung immer überprüft werden. Dreht der Motor nicht, kann er durch Drehen am Bohrfutter gelöst werden.

Die kleine Bohrmaschine ist mit einem Doppelschlauchanschluß (Abb. links) versehen. Die Abluft wird somit vom Operationsgebiet weggeleitet. Ältere Maschinen mit „einfachem" Anschluß sind immer noch in Gebrauch (Abb. rechts). Bei ihrer Verwendung muß beachtet werden, daß die Abluft in der unmittelbaren Nähe des Operationsfeldes austritt, wodurch die Keimverschleppungsgefahr erhöht wird.
Für Pflege und Wartung s. S. 424 und 426.

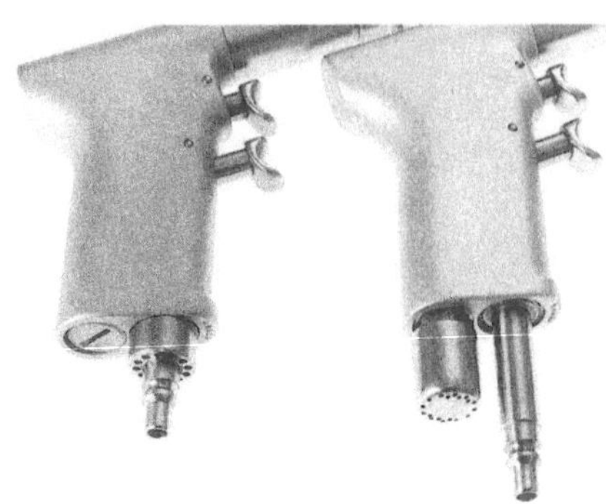

Technische Eigenschaften

- Stufenlos regulierbare Drehzahl: 0–800 U/min (±10%)
- Drehmoment: 2,4 Nm
- Empfohlener Betriebsdruck: 6 bar (atü)
- Druckluftverbrauch: ca. 250 l/min
- Gewicht: 630 g

Einsetzen der Instrumente

Instrumente mit einem Ansatz für die Schnellkupplung werden nach Vorschieben der Kupplungshülse eingesteckt und gedreht, bis der flache Teil einrastet. Wenn die Hülse losgelassen wird, sitzt das Instrument fest an seinem Platz. Das Herausnehmen der Instrumente erfolgt ebenfalls nach Vorschieben der Kupplungshülse.

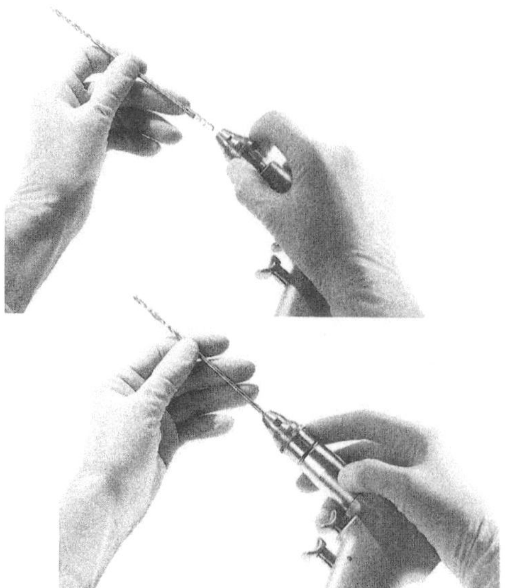

Folgende Instrumente können eingesetzt werden:
- Spiralbohrer
- Gewindeschneider
- Schraubenziehereinsätze
- Fräser
- Zubehörteile (s. unten)

Funktionsweise

Mit dem unteren Drücker (Mittelfinger) kann die Drehzahl beim Vorwärtslauf stufenlos bis ca. 800 U/min reguliert werden. Durch gleichzeitige Betätigung beider Drücker kann die Maschine jederzeit, auch während des Laufes, sofort auf Linkslauf (Rückwärtslauf) umgeschaltet werden.

Anwendung der kleinen Bohrmaschine

Das Bohren von Schraubenlöchern und Einsetzen von Drähten sind häufige Anwendungsarten. Beim Bohren und Fräsen für DHS/DCS wird nur der Vorwärtsgang betätigt, auch beim Herausziehen des Bohrers, da sonst Knochenspäne den Bohrer blockieren können. Während des Bohrens ist es empfehlenswert, mit Ringer-Lösung zu spülen. Hitzenekrosen und die Gefahr einer Keimbesiedelung im ausgetrockneten Gewebe werden dadurch vermieden.

In besonderen Situationen kann man auch mit der Maschine ein Gewinde schneiden, da Vor- und Rückwärtslauf möglich sind. Es wird jedoch als gefährlich angesehen und muß erfahrenen Operateuren überlassen werden. Die Maschine muß dabei ohne ausgeübten Druck dem Gewindeschneider „folgen“. Sobald der Gewindeschneider an der gegenüberliegenden Kortikalis austritt, muß die Maschine auf Linkslauf (Rückwärtslauf) umgeschaltet werden. Andernfalls kann es zu ausgedehnten Weichteilschäden kommen. Beim Herausdrehen des Gewindeschneiders darf an der Maschine nicht gezogen werden, da sonst das vorgeschnittene Gewinde im Knochen zerstört werden könnte.
Das Eindrehen der Schrauben kann mit den Schraubenziehereinsätzen erfolgen. Das Schraubengewinde muß dabei richtig in dem vorgeschnittenen Gewinde im Knochen fassen, damit die Schraube nicht steckenbleibt. Das endgültige Festziehen muß aber immer von Hand erfolgen.
Auch die Schraubenentfernung ist maschinell möglich: Nach Reinigung des Schraubenkopfinbus wird die Schraube von Hand gelöst und dann mit dem Rückwärtslauf der Maschine ausgedreht.

Zubehör

Schlüsselbohrfutter („Jakob-Bohrfutter“)

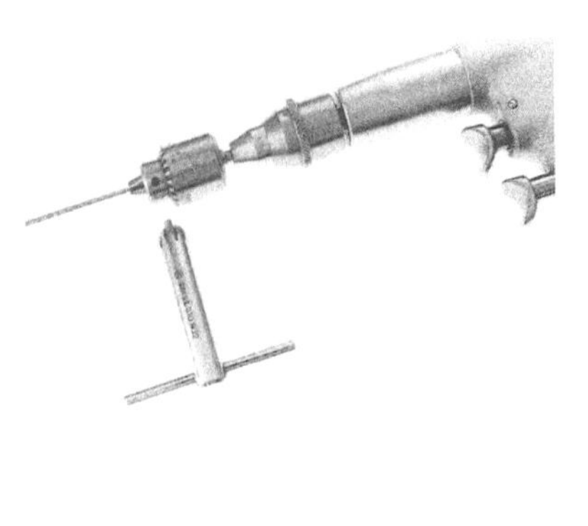

Dieses Bohrfutter wird mit der kleinen Bohrmaschine eingesetzt und nimmt Kirschner-Drähte und Instrumente mit Rundschaft bis 4,0 mm Durchmesser oder mit Dreikantschaft bis 4,5 mm Durchmesser auf. Der Schlüssel dient zum Öffnen und Schließen des Bohrfutters.

Schnellkupplung für kleine Bohrmaschinen

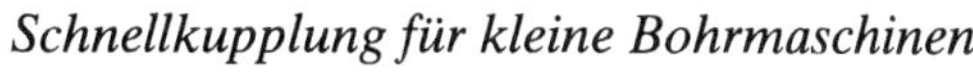

Sie ist notwendig, um den DHS/DCS Dreistufenbohrer und die großen durchbohrten Spiralbohrer für eine Kreuzbandplastik mit der kleinen Bohrmaschine verwenden zu können. Die äußere Hülse der Kupplung wird nach *vorne* geschoben und das Instrument eingesteckt.

Bohrfutter mit Dentalkupplung

Es ist für Spiralbohrer und -fräser mit Dentalkupplung vorgesehen. Die äußere Hülse wird nach *hinten* geschoben und das Instrument eingesteckt.

Oszillationsbohraufsatz

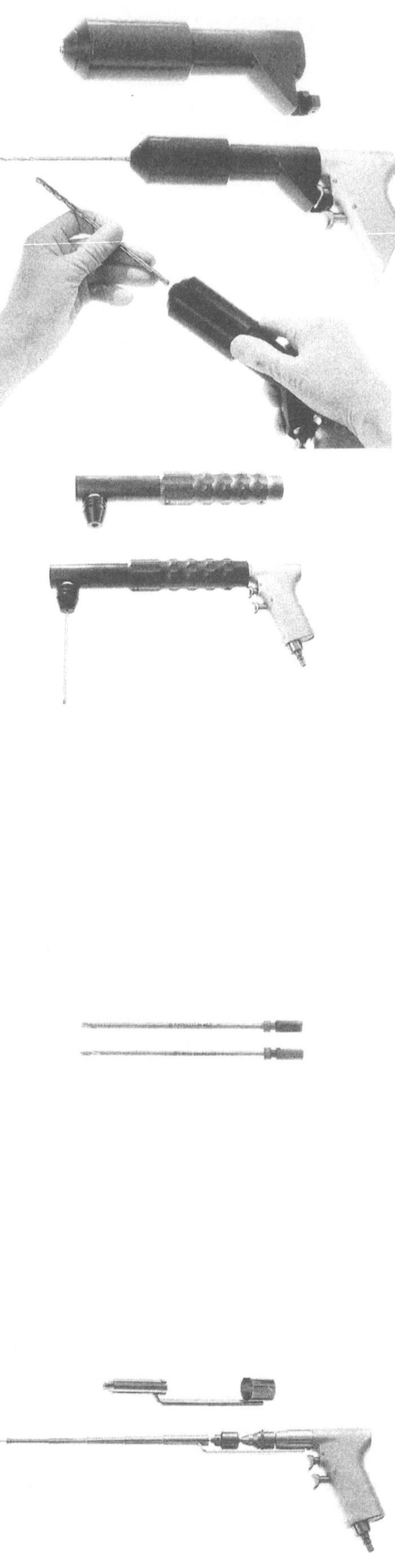

Er wandelt die ständige Vorwärtsdrehung der kleinen Bohrmaschine in Vorwärts- und Rückwärtsoszillationen in einem Bereich von 270° um. Dadurch werden Weichteile, Blutgefäße und Nerven beim Bohren weitgehend geschützt, da sie nicht auf dem Bohrer aufgewickelt werden. Der Oszillationsbohraufsatz wird über den oberen (Rückwärts-)Drücker aufgesteckt. Nach Vorschieben der äußeren Hülse wird der Spiralbohrer eingesteckt und gedreht, bis er einrastet. Nach dem Loslassen der Hülse sitzt der Bohrer fest.
Der Oszillationsbohraufsatz wird vorzugsweise mit dreilippigen Spiralbohrern verwendet, weil diese von der Knochenoberfläche nicht abrutschen.

Röntgenstrahlendurchlässiges Winkelgetriebe

Es wird an die kleine Bohrmaschine gekoppelt, um z.B. die distalen Verriegelungslöcher bei der Marknagelung exakt unter Bildverstärkerkontrolle vorzubohren. Hierzu steckt man das Winkelgetriebe bis zum Anschlag über die Schnellkupplung der kleinen Bohrmaschine, eine Arretierung ist nicht nötig. Die Bohrmaschine kann nun um ihre eigene Achse in die gewünschte Arbeitsposition gedreht werden. Bohrmaschine und Winkelgetriebe müssen immer mit je einer Hand gehalten werden. Das Winkelgetriebe ist lang genug, um die Hände des Operateurs in die Peripherie des Strahlenbereichs zu plazieren (s.S.283). Das röntgenstrahlendurchlässige Winkelgetriebe wird mit dreilippigen Spiralbohrern eingesetzt, die einen speziellen Kupplungsansatz aufweisen. Die äußere Hülse des Winkelgetriebes wird nach *vorne* geschoben und der Spiralbohrer eingesteckt und gedreht, bis er einrastet. Er sitzt fest, wenn die Hülse zurückgezogen wird.
Dreilippige Spiralbohrer mit Zentrierspitze für das röntgenstrahlendurchlässige Winkelgetriebe gibt es in den folgenden Größen:
- mit 3,2 mm Durchmesser in einer Gesamtlänge/nutzbaren Länge von 148 mm/122 mm oder 106 mm/80 mm zum Vorbohren für 3,9-mm-Verriegelungsbolzen für solide Tibianägel (UTN),
- mit 4,0 mm Durchmesser in einer Gesamtlänge/nutzbaren Länge von 148 mm/122 mm oder 106 mm/80 mm zum Vorbohren für 4,9-mm-Verriegelungsbolzen für Universalfemurnägel und -tibianägel.

Für andere Anwendungen gibt es noch weitere Spiralbohrer mit verschiedenen Durchmessern. Siehe auch SYNTHES Katalog.
Zur Pflege und Wartung s.S.427.

Teleskopspickdrahtführung

Sie wird als Führung beim Einbringen von langen Spickdrähten auf die kleine Bohrmaschine geschoben. Hierdurch soll ein Verbiegen der Drähte vermieden werden.
Neu: Eine neuentwickelte Antriebseinheit, der „Compact Air Drive", kann außer den Vorteilen der kleinen Bohrmaschine viele weitere bieten. Siehe spezielle SYNTHES Dokumentation.

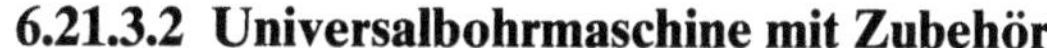

6.21.3.2 Universalbohrmaschine mit Zubehör

Die Universalbohrmaschine

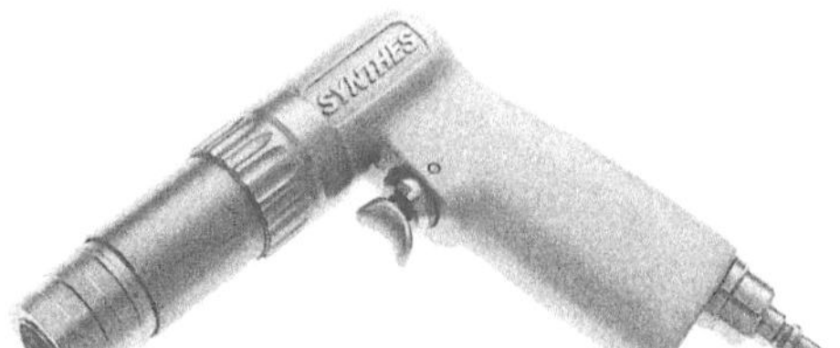

Die Universalbohrmaschine ist eine stärkere Bohrmaschine, die sich zusammen mit dem Winkelgetriebe speziell für die Markraumbohrung eignet. Weitere Aufsätze erlauben auch den Einsatz der Universalbohrmaschine zum Bohren und Einbringen von Schrauben und Kirschner-Drähten. Bei dieser Maschine ist nur ein Vorwärtslauf möglich, sie kann mit einer Hand bedient werden.

Beachte: Die Universalbohrmaschine sollte nicht mit den flexiblen Bohrwellen direkt verbunden werden, da sie nicht durchbohrt ist und sich daher nicht über den Bohrdorn führen läßt. Fräsen für die Hüftpfanne können dagegen direkt eingesetzt werden. Zur Pflege und Wartung s. S. 424 und 427.

Technische Eigenschaften:

– Drehzahl in 2 Stufen regulierbar:	
1. Stufe	200 U/min
2. Stufe	450 U/min
– Empfohlener Betriebsdruck:	6 bar (atü)
– Druckluftverbrauch:	ca. 300 l/min
– Gewicht:	800 g

Zubehör

Die folgenden Aufsätze passen zur Universalbohrmaschine:

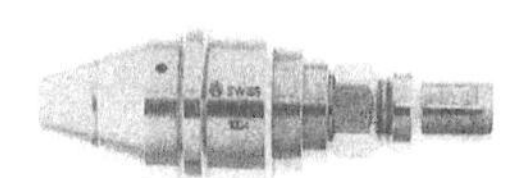

Kleine Schnellkupplung

Sie ermöglicht das Arbeiten mit Instrumenten, die für die kleine Bohrmaschine vorgesehen sind und einen Ansatz für die Schnellkupplung haben, wie z.B. Spiralbohrer, Gewindeschneider, Schraubenziehereinsätze und Fräser. Die kleine Schnellkupplung wird in die Kupplung der Universalbohrmaschine unter Druck eingeschoben, bis sie dort einrastet. Nach dem Zurückziehen der äußeren Kupplungshülse kann sie wieder entfernt werden.

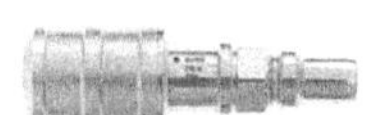

Schnellkupplung

Hiermit lassen sich DHS/DCS-Fräser und die großen Spiralbohrer für Kreuzbandplastik mit der Universalbohrmaschine verwenden. Die äußere Hülse der Schnellkupplung wird zur Aufnahme der Instrumente nach vorne geschoben, anschließend wird die Schnellkupplung in die Bohrmaschine gesteckt.

Schlüsselbohrfutter („Jakob-Bohrfutter")

Dieses Bohrfutter wird mit der Universalbohrmaschine eingesetzt. Es kann Kirschner-Drähte und Instrumente mit Rundschaft bis 6,0 mm Durchmesser oder mit Dreikantschaft bis 6,5 mm Durchmesser aufnehmen. Der Schlüssel dient zum Öffnen und Schließen des Bohrfutters.

Schlüsselloses Universalbohrfutter

Dieses größere Bohrfutter kann ebenfalls zum Einbohren von Kirschner-Drähten oder für den Einsatz mit Instrumenten mit Rundschaft oder Dreikantschaft bis 6,0 bzw. 6,5 mm Durchmesser verwendet werden. Es läßt sich durch Drehen am Bohrfutter öffnen und schließen.

Winkelgetriebe

Beim Aufbohren des Markraumes mit den flexiblen Wellen wird dieses Winkelgetriebe zum Antrieb benötigt. Es ist durchbohrt, damit es über den Bohrdorn geführt werden kann. Das neu entwickelte Winkelgetriebe wird mittels eines Verschlußhebels in der gewünschten Position (meist 90°) auf der Universalbohrmaschine festgehalten. Die flexible Welle wird mit Kraft in die Kupplung des Winkelgetriebes hineingedrückt. Durch Zurückziehen der äußeren Hülse am Getriebe kann die Welle wieder entfernt werden.

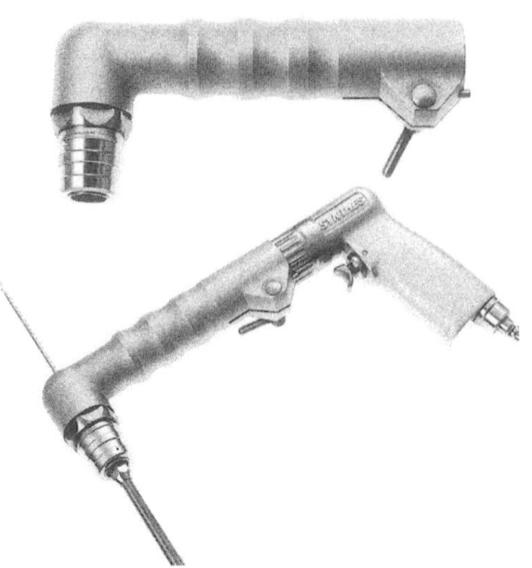

6.21.3.3 Oszillierende Knochensäge mit Zubehör

Oszillierende Knochensäge

Die oszillierende Knochensäge ist speziell für Osteotomien geeignet. Das Sägeblatt kann sowohl in der Verlängerung der Maschinenachse – wie ein Meißel – montiert werden, aber auch in einem Winkel von 45° oder 90° dazu. Mit einem Schlüssel läßt sich die Befestigungsschraube entfernen und nach Einsetzen des Sägeblatts in der gewünschten Position wieder festschrauben. Bezüglich Pflege und Wartung s. S. 424 und 428.

Technische Eigenschaften:

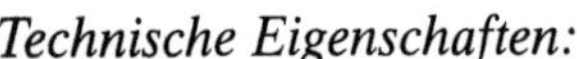

- Oszillationsfrequenz: bis zu 18000/min
- Empfohlener Betriebsdruck: 6 bar (atü)
- Druckluftverbrauch: ca. 145 l/min
- Gewicht: 575 g

Funktionsweise

Die Drehzahl wird durch Drücken am seitlichen Hebel reguliert. Wenn die Säge nicht in Gebrauch ist, sollte dieser immer arretiert sein, um eine versehentliche Aktivierung zu verhindern.
Die Maschine soll beim Aufsetzen auf den Knochen bereits laufen. Hierbei darf nicht stark gedrückt werden, da sonst die Sägezähne im Knochen blockieren und das Griffstück oszilliert. Die beste Sägeleistung wird erzielt, wenn die Maschine in der Ebene des Sägeblattes leicht hin und her bewegt wird, so daß das Blatt über den Knochen hinausschwingen kann. Bei ruhiger Führung der Säge lassen sich dank des festmontierten Blatts sehr präzise Schnitte erzielen.
Ein Verklemmen des Sägeblatts oder ungenaue Schnitte sind auf abgenützte Blätter, zuviel Druck oder auf Verkanten der Maschine zurückzuführen. Es ist nicht empfehlenswert, geradeaus in den Knochen zu sägen, ohne die Maschine hin und her zu bewegen, außerdem sollte man weder in Instrumente noch in Implantate sägen.

Zubehör

Sägeblätter

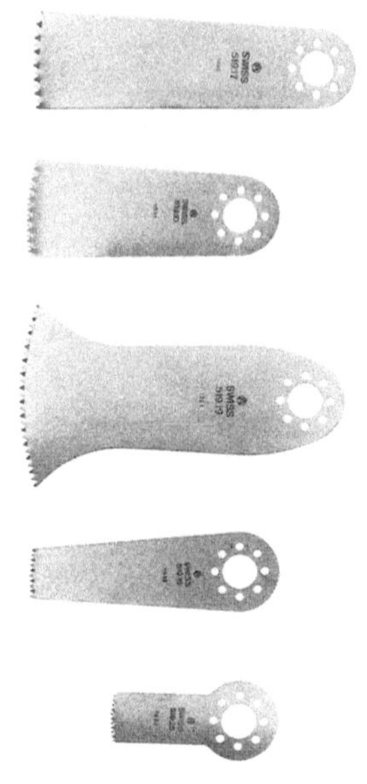

Auswechselbare Sägeblätter stehen in verschiedenen Größen zur Verfügung. Sie werden aus einem speziellen Federstahl hergestellt, dessen Härte und Verschleißfestigkeit zu einer hohen Schneidekapazität führt. Die Blätter haben eine nutzbare Länge zwischen 27 und 71 mm, sind 6–50 mm breit und 0,4 mm – 1,0 mm dick (Einzelheiten s. SYNTHES Katalog).

Beachte: Je länger das Sägeblatt ist, um so größer wird der Ausschlag, da der Oszillationswinkel nicht verstellbar ist.
Die Sägeblätter müssen nach jedem Gebrauch auf ihre Schärfe kontrolliert werden. Sie können nicht nachgeschliffen werden, weil die Sägezähne versetzt sind. Stumpfe Blätter müssen durch neue ersetzt werden.

Montieren des Sägeblatts:
Die Befestigungsschraube wird mit dem Schlüssel gelöst und entfernt.
- Das ausgewählte Blatt wird in der gewünschten Position eingesetzt.

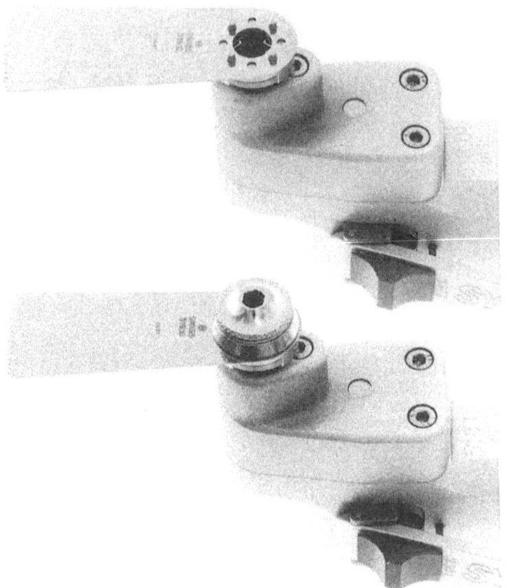

- Die Schraube wird wieder aufgesetzt und mit dem Schlüssel fest angezogen.

6.21.3.4 Minibohrmaschine und Zubehör

Minibohrmaschine

Die Minibohrmaschine eignet sich speziell für Hand-, Fuß-, Kiefer- und Neurochirurgie. Eine große Anzahl an Aufsätzen erlaubt das Bohren, Sägen, Fräsen, Einsetzen dünner Kirschner-Drähte etc. Sie ist nur für Rechtsdrehung eingerichtet. Die Maschine sollte mit dem Doppelschlauchsystem benutzt werden. Hinweise für Pflege und Wartung s. S. 429.
Die Minibohrmaschine und ein Teil des Zubehörs sind als Set in einer Aluminiumkassette erhältlich. Siehe auch SYNTHES Katalog.

Druckluftmotor

Der Druckluftmotor hat ein geringes Gewicht und eine Schnellkupplung für die verschiedenen Einsätze. Zum Einsetzen und Lösen wird der kleine Schieber am Motor nach *vorne* geschoben. Die Drehzahl des Motors läßt sich am großen Schieber stufenlos regulieren.
Zur Erhöhung der Betriebssicherheit soll die Minibohrmaschine immer mit einem Mikrofilter benützt werden (s. S. 381).
Hinweise für Pflege und Wartung s. S. 429.

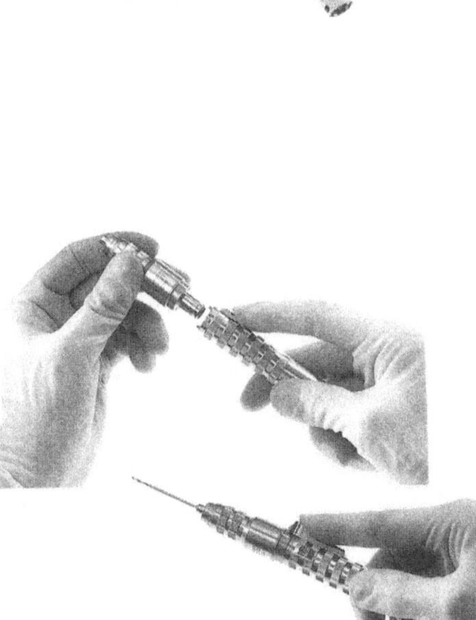

Technische Eigenschaften:

- Betriebsdruck:	5–6 bar (atü)
- Druckluftverbrauch:	150 l/min
- Gewicht:	ca. 130 g

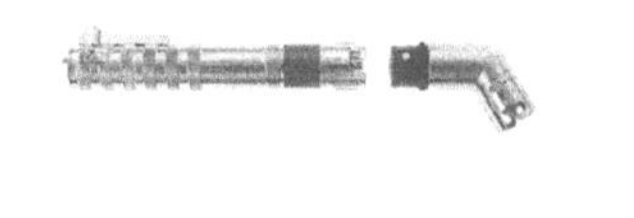

Schlauchwinkelkupplung, 60°

Diese Kupplung wird am Ende des Druckluftmotors aufgesteckt, sie bringt den Doppelschlauch in einen besseren Arbeitswinkel und ermöglicht so eine leichtere Handhabung der Maschine.

Zubehör

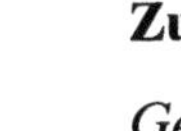

Gerader Bohrkopf

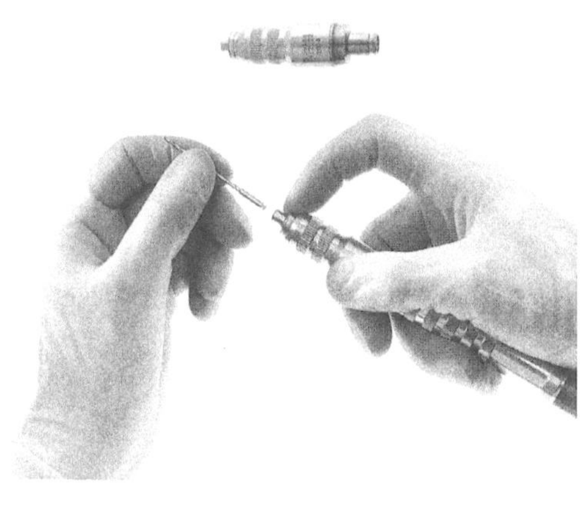

Dieser Aufsatz ist mit einem Geschwindigkeitsregler versehen, der eine Drehzahl bis max. 3000 U/min erlaubt. In den Bohrkopf passen Spiralbohrer und Fräser mit Dentalkupplung. Der vordere Teil des Bohrkopfes wird hierfür zurückgeschoben, das Instrument eingesteckt und gedreht, bis es einrastet.

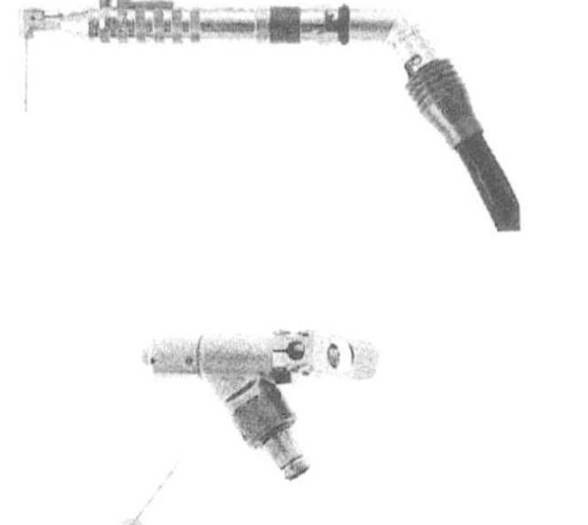

Winkelbohrkopf, 90°

Der Aufsatz hat einen Geschwindigkeitsregler für eine maximale Drehzahl von 7500 U/min. Instrumente mit Dentalkupplung werden in rechtem Winkel in diesen Bohrkopf eingesetzt.

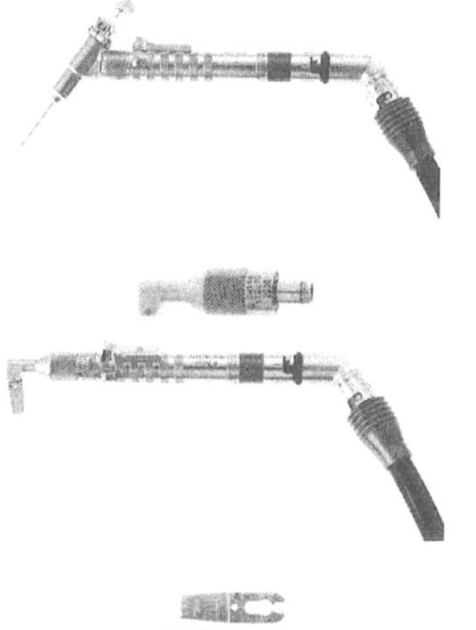

Winkelbohrkopf, 45°

Er hat eine durchbohrte Spannzange für Kirschner-Drähte mit einem Durchmesser von 0,6–2,0 mm. Die Drähte können durch Drücken auf den kleinen Hebel eingespannt werden. Loslassen des Hebels blockiert den Draht. Der Geschwindigkeitsregler erlaubt eine Drehzahl von max. 4800 U/min.

Oszillationssäge

Sie kann mit 3 verschieden großen Sägeblättern verwendet werden. Die maximale Geschwindigkeit beträgt 6000 Oszillationen/min.

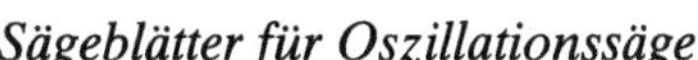

Sägeblätter für Oszillationssäge

Die Blätter haben eine Breite von 6 und 8 mm mit einer nutzbaren Länge von 13 mm oder eine Breite von 8 mm mit einer nutzbaren Länge von 18 mm. Sie werden für Osteotomien der ganz kleinen Knochen benötigt. Das Sägeblatt wird parallel zur Maschinenachse über den pilzförmigen Knopf aufgesteckt, anschließend um 90° in Arbeitsstellung gedreht und durch Druck am Mitnehmerbolzen eingerastet. Das Entfernen erfolgt in umgekehrter Reihenfolge. Die Sägeblätter können nicht nachgeschliffen werden, stumpfe Blätter müssen ersetzt werden.

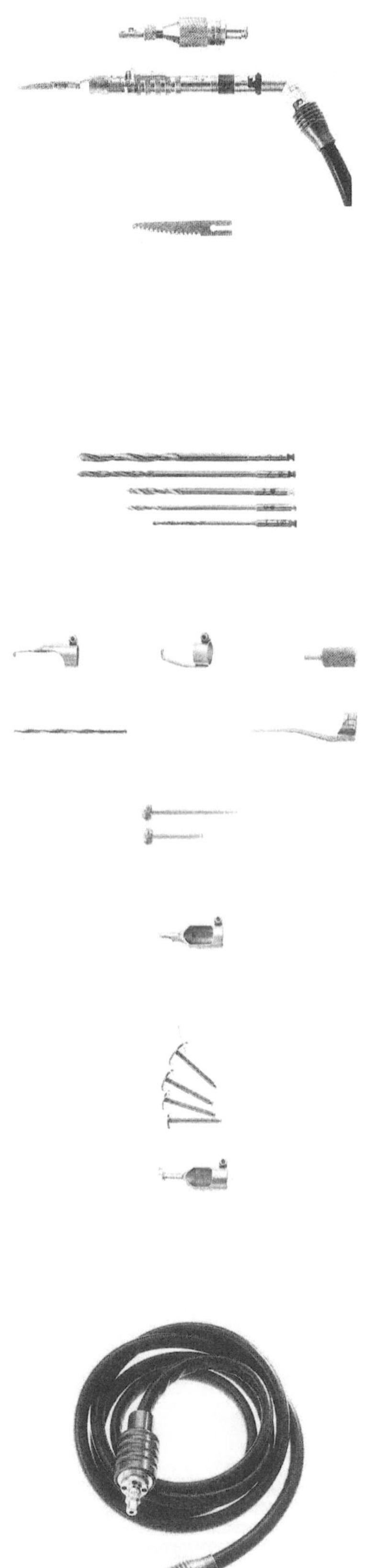

Stichsäge

Sie hat einen Geschwindigkeitsregler für eine maximale Drehzahl von 6000 Oszillationen/min.

Sägeblatt für Stichsäge

Dieses 45 mm lange Blatt wird rechtwinklig zur Maschinenachse in den Schlitz geschoben. Nach Drehen des Blattes um den Mitnehmerbolzen kann es durch Vorschieben des Sicherungsrings arretiert werden. Das Entfernen erfolgt in umgekehrter Reihenfolge.

Spiralbohrer

Die Bohrer gibt es mit Durchmessern von 1,1, 1,5, 2,0 und 2,7 mm und in Längen von 28–67 mm. Sie haben eine Dentalkupplung für den Einsatz mit der Minibohrmaschine. Die Bohrer können mit einem Tiefenanschlag oder Führungsaufsatz für Schädeltrepanation versehen werden. Mit dem kleinen Schraubenzieher werden diese Aufsätze festgezogen.

Auch ein *Lindemann-Fräser* mit *federnder Protektion* ist erhältlich.

Fräser

Die Fräser haben eine Dentalkupplung und sind in verschiedenen Formen (rund, oval, konisch, ei- und birnenförmig etc.) und verschiedenen Durchmessern erhältlich. Fräser bis zu einem Durchmesser von 6,0 mm können mit einem Gewebeschutz verwendet werden (s. SYNTHES Katalog).

Scheibenfräser

Diese Fräser mit einem Durchmesser von 8, 10, 12 und 15 mm und einer Gesamtlänge/nutzbaren Länge von 28 mm/16 mm können mit der Minibohrmaschine eingesetzt werden. Hierfür gibt es auch einen Gewebeschutz, der am geraden Bohrkopf mit dem kleinen Schraubenzieher befestigt werden kann.

Siehe SYNTHES Katalog für weiteres Zubehör.

Doppelschlauch

Dieser Schlauch ist 2 m lang und sehr flexibel; dank seiner drehbaren Kupplung wird die Handhabung sehr erleichtert. Der äußere Schlauch leitet die Abluft vom Operationsfeld weg und kann zur Verminderung von Luftwirbeln entweder mit dem Abluftdiffusor oder einem Abluftsystem verbunden werden.

6.21.3.5 Handbohrmaschine mit Zubehör

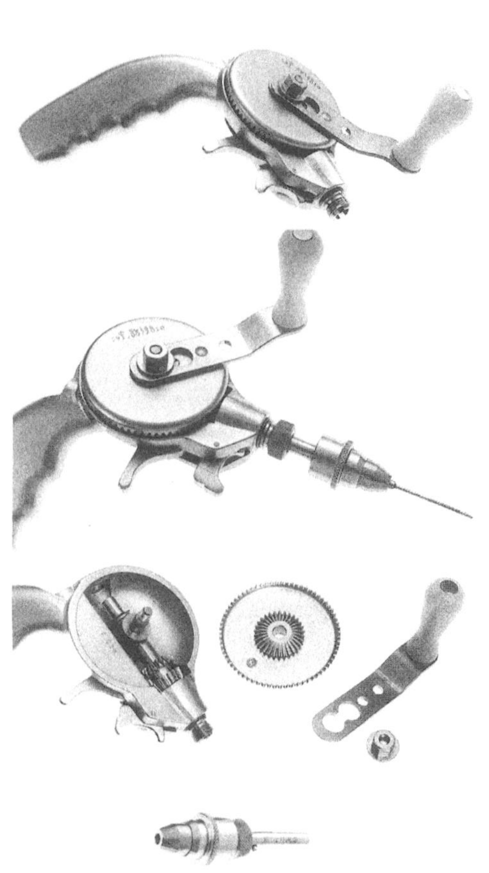

Die Handbohrmaschine dient als Reserve in Notsituationen (Ausfall der Druckluftversorgung oder der Maschine während der Operation). Sie kann auch dort eingesetzt werden, wo Druckluft oder Stickstoff nicht erhältlich sind.
Das Getriebe hat 2 Übersetzungen. Durch Zurückziehen des größeren Hebels gegen den Handgriff wird die kleine Übersetzung eingeschaltet. Wird der Hebel vorwärts geschoben, schaltet die große Übersetzung ein. Der vordere kleine Hebel dient zur Arretierung der kleinen Übersetzung. Die große Übersetzung wird zum Bohren und Einbringen von Kirschner-Drähten verwendet. Mit der kleinen Übersetzung kann man Gewinde schneiden, Schrauben ein- und ausdrehen und notfalls auch eine Markraumbohrung durchführen.
Die Antriebskurbel läßt sich in 2 Stellungen mit unterschiedlichen Längen montieren. Der längere Hebelarm wird für größere Kraftanwendungen, der kurze für höhere Geschwindigkeiten benützt.
Zur Reinigung kann die Maschine durch Abschrauben der Mutter sehr leicht in 4 Teile zerlegt und wie allgemeine Instrumente geölt und sterilisiert werden (s. S. 417).

Zubehör

Schnellkupplung für Handbohrmaschine

Sie wird für Bohrer mit Anschluß für Schnellkupplung verwendet.

Selbstspannendes Bohrfutter für Handbohrmaschine

Das Bohrfutter hat einen Spannbereich von 1,0–6,0 mm Durchmesser sowie eine automatische Arretierung. Für den Einsatz von Spickdrähten ist es durchbohrt.

Verbindungsstück für Handbohrmaschine

Es ist mit einer Schnellkupplung für flexible Wellen ausgestattet, jedoch nur für Bohrköpfe bis zu einem Durchmesser von 12 mm geeignet. Es ist durchbohrt, damit man es über den Bohrdorn schieben kann.

6.22 Pflege und Wartung des AO-Instrumentariums

A. Murphy

6.22.1 Definition

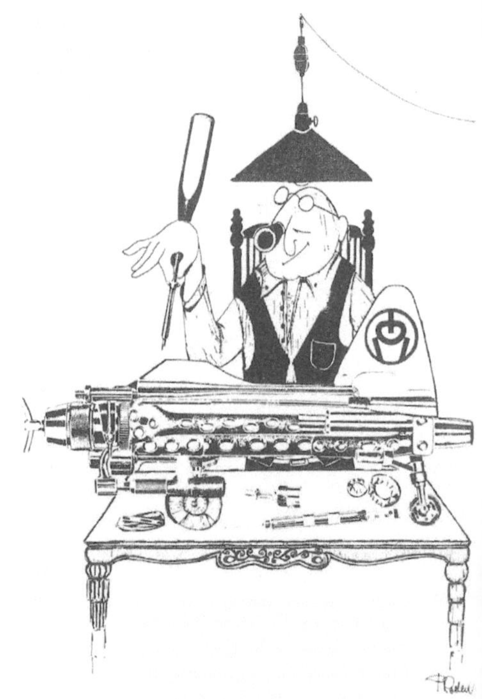

Pflege und Wartung bedeutet, „sich um etwas zu kümmern" und „etwas zu erhalten".

Chirurgische Instrumente sind eine sehr große Investition für jede Institution. Die Pflege und Wartung dieser Instrumente ist für den Erhalt ihrer Funktionsfähigkeit zwingend notwendig. AO-Instrumente und -Implantate werden mit großer Genauigkeit hergestellt und sollten bei einer genauso sorgsamen Instandhaltung einen langjährigen Einsatz aushalten.

Beachte: Die nachfolgenden Richtlinien wurden von der AO-Gruppe empfohlen. Sie müssen evtl. den Bestimmungen und Gewohnheiten verschiedener Länder oder lokaler Gegebenheiten angepaßt werden. Die allgemeinen Prinzipien für die Pflege aller chirurgischen Instrumente gelten ebenfalls. Da die meisten der Instrumente aus „rostfreiem" Stahl hergestellt werden, stellt sich die Frage, warum sie überhaupt fleckig, rostig oder korrodiert werden können. Das folgende Kapitel umreißt einige Gründe hierfür und beschreibt Maßnahmen zur Vermeidung solcher Probleme.

6.22.2 Ursachen von Korrosion

Korrosion ist eine allmähliche Zerstörung oder Abnutzung, die durch chemische Reaktionen verursacht werden kann. Sie kann durch mangelnde Wartung von Instrumenten auftreten. Um zu verstehen, wie man Instrumente vor einem dauernden Schaden schützen kann, muß man sich die Ursachen der Korrosion bewußt machen.

Beschädigte Schutzschicht:
- Wenn Instrumente verkratzt oder eingedellt werden, kann dadurch die Passiv- oder Schutzschicht auf der Oberfläche beschädigt werden. Als Folge davon kann sich eine Korrosion entwickeln.

Ständige Einwirkung chirurgischer Exsudate:
- Blut, Eiter oder andere Körpersekrete, die über längere Zeit mit Instrumenten Kontakt haben, können ebenfalls die Oberfläche beschädigen.

Übermäßige Einwirkung bestimmter Lösungen:
- Kochsalzlösungen oder Lösungen mit Jod oder Chlorid können mit bestimmten Instrumenten reagieren. Ebenso schädlich sind starke Säuren oder alkalische Lösungen sowie falsch angewandte Desinfektionsmittel. Die Wasserqualität zum Reinigen und Spülen von Instrumenten kann ein weiterer Einflußfaktor sein.

Rostübertragung:
- Schlecht gewartete Instrumente können Roststellen entwickeln. Dies kann sich auf andere Instrumente ausbreiten, mit denen sie in Kontakt kommen.

Belastung, Überlastung und Verschleiß:
- Instrumente, die unsachgemäß oder für Zwecke, für die sie nicht bestimmt sind, benutzt werden, werden durch diesen Mißbrauch auf Dauer geschädigt.
- Durch ständige Benutzung von Instrumenten ist ein natürlicher Verschleiß unvermeidbar, wodurch ihre Lebensdauer verkürzt wird (s. auch Abschn. 6.1.2).

6.22.3 Pflege bei der präoperativen Vorbereitung und während der Operation

Das Hauptziel ist die Vorbeugung von Korrosion und bleibenden Schäden an den Instrumenten. Die folgenden Vorgehensweisen sollten eingeführt werden, um eine bestmögliche Pflege der Instrumente sicherzustellen:

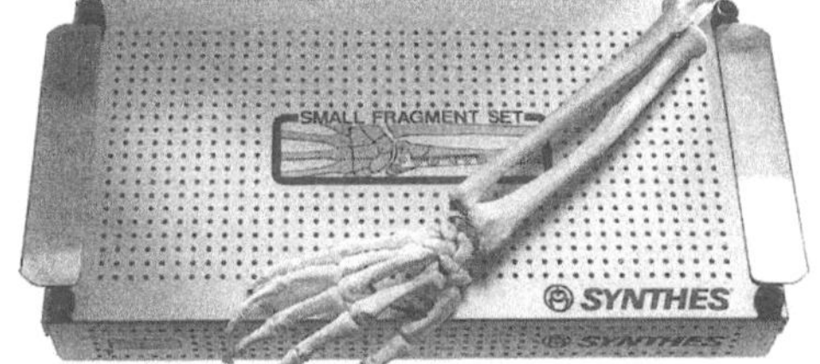

- Korrekt eingepackte und entsprechend sterilisierte Instrumente sollten für die Operation zusammengestellt werden. Von der Art des Eingriffs hängt das benötigte Instrumentarium ab. Die Größe der Instrumente sollte mit der Größe der Knochen übereinstimmen!
- Auf die intakte äußere Verpackung und das Verfallsdatum des Siebes sollte geachtet werden.

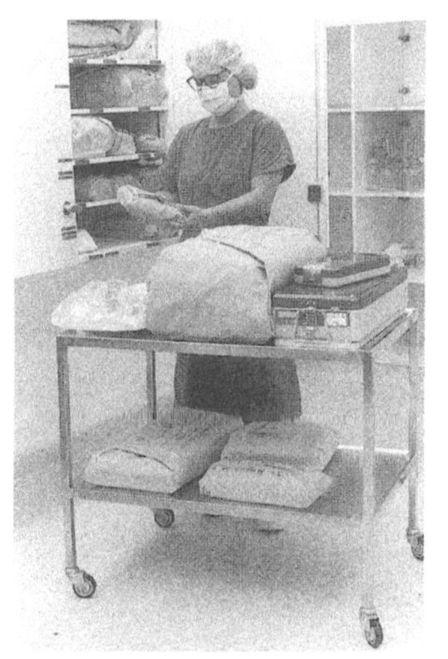

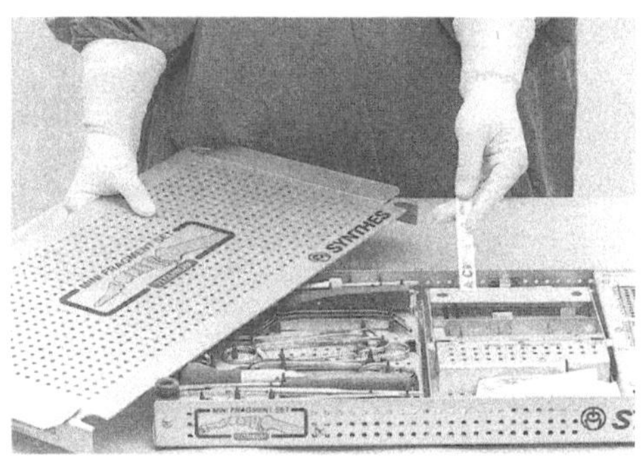

- Ein Sterilisationsindikator im Innern des Siebes wird bestätigen, daß der Inhalt sterilisiert wurde.

- Instrumente sollten in aufeinanderfolgender Ordnung auf dem Instrumententisch gerichtet werden. Nur die in Frage kommenden Instrumente sollten ausgelegt werden, die übrigen verbleiben im Sieb in geeigneter Reichweite, bis sie gebraucht werden.
- Die sterilen Instrumente sollten kurz vor der Operation vorbereitet werden. Es ist keine akzeptable Praxis, den Instrumententisch abzudecken und unbeaufsichtigt zu lassen.

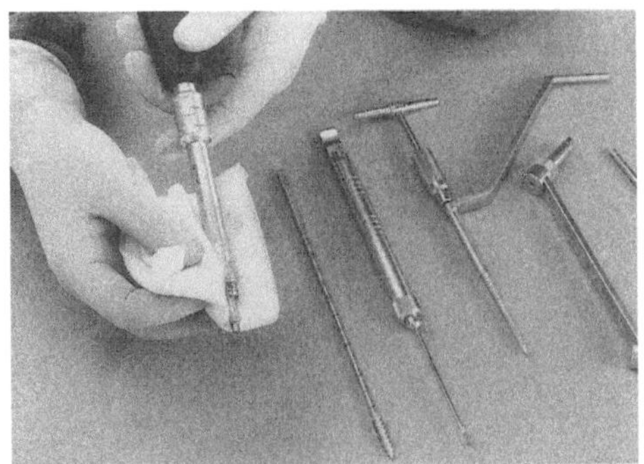

- Blut und andere Exsudate sollten während des gesamten Operationsverlaufs von den Instrumenten abgewischt werden. Ringer-Laktat-Lösung oder Kochsalzlösung können hierfür verwendet werden, die Instrumente sollten jedoch nicht in diesen Lösungen eingeweicht werden.
- Jedes Instrument sollte nach Gebrauch wieder auf seinen zugeteilten Platz auf dem Instrumententisch zurückgelegt werden.
- Jedes Instrument ist für einen speziellen Zweck vorgesehen und sollte auch nur für diesen Zweck eingesetzt werden. Der Benutzer muß mit dem korrekten Gebrauch und der Funktion vertraut sein.
- Um einer Beschädigung beim Einsatz vorzubeugen, müssen Instrumente, die aus mehreren Teilen bestehen, richtig zusammengesetzt werden. Die Montage wird vor dem Einsatz am Patienten überprüft.

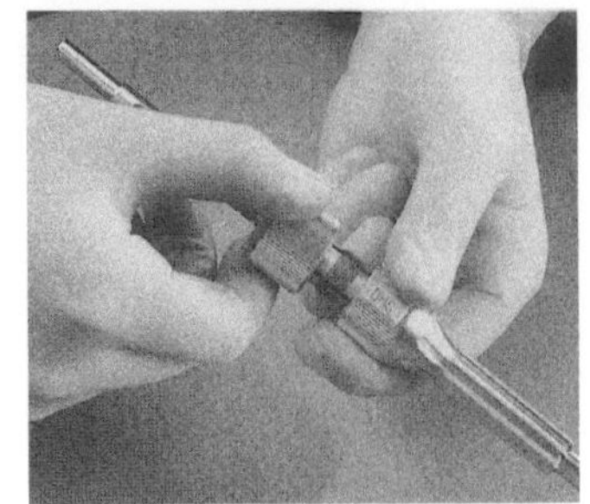

- Durchbohrte Instrumente werden durchgespült, um zu verhindern, daß Knochenmehl und Blut an der Innenseite antrocknen und verkleben können.

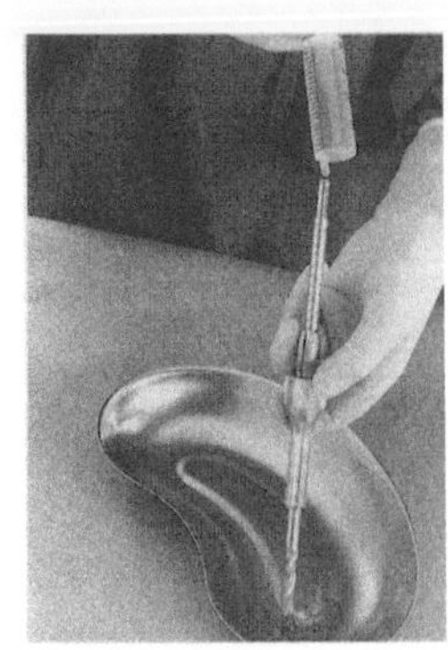

6.22.4 Postoperative Maßnahmen

Nach abgeschlossener Operation muß der Reinigungsvorgang beginnen. Instrumente sollten baldmöglichst gereinigt werden. Hierzu gehört eine Anzahl von Arbeitsabläufen von gleich großer Bedeutung.

Alle Instrumente, die während der Operation verwendet wurden, werden als „kontaminiert" angesehen. Die Instrumente, die bei einem Patienten mit fraglicher oder bekannter übertragbarer Infektion eingesetzt wurden, werden in ähnlicher Weise entsorgt.

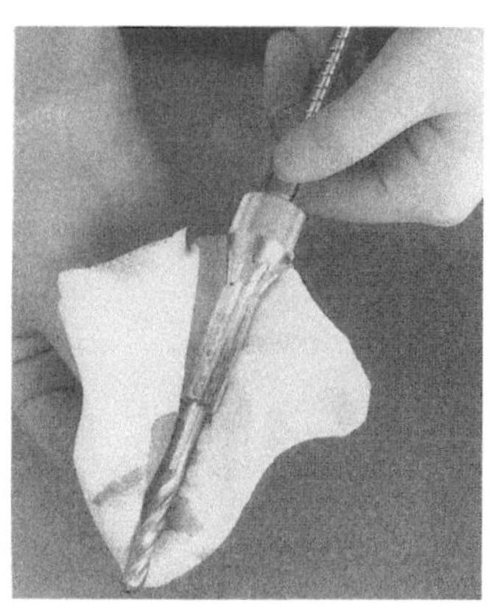

Am Ende der Operation sollten überschüssiges Blut, Knochenmehl oder Gewebebestandteile abgewischt werden, um einem Antrocknen auf der Oberfläche vorzubeugen.

Zur Reinigung der Instrumente ist ein festgelegter Platz innerhalb des OP-Trakts notwendig, der nicht in der Nähe des „sauberen Bereichs" liegt. Falls die Instrumente direkt in die Zentralsterilisation kommen, müssen sie abgedeckt werden, um eine Kontamination des Personals oder der Umgebung auf dem Weg dorthin zu vermeiden.

Während der Entsorgung kontaminierter Instrumente sollte Schutzkleidung getragen werden.

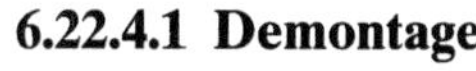

6.22.4.1 Demontage

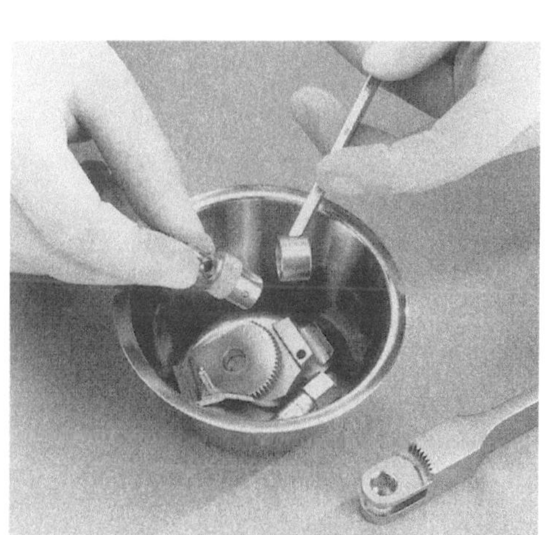

Folgende Richtlinien sollten beim Auseinandernehmen von Instrumenten befolgt werden:

- Instrumente mit abnehmbaren Teilen sollten zerlegt werden. Alle Kleinteile, wie z.B. Schrauben, Muttern oder Bolzen, müssen sorgfältig gesammelt werden, damit sie während der Reinigung nicht verloren gehen.
- Es ist besonders zu beachten, daß die Person, die ein Instrument auseinandernimmt, auch wissen sollte, wie es wieder richtig zusammmengesetzt wird!
- Falls Blut oder Knochenmehl nicht überall vollständig entfernt wird, kann es beim Sterilisieren auf den Instrumenten „festbacken" und dadurch irreparable Schäden verursachen.

6.22.4.2 Desinfektion

Diese Maßnahme ist zur Zerstörung von Mikroorganismen nach jedem operativen Eingriff erforderlich. Da gegenwärtig das Risiko für das Personal im Gesundheitswesen und für Patienten ständig steigt, ist die geeignete Entsorgung und Dekontamination von Instrumenten von noch größerer Bedeutung. Dies kann auf chemische oder thermische Weise geschehen:

Chemisch: Dies beinhaltet ein Eintauchen der geöffneten, auseinandergenommenen Instrumente in eine Desinfektionslösung für eine bestimmte Zeitdauer. Gleichgültig, welche Lösung ausgewählt wird, sie muß verdünnt und entsprechend den Empfehlungen des Herstellers angewendet werden.

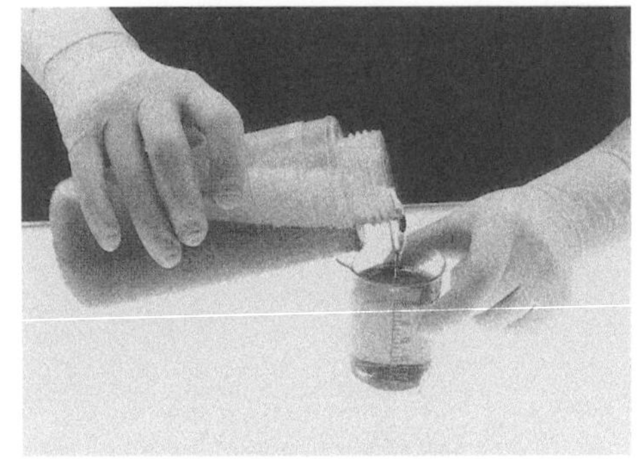

Thermisch: Die meisten Instrumentenwaschmaschinen haben eine Desinfektionsphase mit Heißwasser. Dies ist die bevorzugte und sicherste Desinfektionsmethode.

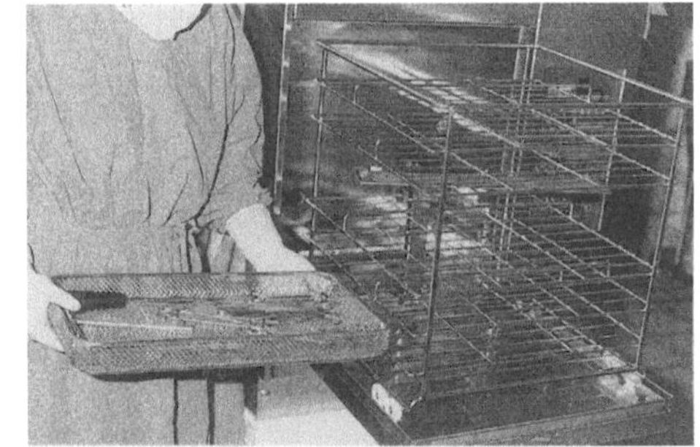

Beachte: Instrumente aus eloxiertem Aluminium, wie z. B. einige Instrumentenkästen, Biegeschablonen, einige spezielle Meßgeräte und Verlängerungsapparate, sollten nicht mit bestimmten Reinigungs- oder Desinfektionslösungen in Kontakt kommen. Daher ist es wichtig, die Zusammensetzung der Lösung zu überprüfen, bevor das Metall einer möglichen chemischen Reaktion ausgesetzt wird (s. Abschn. 6.1.2.2).

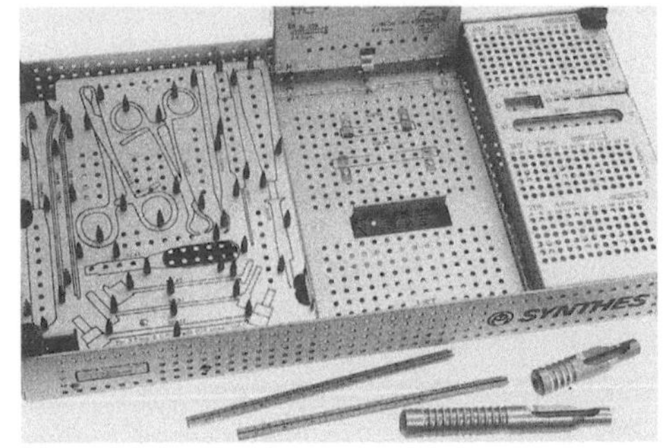

6.22.4.3 Reinigung

Hierfür gibt es 2 Methoden: mechanisch oder manuell. Gleichgültig, welches Reinigungsmittel mit welcher Methode eingesetzt wird, es sollte sorgfältig ausgesucht werden. Verdünnungs- und Anwendungsvorschriften müssen beachtet werden. Der pH-Wert der Lösung sollte zwischen 7,0 und 8,5 liegen (s. Anmerkung in Abschn. 6.22.4.2).

Mechanische Reinigung

Dies ist die bevorzugte Methode in vielen Krankenhäusern. Es gibt mehrere verschiedene Wasch- und Reinigungsmaschinen. Die Gebrauchsanweisungen der Hersteller sollten immer streng befolgt werden.

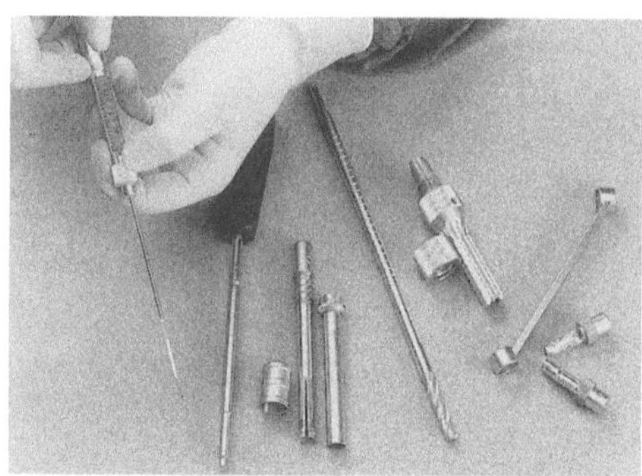

Einige allgemeine Richtlinien:

- Zuerst erfolgt die Vorbereitung und Anordnung der Instrumente durch Auseinandernehmen von mehrteiligen Instrumenten und Öffnen von Instrumenten mit Gewindesperren, Zahnsperren oder Scharnieren.

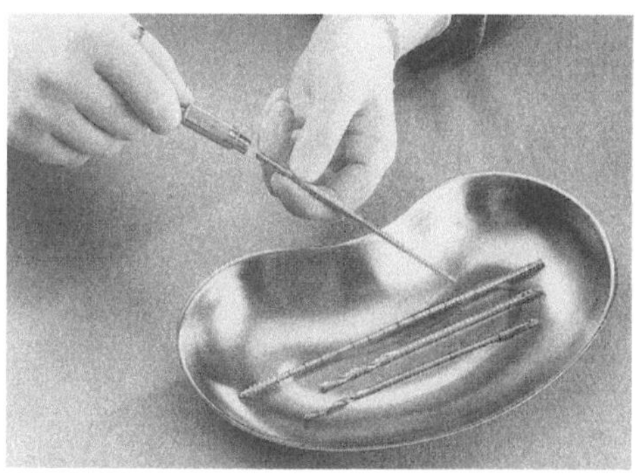

- Alle spitzen Instrumente sollten für die manuelle Reinigung entfernt oder in eine getrennte Schale gegeben werden.
- Empfindliche Instrumente sollten nicht in einer Waschmaschine gereinigt werden.

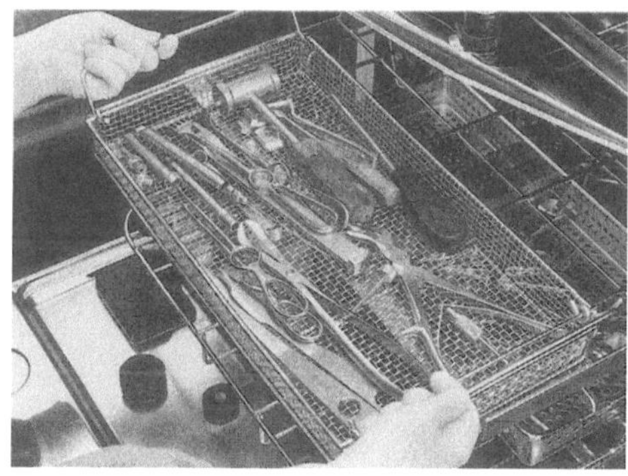

- Drahtsiebe dürfen nicht überladen, und schwere Instrumente sollten auf den Boden des Siebes gelegt werden.
- Stark verschmutzte oder durchbohrte Instrumente müssen evtl. eingeweicht oder durchgespült werden, bevor man sie in die Waschmaschine gibt, um angetrocknete Exsudate zu lösen.

Ultraschallreinigung

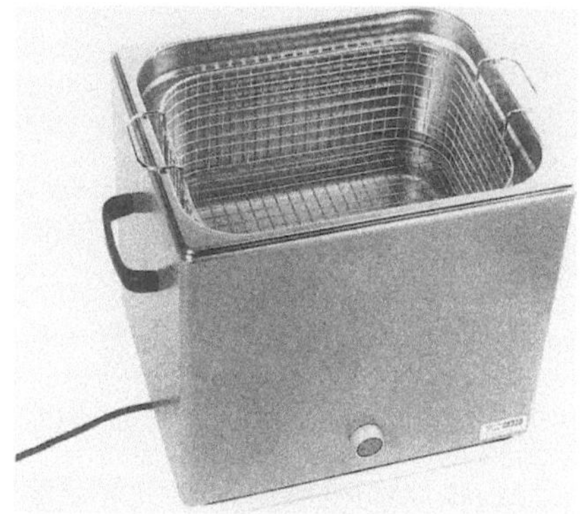

Dies ist eine andere Art mechanischer Reinigung.

- Die Instrumente müssen zuerst desinfiziert werden.
- Nach Entfernung überschüssiger oder angetrockneter Exsudate können die Instrumente in die Maschine gelegt werden.
- Die durch Wasser fortgeleiteten Ultraschallwellen entfernen das verbliebene Knochenmehl v. a. aus Gewindegängen und Rillen, die nur schwierig manuell zu reinigen sind.
- Nur Instrumente ähnlicher metallischer Zusammensetzung sollten sich gleichzeitig in dieser Maschine befinden.
- Falls die Oberfläche verchromter Instrumente bereits beschädigt ist, kann durch die Ultraschallreinigung weiterer Schaden verursacht werden.
- Auf die Ultraschallreinigung muß ein normaler Spülvorgang folgen.

(Empfindliche und spitze Instrumente sollten nicht mit Ultraschall, sondern von Hand gereinigt werden.)

Nach Abschluß des mechanischen Arbeitsgangs werden die Instrumente auf Sauberkeit überprüft und evtl. erneut gereinigt. Mechanische Reinigungsgeräte müssen innen regelmäßig geputzt und nach den Anweisungen des Herstellers gewartet werden.

Beachte: Chirurgische Antriebsmaschinen dürfen unter keinen Umständen mechanisch gereinigt werden.

Manuelle Reinigung

Hierfür wird warmes Wasser mit entsprechend verdünnter Reinigungslösung oder einem Waschmittel verwendet. Außerdem sollte eine geignete Ausrüstung vorhanden sein:

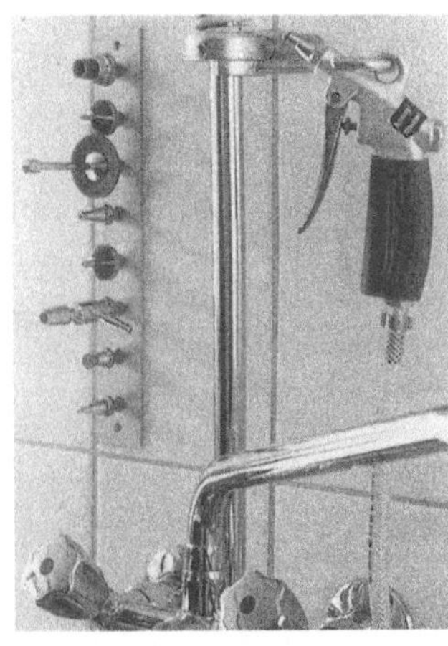

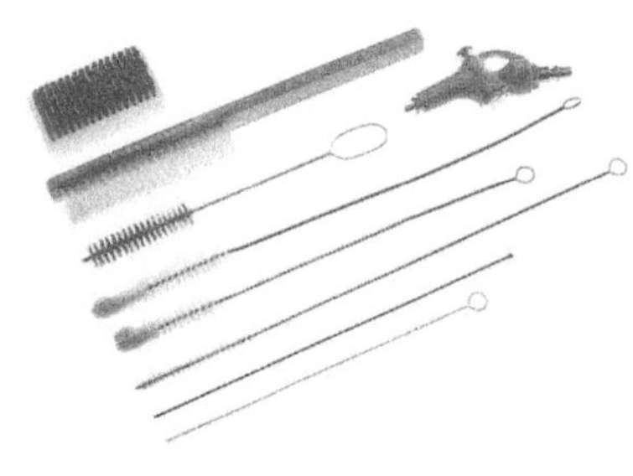

- Eine Auswahl weicher Nylonbürsten
- Blasrohr und -düse
- Saubere Druckluftvorrichtung mit Einfach- oder Doppelschlauch und entsprechendem Verbindungsstück

Stahlwolle oder Schleifbürsten dürfen niemals verwendet werden. Sie könnten die Instrumentenoberfläche verkratzen und der Beschichtung einen bleibenden Schaden zufügen.
Falls Blut- oder Gewebereste auf einem Instrument eingetrocknet sind, muß es zuerst eingeweicht werden. Die Instrumente sollten für ungefähr 10 min (oder nach Anweisung) in ein blutlösendes Reinigungsmittel gelegt werden.

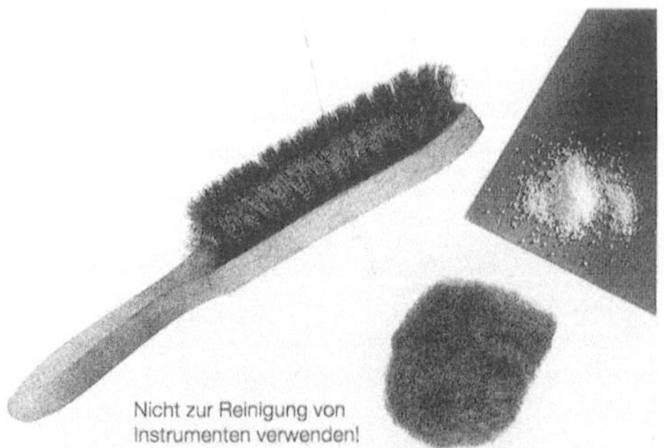

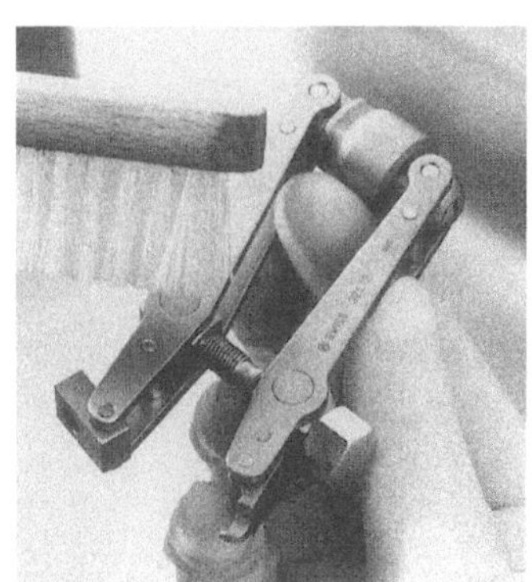

Besondere Aufmerksamkeit muß den Scharnieren, Gewindegängen oder hohlen Anteilen der Instrumente geschenkt werden, da Blut, Wasser oder andere Überreste in diesen Bereichen zurückbleiben könnten.

Instrumentensiebe und -kästen müssen nach Gebrauch gereinigt werden. Das Herstellungsmaterial der Behälter hat einen Einfluß auf den Reinigungsvorgang.

Stahlsiebe und -behälter

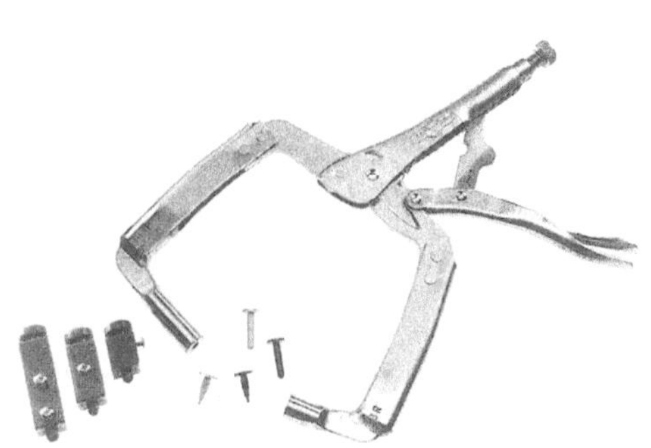

Die Haltezapfen für Instrumente und Distanzbolzen müssen für die Reinigung nicht entfernt werden. Die Siebschalen können in vergleichbarer Weise wie die Stahlinstrumente gewaschen und getrocknet werden. Ersatzplastikzapfen mit einem speziellen Einsatzinstrument sind ebenso wie Einteilungsbleche erhältlich.

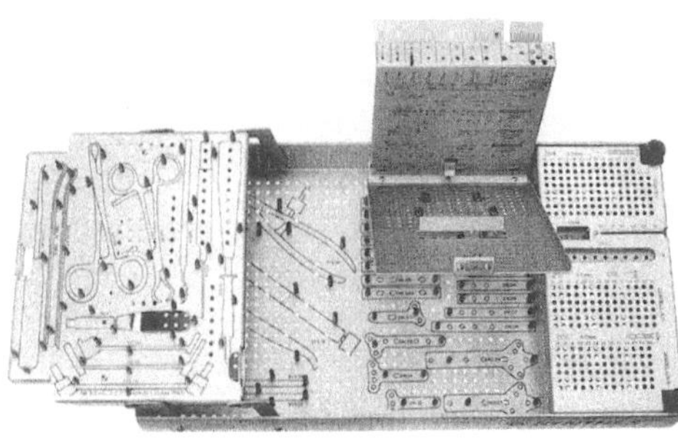

Aluminiumkassetten – Graphic Cases

Das eloxierte Aluminium muß vorsichtig behandelt werden (s. Abschn. 6.22.4.2).

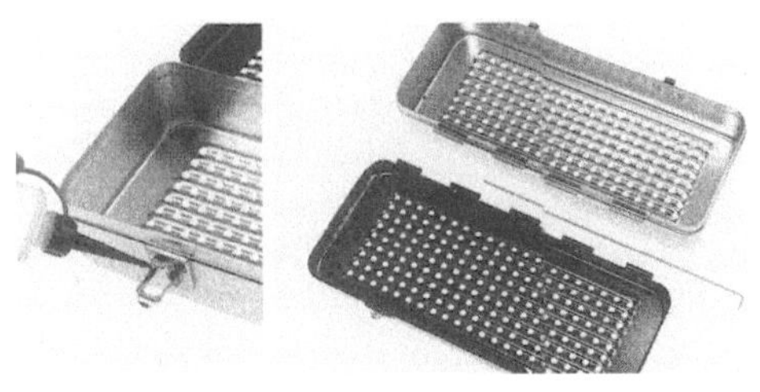

Behälter mit abnehmbaren Deckeln

Der Stab, mit dem der Deckel befestigt ist, sollte entfernt werden. Jeder herausnehmbare Siebeinsatz im Behälter wird einzeln gewaschen. Nach vollständiger Trocknung wird der Behälter wieder zusammengebaut, der Deckelstab eingesteckt und das Scharnier geölt.

6.22.4.4 Spülen nach der Reinigung

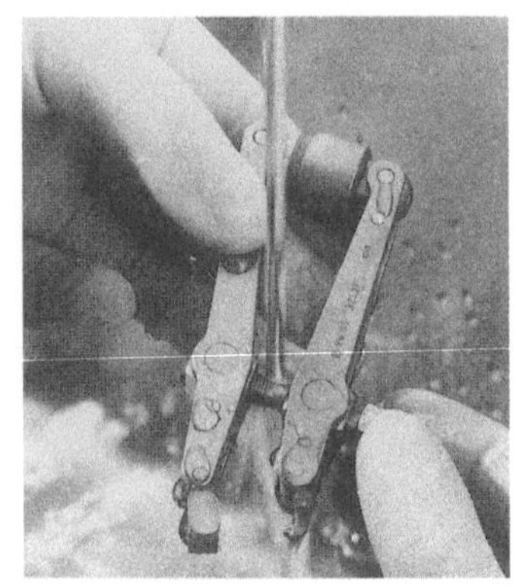

Es ist wichtig, evtl. vorhandene Reinigungsmittelrückstände oder sonstige Überreste vollständig von den Instrumenten zu entfernen.

- Instrumente müssen unter fließendem Wasser gespült werden, wobei besonders auf Gelenke, Gewindegänge und hohle Teile geachtet werden muß.
- Die Qualität des Spülwassers ist sehr wichtig. Bei einem sehr mineralsalzreichen Wasser kann eine Salzschicht auf der Instrumentenoberfläche zurückbleiben. Falls dies nicht beachtet wird, kann es allmählich zur Korrosion kommen.
- Man kann auch destilliertes Wasser für die abschließende Spülung verwenden, um alle verbliebenen Mineralsalzrückstände zu entfernen.
- Ein Spülvorgang ist auch nach Ultraschallreinigung erforderlich.

Beachte: Bei zweifelhafter Wasserqualität sollte diese fachmännisch überprüft werden; evtl. müssen Spezialfilter oder Reinigungsmittel zur Lösung des Problems eingesetzt werden.

6.22.4.5 Trocknen

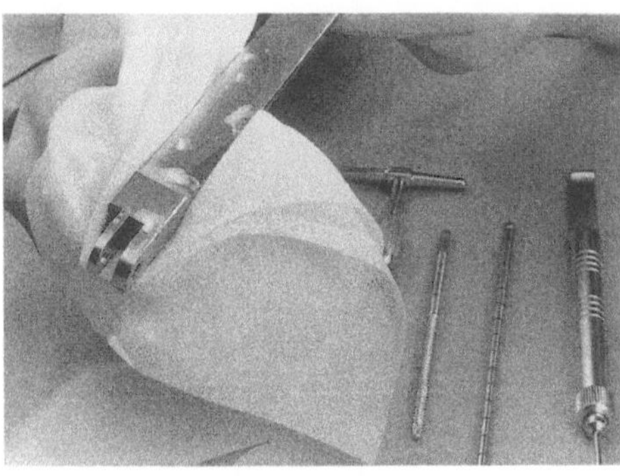

Für das Trocknen der Instrumente sollten folgende Richtlinien beachtet werden:

- Jedes Instrument muß innen und außen vollständig getrocknet werden, um einem Rosten und einer Fehlfunktion vorzubeugen.
- Zur Vermeidung von Oberflächenbeschädigungen sollte ein weicher Lappen verwendet werden.
- Besondere Aufmerksamkeit ist auf Gewindegänge, Zahn- und Gewindesperren sowie Scharniere zu richten oder auf Bereiche, wo sich Flüssigkeit ansammeln kann.
- Instrumente müssen geöffnet und geschlossen werden, so daß alle Bereiche erreicht werden können.
- Hohle Teile sollten mit der Blasdüse getrocknet werden. In Verbindung mit einer Drucklufteinrichtung kann mit diesem Hilfsmittel Luft unter Druck durch das Instrument geblasen und so die Innenseite getrocknet werden. Hohe Reinheit der Druckluft muß gewährleistet sein.
- Ein Trockenprogramm ist in den meisten Waschmaschinen enthalten. Ist dies nicht der Fall, sollten die oben erwähnten Richtlinien befolgt werden.

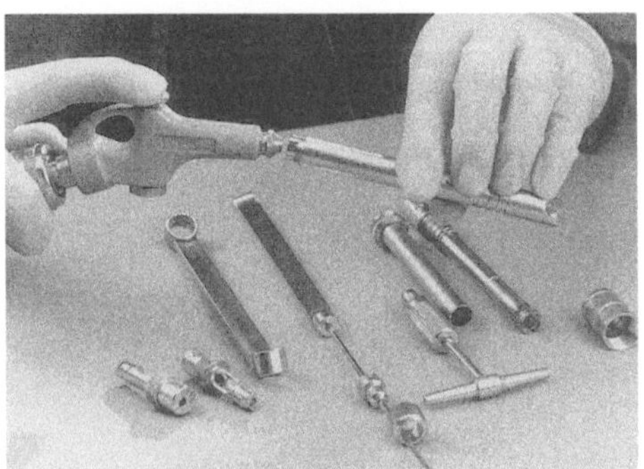

Beachte: Falls die Instrumente sofort wiederverwendet und ohne Verpackung sterilisiert werden sollen, ist das Trocknen nicht notwendig.

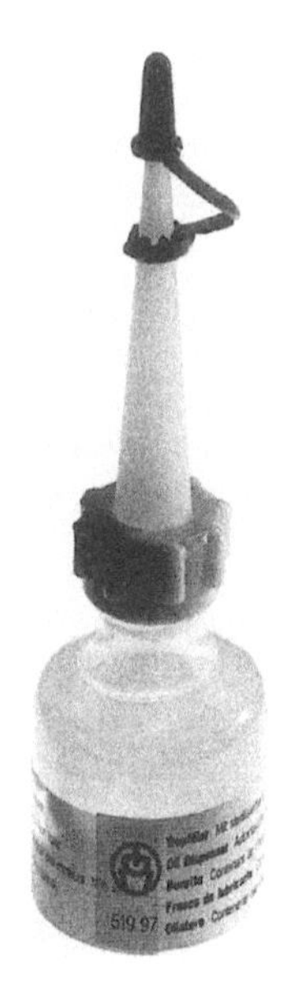

6.22.4.6 Schmieren und Ölen

Instrumente mit beweglichen Teilen müssen nach jedem Gebrauch geölt werden, um ihre korrekte Funktion zu erhalten und auch dem Rosten vorzubeugen. Die Verwendung einer Instrumentenöllösung ist eine Möglichkeit. Die gereinigten und gespülten Instrumente sollten für die empfohlene Zeitdauer in die Lösung eingelegt werden. Ein Nachspülen ist nicht erforderlich, nach dem Trocknen können die Instrumente eingepackt werden. Der Schmiervorgang kann ebenfalls in einigen Instrumentenwaschmaschinen enthalten sein.
Die Hersteller der AO-Instrumente empfehlen auch die Verwendung von silikonfreiem SYNTHES-Spezialöl zum Ölen. Dieses spezielle antibakterielle Öl ermöglicht eine Dampfdurchlässigkeit beim Sterilisationsvorgang, so daß mit Sicherheit alle Bereiche sterilisiert werden.

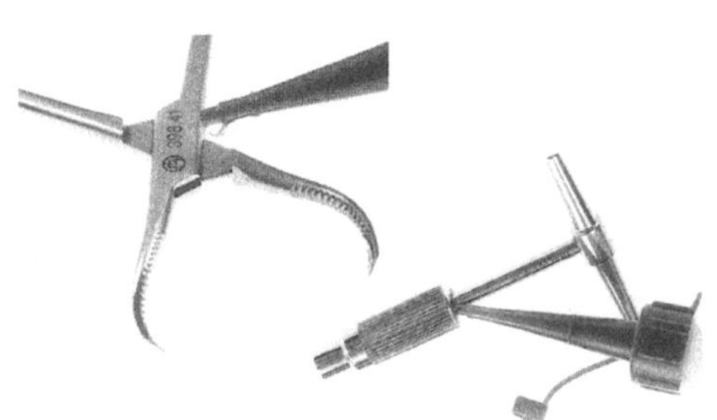

Folgende Bereiche werden geölt:

- Gelenke, Scharniere, Verschlußeinrichtungen, Schnellkupplungen oder alle anderen beweglichen Teile eines Instruments.

- Kugellager an Instrumenten mit einem drehbaren Bestandteil. Hierfür muß das Instrument auseinandergebaut werden.

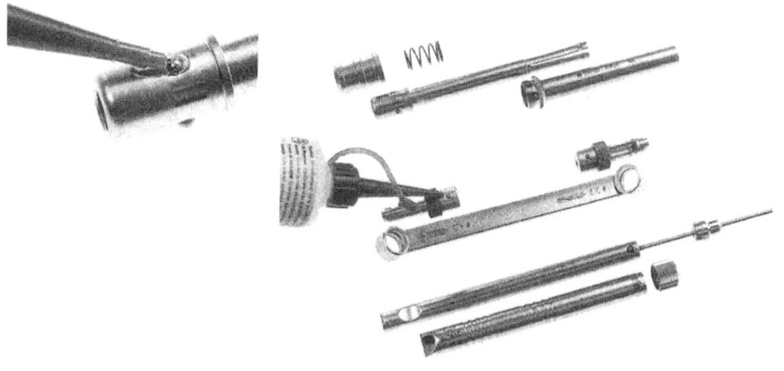

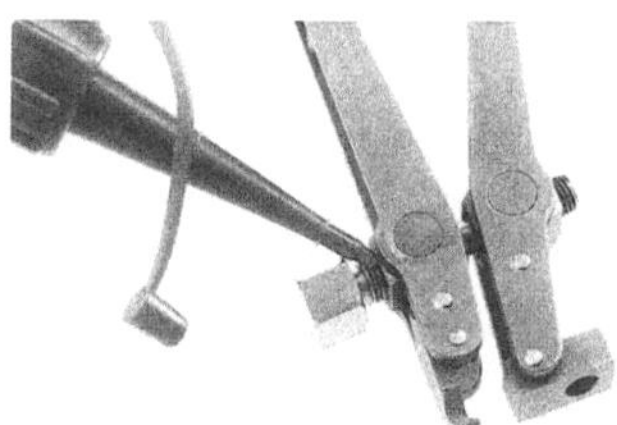

- Gewindeteile, die sich öffnen und schließen.

Ein oder zwei Tropfen Öl werden auf das entsprechende Teil gegeben. Dann wird das Instrument zusammengebaut und auf Funktionstüchtigkeit geprüft. Hierdurch läßt sich das Öl besser verteilen, überschüssiges Öl sollte mit einem weichen Lappen abgewischt werden, da es bei der Dampfsterilisation durch die „Verpackung" durchsickern und dadurch zu einer Kontamination des sterilen Inhalts führen kann.

Beachte: Durch den Ultraschallreinigungsvorgang wird das Öl vollständig entfernt, deshalb muß im Anschluß an diese Reinigungsmethode besonderer Wert auf das Ölen gelegt werden.
Bestimmte Gegenstände des AO-Instrumentariums sollten nicht geölt werden, z.B. das röntgendurchlässige Winkelgetriebe oder der Unifix (s. Abschn. 6.22.5 für weitere Informationen).

Die Scharniere der aufstellbaren Behälter für die Aufbewahrung von Spiralbohrern und Gewindeschneidern sollten mit SYNTHES-Öl geschmiert werden.

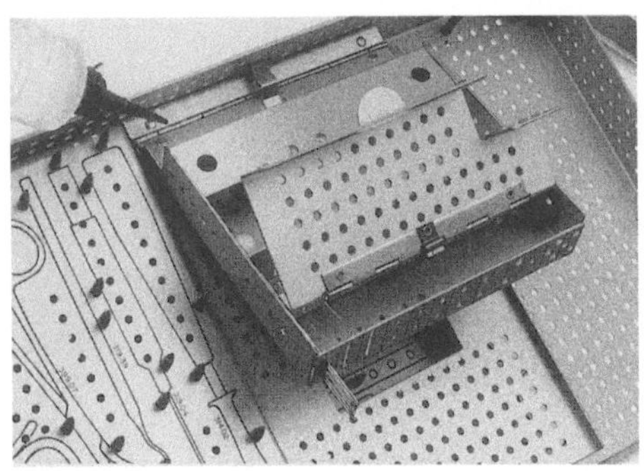

6.22.5 Komplexe Instrumente

Nachfolgend werden einige häufig verwendete kompliziertere Instrumente unter spezieller Bezugnahme auf ihre Pflege und Wartung kurz dargestellt.

6.22.5.1 DHS/DCS-Dreistufenbohrer

Während der Operation:

- Es wird geprüft, ob das sterile Instrument korrekt zusammengebaut ist.
- Der Fräser muß mit dem Kreis auf seiner Außenseite auf die Rinne des Bohrers ausgerichtet sein. Er kann nicht fixiert werden, bevor er nicht in der richtigen Position eingerastet ist.
- Der Bohrer wird sofort nach Gebrauch durchgespült, um Verklebungen auf der Innenseite zu verhindern.

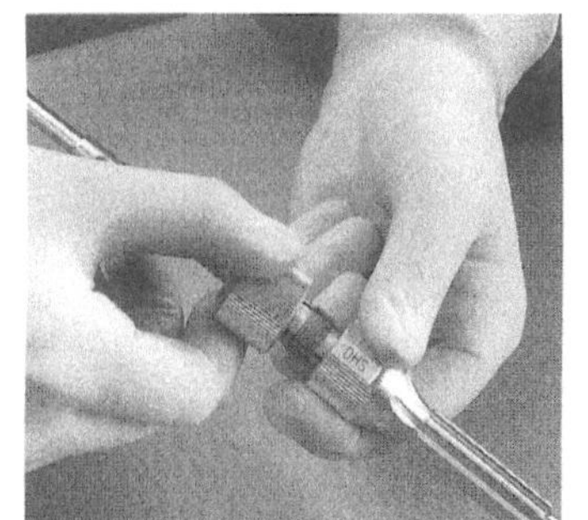

- Mit dem scharfen Bohrer muß sehr vorsichtig umgegangen werden, da Handschuhe leicht einreißen können.

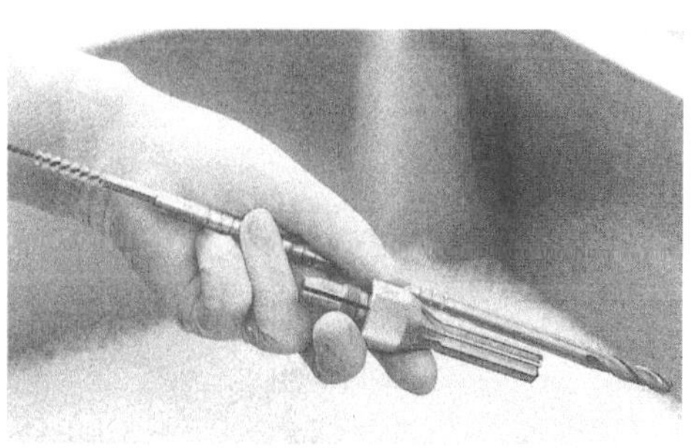

Nach der Operation:

- Der Bohrer muß auseinandergebaut werden, bevor der normale Reinigungsablauf beginnen kann. Hierbei muß den Gewindegängen, Rinnen und durchbohrten Teilen besondere Aufmerksamkeit geschenkt werden. Man muß sich vergewissern, daß sich im Hohlraum kein Führungsdraht verklemmt hat.

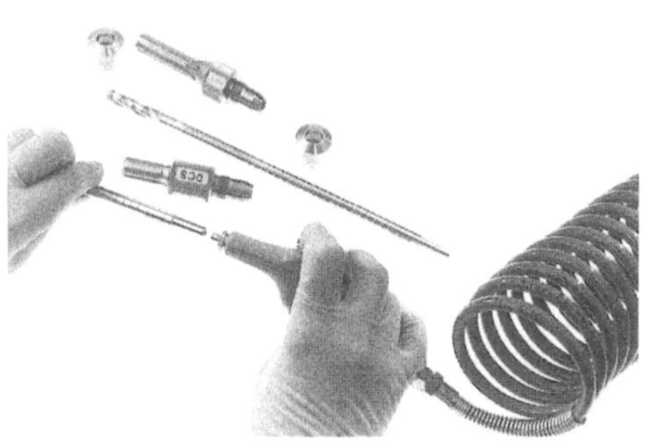

- Alle Teile werden mit der Blasdüse für durchbohrte Instrumente getrocknet.
- Ein oder zwei Tropfen Öl werden auf die Gewindegänge gegeben. Dann wird der Stufenbohrer geöffnet und geschlossen, um das Öl zu verteilen. Überschüssiges Öl wird mit einem Lappen abgewischt.
- Der Spiralbohrer wird auf seine Schärfe überprüft und ggf. an den Hersteller zum Nachschleifen eingeschickt, vorausgesetzt, daß er nicht beschädigt ist (s. Abschn. 6.22.10).

- Zum Sterilisieren kann das Instrument in seinen Einzelteilen bleiben oder lose zusammengebaut sein.

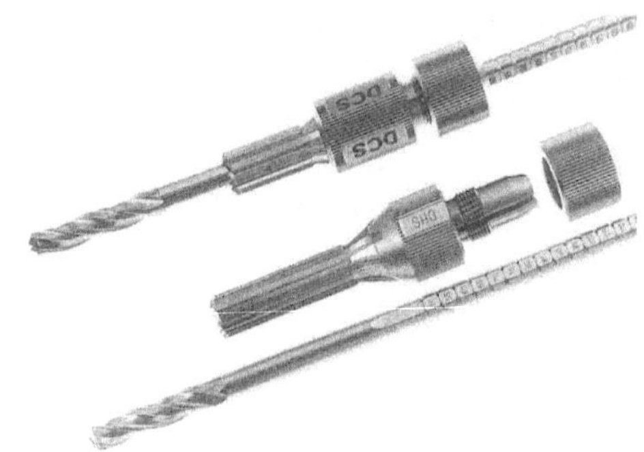

6.22.5.2 Flexible Wellen und Bohrköpfe

Während der Operation:

- Um einen Schaden sowohl für den Patienten als auch die Bohrköpfe zu vermeiden, muß unbedingt darauf geachtet werden, daß sie in aufeinanderfolgenden 0,5-mm-Schritten verwendet werden und daß die Wellen entsprechend der Bohrkopfgröße gewechselt werden.
- Nach Gebrauch wird der Bohrkopf entfernt, abgewischt und wieder an seinen Platz gesteckt. Wenn man ihn umgedreht auf seinen Haltezapfen steckt, bedeutet dies eine Orientierung über die zuletzt verwendete Größe.

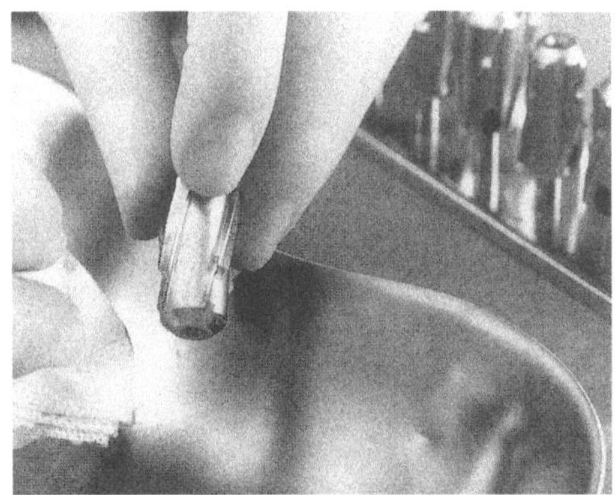

- Die flexiblen Wellen müssen mit Ringer- oder Kochsalzlösung durchgespült werden. Dadurch lassen sich Blut- und Knochenmehlverklebungen an der Innenseite der Welle vor der endgültigen Reinigung verhindern. Die Instrumente sollten jedoch keinesfalls in diesen Lösungen eingeweicht werden. In manchen Ländern wird steriles Wasser als Spüllösung verwendet. Hierbei muß darauf geachtet werden, daß es nicht mit der Wunde in Kontakt kommt.

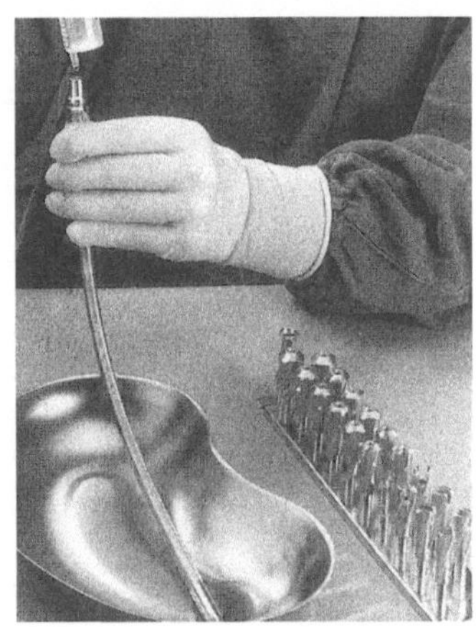

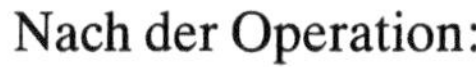

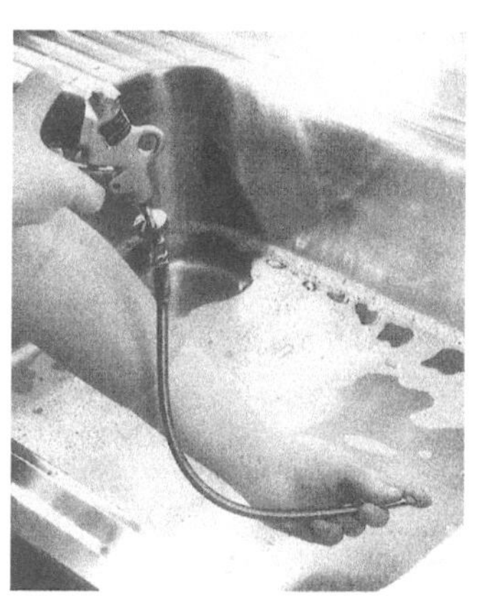

Nach der Operation:
- Die flexiblen Bohrwellen sollten von Hand mit einer Wasserstrahlpistole und Reinigungslösung gesäubert werden. Die Lösung kann unter Druck durch die Drahtspiralwände gepreßt werden, indem ein Finger auf die distale Öffnung gehalten wird. Dies sollte unter Wasser erfolgen, damit anderes Personal nicht bespritzt wird.
- Durch Vor- und Zurückbiegen der Welle können verbliebene Überreste gelöst werden.

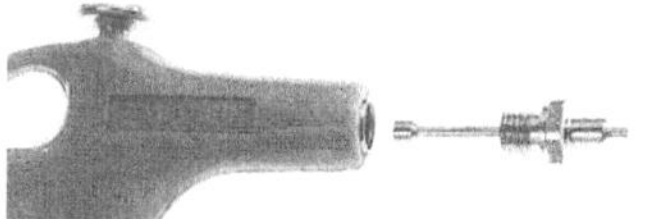

- Die Blasdüse sollte zum Trocknen der Welle mit Druckluft eingesetzt werden.

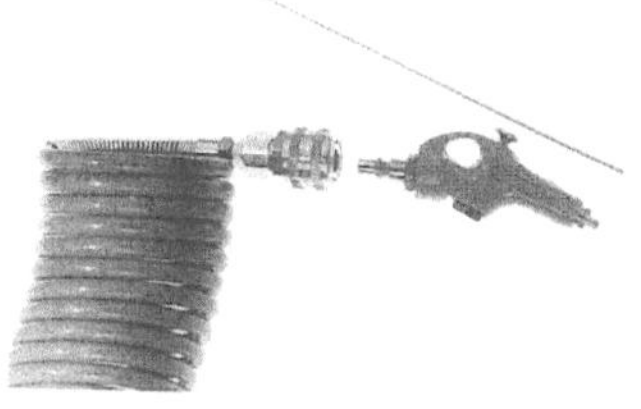

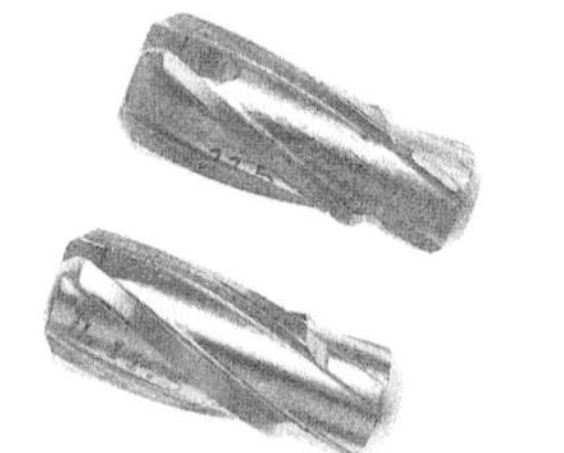

- Bohrköpfe werden gründlich gewaschen, getrocknet, auf Schärfe überprüft und an ihrem richtigen Platz eingeordnet.
- Bohrköpfe sollten nicht nachgeschliffen werden, sie müssen ersetzt werden. Bei zu langer Verwendung oder unautorisiertem Schleifen kann es zu einer Abnahme des Bohrkopfdurchmessers kommen.

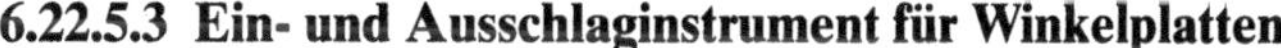

6.22.5.3 Ein- und Ausschlaginstrument für Winkelplatten

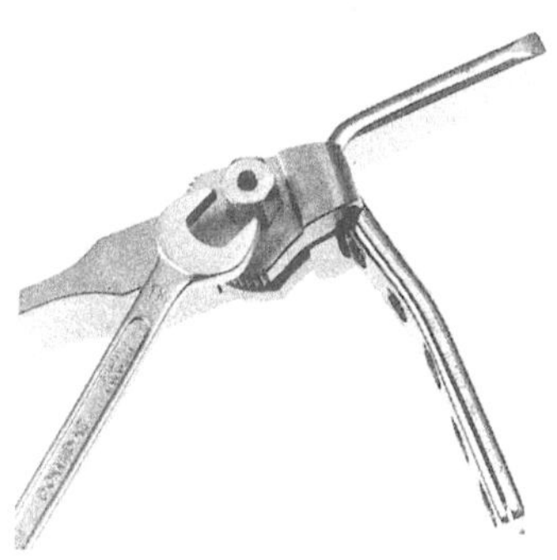

Während der Operation:
- Um die Platte im Ein- und Ausschlaginstrument zu befestigen, wird sie flach auf den Instrumententisch gelegt.
- Das Festziehen sollte mit dem Gabelschlüssel und nicht mit dem Sechskantschraubenzieher erfolgen.

Nach der Operation:
- Das Instrument wird zum Reinigen auseinandergebaut.

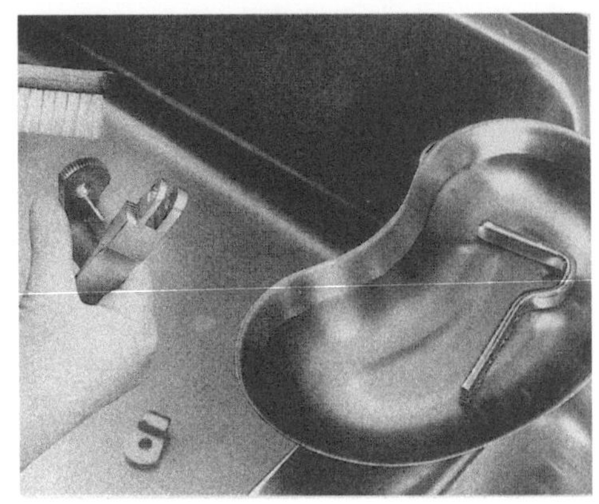

- Besondere Aufmerksamkeit wird den Teilen mit Gewinde und Zähnen geschenkt.
- Bevor das Instrument in das Sieb gepackt wird, wird es auf Abnutzung überprüft. Falls die Gewinde oder Zähne beschädigt sind, wird sich die Platte nicht korrekt oder nicht fest einspannen lassen.
- Die beweglichen Gewindeteile sollten etwas geölt werden.

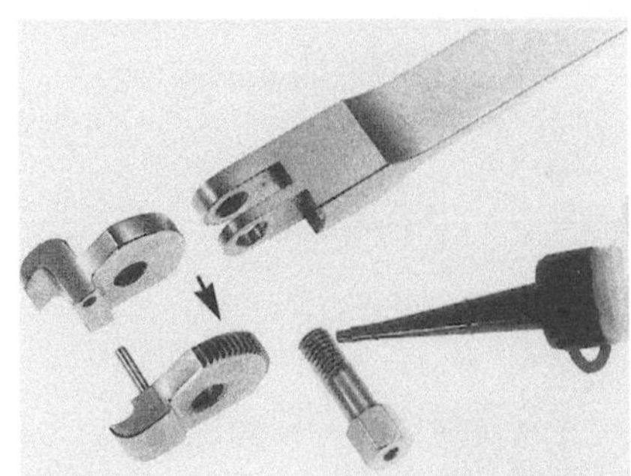

6.22.5.4 Instrumente für durchbohrte Schrauben

Während der Operation:
- Nach dem Gebrauch der durchbohrten Instrumente sollte verbliebenes Material an den Innenseiten entfernt werden. Hierfür gibt es einen speziellen Reinigungsdraht, mit dem Überreste gelöst werden können.
- Die Instrumente werden dann mit Ringer- oder Kochsalzlösung durchgespült, damit sie durchgängig bleiben. In manchen Ländern wird steriles Wasser als Spüllösung verwendet. Hierbei muß darauf geachtet werden, daß dieses nicht mit der Wunde in Kontakt kommt.
- Auf die Instrumente sollte keine übermäßige Gewalt einwirken.
- Für das abschließende Festziehen der durchbohrten Schrauben nach Entfernung der Führungsdrähte sollte der entsprechende solide Sechskantschraubenzieher ohne Durchbohrung verwendet werden.

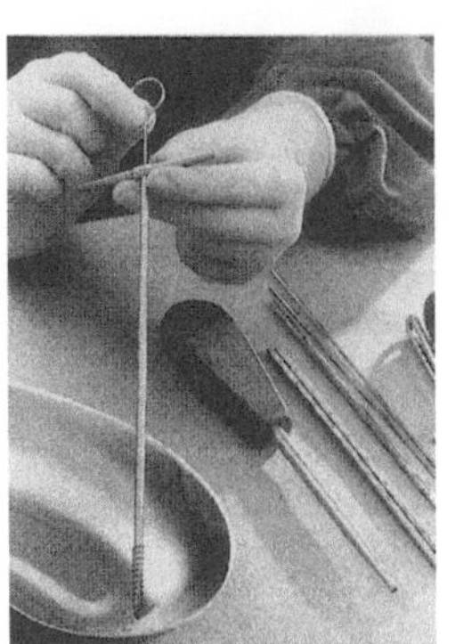

Nach der Operation:

- Die Reinigung der Instrumente erfolgt unmittelbar postoperativ.
- Mit dem Reinigungsdraht werden Überreste gelöst. Es gibt auch eine spezielle Bürste aus sterilisierbarem Nylon und Stahl zur Unterstützung des Reinigungsvorgangs.

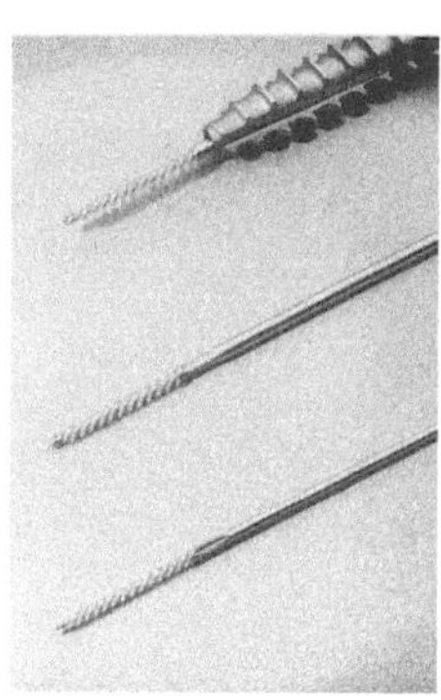

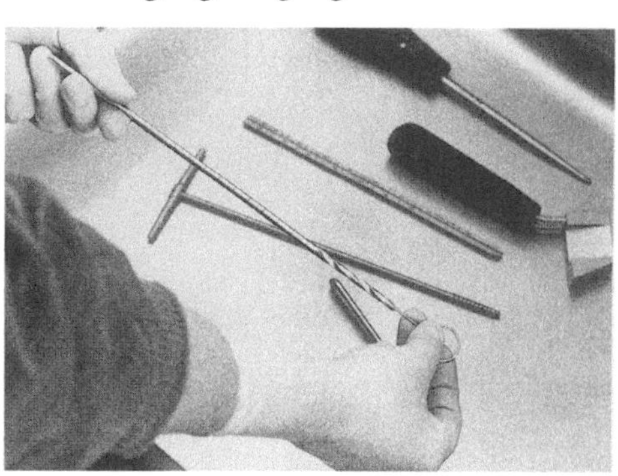

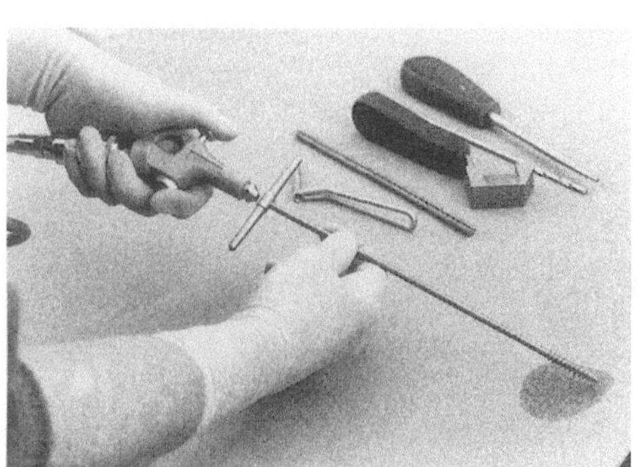

- Die Verwendung der Blasdüse vereinfacht das Waschen und Trocknen der Instrumente.
- Die Instrumente müssen sowohl innen als auch außen vollständig trocken sein, bevor sie überprüft, gepackt und sterilisiert werden können.
- Da der Führungsdraht leicht beschädigt werden kann, sollte er sorgfältig überprüft und bei Bedarf ersetzt werden. Dies ist in vielen Fällen nach einer Operation erforderlich. Da bestimmte Drähte farbig markiert sind, müssen sie mit dem entsprechenden korrekten Sieb zusammengepackt werden.
- Alle übrigen Instrumente werden ebenfalls überprüft.

6.22.5.5 Fixateur externe

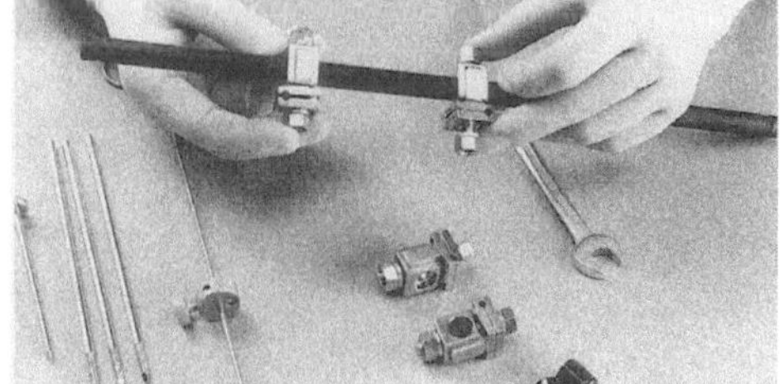

Während der Operation:

- Es wird geprüft, ob alle Backen richtig zusammengebaut sind, bevor sie auf die Rohre gesteckt werden.

Nach der Operation:
- Nach ihrer Entfernung müssen die Backen in ihre Einzelteile zerlegt, desinfiziert, gereinigt und getrocknet werden.
- Sie müssen auf mögliche Schäden überprüft werden. Beschädigte Gewinde oder Zahnkränze könnten verhindern, daß die Backen ihre Stabilität bei ihrer Verwendung beibehalten, und müssen deshalb ausgetauscht werden.

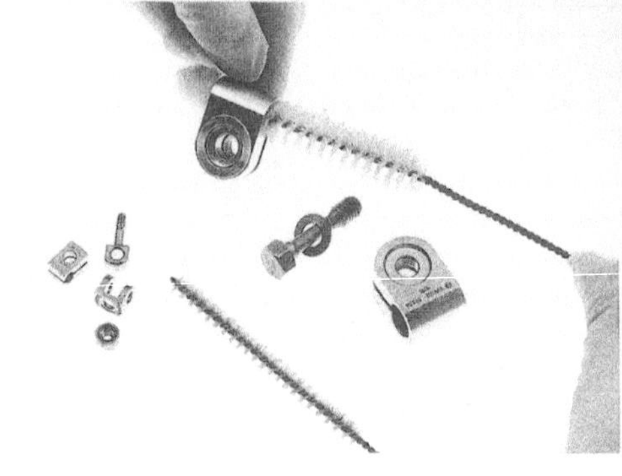

- Bewegliche Teile müssen geölt werden.

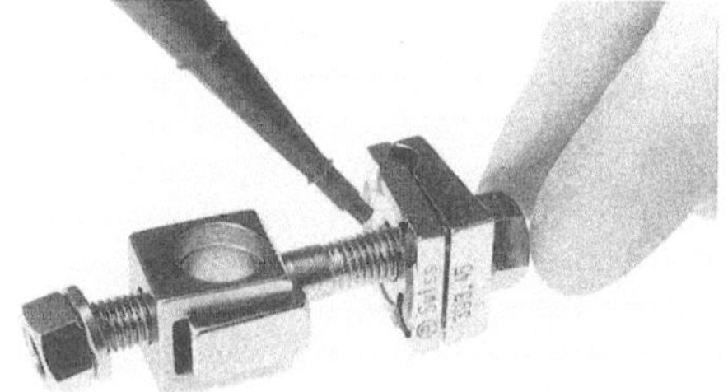

- Die Backen werden wieder zusammengebaut.

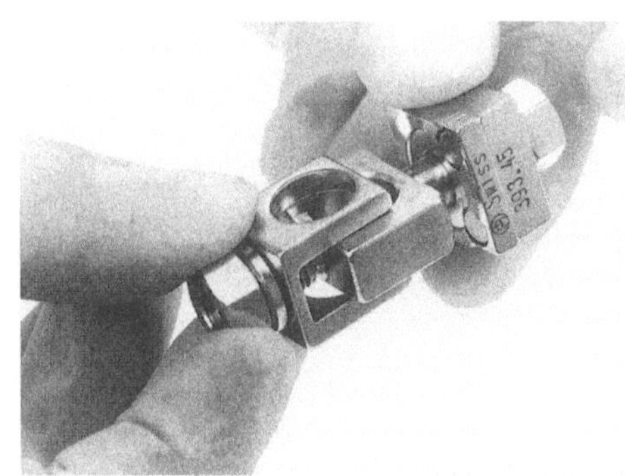

- Die Rohre werden in ähnlicher Weise gewaschen und getrocknet, bevor das Sieb aufgefüllt und gepackt wird.
- Beim Reinigen der Kassetten aus eloxiertem Aluminium muß man sehr vorsichtig vorgehen (s. Abschn. 6.22.4.2).

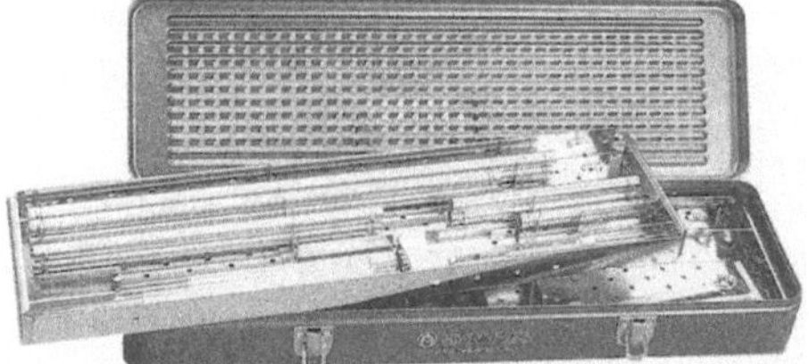

- Alle Schanz-Schrauben, die nach der Verwendung an Patienten entfernt wurden, dürfen nicht erneut verwendet werden; sie sollen verworfen werden. Ein angemessener Vorrat an neuen Schanz-Schrauben sollte vorhanden sein, um benutzte Schrauben im Sieb zu ersetzen.

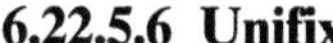

6.22.5.6 Unifix

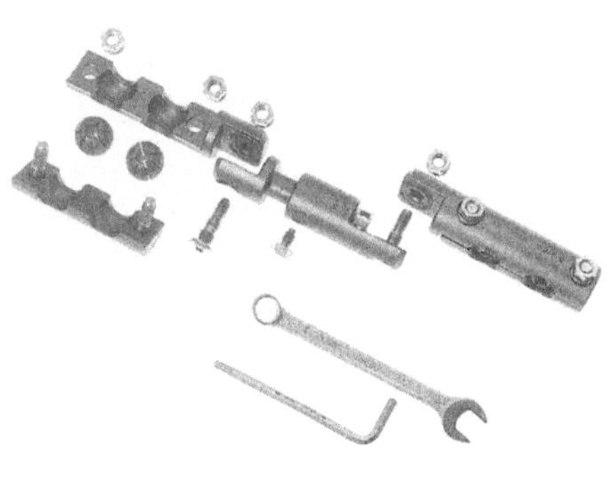

Während der Operation:
- Die Kugelbacken werden anfänglich von Hand festgezogen.
- Ein Positionswechsel sollte nicht mit Gewalt erzwungen werden.

Nach der Operation:
- Nachdem der Unifix vom Patienten entfernt wurde, muß er zur Reinigung vollständig zerlegt werden.
- Ein Ringgabelschlüssel und ein Inbusschlüssel sind hierzu notwendig.
- Die inneren Sechskantbolzen müssen zur Reinigung nicht entfernt werden.
- Der Arbeitsablauf wird sorgfältig beobachtet, um später die erneute Montage zu ermöglichen.

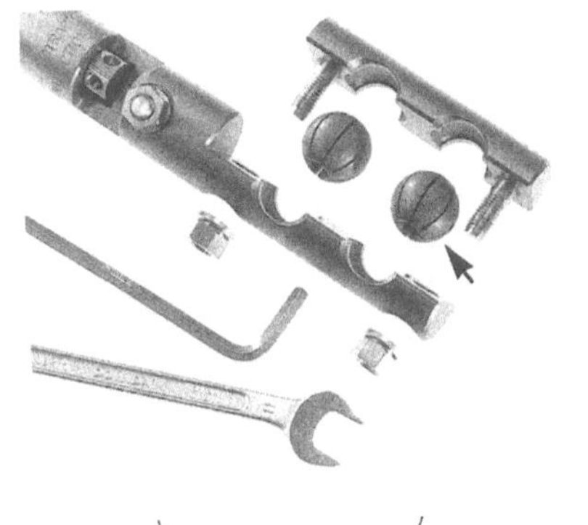

- Die Oberfläche der Unifix-Kugeln ist sandgestrahlt und kann sich nach häufigem Gebrauch abnützen. Abgenützte Kugeln sind zu ersetzen.

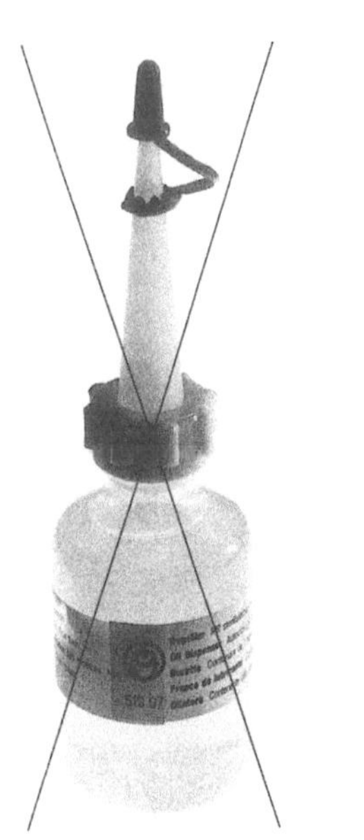

Beachte: Der Unifix muß nicht geölt werden, hierdurch könnte sogar seine Stabilität beeinträchtigt werden.

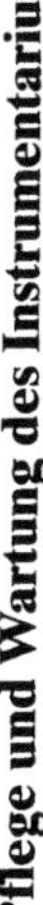

6.22.5.7 Bolzenschneider

Während der Operation:

- Vor dem Gebrauch muß die Montage des Bolzenschneiders überprüft werden. Die Zähne im Schneidekopf müssen vollständig ineinander greifen.

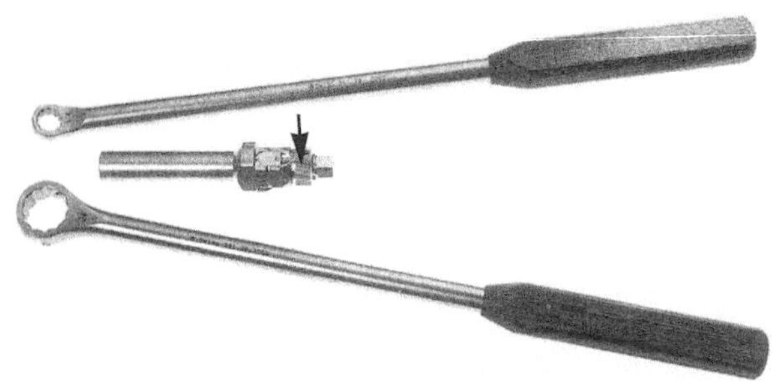

- Das Loch in der Hülse muß auf das Loch im Schneidekopf ausgerichtet sein. Die Hülse muß evtl. gedreht werden, bis die Löcher zentriert sind.

Nach der Operation:

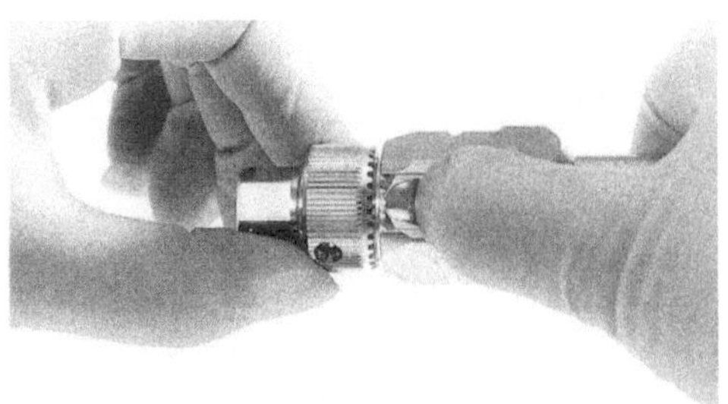

- Der Schneidekopf muß für die Reinigung vollständig auseinandergebaut werden. Die Löcher in der Hülse und dem Schneidekopfkern werden aufeinander ausgerichtet und der Verschluß zurückgeschoben. Danach kann die Mutter abgeschraubt werden.
- Nach Entfernung der Hülse sollten die Einzelteile gespült werden, wobei den Gewindeteilen und den Hohlräumen besondere Aufmerksamkeit geschenkt wird.

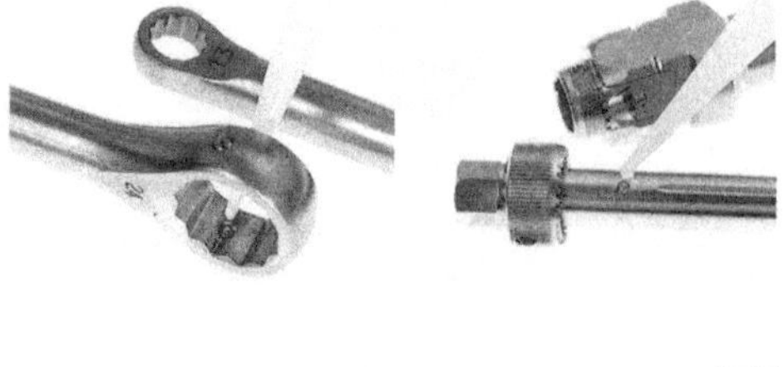

- Nach dem Trocknen wird der Schneidekopf geölt und das überschüssige Öl abgewischt. Es ist wichtig, ausreichend gut zu ölen, um einen glatten Schneidevorgang zu gewährleisten.
- Vor der Sterilisation kann der Kopf wieder zusammengebaut werden, wobei die Schraubenmutter nur locker befestigt wird.

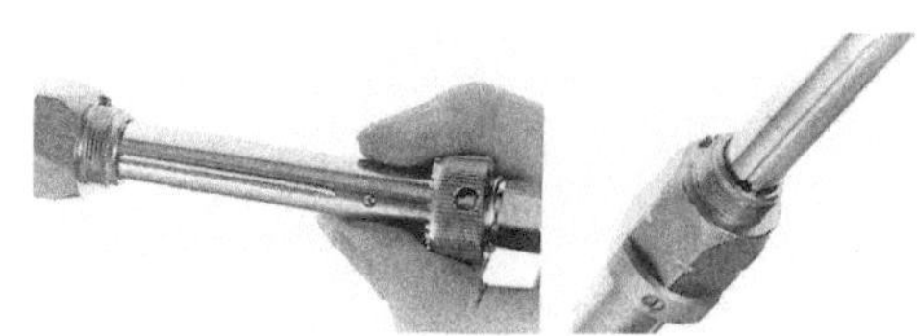

- Die Rinne auf der Hülse wird auf die Schraube am Kernstück des Schneidekopfes ausgerichtet.
- Die Handgriffe mit den Ringschlüsseln werden in üblicher Weise gereinigt.

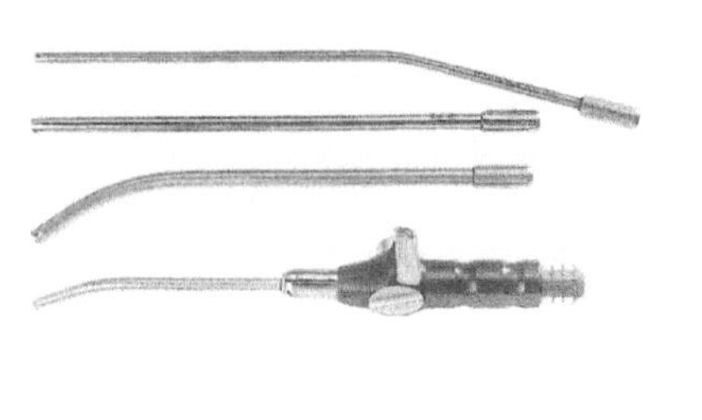

6.22.5.8 Saugvorrichtung

Während der Operation:

- Die Saugrohre sollten regelmäßig durchgespült werden, um eine Ansammlung von Blutkoageln zu vermeiden.
- Das Handstück ist aus eloxiertem Aluminium hergestellt, so daß die üblichen Vorsichtsmaßnahmen einzuhalten sind (s. Abschn. 6.22.4.2).

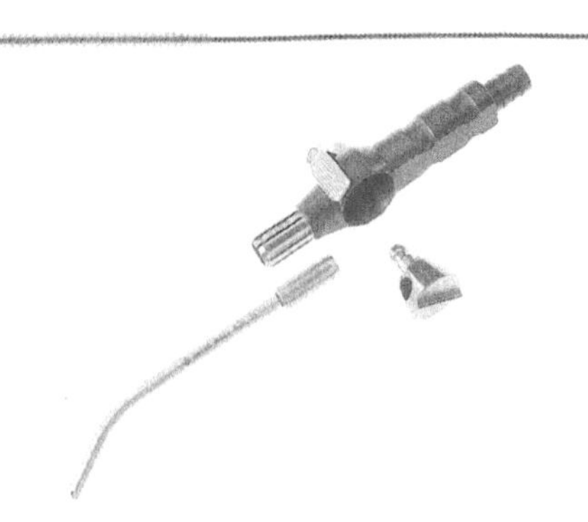

Nach der Operation:

- Zur Reinigung sollte das Ventil entfernt werden.
- Alle Metallsaugrohre und Saugschläuche müssen gründlichst gewaschen und durchgespült werden, und zwar am besten von Hand, wofür eine Nylonbürste verwendet wird.

6.22.5.9 Biegepresse und Biegezange für Platten

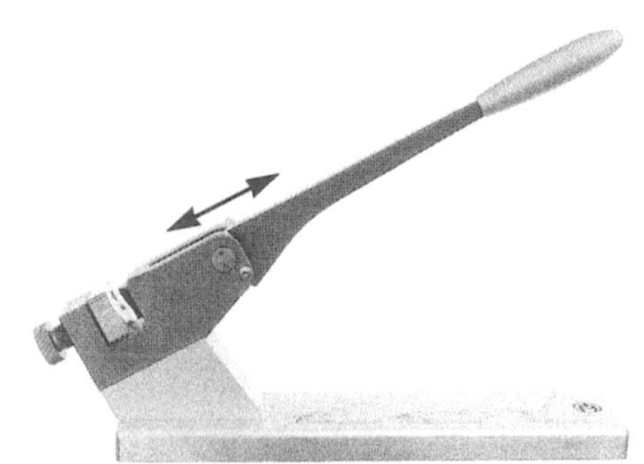

Während der Operation:

- Die verschiedenen Positionsmöglichkeiten der Biegezange und Biegepresse sind zu beachten.
- Der Handgriff der Plattenbiegepresse muß zu Beginn in Neutralstellung stehen.

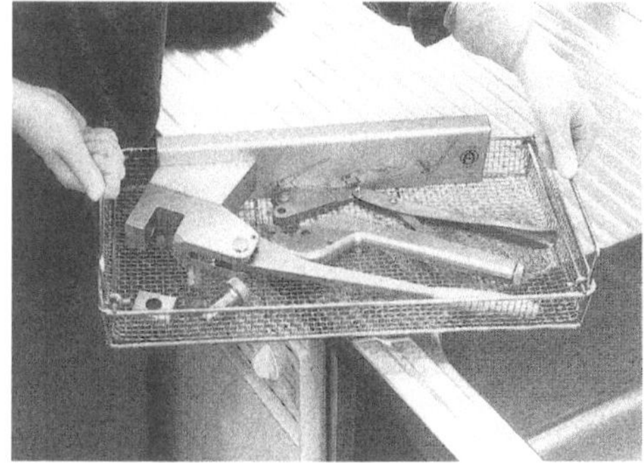

Nach der Operation:

- Die Plattenbiegepresse und -biegezange werden zur Reinigung auseinandergebaut.
- Bestimmte Bereiche, in denen sich Reinigungsmittelrückstände verbergen können, müssen besonders genau geprüft werden.
- Mit der Blasdüse können diese kritischen Bereiche getrocknet werden, nachdem sie gespült worden sind.

- Das Ölen ist sehr wichtig, um so die optimale Funktion zu erhalten.
- Zur Verteilung des Öls sollten die Instrumente geöffnet und geschlossen werden.
- Überschüssiges Öl muß abgewischt werden.

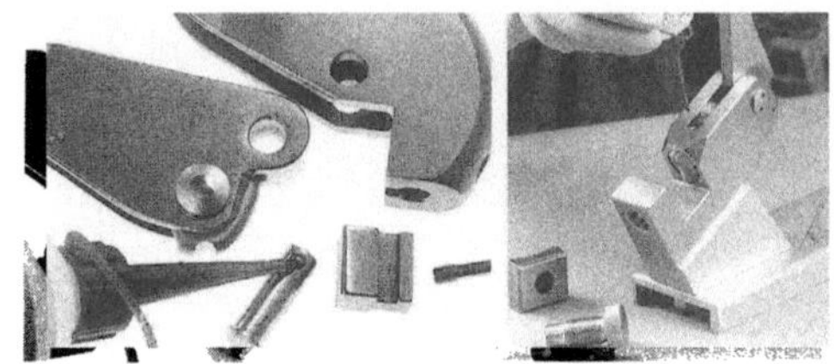

Zusammenbau:
- Die Einsätze in den Biegeinstrumenten können nur in eine Richtung vollständig eingeschoben werden.
- Der Verschlußbolzen der Biegezange muß ganz eingedrückt sein, damit sie richtig funktioniert.

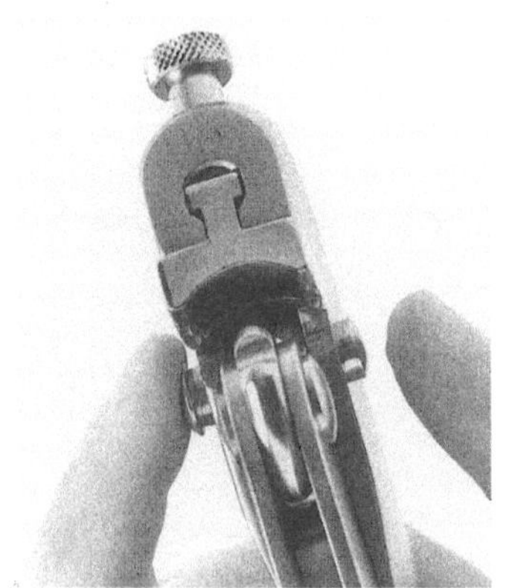

6.22.6 Vorbereitung und Sterilisation von AO-Instrumenten und -Implantaten

Schlecht funktionierende oder schadhafte Instrumente können für den Patienten und das Personal gefährlich sein und sollten daher nicht verwendet werden. Ein stumpfer Bohrer kann beispielsweise eine Knochennekrose verursachen, oder ein defekter Schraubenzieher könnte den Schraubenkopf beschädigen und so die Metallentfernung erschweren, wenn nicht sogar unmöglich machen.

6.22.6.1 Untersuchung

Vor dem Packen sollte jedes Instrument genau angesehen werden.
- Scharfe Instrumente müssen unter Verwendung eines Vergrößerungsglases untersucht werden, andernfalls kann es evtl. unmöglich sein, schadhafte Schneidekanten zu erkennen (s. auch S. 61).

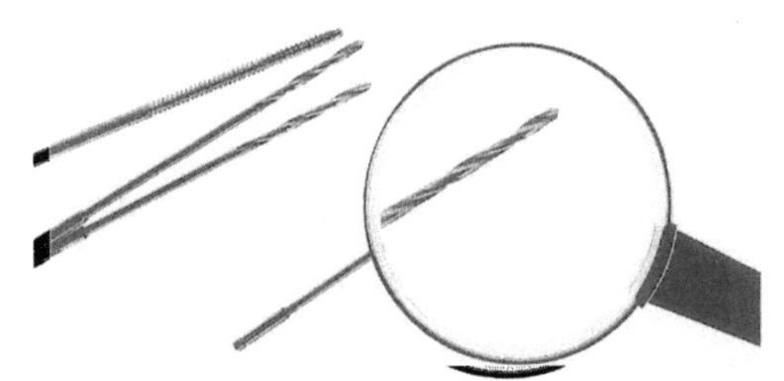

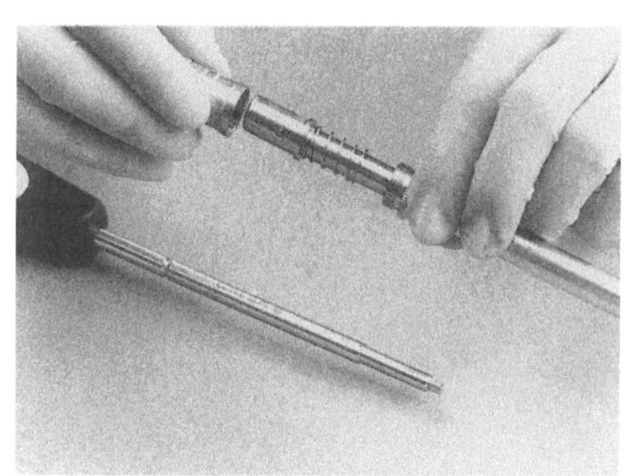

– Zerlegte Teile müssen wieder mit allen Einzelteilen korrekt zusammengebaut werden.

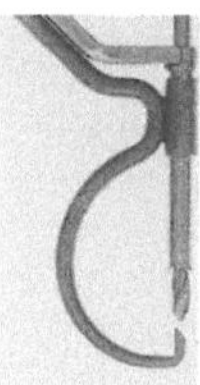

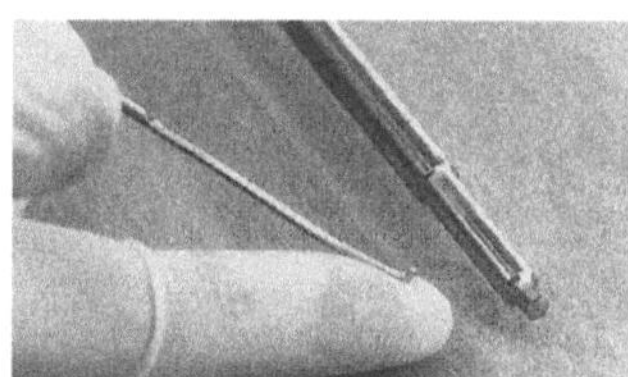

– Instrumente sollten auf korrekte Ausrichtung und Funktion hin überprüft werden. Gelenke, Zahnsperren etc. sind zu öffnen und zu schließen.

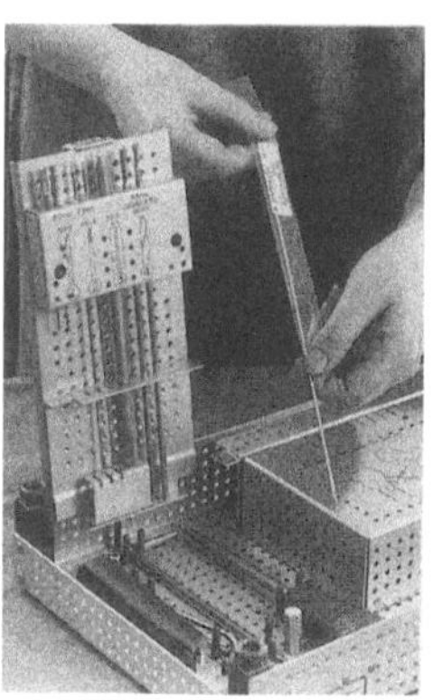

– Die Oberfläche wird auf Kratzer untersucht, die zu Korrosion führen können.
– Schlecht funktionierende, abgebrochene, stumpfe oder schadhafte Instrumente sollten entfernt und durch ein kontrolliertes Instrument ersetzt werden.
– Schrauben, Muttern oder Bolzen lockern sich manchmal selbständig. Sie müssen evtl. wieder festgezogen oder ersetzt werden.

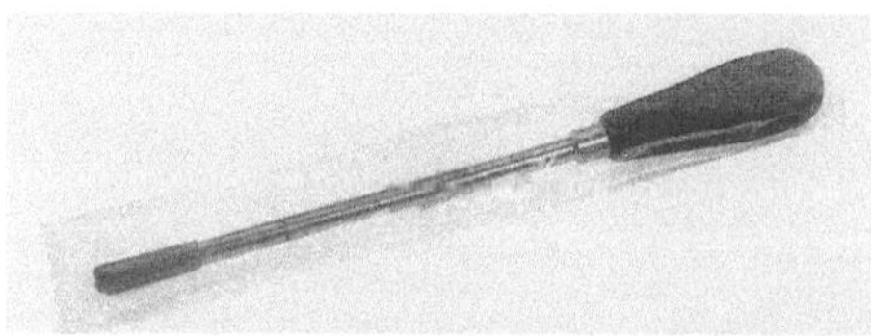

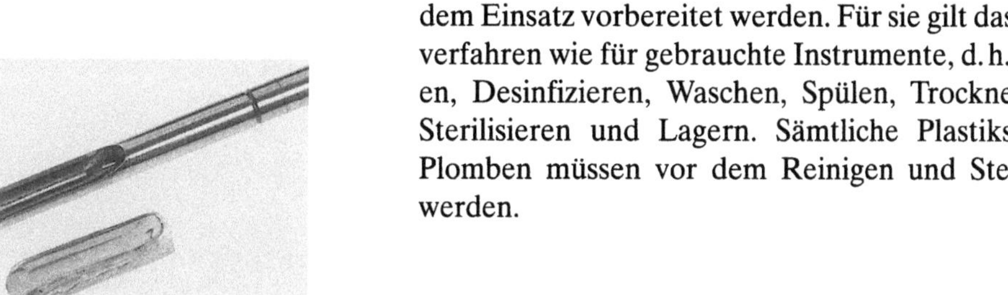

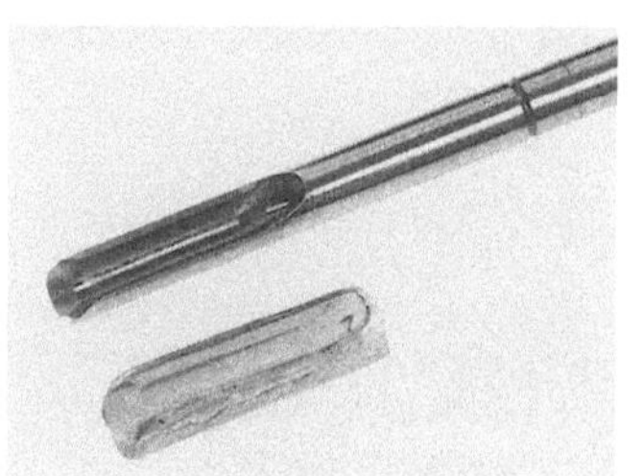

6.22.6.2 Versorgung neuer Instrumente

Neue Instrumente sind einzeln verpackt. Die Beschriftung auf der Verpackung beinhaltet folgende Informationen:
– Die Artikelnummer entsprechend der Nummer im Katalog.
– Verwendetes Material, z. B. Stahl.
– Chargennummer – jeder verwendete Metallblock besitzt eine Nummer zur leichteren Identifikation, falls ein Fehler auftritt.
– Die neueren Beschriftungen besitzen einen Strichcode für eine evtl. vorhandene computerisierte Krankenhauslagerverwaltung.

Da neue Instrumente unsteril geliefert werden, müssen sie vor dem Einsatz vorbereitet werden. Für sie gilt dasselbe Reinigungsverfahren wie für gebrauchte Instrumente, d. h. Auseinanderbauen, Desinfizieren, Waschen, Spülen, Trocknen, Ölen, Packen, Sterilisieren und Lagern. Sämtliche Plastikschutzhüllen oder Plomben müssen vor dem Reinigen und Sterilisieren entfernt werden.

Die Handgriffe einiger Instrumente haben eine hellbraune Farbe, wenn sie neu sind, z.B. die Sechskantschraubenzieher oder Raspatorien. Sie werden mit der Zeit durch wiederholtes Sterilisieren dunkler, ihre Funktion wird dadurch jedoch nicht beeinflußt.

6.22.6.3 Packen der Siebe

In jedem Bereich, in dem Gegenstände für die Sterilisation vorbereitet werden, sollte ein akzeptabler Standard eingehalten werden:

- Instrumente, die zu einem Instrumentensatz gehören, werden in das entsprechende Sieb gepackt. Mit Hilfe einer Checkliste können Fehler ausgeschlossen werden.
- Der Graphic Case ermöglicht ein leichtes Packen der Instrumente und eine schnelle Überprüfung auf Vollständigkeit.

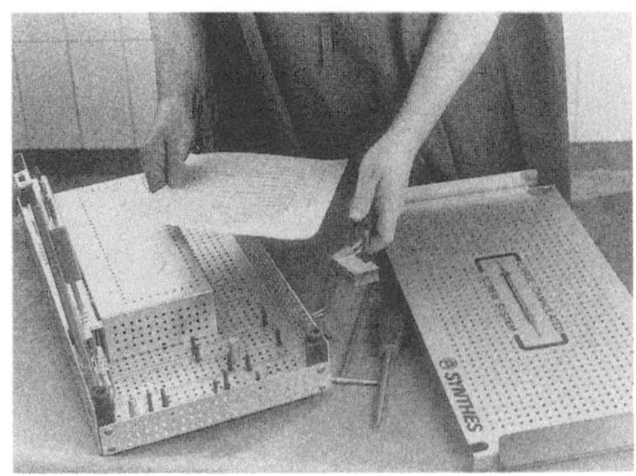

- Empfindliche oder scharfe Instrumente müssen vor einer Beschädigung geschützt werden, falls sie lose im Sieb bleiben. In neueren Kassetten können Spiralbohrer und Gewindeschneider in einem speziellen Behälter aufbewahrt werden.
- Schwere Instrumente sollten nicht auf empfindliche gelegt werden.
- Instrumente mit Zahnsperren werden bis zur 1. oder 2. Kerbe geschlossen.
- Einige mehrteilige Instrumente können lose zusammengebaut werden.

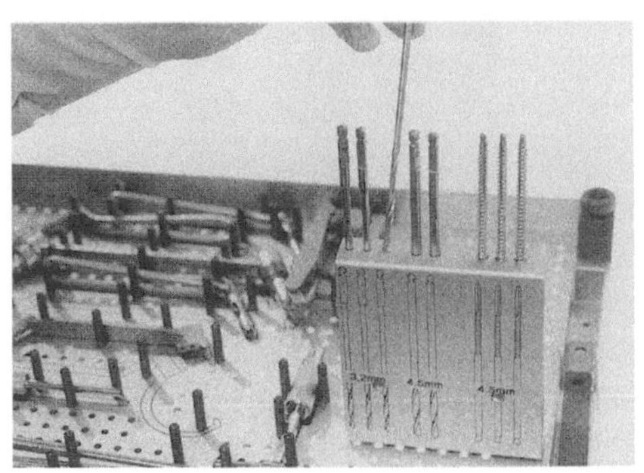

- Instrumente mit Gelenken oder Schraubverschlüssen bleiben etwas geöffnet, damit sie bei der Sterilisation vollständig von Dampf durchdrungen werden können.

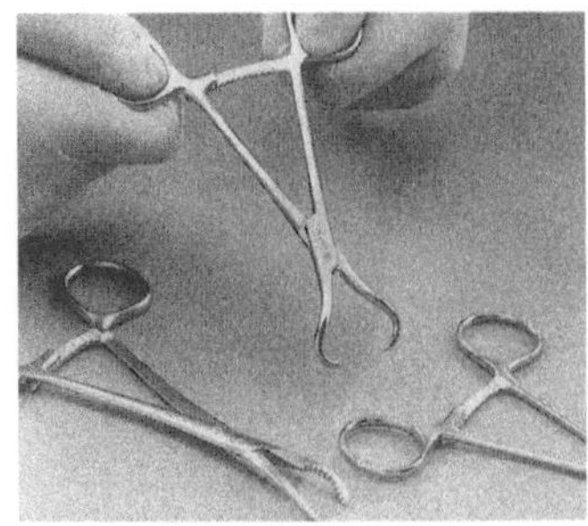

Packmaterial

Es gibt eine Auswahl verschiedener möglicher Materialen in Abhängigkeit von lokalen Gegebenheiten. Das verwendete Material muß jedoch bestimmte Bedingungen erfüllen:

- Es muß die Instrumente vollständig bedecken und bei Bedarf leicht entfernt werden können.

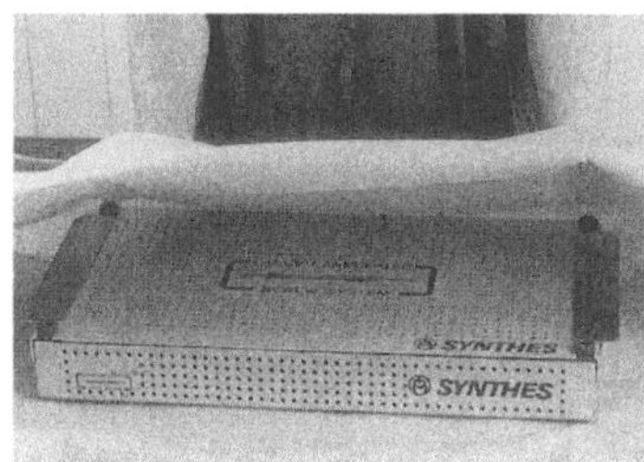

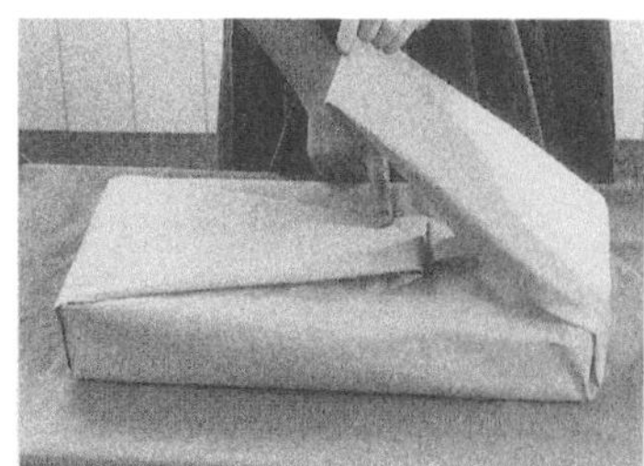

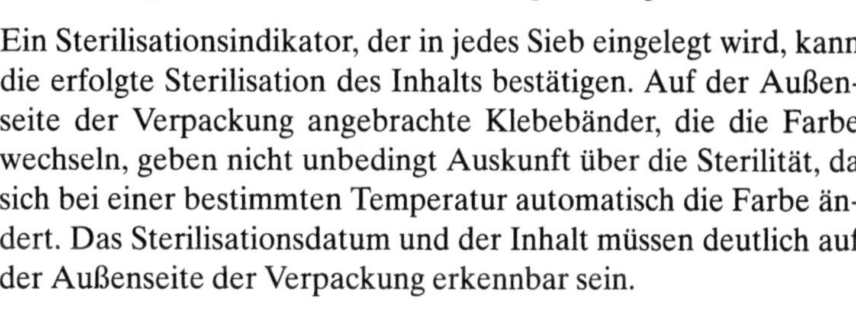

- Es muß für die einwirkenden Sterilisationsmethoden (Hitze, Dampf, Gas) durchlässig sein, um eine ausreichende Sterilisation, Belüftung und Trocknung der Inhalte zu gewährleisten.
- Es muß während der Lagerung des Sterilguts für Schutz vor Mikroorganismen, Staub und Feuchtigkeit sorgen.

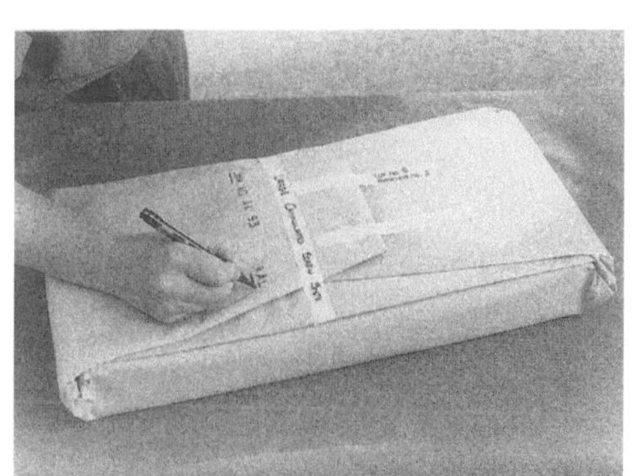

Ein Sterilisationsindikator, der in jedes Sieb eingelegt wird, kann die erfolgte Sterilisation des Inhalts bestätigen. Auf der Außenseite der Verpackung angebrachte Klebebänder, die die Farbe wechseln, geben nicht unbedingt Auskunft über die Sterilität, da sich bei einer bestimmten Temperatur automatisch die Farbe ändert. Das Sterilisationsdatum und der Inhalt müssen deutlich auf der Außenseite der Verpackung erkennbar sein.

6.22.6.4 Empfohlene Sterilisationsmethoden für AO-Instrumente und -Implantate

Alle AO-Instrumente oder -Implantate, die bei einer Operation Verwendung finden, müssen steril sein. Eine alleinige Desinfektion ist zur Vorbeugung von Infektionen bei chirurgischen Eingriffen unzureichend und nicht akzeptabel. Die Sterilisation ist ein Vorgang, bei dem alle lebenden Mikroorganismen einschließlich resistenter Sporenbildner abgetötet werden. Sie ersetzt jedoch nicht die Reinigung.

- Dampfsterilisation wurde schon gegen Ende des 19. Jahrhunderts eingesetzt und ist immer noch die am meisten verbreitete Methode.
- Hitzesterilisation mit Dampf unter Druck (=Autoklavierung) kann für alle AO-Instrumente und -Implantate verwendet werden, mit Ausnahme der Blasdüse, die nicht sterilisiert werden muß.

- Es gibt verschiedene Arten von Sterilisatoren. Die Gebrauchsanweisungen der Hersteller für den empfohlenen Einsatz der Autoklaven muß genau beachtet werden.

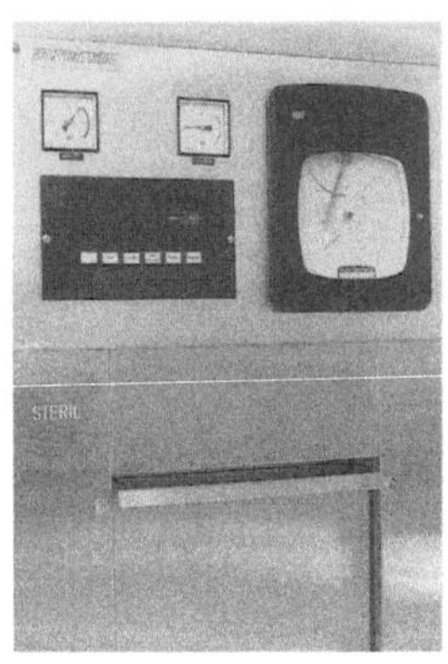

Dampfautoklav

Der unter Druck in die Kammer strömende Dampf verschiebt die Luft in der Kammer nach unten. Der Standardumlauf für verpackte Gegenstände beträgt 121–123 °C bei 15–17 psi und einer Einwirkzeit von 15–30 min. Beträgt die Temperatur 131–133 °C bei 15–17 psi, verkürzt sich die Einwirkzeit auf 15–20 min.

Autoklav mit Vorvakuum

Während der Vorvakuumphase wird zuerst Luft aus der Kammer evakuiert, bevor der Dampf einströmt. Standardumlauf für verpackte Gegenstände: 132–135 °C bei 27–30 psi mit einer minimalen Einwirkzeit von 4–10 min.

„Blitzautoklav"

Dieser schnelle Drucksterilisator arbeitet meistens nach dem Dampfdruckprinzip (s. Dampfautoklav). Die zu sterilisierenden Instrumente werden nicht verpackt. Seine Anwendung hat sich auf Notfallsituationen, kontaminierte oder vergessene Gegenstände zu beschränken. Die Instrumente werden 10 min lang einer Temperatur von 132 °C ausgesetzt.

Beachte: Implantate, die im Körper verbleiben, dürfen nicht mit dieser Methode sterilisiert werden, da ihre Sterilität nicht vollständig garantiert werden kann.
Es ist ratsam – und in manchen Ländern vorgeschrieben –, das negative Ergebnis des bei der Sterilisation beigelegten biologischen Indikators abzuwarten. Dies zeigt sich 48 h nach der Sterilisation; bis zu diesem Zeitpunkt dürfen die sterilisierten Implantate nicht eingebracht werden.
In einer Notfallsituation kann ein dringend benötigtes Implantat unverpackt sterilisiert werden, wobei die üblichen Einwirkzeiten und Temperaturen für den Vorvakuum- oder Schwerkraftdampfautoklaven eingehalten werden müssen. Dies sollte jedoch nicht als Routinemethode für die Sterilisation eingesetzt werden.

Tabelle 1

Sterilisator	Temperatur	Druck	Einwirkzeit	Verpackung
Dampf-autoklav	121 °-123 °C oder	15–17 psi (1–1,2 bar)	mind. 30 min	Verpackt
	131 °-133 °C	15–17 psi	mind. 20 min	Verpackt
Vorvakuum-autoklav	132 °-135 °C oder	27–32 psi (2–3 bar)	mind. 4 min	Verpackt
	bis zu 141 °C	27–30 psi		
Blitzautoklav	132 °-134 °C	27–32 psi (2–3 bar)	10 min	Unverpackt

Heißluftsterilisator

Die Sterilisation mit Heißluft erfordert eine längere Einwirkzeit und eine höhere Temperatur. Diese verlängerte Einwirkzeit kann für bestimmte Instrumente gefährlich sein, z. B. für geölte Instrumente oder solche mit gelöteten Anteilen:

- Temperatur: 180–200 °C
- Einwirkzeit: 30 min

Die Heißluftsterilisation wird auch nicht für die Druckluftmaschinen mit Zubehör empfohlen, da die Verschlüsse durch die verlängerte Einwirkzeit beschädigt werden könnten.

Chemische Sterilisation

Äthylenoxyd- und Formaldehydgas sind zwei gängige Beispiele für diese Methode. Da es unnötig und nicht empfehlenswert ist, AO-Instrumente auf chemischem Wege zu sterilisieren, ist hierzu kein weiterer Kommentar notwendig. (Dieses Verfahren kann nach den entsprechenden Bestimmungen angewendet werden, wenn keine andere Methode zur Verfügung steht.)

Sterilisation

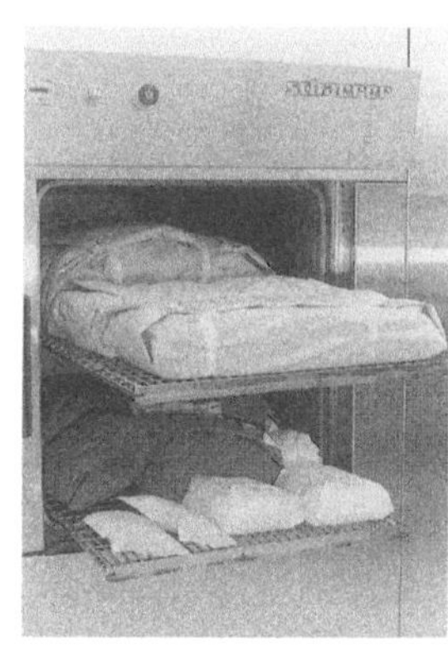

Beim Beladen des Sterilisators ist es wichtig, den Inhalt so anzuordnen, daß alle Gegenstände vollständig sterilisiert werden. Die allgemeinen Richtlinien des Autoklavierens sollten befolgt werden.

Nach abgeschlossenem Sterilisationsvorgang läßt man die verpackten Siebe vor der Inspektion und Lagerung vollständig austrocknen.

Ein spezieller Sterilitätstest wird für jeden einzelnen Sterilisatortyp verlangt. Dieser sollte täglich durchgeführt werden, um die korrekte Funktion zu überwachen. Jedes positive Ergebnis des Sterilitätsindikators sollte festgehalten und die Patienten sollten auf Infektionen hin beobachtet werden, falls Gegenstände aus dieser bestimmten Ladung verwendet wurden.

Für die Erhaltung eines optimalen Standards muß unbedingt eine regelmäßige Reinigung und Wartung des Autoklaven nach den Vorschriften des Herstellers erfolgen. Ein defekter Autoklav kann zu Flecken oder Schäden auf der Instrumentenoberfläche führen.

6.22.7 Aufbewahrung von Sterilgut

Vor der Lagerung müssen alle sterilisierten Gegenstände vollständig trocken und abgekühlt sein. Die Packung wird untersucht auf:

- Beschädigung der äußeren Verpackung
- Nasse, feuchte oder verfärbte Flächen auf der Verpackung
- Intakte Plomben
- Klare Beschriftung des Inhalts
- Datum und Umlaufnummer der Sterilisation

Beim kleinsten Zweifel wird die Packung geöffnet. Sie sollte dann erneut verpackt und sterilisiert werden.

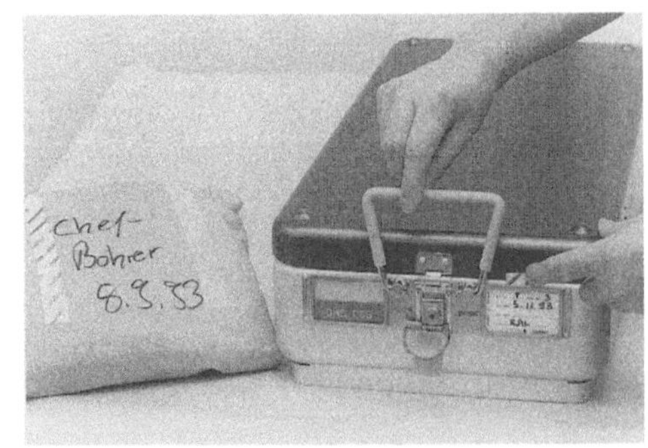

Für den vorgesehenen Aufbewahrungsort gibt es bestimmte Kriterien:

- Ausreichend Platz und eine gute Belüftung sollten vorhanden sein, jedoch sollte nicht zuviel Durchgangsverkehr herrschen. Bei Bedarf sollte der Ort leicht zugänglich sein.
- Geschlossene Schränke sind vorzuziehen; es können aber auch offene Regale verwendet werden, v. a. wenn das Sterilgut häufig im Umlauf ist.

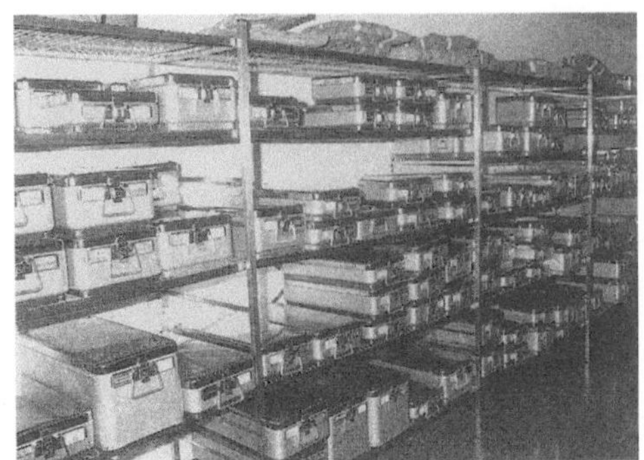

- Ein gut geplantes und organisiertes System ist für das Personal bei der Suche nach benötigten Gegenständen eine effektive Hilfe.
- Ein warmer oder feuchter Ort kommt für die Aufbewahrung nicht in Frage.

Beachte: Unsteriles Gut sollte nicht am selben Ort aufbewahrt werden.

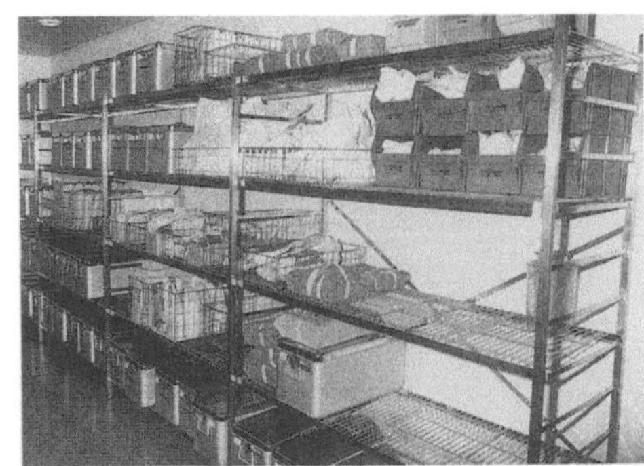

Lagerungsdauer

Diese ist von den Richtlinien der Abteilung abhängig und nicht unbedingt zeitbezogen. Einflußfaktoren sind:

- Art des verwendeten Verpackungsmaterials
- Sterilisationsmethode
- Lagerungsort (offen oder geschlossen)
- Häufigkeit und Ausmaß des Umgangs mit dem Sterilgut vor dem Einsatz

Es ist deshalb erforderlich, daß Abteilungsrichtlinien aufgestellt werden, um optimale Standards beizubehalten. Eine regelmäßige Kontrolle sollte durchgeführt werden, um den Zustand des Sterilguts zu überprüfen. Jedes „zweifelhafte" Sterilgut muß erneut gepackt und dann resterilisiert werden.
Bis jetzt gibt es noch keine internationalen Standards für allgemein akzeptierte Lagerungszeiten. In naher Zukunft soll ein europäischer Standard veröffentlicht werden.

6.22.8 Reinigung und Pflege von Implantaten

6.22.8.1 Implantate

Vor der Operation:

- Die vorgesehenen, sterilen Implantate müssen für den Eingriff zusammengestellt werden. Eine vollständige Auswahl sollte vorhanden sein.
- Nach der korrekten präoperativen Planung durch den Operateur sollte Klarheit über das benötigte Instrumentarium und die Implantate bestehen.
- Eine „Blitzsterilisation" von Implantaten ist nicht zu empfehlen, da deren Sterilität nicht garantiert werden kann (s. Abschn. 6.22.6.4).

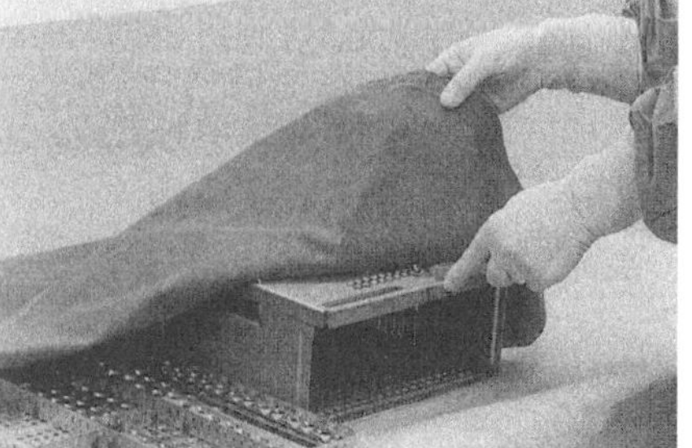

Während der Operation:

- Implantate sollten bis zu ihrem Gebrauch zugedeckt bleiben, um eine Kontamination zu vermeiden, und nur die zur Implantation vorgesehenen sollten berührt werden.
- Der Umgang mit den Implantaten sollte sich auf das Notwendige beschränken, damit die Oberfläche nicht beschädigt wird.
- Falls eine Platte angepaßt werden muß, sollte zunächst eine Schablone an den Knochen gedrückt werden, um die erforderliche Plattenkontur zu bestimmen. Hierdurch läßt sich eine ständige Korrektur der Plattenform vermeiden.

Nach der Operation:

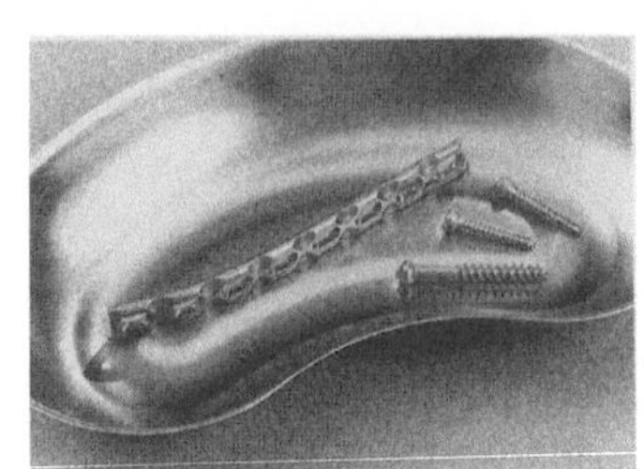

- Kontaminierte Implantate müssen in einer getrennten Schale sorgfältig von Hand gewaschen werden.
- Das endgültige Spülen sollte mit destilliertem Wasser erfolgen, um sicher zu sein, daß alle Mineralienrückstände entfernt sind.
- Zum Trocknen sollte ein weicher Lappen verwendet werden, damit die Oberfläche nicht verkratzt wird.
- Die Blasdüse kann zum Trocknen des Sechskantinbus der Schraubenköpfe benutzt werden.
- Biegeschablonen werden zur weiteren Verwendung wieder gerade gebogen.

6.22.8.2 Implantatbehälter

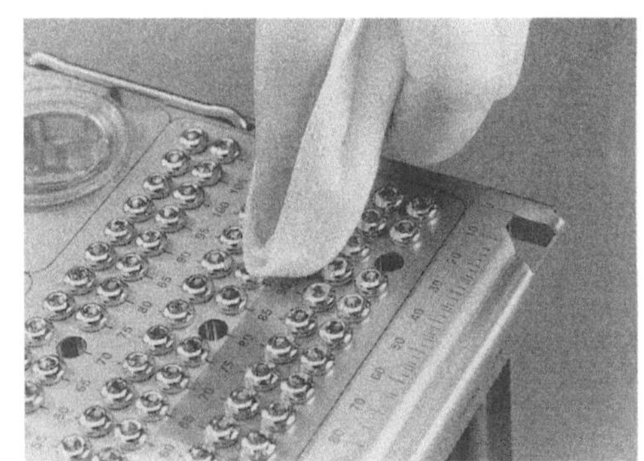

- Schrauben- und Plattenbehälter sollten nach dem Gebrauch abgewischt werden, hierfür kann Alkohol verwendet werden.
- Falls sie versehentlich kontaminiert wurden, ist eine Vollreinigung wie für Instrumente und deren Behälter notwendig. Dies sollte von Hand erfolgen, um eine Beschädigung der Implantate zu vermeiden (s. Abschn. 6.22.4.3).
- Der Trockenvorgang kann im Autoklaven vor dem Packen für die Sterilisation stattfinden. Manuelles Trocknen ist zu zeitaufwendig!

6.22.8.3 Auffüllen

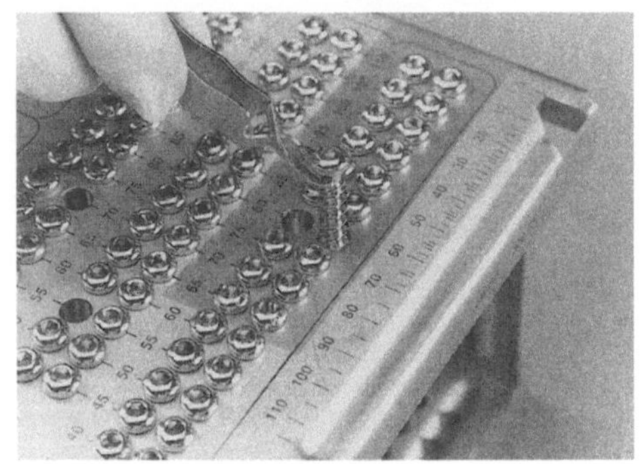

- Implantate müssen umgelagert werden, so daß die im Sieb bereits vorhanden zuerst verwendet werden.
- Das Anfassen der Implantate sollte auf ein Minimum beschränkt bleiben; falls es doch notwendig ist, sollten Handschuhe getragen werden (s. Abschn. 6.1.1.2).

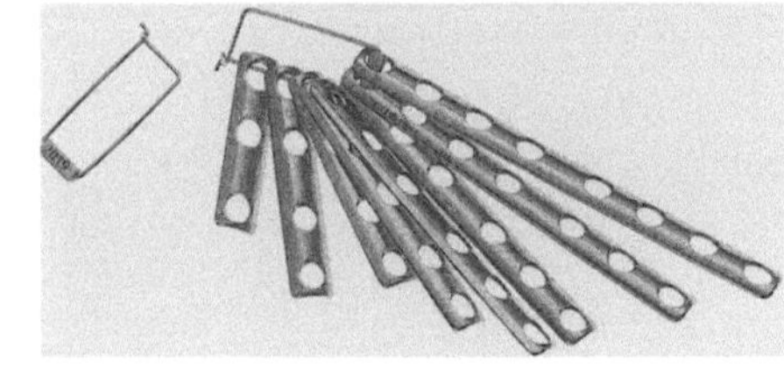

- Um kleine Platten zusammenzuhalten, sollte die Halteklammer aus Stahl benutzt werden. Gewöhnliche Sicherheitsnadeln sind aus Blech hergestellt und könnten die Implantate beschädigen. Platten sollten nicht „gestapelt" in einen Behälter gelegt werden. In einem Graphic Case ist eine Platte pro Haltezapfen vorgesehen. Eine Überladung der Behälter kann zu einer Beschädigung der Plattenoberfläche führen und eine vollständige Durchdringung mit Dampf beim Autoklavieren verhindern.

6.22.8.4 Wiederverwendung von Implantaten

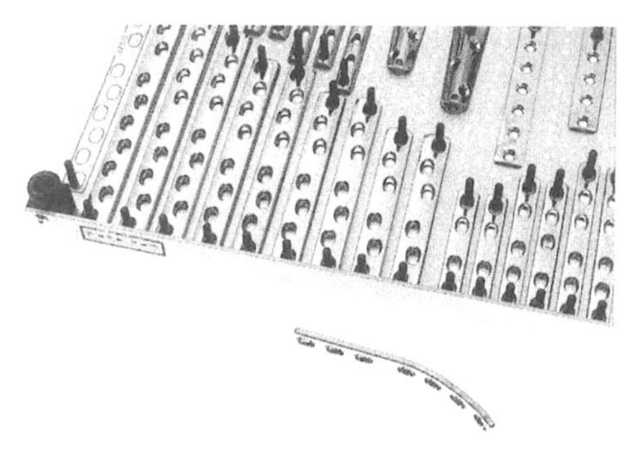

Implantate, die eingebaut und im Körper belassen wurden, sollten nach ihrer Entfernung vom Patienten *niemals erneut verwendet* werden.

- Unbenutzte Platten können nach der Reinigung wieder in ihren Behälter gelegt oder in ihre Schutzhülle eingepackt werden.
- Falls eine Platte bei der Operation leicht gebogen, jedoch nicht eingesetzt wurde, kann sie für eine spätere Verwendung aufgehoben werden. Es ist nicht empfehlenswert, die Platte wieder gerade zu biegen, damit sie leichter als bereits gebogene Platte erkannt werden kann.
- Schrauben, die implantiert und gleich wieder entfernt wurden, können – falls sie unbeschädigt sind – gewaschen, getrocknet und in den Schraubensatz zurückgegeben werden, andernfalls sollten sie verworfen werden.
- Die Verankerungsschraube, die zur Befestigung des Plattenspanners benutzt wurde, sollte nicht wieder verwendet werden, da sie durch den Kompressions-/Distraktionsvorgang geringgradig verzogen wurde.

6.22.8.5 Neue Implantate

Alle Implantate sollten bis zu ihrer Sterilisation in ihren Schutzhüllen bleiben, um sie vor Beschädigungen oder Schmutz zu schützen. Sie sollten erst kurz vor dem Autoklavieren aus den Verpackungen genommen werden.
Heute ist es erforderlich, die Implantate vor dem Gebrauch zu waschen. Nach der Herstellung werden die Implantate einer Oberflächenbehandlung unterzogen. Hierdurch wird eine sehr hohe Oberflächenreinheit erzielt, da eine Materialschicht von dem Implantat entfernt wird, z. B. durch Elektropolieren von Stahlimplantaten. Diese Oberflächenreinheit kann jedoch bei dem weiteren Umgang, der zweiten Inspektion oder den Verpackungsabläufen nicht garantiert werden. Obwohl sehr darauf geachtet wird, daß es während der Endphase des Herstellungsprozesses nicht zu einer Kontamination kommt, wird das Waschen der Implantate vor dem Gebrauch empfohlen. Nachdem sie aus ihren Verpackungen entnommen wurden, werden sie demselben Reinigungsprozeß wie bei kontaminierten Implantaten unterzogen. Beim Umgang mit den Implantaten empfiehlt sich die Verwendung von Handschuhen, damit ihre Oberfläche nicht beschädigt wird. Die neuen Implantate können dann nach den üblichen Richtlinien für Implantate sterilisiert werden. Auf besondere Anforderung können einige Gegenstände bereits vorsterilisiert direkt vom Hersteller bezogen werden.

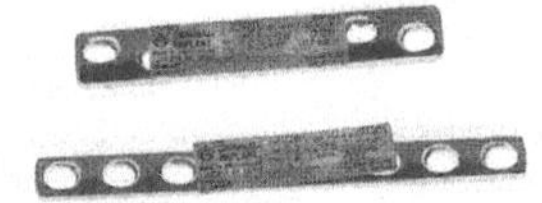

6.22.8.6 Beschriftungen / Verpackungen

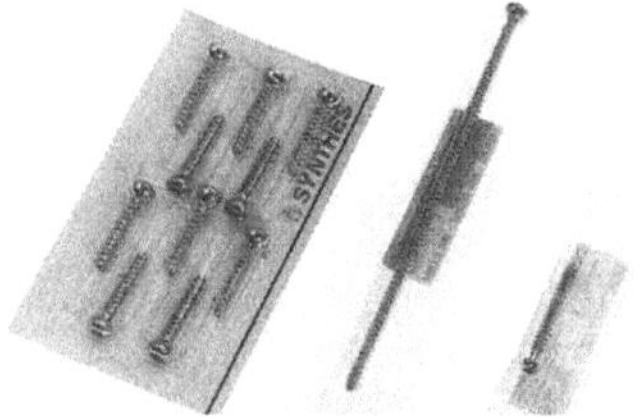

Schrauben sind einzeln oder in Mehrfachpackungen erhältlich. Andere Implantate, z. B. Platten oder Nägel, sind einzeln verpackt. Das Etikett auf der Verpackung gibt genaue Auskunft über den Inhalt.

6.22.9 Reinigung und Pflege der Antriebsmaschinen

Eine unzulängliche Wartung der Antriebsmaschinen ist die hauptsächliche Ursache für ihr Versagen.

6.22.9.1 Allgemeine Richtlinien

Druckluft (oder Stickstoff) kann als Antriebsquelle benutzt werden (s. Abschn. 6.21.1). Sauerstoff darf wegen der Explosionsgefahr *niemals* verwendet werden.

Während der Operation:

- Die Antriebsmaschine und der Druckluftschlauch sollten so gut plaziert sein, daß ihre Sterilität jederzeit gewahrt bleibt. Bei zu langem Schlauch erhöht sich das Risiko einer Kontamination.
- Nach erfolgtem Aufbau und Anschluß der erforderlichen Aufsätze muß ihre Funktion vor der Anwendung am Patienten überprüft werden.
- Durch die Sterilisation oder den längeren Nichtgebrauch der Maschine kann der Rotor festkleben. Läuft die Maschine nicht an, sollte die Schnellkupplung von Hand gedreht und anschließend der Drücker betätigt werden, um den Motor zu starten. Zur Vermeidung von Verletzungen muß hierbei vorsichtig vorgegangen werden.
- Nach erfolgter Sterilisation müssen die Antriebsmaschinen mit Zubehör vollständig abkühlen, bevor sie verwendet werden, andernfalls könnten die Dichtungen beschädigt werden oder der Druckluftschlauch platzen.
  Nur in Notfallsituationen kann eine teilweise abgekühlte Maschine bei laufendem Motor durch die Druckluft weiter gekühlt werden.
- Die Maschine sollte nicht mit blutigen Handschuhen angefaßt werden. Blutüberreste müssen abgewischt werden, bevor sie auf der Maschine gerinnen können.

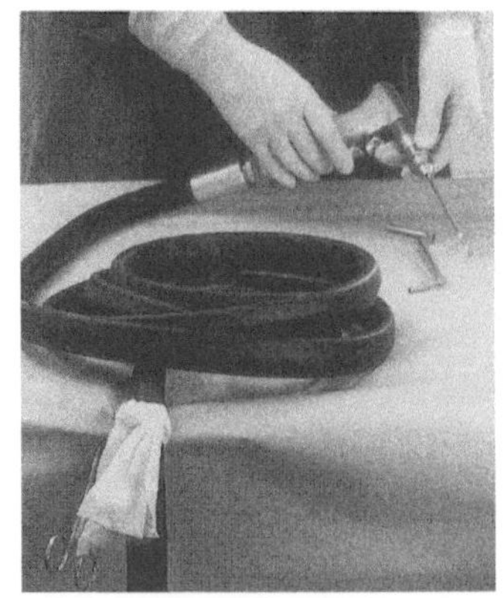

Nach der Operation:

- Ebenso wie die Instrumente müssen auch die Maschinen, Schläuche und das Zubehör nach Gebrauch baldmöglichst gereinigt werden. Alle Aufsätze werden entfernt und können dann von Hand gewaschen werden.

Beachte: Die Druckluftmaschinen sollten niemals in Wasser eingeweicht oder in einer Waschmaschine gewaschen werden.

- Mit einer weichen Nylonbürste werden unter fließendem Wasser alle Schmutzreste entfernt. Dies betrifft auch die Kupplungen und andere Bereiche der Maschine.

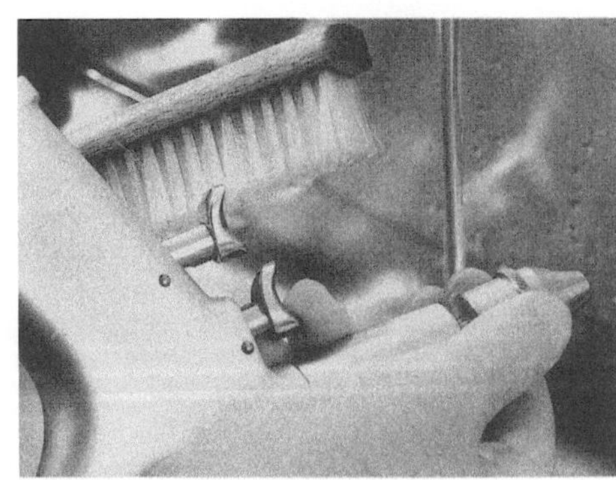

Vorsicht: Wasser darf niemals in den Lufteinlaß gelangen. Falls dies versehentlich doch passiert, muß die Maschine sofort entfernt werden, um das Wasser ablaufen zu lassen. Sie kann dann über einen Einfachschlauch (oder Doppelschlauch mit speziellem Adapter) an einen Druckluftanschluß gekoppelt werden. Die Maschine sollte so lange laufen, bis alles Wasser ausgeblasen ist, was ca. 30–40 s dauert. Anschließend muß geölt werden. Die Maschine sollte baldmöglichst vom Hersteller überprüft werden, da bereits eine geringe in der Maschine verbliebene Feuchtigkeit den Mechanismus zerstören kann.

6.22.9.2 Druckluftschläuche

Sie sind als Doppel- oder Einfachschläuche erhältlich (s. Abschn. 6.21.2).

- Es darf kein Wasser in den Schlauch gelangen, daher muß er manuell gewaschen werden.
- Bei Verwendung einer geeigneten Reinigungslösung kann der Schlauch eingetaucht werden. Dabei müssen die Kupplungsenden geschützt werden und aus dem Wasser herausragen.
- Manche Kupplungsenden an demselben Schlauch können aneinander gekoppelt (SYNTHES) und dann vollständig eingetaucht werden.
- Die Kupplungen können mit einer Nylonbürste gereinigt werden.
- Die Kupplungsenden sollten geölt werden, hierbei sollte jedoch kein Öl in den Schlauch selbst gelangen.
- Falls Wasser in den Schlauch gelangt, sollte er mit Druckluft so lange durchgeblasen werden, bis alles verbliebene Wasser entfernt ist.

6.22.9.3 Spülen / Trocknen

Nach dem Spülvorgang müssen die Antriebsmaschinen und Druckluftschläuche vollständig getrocknet werden.

6.22.9.4 Ölen

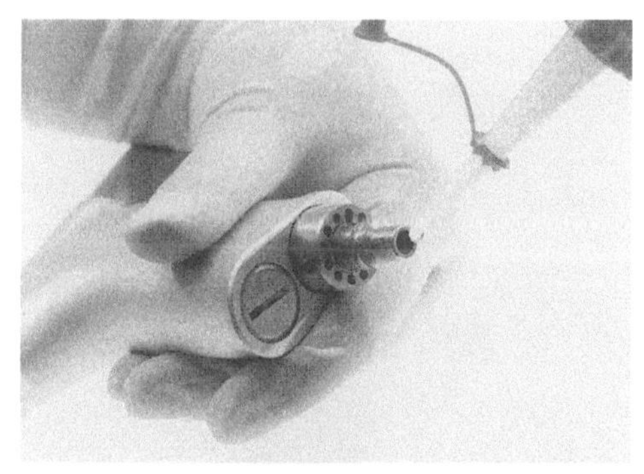

Druckluftmaschinen und Schlauchkupplungen müssen nach jedem Gebrauch geölt werden. Hierfür wird das Spezialöl von SYNTHES empfohlen. Man gibt ca. 10 Tropfen Öl in den Luftanschluß und betätigt gleichzeitig den Drücker:

- Die Maschine sollte an einen Einfachschlauch angeschlossen werden (oder an einen Doppelschlauch mit dem speziellen Adapter zum Ölen, der einen Eintritt des Öls in das Schlauchinnere verhindert); dann wird sie mit dem Druckluftanschluß verbunden. Nun läßt man sie 20–30 s lang laufen oder so lange, bis kein Öl mehr austritt. Dadurch verteilt sich das Öl in der Turbine. Die Schlauchkupplung sollte mit einem Tuch umwickelt werden, um das austretende Öl aufzufangen.
- Bei sichtbarer Verschmutzung des Öls muß der Vorgang wiederholt werden.

- Kupplungen an Druckluftmaschinen und Schläuchen sollten nach dem Ölen vor- und zurückgeschoben werden, um das Öl zu verteilen.
- Die Drücker müssen beim Ölen ebenfalls eingedrückt und losgelassen werden.
- Einige Tropfen Öl sollten in jedem Bereich genügen, überschüssiges Öl kann abgewischt werden.

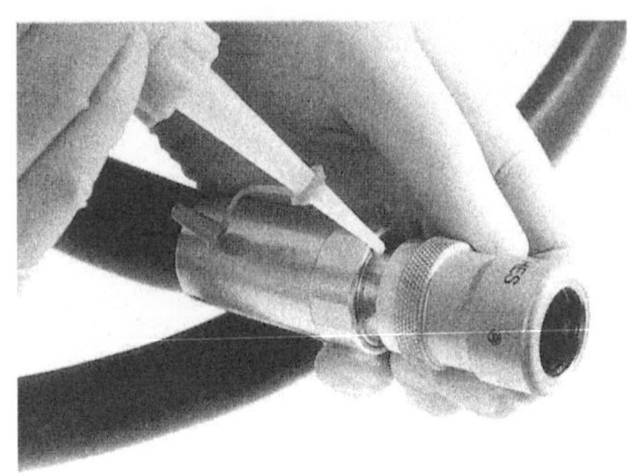

6.22.9.5 Kleine Bohrmaschine

Reinigung nach Anweisung (s. Abschn. 6.22.9.1). Folgende Teile sollten geölt werden:
- Luftanschluß
- Drücker
- Schnellkupplung

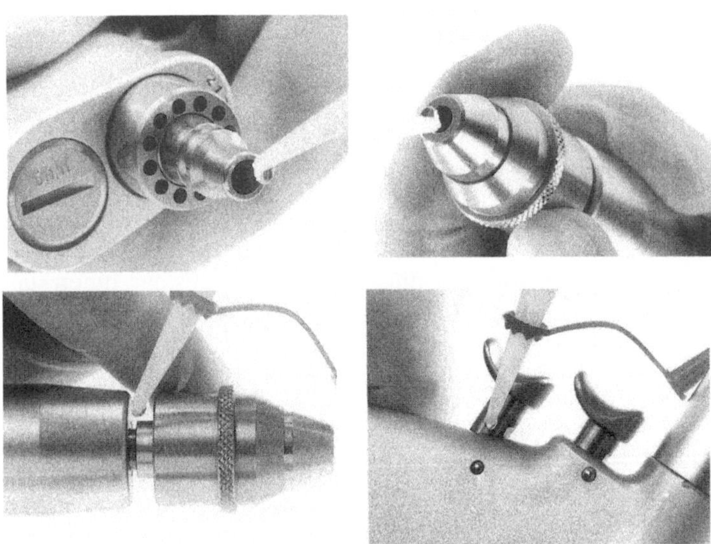

Adapter und Zubehör

- Oszillationsbohraufsatz:
  Reinigung nach Anweisung. Das Kugellager am Verbindungsteil muß geölt werden.

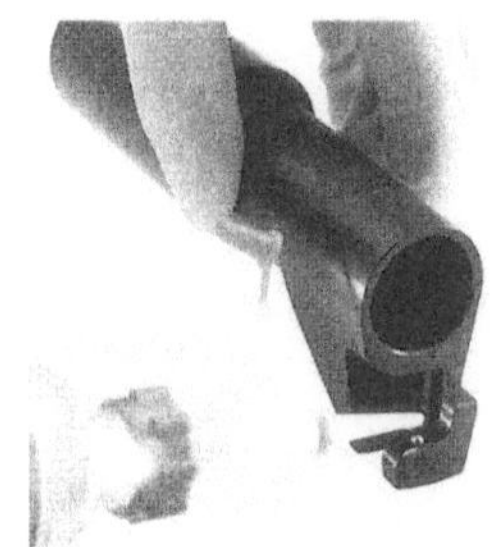

Instrumentierung und Techniken

- Röntgenstrahlendurchlässiges Winkelgetriebe:
  Reinigung nach Anweisung.
  Das Getriebe muß *sofort* nach Gebrauch gereinigt werden. Es kann in 2 Teile zerlegt werden, indem man den Knopf drückt und die Teile auseinanderzieht.
  Nach dem Trocknen kann es in umgekehrter Reihenfolge wieder zusammengesteckt werden; hierbei muß man sich vergewissern, daß der Knopf vollständig in das Loch einrastet.
  Das Winkelgetriebe darf nicht geölt werden.
  Zur Sterilisation kann das Getriebe nur bis 134 °C autoklaviert werden.
- Vor dem vollständigen Abkühlen darf das Getriebe nicht verwendet werden.

Beachte: Die Gebrauchsanweisung sollte sorgfältig beachtet werden, um eine Beschädigung zu vermeiden. Bei sachgemäßem Umgang und korrekter Reinigung muß das Winkelgetriebe nicht täglich gewartet werden. Eine Kontrolle durch den Hersteller wird nach 100- bis 150facher Verwendung oder nach 1 Jahr empfohlen.
- Schlüsselbohrfutter mit Schlüssel („Jakob-Futter") und
- kleines Schnellkupplungsfutter:
  Reinigung wie vorgegeben; jedoch müssen Bereiche, in denen sich Rückstände sammeln können, besonders beachtet werden. Zum Ölen sollten einige Tropfen Öl auf den Zahnkranz gegeben und dann das Bohrfutter zur Verteilung des Öls geöffnet und geschlossen werden. Man muß überprüfen, ob die Zähne am Bohrfutter und Schlüssel unbeschädigt sind.

6.22.9.6 Universalbohrmaschine

Reinigung nach Anweisung. Folgende Teile sollten geölt werden:
- Luftanschluß
- Drücker
- Schnellkupplung

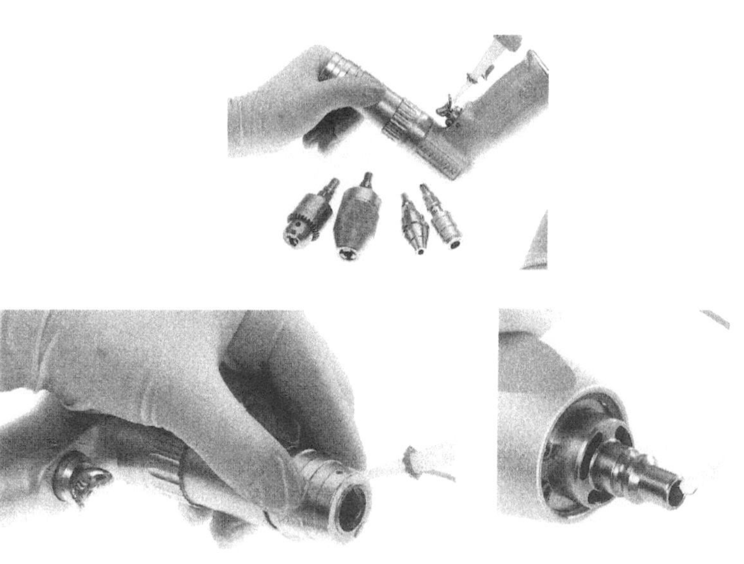

Adapter und Zubehör

- Winkelgetriebe:
  Reinigung nach Anweisung, wobei besonders auf die Durchbohrung für den Bohrdorn geachtet wird.
  Die Schnellkupplung und der Verschlußhebel sollten geölt werden.
- Schnellkupplungsfutter
- Kleines Schnellkupplungsfutter
- Universalbohrfutter
- Schlüsselbohrfutter und Schlüssel:
  Reinigung und Ölen nach Anweisung.

6.22.9.7 Oszillierende Knochensäge

Reinigung nach Anweisung. Der Aufnahmeteller für das Sägeblatt muß zur Reinigung entfernt werden. Mit Hilfe von 2 Kirschner-Drähten kann der Teller angehoben und entfernt werden. Er wird dann gewaschen und getrocknet. Falls die Stifte beschädigt sind, müssen sie durch neue ersetzt werden. Durch leichten Druck rasten sie wieder ein. Folgende Teile sollten geölt werden:

- Luftanschluß
- Anlaßhebel
- Stift unter dem Hebel
- Verschlußmechanismus am Hebel

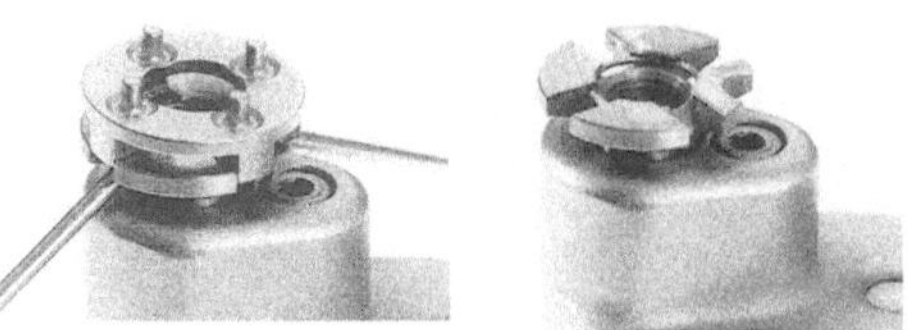

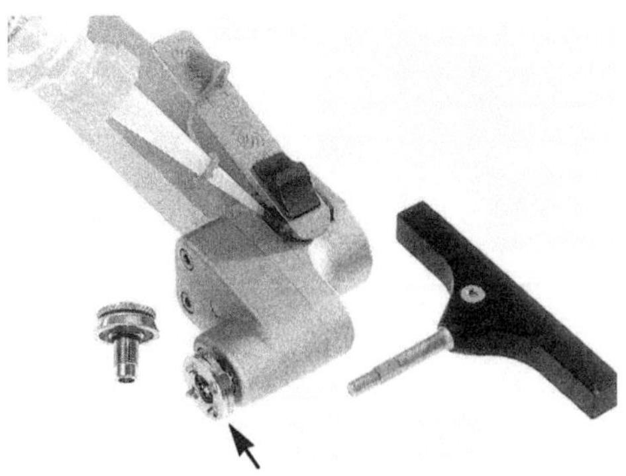

Adapter und Zubehör

- Sägeblätter:
  Bei Abnutzung oder Beschädigung müssen sie ausgetauscht werden.
- Schlüssel

Alle Adapter und Zubehörteile sollten vor dem Packen und Sterilisieren mit der entsprechenden Maschine überprüft werden.

6.22.9.8 Minibohrmaschine

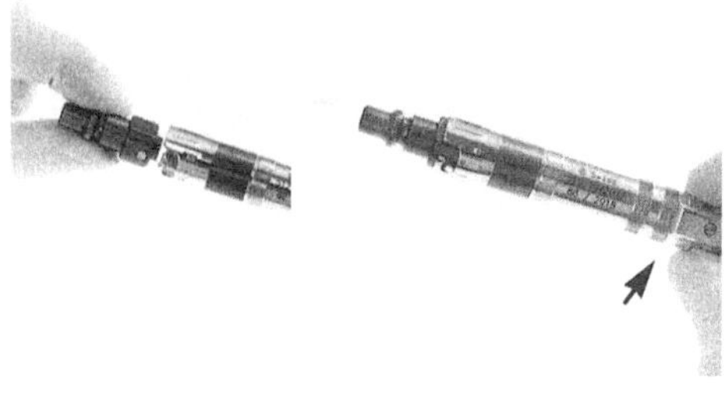

Die Reinigung des Druckluftmotors erfolgt nach Anweisung. Der Schmiervorgang sollte folgendermaßen durchgeführt werden:

- Das Zwischenstück zum Ölen wird mit der Bohrmaschine verbunden, dann werden 8–10 Tropfen Öl in den Luftanschluß gegeben.
- Die Maschine wird mit einem Druckluftschlauch und -anschluß verbunden; dann läßt man sie laufen, um das Öl zu verteilen.
- Austretendes Öl muß mit einem weichen Tuch aufgefangen werden.
- Der Anlaßschieber muß ebenfalls geölt werden.

Zubehör

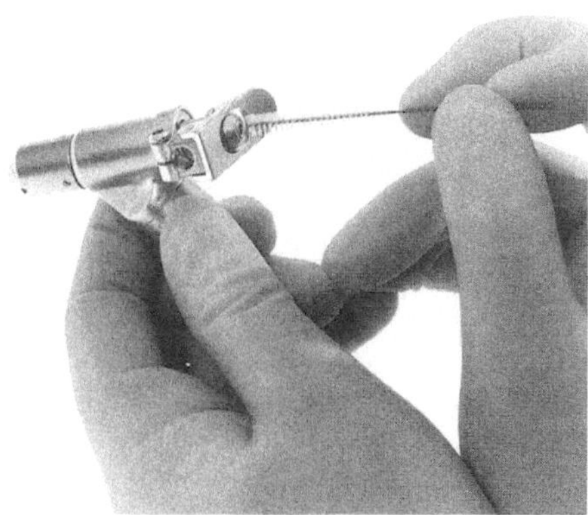

- Minioszillationssäge
- Ministichsäge
- Gerader Bohrkopf
- Winkelbohrkopf 90 °
- Winkelbohrkopf 45 °:
  Hierfür gibt es eine spezielle Reinigungsbürste.
- Schlauchwinkelkupplung
- Spiralbohrer
- Fräser
- Sägeblätter:
  Die Gewebeschutzvorrichtungen und Sägeblätter sollten in üblicher Weise gewaschen werden. Abgenützte oder beschädigte Sägeblätter müssen ersetzt werden, da sie nicht nachgeschliffen werden können.

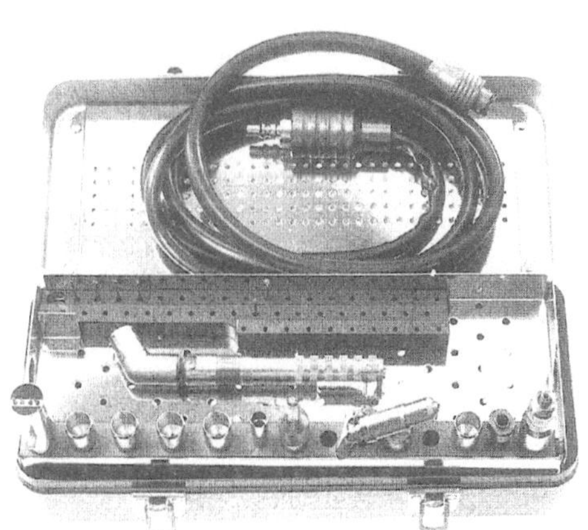

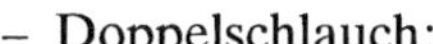

Alle Aufsätze müssen gewaschen, getrocknet und, falls notwendig, geölt werden, bevor sie überprüft und wieder in die vorgesehenc Kassctte gelegt werden. Auch die eloxierte Aluminiumkassette sollte gereinigt werden (s. Abschn. 6.22.4.2).

- Doppelschlauch:
  Dieser sollte genauso wie alle anderen Schläuche behandelt werden (s. Abschn. 6.22.9.2). Beim Packen des Siebes sollte er nicht zu eng zusammengelegt werden. Er wird unterhalb des Instrumentensiebes aufbewahrt und sollte nicht mit dem Metallinhalt des Siebes in Kontakt kommen.

6.22.9.9 Vorbereitung und Packen der Druckluftausrüstung zur Sterilisation

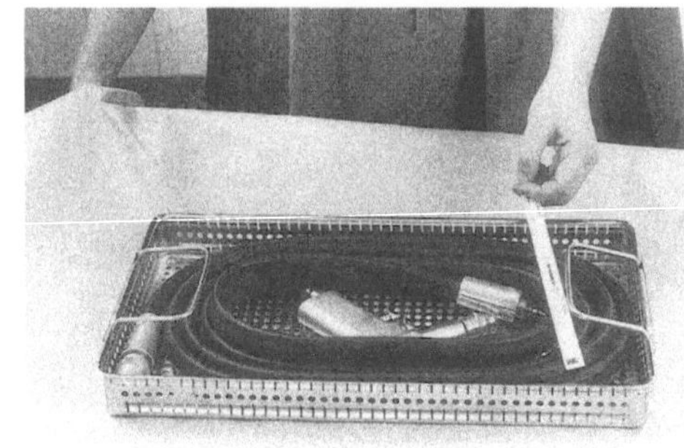

Die allgemeinen Richtlinien zum Packen und Sterilisieren gelten auch hier (s. Abschn. 6.22.6.3 und 6.22.6.4):

- Der Schlauch darf nicht mit Metall in Kontakt kommen. Wenn kein spezielles Sieb zur Trennung des Motors und Schlauchs vorhanden ist, sollten sie einzeln verpackt werden.
- Man muß sich vergewissern, daß kein Material auf der Maschine bleibt, das bei hohen Temperaturen angegriffen wird, z. B. der Plastikstöpsel am Luftanschluß von neuen Maschinen.
- Alle Zubehörteile müssen vor dem Packen von den Maschinen entfernt werden.
- Die Schlauchenden sollten beim Sterilisieren nicht aneinander gekoppelt sein, da sich die Kupplungen sonst verklemmen könnten und der Schlauch evtl. platzt.
- Gerade Schläuche sollten locker aufgerollt werden. Spiralschläuche können mit einer Kompresse oder einem nichtklebenden Band zusammengehalten werden.
- Maschinen und Schläuche können dampfsterilisiert werden (s. Abschn. 6.22.6.4), das röntgendurchlässige Winkelgetriebe nur bis 134 °C.
- Die Heißluftsterilisation wird für Antriebsmaschinen nicht empfohlen, da dadurch die Dichtung an der Maschine beschädigt werden kann. Außerdem kann die Sterilität nicht sicher garantiert werden, da die heiße Luft evtl. nicht alle Teile der Maschine durchdringt.
- Eine Blitzsterilisation kann unter der Voraussetzung einer ausreichenden Einwirkzeit und Temperatur durchgeführt werden (in den USA durchgeführte unabhängige Tests haben bestätigt, daß unter korrekten Bedingungen alle Teile der Druckluftmaschine sterilisiert wurden) (s. Abschn. 6.22.6.3).
- Auf dem Schlauch sollten v. a. beim Sterilisieren und Abkühlen keine schweren Gegenstände liegen, da es sonst zu bleibenden Verformungen des Schlauchs kommen kann.
- Die Druckluftausrüstung sollte erst nach vollständiger Abkühlung eingesetzt werden. Andernfalls können sich die Schläuche verformen oder spröde und undicht werden; auch die Dichtung innerhalb der Maschine könnte beschädigt werden, falls diese noch in heißem Zustand benutzt wird.

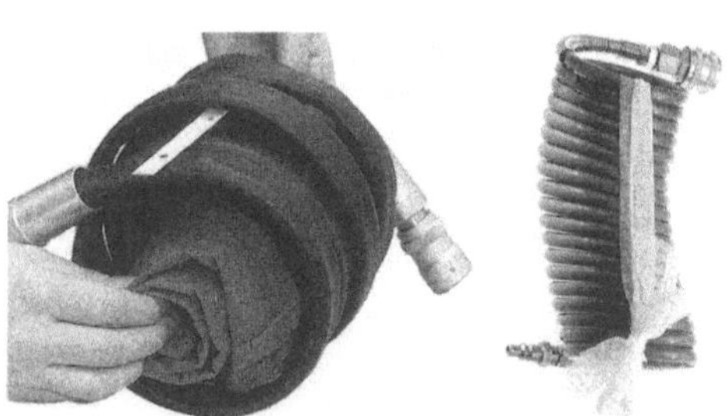

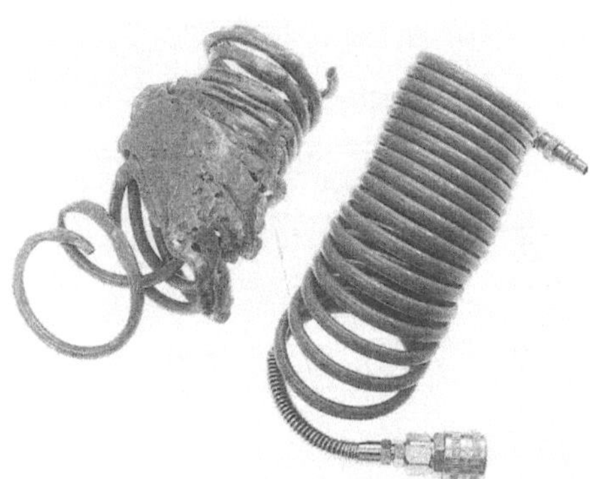

6.22.9.10 Reinigung und Wartung von Diffusor, Filter und Druckregler

Für Einzelheiten s. Abschn. 6.22.1.3.

- Abluftdiffusor:
  Er wird zwischen den einfachen Druckluftzuleitungsschlauch und den sterilen Doppelschlauch montiert. Er kann zum Reinigen aufgeschraubt und auseinandergenommen werden. Da er aus eloxiertem Aluminium besteht, gelten die üblichen Vorsichtsmaßregeln (s. Abschn. 6.22.4.2 und 6.22.4.3).

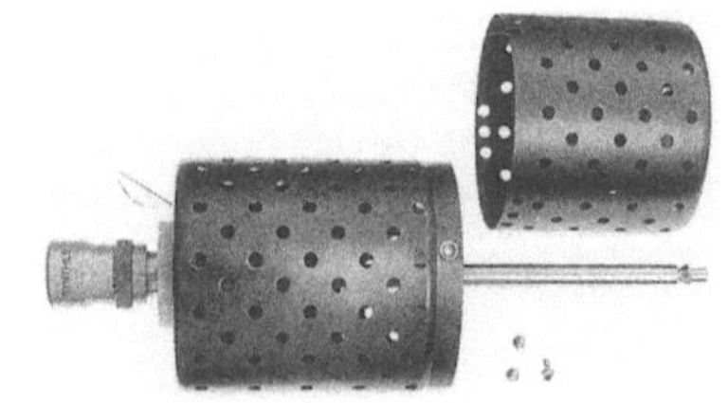

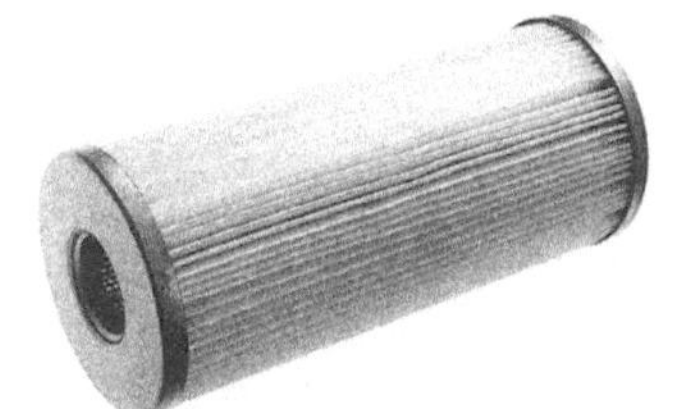

- Filtereinsatz:
  Dieser wird bei Leistungsabfall der Bohrmaschine ausgewechselt.

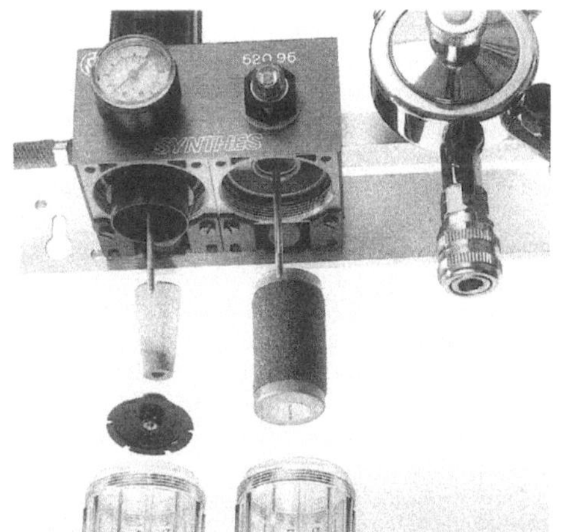

- Filter für Druckluftanlagen:
- Grobfilter und Mikrofilter:
  Da diese beiden Filter die Luft von Wasser, Feuchtigkeit, Rost oder anderen Partikeln befreien, müssen sie regelmäßig gereinigt werden – üblicherweise alle 2 Wochen.
  Die Luftzufuhr muß erst abgeschaltet werden, bevor die Filter ausgebaut werden können.
  Die Außen- und Innenseite des Schutzglases muß gereinigt werden. Der Luftfiltereinsatz sollte mit einem langwirkenden bakteriziden Spray gereinigt und desinfiziert werden. Zusammen mit den gereinigten Verbindungen sollte auch das Glas mit diesem bakteriziden Spray desinfiziert werden. Wenn ein merklicher Drehzahlabfall der Maschine festgestellt wird, spätestens aber nach 1 Jahr, muß der Filtereinsatz ausgewechselt werden.

6.22.10 Reparaturservice

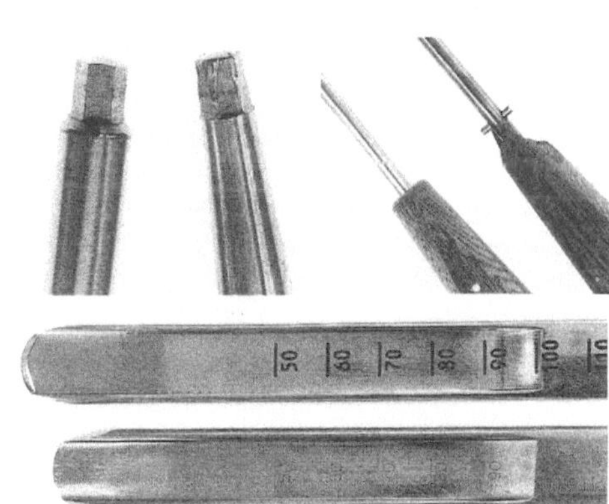

Es ist gefährlich, ein beschädigtes, stumpfes oder zerbrochenes Instrument am Patienten einzusetzen. Das OP-Personal ist dafür verantwortlich, daß derartige Instrumente entfernt werden und für den Gebrauch nicht zur Verfügung stehen (s. Abschn. 6.22.6). Je nach Ausmaß des Schadens können bestimmte AO-Instrumente repariert werden. Da es unmöglich ist, jeden einzelnen Gegenstand aufzuzählen, sollte man immer beim zuständigen Vertrieb nachfragen, welcher Reparaturservice für den betreffenden Regionalbereich zur Verfügung steht. Durch unqualifizierte Reparaturarbeit kann den Instrumenten ein irreparabler Schaden zugefügt werden. Wenn möglich, sollten Instrumente immer zum Hersteller in Reparatur geschickt werden.

Wie bereits am Anfang des Kapitels festgestellt wurde, ist die mißbräuchliche Verwendung von Instrumenten eine der Hauptursachen für Beschädigungen. Vielleicht wird nach sorgfältigem Lesen der Informationen in diesem Buch zusammen mit der anderen verfügbaren Literatur die Notwendigkeit, den Reparaturservice in Anspruch zu nehmen, abnehmen!

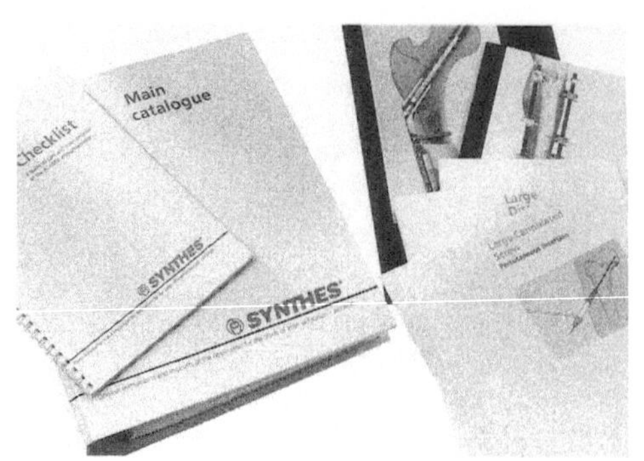

6.22.11 Umgang mit entfernten Implantaten

Manchmal gibt es Gründe, entfernte Implantate zur Untersuchung zurückzugeben (z.B. beim Bruch eines Implantats). Man sollte sehr darauf achten, daß das Implantat beim Verpacken und Versand nicht beschädigt wird. Die zur ehemaligen Fraktur weisenden Flächen von Implantaten sowie Implantatteile von besonderem Interesse sollten nicht gegeneinander reiben. Im allgemeinen sollte man mit entfernten Implantaten umgehen, als seien sie mit infektiösen Mikroorganismen kontaminiert.

Entfernte Implantate sollten unter fließendem Wasser abgespült werden, um Blut und Exsudate zu entfernen. Ein Abbürsten ist jedoch nicht erlaubt, weil die für die Untersuchung interessanten Bereiche beschädigt werden könnten. Die gespülten Implantate können sterilisiert werden oder auch nicht; dies sollte aber deutlich auf der Verpackung vermerkt werden. Nicht sterilisierte entfernte Implantate sollten so verpackt werden, daß eine potentielle Infektion ausgeschlossen ist.

Die zur Nachuntersuchung verschickten Implantate sollten deutlich gekennzeichnet sein: Name des Krankenhauses und des Operateurs, Name und/oder Identifikationsnummer sowie Alter des Patienten, Implantationsort und Gründe für die Rückgabe des entfernten Implantats sollten vermerkt sein. In den meisten Fällen ist es sehr wünschenswert, Röntgenbilder und die Anamnese des Patienten mit Informationen beizulegen, wie z.B.:

- Diagnose
- Datum der Implantation
- Datum der Entfernung des Metalls
- Komplikationen
- Art des postoperativen Belastungsaufbaus
- Kurzer postoperativer Verlauf

Falls Gewebe entfernt und zusammen mit dem Implantat verschickt wird, sollte es sofort in eine Fixierlösung wie Formaldehyd oder 80%igen Alkohol eingelegt werden. Die Gewebestücke sollten deutlich mit Angaben zur Lokalisation und Markierungen für die Orientierung versehen sein. Der Behälter und die gesamte Verpackung sollten so sicher sein, daß der Inhalt nicht beschädigt werden kann.

6.22.12 Umgang mit schadhaften Instrumenten

Im allgemeinen gelten dieselben Regeln auch für Instrumente, die zur Untersuchung zurückgeschickt werden. Sie sollten jedoch immer zuvor sterilisiert werden, was auf der Verpackung vermerkt sein muß. Eine klare Kennzeichnung ist auch bei Instrumenten wichtig. Die beiliegende Information sollte einen Hinweis geben auf:

- Grund der Rückgabe
- Falls beschädigt, wann, wo und wie dies geschehen ist
- Welcher operative Eingriff durchgeführt wurde
- Dauer des bisherigen Einsatzes des Instruments

6.22.13 Literatur

AORN standards and recommended practices for perioperative nursing (1992) Association of Operating Room Nurses. Denver

Deutschsprachiger Arbeitskreis für Krankenhaushygiene in Zusammenarbeit mit der AO-International (1992) Krankenhaushygiene. mhp Verlag, Wiesbaden

Gruendeman BJ, Meeker H (1987) Alexander's care of the patient in surgery. Mosby, St. Louis

ISSM (1990) Teaching and training manual for sterile service personnel. Working Group – Supplies Service, Northampton

Séquin F, Texhammar R (1980) Das AO-Instrumentarium. Springer, Berlin Heidelberg New York Tokyo

7 Osteosynthese verschiedener Frakturen

R. Texhammar

Im folgenden Abschnitt werden einige Frakturen und ihre mögliche Behandlung mit der AO-Technik vorgestellt. Dies soll dem OP-Personal als Handbuch dienen, nachdem eine Indikation zu einer operativen Frakturversorgung gestellt worden ist. Der Leser hat so eine bessere Vorstellung von dem geplanten Eingriff und kann seiner Aufgabe mit mehr Vertrauen nachkommen.

7.1 Frakturen der Skapula und des Schultergelenks

Skapulafrakturen können sowohl bei polytraumatisierten Patienten wie auch als einzelne Verletzung vorkommen. In den meisten Fällen sind sie nur gering verschoben und müssen nur selten operiert werden. Schwer dislozierte und instabile Frakturen des Skapulahalses, des Akromions oder gelegentlich auch des Processus coracoideus stellen Operationsindikationen dar. Diese Frakturen treten häufig zusammen mit einer Klavikulafraktur auf (s. Abschn. 7.2).

7.1.1 Anatomie

Klavikula, Skapula und Humerus links, Ansicht von vorne (Abb. 1 a).
Skapula und Humerus links, Ansicht von hinten (Abb. 1 b).

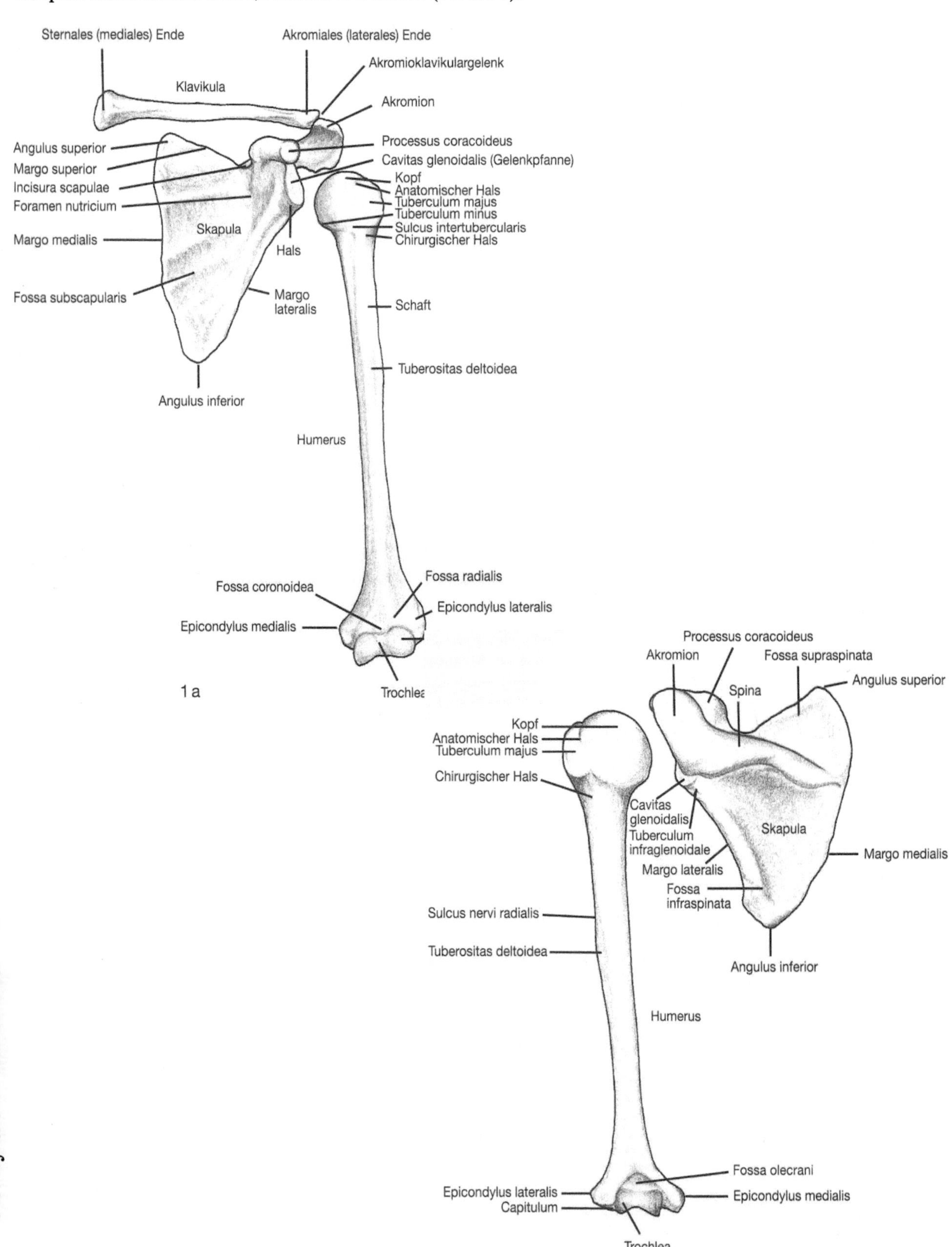

7.1.2 Diagnostik

Besondere Untersuchung:
- Bei mehrfachverletzten Patienten muß auf begleitende Verletzungen des Thorax und des Armplexus geachtet werden.

Röntgen:
- Skapula: Standardaufnahmen sind die a.-p.-Aufnahme (anterior-posterior, Strahlengang von vorne nach hinten), im rechten Winkel zur Schulterblattfläche, sowie tangentiale Profilaufnahmen.
- Akromioklavikulargelenk: a.-p.-Aufnahmen beider Gelenke werden getrennt angefertigt, hierbei wird der Strahl – falls notwendig – um 15° nach oben gerichtet. Belastungsaufnahmen mit Gewichten in jeder Hand zeigen ggf. eine vertikale Instabilität an.
- Schultergelenk: a.-p.- und axiale Aufnahmen sind Standard. Falls eine axiale Aufnahme wegen der Verletzung nicht möglich ist, kann die Einstelltechnik nach Wallace und Heller (Radiography 1990) bei sitzendem Patienten am ehesten weiterhelfen.

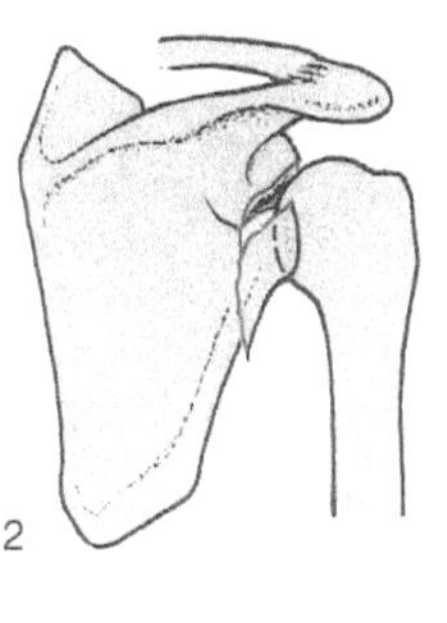

2

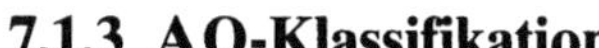

7.1.3 AO-Klassifikation

Skapulafrakturen sind in einer Gruppe mit der Klavikula, der Mandibula und der Patella – der Knochengruppe 9 – zusammengefaßt. Die Skapula hat die Nummer 9.1.3. Untertypen und Untergruppen sind noch nicht festgelegt.

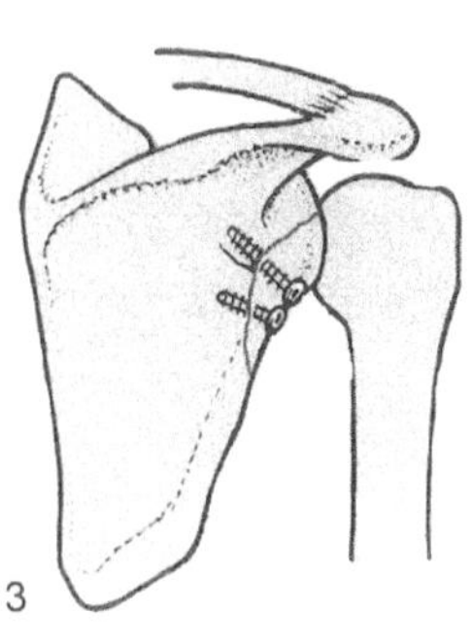

3

7.1.4 Indikationen zur Osteosynthese – Implantatwahl

Fraktur:
- Dislozierte intraartikuläre Fraktur der Gelenkpfanne (Abb. 2).

Implantate:
- 3,5-mm-Kortikalisschrauben oder 4,0-mm-Spongiosaschrauben als Zugschrauben (Abb. 3). Einige dieser Frakturen reichen bis zum lateralen Rand der Skapula, evtl. ist dann eine Drittelrohrplatte als Abstützung unterhalb der Gelenkpfanne notwendig.

Fraktur:
- Stark dislozierte extraartikuläre Fraktur des Skapulahalses (Abb. 4).

Implantate:
- In der Regel genügt es, die Klavikula mittels 3,5-mm-Rekonstruktionsplatte, 3,5-mm-DCP oder -LC-DCP (Abb. 5) zu stabilisieren. Die Osteosynthese der Halsfraktur erübrigt sich dann.

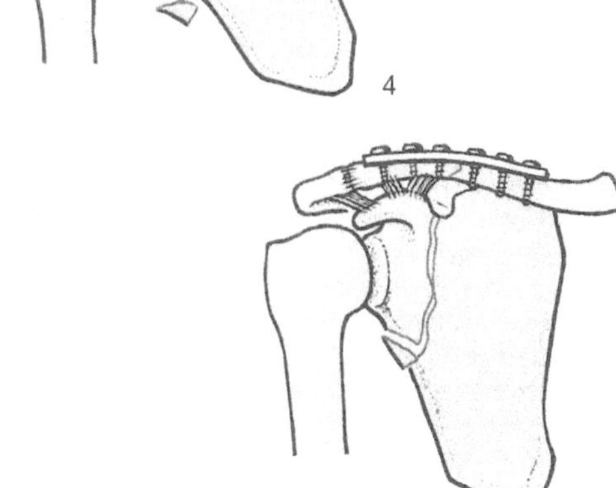

4

5

7.1.5 Präoperative Planung und Vorbereitung

Operationszeitpunkt:
- Selten dringend. Abhängig von der Notwendigkeit weiterer Operationen und vom Allgemeinzustand des Patienten.

Lagerung:
- Bauchlage oder Seitenlage mit unterstütztem Arm. Die Abdeckung erfolgt so, daß der Arm frei bewegt werden kann.

Zugang:
- Für Frakturen des hinteren Rands der Gelenkpfanne und des lateralen Rands des Schulterblatts erfolgt eine geschwungene Inzision von dem tastbaren dorsalen Rand des Akromions entlang der Spina zur unteren Ecke des Schulterblatts (Abb. 6).
- Für Frakturen der vorderen und kaudalen Anteile der Gelenkpfanne wird in der Regel der deltoideopektorale Zugang gewählt (s. Abb. 15 in Abschn. 7.3).

Vorbereitung der Instrumente:
- Instrumente für die Anwendung von 3,5-mm-Kortikalisschrauben als Zugschrauben (s. S. 215)
- Instrumente für die Anwendung von 4,0-mm-Spongiosaschrauben als Zugschrauben (s. S. 214)
- Instrumente für die Anwendung von 3,5-mm-DCP oder -LC-DCP (s. S. 215, 216)
- Instrumente für die Anwendung von Drittelrohr- und Rekonstruktionsplatten (s. S. 216)

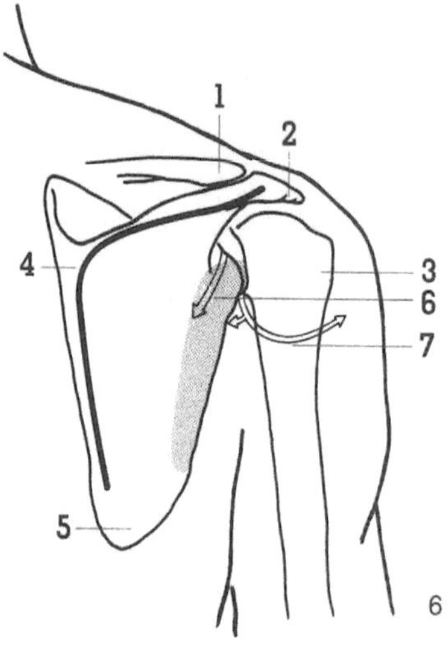

1 Klavikula
2 Akromion
3 Tuberculum majus
4 Dreieck der Spina
5 Unteres Schulterblatteck
6 N. suprascapularis
7 N. axillaris

7.1.6 Checkliste für die Operationstechnik

Hinterer Zugang bei extra- oder intraartikulären Frakturen:
- Der M. deltoideus wird an seinem Ursprung an der Spina scapulae abgetrennt und nach lateral geschlagen.
- Die dorsalen Anteile der Gelenkkapsel und der laterale Rand des Schulterblattes werden im strukturlosen Intervall zwischen M. infraspinatus und M. teres minor freigelegt.
- Die Reposition kann mit Hilfe von spitzen Repositionszangen erfolgen.
- Anwendung einer 3,5-mm-DCP oder -LC-DCP (s. S. 202, 208).
- Anwendung einer Drittelrohrplatte (s. S. 200).
- Anwendung einer 3,5-mm-Rekonstruktionsplatte (s. S. 213).
- Anwendung von 4,0-mm-Spongiosaschrauben als Zugschrauben (s. S. 195).

Vorderer Zugang für Frakturen der Gelenkpfanne:
- Die Reposition eines dislozierten unteren Pfannenrandfragments kann schwierig sein.
- Eventuell muß eine Osteotomie des Korakoids zur besseren Darstellung durchgeführt werden. Dieses wird später wieder mit einer 4,5-mm-Kortikalisschraube und einer Unterlagscheibe refixiert, um ein Splittern der Korakoidspitze zu vermeiden.

7.1.7 Besondere Gesichtspunkte – Alternativen

Falls der laterale Rand der Skapula dargestellt werden muß, kann der ausgedehntere Zugang nach Judet erforderlich sein; hierbei wird der Bauch des M. infraspinatus nach lateral gezogen, um die gesamte Fossa infraspinata freizulegen.

7.1.8 Nachbehandlung

- Saugdrainage für 24–36 h.
- Vorübergehende Ruhigstellung im Gilchrist- oder Desault-Verband für die ersten 3–4 postoperativen Tage, danach folgen aktive und passive Schultergelenkübungen.

7.1.9 Implantatentfernung

Eine Entfernung des Implantats ist schwierig und nur selten erforderlich.

7.1.10 Literatur

Müller ME, Allgöwer M, Schneider R, Willenegger H (1992) Manual der Osteosynthese. AO-Technik, 3. Aufl. Springer, Berlin Heidelberg New York

Rüedi T, Hochstetter AHC von, Schlumpf R (1984) Operative Zugänge der Osteosynthese. Springer, Berlin Heidelberg New York

Schatzker J, Tile M (1987) The rationale of operative fracture care. Springer, Berlin Heidelberg New York

7.2 Klavikulafrakturen

Die meisten Schaftfrakturen der Klavikula heilen normalerweise ohne Ruhigstellung und werden deshalb konservativ behandelt. Trotzdem kann bei den nachfolgenden Indikationen eine Osteosynthese erfolgen:
- Offene Frakturen
- Frakturen mit Gefäß-Nerven-Läsionen
- Frakturen in Kombination mit Skapulahalsfrakturen
- Frakturen in Verbindung mit einem Spitzenpneumothorax oder Hautemphysem
- Stark dislozierte Frakturen
- Drohende Hautperforation durch ein Fragment
- Pseudarthrosen

7.2.1 Anatomie

Klavikula und Skapula links, Ansicht von vorne (Abb. 1).

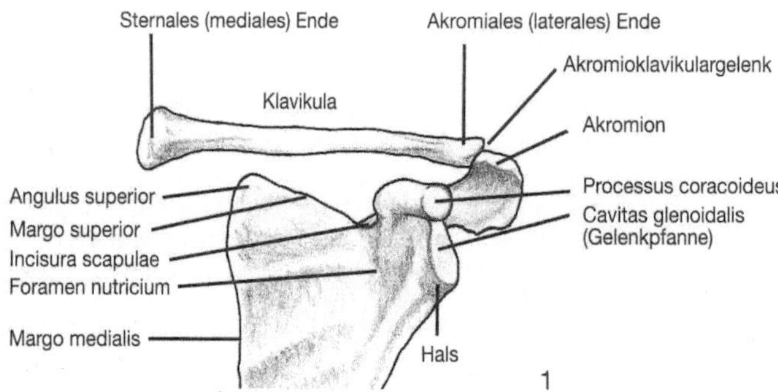

7.2.2 Diagnostik

Besondere Untersuchung:
- Inspektion der Haut.
- Palpation eines Hautemphysems.

Röntgen:
- Standardaufnahme a.-p., man muß auf einen Pneumothorax oder ein Hautemphysem achten.
- Bei liegendem Patienten werden 2 Aufnahmen in einem Winkel von 90° zueinander gemacht. Hierbei wird der Zentralstrahl auf die Klavikula gerichtet.

7.2.3 AO-Klassifikation

Siehe Abschn. 7.1.3. Die Untergruppen zu 9.1.2 sind noch nicht festgelegt.

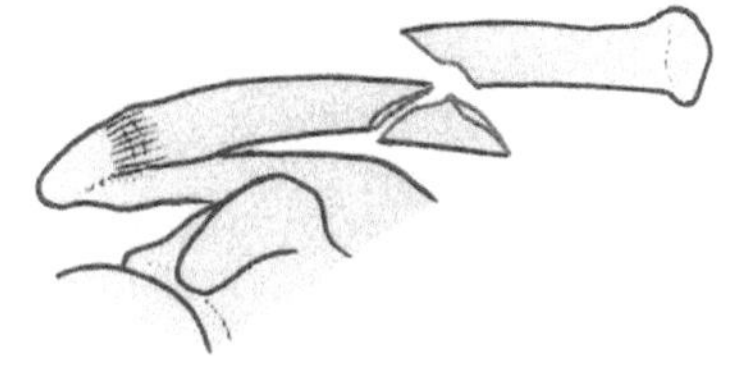

2

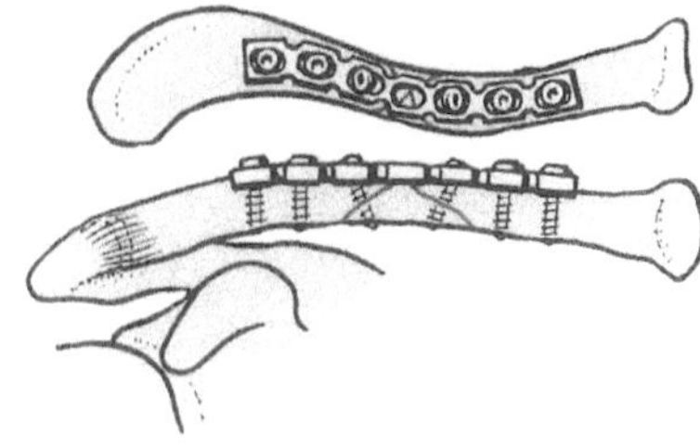

3

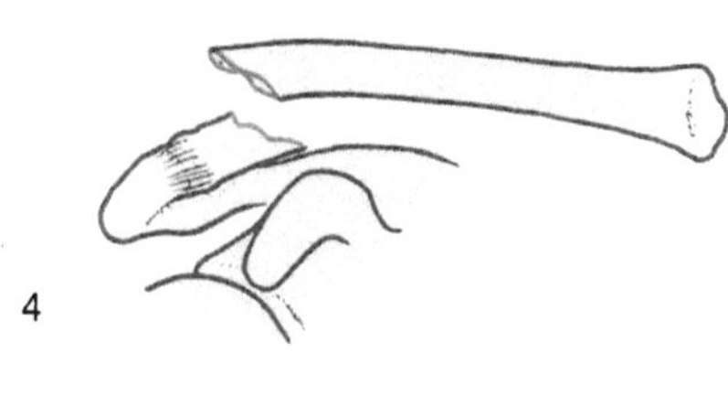

4

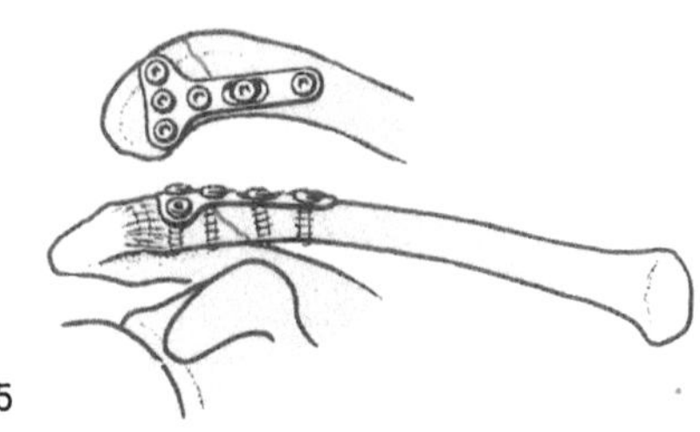

5

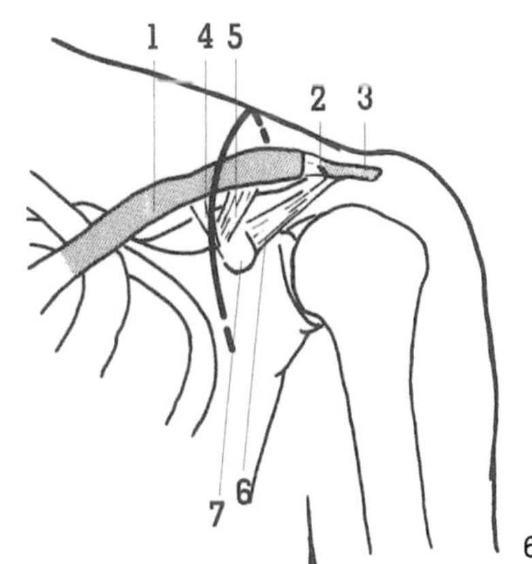

6

1 Klavikula
2 Akromioklavikulargelenk
3 Akromion
4 Lig. conoideum
5 Lig. trapezoideum
6 Lig. coracoacromiale
7 Processus coracoideus

7.2.4 Indikationen zur Osteosynthese – Implantatwahl

Fraktur:
- In Schaftmitte (Abb. 2).

Implantate:
- 3,5-mm-Rekonstruktionsplatte (Abb. 3).
- 3,5-mm-DCP oder -LC-DCP.

Fraktur:
- Instabile, dislozierte laterale Fraktur (Klassifikation nach Neer, Typ 2) (Abb. 4).

Implantate:
- Kleine T-Platte (Abb. 5).
- Zuggurtungsdraht.

7.2.5 Präoperative Planung und Vorbereitung

Operationszeitpunkt:
- Dringend, falls Pneumothorax oder neurovaskuläre Schäden vorliegen. Ansonsten bei optimalem Zustand des Patienten.

Lagerung:
- Rückenlage mit reichlich Polsterung unter der Schulter (Vakuummatratze). Der Arm wird frei abgedeckt. Der Kopf wird zur Gegenseite gedreht.

Zugang:
- Ein parallel zu den Langer-Linien verlaufender sog. Säbelhiebschnitt ergibt normalerweise einen ausreichenden Zugang (Abb. 6).

Vorbereitung der Instrumente:
- Instrumente für die Anwendung von 3,5-mm-Rekonstruktionsplatten (s. S. 216).
- Instrumente für die Anwendung von 3,5-mm-DCP und -LC-DCP (s. S. 215, 216).
- Instrumente für die Anwendung von kleinen T-Platten (s. S. 216).
- Instrumente für die Anwendung einer Zuggurtung (s. S. 369).

7.2.6 Checkliste für die Operationstechnik

- Vorläufige Reposition mit einer spitzen Repositionszange.
- Eine Biegeschablone aus Aluminium wird an den Knochen gedrückt, nach diesem Modell wird die Platte geformt und dann versuchsweise an den Knochen angelegt. Die Platte kann an der Vorder- oder Oberfläche der Klavikula plaziert werden. Es wird eine 7- bis 8-Loch-Platte ausgewählt (s. S. 213).
- Osteosynthese einer lateralen Klavikulafraktur mit einer kleinen T-Platte (s. S. 212).

7.2.7 Besondere Gesichtspunkte – Alternativen

Mit dem oszillierenden Bohrer kann man in diesem Gebiet gefahrloser bohren. Wegen der Nähe neurovaskulärer Strukturen direkt unter der Klavikula darf keinesfalls zu weit über die Gegenkortikalis hinaus gebohrt werden. Der Bohrer wird mit zwei Händen gehalten, wobei die nichtdominierende Hand einen Gegendruck ausübt. Wenn es zu einer fraglichen Punktion der Lunge gekommen ist, sollte Ringer-Laktat-Lösung in die Wunde gegeben werden, während der Anästhesist gebeten wird, die Lunge zu überblähen. Falls Blasen aufsteigen, wird eine Thoraxdrainage gelegt und der Patient für 48 h auf der Intensivstation überwacht.

7.2.8 Nachbehandlung

- Saugdrainage für 24–36 h.
- Falls die Osteosynthese stabil ist, kann ein einfaches Armtragetuch bis zur abgeschlossenen Wundheilung getragen werden.

7.2.9 Implantatentfernung

Die Platte und Schrauben verursachen häufig Beschwerden und können daher nach knöcherner Konsolidierung nach ungefähr 6–9 Monaten entfernt werden.

7.2.10 Literatur

Müller ME, Allgöwer M, Schneider R, Willenegger H (1992) Manual der Osteosynthese. AO-Technik. 3. Aufl. Springer, Berlin Heidelberg New York

Rüedi T, Hochstetter AHC von, Schlumpf R (1984) Operative Zugänge der Osteosynthese. Springer, Berlin Heidelberg New York

Schatzker J, Tile M (1987) The rationale of operative fracture care. Springer, Berlin Heidelberg New York

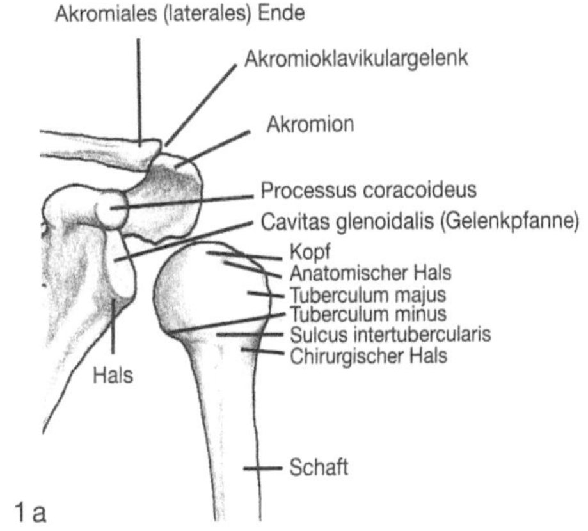

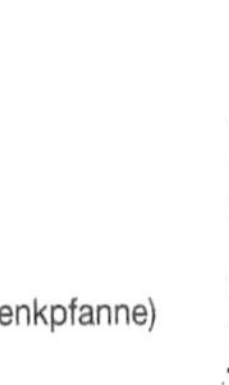

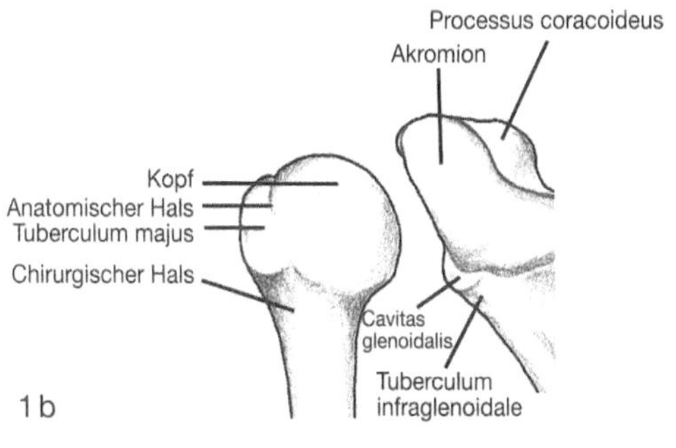

7.3 Frakturen am proximalen Humerusende

Nur wenige Frakturen des proximalen Humerus erfordern eine Osteosynthese. Die operative Behandlung wird hauptsächlich für die Versorgung erheblich dislozierter instabiler Frakturen bei jungen Patienten mit guter Knochenqualität oder bei polytraumatisierten Patienten gewählt. Die Osteosynthese ist häufig schwierig und stellt eine Herausforderung für das Operationsteam dar.

7.3.1 Anatomie

Proximaler Humerus und Akromioklavikulargelenk links, Ansicht von vorne (Abb. 1 a).
Proximaler Humerus und Schultergelenk links, Ansicht von hinten (Abb. 1 b).

7.3.2 Diagnostik

Besondere Untersuchung:
- Neurovaskuläre Funktion von Arm und Hand.

Röntgen:
- a.-p.-Standard- und axiale Aufnahme, außerdem parasagittale Aufnahme (hintere Luxation?)
- konventionelle Tomographie (Schichtuntersuchung)
- Computertomographie (CT)

7.3.3 AO-Klassifikation

Siehe auch Abschn. 5.1

Typ 11 A: Extraartikuläre Frakturen mit einem Fragment (Tuberkulum oder metaphysär) (Abb. 2).
Typ 11 B: Extraartikuläre Frakturen mit 2–3 Fragmenten (Tuberkulum und Metaphyse) (Abb. 3).
Typ 11 C: Artikuläre Frakturen unter Einbeziehung des anatomischen Halses (Abb. 4).

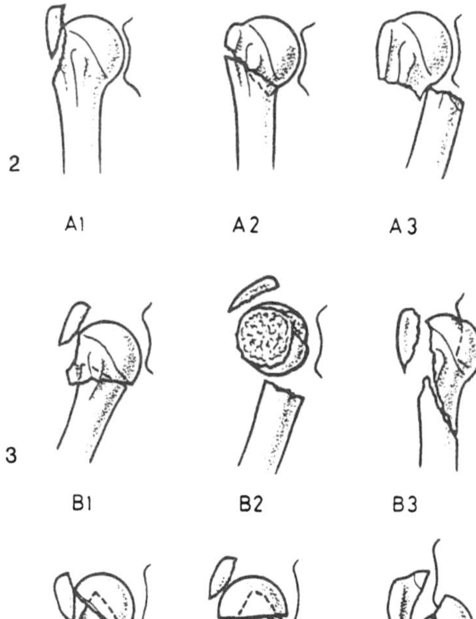

7.3.4 Indikation zur Osteosynthese – Implantatwahl

Typ-A-Frakturen:
- Dislozierte Abrißfrakturen des Tuberculum majus (Abb. 5).
- Luxationsfrakturen des Humeruskopfes (Collum chirurgicum) (Abb. 6).

Implantate:
- 4,0-mm- oder 6,5-mm-Spongiosaschrauben (disloziertes Abrißfragment) (Abb. 7).
- Zuggurtungsdraht (Abb. 8).
- 4,5-mm-T-Platte mit 3 oder 4 Löchern (großes Kopffragment) (Abb. 9).

Typ-B- und -C-Frakturen:
- Dislozierte Fragmente bei jüngeren Patienten (Abb. 10, 11).

Implantate:
- Zuggurtungsdraht und 4,0-mm- oder 6,5-mm-Spongiosaschrauben (Abb. 12, 13).
- Perkutane Kirschner-Drähte (Abb. 14).

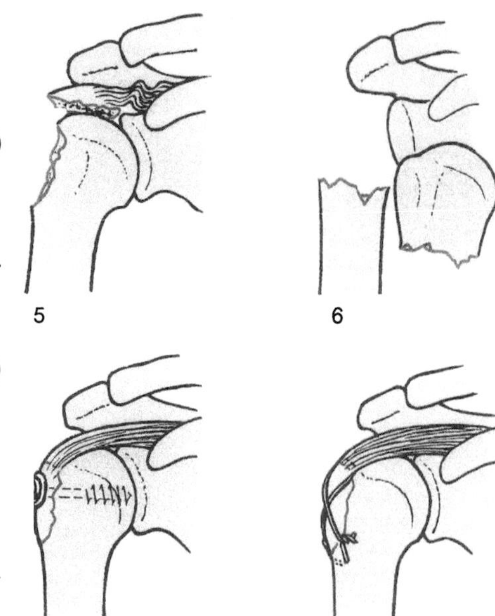

5 6

7 8

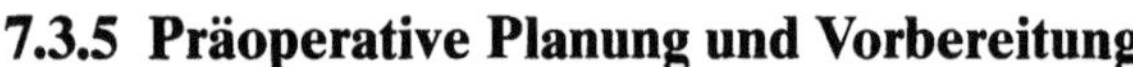

7.3.5 Präoperative Planung und Vorbereitung

Operationszeitpunkt:
- Sofort, falls Hautverhältnisse und Allgemeinzustand es erlauben.

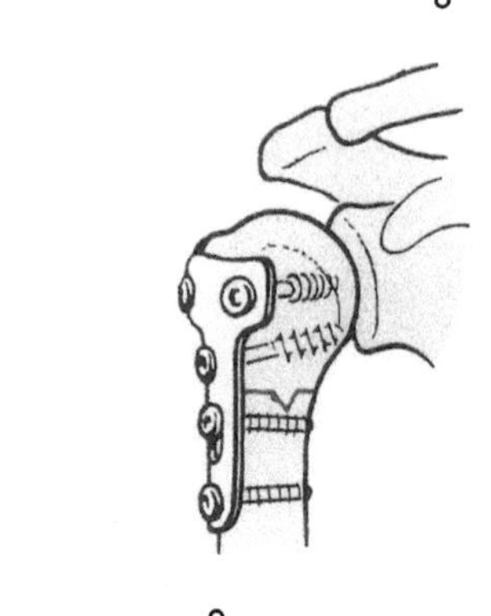

9

Lagerung:
- Rückenlage mit guter Polsterung unter der Schulter (z. B. Vakuummatratze), der Arm wird um 45° abgespreizt, der Kopf des Patienten wird zur Gegenseite gedreht. Der Arm wird frei abgedeckt.

Zugang:
- In den meisten Fällen vorderer Zugang zwischen M. deltoideus und M. pectoralis. Hinterer Zugang für nicht reponierbare hintere Luxationsfrakturen (Abb. 15).

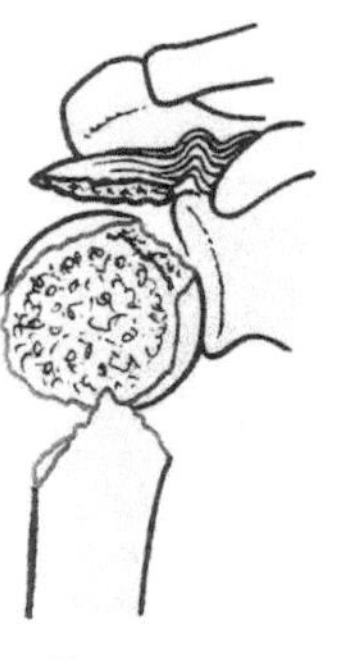

10

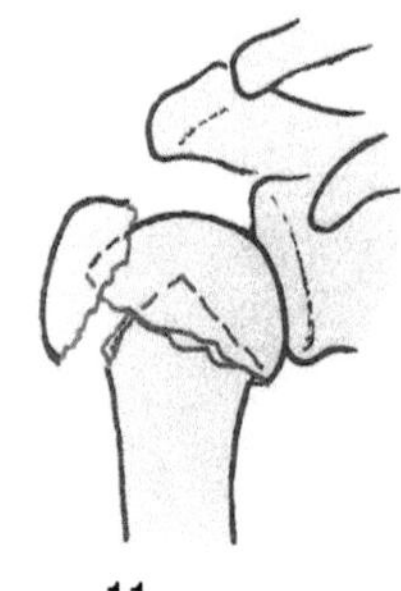

11

Vorbereitung der Instrumente:
- Instrumente für die Anwendung von 4,0-mm-Spongiosaschrauben (s. S. 214).
- Instrumente für die Anwendung von 6,5-mm-Spongiosaschrauben (s. S. 82).
- Instrumente für die Anwendung von Cerclagedrähten zur Zuggurtung (s. S. 369).
- Instrumente für die Anwendung einer 4,5-mm-T-Platte (s. S. 112).

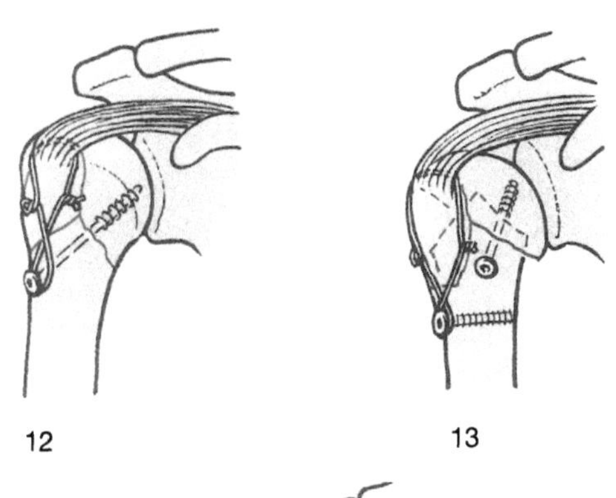
12 13

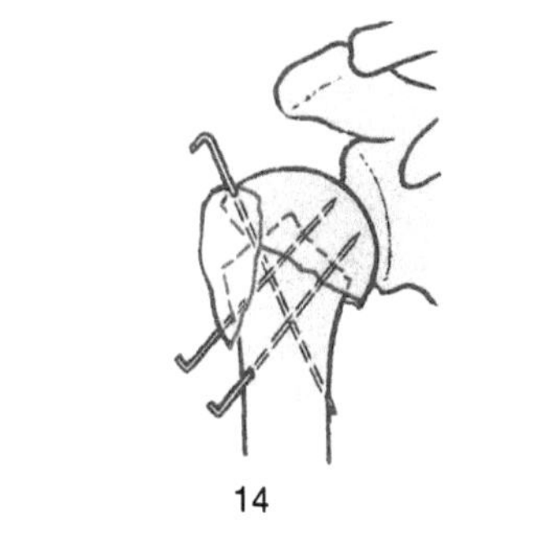
14

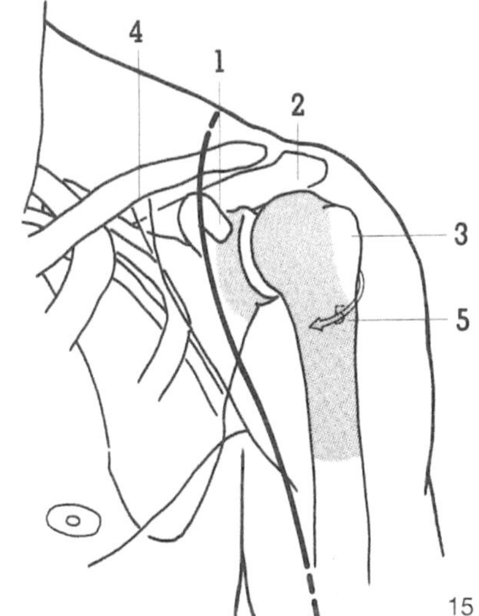

15

1 Processus coracoideus
2 Akromion
3 Tuberculum majus
4 Klavikula
5 N. axillaris

7.3.6 Checkliste für die Operationstechnik

Typ-A-Frakturen:
- Schonende anatomische Reposition, vorübergehende Fixation mit Kirschner-Drähten.
- Einbringen von 4,0-mm-Spongiosaschrauben als Zugschrauben (s. S. 195).
- Einbringen von 6,5-mm-Spongiosaschrauben als Zugschrauben (s. S. 81).
- Anwendung einer Zuggurtung mit 1,25-mm-Cerclagedraht (s. S. 366).

Typ-B- und -C-Frakturen:
- Weghalten des M. deltoideus.
- Vordere Osteotomie des Akromions, falls dies für eine bessere Freilegung notwendig erscheint.

Bei guter Knochenqualität:
- Anatomische Reposition.
- Fixation mit 4,0-mm- oder 6,5-mm-Spongiosaschrauben als Zugschrauben mit Unterlagscheiben (s. S. 81, 195). Manchmal 4,5-mm-Kortikalisschrauben als Zugschrauben (s. S. 77).

Bei schlechter Knochenqualität:
- Einstauchen des Humerusschaftes in das Kopffragment.
- Fixation mit 1,6-mm- oder 2,0-mm-Kirschner-Drähten und Zuggurtungsdraht (s. S. 366).

Bei Mehrfragmentfrakturen:
- Vorläufige oder endgültige Fixation kleinerer Fragmente mit Kirschner-Drähten, zusätzlich unterstützt mit einer 4,5-mm-T-Platte als Schutz- oder Abstützplatte (s. S. 108).

7.3.7 Besondere Gesichtspunkte – Alternativen

Die Schonung der Weichteile ist unbedingt erforderlich. Bei schlechter Knochenqualität geben die 6,5-mm-Spongiosaschrauben einen besseren Halt. Für den Kopf der T-Platte werden Schrauben mit durchgehendem Gewinde verwendet.

7.3.8 Nachbehandlung

- Saugdrainage für 24–36 h.
- Lagerung des Arms in teilweise abgespreizter Stellung (mit Kissen).
- Aktive Bewegung des M. deltoideus, falls die Naht es erlaubt.
- Falls Bedenken wegen der Osteosynthese oder der Naht bestehen, erfolgt Ruhigstellung auf einer Abduktionsschiene bis zur knöchernen Heilung (4–6 Wochen). Die Schiene wird nur für Pendelübungen entfernt.
- Sorgfältige klinische und radiologische Nachuntersuchung.
- Sobald Anzeichen eines Versagens des Implantats oder der Osteosynthese auftreten, wird auf einer Abduktionsschiene ruhiggestellt.

7.3.9 Implantatentfernung

An der oberen Extremität können Metallimplantate belassen werden. Nur im Falle einer Entzündungsreaktion oder wenn das Implantat den Patienten stört, wie z.B. bei Einklemmung unter dem Akromion, vor allem bei Abduktionsbewegungen, erfolgt eine Metallentfernung nach 12–18 Wochen.

7.3.10 Literatur

Müller ME, Allgöwer M, Schneider R, Willenegger H (1992) Manual der Osteosynthese. AO-Technik. 3. Aufl. Springer, Berlin Heidelberg New York

Müller ME, Nazarian S, Koch P, Schatzker J (1990) The comprehensive AO classification of fractures of long bones. Springer, Berlin Heidelberg New York

Rüedi T, Hochstetter AHC von, Schlumpf R (1984) Operative Zugänge der Osteosynthese. Springer, Berlin Heidelberg New York

Schatzker J, Tile M (1987) The rationale of operative fracture care. Springer, Berlin Heidelberg New York

7.4 Humerusschaftfrakturen

Die meisten Schaftfrakturen des Oberarms können konservativ behandelt werden und heilen rasch aus. Eine Operationsindikation besteht für die nachfolgenden Verletzungen:

- offene Frakturen
- Schädigung des N. radialis
- polytraumatisierte Patienten
- pathologische Frakturen
- verzögerte Heilung und Pseudarthrosen
- instabile Quer- oder Schrägfraktur (relative Indikation)

7.4.1 Anatomie

Humerus links, Ansicht von vorne (Abb. 1 a).
Humerus links, Ansicht von hinten (Abb. 1 b).

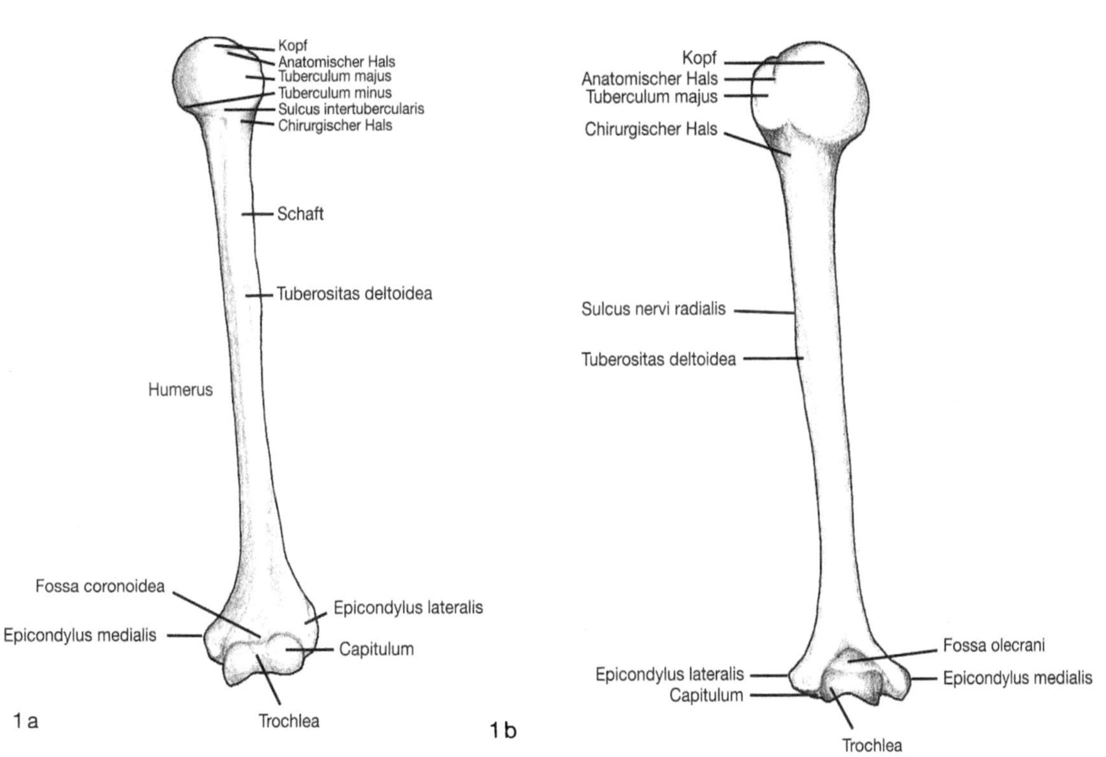

Humerusschaft

7.4.2 Diagnostik

Besondere Untersuchung:
- Gefäß-Nerven-Verletzung (Radialisparese !).
- Thoraxverletzung.

Röntgen:
- a.-p.-Standardaufnahme mit Schulter- und Ellbogengelenk.
- Seitliche Aufnahme mit Schulter- und Ellbogengelenk.

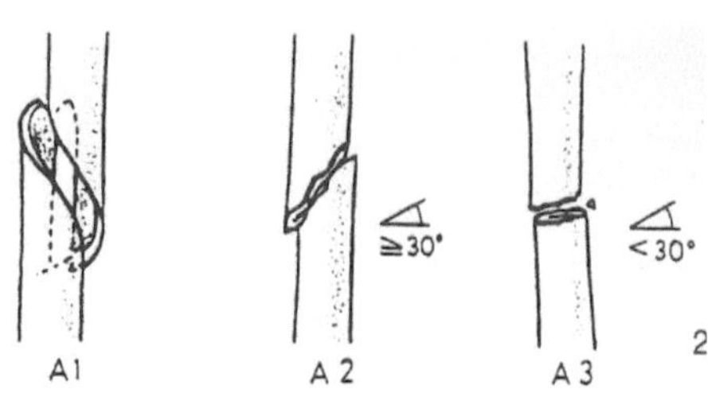

2

7.4.3 AO-Klassifikation

Siehe auch Abschn. 5.1

Typ 12 A: Einfache Frakturen: spiralförmig, schräg, quer (Abb. 2).
Typ 12 B: Mit einem Zusatzfragment: Drehkeil, Biegungskeil, Keil fragmentiert (Abb. 3).
Typ 12 C: Komplexe Frakturen: Torsions-, Etagen-, Trümmerfrakturen (Abb. 4).

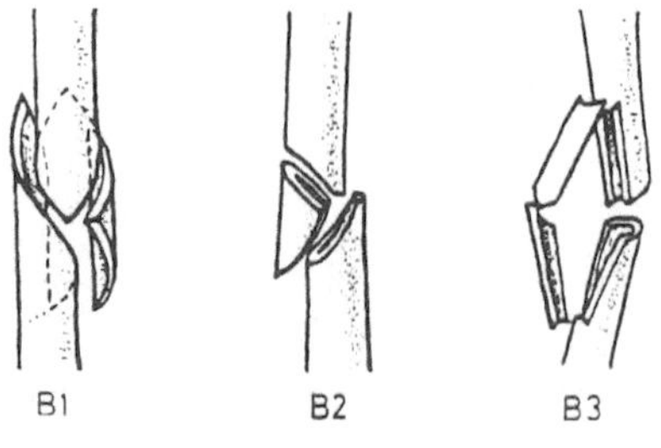

3

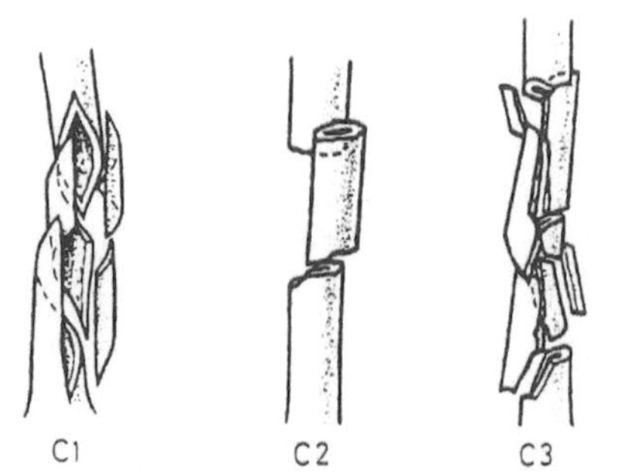

4

7.4.4 Indikationen zur Osteosynthese – Implantatwahl

Frakturen:
- Typ A, B und C (Abb. 5).

Implantate:
- Breite DCP oder LC-DCP mit 4,5-mm-Kortikalisschrauben als Zugschrauben. Für kleine Personen mit sehr schlankem Knochen kann auch eine schmale 4,5-mm-DCP oder -LC-DCP verwendet werden.

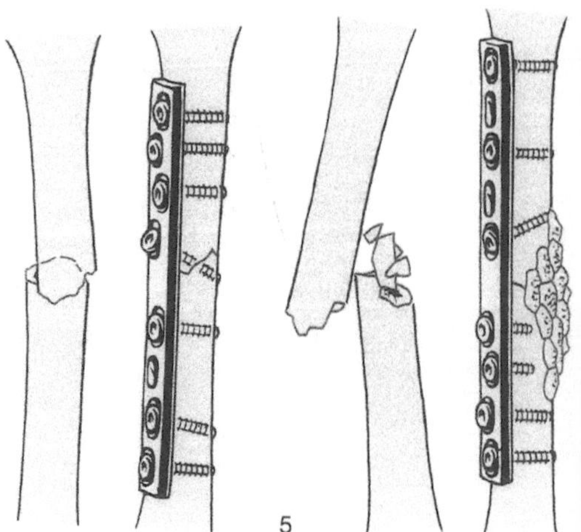
5

7.4.5 Präoperative Planung und Vorbereitung

Operationszeitpunkt:
- Sofort bei Frakturen im mittleren und distalen Humerusdrittel, vor allem bei seitlicher Verschiebung des distalen Fragments (Radialisnerv!). Ebenfalls sofort bei vorhandener Radialisläsion, oder wenn es während der Manipulation bei geschlossener Reposition zu einer Beeinträchtigung der Nervenfunktion kommt.

Lagerung:
- Bauchlage (oder Seitenlage) mit um 90° abduziertem Arm und einer abstützenden Rolle im Ellbogengelenk. Schulter- und Ellbogengelenk werden frei abgedeckt.

Zugang:
- Für Frakturen der distalen 2/3 des Humerusschaftes erfolgt ein gerader Hautschnitt auf der Rückseite des Oberarms zwischen Hinterrand des Akromions und Olekranonspitze (Abb. 6a).

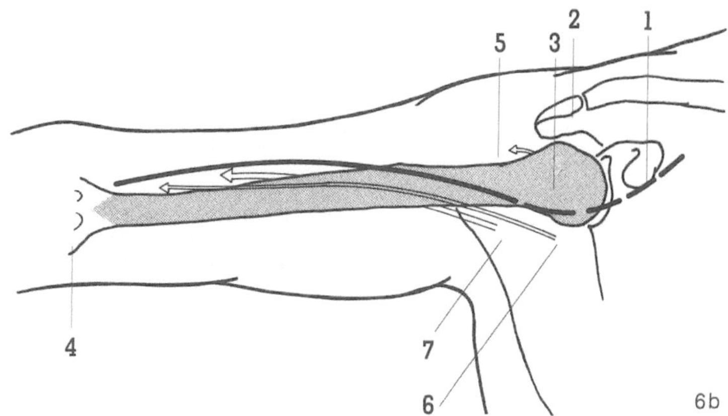

6b

1 Processus coracoideus
2 Akromion
3 Tuberculum minus
4 Epicondylus medialis
5 N. axillaris
6 N. musculocutaneus
7 N. radialis

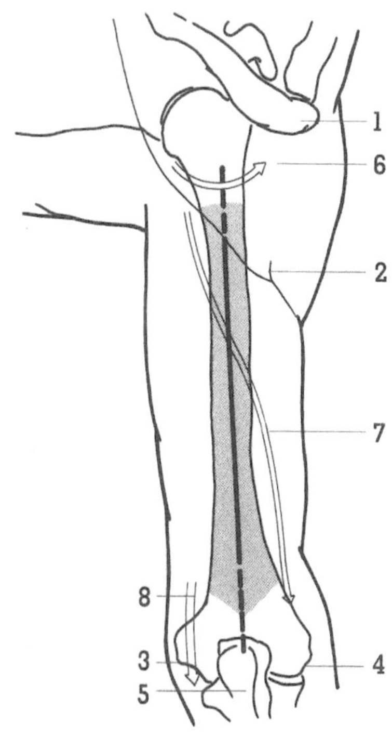

6a

1 Akromion
2 M. deltoideus (dorsaler Rand)
3 Epicondylus medialis humeri
4 Epicondylus lateralis humeri
5 Olekranon
6 N. axillaris
7 N. radialis
8 N. ulnaris

Für Frakturen im Bereich des oberen Drittels kann ein erweiterter deltoideopektoraler und anterolateraler Zugang gewählt werden (Abb. 6b).

'orbereitung der Instrumente:
Instrumente für die Anwendung einer breiten DCP oder LC-DCP mit 4,5-mm-Kortikalisschrauben als Zugschrauben (s. S. 112).

.4.6 Checkliste für die Operationstechnik

,ange Spiralfrakturen:
Zuerst werden 4,5-mm-Kortikalisschrauben als Zugschrauben eingebracht (s. S. 77), dann erfolgt die Anlage einer breiten 4,5-mm-DCP oder -LC-DCP als Neutralisationsplatte für die Zugschrauben (s. S. 97). Zugschrauben können auch durch die Platte eingesetzt werden.

Quer- oder kurze Schrägfrakturen:
- Diese Frakturen werden mit einer breiten 4,5-mm-DCP oder -LC-DCP als Kompressionsplatte stabilisiert, bei Schrägfrakturen kombiniert mit Zugschrauben (4,5 mm), die entweder getrennt oder bei der LC-DCP durch die Platte eingebracht werden (s. S. 100). Man wählt eine breite Platte wegen ihrer versetzten Löcher. Eine schmale DCP oder LC-DCP mit den Löchern in einer Reihe kann zu Fissuren im Knochen führen, da die Kortikalis des Humerus leicht splittert.

Plattenlänge:
- Mindestens 6-Loch-Platte, so daß 6 Kortikales in jedem Fragment gefaßt werden können. Bei osteoporotischem Knochen wird eine längere Platte verwendet. Bei distalen Humerusschaftfrakturen, die bis in die Metaphyse reichen, ergeben 2 3,5-mm-Rekonstruktionsplatten, die sich auf der suprakondylären Knochenkante nach distal erstrecken, einen guten Halt für das kurze distale Fragment.

Plattenlage:
- Im oberen Schaftbereich wird die Platte meistens auf die anterolaterale Oberfläche des Knochens gelegt. Frakturen der distalen 2/3 des Schaftes sollten von hinten verplattet werden.

7.4.7 Besondere Gesichtspunkte – Alternativen

Der N. radialis ist bei Frakturen am Übergang vom mittleren zum distalen Schaftdrittel häufig gefährdet.
Zugschrauben alleine ergeben keine ausreichende Stabilität für lange Spiralfrakturen.
Die Platte kann unter dem Radialisnerv und den Gefäßen eingeschoben werden, wenn sie auf der Rückfläche des Schaftes plaziert wird.
Die Kreuzungsstelle des Nervs über der Platte in bezug auf die Schraubenlöcher muß exakt dokumentiert werden, falls die Platte später wieder entfernt wird.
Bei Trümmerfrakturen oder Knochendefekten kann eine autologe Spongiosaanlagerung durchgeführt werden.
Bei pathologischen Frakturen kann die Kombination einer langen Platte mit Knochenzement (sog. Verbundosteosynthese) eine Behandlungsmöglichkeit sein.

7.4.8 Nachbehandlung

- Um die postoperative Anschwellung so gering wie möglich zu halten, kann eine dorsale Gipsschiene in weitgehender Streckstellung des Ellbogens angelegt werden und der Arm für 24–48 h hochgelagert werden.
- Saugdrainagen werden nach 24–36 h entfernt.
- Die aktive Mobilisation beginnt am 2. oder 3. postoperativen Tag.

7.4.9 Implantatentfernung

Eine Entfernung erfolgt nur dann, wenn die Platte Beschwerden verursacht. Der nahe Verlauf des N. radialis muß dabei beachtet werden. Nach der Plattenentfernung sollte der Patient schweres Heben oder jede sportliche Aktivität für 6–8 Wochen strikt vermeiden.

7.4.10 Literatur

Mast J, Jakob R, Ganz R (1989) Planning and reduction technique in fracture surgery. Springer, Berlin Heidelberg New York
Müller ME, Allgöwer M, Schneider R, Willenegger H (1992) Manual der Osteosynthese. AO-Technik. 3. Aufl. Springer, Berlin Heidelberg New York
Müller ME, Nazarian S, Koch P, Schatzker J (1990) The comprehensive AO classification of fractures of long bones. Springer, Berlin Heidelberg New York
Rüedi T, Hochstetter AHC von, Schlumpf R (1984) Operative Zugänge der Osteosynthese. Springer, Berlin Heidelberg New York
Schatzker J, Tile M (1987) The rationale of operative fracture care. Springer, Berlin Heidelberg New York

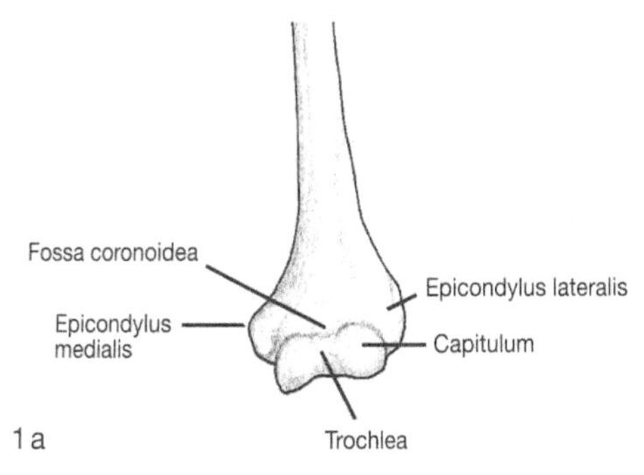

7.5 Frakturen des distalen Humerusendes

Intraartikuläre Brüche des distalen Humerus – einfache und komplexe – stellen ebenso wie die offenen Frakturen eine Indikation zur Osteosynthese dar. Extraartikuläre Frakturen sind bei Erwachsenen selten, wegen ihrer Neigung zur verzögerten Bruchheilung werden sie in der Regel ebenfalls operativ versorgt.

7.5.1 Anatomie

Distaler Humerus links, Ansicht von vorne (Abb. 1 a).
Distaler Humerus links, Ansicht von hinten (Abb. 1 b).

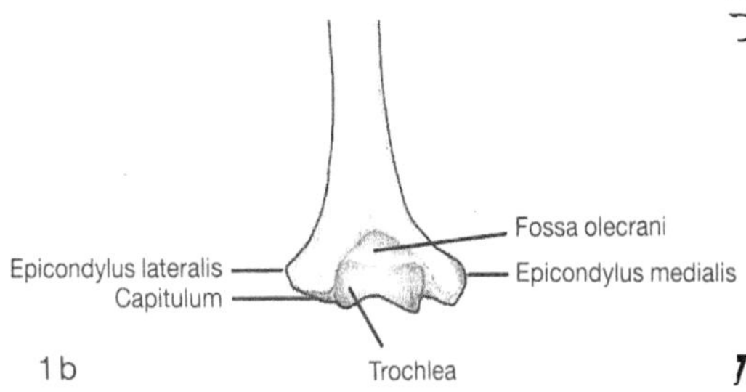

7.5.2 Diagnostik

Besondere Untersuchung:
- Gefäß- und Nervenverletzungen (A. brachialis und N. radialis).
- Begleitende Frakturen des Humerusschaftes, von Radius und Ulna.
- Kompartmentsyndrom.

Röntgen:
- Standardaufnahmen unter Zug und in Narkose (falls erforderlich im Operationssaal).
- Angiographie.
- Tomographie (Trümmerfrakturen).
- Vergleichsaufnahmen des gesunden Ellbogens (als Schablone für präoperative Planungszeichnungen).

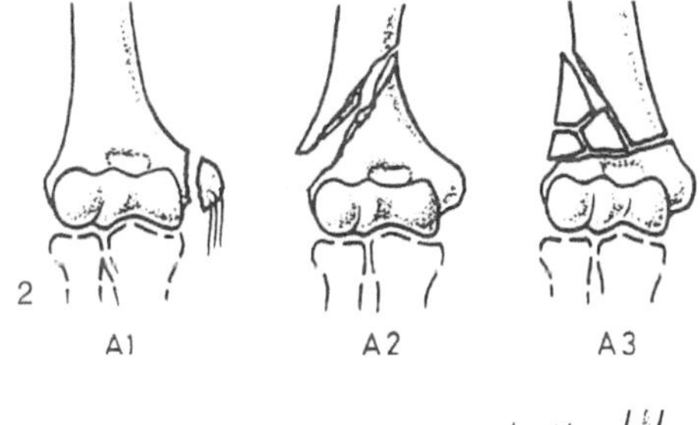

7.5.3 AO-Klassifikation

Siehe auch Abschn. 5.1
Typ 13 A: Extraartikuläre Frakturen (Abb. 2).
Typ 13 B: Intraartikuläre Frakturen, unikondylär (Abb. 3).
Typ 13 C: Intraartikuläre Frakturen, bikondylär (Abb. 4).

3

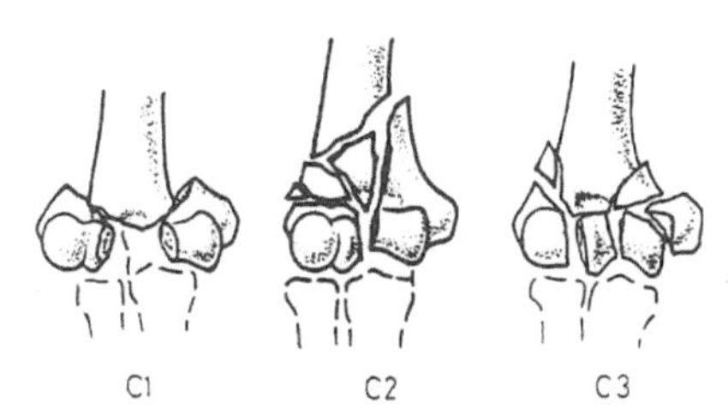

7.5.4 Indikationen zur Osteosynthese – Implantatwahl

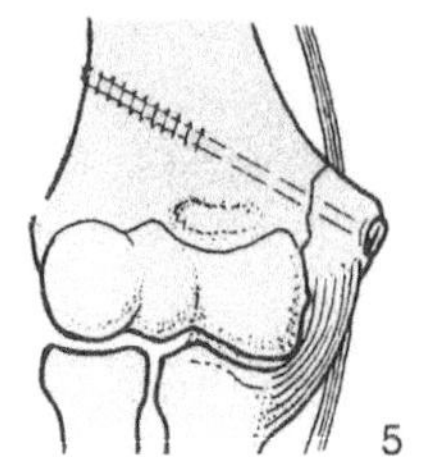
5

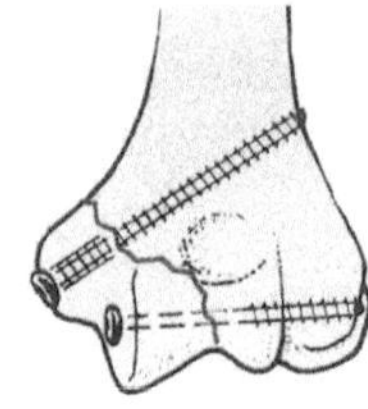
6

Fraktur:
- Dislozierte Fraktur des medialen oder lateralen Epikondylus oder der Kondyle (A1, B1, B2, B3).

Implantate:
- 4,0-mm-Spongiosaschrauben, 3,5-mm-Kortikalisschrauben oder durchbohrte 4,5-mm-Schrauben als Zugschrauben (Abb. 5, 6).
- Für größere Fragmente kann eine Drittelrohrplatte zur Abstützung notwendig sein.

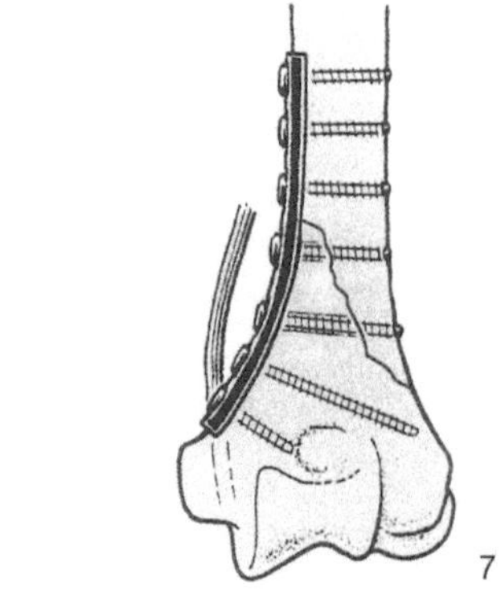
7

Fraktur:
- Suprakondyläre Fraktur (A2, A3).

Implantate:
- 3,5-mm-DCP oder -LC-DCP (Abb. 7), gelegentlich kombiniert mit einer Drittelrohrplatte.

Fraktur:
- Intraartikuläre Trümmerfraktur (C1–3).

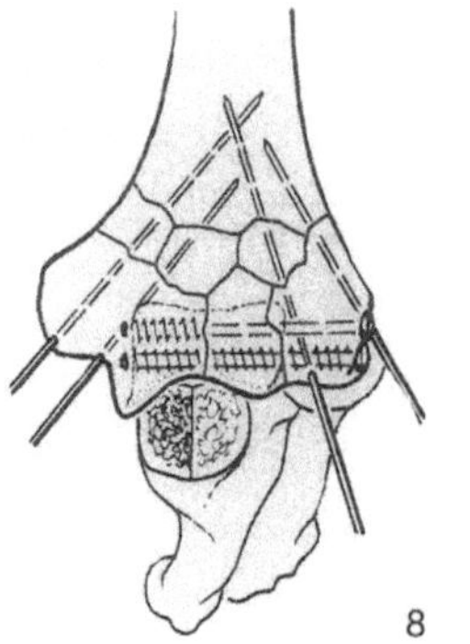
8

Implantate:
- 4,0-mm-Spongiosaschrauben oder 4,5-mm-Kortikalisschrauben, möglichst als Zugschrauben, für die Rekonstruktion der Gelenkfläche oder um andere Fragmente heranzuziehen (Abb. 8).
- Bei Defekten der Gelenkfläche erfolgt eine autologe Spongiosaplastik mit einer 3,5-mm-Kortikalisschraube als Stellschraube.
- 3,5-mm-Rekonstruktionsplatte und eine Drittelrohrplatte (5- bis 7-Loch) oder zwei 3,5-mm-Rekonstruktionsplatten (Abb. 9).

7.5.5 Präoperative Planung und Vorbereitung

Operationszeitpunkt:
- Baldmöglichst. Eine Verzögerung um mehr als ein paar Tage führt häufig zu einer Myositis ossificans.

Lagerung:
- Bauchlage (falls keine Gefäßverletzung vorliegt) oder Seitlage mit um 90° abduziertem Arm und einer abstützenden Rolle für das Ellbogengelenk. Der Unterarm wird frei hängend abgedeckt. Sterile Blutsperre.

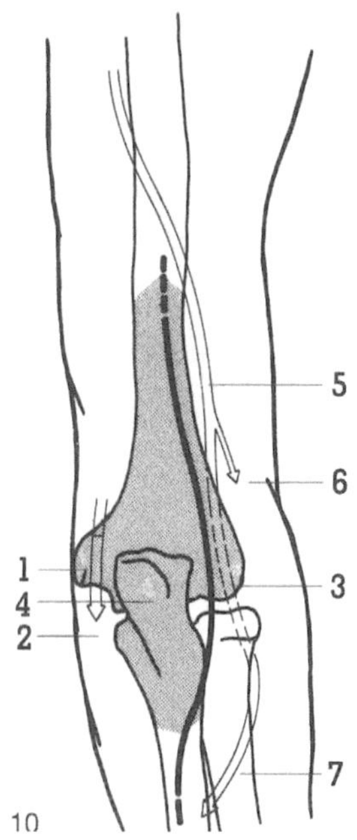

1 Epicondylus medialis
2 N. ulnaris
3 Epicondylus lateralis
4 Olekranon
5 N. radialis
6 Tiefer Ast des N. radialis
7 Oberflächlicher Ast des N. radialis

Zugang:
- Der dorsal gelegene Hautschnitt verläuft von der Mittellinie über dem distalen Oberarm in leichtem Bogen nach radial – im Abstand von 2 Querfingern am Olekranon vorbei – zur hinteren Kante der Ulna (Abb. 10).

Vorbereitung der Instrumente:
- Instrumente für die Anwendung von 4,0-mm-Spongiosaschrauben oder 3,5-mm-Kortikalisschrauben (s. S. 214, 215).
- Instrumente für die Anwendung von durchbohrten 4,5-mm-Schrauben (s. S. 128).
- Instrumente für die Anwendung der 3,5-mm-Rekonstruktionsplatte (s. S. 216).
- Instrumente für die Anwendung der Drittelrohrplatte (s. S. 216).
- Instrumente für die Anwendung der 3,5-mm-DCP oder -LC-DCP (s. S. 215, 216).

7.5.6 Checkliste für die Operationstechnik

Frakturen des medialen oder lateralen Epikondylus oder der Gelenkkondyle (A1, B1–3):
- Medialer oder lateraler Zugang.
- Identifizierung des N. ulnaris beim medialen Zugang.
- Reposition mit Kirschner-Drähten oder kleinem Haken.
- Zugschraubenosteosynthese mit 4,0-mm-Spongiosaschrauben (s. S. 195), 3,5-mm-Kortikalisschrauben (s. S. 196) oder durchbohrten 4,5-mm-Schrauben (s. S. 126).
- Anwendung einer Drittelrohrplatte für größere Fragmente (s. S. 201).

Suprakondyläre Frakturen (A2, A3):
- Hinterer Zugang (nach Campbell, van Gorder).
- Identifizierung des N. ulnaris.
- Darstellung der Fraktur mit Hohmann-Haken medial und lateral, unter Schonung des Radialisnervs auf der lateralen Seite.
- Reposition der Fraktur mit spitzen Repositionszangen und vorläufige Fixation mit Kirschner-Drähten.
- Einbringen von 3,5-mm-Kortikalisschrauben als Zugschrauben, falls möglich (s. S. 196).
- Anwendung einer 3,5-mm-DCP oder -LC-DCP als Kompressions- oder Neutralisationsplatte (s. S. 202, 208). Die Lage der Platte hängt vom Frakturverlauf ab, meistens wird sie auf der Rückfläche angelegt. Falls der Halt im distalen Fragment nicht ausreicht, werden zwei 3,5-mm-Rekonstruktionsplatten (medial und lateral) verwendet (s. S. 213).

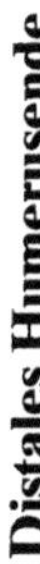

Intraartikuläre Trümmerfrakturen (C1–3), s. Abb. 8, 9:

- Hinterer Zugang.
- Identifizierung des N. ulnaris.
- V-förmige Osteotomie des Olekranons mit einem feinen scharfen Meißel, wobei die Olekranongelenkfläche durchbrochen und nicht durchschnitten wird (Abb. 11).
- Darstellung der Fraktur.
- Rekonstruktion der Gelenkfläche unter Verwendung von Kirschner-Drähten, oder mit 1,6-mm-Führungsdrähten mit Gewindespitze, falls durchbohrte 4,5-mm-Schrauben verwendet werden sollen.
- Einbringen der 4,0-mm-Spongiosaschraube parallel zum Kirschner-Draht (s. S. 195), oder der durchbohrten 4,5-mm-Schraube über den Führungsdraht (s. S. 126).
- Bei einem Defekt in der Gelenkfläche wird eine 3,5-mm-Kortikalisschraube als Stellschraube eingebracht (s. S. 197). Den Defekt füllt man mit autologer Spongiosa auf, die sorgfältig eingestößelt wird, damit sie sich nicht in die Gelenkhöhle ablöst.
- Eine 5- bis 7-Loch-3,5-mm-Rekonstruktionsplatte wird zurechtgeformt und an die dorsolaterale (radiale) Seite fixiert (s. S. 213).
- Auf der medialen (ulnaren) Seite wird eine Drittelrohrplatte (s. S. 200), ebenfalls 5- bis 7-Loch, oder eine 3,5-mm-Rekonstruktionsplatte an der suprakondylären Kante befestigt.
- Die Olekranonspitze wird mit 2 parallelen Kirschner-Drähten und einem Zuggurtungsdraht in Achterform refixiert (s. S. 366).

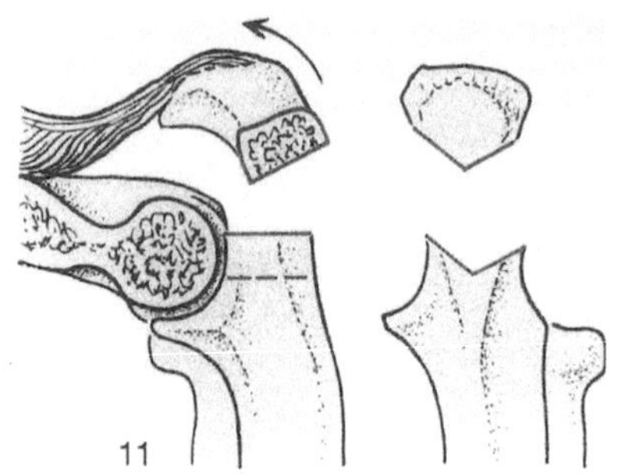

7.5.7 Besondere Gesichtspunkte – Alternativen

Eine lange 6,5-mm-Spongiosaschraube kann in Kombination mit der achterförmigen Drahtschlinge zur Rekonstruktion der Olekranonosteotomie verwendet werden (Abb. 12). Bei einer schlanken Ulna kann jedoch das Schraubengewinde möglicherweise nicht in die Markhöhle des Schaftes hineingedreht werden, so daß sich eine lange 6,5-mm-Spongiosaschraube verklemmt, bevor sie vollständig eingedreht ist.

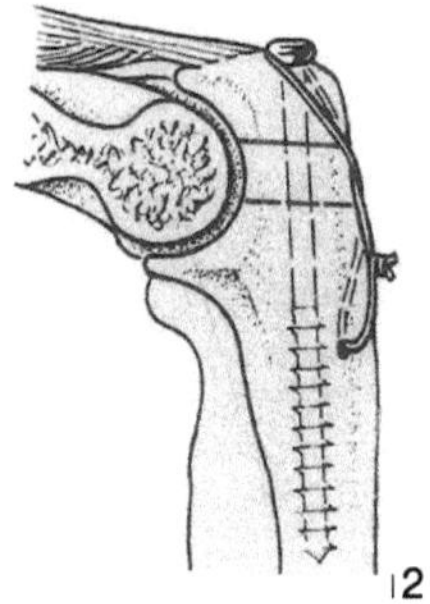

Kontraindikationen für eine Osteosynthese suprakondylärer Trümmerfrakturen sind höheres Lebensalter und Osteoporose. Falls die Gelenkrolle nicht rekonstruiert werden kann, ist eine Osteosynthese ebenfalls von fraglichem Nutzen. Jede Verlegung der Fossa coronoidea oder olecrani muß unbedingt vermieden werden. Die besonders sorgfältige Rekonstruktion der Trochlea ist zwingend erforderlich. Falls Implantate in der Nähe des Sulcus nervi ulnaris zu liegen kommen, muß der Nerv evtl. nach vorne verlagert werden: *Dies muß sorgfältig dokumentiert und der Patient darüber informiert werden, damit nicht evtl. ein anderer Operateur bei der späteren Entfernung eines medial gelegenen Implantats den Nerv an seiner nichtanatomischen Lage beschädigt.*

7.5.8 Nachbehandlung

- Saugdrainage für die ersten 2–3 Tage.
- Eine entfernbare Gipsschiene ist empfehlenswert.
- Der Ellbogen wird auf 50°-60° gestreckt und für 24–36 h hochgelagert.
- Aktive Bewegungsübungen aus der Schiene heraus sollten nach 36–48 h begonnen werden. Passive Übungen sollten vermieden werden, da dadurch die Bildung periartikulärer Verkalkungen begünstigt werden kann.

7.5.9 Implantatentfernung

Nicht selten muß das Implantat entfernt werden, da der Zuggurtungsdraht am Olekranon Beschwerden verursacht. Die Entfernung erfolgt nach 3–4 Monaten. Eine Platte an der medialen suprakondylären Kante kann unter der Haut drücken, so daß einige Patienten sie entfernt haben möchten. Der N. ulnaris wird dargestellt und im Falle einer Einengung auf die Vorderseite verlagert.

7.5.10 Literatur

Heim U, Pfeiffer KM (1988) Internal fixation of small fragments, 3rd edn. Springer, Berlin Heidelberg New York

Müller ME, Allgöwer M, Schneider R, Willenegger H (1992) Manual der Osteosynthese. AO-Technik. 3. Aufl. Springer, Berlin Heidelberg New York

Müller ME, Nazarian S, Koch P, Schatzker J (1990) The comprehensive AO classification of fractures of long bones. Springer, Berlin Heidelberg New York

Rüedi T, Hochstetter AHC von, Schlumpf R (1984) Operative Zugänge der Osteosynthese. Springer, Berlin Heidelberg New York

Schatzker J, Tile M (1987) The rationale of operative fracture care. Springer, Berlin Heidelberg New York

7.6 Olekranonfrakturen

Dislozierte Olekranonfrakturen verursachen eine Beeinträchtigung der Streckfunktion und eine Schädigung der Gelenkfläche. Sie stellen deshalb eine klassische Indikation zur Osteosynthese dar.

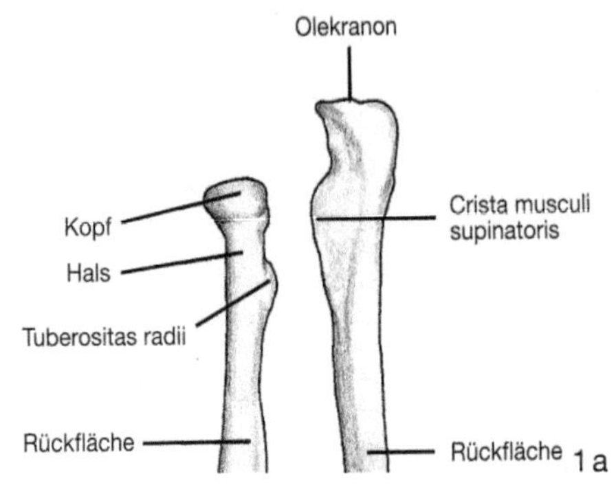

1 a

7.6.1 Anatomie

Ulna und Radius links, Ansicht von hinten (Abb. 1 a).
Ulna und Radius links, Ansicht von vorne (Abb. 1 b).

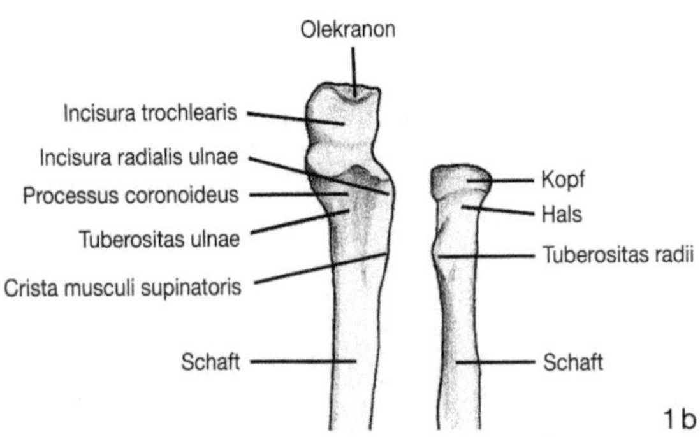

1 b

7.6.2 Diagnostik

Besondere Untersuchung:
- Überprüfung der aktiven Streckung im Ellbogengelenk. Im Falle einer proximalen Verschiebung des Fragments ist der Zug des M. triceps unterbrochen.

Röntgen:
- a.-p.-Aufnahme.
- Seitliche Aufnahme (gibt ein klares Bild des Olekranons). Auf Dislokation des Radiusköpfchens achten (Monteggia-Fraktur).
- Tomographie (bei Trümmerfrakturen oder eingedrückter Gelenkfläche).

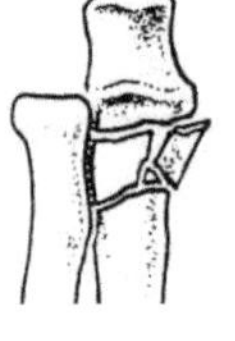
A1
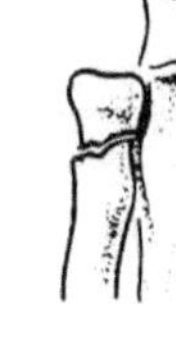
A2
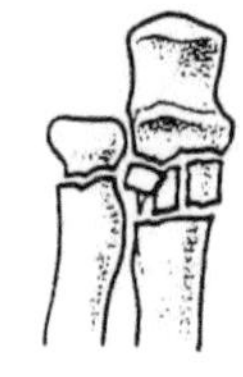
A3

2

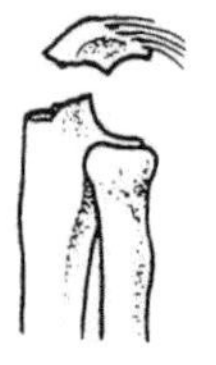
B1
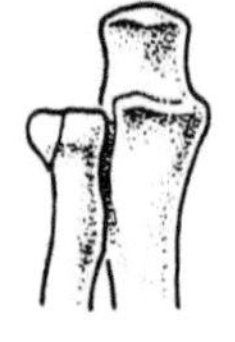
B2
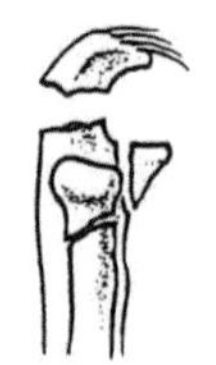
B3

3

7.6.3 AO-Klassifikation (einschl. proximaler Radius)

Siehe auch Abschn. 5.1
Typ 21 A: Extraartikuläre Fraktur (Abb. 2).
Typ 21 B: Gelenkfraktur eines Knochens (Abb. 3).
Typ 21 C: Gelenkfraktur beider Knochen (Abb. 4).

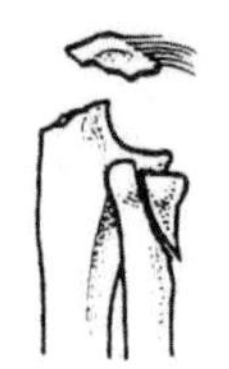
C1
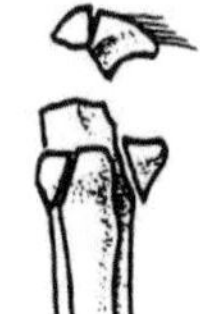
C2
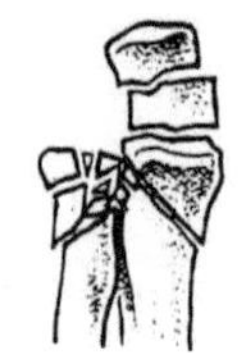
C3

4

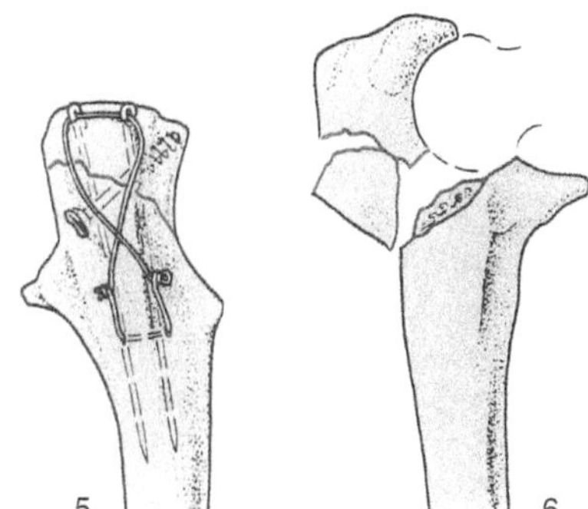

5 6

7.6.4 Indikationen zur Osteosynthese – Implantatwahl

Fraktur:
- Einfache Quer- oder Schrägfraktur (B1).

Implantate:
- 1,6-mm-Kirschner-Drähte und achterförmige Zuggurtungsdrahtschlinge mit 1,0 oder 1,25 mm Durchmesser.
- Bei Schrägfrakturen zuerst eine 4,0-mm-Spongiosaschraube als interfragmentäre Zugschraube (Abb. 5).

Fraktur:
- Mehrfragmentfraktur (Abb. 6).

Implantate:
- Drittelrohrplatte (6- bis 8-Loch) (Abb. 7).
- 3,5-mm-Rekonstruktionsplatte.
- 3,5-mm-DCP oder -LC-DCP.
- 4,0-mm-Spongiosaschraube oder durchbohrte 3,5-mm-Schraube als Zugschraube zur Fixation des Processus coronoideus (Abb. 8).

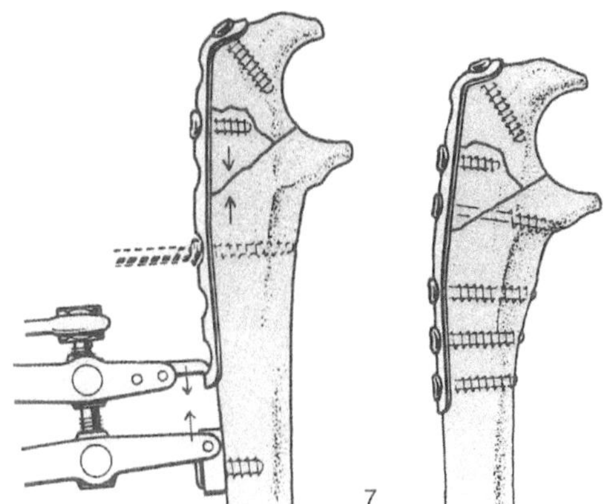

7

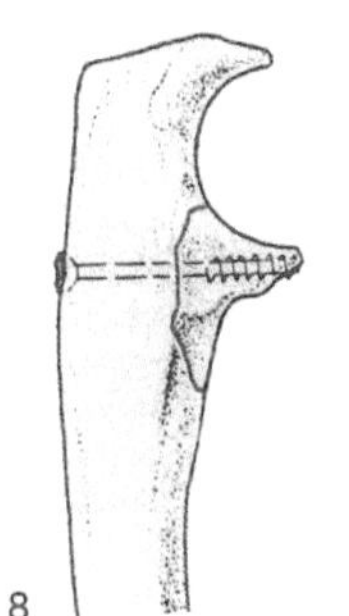

8

7.6.5 Präoperative Planung und Vorbereitung

Operationszeitpunkt:
- Sobald die Hautverhältnisse und der Allgemeinzustand des Patienten es zulassen.

Lagerung:
- Bauch- oder Seitenlage mit um 90° abgespreiztem Oberarm auf einer abstützenden Rolle für das Ellbogengelenk. Der Unterarm wird frei hängend abgedeckt. Sterile Blutsperre (Abb. 9).

  Für einfache Frakturen: Rückenlage mit auf dem Brustkorb und Bauch liegendem Arm.

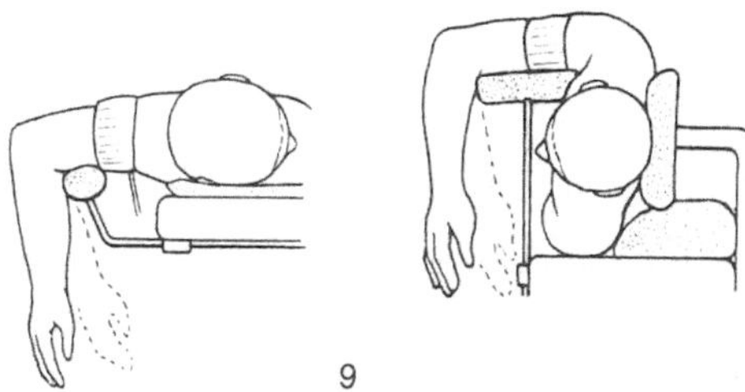

9

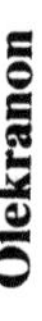

Zugang:
- Dorsaler Hautschnitt von der Mitte des distalen Humerus mit radialer Umschneidung der Olekranonspitze bis zur proximalen Hinterkante der Ulna (Abb. 10).

Vorbereitung der Instrumente:
- Instrumente für die Anwendung eines Zuggurtungsdrahtes (s. S. 369).
- Instrumente für die Anwendung von 4,0-mm-Spongiosaschrauben (s. S. 214).
- Instrumente für die Anwendung von durchbohrten 3,5-mm-Schrauben (s. S. 134).
- Instrumente für die Anwendung von Drittelrohrplatten (s. S. 216).
- Instrumente für die Anwendung von 3,5-mm-DCP oder -LC-DCP (s. S. 215, 216).
- Instrumente für die Anwendung von 3,5-mm-Rekonstruktionsplatten (s. S. 216).

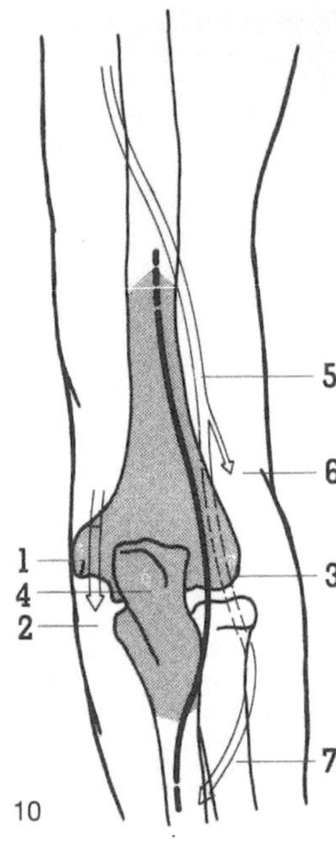

1 Epicondylus medialis
2 N. ulnaris
3 Epicondylus lateralis
4 Olekranon
5 N. radialis
6 Tiefer Ast des N. radialis
7 Oberflächlicher Ast des N. radialis

7.6.6 Checkliste für die Operationstechnik

Quer- oder Schrägfrakturen:
- Darstellung des N. ulnaris.
- Reposition mit einer kleinen spitzen Repositionszange. Mit einem 2,0-mm-Bohrer wird das distale Querloch für den Zuggurtungsdraht gebohrt.
- Einbringen von 2 parallelen Kirschner-Drähten.
- Die Drahtschlinge wird achterförmig durch das Loch im Knochen sowie unter der Trizepssehne und um die beiden Kirschner-Drähte geschlungen (s. S. 366).
- Bei Schrägfrakturen wird zunächst eine 4,0-mm-Spongiosaschraube als interfragmentäre Zugschraube eingebracht (s. S. 195).

Mehrfragmentfrakturen:
- Darstellung des N. ulnaris.
- Zunächst distale Reposition, später im Gelenkbereich, mit Hilfe kleiner Repositionszangen und von Kirschner-Drähten.
- Eine gleichzeitige Fraktur des Processus coronoideus wird reponiert und mit einer 4,0-mm-Spongiosaschraube oder einer durchbohrten 3,5-mm-Schraube als Zugschraube fixiert (s. S. 126, 195).
- Einbringen weiterer Zugschrauben, wenn notwendig.
- Anpassen der ausgewählten Platte.
- Die Zugschraubenosteosynthese wird durch eine Drittelrohrplatte, 3,5-mm-DCP oder LC-DCP, oder eine Rekonstruktionsplatte als Neutralisationsplatte geschützt (s. S. 215, 216).
- Bei Frakturen proximal des Processus coronoideus kann eine Zuggurtungsosteosynthese ausreichen, solange das Radiusköpfchen intakt ist.
- Im Falle eines Knochendefektes ist eine Spongiosaplastik erforderlich.

7.6.7 Besondere Gesichtspunkte – Alternativen

Die Kirschner-Drähte müssen parallel verlaufen und dürfen sich nicht kreuzen. Sie sollten nicht zu stark nach vorne zur Gelenkfläche des Processus coronoideus gerichtet sein.
Bevor die achterförmige Drahtschlinge festgezogen wird, sollten 2 Schlaufen in sie gelegt werden. Dadurch kann gleichzeitig festgezogen und gedreht werden, wodurch eine gleichmäßige Spannung des Drahtes gewährleistet wird. Die Drahtschlinge wird durch abwechselndes Ziehen und Drehen angespannt. Wird der Draht nur durch Drehen angespannt, entsteht eine asymmetrische Spirale mit der Gefahr eines Drahtbruchs (s. S. 367).
Die Zuggurtung kann auch bei osteoporotischem Knochen erfolgreich eingesetzt werden.

7.6.8 Nachbehandlung

- Saugdrainage für 24–36 h.
- Ruhigstellung in einer gut gepolsterten dorsalen Gipsschiene für 2–3 Tage mit mittlerer Beugung des Ellbogens.
- Hochlagerung des Arms, so daß der Ellbogen hoch und der Unterarm horizontal auf einem Kissen liegen.
- Aktive Beuge- und Streckübungen werden sofort begonnen.

7.6.9 Implantatentfernung

Implantate sollten nur bei Beschwerden entfernt werden.

7.6.10 Literatur

Heim U, Pfeiffer KM (1991) Periphere Osteosynthesen. Unter Verwendung des Kleinfragment-Instrumentariums der AO. 4. Aufl. Springer, Berlin Heidelberg New York

Müller ME, Allgöwer M, Schneider R, Willenegger H (1992) Manual der Osteosynthese. AO-Technik. 3. Aufl. Springer, Berlin Heidelberg New York

Müller ME, Nazarian S, Koch P, Schatzker J (1990) The comprehensive AO classification of fractures of long bones. Springer, Berlin Heidelberg New York

Rüedi T, Hochstetter AHC von, Schlumpf R (1984) Operative Zugänge der Osteosynthese. Springer, Berlin Heidelberg New York

Schatzker J, Tile M (1987) The rationale of operative fracture care. Springer, Berlin Heidelberg New York

Séquin F, Texhammar R (1980) Das AO-Instrumentarium. Springer, Berlin Heidelberg New York Tokyo

7.7 Frakturen des Radiusköpfchens

Dislozierte Radiusköpfchenfrakturen können zu einer Bewegungseinschränkung im Ellbogen und bei der Unterarmdrehung führen. Sie sollten – vor allem bei jüngeren Patienten – operativ behandelt werden. Die Rekonstruktion des Radiusköpfchens ist dringend erforderlich, falls eine gleichzeitige Instabilität im humeroulnaren Gelenkanteil besteht. Dieser Eingriff ist schwierig und sollte nur von einem erfahrenen Operateur durchgeführt werden.

7.7.1 Anatomie

Radiusköpfchen links, Ansicht von vorne (Abb. 1 a).
Radiusköpfchen links, Ansicht von hinten (Abb. 1 b).

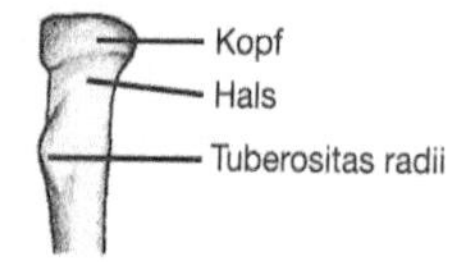

1 a

7.7.2 Diagnostik

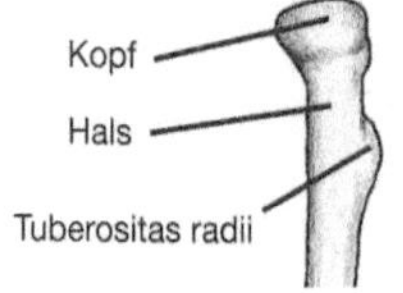

1 b

Besondere Untersuchung:
- Auf ein mediales Hämatom sollte geachtet werden, da es eine begleitende humeroulnare Instabilität anzeigen kann.
- Überprüfung der Funktion des N. radialis.

Röntgen:
- a.-p. und seitliche Ansicht, senkrecht zum Radiusköpfchen.
- Tomographie.

7.7.3 AO-Klassifikation (einschl. proximale Ulna)

Typ 21 A: Extraartikuläre Fraktur (s. Abb. 7. 6. 2).
Typ 21 B: Gelenkfraktur eines Knochens (s. Abb. 7. 6. 3).
Typ 21 C: Gelenkfraktur beider Knochen (s. Abb. 7. 6. 4).

7.7.4 Indikationen zur Osteosynthese – Implantatwahl

Frakturen:
- Meißelfrakturen, zentrale Impressionsfrakturen, Trümmerfrakturen mit einem intakten Teil des Radiusköpfchens in direkter Verbindung mit dem Schaft.

Implantate:
- Abhängig von der Größe der Fragmente: 1,5-mm-, 2,0-mm- oder 2,7-mm-Kortikalisschrauben als Zugschrauben (s. Abb. 2).

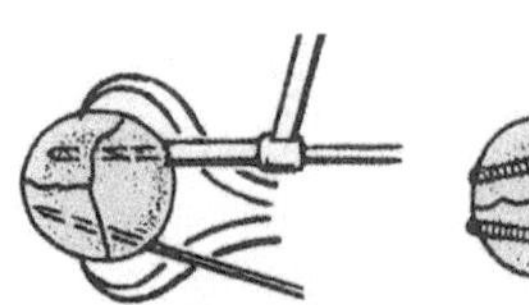
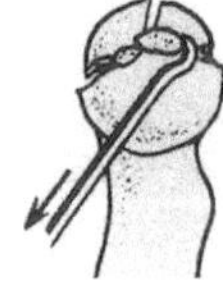
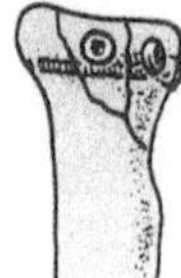
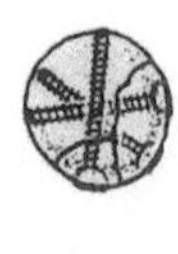

2

7.7.5 Präoperative Planung und Vorbereitung

Operationszeitpunkt:
- Baldmöglichst. Kein Notfall.

Lagerung:
- Rückenlage mit dem Ellbogen auf einem Armtischchen in mittlerer Flexionsstellung, Unterarm in Pronationsstellung.

Zugang:
- Dorsolaterale Längsinzision. Der Zugang kann erweitert werden durch Osteotomie des Epicondylus lateralis und anschließendes Umschlagen der dort entspringenden Streckmuskulatur nach vorne (Abb. 3).

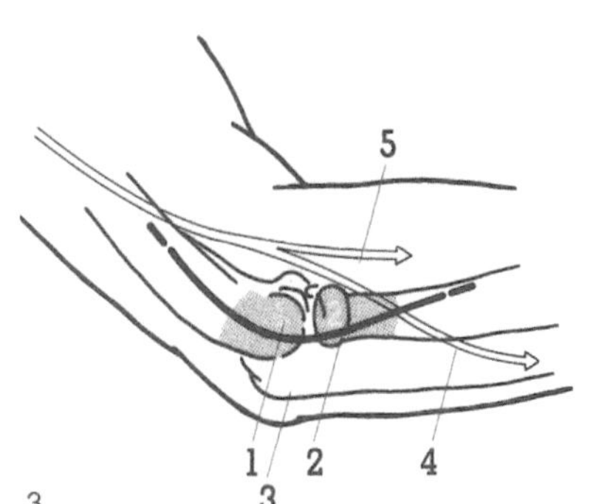

3

1 Epicondylus lateralis
2 Radiusköpfchen
3 Olekranon
4 Tiefer Ast des N. radialis
5 Oberflächlicher Ast des N. radialis

Vorbereitung der Instrumente:
- Instrumente für die Anwendung von 1,5-mm-Kortikalisschrauben als Zugschrauben (s. S. 269).
- Instrumente für die Anwendung von 2,0-mm-Kortikalisschrauben als Zugschrauben (s. S. 268).
- Instrumente für die Anwendung von 2,7-mm-Kortikalisschrauben als Zugschrauben (s. S. 267).

7.7.6 Checkliste für die Operationstechnik

- Der N. radialis wird innerhalb des M. supinator dargestellt. Jeder Druck auf den Nerv durch Haken muß vermieden werden.
- Reposition mit speziellen kleinen Repositionszangen.
- Vorläufige Fixation mit dünnen Kirschner-Drähten (0,8 mm oder 1,0 mm).
- Einbringen von 2 oder mehr Zugschrauben parallel zur Gelenkfläche und senkrecht zu den Frakturebenen:
  1,5-mm-Kortikalisschraube (s. S. 253)
  2,0-mm-Kortikalisschraube (s. S. 251)
  2,7-mm-Kortikalisschraube (s. S. 249)
- Bei Frakturen mit knöchernem Defekt erfolgt eine Auffüllung mit Spongiosa.

7.7.7 Besondere Gesichtspunkte – Alternativen

Wenn es keine Verbindung zwischen Köpfchen und Hals gibt, ist eine Reposition und Fixation unmöglich. Das Radiusköpfchen wird dann reseziert. Ein Ersatz des Köpfchens durch eine Prothese kann indiziert sein, wenn das Ellbogengelenk luxiert und das mediale Seitenband gerissen ist und/oder bei einer gleichzeitigen Ulnafraktur.

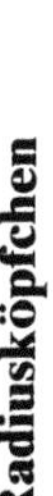

7.7.8 Nachbehandlung

- Saugdrainage für 24–36 h.
- Ruhigstellung in einer gut gepolsterten dorsalen Gipsschiene mit Beugestellung von 90° im Ellbogen.
- Aktive Bewegungsübungen für Beugung/Streckung und Pronation/Supination werden frühzeitig begonnen.

7.7.9 Implantatentfernung

Eine Entfernung der Schrauben erfolgt nur, wenn Beschwerden durch den Schraubenkopf verursacht werden.

7.7.10 Literatur

Heim U, Pfeiffer KM (1991) Periphere Osteosynthesen. Unter Verwendung des Kleinfragment-Instrumentariums der AO. 4. Aufl. Springer, Berlin Heidelberg New York

Müller ME, Allgöwer M, Schneider R, Willenegger H (1992) Manual der Osteosynthese. AO-Technik. 3. Aufl. Springer, Berlin Heidelberg New York

Müller ME, Nazarian S, Koch P, Schatzker J (1990) The comprehensive AO classification of fractures of long bones. Springer, Berlin Heidelberg New York

Rüedi T, Hochstetter AHC von, Schlumpf R (1984) Operative Zugänge der Osteosynthese. Springer, Berlin Heidelberg New York

Schatzker J, Tile M (1987) The rationale of operative fracture care. Springer, Berlin Heidelberg New York

7.8 Frakturen von Radius und Ulna

Frakturen von einem oder beiden Knochen des Unterarms stellen wichtige Indikationen zur operativen Versorgung dar, da dies die einzige Möglichkeit ist, eine frühe Mobilisation durchzuführen und so das Bewegungsausmaß für die Umwendbewegungen (Pronation/Supination) wiederherzustellen. Nur isolierte, nicht verschobene Frakturen im Bereich des distalen Ulnadrittels können manchmal durch nichtoperative Methoden behandelt werden.

7.8.1 Anatomie

Ulna und Radius links, Ansicht von vorne (Abb. 1 a).
Ulna und Radius links, Ansicht von hinten (Abb. 1 b).

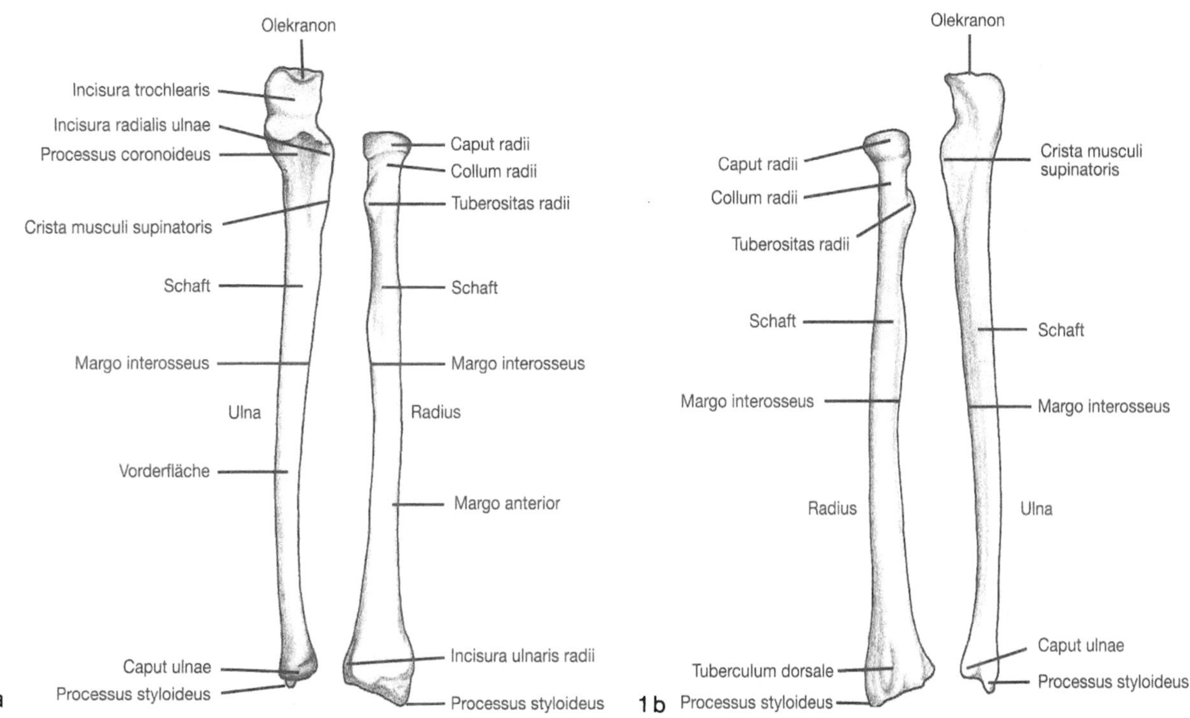

7.8.2 Diagnostik

Besondere Untersuchung:
- Kompartmentsyndrom.

Röntgen:
- Standardaufnahmen in 2 Ebenen (a.-p. und seitlich) mit den angrenzenden Gelenken.
- Bei Ulnafrakturen muß auf eine Dislokation des Radiusköpfchens geachtet werden (Monteggia-Fraktur).

7.8.3 AO-Klassifikation

Siehe auch Abschn. 5.1

Typ 22 A: Einfache Fraktur eines oder beider Knochen (Abb. 2).
Typ 22 B: Keilfraktur eines oder beider Knochen (Abb. 3).
Typ 22 C: Komplexe Fraktur eines oder beider Knochen (Abb. 2).

7.8.4 Indikationen zur Osteosynthese – Implantatwahl

Frakturen:
- Schaftfrakturen.

Implantate:
- 3,5-mm-Kortikalisschrauben als Zugschrauben, durch die Platte oder getrennt.
- 3,5-mm-DCP oder -LC-DCP mit 7, 8 oder mehr Löchern. Am proximalen und distalen Ende muß eine kürzere Platte gewählt werden (Abb. 5, 6).
- 4,5-mm-DCP oder -LC-DCP bei großen Patienten.

7.8.5 Präoperative Planung und Vorbereitung

Operationszeitpunkt:
- Baldmöglichst. Dringend bei Hinweisen auf ein Kompartmentsyndrom.

Lagerung:
- Rückenlage.
- Isolierte Ulnafrakturen: Arm liegt auf dem Brustkorb/Bauch in Pronationsstellung.
- Isolierte Radiusfrakturen: Arm liegt abgespreizt auf einem Armtisch in Neutralstellung.
- Frakturen beider Knochen: Arm liegt abgespreizt und maximal proniert bei gebeugtem Ellbogen.
- Blutsperre.

Zugang:
- Ulnaschaft: Parallel und etwas volarseitig der subkutan tastbaren Ulnakante (Abb. 7 a).
- Radiusschaft: Auf einer Linie vom Epicondylus lateralis des Humerus zum Processus styloideus radii (Abb. 7 b). Alternativ wird von manchen Operateuren für proximale Radiusfrakturen der vordere Zugang nach Henry gewählt: Die Inzision verläuft von der Beugefalte des Ellbogens am medialen Rand des M. brachioradialis entlang zum distalen Unterarm.

Vorbereitung der Instrumente:
- Instrumente für Anwendung einer 3,5-mm-DCP oder -LC-DCP und 3,5-mm-Kortikalisschrauben als Zugschrauben (s. S. 215, 216).
- Instrumente für Anwendung einer 4,5-mm-DCP oder -LC-DCP (s. S. 112).

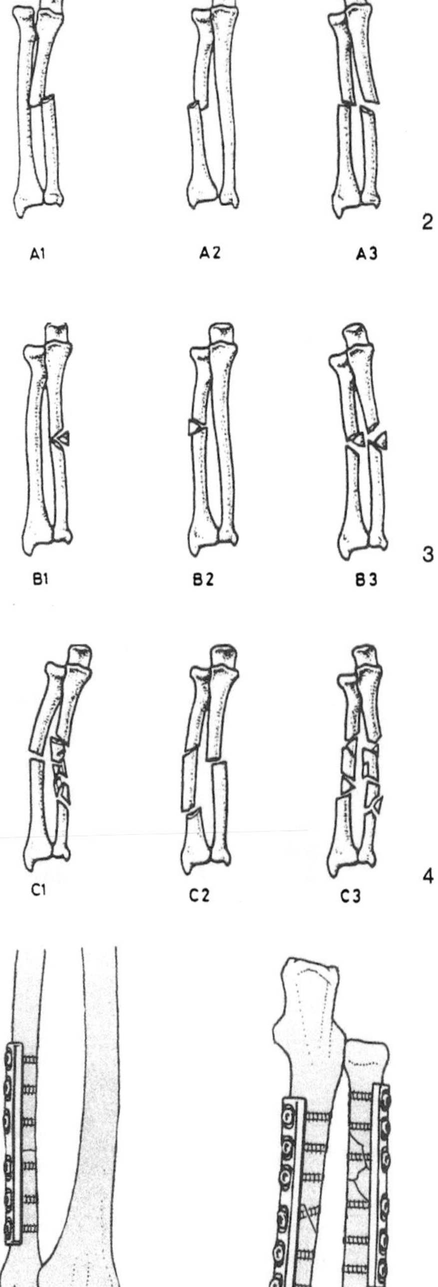

1 Epicondylus lateralis humeri
2 Olekranon
3 Hintere Ulnakante
4 Processus styloideus ulnae

1 Epicondylus lateralis humeri
2 Olekranon
3 Processus styloideus ulnae
4 Processus styloideus radii
5 Radiale Streckmuskulatur
6 Oberflächlicher Ast des N. radialis
7 Tiefer Ast des N. radialis

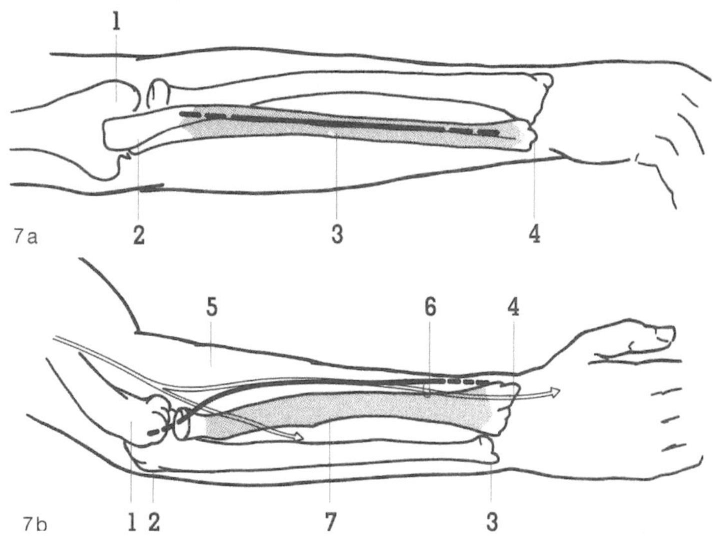

7.8.6 Checkliste Operationstechnik (beide Knochen)

- Zuerst Zugang und atraumatische Reposition der leichteren Fraktur, meistens der Ulna. Beide Frakturen sollten dargestellt und provisorisch reponiert werden, bevor eine der beiden Osteosynthesen zu Ende gebracht wird.
- Die ulnare Platte wird auf den medialen Rand des Knochens plaziert.
- Die radiale Platte wird im oberen Drittel häufig auf die vordere Fläche und in den unteren 2/3 auf die dorsolaterale Seite gelegt. Bei ganz distalen Frakturen ist die flache Vorderfläche am besten geeignet.
- Bei Schräg- oder Keilfrakturen werden 3,5-mm-Kortikalisschrauben als Zugschrauben entweder zuerst getrennt oder durch die Platte eingebracht.
- Anpassen der Platten mit Hilfe der Schablonen.
- Vorläufige Fixation der Platte an ein Hauptfragment mit einer Schraube, und an das andere Fragment mit einer kleinen Repositionszange (oder einer Schraube).
- Zugang zum anderen Knochen und Darstellung seiner Fraktur.
- Ist eine Reposition unmöglich, kann die Platte am ersten Knochen gelöst werden.
- Nach Reposition und provisorischer Fixation beider Knochen müssen die uneingeschränkten Pro- und Supinationsbewegungen geprüft werden. Wenn diese frei sind, können alle Schrauben eingebracht werden. Die Platten werden entweder als Kompressions- oder als Neutralisationsplatten eingesetzt (s. S. 202–211).
- Eine Spongiosaplastik wird angelegt, wenn Defekte oder kleine, nicht durchblutete Fragmente vorliegen. Hierbei muß der Rand zwischen den Knochen vermieden werden, da sich sonst ein Brückenkallus zwischen Radius und Ulna bilden kann.
- Der spannungsfreie Hautverschluß beider Inzisionen kann schwierig sein. Die ulnare Wunde sollte vorzugsweise verschlossen werden, da sie nahe der subkutanen Ulnakante liegt. Die radiale Wunde kann jedoch teilweise offengelassen werden, solange das Metallimplantat sicher von Muskulatur bedeckt ist.

7.8.7 Besondere Gesichtspunkte – Alternativen

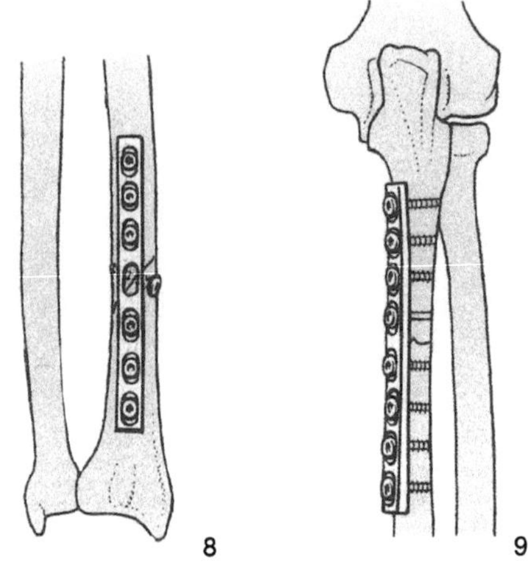

8 9

Frakturen des Radius mit distaler radioulnarer Subluxation (Galeazzi-Fraktur) (Abb. 8): Die Subluxation wird meistens durch die anatomische Reposition und stabile Osteosynthese der Radiusfraktur aufgehoben. Die Stabilität des Gelenks muß unter Bildverstärker überprüft werden.

Frakturen der Ulna mit gleichzeitiger Radiusköpfchenluxation (Monteggia-Fraktur): Nach anatomischer Reposition und stabiler Osteosynthese wird sich das Radiusköpfchen in den meisten Fällen spontan reponieren und bei voller Supination stabil bleiben. Dies wird mit dem Bildverstärker kontrolliert. Falls die Reposition zweifelhaft ist, muß das Radiusköpfchen über einen getrennten Zugang freigelegt und seine anatomische Lage überprüft werden. Interponierte Weichteile (gerissenes Lig. anulare, N. radialis) müssen aus dem Frakturspalt entfernt, und das Ligament muß genäht werden. Anschließend dürfte das Radiusköpfchen stabil sein. Falls ein einzelnes Fragment des Radiusköpfchens vorliegt, ist eine Zugschraubenfixation erforderlich (s. Abschn. 7.7. 6).

In den meisten Fällen erfolgt eine Ruhigstellung im Oberarmgips für 6 Wochen.

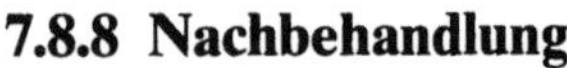

7.8.8 Nachbehandlung

- Saugdrainage für 24–36 h.
- Ein gut gepolsterter Verband – evtl. mit einer dorsalen Gipsschiene – wird angelegt und der Arm für die ersten 48 h hochgelagert (Abb. 10).
- Die aktive Mobilisation von Fingern, Ellbogen- und Handgelenk soll zum frühestmöglichen Zeitpunkt begonnen werden, sobald die Schmerzen dies erlauben.

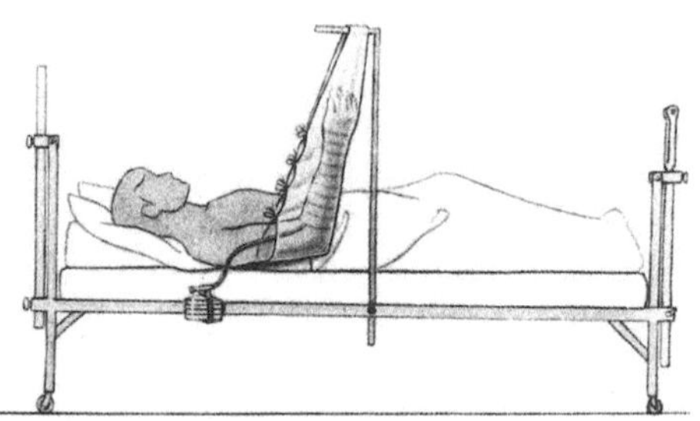

10

7.8.9 Implantatentfernung

Die Metallentfernung nach Schaftfrakturen sollte nicht vor Ablauf von 2 Jahren nach der Osteosynthese erfolgen. Eine absolute Indikation zur Entfernung proximaler Radiusplatten besteht nicht.

7.8.10 Literatur

Heim U, Pfeiffer KM (1991) Periphere Osteosynthesen. Unter Verwendung des Kleinfragment-Instrumentariums der AO. 4. Aufl. Springer, Berlin Heidelberg New York

Müller ME, Allgöwer M, Schneider R, Willenegger H (1992) Manual der Osteosynthese. AO-Technik. 3. Aufl. Springer, Berlin Heidelberg New York

Müller ME, Nazarian S, Koch P, Schatzker J (1990) The comprehensive AO classification of fractures of long bones. Springer, Berlin Heidelberg New York

Rüedi T, Hochstetter AHC von, Schlumpf R (1984) Operative Zugänge der Osteosynthese. Springer, Berlin Heidelberg New York

Schatzker J, Tile M (1987) The rationale of operative fracture care. Springer, Berlin Heidelberg New York

7.9 Distale Radiusfrakturen

Eine der häufigsten Frakturen, die sog. Colles-Fraktur, kommt am distalen Radiusende vor. Die frische extraartikuläre Fraktur wird meistens konservativ behandelt. Manchmal werden perkutan eingebrachte Kirschner-Drähte verwendet, um die Reposition zu halten. Eine offene Reposition mit interner Stabilisierung ist empfehlenswert für:
- dislozierte Frakturen des Processus styloideus radii,
- Flexionsfrakturen, z.B. Smith-Fraktur, „Reverse-Barton"-Fraktur (B3),
- Mehrfragmentfrakturen der Gelenkfläche, Y-Frakturen.

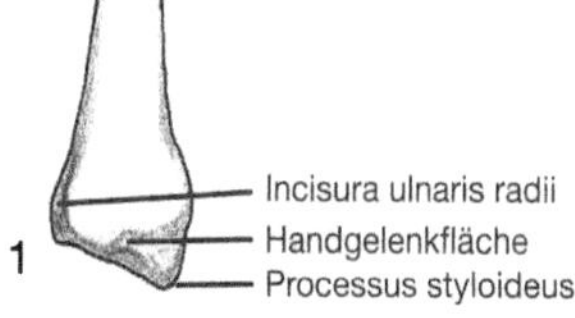

7.9.1 Anatomie

Distaler Radius links, Ansicht von vorne (Abb. 1).

7.9.2 Diagnostik

Besondere Untersuchung:
- Funktion des N. medianus.

Röntgen:
- Standardaufnahmen a.-p. und seitlich sind wesentlich.
- Tomographie bei Gelenkfrakturen.

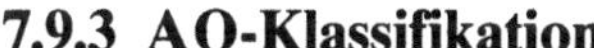

7.9.3 AO-Klassifikation

Siehe auch Abschn. 5.1

Typ 23 A: Extraartikuläre Fraktur von Radius und/oder Ulna (Abb. 2).

Typ 23 B: Partielle Gelenkfraktur des Radius (Abb. 3).

Typ 23 C: Vollständige Gelenkfraktur des Radius (Abb. 4).

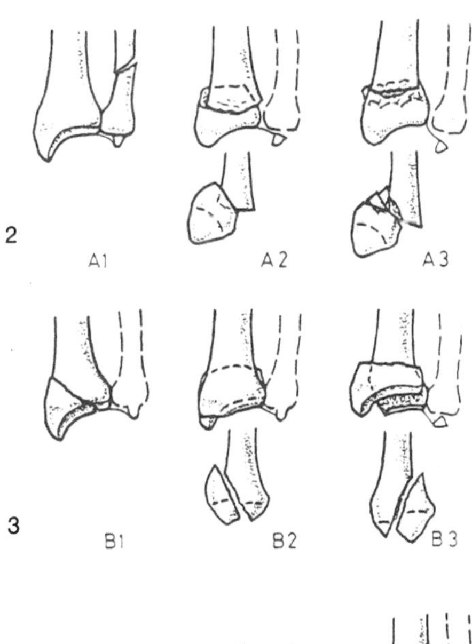

7.9.4 Indikationen zur Osteosynthese – Implantatwahl

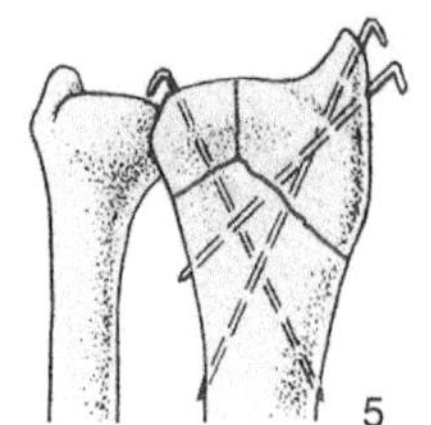
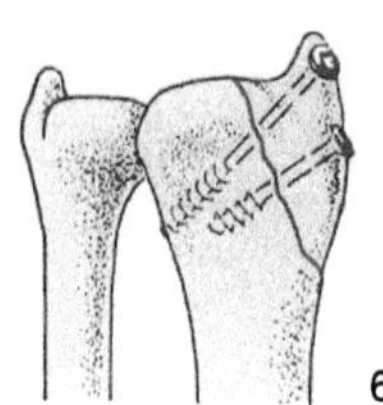

Fraktur:
- Dislozierte Colles-Fraktur (A2).

Implantate:
- Kirschner-Drähte (Abb. 5).

Fraktur:
- Dislozierte instabile Fraktur des Processus styloideus (B1).

Implantate:
- 4,0-mm-Spongiosaschrauben, 3,5-mm-Kortikalisschrauben oder durchbohrte 3,5-mm-Schrauben (Abb. 6).
- 2,7-mm-Kondylenplatte.

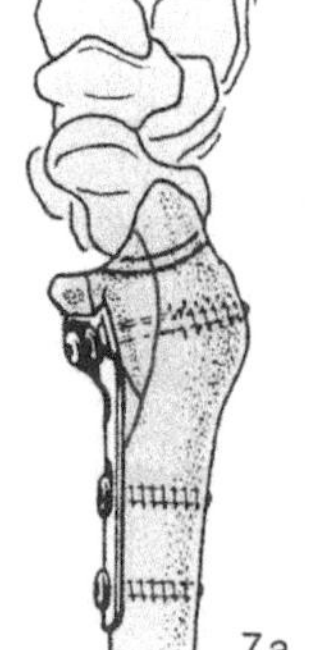
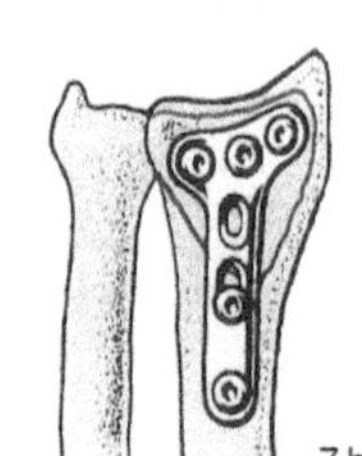
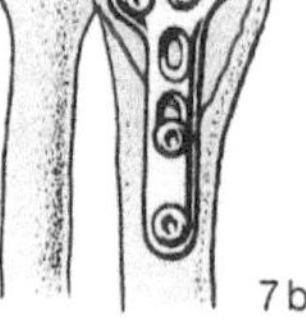

Fraktur:
- Intraartikuläre Fraktur mit proximaler oder palmarer Dislokation: Reversed-Barton (B3).

Implantate:
- Kleine T-Platte auf der Palmarseite (Abb. 7).

Fraktur:
- Y-Fraktur (C1).

Implantate:
- Kleine T-Platte auf der Seite der größeren Trümmerzone.

Fraktur:
- Mehrfragmentfraktur der Gelenkfläche (C3).

Implantate:
- Kirschner-Drähte und kleiner Fixateur externe (Abb. 8).
- Kleine schräge T-Platte auf der Dorsalseite.
- Spongiosaplastik.

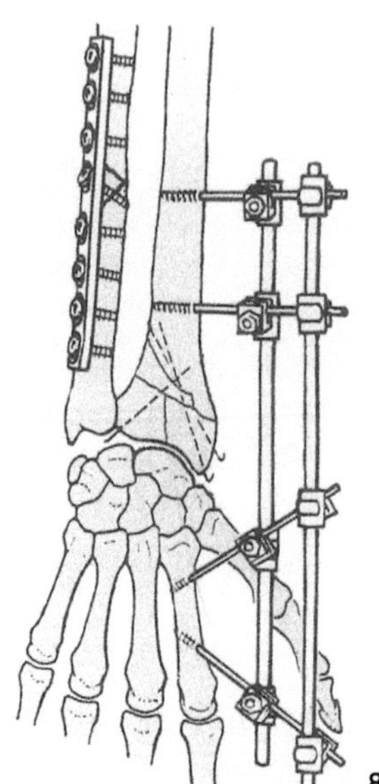

7.9.5 Präoperative Planung und Vorbereitung

Operationszeitpunkt:
- Bei frischen Frakturen so bald wie möglich, vor allem bei Schädigung des N. medianus.

Lagerung:
- Palmarer Zugang: Rückenlage, der Arm liegt abgespreizt und supiniert auf einem Armtisch. Das Handgelenk wird über einer Rolle gestreckt. Blutsperre.
- Dorsaler Zugang: Rückenlage, das Handgelenk ist leicht gebeugt auf einem Armtisch gelagert. Blutsperre.

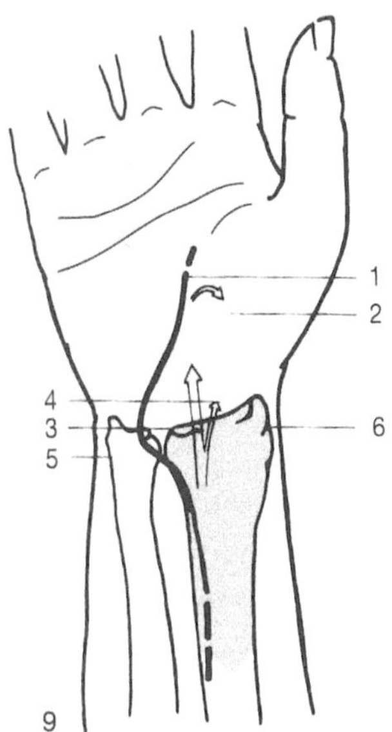

1 Thenarfurche (»Lebenslinie«)
2 Thenarast des N. medianus
3 N. medianus
4 Palmarast des N. medianus
5 Processus styloideus ulnae
6 Processus styloideus radii

Zugang:
- Palmarer Zugang: Die Inzision beginnt im Bereich der Thenarfurche („Lebenslinie") an der Hohlhand und verläuft winkelförmig zur Mitte des Unterarms, mit einer querverlaufenden Schnittführung im Bereich der volaren Beugefalte des Handgelenks (Abb. 9).
- Dorsaler Zugang: Z- oder S-förmiger Schnitt von der Basis des 2. Mittelhandknochens über das Handgelenk zum distalen Unterarm bei guten, gesunden Hautverhältnissen. Die sicherste Inzision ist ein gerader Längsschnitt in der Mittellinie vom 3. Mittelhandstrahl zum distalen Unterarm. Hierdurch bleibt man sicher zwischen den dorsalen sensiblen Ästen des N. ulnaris medialseitig und des N. radialis lateralseitig.

Vorbereitung der Instrumente:
- Instrumente für die Anwendung des kleinen Fixateur externe (s. S. 338).
- Instrumente für die Anwendung von 4,0-mm-Spongiosaschrauben oder 3,5-mm-Kortikalisschrauben (s. S. 214, 215).
- Instrumente für die Anwendung von durchbohrten 3,5-mm-Schrauben (s. S. 134).
- Instrumente für die Anwendung von kleinen schrägen oder rechtwinkligen T-Platten (s. S. 216).
- Instrumente für die Entnahme von autologem Knochen (s. S. 369).

7.9.6 Checkliste für die Operationstechnik

Frakturen des Processus styloideus, Mehrfragmentfrakturen und nach dorsal abgekippte metaphysäre Frakturen:
- Dorsaler Zugang.
- Identifizierung von Bändern, Sehnen, Gefäßen und dem dorsalen Ast des N. radialis.
- Darstellung der Fraktur mit Hilfe von Hohmann-Haken.
- Reposition mit Kirschner-Drähten und/oder kleinen Repositionszangen.
- Zugschraubenosteosynthese mit 4,0-mm-Spongiosaschrauben (s. S. 195) oder 3,5-mm-Kortikalisschrauben (s. S. 196) oder durchbohrten 3,5-mm-Schrauben (s. S. 133).
- Befestigung der kleinen schrägen oder rechtwinkligen T-Platte. Zunächst wird die Platte provisorisch an dem proximalen Fragment mit einer Schraube durch das proximale ovale Loch fixiert. Nach endgültiger Reposition und Korrektur der Plattenlage wird sie vollständig befestigt (s. S. 212).

Frakturen mit volarer und proximaler Dislokation (Reversed Barton-Fraktur):
- Palmarer Zugang.
- Identifizierung von Bändern, Sehnen, Gefäßen und dem N. medianus zur Entlastung.
- Reposition des volaren Fragments mit kleinen Repositionszangen. Y-Frakturen werden durch ständigen Zug am Daumen reponiert.

- Die kleine T-Platte wird zunächst mit einer Schraube im proximalen ovalen Loch fixiert, nach endgültiger Reposition werden die restlichen Schrauben eingebracht.

7.9.7 Besondere Gesichtspunkte – Alternativen

In Verbindung mit Frakturen des Processus styloideus können Kahnbeinfrakturen als Bestandteil einer transnavikulären, perilunären Luxationsfraktur vorliegen. Diese Frakturen werden mit 2,7-mm-Kortikalisschrauben versorgt.
In Verbindung mit einer distalen Radiusfraktur kann eine Quer- oder kurze Schrägfraktur der distalen Ulna auftreten. Dies stellt eine absolute Indikation für eine Plattenosteosynthese mit einer 3,5-mm- oder einer 2,7-mm-DCP oder -LC-DCP dar.

7.9.8 Nachbehandlung

- Saugdrainage für 24–36 h.
- Ruhigstellung in einer gut gepolsterten Gipsschiene mit leichter Streckung des Handgelenks.
- Hochlagerung des Armes (s. Abb. 10 in Abschn. 7.8).
- Aktive Bewegungsübungen der Hand und des Handgelenks werden nach 24 h begonnen.

7.9.9 Implantatentfernung

Bei jüngeren Patienten und bei Beschwerden durch das Implantat erfolgt eine Metallentfernung nach Frakturheilung (4 Monate und mehr).

7.9.10 Literatur

Heim U, Pfeiffer KM (1991) Periphere Osteosynthesen. Unter Verwendung des Kleinfragment-Instrumentariums der AO. 4. Aufl. Springer, Berlin Heidelberg New York

Müller ME, Allgöwer M, Schneider R, Willenegger H (1992) Manual der Osteosynthese. AO-Technik. 3. Aufl. Springer, Berlin Heidelberg New York

Müller ME, Nazarian S, Koch P, Schatzker J (1990) The comprehensive AO classification of fractures of long bones. Springer, Berlin Heidelberg New York

7.10 Frakturen des Handskelettes

Die meisten Frakturen am Handskelett werden konservativ behandelt. Offene Frakturen mit schwerem Weichteilschaden werden häufig mit Kirschner-Drähten und transossären Drahtnähten behandelt. Bei mehrfachen Frakturen mit begleitenden Sehnen-, Gefäß- und/oder Nervenläsionen sowie bei Frakturen mit Beteiligung der Gelenkfläche ist eine stabile Osteosynthese erforderlich, um das beste funktionelle Ergebnis zu erzielen. Die Osteosynthese von Handfrakturen sollte so stabil wie möglich bei möglichst geringem Materialeinsatz sein.

7.10.1 Anatomie

Hand, Ansicht von dorsal (Abb. 1).

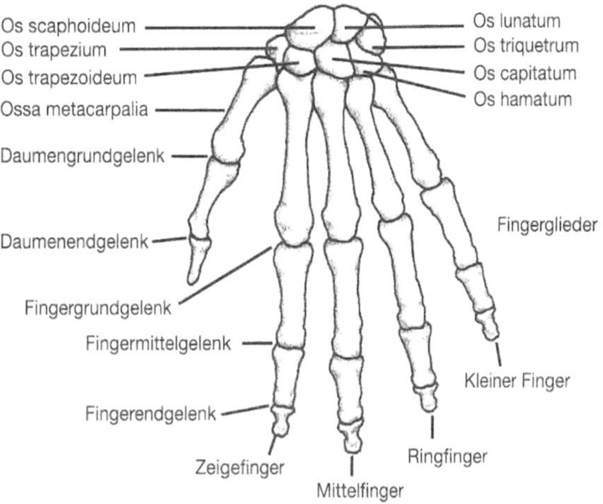

1

7.10.2 Diagnostik

Besondere Untersuchung:
- Klinische Untersuchung der Sehnen- und Nervenfunktion, soweit es die Verletzung zuläßt.
- Untersuchung auch auf Rotationsfehlstellungen, besonders bei Mittelhandfrakturen.

Röntgen:
- Aufnahmen a.-p., seitlich und schräg.
- Gute Aufnahmen der Handwurzelknochen, da begleitende Handgelenkverletzungen häufig sind.

7.10.3 AO-Klassifikation

Die Hand und die Handwurzelknochen sind in die anatomische Zone 7 eingeteilt. Die Untertypen und -gruppen sind noch nicht festgelegt.

7.10.4 Indikationen zur Osteosynthese – Implantatwahl

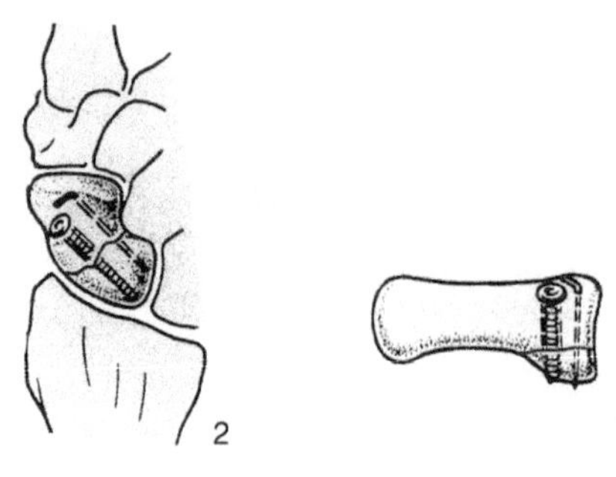

Fraktur:
- Dislozierte instabile Skaphoidfraktur, besonders mit Verschiebung des Os lunatum.

Implantate:
- 2,0-mm- oder 2,7-mm-Kortikalisschrauben als Zugschrauben mit Kirschner-Draht zur Rotationsstabilisierung (Abb. 2).
- Durchbohrte 3,5-mm-Schrauben.

Fraktur:
- Extra- und intraartikuläre Frakturen des 1. Mittelhandknochens (z. B. Bennett- oder Rolando-Frakturen).

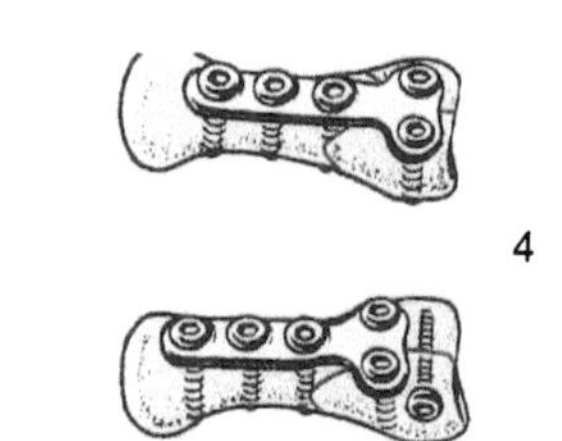

Implantate:
- Kirschner-Drähte mit oder ohne Gewindespitze (für kleine Fragmente).
- 2,0-mm- oder 2,7-mm-Kortikalisschrauben als Zugschrauben (Abb. 3, Bennet-Fraktur).
- 2,7-mm-T- oder -L-Platte (Abb. 4, Rolando-Fraktur).
- 2,0-mm-Kondylenplatte.

Frakturen:
- Instabile dislozierte Frakturen des 2. bis 5. Mittelhandknochens.

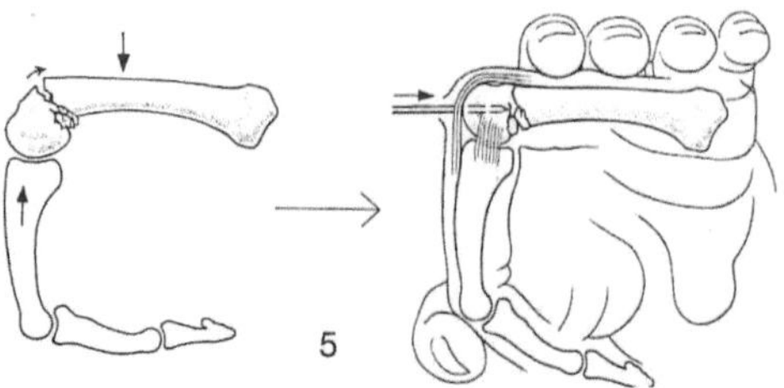

Implantate:
- Perkutane Spickung kleiner Fragmente mit 1,6-mm- oder 2,0-mm-Kirschner-Drähten. Transossäre Nähte (Abb. 5).
- 2,0-mm-T-Platte oder -Kondylenplatte bei dislozierten Basisfrakturen des 2. oder 5. Mittelhandknochens (Abb. 6).
- Kleiner Fixateur externe bei Trümmerfrakturen.
- 2,0-mm- oder 2,7-mm-Kortikalisschrauben als Zugschrauben bei Spiralfrakturen (Abb. 7).
- Viertelrohrplatte oder 2,7-mm-DCP als Neutralisationsplatte, vor allem nach Zugschraubenosteosynthese des 2. bis 5. Mittelhandknochens bei Spiralfrakturen mit Rotationsfehler (Abb. 7).

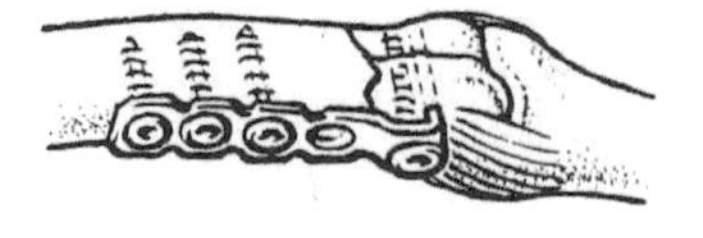

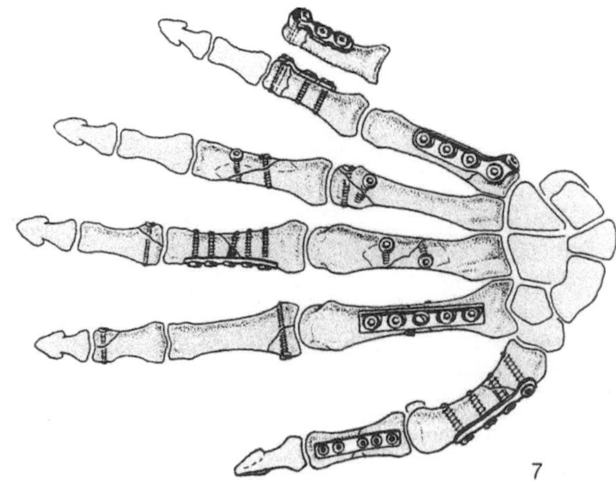

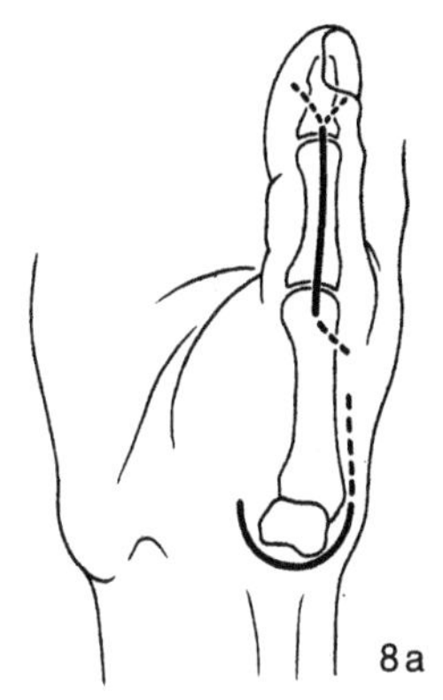

Fraktur:
- Gelenkfrakturen der proximalen Interphalangealgelenke (PIP) und der distalen Interphalangealgelenke (DIP).
- Schaftfrakturen der Fingerglieder, die bei normaler Rotationsstellung zu einer sekundären Achsenfehlstellung neigen.

Implantate:
- Kirschner-Drähte mit 1,0 mm oder 1,25 mm Durchmesser.
- 1,5-mm- oder 2,0-mm-Kortikalisschrauben als Zugschrauben (Abb. 7).
- 1,5-mm- oder 2,0-mm-Kondylenplatten (Abb. 7).

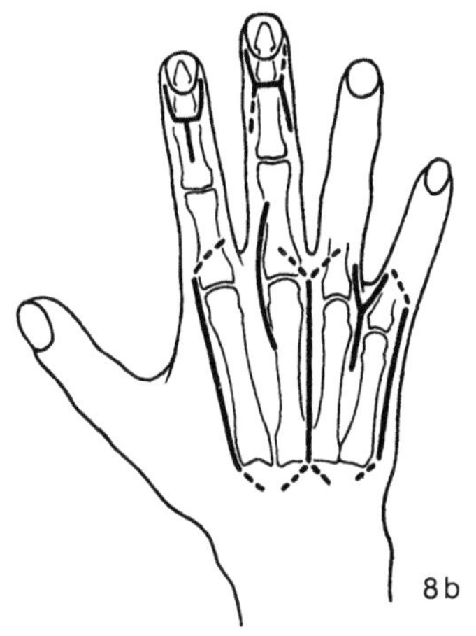

7.10.5 Präoperative Planung und Vorbereitung

Operationszeitpunkt:
- So bald wie möglich bei frischen Frakturen.

Lagerung:
- Rückenlage, mit der Hand auf einem röntgendurchlässigen Armtisch.

Zugang:
- Os metacarpale I: Dorsoradialer oder dorsoulnarer Zugang (Abb. 8 a).
- Os metacarpale II – V: Längsschnitt zwischen den Knochen mit Y-förmigen Erweiterungsmöglichkeiten.
- Phalangen: Längsschnitt dorsolateral (Abb. 8 b).

Vorbereitung der Instrumente:
- Instrumente für die Anwendung von Kirschner-Drähten (s. S. 234).
- Instrumente für die Anwendung von 1,5-mm- oder 2,0-mm-Kortikalisschrauben und Minikondylenplatten(s. S. 268, 269).
- Instrumente für die Anwendung von 2,7-mm-Kortikalisschrauben und 2,7-mm-Platten (s. S. 267).
- Instrumente für die Anwendung von durchbohrten 3,5-mm-Schrauben (s. S. 134).
- Instrumente für die Anwendung des kleinen Fixateur externe (s. S. 338).

7.10.6 Checkliste für die Operationstechnik

Skaphoidfrakturen (Kahnbein):
- Der oberflächliche Ast des N. radialis wird dargestellt und nach dorsal zurückgehalten.
- Die Sehnen und die A. radialis werden beiseite gehalten, die Richtung hängt von der genauen Wahl des operativen Zugangs ab.
- Die Fraktur wird dargestellt und mit atraumatischen Instrumenten, feinen Zangen oder einem kleinen Haken reponiert.
- Ein Kirschner-Draht mit oder ohne Gewindespitze wird von dem Tuberkulum gegenüber der Frakturfläche eingedreht.
- Die Länge wird gemessen.

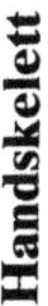

- 2,0-mm- oder 2,7-mm-Kortikalisschrauben (s. S. 249, 251) oder durchbohrte 3,5-mm-Schrauben werden als Zugschrauben eingebracht (s. S. 133).

Frakturen des Os metacarpale I:
- Nerven und Sehnen werden identifiziert.
- Vorläufige Reposition der Fraktur mit dünnen Kirschner-Drähten oder feinen Repositionszangen.
- Zugschraubenosteosynthese von dorsal mit 2,0-mm- oder 2,7-mm-Kortikalisschrauben (s. S. 249, 251).
- Bei intra- oder extraartikulären Frakturen wird zunächst die Gelenkfläche mit Kirschner-Drähten wiederhergestellt und dann mit einer 2,7-mm-T-Platte abgestützt, alternativ kann auch eine 2,0-mm-Kondylenplatte verwendet werden.

Frakturen der Ossa metacarpalia II–V:
- Lange Spiralfrakturen des Schaftes werden mit 2,0-mm- oder 1,5-mm-Kortikalisschrauben stabilisiert, manchmal zusätzlich mit einer 2,0-mm-DCP als Neutralisationsplatte (s. S. 265).
- Querfrakturen des Schaftes können mit einer 2,0-mm-DCP oder H-Platte versorgt werden (s. S. 266).
- Distale Querfrakturen werden mit einer dorsal angelegten 2,7-mm- oder 2,0-mm-T-Platte fixiert.
- Gelenknahe Schrägfrakturen werden mit einer lateralen 2,0-mm- oder 1,5-mm-Minikondylenplatte stabilisiert.
- Instabile Basisfrakturen werden mit einer dorsalen 2,0-mm-T-Platte oder 2,0-mm-Kondylenplatte fixiert (s. S. 264).

Gelenkfrakturen der Phalangen:
- Frakturen der Gelenkkondylen werden in der Regel mit Minizugschrauben oder Minikondylenplatten fixiert. Die Gefäßversorgung der Fragmente muß geschont werden.

Große dorsale Fragmente und volare Ausrißfrakturen:
- Diese Frakturen können mit Minizugschrauben versorgt werden. Die Fragmente haben häufig Trümmerzonen.

Mehrfragmentfrakturen:
- Eine sekundäre Arthrodese ist häufig notwendig, besonders bei schlechten Weichteilverhältnissen. Für große Knochendefekte wird eine Schraubenosteosynthese (2,0 mm) mit einer kortikospongiösen Knochenauffüllung empfohlen.

Schaftfrakturen der Phalangen:
- Dislozierte Schaftfrakturen des Mittelglieds werden am besten mit einer lateral angelegten geraden 1,5-mm-Platte oder einer 1,5-mm-Kondylenplatte fixiert (s. S. 266).
- Plattenosteosynthesen sind selten notwendig, können aber bei Kombinationsverletzungen und Querfrakturen vorteilhaft sein.
- Perkutane Kirschner-Drähte werden als Markraumschienen für basisnahe Querfrakturen und für bestimmte Spiralfrakturen verwendet. Die Drähte werden über das Mittelgelenk eingebracht.

7.10.7 Besondere Gesichtspunkte – Alternativen

Vorübergehende Ruhigstellung der Mittel- und Endgelenke mit transartikulären Kirschner-Drähten ist dann erforderlich, wenn die Osteosynthese nicht stabil genug ist oder die Fragmente bei Extension dislozieren. Die Spickung mit Kirschner-Drähten ist trotz der Neigung zur Dislokation der Fragmente immer noch die gebräuchlichste Methode zur Versorgung von Phalanxfrakturen. Man muß sorgfältig darauf achten, daß die benachbarten Gelenke nicht mitfixiert werden.

7.10.8 Nachbehandlung

- Saugdrainage für 24–36 h.
- Kurzfristige Ruhigstellung auf einer sorgfältig angelegten Gipsschiene. Nach 2–4 Tagen kann diese entfernt werden, um bei stabiler Osteosynthese schon früh postoperativ mit genau kontrollierten aktiven Bewegungsübungen beginnen zu können.
- Hochlagerung des Armes (s. Abb. 10 in Abschn. 7.8).

7.10.9 Implantatentfernung

Kirschner-Drähte und Fixateur externe werden nach eingetretener Frakturheilung entfernt (4–6 Wochen). Andere Implantate werden bei Bedarf nach 8–12 Monaten entfernt.

7.10.10 Literatur

Heim U, Pfeiffer KM (1991) Periphere Osteosynthesen. Unter Verwendung des Kleinfragment-Instrumentariums der AO. 4. Aufl. Springer, Berlin Heidelberg New York

Müller ME, Allgöwer M, Schneider R, Willenegger H (1992) Manual der Osteosynthese. AO-Technik. 3. Aufl. Springer, Berlin Heidelberg New York

Müller ME, Nazarian S, Koch P, Schatzker J (1990) The comprehensive AO classification of fractures of long bones. Springer, Berlin Heidelberg New York

Rüedi T, Hochstetter AHC von, Schlumpf R (1984) Operative Zugänge der Osteosynthese. Springer, Berlin Heidelberg New York

Schatzker J, Tile M (1987) The rationale of operative fracture care. Springer, Berlin Heidelberg New York

7.11 Beckenfrakturen

Frakturen des Beckens haben in den vergangenen Jahren eine steigende Beachtung gefunden, mehrere Studien sind im Hinblick auf verschiedene Verletzungsmechanismen, Behandlungen und Langzeitresultate durchgeführt worden. Diese Untersuchungen haben gezeigt, daß rund 65 % aller Beckenfrakturen stabile Verletzungen sind und selten eine innere Osteosynthese benötigen. Instabile Beckenverletzungen können entweder rotationsinstabil oder vertikal instabil sein.

Rotationsinstabile Verletzungen sind meistens sog. „Open-book-Verletzungen" (durch eine Symphysensprengung öffnen sich die beiden Beckenschaufeln wie ein Buch), die durch eine ventrale Fixierung, z. B. mit einem Fixateur externe, stabil gemacht werden können.

Bei der vertikalen Instabilität ist der sakroiliakale Komplex vollständig unterbrochen und die Beckenhälfte nach kranial und dorsal verschoben. In diesem Fall ist normalerweise eine innere Osteosynthese erforderlich.

Der polytraumatisierte Patient mit einer Zerreißung des Beckenrings hat eine sehr ernste Verletzung mit einer hohen Sterblichkeitsrate. Daher gehört zum grundlegenden Management dieses Patienten unbedingt die frühestmögliche Stabilisierung der Verletzungen des Bewegungsapparats. Manchmal kann die sofortige Stabilisierung des Beckens durch eine Beckenzwinge oder einen Fixateur externe lebensrettend sein, während die endgültige Versorgung warten kann, bis der Zustand des Patienten dies erlaubt.

7.11.1 Anatomie

Männliches Becken, Ansicht von oben und von vorne (Abb. 1 a).
Seitliche (äußere) Fläche der rechten Beckenhälfte, Ansicht von vorne (Abb. 1 b).
Seitliche (äußere) Fläche der rechten Beckenhälfte, Ansicht von hinten (Abb. 1 c).

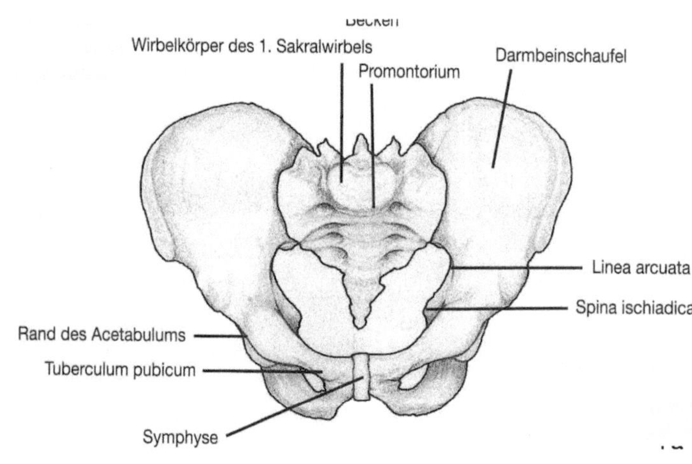

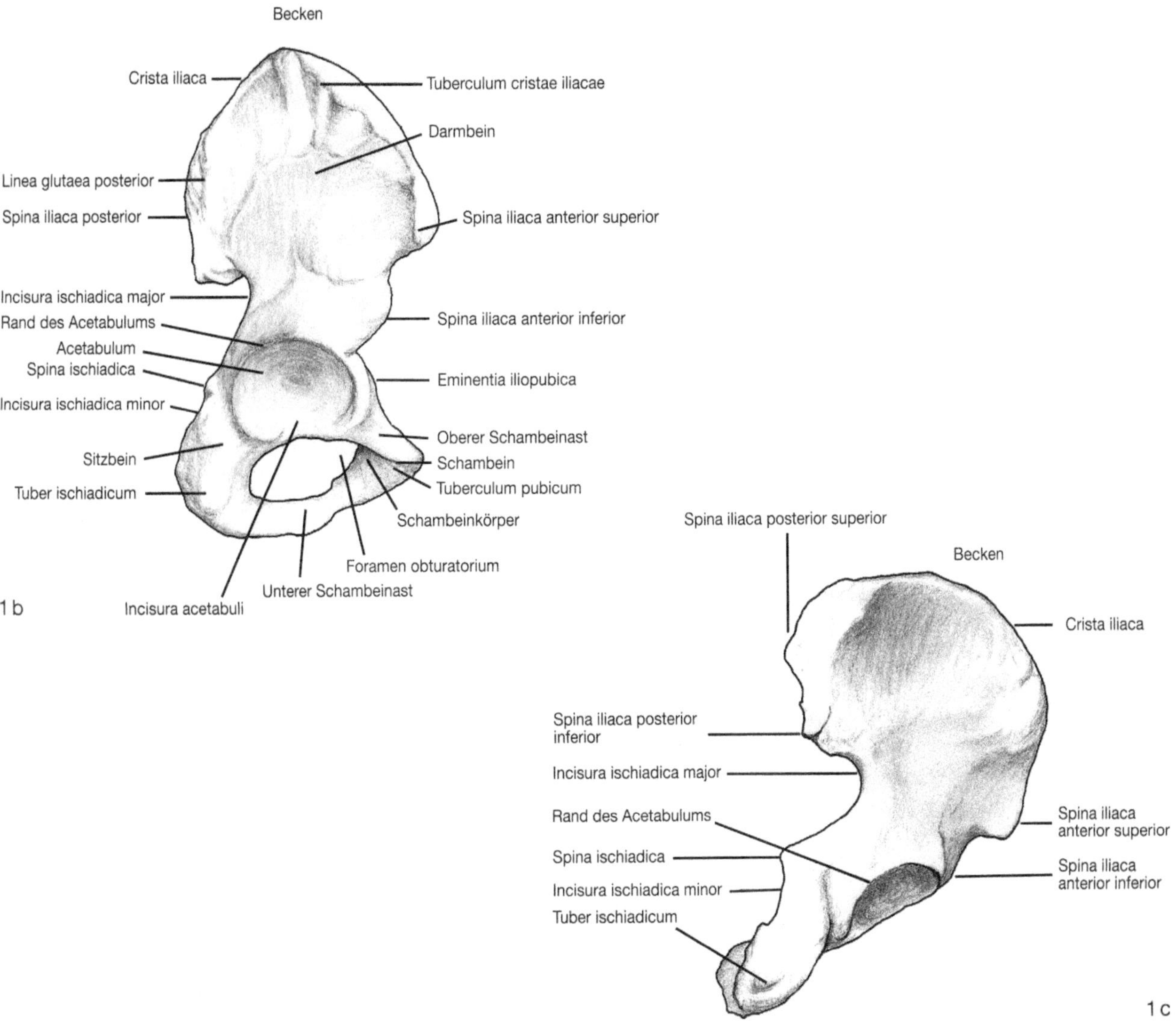

Das Becken hat eine ringförmige Struktur. Seine Aufgabe ist es,
1. einwirkende Kräfte von den Beinen auf die Wirbelsäule zu übertragen, und
2. lebenswichtige Organe und größere Blutgefäße zu schützen.

7.11.2 Diagnostik

Besondere Untersuchung:
- Verletzungsmechanismus. Hautschäden können einen Hinweis auf die Wahrscheinlichkeit einer größeren Verletzung geben, z. B. Reifenspuren im Bereich des Unterbauchs.
- Allgemeine Diagnostik des polytraumatisierten Patienten (Luftwege, Blutungen, ZNS).
- Die ableitenden Harnwege (Harnleiter, Blase, Harnröhre) können verletzt sein. Vor der Katheterisierung sollte eine genaue Beurteilung – evtl. durch einen Urologen – erfolgen.
- Inspektion auf größere Blutungen oder Verletzungen im Genital- und Analbereich.

- Sorgfältige neurologische Untersuchung der unteren Extremitäten.
- Prüfung der Beckenstabilität.

Röntgen:
- a.-p.-Aufnahme in der akuten Phase.
- Inletaufnahme: Der Röntgenstrahl wird in einem Winkel von 45 ° von kranial auf den mittleren Beckenanteil gerichtet (sagittale Dislokation?).
- Outletaufnahme: Der Röntgenstrahl wird in einem Winkel von 45 ° von kaudal auf die Symphyse gerichtet (vertikale Verschiebung einer Beckenhälfte?).
- Computertomographie.

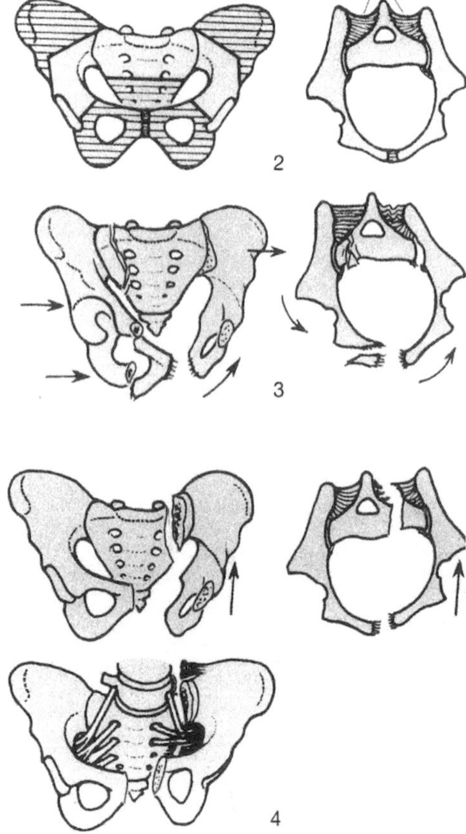

2

3

4

7.11.3 AO-Klassifikation (nach Tile)

Typ A: Stabile, minimal dislozierte Frakturen. Der Beckenring ist intakt oder nicht wesentlich verschoben (Abb. 2).

Typ B: Rotationsinstabilität bei erhaltener vertikaler Stabilität, z. B. Open-book-Verletzung, laterale Kompressionsverletzung (Abb. 3).

Typ C: Rotationsinstabilität und vertikale Instabilität, vertikale Abscherung. Zerreißung der gesamten Beckenbodenstrukturen einschließlich der sakroiliakalen Verbindungen (Abb. 4).

7.11.4 Indikationen zur Osteosynthese – Implantatwahl

Verletzung:
- Open-book-Verletzung, Dislokation der Symphyse um mehr als 2,5 cm (Typ B1) ohne hintere Instabilität.

Implantate:
- Fixateur externe, ventral angebracht.
- 2- oder 3-Loch-4,5-mm-DCP oder -LC-DCP oder 4,5-mm-Rekonstruktionsplatte, von oben auf die Symphyse gelegt. Zwei Platten bei schweren Patienten (Abb. 5).

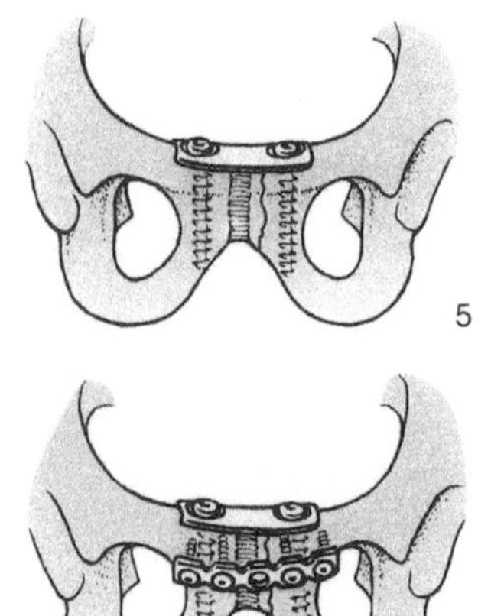
5

6

Fraktur:
- Open-book-Verletzung als Teil einer vertikal instabilen Typ-C-Fraktur.

Implantate:
- 2- oder 3-Loch-4,5-mm-DCP oder -LC-DCP oder 4,5-mm-Rekonstruktionsplatte, oben aufgelegt, sowie eine 3,5-mm- (oder 4,5-mm-) Rekonstruktionsplatte von vorne (Abb. 6).

Fraktur:
- Zerreißung des Sakroiliakalgelenks mit Dislokation oder Luxationsfraktur des Sakrums.

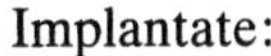

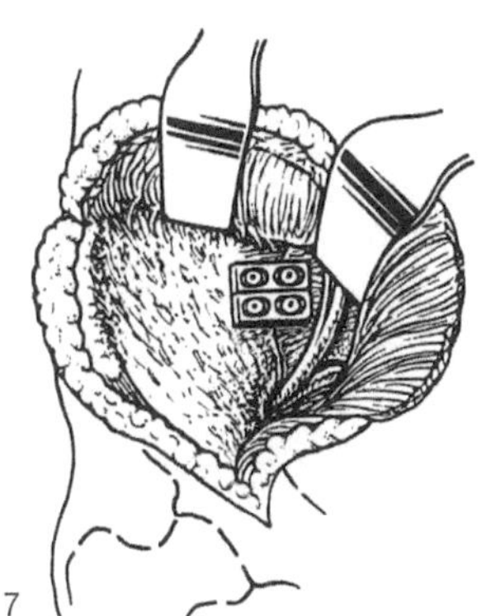

7

Implantate:
- 2- oder 3-Loch-3,5-mm-DCP für die stabile Überbrückung des sakroiliakalen Gelenks. Normalerweise 2 nicht parallel liegende Platten (Abb. 7).
- Durchbohrte 7,0-mm-Schrauben oder 6,5-mm-Spongiosaschrauben als Zugschrauben, von hinten durch die Ala in das Os sacrum eingebracht, Kontrolle mit Bildverstärker in 2 Ebenen (nach Matta) (Abb. 8).

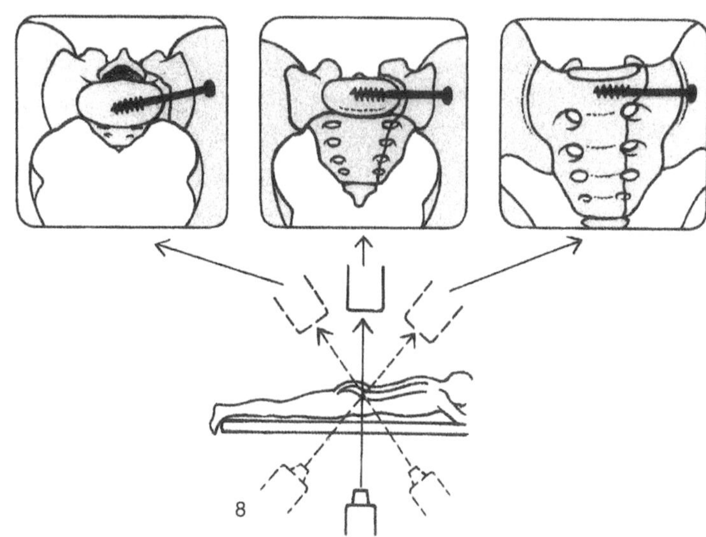

8

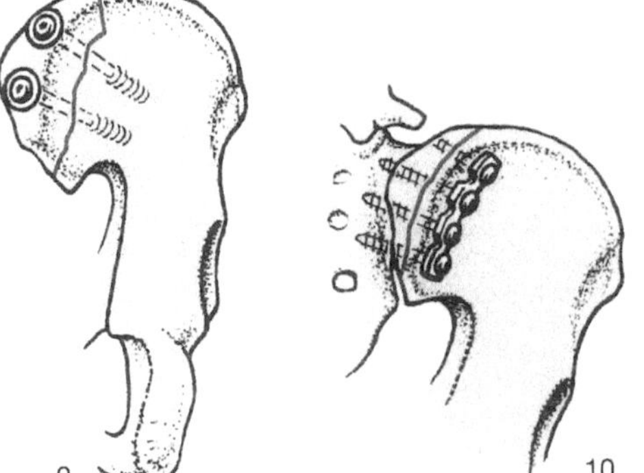

9 10

11

Fraktur:
- Darmbeinfraktur (Os ilium).

Implantate:
- Durchbohrte 7,0-mm-Schrauben oder 6,5-mm-Spongiosaschrauben als Zugschrauben (Abb. 9).
- 3,5-mm- oder 4,5-mm-DCP oder -Rekonstruktionsplatte (Abb. 10).

Fraktur:
- Sakrumfraktur, vertikal instabil.

Implantate:
- Sakralgewindestangen[1] (Abb. 11).
- Durchbohrte 7,0-mm-Schrauben als Zugschrauben, insbesondere bei Pseudarthrosen.

7.11.5 Präoperative Planung und Vorbereitung

Operationszeitpunkt:
- Rasche Stabilisierung des Beckens mit der Beckenzwinge oder mit einem einfachen vorderen Fixateur-externe-Rahmen bei Patienten mit breiter Open-book-Verletzung oder instabilen Beckenfrakturen. Hierdurch werden Blutungen aus Venen und spongiösem Knochen wesentlich vermindert.

[1] Sakralgewindestangen in Längen von 100–200 mm in 20-mm-Schritten befinden sich derzeit in Entwicklung. Nähere Informationen sind bei SYNTHES erhältlich.

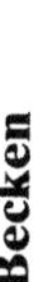

- Die endgültige Stabilisierung erfolgt in der Regel nach 5–7 Tagen, wenn der Allgemeinzustand des Patienten sich verbessert hat.

Lagerung:
- Symphysenrupturen: Rückenlage, freier Zugang zu beiden vorderen oberen Spinae iliacae.
- Hintere Stabilisierung des Sakroiliakalgelenks oder der Darmbeinschaufel: Seiten- oder Bauchlage, so daß die gesamte Fläche des Darmbeins frei zugänglich ist.
- Vordere sakroiliakale Stabilisierung: Rückenlage mit Rolle oder Polster unter der Gesäßhälfte, die ganze Darmbeinschaufel ist für den ilioinguinalen Zugang verfügbar.

Zugang:
- Symphysenrupturen: Horizontalschnitt, 15–20 cm lang, 1–2 Querfinger oberhalb der Symphyse (Abb. 12).
- Hintere Stabilisierung des Sakroiliakalgelenks oder der Darmbeinschaufel: Beginnt 1–2 Querfinger kaudal und lateral der hinteren oberen Spina iliaca, erstreckt sich nach oben parallel zur Darmbeinkante und endet 2–3 Querfinger ventral des höchsten Punktes der Kante. Die Nn. clunium superiores müssen durchtrennt werden (Abb. 13).
- Vordere sakroiliakale Stabilisierung: Der Schnitt beginnt in der Mitte des Leistenbandes und verläuft entlang der Darmbeinkante nach hinten (Abb. 14).

Vorbereitung der Instrumente:
- Instrumente für die Anwendung des Fixateur externe (s. S. 321).
- Instrumente für die Anwendung der 4,5-mm-DCP oder -LC-DCP (s. S. 112).
- Instrumente für die Anwendung der 4,5-mm-Rekonstruktionsplatten (s. S. 112).
- Instrumente für die Anwendung der 3,5-mm-Rekonstruktionsplatten (s. S. 216).
- Instrumente für die Anwendung der durchbohrten 7,0-mm-Schrauben (s. S. 121).

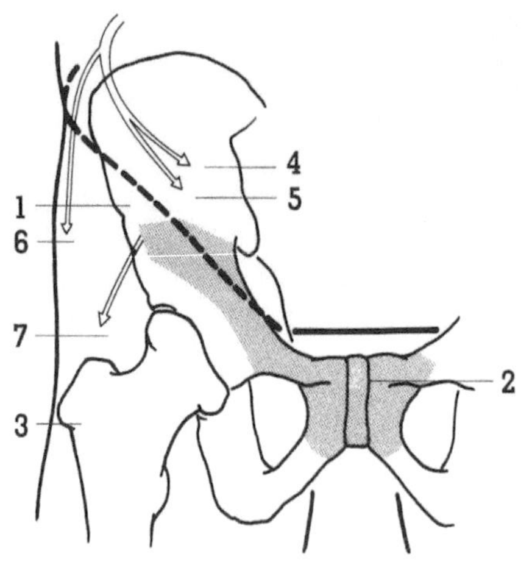

12

1 Spina iliaca anterior superior
2 Symphyse
3 Trochanter major
4 N. iliohypogastricus
5 N. ilioinguinalis
6 Seitlicher Hautast des N. iliohypogastricus
7 N. cutaneus femoris lateralis

7.11.6 Checkliste für die Operationstechnik

Instabile Verletzungen des Beckengürtels:
- Akute Stabilisierung mit der Beckenzwinge (s. S. 222).

Open-book-Verletzungen – Fixateur externe:
- Befestigung eines einfachen rechtwinkligen vorderen Rahmens. 2 Schanz-Schrauben werden perkutan in einem Winkel von 45° zueinander in jedes Darmbein eingebracht, eine in die vordere obere Spina, die andere in den Darmbeinkamm; anschließend werden sie durch eine vordere, trapezförmige Verstrebung miteinander verbunden.

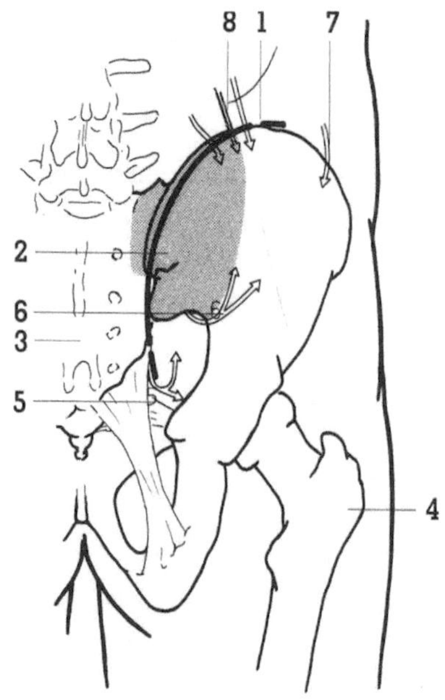

13

1 Darmbeinkamm (höchster Punkt)
2 Spina iliaca posterior superior
3 Crista sacralis mediana
4 Trochanter major
5 N. glutaeus inferior
6 N. glutaeus superior
7 Seitlicher Hautast des N. iliohypogastricus
8 Nn. clunium superiores

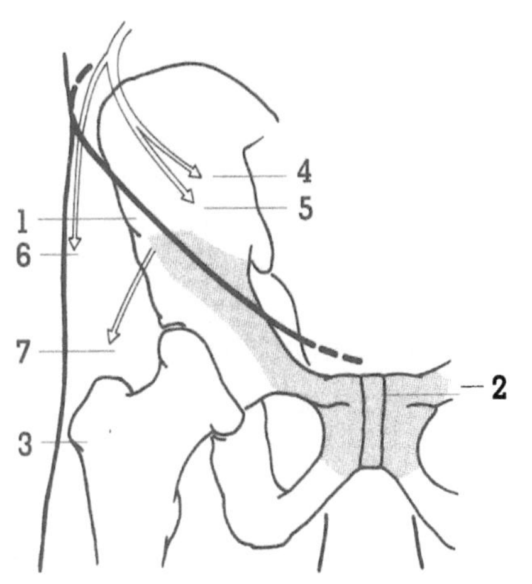

1 Spina iliaca anterior superior
2 Symphyse
3 Trochanter major
4 N. iliohypogastricus
5 N. ilioinguinalis
6 Seitlicher Hautast des N. iliohypogastricus
7 N. cutaneus femoris lateralis

Open-book-Verletzungen – Plattenosteosynthese:

- Freilegung des Foramen obturatorium beidseits, Einsatz der Beckenrepositionszange durch die Foramina.
- Anatomische Reposition. Es muß sorgfältig darauf geachtet werden, daß die Blase oder die Harnröhre nicht in der Symphyse eingeklemmt werden, wenn die Zange geschlossen wird.
- Befestigung einer 2- oder 3-Loch-4,5-mm-DCP oder -LC-DCP mit 6,5-mm-Spongiosaschrauben mit Vollgewinde von oben auf der Symphysenregion (s. S. 94).
- Bei instabiler Beckenzerreißung wird zusätzlich eine 3,5-mm-Rekonstruktionsplatte von vorne angebracht, um eine Verschiebung in der vertikalen Ebene zu vermeiden (s. S. 213).

Sakroiliakale Zerreißung oder Frakturen des Darmbeins, vorde-
14 rer ilioinguinaler Zugang:

- Freilegung des Darmbeinkamms und des Sakroiliakalgelenks, einschließlich der Kreuzbeinfläche.
- Anatomische Reposition mit Hilfe von spitzen Repositionszangen in der oberen vorderen Spina unter Zug nach ventral. Die Reposition wird vorne an der Incisura ischiadica major überprüft. Beachtung muß den dort verlaufenden Nerven geschenkt werden, besonders der Nervenwurzel von L5, die knapp medial des Sakroiliakalgelenks (SI) verläuft.
- Anlage von 2 parallelen 2- oder 3-Loch-3,5-mm-DCP (s. S. 202) für die stabile Überbrückung des sakroiliakalen Gelenks, sie werden mit 4,0-mm-Spongiosaschrauben mit durchgehendem Gewinde befestigt. Es darf jeweils nur eine Schraube in das Kreuzbein eingebracht werden, um Verletzungen der Nervenwurzel L5 zu vermeiden. Außerdem lassen sich höchstens 2 Schrauben in das angrenzende Darmbein einschrauben, da der Knochen weiter lateral sehr rasch dünn wird und keinen genügenden Schraubenhalt mehr garantiert.
- Bei Darmbeinfrakturen kann eine alleinige Zugschraubenosteosynthese mit durchbohrten 7,0-mm-Schrauben (s. S. 117) oder 6,5-mm-Spongiosaschrauben (s. S. 81) ausreichend sein oder durch eine Platte nahe am Darmbeinkamm ergänzt werden.

Sakroiliakale Zerreißung oder Frakturen mit vertikaler Verschiebung, hinterer Zugang:

- Darstellung der hinteren oberen Spina, des Darmbeinkamms und der Incisura ischiadica (Ischiasnerv beachten!).
- Anatomische Reposition, die mit Hilfe des durch die Incisura ischiadica eingeführten Zeigefingers auf der Vorderfläche des Kreuzbeins überprüft wird.
- Einbringen eines Führungsdrahtes durch den lateralen Teil des Kreuzbeins in den Wirbelkörper von S1, seine Lage wird mit dem Röntgenbildverstärker kontrolliert.
- Vorsichtiges Eindrehen von 1 oder 2 durchbohrten 7,0-mm-Schrauben. Eine Penetration des Spinalkanals oder der Foramina sacralia ist eine ernste Komplikation. Lagekontrolle mit Bildverstärker ist unabdingbar. Die 2. Schraube wird kaudal des S1-Foramens eingebracht, wo der Knochen jedoch sehr dünn ist. In der Hand eines erfahrenen Operateurs können die durchbohrten Schrauben auch perkutan eingebracht werden.

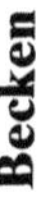

Sakrumfrakturen, hinterer Zugang:

- Darstellung der hinteren Spina.
- Anlage eines Gleitlochs durch die hintere obere Spina, anschließend wird ein Gewindebolzen dort hindurchgeschoben, bis er auf die gegenüberliegende hintere Spina iliaca trifft und auf der Außenfläche des Darmbeinkamms erscheint. Unterlagscheiben und Muttern werden eingesetzt und festgezogen, anschließend wird der Bolzen an der Mutter bündig gekürzt (Abb. 15a, b).
- Ein zweiter Bolzen wird kaudal und parallel zum ersten eingedreht. Die Bolzen müssen hinter dem Sakrum plaziert sein, um den sakralen Spinalkanal zu meiden. Die vorderen Sakrallöcher kann man mit einem Finger in der Incisura ischiadica major auf der Vorderfläche des Kreuzbeins tasten, die hinteren sind direkt einsehbar.

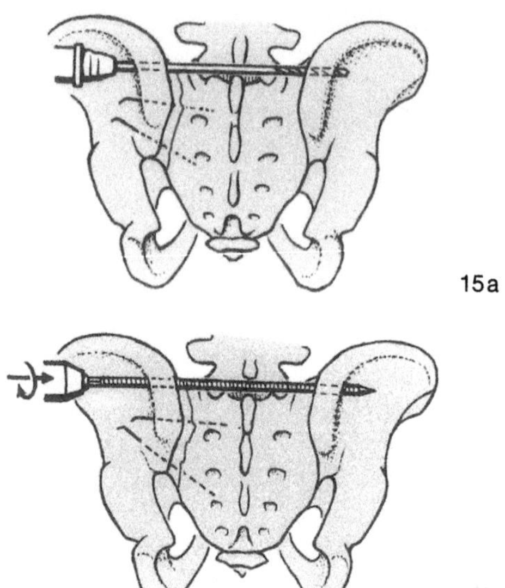

7.11.7 Besondere Gesichtspunkte – Alternativen

Der hintere Zugang kann als sicher und einfach angesehen werden, es gibt aber ein großes Risiko für verzögerte Wundheilung und Nervenschäden. Eine Drahtextension wird vorübergehend präoperativ und oft in der Nachbehandlung eingesetzt. Beckenfrakturen können mit Azetabulumfrakturen einhergehen (s. Abschn. 7.12).

7.11.8 Nachbehandlung

- Mehrere Saugdrainagen für 24–48 h.
- Die postoperative Nachbehandlung hängt ab von der Qualität der Osteosynthese und des Knochens.
- Wenn die Stabilität sowohl vorne als auch hinten gesichert ist, kann mit der frühen Mobilisation an Gehstützen begonnen werden.
- Um eine asymmetrische Belastung auf das abheilende Becken zu vermeiden, ist ein durchschwingendes Gehen mit 2 Gehstützen empfehlenswert.

7.11.9 Implantatentfernung

Implantate können belassen werden. Nur bei Beschwerden werden diese nach 10 Monaten entfernt. Dies bezieht sich normalerweise nur auf die Gewindebolzen und Schrauben in der Crista iliaca.

7.11.10 Literatur

Müller ME, Allgöwer M, Schneider R, Willenegger H (1992) Manual der Osteosynthese. AO-Technik. 3. Aufl. Springer, Berlin Heidelberg New York

Rüedi T, Hochstetter AHC von, Schlumpf R (1984) Operative Zugänge der Osteosynthese. Springer, Berlin Heidelberg New York

Schatzker J, Tile M (1987) The rationale of operative fracture care. Springer, Berlin Heidelberg New York

7.12 Azetabulumfrakturen

Frakturen der Hüftpfanne sind Gelenkfrakturen und erfordern deshalb eine exakte anatomische Reposition, um eine gute Langzeitfunktion des Hüftgelenks zu erhalten. In manchen Fällen kann geschlossen reponiert werden, aber in der Regel muß eine offene Reposition und stabile osteosynthetische Versorgung erfolgen. Ein zufriedenstellendes Ergebnis kann nur erzielt werden, wenn nach der Reposition die Gelenkfläche stufenfrei und das Gelenk stabil ist, und wenn Komplikationen vermieden werden. Die Operationstechnik ist sehr anspruchsvoll und erfordert ein erfahrenes Team, sowie geeignete Instrumente und Implantate. Alter und Allgemeinzustand sowie die Einschätzung anderer größerer Verletzungen beim polytraumatisierten Patienten wirken sich auf die Behandlung aus. Eine Extensionsbehandlung kann bei einem alten Patienten mit schlechter Knochenqualität das geeignete Verfahren sein.
Spätkomplikationen, wie z.B. die avaskuläre Knochennekrose des Hüftkopfes, heterotope Ossifikationen (Verkalkungen in der Hüftmuskulatur), Knorpelschäden und Läsionen des Ischias- oder Femoralisnervs, können das Ergebnis gefährden.

7.12.1 Anatomie

Seitliche (äußere) Fläche der rechten Beckenhälfte, Ansicht von vorne (s. Abb. 1 b, S. 477).
Seitliche (äußere) Fläche der rechten Beckenhälfte, Ansicht von hinten (s. Abb. 1 c, S. 477).

7.12.2 Diagnostik

Besondere Untersuchung:
- Genaue Beurteilung der pulmonalen und hämodynamischen Situation beim polytraumatisierten Patienten.
- Überwachung von Puls, Blutdruck und Ausscheidung.
- Urologische und neurologische Verletzungen.

Röntgen:
- Standardaufnahme a.-p. (Beckenübersicht).
- Schrägaufnahme der betroffenen Beckenhälfte in 45°, wobei die betroffene Gesäßseite angehoben wird (sog. Obturatoraufnahme).
- Schrägaufnahme der betroffenen Beckenhälfte in 45° mit angehobener Gegenseite (sog. Alaaufnahme).
- Computertomographie des Beckens.

7.12.3 AO-Klassifikation

Typ A: Nur ein Pfeiler des Azetabulums ist beteiligt; Frakturen des hinteren Pfannenrandes, hinteren Pfeilers und vorderen Pfannenrandes mit Variationen (Abb. 1).

Typ B: Querverlaufende Frakturkomponente, wobei mindestens ein Teil des Pfannendaches intakt ist und mit dem Os ilium in Verbindung bleibt (Abb. 2).

Typ C: Frakturen beider Pfeiler: Die Frakturlinien verlaufen sowohl im vorderen wie hinteren Pfeiler. Alle gelenkbildenden Fragmente einschließlich des Pfannendaches sind vom restlichen Os ilium getrennt (Abb. 3).

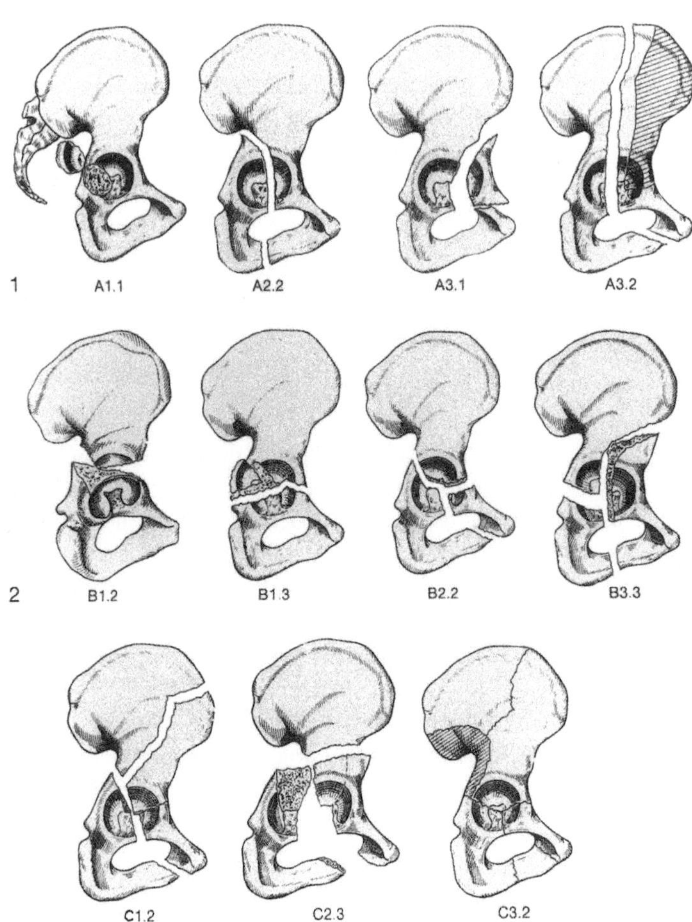

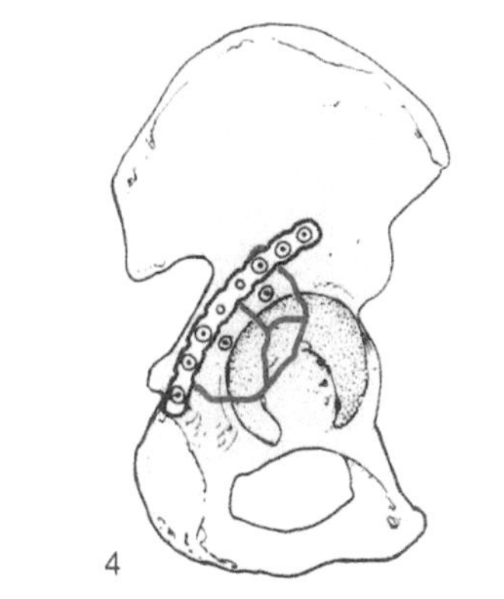
4

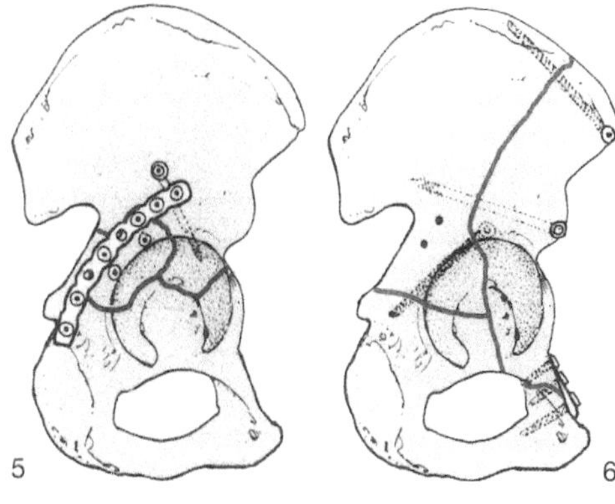
5 6

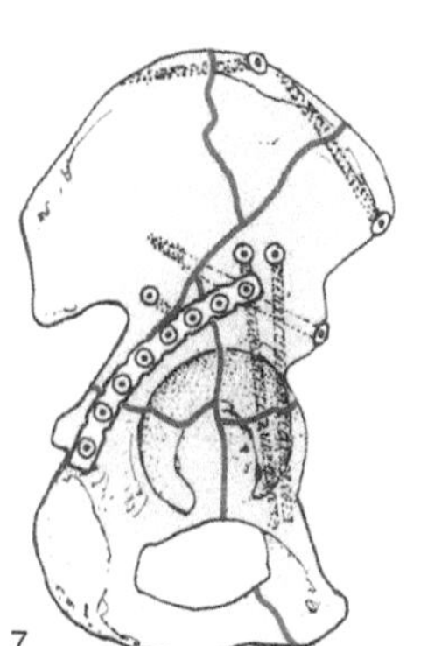
7

7.12.4 Indikationen zur Osteosynthese – Implantatwahl

Fraktur:
- Hintere Pfannendachfraktur (Typ A) (Abb. 4).

Implantate:
- 6,5-mm-Spongiosaschrauben als Zugschrauben.
- Durchbohrte 7,0-mm-Schrauben als Zugschrauben.
- 4,0-mm-Spongiosaschrauben.
- Gebogene 3,5-mm-Rekonstruktionsplatte.

Fraktur:
- Frakturen des vorderen Pfeilers, kombiniert mit Querfrakturen (Typ B) (Abb. 5, 6).

Implantate:
- 6,5-mm-Spongiosaschrauben als Zugschrauben.
- Durchbohrte 7,0-mm-Schrauben als Zugschrauben.
- 4,0-mm-Spongiosaschrauben.
- Gerade oder gebogene 3,5-mm-Rekonstruktionsplatte.

Fraktur:
- Zweipfeilerfraktur (Typ C) (Abb. 7).

Implantate:
- 6,5-mm-Spongiosaschrauben als Zugschrauben.
- Durchbohrte 7,0-mm-Schrauben als Zugschrauben.
- 4,0-mm-Spongiosaschrauben.
- 3,5-mm-Kortikalisschrauben, extra lang.
- Gebogene 3,5-mm-Rekonstruktionsplatte.

7.12.5 Präoperative Planung und Vorbereitung

Operationszeitpunkt:
- Der operative Eingriff wird normalerweise aufgeschoben, bis die lokale Blutungsneigung abgenommen und sich der Zustand des Patienten stabilisiert hat. Im optimalen Fall kann er innerhalb von 10 Tagen vorgenommen werden. Bei Gefäß- oder Nervenverletzungen sollte die Operation sofort erfolgen. Nicht reponierbare oder instabile hintere Luxationen des Femurkopfes erfordern eine notfallmäßige Osteosynthese.

Lagerung:
- Für den Kocher-Langenbeck-Zugang (Frakturtypen A1, A2, B1): Bauch- oder Seitenlage auf einem Extensionstisch oder einem Normaltisch mit Vakuummatratze. Das Bein wird frei beweglich abgedeckt. Bei der Abdeckung wird der größte Teil des Gesäßes frei gelassen.
- Für den geraden lateralen und iliofemoralen Zugang (Frakturtypen A2, A3, B1, B2, C2, C3): Seitenlage auf einem Extensionstisch oder einem Normaltisch mit Vakuummatratze. Das Bein wird frei beweglich abgedeckt. Das Operationsfeld wird bis zur Symphyse, zum hinteren Gesäßteil, unteren Rippenbogen und bis zur Oberschenkelmitte frei abgedeckt.

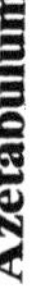

- Für den ilioinguinalen Zugang (Frakturtypen A3, B3, C1): Rückenlage auf einem Extensionstisch oder einem Normaltisch mit Vakuummatratze. Das Bein wird frei beweglich abgedeckt.

Zugänge:
- Kocher-Langenbeck- oder hinterer Zugang für Frakturtypen A1, A2, B1: Das Knie muß ständig in gebeugtem Zustand sein, um den Ischiasnerv zu entlasten (Abb. 8).
- Gerader lateraler Zugang für Frakturtypen A2, B1, B2, C2: Knie in Beugestellung (Abb. 9).
- Erweiterter iliofemoraler Zugang für Frakturtypen B1.2, B1.3, C1.2, C2, C3 (gestrichelt in Abb. 9).
- Ilioinguinaler Zugang für Frakturtypen A3, B3, C1 (s. Abb. 14, Abschn. 7.11. 6).

Vorbereitung der Instrumente:
- Repositionsinstrumente für das Becken (s. S. 220).
- Instrumente für die Anwendung des großen Distraktors (s. S. 352).
- Instrumente für die Anwendung von 6,5-mm-Spongiosaschrauben (s. S. 82).
- Instrumente für die Anwendung von durchbohrten 7,0-mm-Schrauben (s. S. 121).
- Instrumente für die Anwendung von 4,0-mm-Spongiosaschrauben (s. S. 214).
- Instrumente für die Anwendung einer 3,5-mm-Rekonstruktionsplatte (s. S. 216).

8

1 Spina iliaca anterior superior
2 Darmbeinkamm (höchster Punkt)
3 Spina iliaca posterior superior
4 Trochanter major
5 N. ischiadicus
6 N. glutaeus superior

7.12.6 Checkliste für die Operationstechnik

Die Kompliziertheit von Azetabulumfrakturen erlaubt keine Beschreibung eines schrittweisen Vorgehens, es gibt jedoch allgemeine Richtlinien, die für alle Frakturtypen gelten:
- Zunächst erfolgt die Reposition einer Luxation im Sakroiliakalgelenk oder einer dislozierten Sakrumfraktur.
- Anatomische Reposition einzelner gelenkbildender Fragmente des Azetabulums mit Hilfe der speziellen Beckenrepositionszangen, unterstützt durch Zug mit dem großen Distraktor.
- Fixation mit 6,5-mm-Spongiosaschrauben als Zugschrauben (s. S. 81).
- Fixation mit durchbohrten 7,0-mm-Schrauben als Zugschrauben (s. S. 117).
- Reposition und Fixation aller extraartikulären Fragmente.
- Überprüfung der korrekten stufenfreien Reposition unter direkter Sicht und von außen anhand der erreichten Rekonstruktion der Kortikalis über dem Gelenk.
- Die Gelenkfläche muß durch eine breite Kapseleröffnung dargestellt werden. Ein in den Schenkelhals eingebrachtes korkenzieherartiges Instrument ermöglicht ein besseres Zurückziehen des Femurkopfes und die Einsichtnahme in die Gelenkfläche, falls kein Distraktor vorhanden ist. Der Korkenzieher sollte tief in den Schenkelhals eingebracht werden, um nicht die Gefäße für die Blutversorgung des Kopfes zu schädigen.

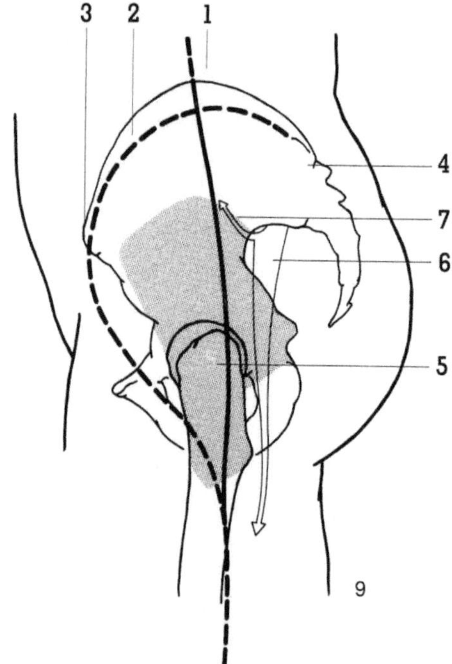

9

1 Darmbeinkamm (höchster Punkt)
2 Tuberositas glutaea
3 Spina iliaca anterior superior
4 Spina iliaca posterior superior
5 Trochanter major
6 N. ischiadicus
7 N. glutaeus superior

- Befestigung einer 3,5-mm-Rekonstruktionsplatte mit 4,0-mm-Spongiosaschrauben mit durchgehendem Gewinde zur Abstützung der Zugschraubenosteosynthese (s. S. 195, 213).

7.12.7 Besondere Gesichtspunkte – Alternativen

Heterotope Ossifikationen (Verkalkungen in den gelenknahen Weichteilen) sind eine Hauptkomplikation des iliofemoralen und hinteren Zugangs.
Platten werden an den vorderen Pfeiler von der Innenfläche des Darmbeins aus, an die Symphyse, an den hinteren Pfeiler und an die kraniale Fläche des Azetabulums angelegt. Bei der Verplattung des hinteren Pfeilers sollte die distale Schraube im Tuber ischiadicum verankert sein. Schrauben im zentralen Teil der Beckenschaufel dürfen den Gelenkknorpel des Azetabulums nicht durchbohren. Platten müssen vor ihrer Befestigung sehr genau der Pfeilerform angepaßt werden, andernfalls kann es zu einer Verschiebung des gegenüberliegenden Pfeilers kommen.

7.12.8 Nachbehandlung

- Saugdrainage für 24–48 h.
- Die passive Mobilisation des Hüftgelenks ist bereits in den ersten postoperativen Tagen möglich. Bei gelungener Reposition und Osteosynthese kann in der Regel nach 5–10 Tagen postoperativ mit dem Gehtraining und aktiven Bewegungsübungen im Hüftgelenk begonnen werden.
- Es erfolgt eine Teilbelastung des betroffenen Beins mit 15 kg. Die Vollbelastung wird normalerweise 8 Wochen nach der Osteosynthese möglich sein.
- Bei zweifelhafter Stabilität der Osteosynthese kann manchmal eine Extensionsbehandlung über 4 Wochen bei freier Bewegung im Bett erfolgen.

7.12.9 Implantatentfernung

Die Implantate werden in der Regel belassen. Falls sie Beschwerden verursachen, können sie nach 10 Monaten entfernt werden.

7.12.10 Literatur

Müller ME, Allgöwer M, Schneider R, Willenegger H (1992) Manual der Osteosynthese. AO-Technik. 3. Aufl. Springer, Berlin Heidelberg New York

Rüedi T, Hochstetter AHC von, Schlumpf R (1984) Operative Zugänge der Osteosynthese. Springer, Berlin Heidelberg New York

Schatzker J, Tile M (1987) The rationale of operative fracture care. Springer, Berlin Heidelberg New York

7.13 Proximale Femurfrakturen

Proximale Femurfrakturen können in Frakturen des Kopfes, des Schenkelhalses und der Trochanterregion eingeteilt werden. Subtrochantäre Frakturen mit Ausdehnung in die Trochanterregion werden ebenfalls in diesem Abschnitt behandelt.
Frakturen des Femurkopfes sind immer Teil einer Kombinationsverletzung des Hüftgelenks. Abscherfrakturen – häufig kombiniert mit einer Impression des Femurkopfes – werden osteosynthetisch refixiert, falls die Blutversorgung intakt ist. Bei gleichzeitiger Schenkelhalsfraktur erfolgt am besten eine Arthrodese oder ein prothetischer Gelenkersatz.
Schenkelhalsfrakturen sind intraartikulärer Natur. Je nach Lokalisation der Fraktur kann die Blutversorgung des Femurkopfes beschädigt sein und dadurch eine avaskuläre Kopfnekrose entstehen (vor allem bei dislozierten subkapitalen Frakturen). Eingekeilte subkapitale Frakturen (sog. Abduktionsfrakturen, Typ B1) des älteren Menschen erfordern keine operative Versorgung. Bei jüngeren Patienten ist allerdings selbst bei stabiler Fraktur eine Osteosynthese mit Schrauben in Erwägung zu ziehen. Um einer Minderdurchblutung des Kopffragments vorzubeugen, wird die Absaugung des Blutergusses – auch beim alten Patienten – empfohlen. Transzervikale Femurhalsfrakturen sind meist instabil und machen eine interne Stabilisierung erforderlich. Sie haben eine hohe Rate von avaskulären Kopfnekrosen. Da der Druck des intraartikulären Hämatoms (Hämarthros) die Blutversorgung des Kopffragments negativ beeinflussen kann, ist die notfallmäßige Osteosynthese innerhalb von 6 h nach dem Unfall zu empfehlen.
Frakturen der Trochanterregion verlaufen fast immer extraartikulär und führen deshalb nur sehr selten zu einer avaskulären Femurkopfnekrose. Diese häufigste Fraktur des proximalen Femurendes betrifft hauptsächlich höhere Altersgruppen. Die operative Behandlung gilt heute als Therapie der Wahl. Subtrochantäre Frakturen stellen eine Herausforderung an das Operationsteam dar, da Reposition und interne Stabilisierung schwierig sind. Trotzdem ist auch hier eine operative Versorgung die beste Behandlung (s. Abschn. 4.2).

7.13.1 Anatomie

Proximales Femur rechts, Ansicht von vorne (Abb. 1 a).
Proximales Femur rechts, Ansicht von hinten (Abb. 1 b).

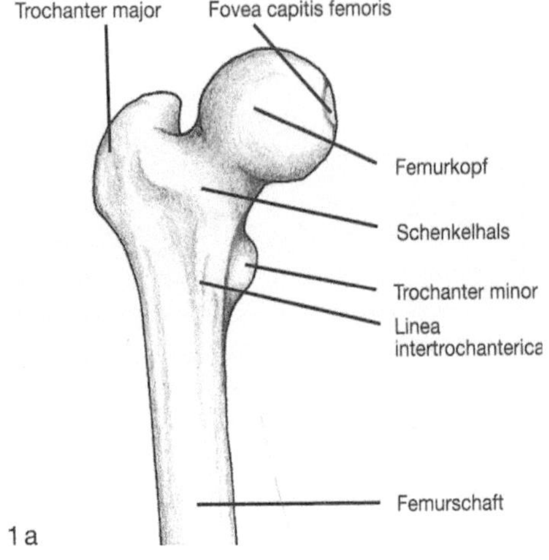

1 a

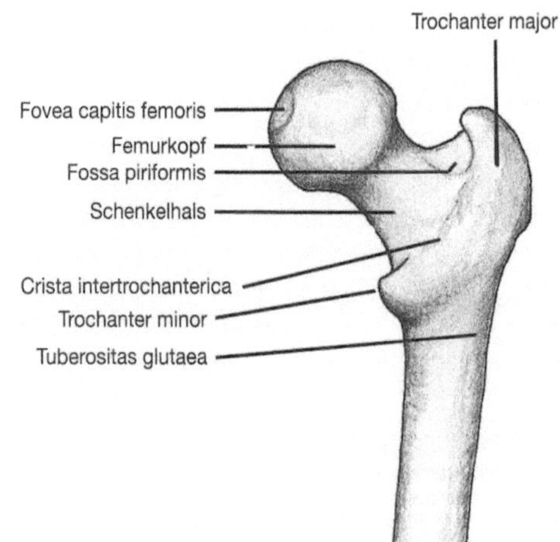

1 b

7.13.2 Diagnostik

Besondere Untersuchung:
- Beim älteren Patienten ist eine sorgfältige internistische Beurteilung notwendig, bevor eine Entscheidung über die Behandlung getroffen werden kann.

Röntgen:
- Beckenübersicht (zeigt auch die unverletzte Seite).
- a.-p.-Aufnahme des betroffenen Hüftgelenks, um die Kongruenz des Femurkopfes mit dem Azetabulum zu prüfen.
- Axiale Aufnahme zur Feststellung des Dislokationsgrades des Femurkopfes bei Schenkelhalsfrakturen.
- Evtl. Kernspintomographie (Magnetic Resonance Imaging, MRI) oder Szintigraphie zur Überprüfung der Durchblutungsverhältnisse des Femurkopfes bei Schenkelhalsfrakturen.
- Computertomographie zur Darstellung von vorderen oder hinteren Impressionen oder Abscherfrakturen des Femurkopfes.
- Eine konventionelle Schichtuntersuchung ist gelegentlich bei fraglichen Schenkelhalsfrakturen hilfreich.

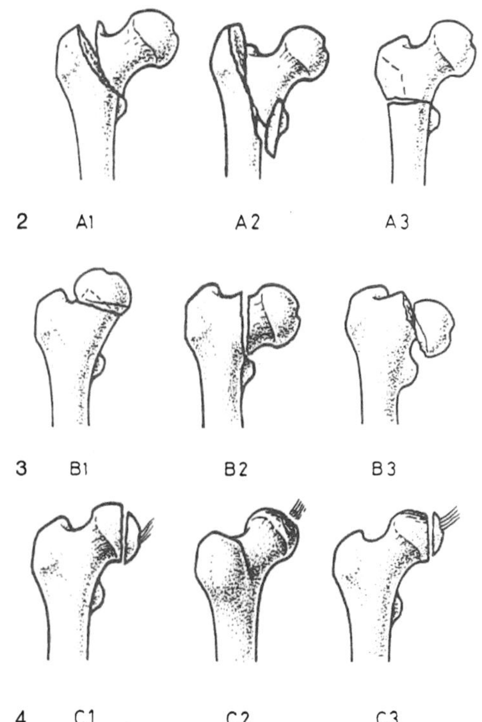

7.13.3 AO-Klassifikation

Siehe auch Abschn. 5.1

Typ 31 A : Frakturen der Trochanterregion (Abb. 2).
Typ 31 B : Schenkelhalsfrakturen (Abb. 3).
Typ 31 C : Femurkopffrakturen (Abb. 4).

7.13.4 Indikationen zur Osteosynthese – Implantatwahl

Fraktur:
- Großes Abscherfragment des Femurkopfes bei jungen Patienten (C3.1).

Implantate:
- 4,0-mm-Spongiosaschrauben als Zugschrauben (Abb. 5).

Fraktur:
- Abscherfraktur des Kopfes kombiniert mit Schenkelhalsfraktur (C3.2, C3.3).

Implantate:
- Hüfttotalendoprothese (HTP) oder Arthrodese mit Kreuzplatte je nach Alter (Abb. 6).

Fraktur:
- Schenkelhalsfrakturen (B2, B3).

Implantate:
- 3 durchbohrte 7,0-mm-Schrauben oder 6,5-mm-Spongiosaschrauben (Abb. 7).
- 130°-Winkelplatte (Abb. 8).
- Dynamische Hüftschraube (DHS) in Kombination mit zusätzlicher 6,5-mm-Spongiosaschraube (Abb. 9).

Fraktur:
- Pertrochantäre (A1, A2) oder intertrochantäre (A3) Frakturen.

Implantate:
- DHS, bei älteren Patienten mit osteoporotischem Knochen und bei instabilen Frakturen mit kleineren Fragmenten (Abb. 10).
- 95°-Kondylenplatte, besonders bei jüngeren Patienten mit größeren Fragmenten und qualitativ gutem Knochen (A1) (Abb. 11).
- DCS (Dynamische Kondylenschraube) bei jüngeren Patienten (Abb. 12).

Fraktur:
- Subtrochantäre Fraktur mit Ausdehnung in die Trochanterregion.

Implantate:
- 95°-Kondylenplatte (Abb. 13).
- DCS.

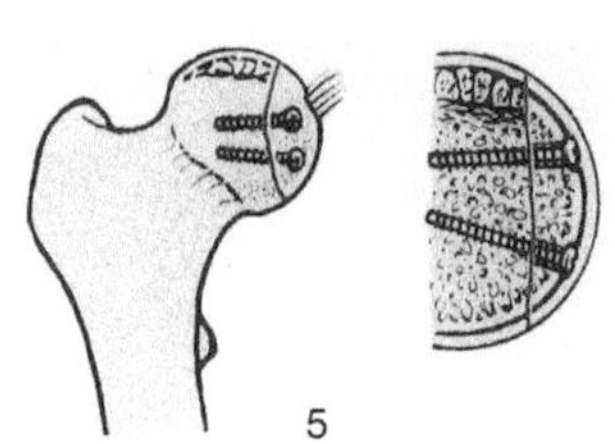
5

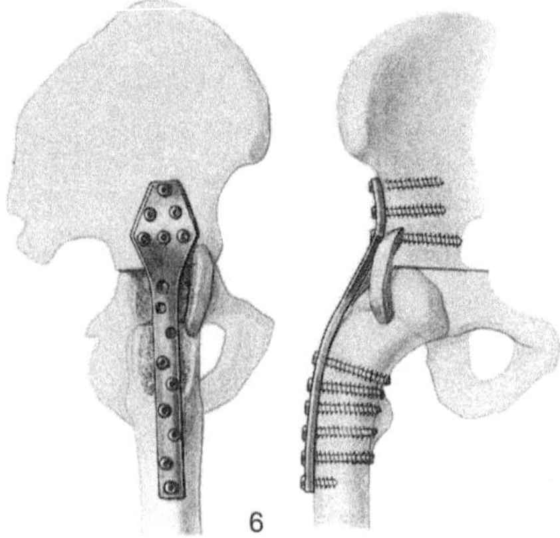
6

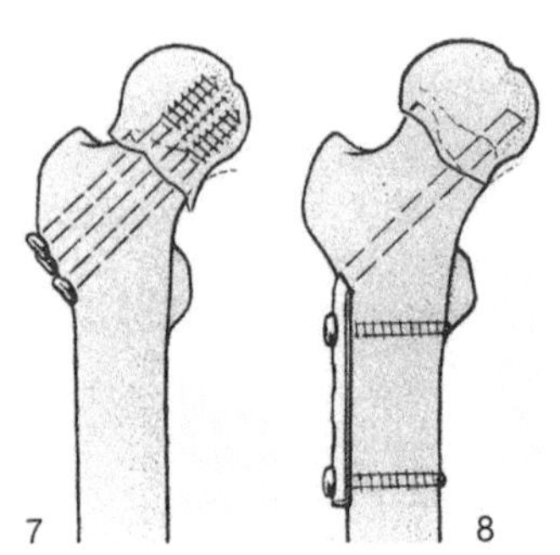
7 8

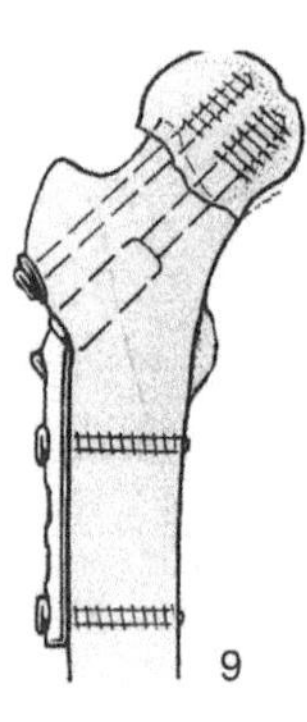
9

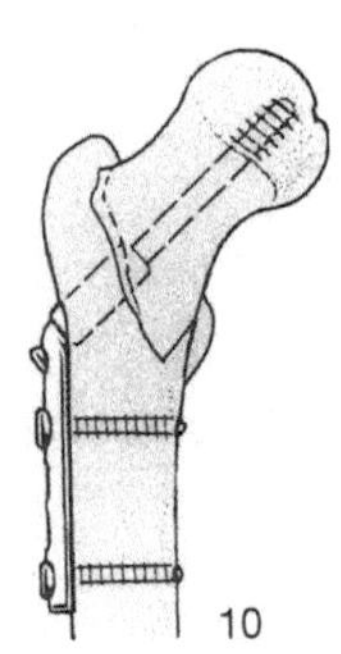
10

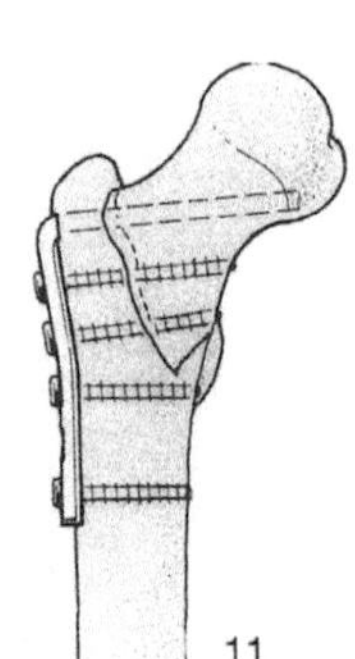
11

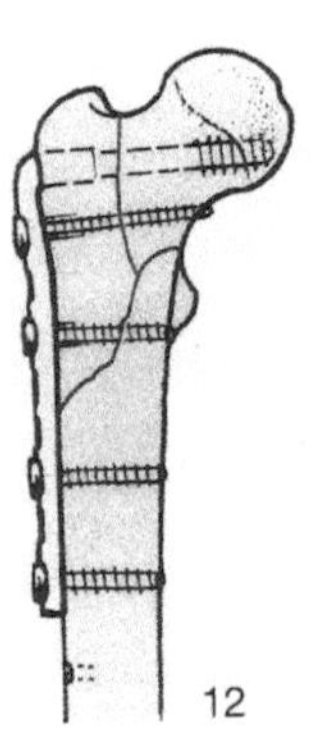
12

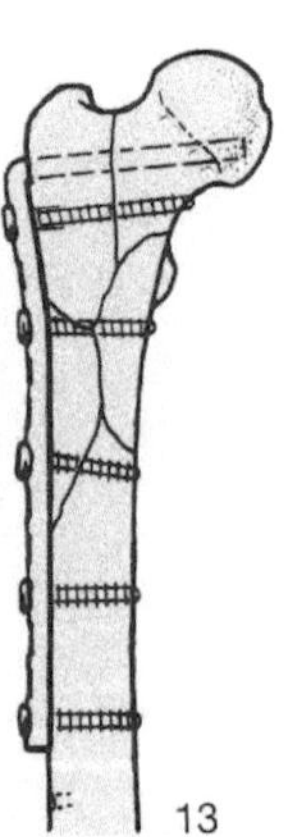
13

7.13.5 Präoperative Planung und Vorbereitung

Operationszeitpunkt:
- Wegen der Gefahr einer Schädigung der Blutversorgung für den Femurkopf sollte innerhalb von 6 h nach dem Unfallzeitpunkt dringlich eine offene Reposition und osteosynthetische Versorgung erfolgen.
- Gelenkersatzoperationen sind Wahleingriffe, aber ein dislozierter Femurkopf muß als Notfallmaßnahme vor weiteren diagnostischen Schritten reponiert werden.

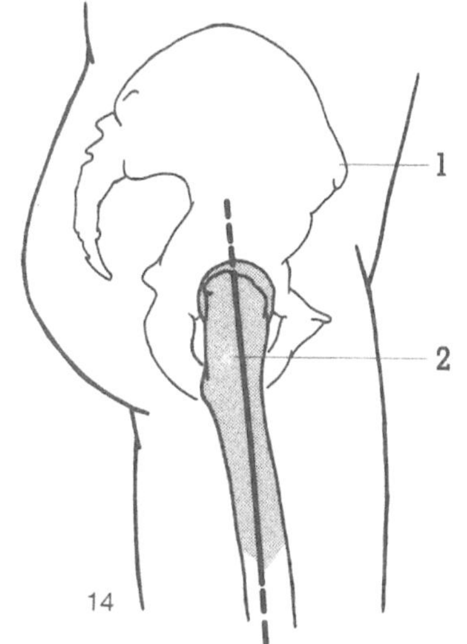

1 Spina iliaca anterior superior
2 Trochanter major

Lagerung:
- Rückenlage mit geringer Polsterung unter dem Gesäß. Das Bein wird frei beweglich abgedeckt. Häufig wird ein Extensionstisch benutzt, um leichter intraoperative Kontrollen mit dem Bildverstärker durchführen zu können.

Zugang:
- Gerade Schnittführung entlang einer Linie vom Trochanter major bis zu einem Punkt ungefähr eine Handbreit distal der Fraktur (Abb. 14).

Vorbereitung der Instrumente:
- Instrumente für die Anwendung von 4,0-mm-Spongiosaschrauben (s. S. 214).
- Instrumente für die Anwendung von 6,5-mm-Spongiosaschrauben (s. S. 82).
- Instrumente für die Anwendung von durchbohrten 7,0-mm-Schrauben (s. S. 121).
- Instrumente für die Anwendung der DHS (s. S. 150).
- Instrumente für die Anwendung der DCS (s. S. 150).
- Instrumente für die Anwendung der 95°-Kondylenplatte (s. S. 172).

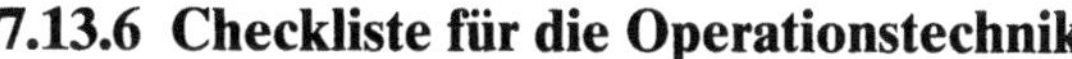

7.13.6 Checkliste für die Operationstechnik

Große Abscherfraktur des Femurkopfes:
- Durch Bohren von 2-mm-Bohrlöchern in das Hauptfragment kann im Falle einer Blutung die erhaltene Gefäßversorgung nachgewiesen werden.
- Anatomische Reposition beispielsweise mit Hilfe eines kleinen scharfen Hakens.
- Einbringen von 4,0-mm-Spongiosaschrauben als Zugschrauben (s. S. 195).
- Anhebung einer Impression und Auffüllung des Defektes mit autologer Spongiosa.

Schenkelhalsfraktur:
- Vordere Kapseleröffnung im Längsverlauf des Halses.
- Entfernung des intrakapsulären Hämatoms.
- Die Fraktur wird mit Hilfe von 3 Hohmann-Hebeln dargestellt: ein 16 mm breiter Hebel mit langer Spitze über dem ventralen Azetabulumrand, 2 Hebel mit kurzer Spitze beidseits des Schenkelhalses. Der Kopf kann mit der Spitze eines 8-mm-Hebels stabilisiert werden.

- Fixation mit durchbohrten 7,0-mm-Schrauben (s. S. 117) oder 6,5-mm-Spongiosaschrauben (s. S. 81).
- Fixation mit DHS und zusätzlichen 6,5-mm-Spongiosaschrauben als Zugschrauben zur Sicherung der Rotationsstabilität (s. S. 143).

Per- und intertrochantäre Frakturen:
- Versuch der geschlossenen Reposition: leichter Zug, Außenrotation und Abspreizung. Falls nicht erfolgreich, wird eine offene Reposition und Stabilisation mit einem der folgenden Implantate durchgeführt:
- Fixation mit DHS (s. S. 143).
- Fixation mit DCS (s. S. 150).
- Fixation mit 95°-Kondylenplatte unter Verwendung des Plattenspanners (s. S. 161).

Subtrochantäre Frakturen mit Ausdehnung in die Trochanterregion:
- Darstellung der Fraktur.
- Reposition von Typ-A- und -B-Frakturen vor dem Einsetzen der Kondylenplatte.
- Bei Trümmerfrakturen (Typ C) wird die Kondylenplatte vor der Reposition eingebracht und eine indirekte Repositionstechnik mit dem Distraktor bevorzugt (s. S. 355). Ein autologe Spongiosaplastik ist in der Regel nicht erforderlich.

7.13.7 Besondere Gesichtspunkte – Alternativen

Stabil eingestauchte subkapitale Frakturen erfordern bei alten Menschen keine interne Stabilisierung, sofern der Kopf nicht noch später abrutscht. Dennoch sollte das Gelenkhämatom entfernt werden, um eine Störung der Blutversorgung für den Femurkopf zu verhindern.

Bei Schenkelhalsfrakturen mit einer senkrechten Frakturebene können die einwirkenden Scherkräfte durch eine intertrochantäre Valgisationsosteotomie von 30–40° in Druckkräfte umgewandelt werden.

Präoperative Planungszeichnungen als Vorbereitung der Osteosynthese helfen bei subtrochantären Frakturen mit, ein gutes Ergebnis zu erzielen. Eine umgedrehte Röntgenaufnahme der gesunden Seite dient als Modell.

Bei der Anwendung einer 95°-Kondylenplatte oder einer DCS für die Stabilisierung subtrochantärer Frakturen ist die korrekte Positionierung des Plattensitzinstruments von großer Bedeutung. Die Einschlagstelle ist am Übergang vom vorderen zum mittleren Drittel des Trochanter major, das Plattensitzinstrument wird 1 cm unterhalb der kranialen Schenkelhalskortikalis eingebracht.

Die Kondylenplatte wird eingeschlagen und mit einer Kortikalisschraube, die im Adambogen verankert wird, zusätzlich im proximalen Fragment gesichert. Dann wird die Platte in Längsrichtung des Schaftes ausgerichtet und mit einer selbstzentrierenden Knochenhaltezange befestigt. Anschließend wird der Distraktor mit einem Bolzen durch das 2. Plattenloch, und mit dem anderen in ein vorgebohrtes 4,5-mm-Loch distal der Platte eingesetzt. Unter leichter Distraktion erfolgt die Reposition der Fragmente, anschließend wird die Platte zunächst distal fixiert, danach werden ggf. Zugschrauben eingebracht und zuletzt die restlichen Plattenschrauben befestigt. Eine intraoperative Röntgenkontrolle ist empfehlenswert (s. S. 18).

7.13.8 Nachbehandlung

- Saugdrainage für 24–36 h.
- Postoperative Röntgenkontrolle mit a.-p.- und axialer Aufnahme.
- Lagerung des Beines in Neutralstellung in einer Schaumstoffschiene.
- Mobilisation im Gehwagen oder mit Gehstützen am 1. postoperativen Tag.
- Je nach erzielter Stabilität wird Teilbelastung erlaubt. Beim älteren Patienten ist dies möglicherweise wegen mangelnder Kooperation nicht ratsam.
- Isometrische Muskelübungen werden baldmöglichst begonnen.
- Proximale Femurfrakturen brauchen in der Regel 3–5 Monate zur Heilung.

7.13.9 Implantatentfernung

Bei jungen Patienten können die Implantate nach 12–18 Monaten entfernt werden, wenn der Heilungsverlauf ungestört war. Beim älteren Menschen werden Implantate grundsätzlich belassen, solange sie nicht zu deutlichen Beschwerden führen.

7.13.10 Literatur

Mast J, Jakob R, Ganz R (1989) Planning and reduction technique in fracture surgery. Springer, Berlin Heidelberg New York

Müller ME, Allgöwer M, Schneider R, Willenegger H (1992) Manual der Osteosynthese. AO-Technik. 3. Aufl. Springer, Berlin Heidelberg New York

Müller ME, Nazarian S, Koch P, Schatzker J (1990) The comprehensive AO classification of fractures of long bones. Springer, Berlin Heidelberg New York

Regazzoni P, Rüedi T, Winquist R, Allgöwer M (1985) The dynamic hip screw implant system. Springer, Berlin Heidelberg New York

Rüedi T, Hochstetter AHC von, Schlumpf R (1984) Operative Zugänge der Osteosynthese. Springer, Berlin Heidelberg New York

Schatzker J, Tile M (1987) The rationale of operative fracture care. Springer, Berlin Heidelberg New York

Sequin F, Texhammar R (1980) Das AO-Instrumentarium. Springer, Berlin Heidelberg New York

7.14 Femurschaftfrakturen

Schaftfrakturen des Femurs entstehen durch eine erhebliche Gewalteinwirkung und gehen häufig mit einem beträchtlichen Weichteilschaden und weiteren Frakturen am gleichen Bein einher. Eine dringliche interne Stabilisierung ist heutzutage die anerkannte Behandlungsform. Hierdurch wird das Risiko pathophysiologischer Komplikationen vermindert und einer dauerhaften Einschränkung der Kniefunktion durch eine frühe Mobilisation vorgebeugt. Die Marknagelung, mit oder ohne Verriegelung, ist die bevorzugte Methode. Allerdings ist bei bestimmten Frakturen auch eine Verplattung oder Stabilisierung mit Fixateur externe möglich.

7.14.1 Anatomie

Femur rechts, Ansicht von vorne (Abb. 1 a).
Femur rechts, Ansicht von hinten (Abb. 1 b).

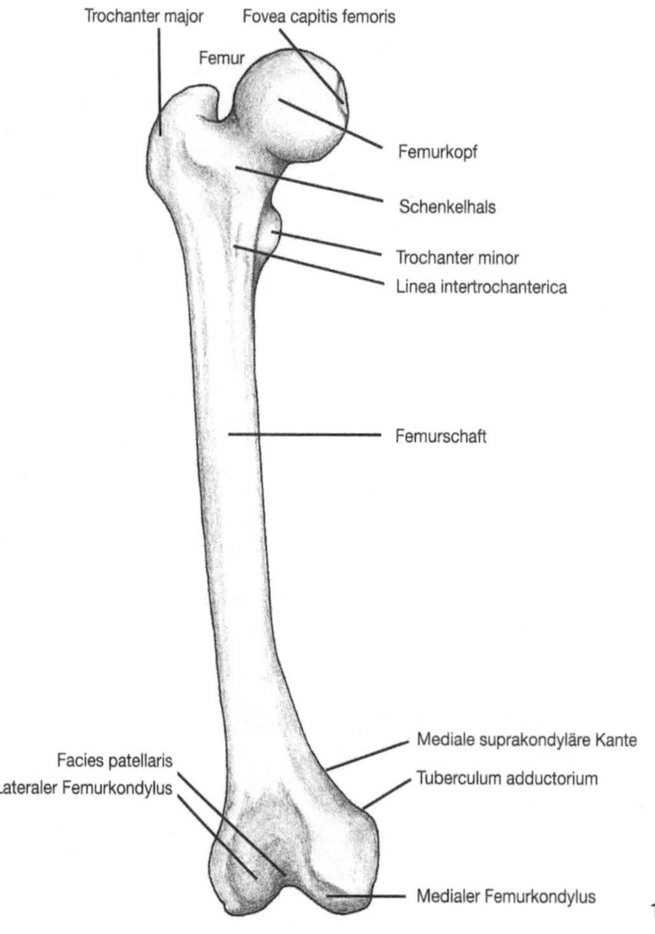

1 a

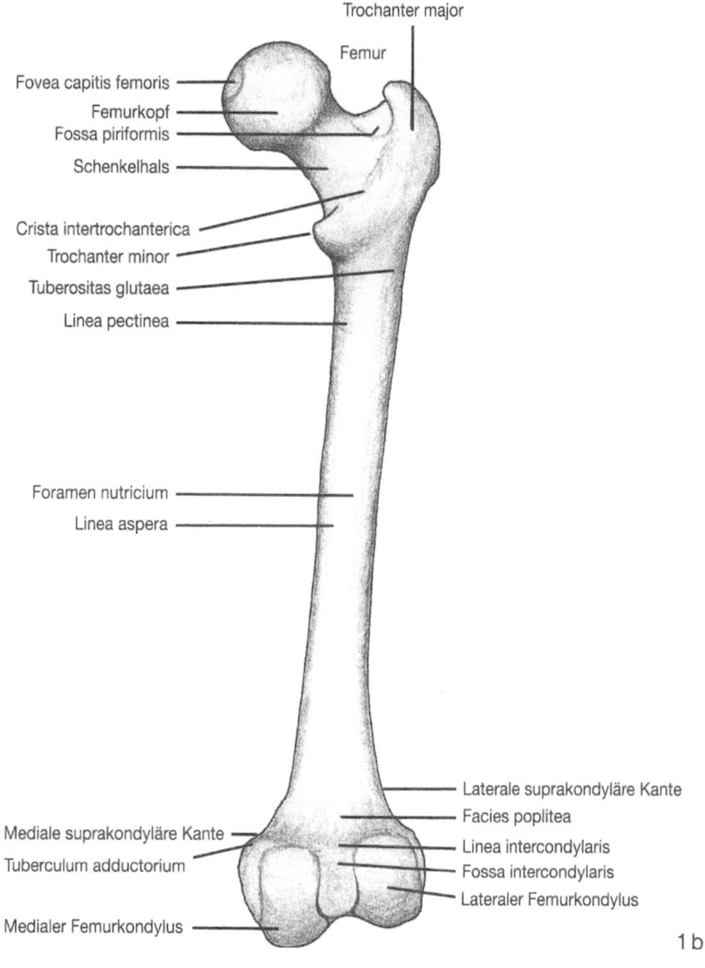

1 b

2 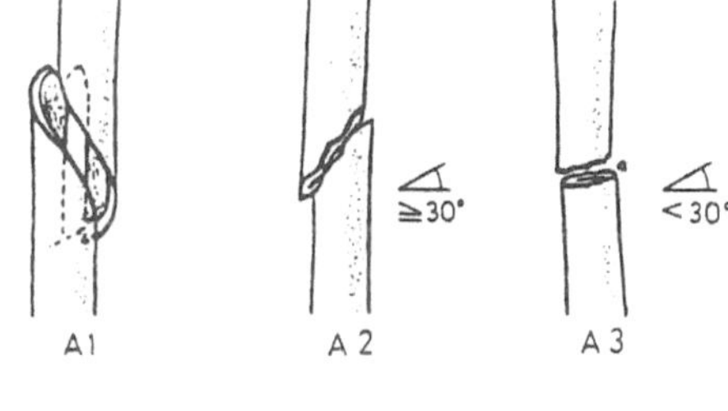

3 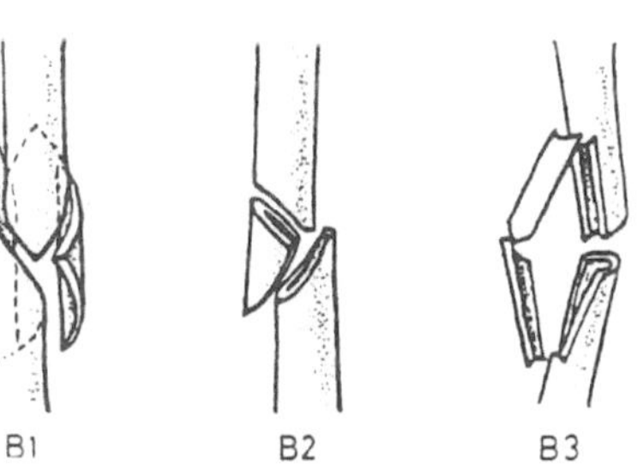

4 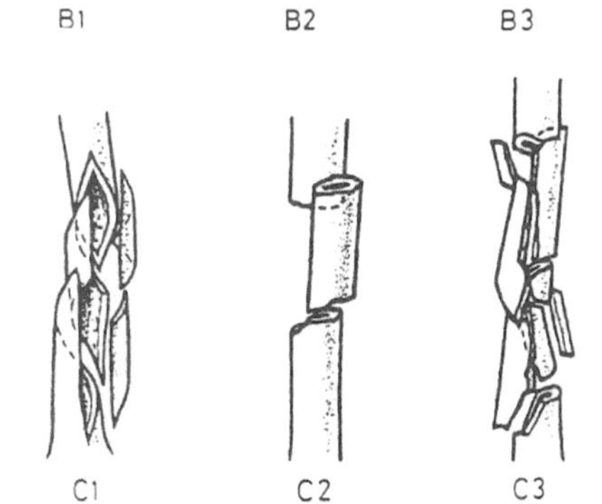

7.14.2 Diagnostik

Besondere Untersuchung:

- Da diese Patienten häufig mehrfach verletzt sind, hat die allgemeine Überprüfung der Atem- und Kreislauffunktion und die Untersuchung auf Verletzungen des Schädels, Thorax und Abdomens vorrangig zu erfolgen.
- Die Skelettverletzungen sollten frühzeitig erkannt und entsprechend behandelt werden.
- Verletzungen des Kniebandapparats können beteiligt sein.

Röntgen:

- a.-p.-Aufnahme mit den angrenzenden Gelenken.

7.14.3 AO-Klassifikation

Siehe auch Abschn. 5.1

Typ 32 A : Einfache Frakturen (Abb. 2).
Typ 32 B : Keilfrakturen (Abb. 3).
Typ 32 C: Komplexe Frakturen (Abb. 4).

7.14.4 Indikationen zur Osteosynthese – Implantatwahl

Fraktur:
- Hohe subtrochantäre Fraktur des Femurschaftes (Typ A, B).

Implantate:
- 95°-Kondylenplatte, 4,5-mm-Kortikalisschrauben als Zugschrauben (Abb. 5).
- DCS, 4,5-mm-Kortikalisschrauben als Zugschrauben.

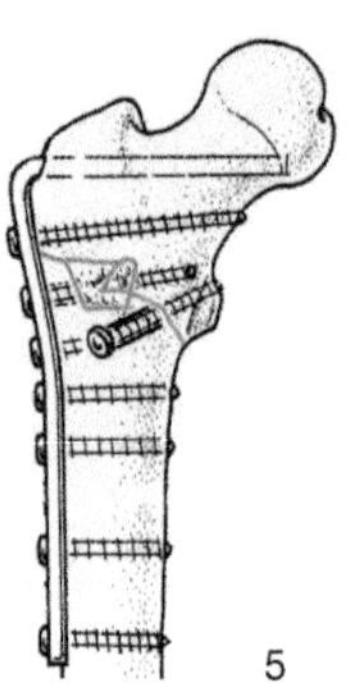
5

Fraktur:
- Subtrochantäre Fraktur des Femurschaftes.

Implantate:
- Universalverriegelungsnagel – „geschlossene" Technik für Frakturen mindestens 2 cm distal des Trochanter minor.
- 95°-Kondylenplatte, 4,5-mm-Kortikalisschrauben als Zugschrauben (Abb. 6).

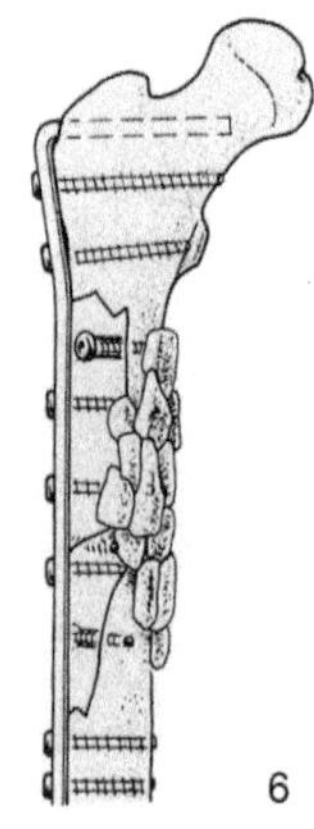
6

Fraktur:
- Quer- oder kurze Schrägfraktur im mittleren Schaftdrittel (A2, A3).

Implantate:
- Universalverriegelungsnagel, geschlossene Technik.

Fraktur:
- Lange Spiralfrakturen und Frakturen mit Drehkeil in Schaftmitte.

Implantate:
- Universalverriegelungsnagel, geschlossene Technik (Abb. 7).
- Breite 4,5-mm-DCP oder -LC-DCP auf der dorsolateralen Knochenfläche; falls möglich, mit Zugschraube durch die Platte, ansonsten separat. Spongiosaanlagerung auf der medialen Seite.

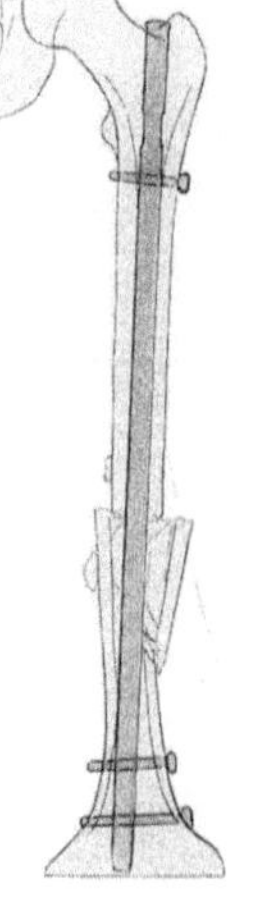
7

Fraktur:
- Mehrfragmentfrakturen in Schaftmitte (Typ C).

Implantate:
- Universalverriegelungsnagel.
- Breite 4,5-mm-DCP oder -LC-DCP als Überbrückungsplatte auf der dorsolateralen Knochenfläche. Die Überbrückungsplatte wird am intakten distalen und proximalen Teil befestigt. Nur wenige 4,5-mm-Schrauben werden als Zugschrauben eingesetzt, um die größeren Fragmente zu stabilisieren.

Fraktur:
- Offene Frakturen 2. und 3. Grades (s. S. 43).

Implantate:
- Fixateur externe.

7.14.5 Präoperative Planung und Vorbereitung

Operationszeitpunkt:
- Die Begleitverletzungen bestimmen den Zeitpunkt der operativen Versorgung. Eine frühe Stabilisation des gebrochenen Femurs erleichtert und verbessert die Pflege des Patienten und ist ein wichtiger Bestandteil der Behandlung der Weichteilverletzung.

Lagerung:
- Seitenlage auf einer Vakuummatratze oder vergleichbarer Unterlage. Das gesamte Bein wird desinfiziert und so abgedeckt, daß eine freie Bewegung möglich ist. Der gleichseitige Beckenkamm wird als Entnahmestelle für Spongiosa mit vorbereitet.
- Rückenlage kann bei polytraumatisierten Patienten erforderlich sein.
- Extensionstisch, vor allem bei geschlossener Nagelung.

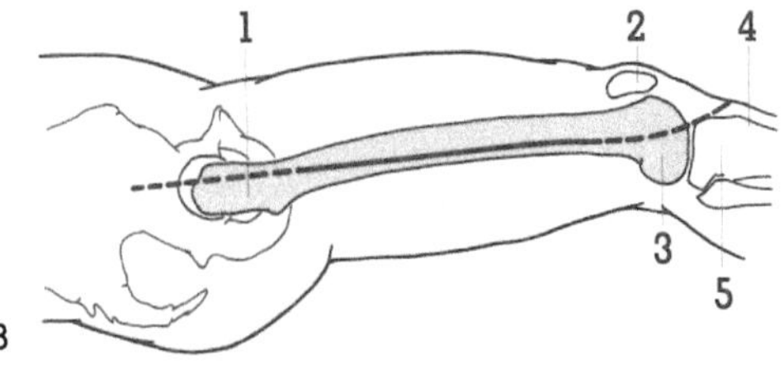

8

1 Trochanter major
2 Patella
3 Lateraler Femurkondylus
4 Tuberositas tibiae
5 Tuberculum GERDY

Zugang:
- Hautschnitt auf einer geraden Linie vom Trochanter major zur lateralen Femurkondyle. Die Länge hängt von der Lage und Ausdehnung der Fraktur sowie von dem gewählten Operationsverfahren ab (Nagel, Platte) (Abb. 8).

Vorbereitung der Instrumente:
- Instrumente für die Anwendung einer 95°-Kondylenplatte (s. S. 172).
- Instrumente für die Anwendung einer DCS (s. S. 150).
- Instrumente für die Anwendung eines Universalnagels und für die Verriegelung (s. S. 306, 307).
- Instrumente für die Anwendung einer 4,5-mm-DCP oder -LC-DCP (s. S. 112).
- Instrumente für die Anwendung eines Fixateur externe (s. S. 337).

7.14.6 Checkliste für die Operationstechnik

Einfache subtrochantäre Frakturen und Frakturen mit einem Keilfragment:
- Nach Darstellung des Knochens mit 3 Hohmann-Hebeln werden die knöchernen Markierungspunkte, wie Lage des Schenkelhalses und rauhe Fläche des Trochanter major, identifiziert.
- Atraumatische Reposition und Fixation der Fraktur oder des Keilfragments mit 4,5-mm-Kortikalisschrauben als Zugschrauben (s. S. 77).
- Vorbereitung und Einbringen der 95°-Kondylenplatte (s. S. 161) oder der DCS (s. S. 150). Für eine Verbesserung der Stabilität wird eine 4,5-mm-Kortikalisschraube durch das proximalste Plattenloch im Adambogen verankert.

Komplexe, mehrfragmentäre, hohe subtrochantäre Frakturen:

- Darstellung und Identifizierung der Knochenbezugspunkte wie oben.
- Vorbereitung und Einbringen der Kondylenplatte (s. S. 161) oder der DCS (s. S. 150) in das proximale Fragment. Zusätzliche Fixation mit einer 4,5-mm-Kortikalisschraube im Adambogen.
- Evtl. Anlagerung einer medialen Spongiosaplastik; die Knochenspäne können zu diesem Zeitpunkt durch die vorhandenen Frakturspalten auf die mediale Seite geschoben werden, bevor reponiert wird. Wenn die Spongiosaplastik nach beendeter Osteosynthese durchgeführt wird, ist eine zusätzliche Weichteilablösung notwendig.
- Einsetzen des Distraktors mit dem ersten Bolzen in das zweite proximale Plattenloch. Distal der Platte wird der andere Bolzen durch ein vorgebohrtes 4,5-mm-Loch eingebracht (s. S. 355). Durch vorsichtige Distraktion werden die Fragmente indirekt reponiert. Sie sollten möglichst nicht stark manipuliert werden; manchmal können sie mit Zugschrauben an der Platte fixiert werden, solange hierdurch ihr Weichteilverbund nicht gestört wird. Anschließend erfolgt die endgültige Fixation der Platte (s. auch S. 18).

Subtrochantäre Frakturen des Femurschafts mit Frakturverlauf 2 cm unterhalb des Trochanter minor und Frakturen im mittleren Drittel:

- Für die Verriegelungsnagelung wird der Patient auf einem Normal- oder Extensionstisch gelagert. Ein Bildverstärker ist notwendig, er muß korrekt positioniert und steril abgedeckt werden.
- Eine Reposition der Fraktur ist mit dem Distraktor möglich (s. S. 355). Bei der geschlossenen Marknagelung kann die Reposition auf dem Extensionstisch durch Zug am distalen Femur und äußere Manipulation erfolgen.
- Einbringen des Universalverriegelungsnagels (s. S. 289).
- Anwendung einer breiten 4,5-mm-DCP oder -LC-DCP als Zuggurtungs- oder Neutralisationsplatte mit Zugschrauben durch die Platte (s. S. 100, 102).
- Anwendung einer breiten 4,5-mm-DCP oder -LC-DCP als Überbrückungsplatte.

Offene Frakturen 2. und 3. Grades (s. auch S. 43).

- Anwendung eines Fixateur externe (s. S. 331).

7.14.7 Besondere Gesichtspunkte – Alternativen

Falls eine offene Reposition und Osteosynthese geplant ist, kann es günstiger sein, den Patienten auf dem Normaltisch zu lagern und einen Distraktor für die Reposition zu verwenden. Auf dem Extensionstisch erschwert die starke Spannung der Weichteile eine gute Darstellung und Manipulation.
Wird eine Plattenosteosynthese zur Stabilisierung einer Mehrfragmentschaftfraktur gewählt, sollte der operative Eingriff für

7–10 Tage aufgeschoben werden. Man hat festgestellt, daß sich die Blutversorgung vieler kleiner Fragmente während dieses Zeitraums erholt und dadurch die Knochenheilung verbessert wird. Falls der Eingriff aufgeschoben wird, wird die Fraktur geschient und eine Extension angelegt. Dies muß gegen den Nachteil eines erhöhten Komplikationsrisikos, wie z. B. Fettemboliesyndrom und ARDS (adult respiratory distress syndrome, Lungenfunktionsstörung des Erwachsenen), abgewogen werden.

7.14.8 Nachbehandlung

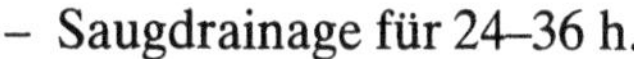

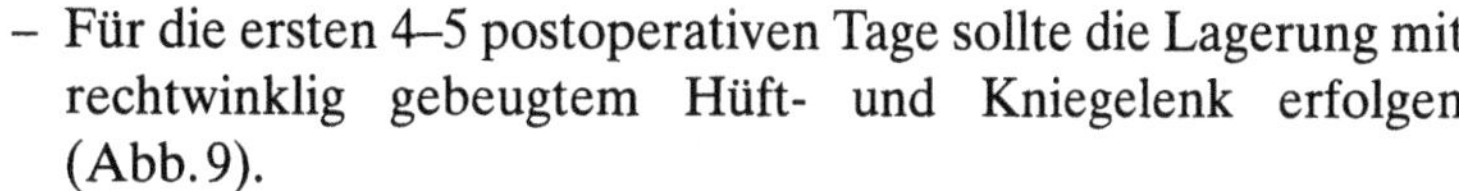

- Saugdrainage für 24–36 h.
- Für die ersten 4–5 postoperativen Tage sollte die Lagerung mit rechtwinklig gebeugtem Hüft- und Kniegelenk erfolgen (Abb. 9).
- Die Mobilisation mit der Bewegungsschiene kann ebenso wie bei Gelenkfrakturen von Vorteil sein.
- Am 5. postoperativen Tag kann der Patient an der Bettkante sitzen, nach 1 oder 2 weiteren Tagen kann er mit Gehstützen aufstehen.
- Zunächst erfolgt eine Teilbelastung von 10–15 kg. In Abhängigkeit von der Frakturheilung kann die Belastung gesteigert werden.

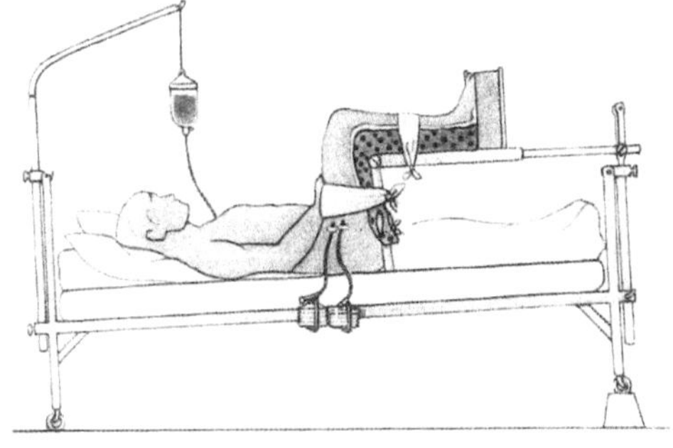

9

7.14.9 Implantatentfernung

In der Regel werden Implantate an belasteten Knochen entfernt. Falls die Knochenheilung ohne Komplikationen abgelaufen ist, können Nägel und Platten nach 24–36 Monaten entfernt werden.

7.14.10 Literatur

Mast J, Jakob R, Ganz R (1989) Planning and reduction technique in fracture surgery. Springer, Berlin Heidelberg New York

Müller ME, Allgöwer M, Schneider R, Willenegger H (1992) Manual der Osteosynthese. AO-Technik. 3. Aufl. Springer, Berlin Heidelberg New York

Müller ME, Nazarian S, Koch P, Schatzker J (1990) The comprehensive AO classification of fractures of long bones. Springer, Berlin Heidelberg New York

Rüedi T, Hochstetter AHC von, Schlumpf R (1984) Operative Zugänge der Osteosynthese. Springer, Berlin Heidelberg New York

Schatzker J, Tile M (1987) The rationale of operative fracture care. Springer, Berlin Heidelberg New York

7.15 Distale Femurfrakturen

Supra- und interkondyläre Frakturen stellen eine besondere Herausforderung dar, da sie sowohl konservativ als auch operativ schwierig zu behandeln sind. Bei jüngeren Patienten treten diese Frakturen zusammen mit Weichteilverletzungen und weiteren Frakturen als Folge hoher Krafteinwirkung auf. Bei älteren Menschen genügt schon ein einfacher Sturz, ihre osteoporotischen Knochen erschweren eine stabile Osteosynthese. Eine operative Versorgung kann zum Erfolg führen, wenn sich die Fraktur anatomisch reponieren und stabil fixieren läßt. Hierdurch ist dann eine frühe Mobilisation möglich, die die Heilung des Gelenkknorpels unterstützt und eine Einsteifung des Kniegelenks verhindert.

7.15.1 Anatomie

Distales Femur rechts, Ansicht von vorne (Abb. 1 a).
Distales Femur rechts, Ansicht von hinten (Abb. 1 b).

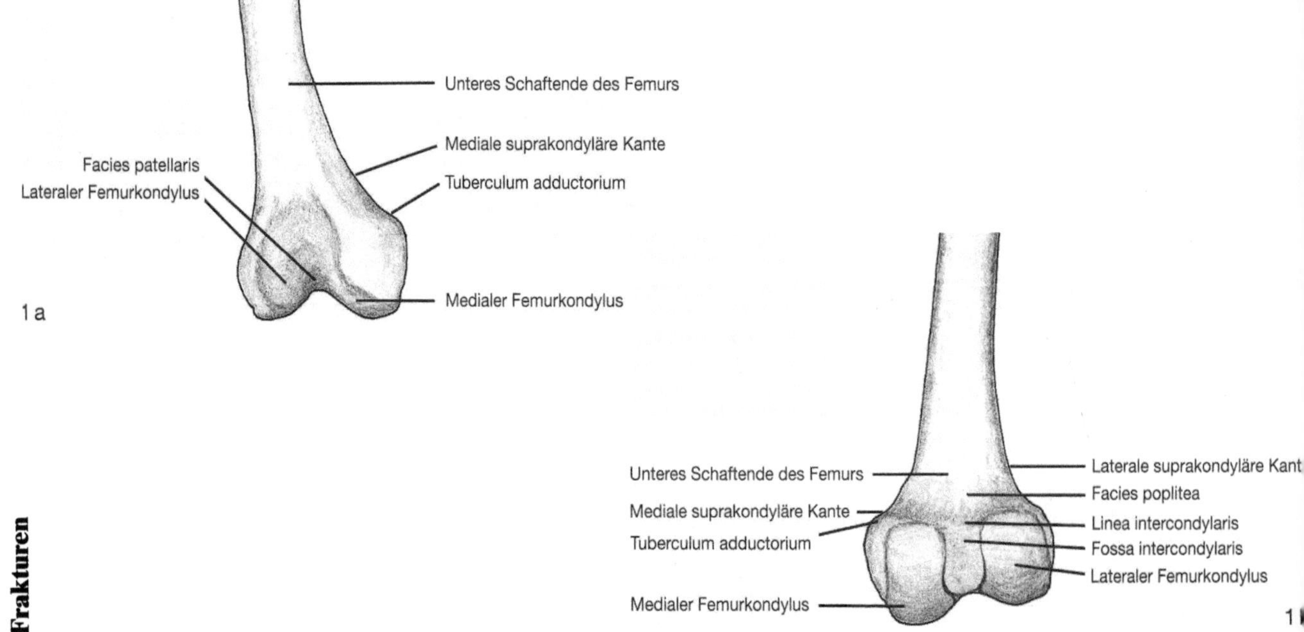

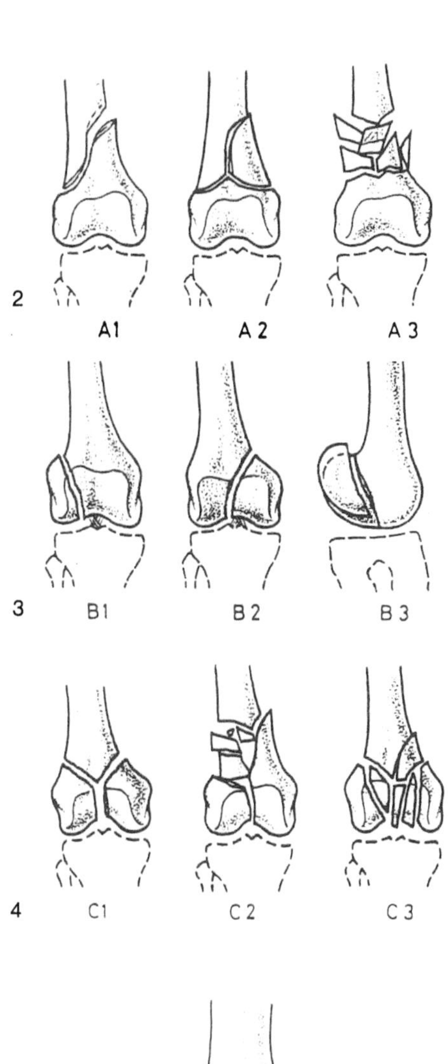

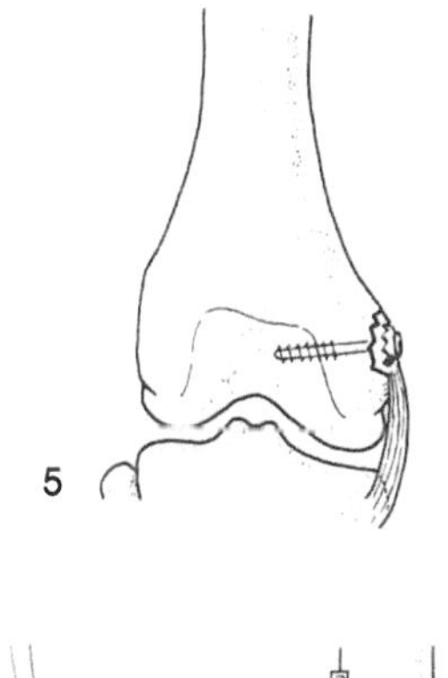

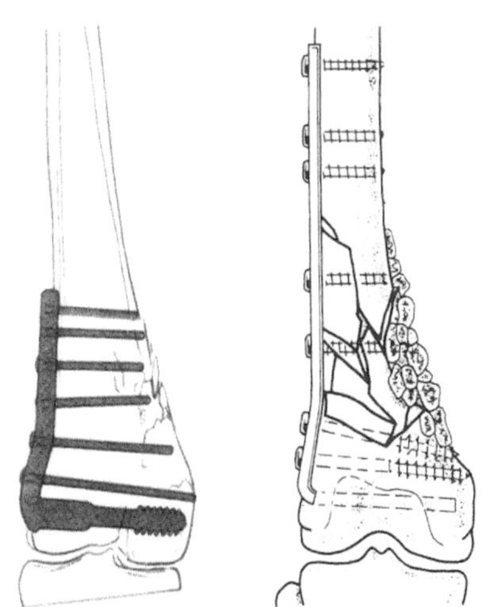

7.15.2 Diagnostik

Besondere Untersuchung:
- Überprüfung der Kniebandstabilität. Hier muß möglicherweise gewartet werden, bis die Femurfraktur stabilisiert ist.

Röntgen:
- Aufnahmen a.-p., seitlich und schräg, auch von der unverletzten Seite.
- Tomographie.
- Computertomographie bei komplexen Verletzungen.

7.15.3 AO-Klassifikation

Siehe auch Abschn. 5.1

Typ 33 A: Extraartikuläre Fraktur (Abb. 2).
Typ 33 B: Partielle Gelenkfraktur, lateraler oder medialer Kondylus, Sagittalebene (B1, B2); partielle Gelenkfraktur, Frontalebene (B3) (Abb. 3).
Typ 33 C: Vollständige Gelenkfraktur – beide Kondylen sind vom Schaft getrennt (Abb. 4).

7.15.4 Indikationen zur Osteosynthese – Implantatwahl

Fraktur:
- Ausrißfraktur der proximalen Insertion des medialen Seitenbandes mit einem Knochenstück (A1).

Implantat:
- Zugschraubenosteosynthese mit einer kleinen oder großen Spongiosaschraube mit passender Krallenunterlagscheibe (Abb. 5).

Fraktur:
- Einfache suprakondyläre Fraktur (A2) oder suprakondyläre Fraktur mit komplexer distaler Schaftfraktur (A3).

Implantate:
- DCS, Spongiosaplastik bei Trümmerfrakturen (Abb. 6).
- 95°-Kondylenplatte, Spongiosaplastik bei Trümmerfrakturen (Abb. 7).

Frakturen:
- Fraktur des lateralen Kondylus (B1).
- Tangentiale dorsale Abscherfraktur an einer oder beiden Kondylen (Hoffa-Fraktur) (B3).

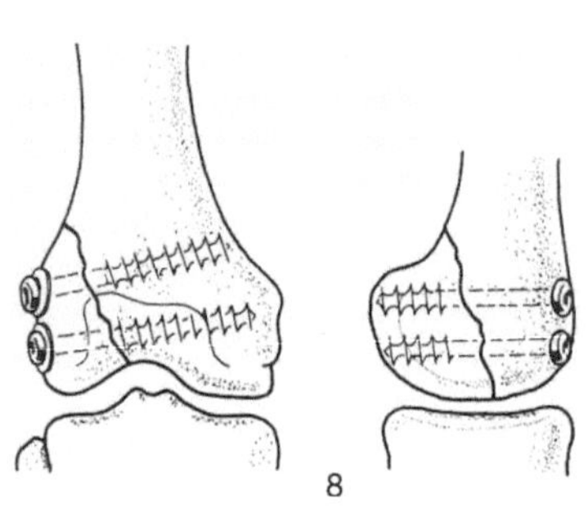

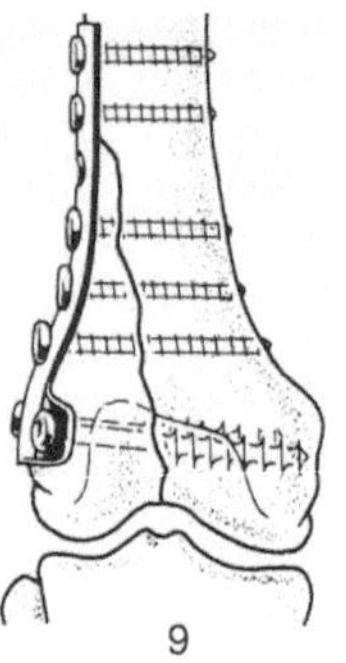

8 9

Implantate:
- 6,5-mm-Spongiosaschrauben (Abb. 8).
- Durchbohrte 7,0-mm-Schrauben.
- T-Platte mit Abstützfunktion bei osteoporotischem Knochen oder langem proximalem Frakturausläufer (Abb. 9).

Fraktur:
- T- oder Y-Fraktur (C1).
- Doppelkondylenfraktur mit Trümmerzone des distalen Schaftes (C2).

Implantate:
- DCS (Abb. 10).
- 95°-Kondylenplatte (Abb. 11).

Fraktur:
- Intraartikuläre bikondyläre Fraktur mit komplexer Fraktur des distalen Femurs und zusätzlich frontaler (tangentialer) Fraktur einer oder beider Kondylen.

Implantat:
- Kondylenabstützplatte, kombiniert mit durchbohrten 7,0-mm-Schrauben als Zugschrauben für die frontalen Kondylenfrakturen (Abb. 12).

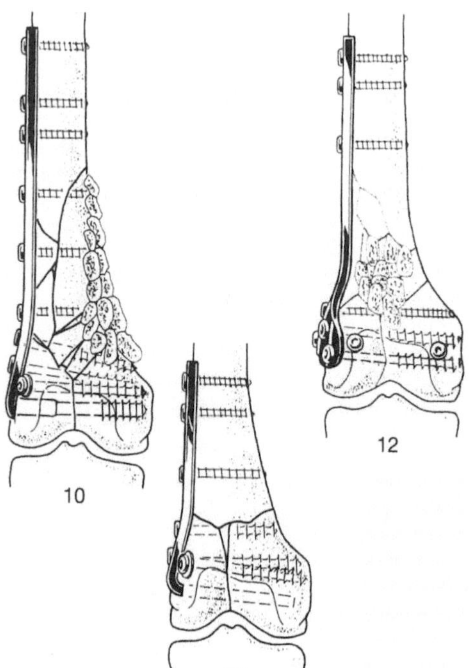

10 11 12

7.15.5 Präoperative Planung und Vorbereitung

Operationszeitpunkt:
- Die Begleitverletzungen bestimmen den Zeitpunkt der operativen Versorgung: je früher, desto besser. Falls eine Verzögerung um ein paar Stunden erforderlich ist, wird das Bein in einer Schiene unter Zug gelagert. Bei längerem Aufschub muß eine Drahtextension angelegt werden.

Lagerung:
- Rückenlage, das Knie wird über einer Rolle gebeugt (60°–90°), um den M. gastrocnemius zu entspannen. Hüft- und Kniegelenk werden frei abgedeckt.
- Eventuell ist der Einsatz einer sterilen Blutsperre notwendig.

Zugang:
- Hautschnitt entlang einer Linie, die den Trochanter major mit dem lateralen Kondylus und der Tuberositas tibiae verbindet (Abb. 13).

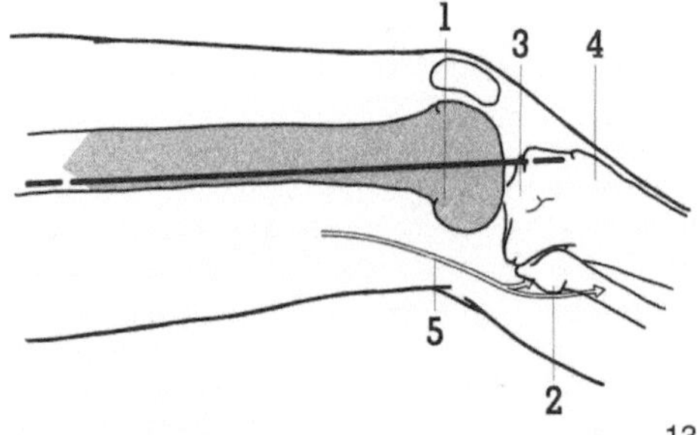

13

1 Lateraler Femurkondylus
2 Fibulaköpfchen
3 Tuberculum Gerdy
4 Tuberositas tibiae
5 N. peronaeus communis

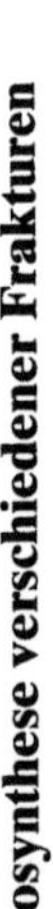

Vorbereitung der Instrumente:
- Instrumente für die Anwendung von 6,5-mm-Spongiosaschrauben (s. S. 82).
- Instrumente für die Anwendung von durchbohrten 7,0-mm-Schrauben (s. S. 121).
- Instrumente für die Anwendung einer 95°-Kondylenplatte (s. S. 172).
- Instrumente für die Anwendung einer DCS (s. S. 150).
- Instrumente für die Anwendung einer T-Abstützplatte (s. S. 112).
- Instrumente für die Anwendung einer Kondylenabstützplatte (s. S. 112).

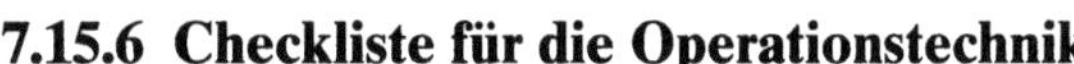

7.15.6 Checkliste für die Operationstechnik

Suprakondyläre Frakturen ohne intraartikuläre Ausdehnung (Typ A2 und A3):
- Reposition und vorläufige Fixation mit Kirschner-Drähten.
- Drei weitere Kirschner-Drähte werden eingebracht. Der erste dient zur Bestimmung der Kniegelenkachse parallel zur distalen Gelenkfläche der Femurkondylen (1); der zweite markiert die Neigung der femoropatellaren Gelenkfläche (2), während der dritte parallel zu den beiden ersten Drähten in den Knochen gebohrt wird und die Richtung der DCS oder der Plattenklinge vorgibt[2] (Abb. 14, 15).
- Vorbereitung und Einbringen der 95°-Kondylenplatte (s. S. 164) oder DCS (s. S. 146).
- Mit Hilfe des Plattenspanners wird die Fraktur unter Kompression gesetzt.
- Quer zur Fraktur und durch die Platte eingebrachte Zugschrauben erhöhen die Stabilität.
- Bei Frakturen mit einer Trümmerzone erfolgt auf der medialen Seite eine Spongiosaanlagerung.

14

15

Frakturen des lateralen Kondylus, mit oder ohne Ausdehnung in den Femurschaft (B1, B2), tangentiale Abscherfraktur der Kondylen (B3):
- Anatomische Reposition und vorläufige Fixation mit Kirschner-Drähten und Repositionszangen.
- Bei jungen Erwachsenen erfolgt eine Verschraubung mit zwei 6,5-mm-Spongiosaschrauben (s. S. 81) oder zwei durchbohrten 7,0-mm-Schrauben (s. S. 117) jeweils mit 32-mm-Gewinde. Unterlagscheiben verhindern ein Einsinken des Schraubenkopfes.
- Bei tangentialen Abscherfrakturen werden die Schrauben von vorne nach hinten rechtwinklig zur Femurschaftachse einge-

[2] Zeichnung: Die Drähte 1 und 3 sind parallel, wenn man von vorne auf den Femur schaut, d. h. in der Transversalebene. Die Drähte 2 und 3 sind parallel, wenn man in der Längsachse des Femurs auf sie schaut. Auf diese Weise verläuft der 3. Draht sowohl parallel zur Kniegelenkebene (bei gestrecktem Knie), die durch den 1. Draht markiert wird, als auch zur Ebene der patellaren Oberfläche des Femurs, die durch den 2. Draht markiert wird.

bracht. Sie sollten so weit lateral wie möglich liegen, um nicht den Gelenkknorpel zu beschädigen. Eventuell muß die Kopfraumfräse für den Schraubenkopf verwendet werden.
- Bei osteoporotischem Knochen wird eine T-Platte zurechtgebogen und am Knochen fixiert (s. S. 108).

Suprakondyläre T- oder Y-Fraktur, bikondyläre Fraktur mit Trümmerzone des Femurschaftes (C1, C2):
- Sorgfältige Reposition der Gelenkfragmente und Anheben eingedrückter metaphysärer Fragmente.
- Vorläufige Fixation mit Kirschner-Drähten.
- Festlegung der Eintrittsstelle der DCS oder Kondylenplatte.
- Einbringen von zwei 6,5-mm-Spongiosaschrauben mit 32-mm-Gewinde als Zugschrauben, ohne die Lage der DCS oder der Plattenklinge zu behindern. Das Gewinde darf nur im Gegenfragment fassen. Unterlagscheiben verhindern ein Einsinken der Schrauben.
- Vorbereitung und Einbringen der 95°-Kondylenplatte (s. S. 164) oder DCS (s. S. 146).
- Ausgiebige Spongiosaanlagerung bei medialen Knochendefekten.

Intraartikuläre bikondyläre Fraktur mit komplexer Fraktur des distalen Femurschaftes und zusätzlich frontaler (tangentialer) Fraktur einer oder beider Kondylen:
- Bei Fraktur des medialen Kondylus ist ein zusätzlicher medialer parapatellarer Hautschnitt notwendig.
- Die tangentiale Abscherfraktur wird reponiert und mit zwei 6,5-mm-Spongiosaschrauben fixiert (s. S. 81). Die Gewindelänge hängt von der Größe des Gegenfragments ab.
- Reposition der Kondylen und vorläufige Fixation mit Kirschner- oder Führungsdrähten für durchbohrte 7,0-mm-Schrauben. Jede 6,5-mm-Spongiosaschraube oder durchbohrte 7,0-mm-Schraube, die nicht durch die Platte geführt werden kann, wird als Zugschraube eingebracht.
- Ausgiebige Spongiosaanlagerung auf der medialen Seite.
- Die Kondylenabstützplatte wird zurechtgeformt und angelegt (s. S. 109). Zugschrauben durch die Platte erhöhen die Stabilität der Osteosynthese.

7.15.7 Besondere Gesichtspunkte – Alternativen

Die Kondylenplatte muß – ebenso wie die DCS – in den vorderen Teil der Femurkondylen eingebracht werden. Da dieser Teil schmäler ist als der hintere Kondylenbereich, muß die Länge der Klinge oder der DCS kürzer sein als die Kondylenbreite auf der Röntgenprojektion des distalen Femurs. Ein zu langes Implantat durchbricht die mediale Kortikalis, verursacht eine Synovitis und schädigt die mediale Gelenkkapsel. Dies führt zu Schmerzen und letztendlich zur Gelenkversteifung (Abb. 16).
Bei jungen Patienten mit dichter und harter Spongiosa kann es sehr schwierig sein, das Plattensitzinstrument einzuführen, ohne das suprakondyläre Fragment zu zersplittern. Dies kann durch

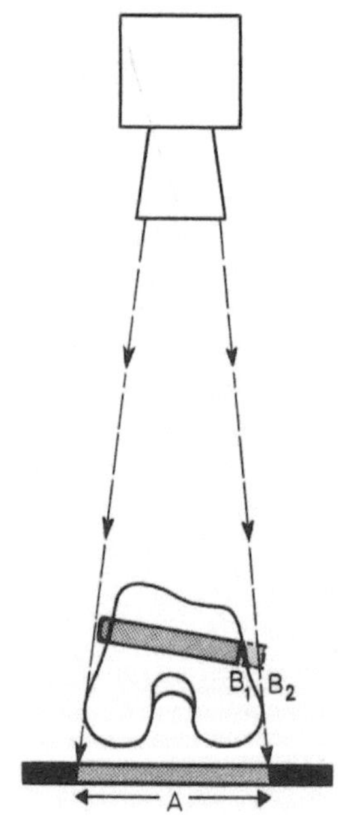

16

Vorbohren des Schlitzes mit einem 3,2-mm-Bohrer verhindert werden.

Während das Plattensitzinstrument in den harten Knochen eingeschlagen wird, muß auf der medialen Seite ein Gegendruck ausgeübt werden, damit die zuvor fixierten Kondylen nicht wieder auseinanderbrechen.

Zur Reposition der suprakondylären Fragmente kann der Distraktor verwendet werden (s. S. 355). Der erste Bolzen wird distal durch ein Plattenloch eingesetzt, der zweite proximal der Platte. Eine gering übermäßige Distraktion erleichtert die schonende Reposition der Fragmente. Anschließend wird die Platte an das diaphysäre Hauptfragment mit 4,5-mm-Kortikalisschrauben fixiert.

7.15.8 Nachbehandlung

- Saugdrainage für 24–36 h.
- Ruhigstellung des Kniegelenks in 90°-Beugung für 3–4 Tage (s. Abb. 9, Abschn. 7.14). Danach kann mit aktiven Beuge- und Streckübungen begonnen werden.
- Eine kontinuierliche passive Bewegung auf der Bewegungsschiene (continuous passive motion, CPM) während der ersten 4–7 Tage kann sehr vorteilhaft sein. Anschließend ist die aktive Mobilisierung mit einem Bewegungstutor möglich.

7.15.9 Implantatentfernung

In der Regel werden Implantate an den belasteten Knochen nach komplikationsloser Frakturheilung entfernt. Am distalen Femur kann die Entfernung nach 12–24 Monaten durchgeführt werden.

7.15.10 Literatur

Mast J, Jakob R, Ganz R (1989) Planning and reduction technique in fracture surgery. Springer, Berlin Heidelberg New York

Müller ME, Allgöwer M, Schneider R, Willenegger H (1992) Manual der Osteosynthese. AO-Technik. 3. Aufl. Springer, Berlin Heidelberg New York

Müller ME, Nazarian S, Koch P, Schatzker J (1990) The comprehensive AO classification of fractures of long bones. Springer, Berlin Heidelberg New York

Rüedi T, Hochstetter AHC von, Schlumpf R (1984) Operative Zugänge der Osteosynthese. Springer, Berlin Heidelberg New York

Schatzker J, Tile M (1987) The rationale of operative fracture care. Springer, Berlin Heidelberg New York

7.16 Patellafrakturen

Die Patella ist ein Sesambein und liegt innerhalb der Sehne des M. quadriceps. Jede in der Längsrichtung dislozierte Patellafraktur führt deshalb zu einem Funktionsverlust des Streckmechanismus; sie sollte reponiert und osteosynthetisch versorgt werden. Manchmal ist nach osteochondralen Frakturen die operative Entfernung eines freien Gelenkkörpers erforderlich.

7.16.1 Anatomie

Femur, Tibia, Fibula und Patella rechts, Ansicht von vorne und seitlich (Abb. 1).

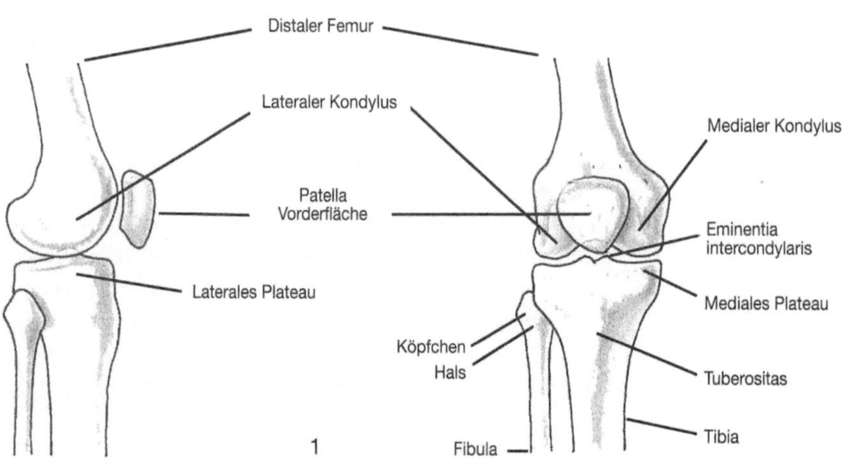

7.16.2 Diagnostik

Besondere Untersuchung:

- Bei der Kniegelenkpunktion ergibt sich sehr wahrscheinlich ein blutiger Erguß mit Fettaugen.
- Eine Schmerzauslösung beim Betasten der medial und lateral neben der Patella verlaufenden Sehnenzügel des M. quadriceps kann andeuten, daß sie gerissen sind und evtl. genäht werden sollten.
- Möglicherweise ist der Frakturspalt in der Patella tastbar.

Röntgen:

- Aufnahmen a.-p. und seitlich mit horizontalem Strahl. Auf dieser seitlichen Aufnahme kann man evtl. einen Flüssigkeitsspiegel zwischen Blut und Fett sehen, der eine intraartikuläre Fraktur anzeigt.
- Tunnelaufnahme (Fossa intercondylaris).
- Tangentiale Aufnahme.

7.16.3 AO-Klassifikation

Die Patella befindet sich in der anatomischen Region 9 (zusammen mit Mandibula, Klavikula und Skapula). Sie wird als 9.1.1 klassifiziert. Untertypen und -gruppen sind noch nicht festgelegt worden.

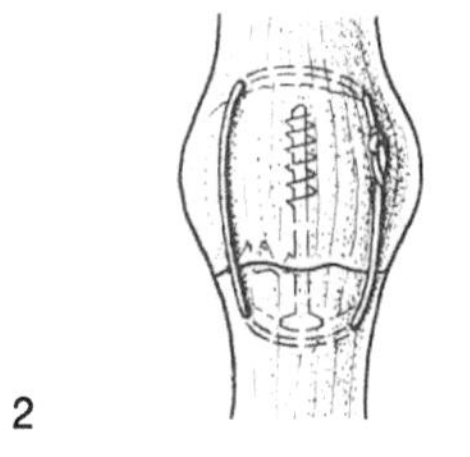

2

7.16.4 Indikationen zur Osteosynthese – Implantatwahl

Fraktur:
- Abrißfraktur des distalen Patellapols.

Implantate:
- 4,0-mm-Spongiosaschraube als Zugschraube, oder 2 in Längsrichtung eingebrachte Kirschner-Drähte, in Kombination mit einem Zuggurtungsdraht (Abb. 2).

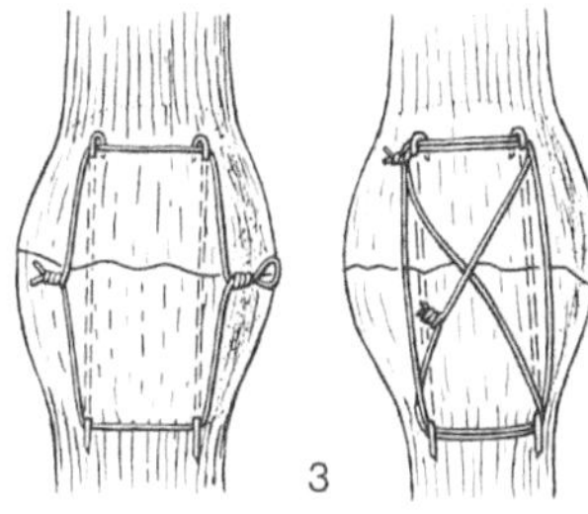

3

Fraktur:
- Einfache Querfraktur.

Implantate:
- Zwei Kirschner-Drähte mit Zuggurtungsdraht (Abb. 3).

Fraktur:
- Komplexe Frakturen.

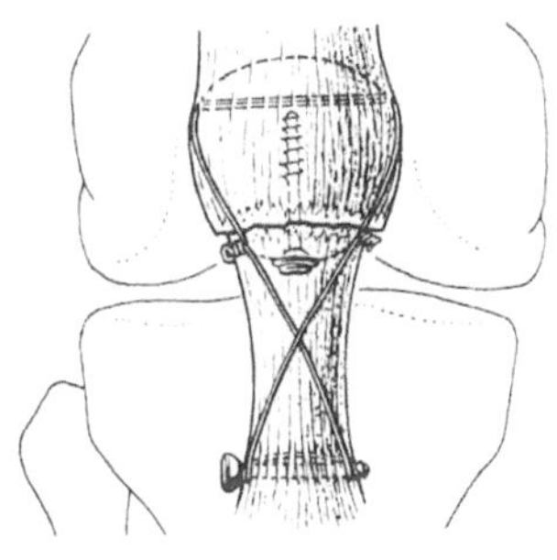

4

Implantate:
- Zwei oder mehr Kirschner-Drähte und ein Zuggurtungsdraht, manchmal kombiniert mit 4,0-mm-Spongiosaschrauben als Zugschrauben. Bei Trümmerfrakturen kann auch eine Patellektomie erfolgen (Abb. 4).

Verletzung:
- Ruptur der Patellarsehne.

Implantate:
- Zuggurtungsdraht und eine quer durch die Tuberositas tibiae eingebrachte 3,5-mm-Kortikalisschraube für die distale Verankerung des Drahtes (Abb. 5).

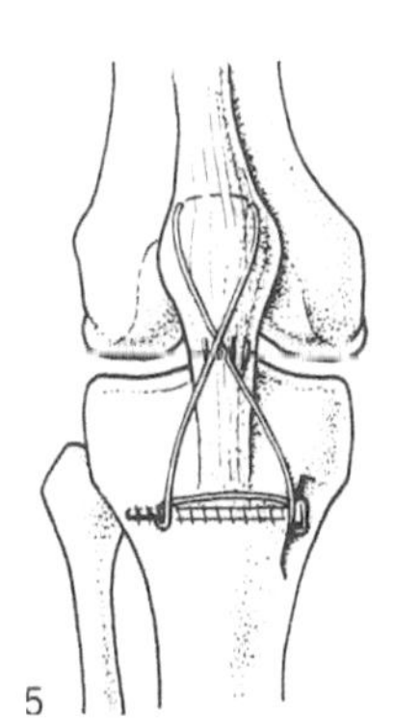

5

7.16.5 Präoperative Planung und Vorbereitung

Operationszeitpunkt:
- Baldmöglichst, um den blutigen Gelenkerguß zu entfernen, die Schmerzen zu vermindern und die dislozierte Patella zu reponieren. Zur selben Zeit erfolgt die osteosynthetische Versorgung.

Lagerung:
- Rückenlage mit ausgestrecktem Bein.
- Blutsperre.

Zugang:
- Längsschnitt in der Mittellinie oder parapatellar lateral (Abb. 6).

Vorbereitung der Instrumente:
- Instrumente für die Anwendung von Kirschner-Drähten und
- Instrumente für die Anwendung von Zuggurtungsdrähten (s. S. 369).
- Instrumente für die Anwendung von 4,0-mm-Spongiosaschrauben (s. S. 214).
- Instrumente für die Anwendung von 3,5-mm-Kortikalisschrauben (s. S. 215).

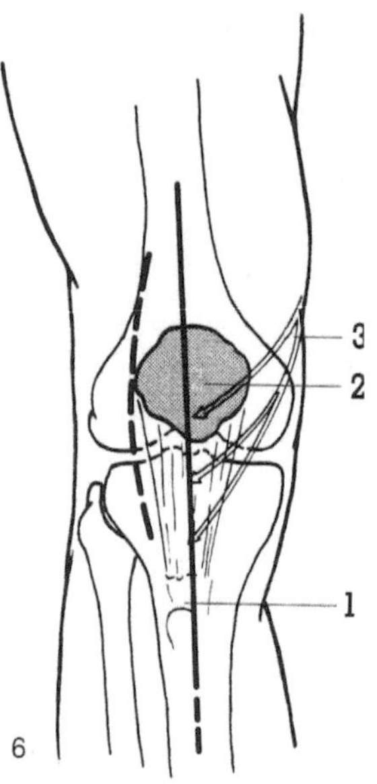

1 Tuberositas tibiae
2 Patella
3 Nervenäste des N. saphenus

7.16.6 Checkliste für die Operationstechnik

Abrißfraktur des unteren Patellapols:
- Anatomische Reposition und vorläufige Fixation mit spitzen Repositionszangen.
- Einbringen der 4,0-mm-Spongiosaschraube als Zugschraube (s. S. 195).
- Einbringen von Kirschner-Drähten (s. S. 368).
- Mit einer gebogenen Hohlnadel wird der Zuggurtungsdraht zuerst ganz knochennah durch die Quadrizepssehne gezogen, anschließend durch die Patellarsehne am unteren Pol.
- Unter Palpation der Gelenkfläche und Kontrolle der Reposition wird der Draht festgezogen.
- Beugung des Knies zur Überprüfung der Kompression.

Querfrakturen, einfache und komplexe:
- Falls eine Impression der Gelenkfläche vorliegt, wird diese angehoben und der Defekt mit Spongiosa aufgefüllt.
- Mit dem 2,0-mm-Bohrer werden 2 parallele Bohrkanäle nahe der vorderen Patellafläche in das proximale Fragment angelegt. Nach Bohren des ersten Kanals wird ein 1,6-mm-Kirschner-Draht hindurchgestoßen, der das parallele Anlegen des zweiten Bohrkanals sichern soll (s. S. 368).
- Anatomische Reposition und vorläufige Fixation mit spitzen Repositionszangen.
- Nun werden die Bohrkanäle mit dem 2,0-mm-Bohrer durch das distale Fragment verlängert.
- Zwei am proximalen Ende um 180° hakenförmig umgebogene 1,6-mm-Kirschner-Drähte werden in die Bohrkanäle eingebracht.
- Die Drahtschlinge wird um die Kirschner-Drähte gelegt und mit dem Drahtspanner festgezogen.
- Die umgebogenen Enden der Kirschner-Drähte werden in den Knochen versenkt und ihre distalen Enden abgezwickt.
- Zusätzliche Fragmente werden entweder mit 4,0-mm-Spongiosaschrauben als Zugschrauben oder mit schräg eingebrachten Kirschner-Drähten fixiert.

Ruptur der Patellarsehne:

- Die Sehne wird mit resorbierbarem Nahtmaterial genäht.
- Schutz der Nähte durch eine achterförmige Zuggurtungsdrahtschlinge: Der Draht wird durch die Quadrizepssehne am Oberrand der Patella und durch die Tuberositas tibiae gezogen. Bei Osteoporose wird eine 3,5-mm-Kortikalisschraube quer durch die Tuberositas tibiae eingedreht und der Zuggurtungsdraht um die beiden Enden der Schraube geschlungen.

7.16.7 Besondere Gesichtspunkte – Alternativen

Ein zirkulär um die Patella gelegter Draht kann die reponierte Fraktur nur so lange zusammenhalten, wie das Knie nicht gebeugt wird. Bei Beugung öffnet sich der Frakturspalt und die stufenfreie Reposition geht verloren. Nur wenn der Zuggurtungsdraht über die Vorderfläche der Patella verläuft, kann die interfragmentäre Kompression jederzeit fortbestehen.

Kirschner-Drähte, mit denen Fragmente gesichert werden, müssen parallel verlaufen, andernfalls kommt eine Verkeilung oder Kompression nicht zustande.

Nur ein Ende des Kirschner-Drahtes sollte umgebogen werden, da sonst die spätere Entfernung eine größere Freilegung erfordert.

Bei der Naht der Patellarsehne sollte die korrekte Position der Patella mit Hilfe einer Röntgenaufnahme des gesunden Knies kontrolliert werden. Andernfalls kommt es zu einem Tiefstand der Patella.

Noch vor dem Wundverschluß wird das Ausmaß der Kniebeugung – bei gleichzeitiger Kontrolle der erfolgten Osteosynthese – sorgfältig überprüft. Das gefahrlose Bewegungsausmaß wird im Operationsbericht festgehalten.

7.16.8 Nachbehandlung

- Saugdrainage für 24–36 h.
- Bei stabiler Osteosynthese kann sofort mit aktiven Bewegungsübungen begonnen werden.
- Eine kontinuierliche passive Bewegung auf der Bewegungsschiene ist empfehlenswert, hierbei darf der Spielraum für die Bewegung keinesfalls das intraoperativ festgestellte gefahrlose Bewegungsausmaß des Kniegelenks übersteigen.
- Teilbelastung in den ersten 6 Wochen.

7.16.9 Implantatentfernung

- In der Regel werden die Implantate nach eingetretener Konsolidierung der Fraktur nach 8–12 Monaten entfernt.
- Bei der Patellarsehnennaht wird der Zuggurtungsdraht nach 6 Monaten entfernt.

7.16.10 Literatur

Heim U, Pfeiffer KM (1991) Periphere Osteosynthesen. Unter Verwendung des Kleinfragment-Instrumentariums der AO, 4. Aufl. Springer, Berlin Heidelberg New York

Müller ME, Allgöwer M, Schneider R, Willenegger H (1992) Manual der Osteosynthese. AO-Technik, 3. Aufl. Springer, Berlin Heidelberg New York

Rüedi T, Hochstetter AHC von, Schlumpf R (1984) Operative Zugänge der Osteosynthese. Springer, Berlin Heidelberg New York

Schatzker J, Tile M (1987) The rationale of operative fracture care. Springer, Berlin Heidelberg New York

Séquin F, Texhammar R (1980) Das AO-Instrumentarium. Springer, Berlin Heidelberg New York

7.17 Tibiakopffrakturen

Frakturen des Tibiaplateaus sind intraartikuläre Frakturen eines belasteten Gelenks. Jede relevante Gelenkstufe oder Schädigung des Gelenkknorpels kann zu einer posttraumatischen Arthrose führen. Durch Rekonstruktion der Gelenkfläche, Wiederherstellung der korrekten Achsen zwischen Plateau und Schaft, stabile Osteosynthese und frühe Mobilisation ist es möglich, diesen schmerzhaften Folgezustand weitgehend zu vermeiden. Die laterale Gelenkfläche ist am häufigsten betroffen. Oft sind diese Frakturen mit Begleitverletzungen (Gefäße und Nerven, Gelenkkapsel, Seiten- oder Kreuzbänder, Menisken) verbunden.

7.17.1 Anatomie

Proximale Tibia rechts, Ansicht von vorne (Abb. 1).

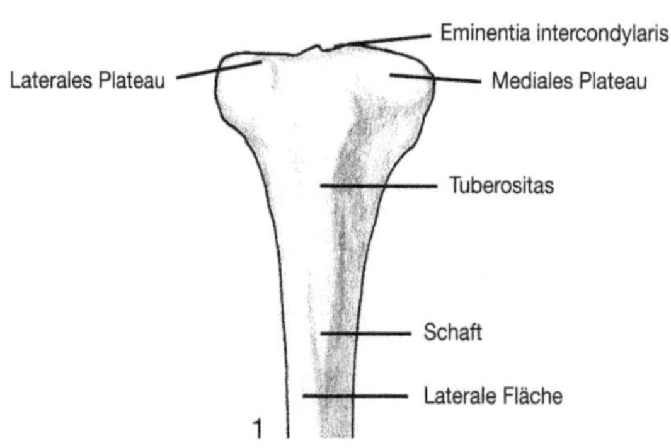

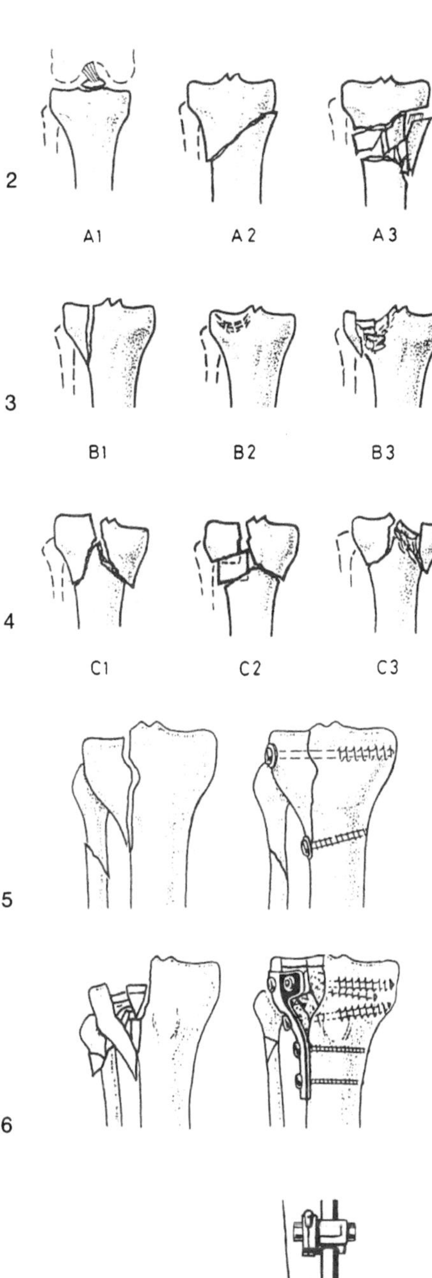

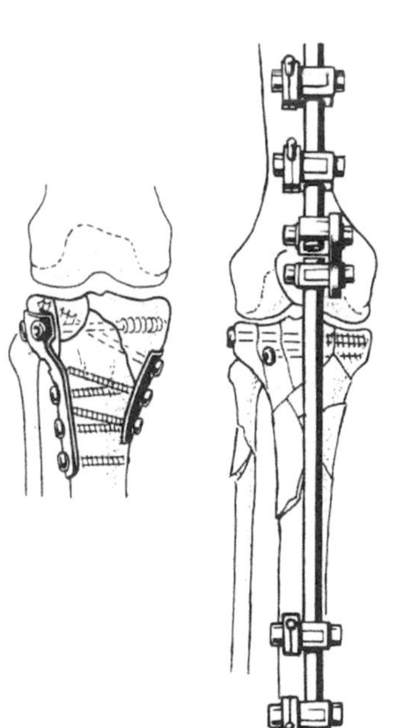

7.17.2 Diagnostik

Besondere Untersuchung:
- Die endgültige klinische Untersuchung erfolgt erst nach der Röntgendiagnostik.
- Schmerzhafte Bereiche.
- Zustand der Haut über der Vorderfläche (eine lokale Kontusion kommt häufig vor und ist nicht sofort deutlich sichtbar).
- Bandinstabilität.
- Bewegungsausmaß.
- Sorgfältige neurovaskuläre Beurteilung.

Röntgen:
- Aufnahmen a.-p. und seitlich sowie Schrägaufnahmen von medial und lateral.
- Tomographie a.-p. und seitlich (Ausmaß der Impression der Gelenkfläche).
- Computertomographie (Trümmerfrakturen).

7.17.3 AO-Klassifikation

Siehe auch Abschn. 5.1

Typ 41 A: Extraartikuläre Fraktur, Ausrißfraktur (Abb. 2).
Typ 41 B: Partielle Gelenkfraktur (Abb. 3).
Typ 41 C: Vollständige Gelenkfraktur (Abb. 4).

7.17.4 Indikationen zur Osteosynthese – Implantatwahl

Fraktur:
- Fraktur nur einer Gelenkfläche (Typ B), normalerweise lateral.

Implantate:
- Zwei 6,5-mm-Spongiosaschrauben oder durchbohrte 7,0-mm-Schrauben mit Unterlagscheiben (bei jungen Patienten) (Abb. 5).
- L- oder T-Abstützplatte, laterale Tibiakopfabstützplatte, 4,5-mm-DCP oder -LC-DCP (bei älteren Patienten) (Abb. 6).

Fraktur:
- Vollständige Gelenkfrakturen (Typ C).

Implantate:
- L- oder T-Abstützplatte, 4,5-mm-DCP oder -LC-DCP, oder laterale Tibiakopfabstützplatte, evtl. kombiniert mit einer 3- oder 4-Loch-Halbrohrplatte auf der Medialseite als Abstützung (Abb. 7).
- 6,5-mm-Spongiosaschrauben oder durchbohrte 7,0-mm-Schrauben in Kombination mit einem Fixateur externe bei offenen oder komplexen Frakturen (Abb. 8).

7.17.5 Präoperative Planung und Vorbereitung

Operationszeitpunkt:
- Sofort bei offenen Frakturen, akutem Kompartmentsyndrom oder Gefäßverletzung. Auch einfache Frakturen werden am besten früh versorgt.
- Bei einem Aufschub von mehr als 1–2 Tagen kann durch eine Drahtextension ein Einstauchen oder eine weitere Verschiebung der Fragmente verhindert werden. Durch Absaugen des blutigen Gelenkergusses wird der Schmerz vermindert.

Lagerung:
- Rückenlage, 50–60° Beugestellung des Knies über einer Rolle.
- Das Bein wird frei beweglich abgedeckt.
- Blutsperre.

Zugang:
- Lateraler parapatellarer Zugang. Bei gestrecktem Bein beginnt der Schnitt am distalen Anteil des M. vastus lateralis und verläuft knapp lateral der Patella und ihrer Sehne (Abb. 9).
- Bei komplexen Frakturen erfolgt ein gerader Mittellinienlängsschnitt.

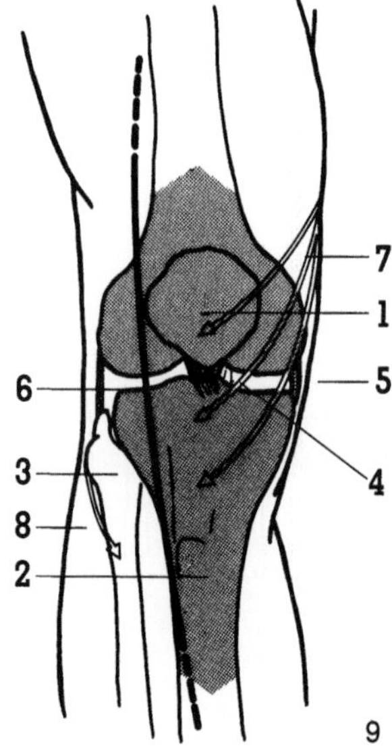

9

1 Patella
2 Tuberositas tibiae
3 Fibulaköpfchen
4 Kreuzbänder
5 Mediales Seitenband
6 Laterales Seitenband
7 Infrapatellare Äste des N. saphenus
8 N. peronaeus superficialis

Vorbereitung der Instrumente:
- Instrumente für die Anwendung von 6,5-mm-Spongiosaschrauben (s. S. 82).
- Instrumente für die Anwendung von durchbohrten 7,0-mm-Schrauben (s. S. 121).
- Instrumente für die Anwendung von L- oder T-Abstützplatten (s. S. 112).
- Instrumente für die Anwendung von 4,5-mm-DCP oder -LC-DCP (s. S. 112).
- Instrumente für die Anwendung von lateralen Tibiakopfabstützplatten (s. S. 112).
- Instrumente für die Anwendung von Halbrohrplatten (s. S. 112).
- Instrumente für die Anwendung des Fixateur externe (s. S. 337).
- Instrumente für die Anwendung des großen Distraktors (s. S. 353).
- Instrumente für die Entnahme und Anlage von Spongiosa (s. S. 369).

7.17.6 Checkliste für die Operationstechnik

Unikondyläre oder sog. Spaltbrüche (Typ B1):
- Anatomische Reposition und vorläufige Fixation mit Kirschner-Drähten.
- Einbringen von zwei 6,5-mm-Spongiosaschrauben (s. S. 81) oder durchbohrten 7,0-mm-Schrauben mit Unterlagscheiben (s. S. 117) bei jungen Patienten.
- Bei älteren Patienten erfolgt die Anlage einer L- oder T-Abstützplatte (s. S. 108), DCP oder LC-DCP als Abstützplatte

(s. S. 101, 106) oder einer lateralen Tibiakopfabstützplatte mit 6,5-mm-Spongiosaschrauben durch die Platte als Zugschrauben (s. S. 109).

Unikondyläre Frakturen mit lokaler Gelenkimpression oder kombinierte Spalt- und Impressionsfrakturen (Typ B2, B3):
- Anheben einer zentralen Impression nach Anlage eines Kortikalisfensters unmittelbar vor der Fibula durch einen Stößel. Der dann verbliebene Hohlraum wird mit reichlich autologer Spongiosa aufgefüllt.
- Bei kombinierten Spalt-/Impressionsfrakturen wird das große laterale Fragment nach außen rotiert und die Gelenkfläche unter direkter Sicht reponiert.
- Unterfüttern der hochgehobenen Gelenkfläche mit kortikospongiösen Spänen.
- Vorläufige Fixation des lateralen Fragments mit Kirschner-Drähten.
- Anlage der L- oder T-Abstützplatte (s. S. 108) oder lateralen Tibiakopfabstützplatte (s. S. 109).

Bikondyläre Frakturen (Typ C1, C2):
- Rekonstruktion der Gelenkfläche und vorläufige Fixation mit spitzen Repositionszangen oder Kirschner-Drähten. Diese werden später durch durchbohrte 7,0-mm-Schrauben ersetzt (s. S. 117). Auffüllung des Defekts mit Spongiosa.
- Das tibiale Plateau wird mit spitzen Repositionszangen oder Kirschner-Drähten mit dem Schaft verbunden.
- Anlage einer 3- oder 4-Loch-Halbrohrplatte an die mediale Seite (s. S. 106).
- Anlage einer T- oder L-Abstützplatte an die laterale Seite (s. S. 108).

Komplexe bikondyläre Frakturen (C3):
- Rekonstruktion der Gelenkfläche mit 6,5-mm-Spongiosaschrauben (s. S. 81) oder durchbohrten 7,0-mm-Schrauben (s. 117) als Zugschrauben.
- Überbrückung des Knies mit Hilfe eines vorderen unilateralen Fixateur externe. Die Schanz-Schrauben werden frakturfern in die Tibia eingebracht, falls nach Abheilung der Weichteile später eine interne Osteosynthese erfolgen soll. Unter leichtem Zug erfolgt die Stabilisierung der Weichteile durch Ligamentotaxis. Nach 2–3 Wochen kann das Fixateursystem auf den Unterschenkel beschränkt werden, um mit Bewegungsübungen beginnen zu können. Je nach Weichteilsituation kann der Fixateur auch durch eine Plattenosteosynthese ersetzt werden.

7.17.7 Besondere Gesichtspunkte – Alternativen

Der Distraktor ist bei der Reposition der meisten Tibiaplateaufrakturen sehr hilfreich. Bei der Zugschraubenosteosynthese einer lateralen Spaltfraktur muß darauf geachtet werden, die mediale Gelenkfläche beim Einbringen der proximalen Schraube nicht zu beschädigen, da das laterale Plateau höher liegt.

Bei bikondylären Frakturen sollte die Rekonstruktion mit der einfacheren Fraktur beginnen. In der Regel ist dies die medialseitige Fraktur.
Ein exaktes Anpassen der Platte an die Knochenform ist auch bei den vorgeformten Platten notwendig. Medial erfolgt die Anlage der Platte an die anteromediale Fläche der proximalen Metaphyse unter dem Pes anserinus und den vorderen Fasern des medialen Seitenbandes. Auf der Lateralseite wird die Platte etwas schräg angelegt, das distale Ende liegt auf Höhe der vorderen Tibiakante, das proximale Ende möglichst weit posterolateral.
Die Menisken werden immer überprüft und – falls erforderlich – repariert. Die Stabilität der Seiten- und Kreuzbänder wird ebenfalls getestet. Eine mediale Seitenbandruptur sollte im selben Eingriff versorgt werden. Kombinierte Kreuzbandrupturen können normalerweise nicht gleichzeitig versorgt werden.

7.17.8 Nachbehandlung

- Saugdrainage für 24–36 h.
- Aktive und passive Bewegungsübungen mit Bewegungsschienen (CPM) können bei stabiler Osteosynthese sofort begonnen werden.
- Teilbelastung von 10–15 kg für die ersten 3–4 Monate.
- Bei gleichzeitiger Versorgung von Bändern und/oder Menisken sollte der Patient eine angepaßte Bewegungsschiene mit Scharnier („Brace“) tragen, die nur ein bestimmtes Bewegungsausmaß zuläßt.

7.17.9 Implantatentfernung

In der Regel werden Implantate an belasteten Knochen entfernt, wenn die Fraktur vollständig konsolidiert ist. Bei Frakturen des Tibiaplateaus können die Implantate nach 12–18 Monaten entfernt werden, falls sie Beschwerden verursachen.

7.17.10 Literatur

Heim U, Pfeiffer KM (1991) Periphere Osteosynthesen. Unter Verwendung des Kleinfragment-Instrumentariums der AO. 4. Aufl. Springer, Berlin Heidelberg New York
Müller ME, Allgöwer M, Schneider R, Willenegger H (1992) Manual der Osteosynthese. AO-Technik. 3. Aufl. Springer, Berlin Heidelberg New York
Müller ME, Nazarian S, Koch P, Schatzker J (1990) The comprehensive AO classification of fractures of long bones. Springer, Berlin Heidelberg New York
Rüedi T, Hochstetter AHC von, Schlumpf R (1984) Operative Zugänge der Osteosynthese. Springer, Berlin Heidelberg New York
Schatzker J, Tile M (1987) The rationale of operative fracture care. Springer, Berlin Heidelberg New York

7.18 Tibiaschaftfrakturen

Die Therapie der Tibiaschaftfrakturen ist lange Zeit umstritten gewesen. Die Erfahrung hat gezeigt, daß sich mit einer konservativen Behandlung hervorragende Ergebnisse erzielen lassen, besonders wenn die Fraktur nur gering verschoben ist und die Reposition leicht durchgeführt und gehalten werden kann. Das Aufkommen der funktionellen Bracebehandlung hat die Ruhigstellungsdauer dieser Frakturen im Gipsverband erheblich reduziert. In anderen Fällen kann die Behandlung im Gips oder Brace über mehrere Monate zu einer dauerhaften Einschränkung wegen verzögerter Knochenheilung, Gelenkeinsteifung oder postthrombotischer Ödembildung führen. Die AO-Gruppe hat gezeigt, daß die osteosynthetische Versorgung, wenn sie auf fundierten biomechanischen und biologischen Grundsätzen beruht, ihren Platz in der Behandlung von Tibiaschaftfrakturen hat.

Frakturen mit Begleitverletzungen von Nerven und Gefäßen oder mit Kompartmentsyndrom sowie offene Frakturen werden als absolute Indikationen zur Osteosynthese angesehen. Weitere empfehlenswerte Indikationen sind z. B.:

- Schaftfrakturen bei polytraumatisierten Patienten, die eine intensivmedizinische Behandlung benötigen.
- Instabile Frakturen mit erheblicher Dislokation der Hauptfragmente.
- Frakturen mit einer Verkürzung von mehr als 1 cm.
- Instabile Frakturen mit interponierten Muskel- und Sehnenanteilen oder verkippten Fragmenten.
- Etagenfrakturen.
- Gleichseitige Femurfraktur oder Verletzungen der Knie- oder Sprunggelenke.
- Kurze Schrägfrakturen mit begleitender Trümmerzone.

7.18.1 Anatomie

Tibia und Fibula rechts, Ansicht von vorne (Abb. 1).

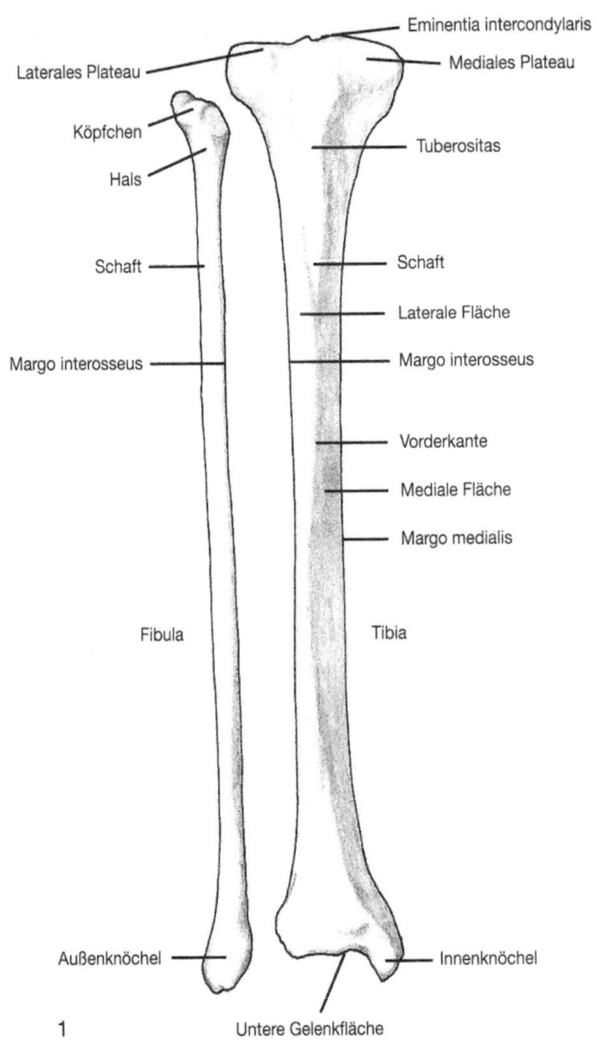

1

7.18.2 Diagnostik

Besondere Untersuchung:

- Weichteilschaden (offene Fraktur?). Der Zustand der Haut ist entscheidend für die Festlegung der weiteren Behandlung. Falls Zweifel bestehen, wird die operative Versorgung geschlossener Frakturen aufgeschoben, bis die Schwellung, Blasenbildung oder Kontusion abgeklungen ist.
- Durchblutung und Nervenfunktion (wiederholte Kontrolle!).
- Ischämie im vorderen oder hinteren Kompartment.

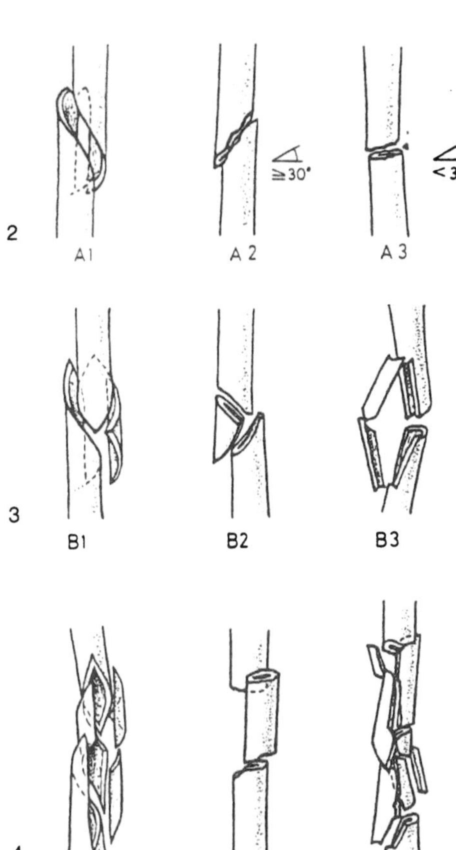

2

3

4

Röntgen:
- a.-p. und seitliche Aufnahmen auf gesamter Länge.
- Tomographie bei Gelenkfrakturen.
- Angiographie bei gestörter Durchblutung.

7.18.3 AO-Klassifikation

Siehe auch Abschn. 5.1

Typ 42 A: Einfache Fraktur; spiralförmig, schräg oder quer (Abb. 2).

Typ 42 B: Keilfraktur mit Drehkeil, Biegungskeil oder fragmentiertem Keil (Abb. 3).

Typ 42 C: Komplexe Fraktur; spiralförmig, etagenförmig oder irregulär (Abb. 4).

7.18.4 Indikationen zur Osteosynthese

Fraktur:
- Offene Frakturen des Tibiaschaftes (s. S. 43).

Implantate:
- Fixateur externe (Abb. 5).
- Ungebohrter Tibianagel (UTN) (Abb. 6).

Fraktur:
- Quer- oder kurze Schrägfrakturen (A2, A3).

Implantate:
- Universaltibianagel mit oder ohne Verriegelung (Abb. 7).
- Zugschraubenosteosynthese mit 4,5-mm- oder 3,5-mm-Kortikalisschrauben in Kombination mit einer schmalen 4,5-mm-DCP oder -LC-DCP (Abb. 8).

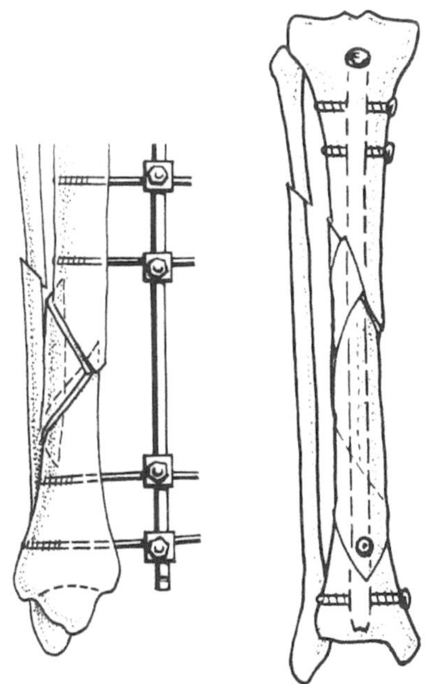
5 6

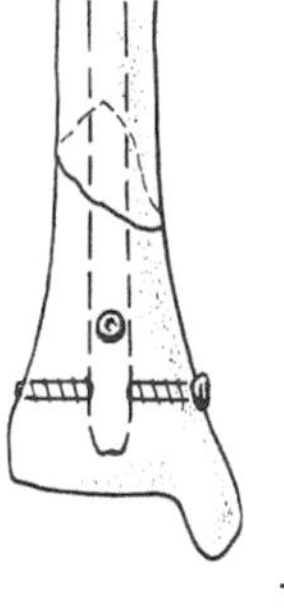
7

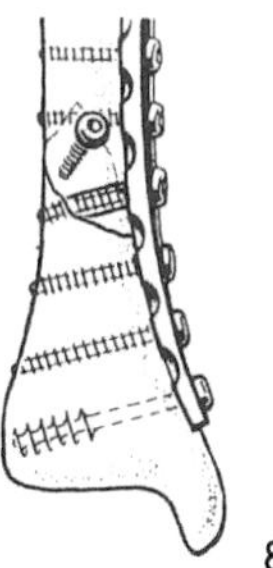
8

Fraktur:
- Torsions- und Biegefrakturen mit Spiral- oder Keilfragment (A1, B1–3).

Implantate:
- Tibiauniversalnagel mit Verriegelung (Abb. 9).
- Zugschraubenosteosynthese mit 4,5-mm- oder 3,5-mm-Kortikalisschrauben und einer schmalen 4,5-mm-DCP oder -LC-DCP als Neutralisationsplatte (Abb. 10).
- Fixateur externe (bei geschlossenen Frakturen mit schwerem Weichteilschaden und zu erwartendem Kompartmentsyndrom).

Fraktur:
- Etagen- oder Trümmerfrakturen mit Beteiligung der Fibula (C1–3).

Implantate:
- Zugschraubenosteosynthese mit 4,5-mm- oder 3,5-mm-Kortikalisschrauben und einer schmalen 4,5-mm-DCP oder -LC-DCP als Neutralisationsplatte. Drittelrohrplatte für die distale Fibulafraktur (Abb. 11).
- Fixateur externe in Kombination mit Spongiosaplastik (evtl. sekundär) (Abb. 12).
- Tibiauniversalnagel mit Verriegelung (Abb. 13).

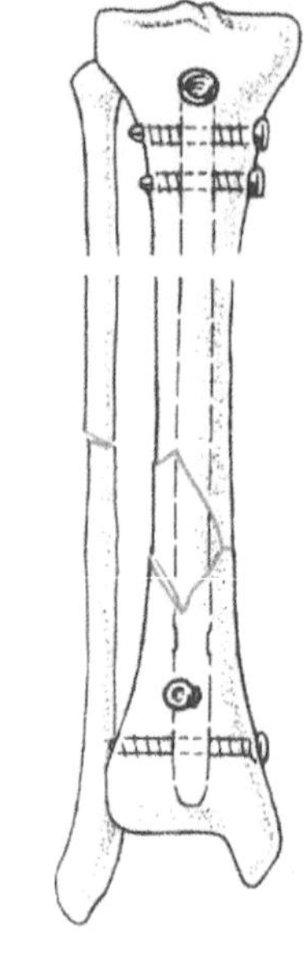
9

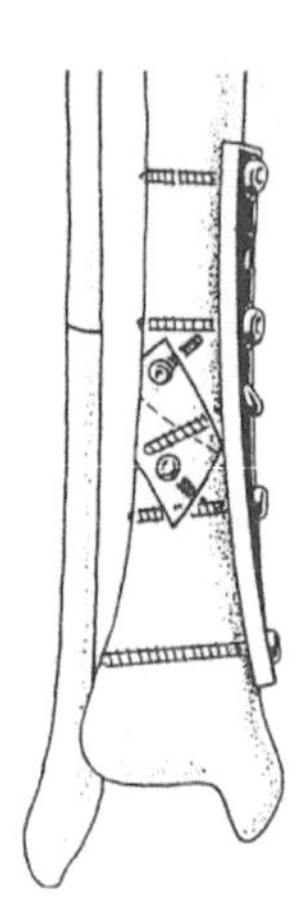
10

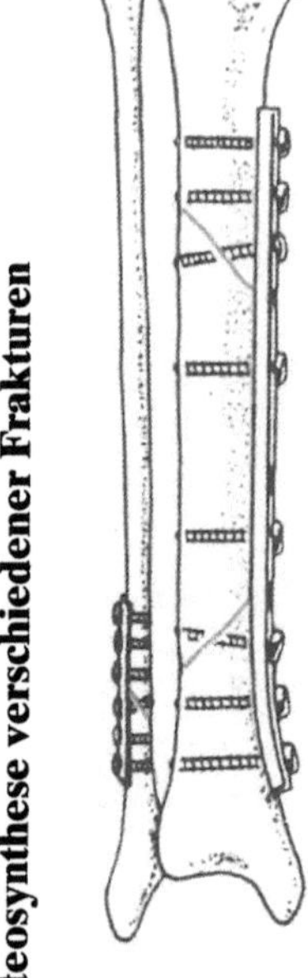
11

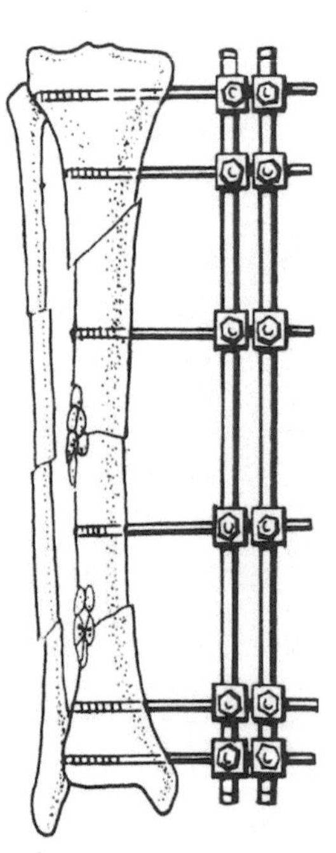
12

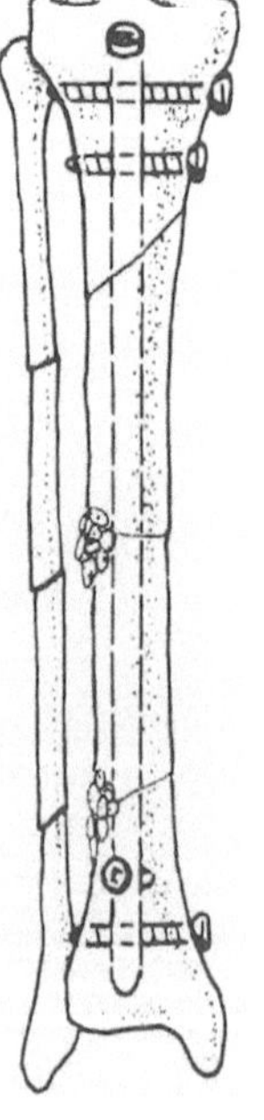
13

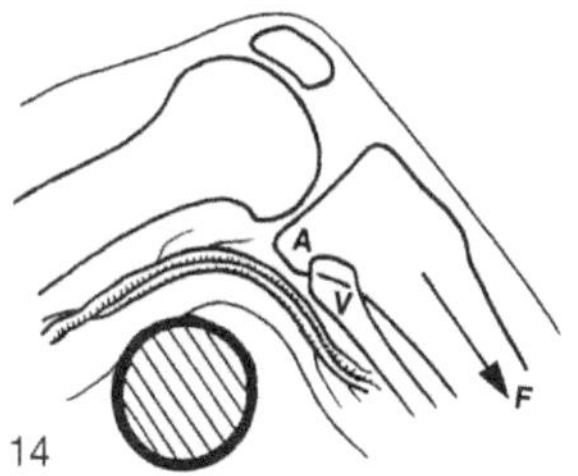

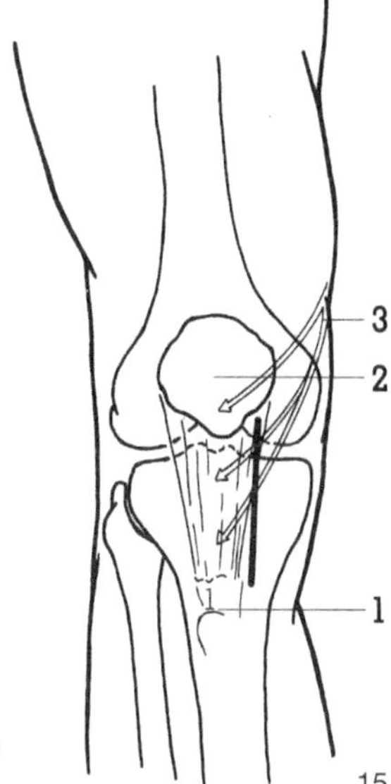

1 Tuberositas tibiae
2 Patella
3 Infrapatellare Äste des N. saphenus

1 Tuberositas tibiae
2 Vorderkante
3 Innenknöchel

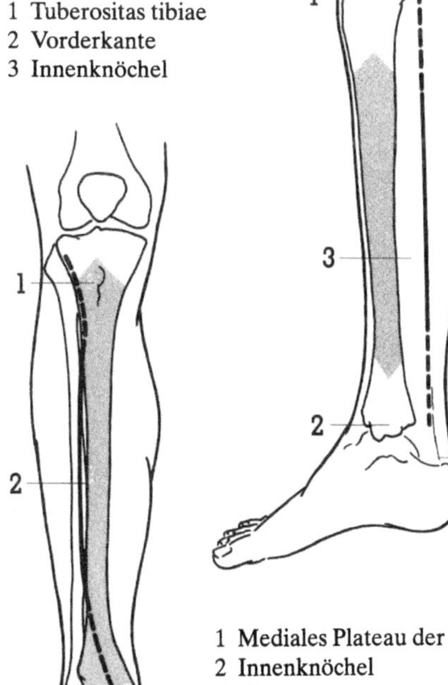

1 Mediales Plateau der Tibia
2 Innenknöchel
3 M. soleus
4 M. gastrocnemius
5 Achillessehne

7.18.5 Präoperative Planung und Vorbereitung

Operationszeitpunkt:

- Möglichst innerhalb von 6–8 h nach der Verletzung, bevor eine Schwellung der Extremität eintritt. Andernfalls erfolgt eine Erstversorgung mit Fixateur externe oder evtl. auch Gipsruhigstellung, und die definitive Versorgung nach 7–14 Tagen. Eine Fersenbeindrahtextension kann gelegentlich angelegt werden, jedoch möglichst nur kurzfristig.

Lagerung:

- Zur Marknagelung: Rückenlage auf einem Extensionstisch mit um 90° gebeugtem Knie und schräg nach unten zeigendem Unterschenkel. Ein Polster stützt den distalen Oberschenkel ab und schont die A. und V. poplitea (Abb. 14). Der Zug erfolgt über einen Draht im Fersenbein.
- Rückenlage auf einem Normaltisch mit gebeugtem Knie oder hängendem Unterschenkel.
- Bildverstärker.
- Zur Verplattung oder Fixateur-externe-Anlage: Rückenlage auf einem Normaltisch mit leichter Innenrotationsstellung.
- Blutsperre bei der Verplattung.

Zugang:

- Für die geschlossene Nagelung: 6 cm langer Längsschnitt medial der Patellarsehne, die Sehne wird 2 cm nach lateral gehalten (Abb. 15). Alternativ: Längsspaltung der Sehne in ihrer Mitte.
- Für die Verplattung: Der Schnitt verläuft parallel und 10–15 mm lateral der vorderen Tibiakante und erstreckt sich von der Tuberositas tibiae bis 3 Querfinger oberhalb des Sprunggelenks (Abb. 16). Manchmal wird ein dorsomedialer Schnitt gewählt, hauptsächlich bei Zweiteingriffen zur Anlage einer Spongiosaplastik (Abb. 17).

Vorbereitung der Instrumente:

- Instrumente für die Anwendung des Fixateur externe (s. S. 337).
- Instrumente für die Anwendung des unaufgebohrten Tibianagels (UTN) (s. S. 319).
- Instrumente für die Anwendung des Tibiauniversalmarknagels, mit und ohne Verriegelung (s. S. 307, 308).
- Instrumente für die Anwendung von 4,5-mm-DCP oder -LC-DCP und Halbrohrplatten (s. S. 112).
- Instrumente für die Anwendung von 4,5-mm-Kortikalisschrauben als Zugschrauben (s. S. 77).
- Instrumente für die Anwendung von 6,5-mm-Spongiosaschrauben als Zugschrauben (s. S. 81).
- Instrumente für die Anwendung von 3,5-mm-Kortikalisschrauben als Zugschrauben (s. S. 196).
- Instrumente für die Anwendung einer Drittelrohrplatte (s. S. 201).

7.18.6 Checkliste für die Operationstechnik

Marknagelung für geschlossene Tibiafrakturen; geschlossene oder offene Methode:

- Bei proximalen Frakturen ist eine sorgfältige und exakte Reposition erforderlich, um eine Achsenfehlstellung des proximalen Fragments zu verhindern. Mit dem Einsatz eines Distraktors kann dem Zug der Patellarsehne entgegengewirkt werden (s. S. 355).
- Einbringen des Tibiauniversalnagels: ohne Verriegelung bei einfachen Frakturen im mittleren Schaftdrittel, mit Verriegelung bei Frakturen des proximalen und distalen Drittels oder bei komplexen Frakturen (s. S. 297).
- Bei Etagenfrakturen wird nicht aufgebohrt, um ein Drehen der Fragmente zu vermeiden; es wird ein unaufgebohrter Nagel verwendet.

Verplattung einer distalen Tibiaschaftfraktur:

- Anatomische Reposition und vorläufige Fixation mit Knochenhaltezangen. Ein hinteres Drehkeilfragment wird am besten mit einer Drahtcerclage reponiert.
- Einbringen einzelner 4,5-mm-Kortikalisschrauben als Zugschrauben (s. S. 77) bei Spiral- oder Schrägfrakturen.
- Anlage einer 4,5-mm-DCP oder -LC-DCP (s. S. 98, 103).
- Anlage einer Drittelrohrplatte bei einer gleichzeitigen distalen Fibulafraktur (s. S. 200).

Verplattung einer Quer- oder kurzen Schrägfraktur der proximalen Tibia:

- Anatomische Reposition.
- Anlage einer 4,5-mm-DCP oder -LC-DCP mit einer oder mehreren Zugschrauben durch die Platte. In jedem Hauptfragment müssen mindestens 6 Kortikales gefaßt werden. Liegt bei einer proximalen Schaftfraktur gleichzeitig eine Verletzung des Tibiaplateaus vor, ist eine laterale Tibiakopfabstützplatte sehr gut geeignet; sie hat einen dünnen Teil für den metaphysären Bereich und einen Schaft, der die Form der 4,5-mm-DCP hat und für Festigkeit im Bereich der Diaphyse sorgt (s. S. 109).
- Anlage einer kurzen Halbrohrplatte auf der Tibiavorderkante, um die Biegekräfte in der sagittalen Ebene zu neutralisieren (s. S. 106).

Anlage eines Fixateur externe:
Bei offenen Frakturen (s. S. 43).

- Unilateral in einer Ebene als Einzelrohr- oder Doppelrohrklammerfixateur, unilateral in 2 Ebenen als V-förmiger Fixateur (s. S. 329).
- Spongiosaplastik bei komplexen Frakturen (s. S. 371).

Unaufgebohrte Tibiamarknagelung, geschlossene Technik:
- Die Technik entspricht der Nagelung mit dem Tibiauniversalnagel, es wird jedoch nicht aufgebohrt. Der Nagel sollte von Hand oder mit leichten Hammerschlägen eingebracht werden. Er muß immer proximal und distal mit 3,9-mm-Verriegelungsbolzen verriegelt werden (s. S. 315).

7.18.7 Besondere Gesichtspunkte – Alternativen

Bei der Marknagelung wird die korrekte Lage des Bohrdorns im Marknagel kontrolliert, bevor mit dem Aufbohren begonnen wird. Andernfalls kann der Bohrer die Hinterwand durchbohren und erhebliche Weichteilschäden verursachen. Bei Mehrfragmentfrakturen sollte möglichst wenig oder gar nicht aufgebohrt werden, es muß dann aber proximal und distal verriegelt werden. Man darf beim Einschlagen des Nagels keine zu starke Kraft aufwenden, da dieser sonst die hintere Kortikalis zertrümmern kann. Der Nagel sollte möglichst parallel zur Längsachse der Tibia eingebracht werden, damit er auf der Rückseite der vorderen Kortikalis entlang gleiten kann.

Bei der Zugschraubenosteosynthese und Verplattung sollten die Schnitte nicht durch kontusionierte Haut und Weichteile oder direkt über subkutan gelegenem Knochen geführt werden. Die Haut ist in diesem Bereich schlecht durchblutet und wird häufig nekrotisch. Das Periost darf nicht abgelöst werden, da sonst die Blutversorgung des Knochens geschädigt werden kann. In den meisten Fällen ist es günstiger, 3,5-mm-Kortikalisschrauben als einzelne Zugschrauben anzuwenden, besonders bei Drehkeilfragmenten. Diese Schrauben werden zuerst eingebracht, dann wird eine Platte angelegt. Plattenschrauben, die den Frakturspalt kreuzen, werden als Zugschrauben eingesetzt. Falls die Zugschraubenosteosynthese stabil ist, müssen nicht alle Plattenlöcher mit Schrauben besetzt werden. Liegt ein Plattenloch über dem Frakturspalt, sollte man die plattennahe Kortikalis auf 4,5 mm aufbohren, damit sie nicht splittert. Die Schraube faßt dann nur in der Gegenkortikalis. Die Wunde wird dann in atraumatischer und spannungsfreier Technik verschlossen. Falls die Wundränder unter Spannung stehen, läßt man zur Sicherheit einen Teil der Wunde offen, um eine Hautnekrose zu vermeiden. Sehnen, Nerven und Blutgefäße sollten jedoch nicht frei liegen.

Bei der externen Osteosynthese sollte der Fixateur innerhalb der „sicheren Zone" angebracht werden (s. S. 329). Bilaterale Rahmen, bei denen die Steinmann-Nägel durch das vordere Kompartment verlaufen, sind nicht empfehlenswert. Komplikationen, wie z. B. Kompartmentsyndrom, Verletzungen neurovaskulärer Strukturen und eingeschränkte Muskelfunktion, könnten die Folge sein.

7.18.8 Nachbehandlung

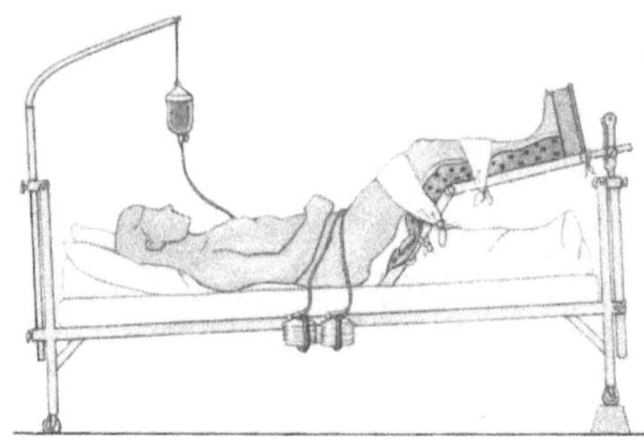

18

- Saugdrainage für 24–36 h.
- Hochlagerung des Beines auf einer gepolsterten (Gips-)Schiene mit Beugestellung des Kniegelenks von 45° und Neutralstellung des Sprunggelenks (Abb. 18).
- Wenn die Fraktur stabil versorgt ist und mit keiner Komplikation zu rechnen ist, kann frühzeitig mit aktiven Bewegungsübungen begonnen werden.
- Die Schiene wird am 2. postoperativen Tag entfernt, und der Patient wird aufgefordert, das Sprunggelenk zu bewegen.

7.18.9 Implantatentfernung

In der Regel werden Implantate aus Stahl an belasteten Knochen nach einem unkomplizierten Heilungsverlauf wieder entfernt. Einzeln eingebrachte Schrauben und Implantate aus Titan können bei Beschwerdefreiheit belassen werden. Der erforderliche Zeitraum bis zur Entfernung hängt von dem Frakturtyp und dem Heilungsverlauf ab. Marknägel können nach 18–24 Monaten entfernt werden, Platten nach 12–18 Monaten.

7.18.10 Literatur

Müller ME, Allgöwer M, Schneider R, Willenegger H (1992) Manual der Osteosynthese. AO-Technik. 3. Aufl. Springer, Berlin Heidelberg New York

Müller ME, Nazarian S, Koch P, Schatzker J (1990) The comprehensive AO classification of fractures of long bones. Springer, Berlin Heidelberg New York

Rüedi T, Hochstetter AHC von, Schlumpf R (1984) Operative Zugänge der Osteosynthese. Springer, Berlin Heidelberg New York

Schatzker J, Tile M (1987) The rationale of operative fracture care. Springer, Berlin Heidelberg New York

Séquin F, Texhammar R (1980) Das AO-Instrumentarium. Springer, Berlin Heidelberg New York Tokyo

7.19 Distale Tibiafrakturen mit Gelenkbeteiligung („Pilonfrakturen")

Bei diesem Frakturtyp können sowohl Tibia als auch Fibula beteiligt sein. Wenn eine Dislokation vorliegt, ist die Versorgung dieser Frakturen schwierig und stellt eine Herausforderung für das Operationsteam dar. Die Fraktur entsteht oft durch einen Verletzungsmechanismus mit hoher Energie, z.B. durch einen Sturz aus großer Höhe oder einen Verkehrsunfall. Einwirkende Kompressions- und Scherkräfte können zu erheblicher Impression des spongiösen Knochen, zur Unterbrechung der Gelenkfläche und zur Fraktur der Fibula führen. Bei Skiverletzungen beispielsweise ist die Fraktur Folge von Scherkräften, wodurch sie sehr instabil ist. Auch der Zustand von Haut und Weichteilen hat einen großen Einfluß auf die einzuschlagende Behandlungsmethode. Frakturen mit nur geringer Dislokation und weitgehend erhaltener Gelenkfläche werden am besten konservativ im Gipsverband und später in einem Brace behandelt. Ebenso ist eine Ruhigstellung im Fixateur externe für einen kurzen Zeitraum nach der Verletzung möglich, nach 3–4 Wochen wird vorsichtig mit aktiver Bewegung begonnen.

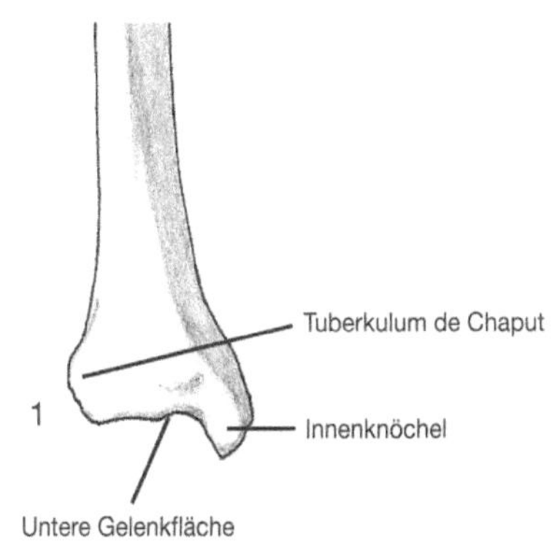

7.19.1 Anatomie

Distale Tibia rechts, Ansicht von vorne (Abb. 1).

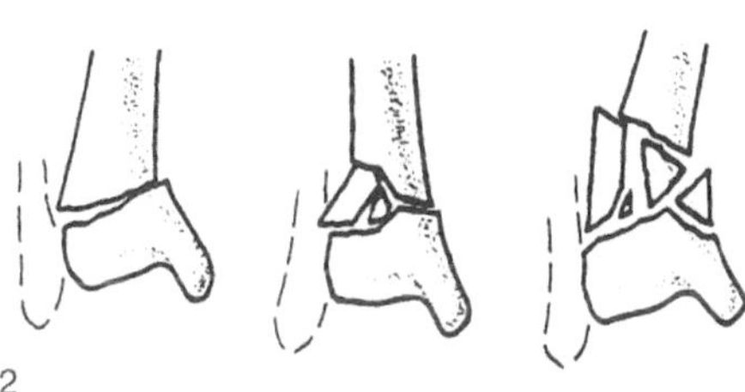

7.19.2 Diagnostik

Besondere Untersuchung:
- Durchblutung und Nervenfunktion.
- Zustand von Haut und Weichteilen.

Röntgen:
- Standardaufnahmen a.-p., seitlich und schräg.
- Tomographie a.-p. und seitlich.
- Computertomographie (Ausmaß des Gelenkflächenschadens).

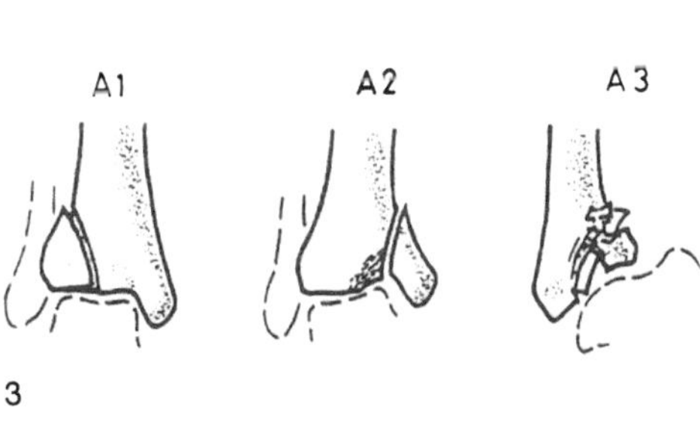

7.19.3 AO-Klassifikation

Siehe auch Abschn. 5.1

Typ 43 A: Extraartikuläre Fraktur; metaphysär einfach, mit Keil oder komplex (Abb. 2).

Typ 43 B: Partielle Gelenkfraktur; Spaltung und/oder Impression (Abb. 3).

Typ 43 C: Vollständige Gelenkfraktur; einfach oder mehrfragmentär (Abb. 4).

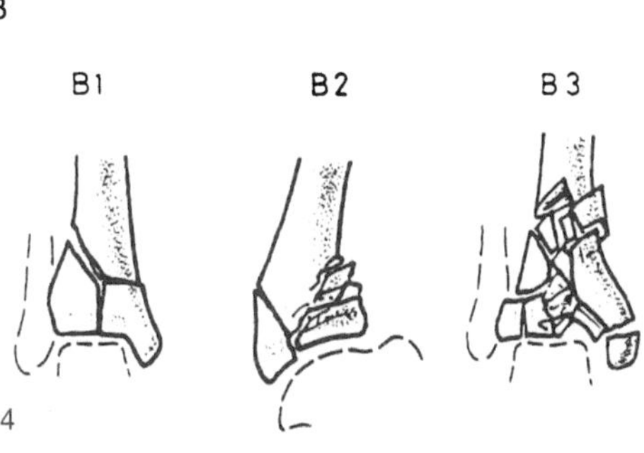

7.19.4 Indikationen zur Osteosynthese – Implantatwahl

Fraktur:

- Fibulafraktur und explosionsartige Fraktur der distalen Tibia (meistens junge Patienten) oder Impressionsfraktur der distalen Tibia (meistens ältere Patienten).

Implantate:

- Für die Fibulafraktur: Drittelrohrplatte (Abb. 5).
- Für die Tibiafraktur: 4,0-mm-Spongiosaschrauben oder durchbohrte 3,5-mm-Schrauben.
- T-Platte, Kleeblattplatte, 4,5-mm-DCP oder -LC-DCP.
- Fixateur externe bei schlechten Hautverhältnissen (Abb. 6).

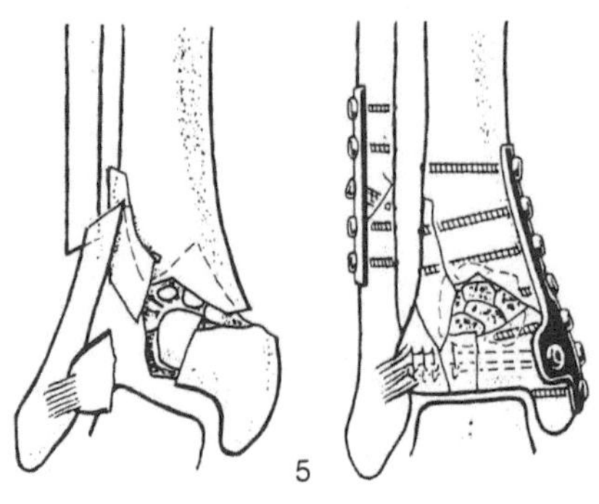

5

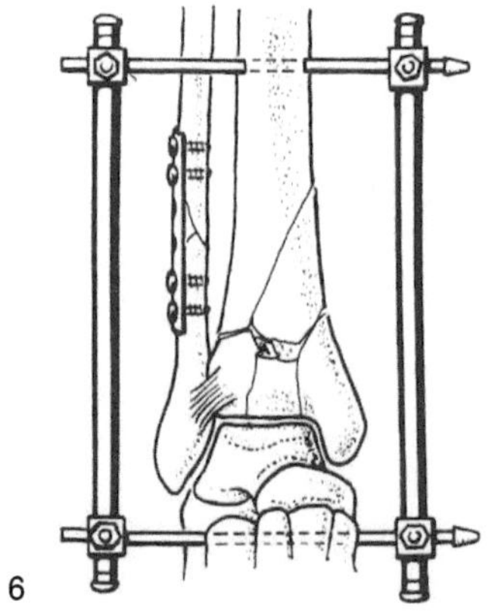

6

7.19.5 Präoperative Planung und Vorbereitung

Operationszeitpunkt:

- Baldmöglichst, bevor eine ausgeprägte Weichteilschwellung und Spannungsblasen der Haut auftreten. Falls dies bereits der Fall ist, wird die Fraktur zur Erhaltung der Länge mittels Drahtextension oder Fixateur externe stabilisiert. Die endgültige Versorgung wird um 7–10 Tage bzw. so lange verschoben, bis sich die Hautverhältnisse normalisiert haben.

Lagerung:

- Rückenlage; Blutsperre.

Zugang:

- Innenseite: Der Hautschnitt beginnt lateral der tibialen Vorderkante und macht einen Bogen, 1–2 Querfinger vom Vorderrand des Innenknöchels entfernt zu einem Punkt 1–2 cm distal der Innenknöchelspitze (Abb. 7).
- Außenseite: Falls ein zweiter Hautschnitt notwendig ist, sollte sich eine Hautbrücke von mindestens 7 cm zwischen beiden Schnitten befinden. Der Zugang erfolgt von hinten.

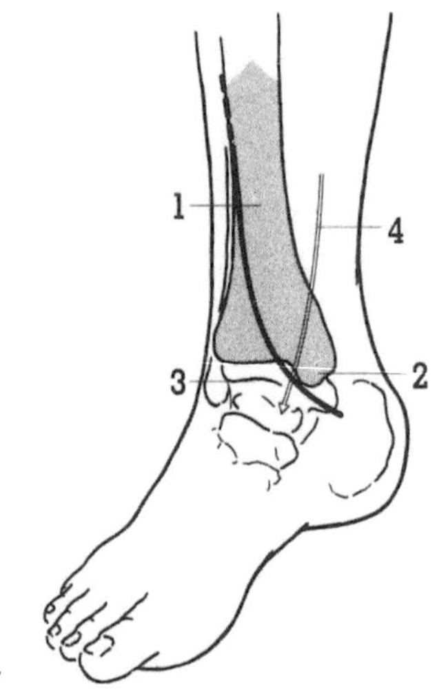

7

1 Vorderkante der Tibia
2 Innenknöchel
3 Oberes Sprunggelenk
4 N. saphenus

Vorbereitung der Instrumente:

- Instrumente für die Anwendung einer Drittelrohrplatte (s. S. 216).
- Instrumente für die Anwendung von 4,0-mm-Spongiosaschrauben (s. S. 214).
- Instrumente für die Anwendung von durchbohrten 3,5-mm-Schrauben (s. S. 134).
- Instrumente für die Anwendung einer T-Platte (s. S. 112).
- Instrumente für die Anwendung einer Kleeblattplatte (s. S. 112 und/oder 216).
- Instrumente für die Anwendung einer 4,5-mm-DCP oder -LC-DCP (s. S. 112).
- Instrumente für die Anwendung des Fixateur externe (s. S. 327).

7.19.6 Checkliste für die Operationstechnik

Bei gleichzeitiger Fibulafraktur:
- Anatomische Reposition der Fibulafraktur. Wenn möglich, erfolgt eine Zugschraubenosteosynthese mit 3,5-mm-Kortikalisschrauben, anschließend Anlage einer Drittelrohrplatte als Neutralisationsplatte (s. S. 200).
- Rekonstruktion der Gelenkfläche und vorläufige Fixation mit Kirschner-Drähten.
- Verschraubung mit 4,0-mm-Spongiosaschrauben als Zugschrauben (s. S. 195), oder
- Verschraubung mit durchbohrten 3,5-mm-Schrauben über zuvor plazierte Führungsdrähte (s. S. 133).
- Anlage einer autologen Spongiosaplastik in dem nach der Reposition entstandenen Knochendefekt.
- Mediale Abstützung mit T-Platte (s. S. 108), Kleeblattplatte (s. S. 212), 4,5-mm-DCP oder -LC-DCP (s. S. 101, 106). Die korrekte Plattenlage hängt von der Richtung ab, in die die Gelenkfläche im Falle einer Deformität abknicken würde. Bei drohender Varusfehlstellung ist die Abstützung medialseitig notwendig; falls ein vorderer Kollaps befürchtet wird, sollte die Platte an der Vorderfläche der distalen Tibia angebracht werden.
- Anlage eines beidseitigen Fixateur externe (s. S. 335).

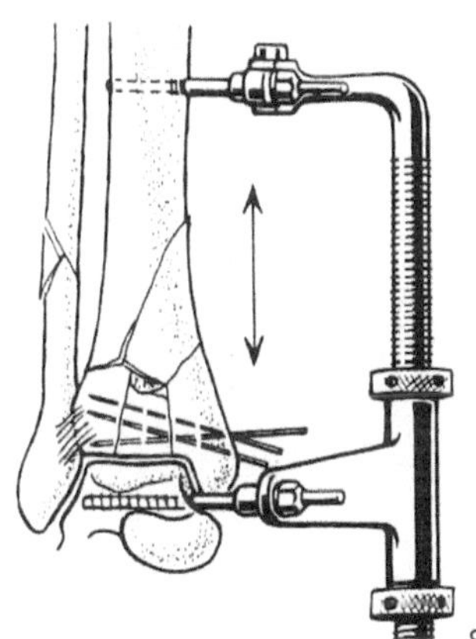
8

7.19.7 Besondere Gesichtspunkte – Alternativen

Bei der Rekonstruktion einer komplexen Fraktur ist ein Röntgenbild der unverletzten Seite zum Vergleich unbedingt erforderlich. Der Einsatz des Distraktors oder des Fixateur externe kann bei der Rekonstruktion der Fraktur durch Ligamentotaxis und indirekte Reposition hilfreich sein. Die untere Schraube wird hierfür in den Talus eingebracht (Abb. 8).
Falls eine Spongiosaplastik notwendig ist, erfolgt die Knochenentnahme vor Beginn der Frakturrekonstruktion. Dadurch kann die Operationszeit – insbesondere bei Blutsperre – verkürzt werden. Eine Kleeblattplatte läßt sich in der erforderlichen Form für den distalen Teil der Tibia leicht zurechtschneiden. Neu entwickelte Platten können nur mit Kleinfragmentschrauben befestigt werden. Die frühere Form der Kleeblattplatte erlaubte den Einsatz von 4,5-mm-Kortikalisschrauben im diaphysären Teil des Implantats. Viele dieser älteren Implantate sind noch in Gebrauch.
Die Wunden sollten spannungsfrei verschlossen werden, andernfalls kann durch Hautnekrosen eine größere chirurgische Katastrophe entstehen. Falls der Verschluß nicht möglich ist, wird die laterale Wunde teilweise oder vollständig für 5–10 Tage offen gelassen. Bei alten Patienten mit osteoporotischem Knochen kann der Einsatz von Knochenzement für die Verankerung der Schrauben erforderlich sein.

7.19.8 Nachbehandlung

- Saugdrainage für 24–36 h.
- Ruhigstellung des Unterschenkels in einer dorsalen Gipsschale mit Rechtwinkelstellung des Sprunggelenks zur Vermeidung eines Spitzfußes für die ersten postoperativen Tage. Strenge Hochlagerung, um die Schwellung zu vermindern.
- Bei stabiler Fraktur wird frühzeitig mit Bewegungsübungen – insbesondere der Dorsalextension – begonnen. Die Belastungsphase erfolgt erst später. Bei intraartikulären Trümmerfrakturen kann die Teilbelastung erst nach knöcherner Heilung, d. h. nach 8–12 Wochen, begonnen werden.
- Für den langen Zeitraum der Entlastung oder Teilbelastung kann ein Unterschenkelgehapparat angepaßt werden, durch den keine Belastung auf die Pilongelenkfläche einwirken kann.

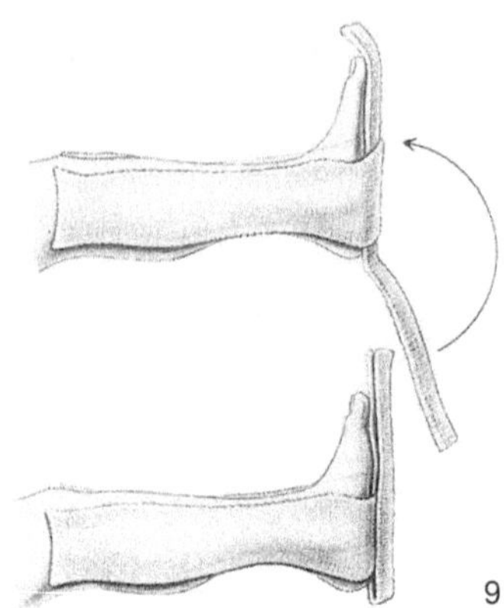

9

7.19.9 Implantatentfernung

Einzelne Schrauben und Titanimplantate können belassen werden. Andere Implantate können bei unkompliziertem Heilungsverlauf nach 12–18 Monaten entfernt werden.

7.19.10 Literatur

Heim U (1991) Die Pilion-tibial-Fraktur. Springer, Berlin Heidelberg New York

Heim U, Pfeiffer KM (1991) Periphere Osteosynthesen. Unter Verwendung des Kleinfragment-Instrumentariums der AO. 4. Aufl. Springer, Berlin Heidelberg New York

Müller ME, Allgöwer M, Schneider R, Willenegger H (1992) Manual der Osteosynthese. AO-Technik. 3. Aufl. Springer, Berlin Heidelberg New York

Müller ME, Nazarian S, Koch P, Schatzker J (1990) The comprehensive AO classification of fractures of long bones. Springer, Berlin Heidelberg New York

Rüedi T, Hochstetter AHC von, Schlumpf R (1984) Operative Zugänge der Osteosynthese. Springer, Berlin Heidelberg New York

Schatzker J, Tile M (1987) The rationale of operative fracture care. Springer, Berlin Heidelberg New York

7.20 Malleolarfrakturen

Frakturen des Sprunggelenks gehören zu den häufigsten Skelettverletzungen. Sie können durch direkte Gewalteinwirkung verursacht werden, meistens entstehen sie jedoch durch indirekte Mechanismen nach einer Subluxation oder Verschiebung des Talus aus der Knöchelgabel heraus. Häufig sind diese Frakturen eine Kombination von Verletzungen der Fibula und/oder Tibia, des Gelenkknorpels, Bandapparats und der Gelenkkapsel.
Die Frage einer operativen Behandlung der Sprunggelenkfrakturen wird seit langem kontrovers diskutiert. Es besteht jedoch die Ansicht, daß bei instabilen Verletzungen des Sprunggelenks eine anatomische Reposition und exakte Rekonstruktion der Knöchelgabel zur Vermeidung einer späteren posttraumatischen Arthrose notwendig sind.

7.20.1 Anatomie

Distale Fibula und Tibia rechts, Ansicht von vorne (Abb. 1).

2 Gruppen von Bändern sind beteiligt:

- Der distale tibiofibulare Bandapparat, der aus 3 Anteilen besteht:
  Vorderes Syndesmosenband (Lig. tibiofibulare anterius).
  Hinteres Syndesmosenband (Lig. tibiofibulare posterius).
  Straffe Membran zwischen Tibia und Fibula (Membrana interossea) (Abb. 2).

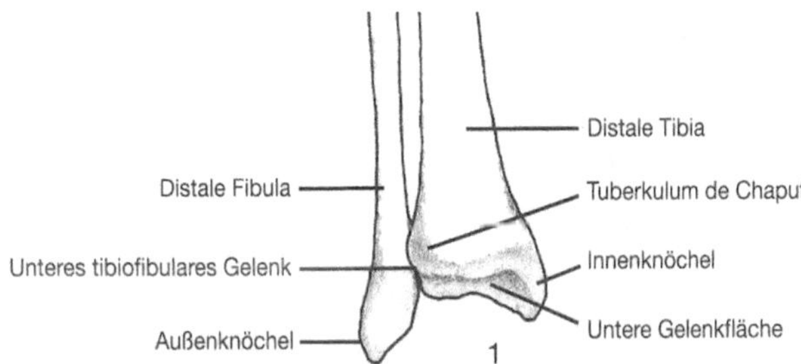

1

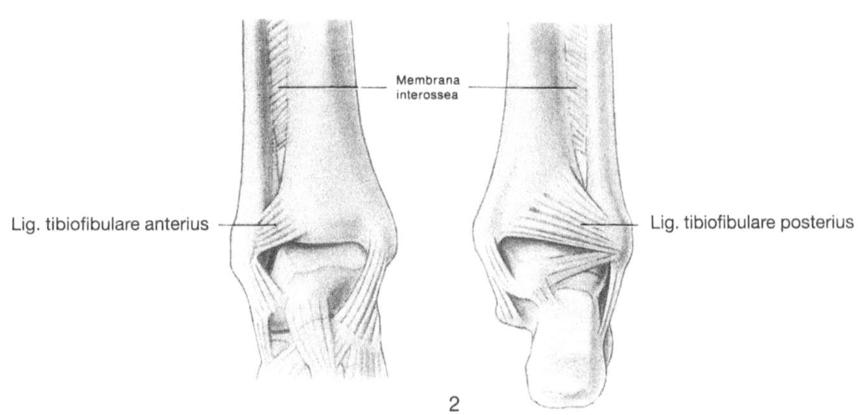

2

- Der Seitenbandapparat:
  Lateraler Bandkomplex aus 3 Bändern: Lig. talofibulare posterius, Lig. talofibulare anterius und Lig. calcaneofibulare (Abb. 3).
  Medialer Bandapparat, Lig. deltoideum mit 2 Bandzügeln (tibiotalar und tibiokalkanear).

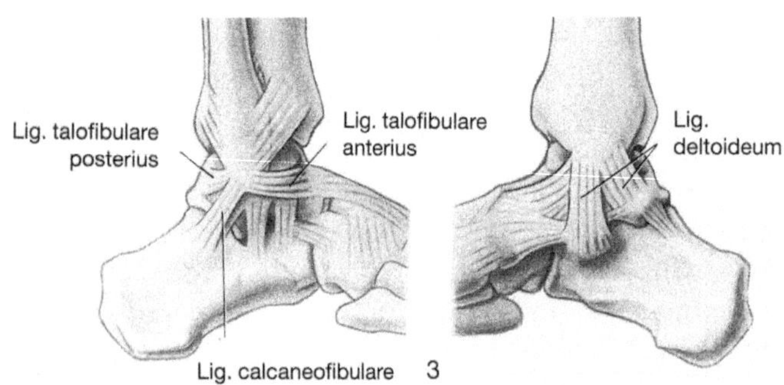

3

7.20.2 Diagnostik

Besondere Untersuchung:
- Zustand der Haut.
- Lokaler Druckschmerz. Falls dieser sich über einer Bandstruktur oder der Kapsel befindet, ist eine Verletzung wahrscheinlich.
- Die gesamte Länge der Fibula muß auf Schmerzhaftigkeit abgetastet werden, da sich bei einigen Typ-C-Verletzungen die Fibulafraktur im oberen Drittel befindet.
- Abnorme Beweglichkeit des Talus in der Knöchelgabel.

Röntgen:
- Standardaufnahmen a.-p. und seitlich.
- Aufnahme mit 15°-Innenrotation zur Darstellung der unteren tibiofibularen Syndesmose und des Gelenkspalts zwischen Talus und Fibula.
- Tomographie zur Beurteilung der Fragmentstellung und Ausdehnung der Frakturlinie bei komplexen Frakturen, Feststellung einer möglichen Fraktur des Talusdoms.

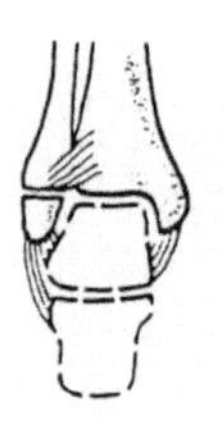
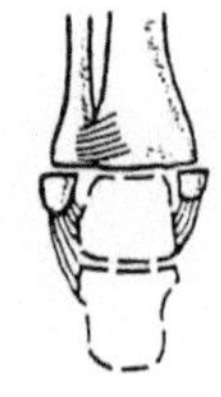
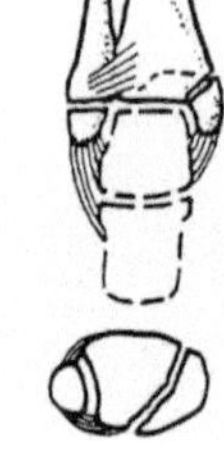

A1 A2 A3

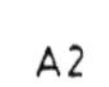

4

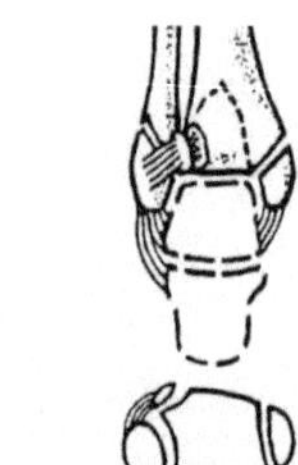
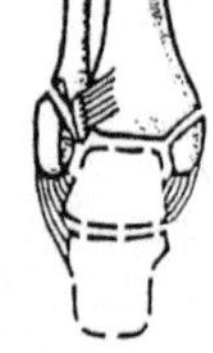
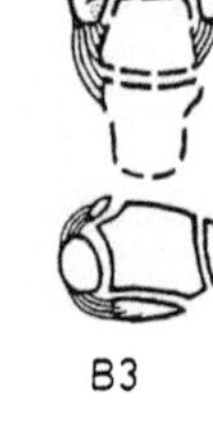

B1 B2 B3

7.20.3 AO-Klassifikation

Siehe auch Abschn. 5.1

Typ 44 A: Fibulafraktur unterhalb der Syndesmose mit oder ohne Fraktur des Innenknöchels (Abb. 4).

Typ 44 B: Fibulafraktur in Höhe der Syndesmose; isoliert, mit Fraktur des Innenknöchels und/oder posterolateralem Kantenfragment (Volkmann-Dreieck) (Abb. 5).

Typ 44 C: Fibulafraktur oberhalb der Syndesmose; einfach, mehrfragmentär, proximale Fraktur mit Zerreißung des Innenbandes (Abb. 6).

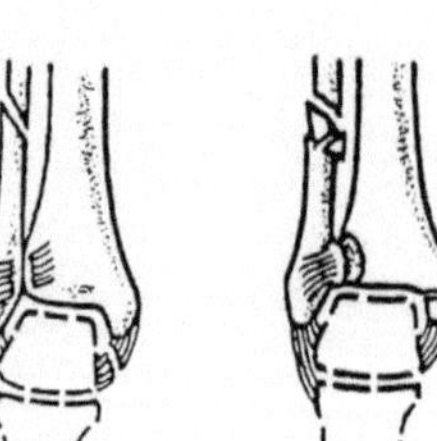
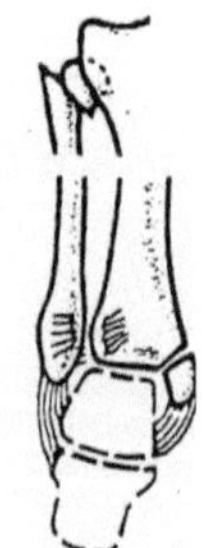

7.20.4 Indikationen zur Osteosynthese – Implantatwahl

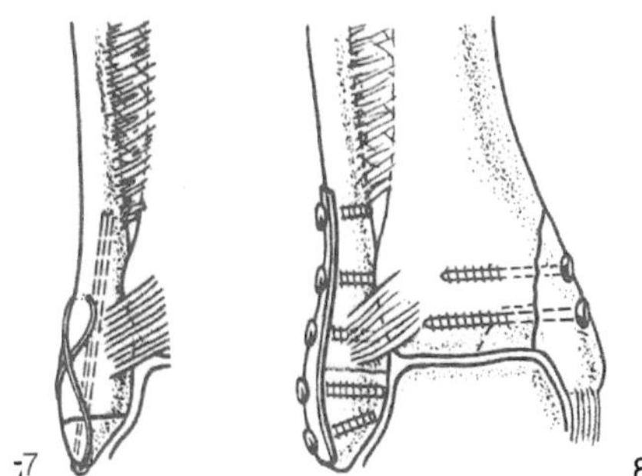

7

8

Fraktur:
- Fibulafraktur unterhalb der Syndesmose, kurz schräg oder quer verlaufend, mit senkrechter Abscherfraktur des Innenknöchels (Typ A).

Implantate:
- Kirschner-Drähte mit 1,6 mm Durchmesser und achterförmige Drahtschlinge mit 1,25 mm Durchmesser für die Fibula (Abb. 7). Bei größerem Fragment erfolgt Anlage einer Drittelrohrplatte.
- 4,0-mm-Spongiosaschrauben oder durchbohrte 4,5-mm-Schrauben als Zugschrauben am Innenknöchel (Abb. 8).

Fraktur:
- Fibulafraktur in Höhe der Syndesmose, Fraktur des Innenknöchels, posterolaterales Kantenfragment (Typ B).

9

Implantate:
- 3,5-mm-Kortikalisschrauben als Zugschrauben für Schrägfrakturen der Fibula.
- Angepaßte Drittelrohrplatte als Neutralisationsplatte sowie bei Trümmerfrakturen der Fibula.
- 1,6-mm-Kirschner-Drähte und 1,25-mm-Cerclagedraht für die Zuggurtung des Innenknöchels.
- 4,0-mm-Spongiosaschrauben oder durchbohrte 4,5-mm-Schrauben als Zugschrauben für den Innenknöchel und das Volkmann-Dreieck.
- 6,5-mm-Spongiosaschraube für ein großes tibiales posterolaterales Fragment (Volkmann) (Abb. 9).

Fraktur:
- Trümmerfraktur der Fibula oberhalb der Syndesmose, Innenknöchelfraktur und posterolaterales Fragment der Tibia.

Implantate:
- Drittelrohrplatte mit 8–12 Löchern für die Fibulafraktur.
- 4,0-mm-Spongiosaschrauben oder durchbohrte 4,5-mm-Schrauben für die Innenknöchelfraktur, oder
- 1,6-mm-Kirschner-Drähte und 1,25-mm-Cerclagedraht für die Zuggurtung des Innenknöchels.
- 6,5-mm-Spongiosaschraube für das tibiale posterolaterale Fragment.
- 3,5-mm-Kortikalisschraube als Stellschraube (Abb. 10).

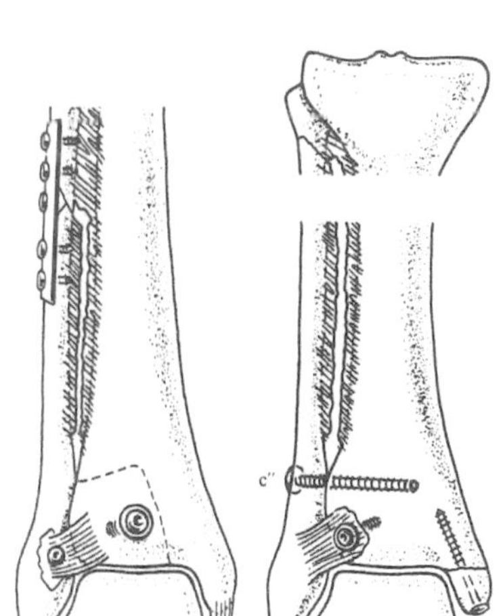

10

7.20.5 Präoperative Planung und Vorbereitung

Operationszeitpunkt:
- Möglichst innerhalb von 6–8 h nach der Verletzung. Falls die Haut ödematös ist oder Spannungsblasen zeigt, wird die operative Versorgung aufgeschoben, bis die Hautverhältnisse sich normalisiert haben. Die Fraktur wird dann reponiert und in einem gut gepolsterten Gips ruhiggestellt. Das Bein muß streng hochgelagert werden. Die offene Reposition erfolgt nach Rückgang der Schwellung nach 4–6 Tagen.

Lagerung:
- Rückenlage, das Bein ist leicht nach innen gedreht.
- Blutsperre.

Zugang:
- Außenknöchel: Ungefähr 10 cm langer gerader oder leicht nach vorne gebogener Schnitt vor (auf N. peronaeus superficialis achten!) oder hinter (auf N. suralis und V. saphena parva achten!) dem gut tastbaren Außenknöchel (Abb. 11).
- Innenknöchel: Bogenförmiger Schnitt, ein Querfinger hinter dem Hinterrand des Knöchels bis zu einem Punkt 1–2 cm distal seiner Spitze (Abb. 12).
- Für die Fixation des Volkmann-Dreiecks: Der laterale Schnitt wird nach proximal verlängert und zurück zur Achillessehne geführt.

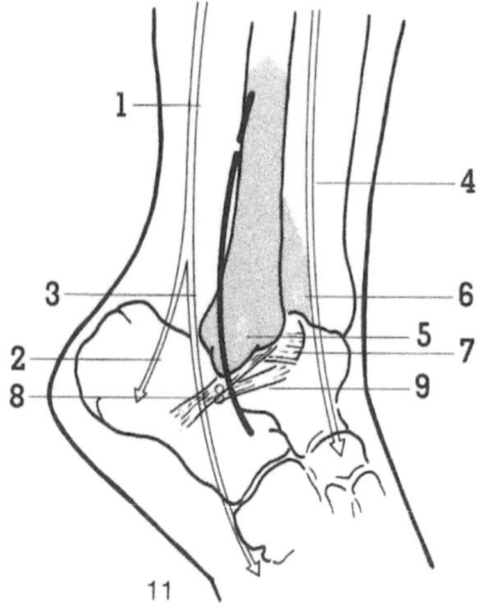

1 N. peronaeus
2 Seitliche Fersenbeinäste des N. peronaeus
3 N. cutaneus dorsalis lateralis
4 N. cutaneus dorsalis intermedius
5 Außenknöchel
6 Tuberkulum de Chaput
7 Lig. fibulotalare anterius
8 Lig. fibulocalcaneare
9 Lig. talocalcaneum laterale

Vorbereitung der Instrumente:
- Instrumente für die Zuggurtungsosteosynthese (s. S. 369).
- Instrumente für die Anwendung einer Drittelrohrplatte (s. S. 216).
- Instrumente für die Anwendung von 3,5-mm-Kortikalisschrauben als Zugschrauben (s. S. 215).
- Instrumente für die Anwendung von 4,0-mm-Spongiosaschrauben als Zugschrauben (s. S. 214).
- Instrumente für die Anwendung von durchbohrten 4,5-mm-Schrauben (s. S. 128).
- Instrumente für die Anwendung von 6,5-mm-Spongiosaschrauben als Zugschrauben (s. S. 82).
- Instrumente für die Anwendung von 3,5-mm-Kortikalisschrauben als Stellschrauben (s. S. 215).

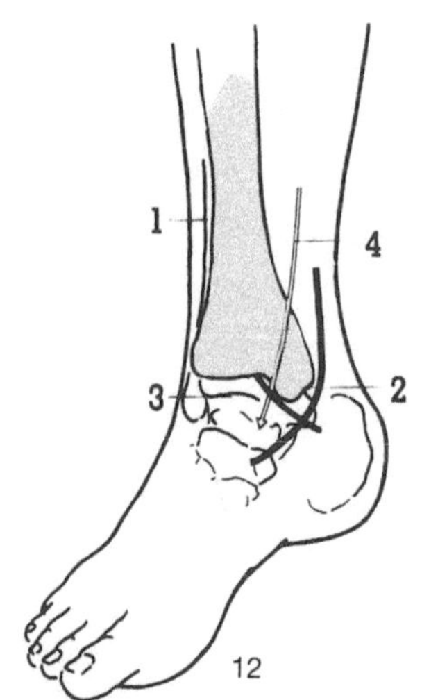

1 Vorderkante der Tibia
2 Innenknöchel
3 Oberes Sprunggelenk
4 N. saphenus

7.20.6 Checkliste für die Operationstechnik

Typ-A- und -B-Frakturen:
- Anatomische Reposition der Fibula und vorläufige Fixation mit einer spitzen Repositionszange.
- Osteosynthese der Fibulafraktur durch Zuggurtung (s. S. 366) oder Verplattung mit einer Drittelrohrplatte (s. S. 200).

- Darstellung des Innenknöchels und vorsichtige Entfernung von eingeschlagenem Periost.
- Aufrichtung einer evtl. vorhandenen Impressionsfraktur der Tibiagelenkfläche und Auffüllung eines entstandenen Substanzdefekts mit Spongiosa.
- Fixation eines kleinen querverlaufenden Abrißfragments durch Zuggurtung, ein großes Abscherfragment wird mit 4,0-mm-Spongiosaschrauben (s. S. 195) oder durchbohrten 4,5-mm-Schrauben (s. S. 126) als Zugschrauben refixiert.
- Reposition und vorläufige Fixation des hinteren Fragments mit einem Kirschner-Draht.
- Definitive Befestigung mit 4,0-mm-Spongiosaschrauben als Zugschrauben, die von vorne eingebracht werden.
- Naht der gerissenen Bandstrukturen, in der Regel nur am lateralen Bandapparat bei Typ-A-Verletzungen.

Typ-C-Frakturen:
- Anatomische Reposition und Osteosynthese der Fibulaschaftfraktur mit 3,5-mm-Kortikalisschrauben als Zugschrauben (s. S. 196) in Kombination mit einer Drittelrohrplatte (s. S. 201).
- Darstellung der vorderen Syndesmose. Falls diese knöchern ausgerissen ist (Tubercule de Chaput), wird sie mit einer Zugschraube refixiert, bei intraligamentärer Ruptur erfolgt die Naht.
- Bei verbleibender Instabilität der Knöchelgabel (Prüfung mit einem Haken) wird eine 3,5-mm-Kortikalisschraube als fibulotibiale Stellschraube ca. 2–3 cm oberhalb des Sprunggelenks eingebracht. Die Schraubenrichtung verläuft schräg von hinten lateral nach vorne medial in einem Winkel von 25–30° zur Frontalebene. Ihr Gewinde greift sowohl in der fibularen als auch tibialen Kortikalis, sie ist keine Zugschraube (s. S. 197).
- Die Osteosynthese des Innenknöchels und eines hinteren lateralen Kantenfragments erfolgt wie oben bei Typ-B-Frakturen beschrieben.

7.20.7 Besondere Gesichtspunkte – Alternativen

Bei Typ-C-Frakturen mit einer sehr hohen Fibulafraktur kann auf die lokale Freilegung verzichtet werden. Die Fibula wird distal mit einem Haken oder einer spitzen Repositionszange in ihre korrekte Stellung in der Incisura fibularis tibiae eingepaßt und mit einem Kirschner-Draht stabilisiert. Nach Überprüfung der korrekten Länge und Rotation der Fibula unter Röntgenkontrolle und Darstellung der vorderen Syndesmose wird eine Stellschraube, wie oben beschrieben, eingebracht.

7.20.8 Nachbehandlung

- Saugdrainage für 24–36 h.
- Zur Vermeidung einer Spitzfußstellung wird das Sprunggelenk in Rechtwinkelstellung im Gipsverband ruhiggestellt (s. Abb. 9, Abschn. 7.19.8).
- Hochlagerung des Beins (s. Abb. 8, Abschn. 7.18.8).
- Aktive Bewegungsübungen aus dem Gipsverband heraus beginnen nach 24–36 h. Sobald der Patient das Sprunggelenk schmerzfrei bewegen kann und die Schwellung nachgelassen hat (nach 4–10 Tagen postoperativ), kann der Gips weggelassen und eine Teilbelastung von 10–15 kg begonnen werden. Vollbelastung ist in der Regel nach 8–10 Wochen möglich.
- Bei fraglicher Zuverlässigkeit des Patienten kann bei Entlassung ein Gehgips zum Schutz der Osteosynthese angelegt werden. In den meisten Fällen darf der Patient damit sofort voll belasten.

7.20.9 Implantatentfernung

Normalerweise werden die Implantate nach 8–12 Monaten entfernt. Einzelne Zugschrauben können bei Beschwerdefreiheit belassen werden. Stellschrauben werden nicht später als 8–12 Wochen nach der Osteosynthese entfernt, erst danach ist eine gipsfreie Vollbelastung erlaubt.

7.20.10 Literatur

Heim U, Pfeiffer KM (1991) Periphere Osteosynthesen. Unter Verwendung des Kleinfragment-Instrumentariums der AO. 4. Aufl. Springer, Berlin Heidelberg New York

Müller ME, Allgöwer M, Schneider R, Willenegger H (1992) Manual der Osteosynthese. AO-Technik. 3. Aufl. Springer, Berlin Heidelberg New York

Müller ME, Nazarian S, Koch P, Schatzker J (1990) The comprehensive AO classification of fractures of long bones. Springer, Berlin Heidelberg New York

Rüedi T, Hochstetter AHC von, Schlumpf R (1984) Operative Zugänge der Osteosynthese. Springer, Berlin Heidelberg New York

7.21 Frakturen der Fußknochen

Wie bei allen verschobenen Gelenkfrakturen ist auch am Fuß eine anatomische Rekonstruktion und Fixation sowie eine frühe Mobilisation anzustreben. Andernfalls wird ein normaler Gang nicht mehr möglich sein, häufig kommt es zu einer posttraumatischen Arthrose. Nachfolgend wird die operative Versorgung einiger dieser Frakturen vorgestellt.

7.21.1 Anatomie

Rechter Fuß, Ansicht von vorne und oben (Abb. 1).

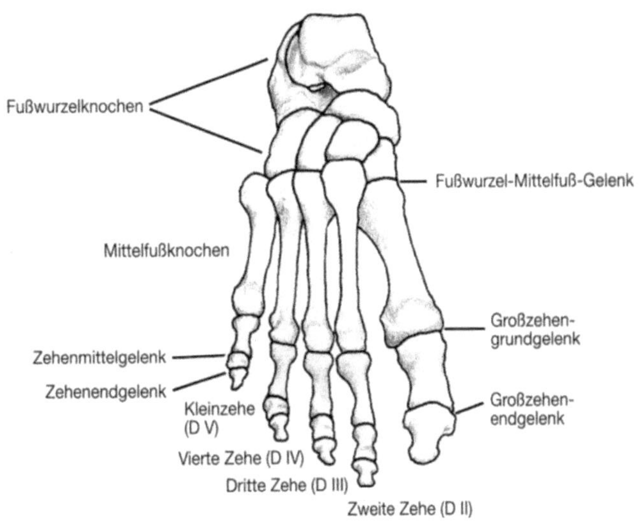

7.21.2 Diagnostik

Besondere Untersuchung:
- Zustand der Haut, Schwellung.
- Lokale Druckschmerzhaftigkeit oder Fehlstellung der Knochen.
- Durchblutungssituation des Fußes bei schwerer Deformierung oder Quetschverletzungen.

Röntgen:
- Standardaufnahmen a.-p., schräg und streng seitlich.
- Tomographie (Trümmerfrakturen von Talushals oder -körper oder des Kalkaneus; Gelenkstufe im subtalaren Gelenk).
- Computertomographie (Kalkaneusfrakturen).

7.21.3 AO-Klassifikation

Der Fuß befindet sich in der anatomischen Zone 9. Die Untertypen und -gruppen sind noch nicht festgelegt.

7.21.4 Indikationen zur Osteosynthese – Implantatwahl

Fraktur:
- Talusfrakturen.

Implantate:
- 6,5-mm-Spongiosaschrauben oder durchbohrte 7,0-mm-Schrauben als Zugschrauben, paralleler Kirschner-Draht zur Rotationssicherung (Talushalsfraktur) (Abb. 2).
- 4,5-mm-Kortikalisschrauben oder durchbohrte 4,5-mm-Schrauben als Zugschrauben (Talushalsfraktur bei kleineren Knochen) (Abb. 3).
- 3,5-mm-Kortikalisschrauben oder durchbohrte 3,5-mm-Schrauben als Zugschrauben (hinteres Taluskörperfragment) (Abb. 4).

Fraktur:
- Kalkaneusfrakturen.

Implantate:
- 3,5-mm-Kortikalisschrauben oder durchbohrte 3,5-mm- oder 4,5-mm-Schrauben als Zugschrauben (mediales Fragment einschließlich Sustentaculum tali) (Abb. 5).
- 3,5-mm-Rekonstruktionsplatte (und/oder H-Platte) (Abb. 6).

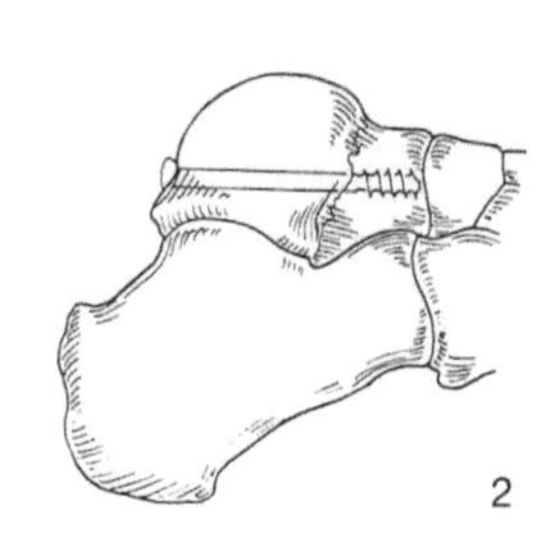
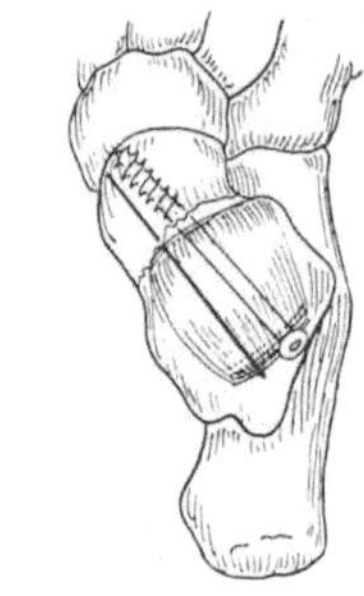

2

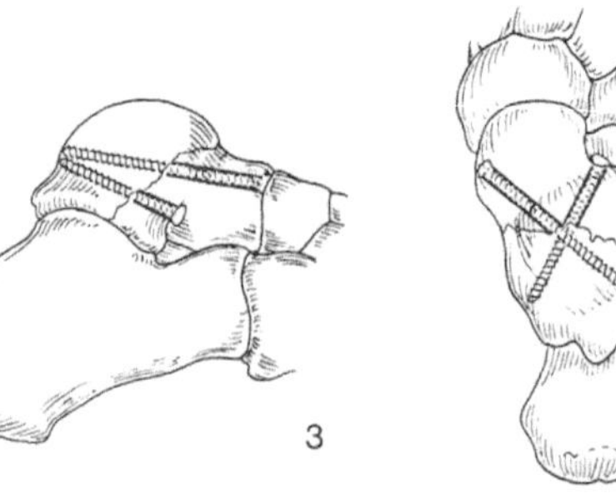

3

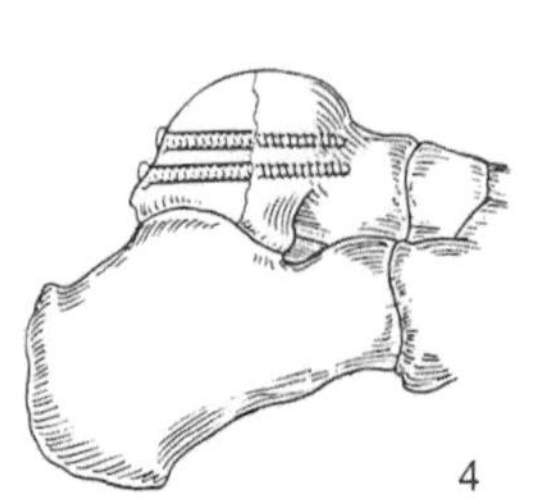
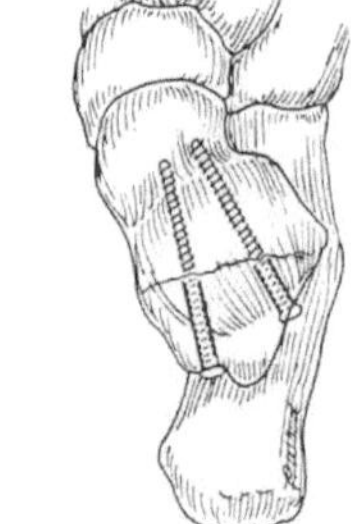

4

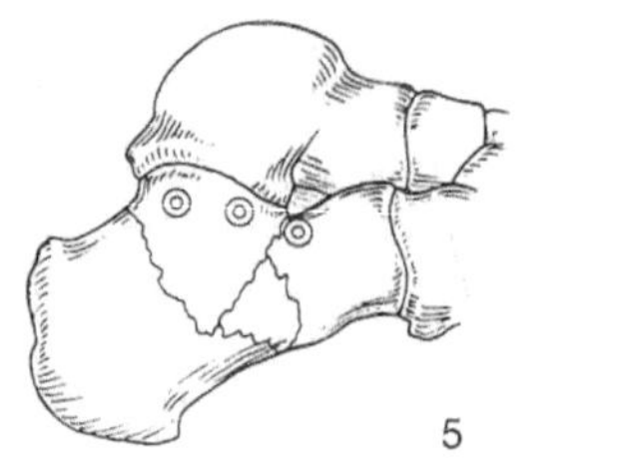

5

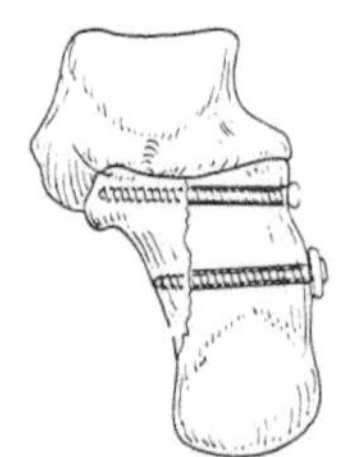
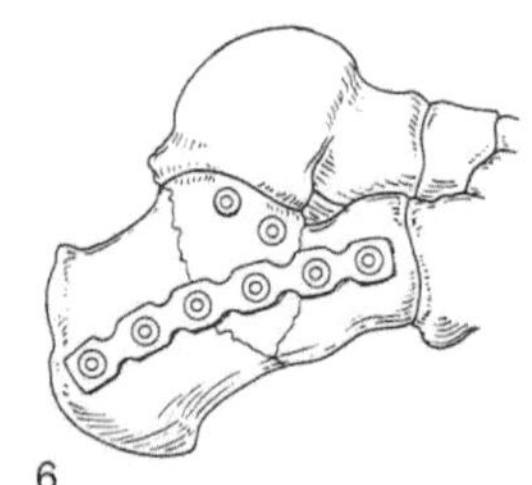

6

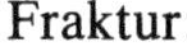

7

8

9

Fraktur:
- Luxationsfrakturen zwischen Fußwurzel- und Mittelfußknochen (tarsometatarsal).

Implantate:
- Kirschner-Drähte (nach geschlossener Reposition bei geringer Dislokation).
- 3,5-mm-Kortikalisschrauben oder durchbohrte 3,5-mm-Schrauben als Zugschrauben (im 1., 2. und 5. Mittelfußknochen bei deutlicher Verschiebung) (Abb. 7).

Fraktur:
- Mittelfußfrakturen (metatarsal).

Implantate:
- Kirschner-Drähte, besonders im 3. und 4. Strahl (Abb. 8).
- 2,7-mm-Kortikalisschrauben als Zugschrauben im Bereich der Metaphyse des 1. und manchmal auch 5. Mittelfußknochens.
- Viertelrohrplatte oder 2,7-mm-DCP für Schaftfrakturen.
- 2,7-mm-Kondylenplatte für Frakturen im distalen Teil des 1. Mittelfußknochens.

Fraktur:
- Zehengrundgelenkfrakturen (metatarsophalangeal).

Implantate:
- Kirschner-Drähte.
- 2,7-mm-Kortikalisschraube als Zugschraube bei Basisfrakturen des Großzehengrundglieds (Abb. 9).

7.21.5 Präoperative Planung und Vorbereitung

Operationszeitpunkt:
- Außer bei Hautproblemen erfolgt die sofortige Osteosynthese. Bei aufgeschobener Operation müssen dislozierte Frakturen reponiert, geeignet ruhiggestellt und hochgelagert werden.

Lagerung:
- Rückenlage, Blutsperre. Der Zugang zu einer Kalkaneusfraktur wird durch Seitenlage des Patienten oder Unterpolsterung des Gesäßes erleichtert.

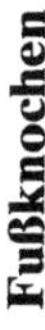

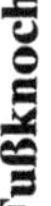

Zugänge (Abb. 10[3]):

- Talusfraktur: medialseitig Längsschnitt, lateralseitig querer oder schräger Schnitt.
- Kalkaneusfraktur: medialseitig gerader Schnitt, ca. 1 cm unterhalb des Verlaufs der Tibialis-posterior-Sehne, lateralseitig gerader oder geschwungener (L- oder J-Form) Schnitt.
- Mittelfußluxationsfrakturen: Ein bis drei 3–4 cm lange Hautschnitte auf dem Fußrücken, knapp distal der Gelenklinie, zwischen Metatarsale I und II, Metatarsale III und IV und lateral über der Basis von Metatarsale V.
- Mittelfußschaftfrakturen: gerade dorsale Längsschnitte.

Standardzugänge

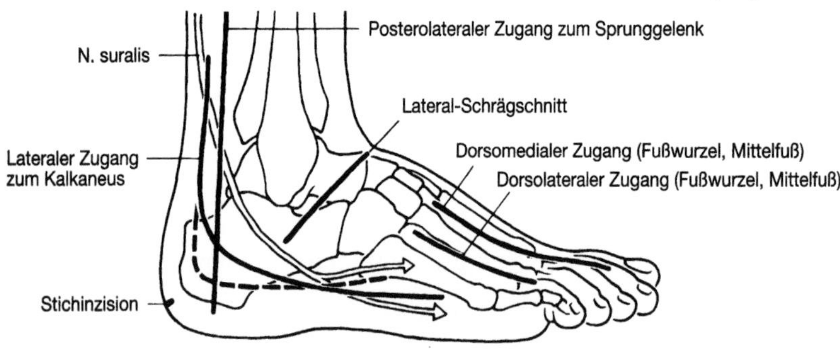

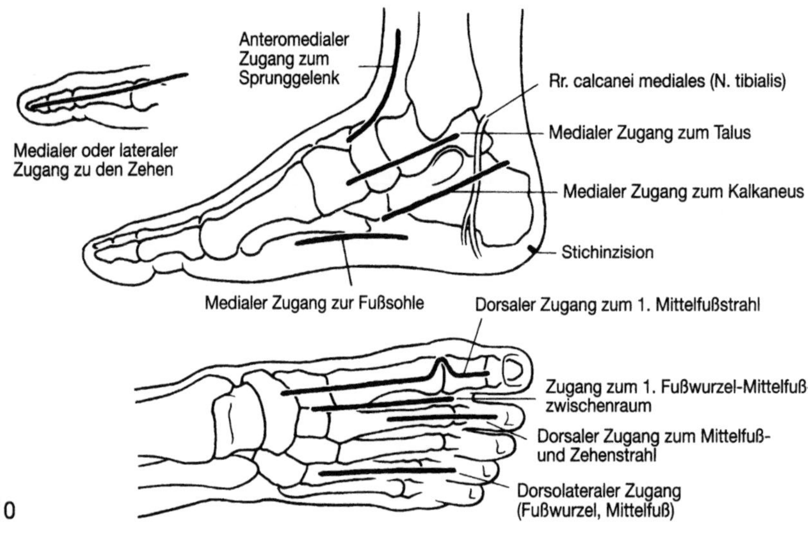

10

[3] Mit freundlicher Genehmigung von Sigward T. Hansen, Harborview Medical Center, Seattle, USA.

Vorbereitung der Instrumente:
- Instrumente für die Anwendung von 6,5-mm-Spongiosaschrauben (s. S. 82).
- Instrumente für die Anwendung von durchbohrten 7,0-mm-Schrauben (s. S. 121).
- Instrumente für die Anwendung von 4,5-mm-Kortikalisschrauben (s. S. 82).
- Instrumente für die Anwendung von durchbohrten 4,5-mm-Schrauben (s. S. 128).
- Instrumente für die Anwendung von 3,5-mm-Kortikalisschrauben (s. S. 215).
- Instrumente für die Anwendung von durchbohrten 3,5-mm-Schrauben (s. S. 134).
- Instrumente für die Anwendung von 3,5-mm-Rekonstruktionsplatten und H-Platten (s. S. 216).
- Instrumente für die Anwendung von Kirschner-Drähten (s. S. 369).

7.21.6 Checkliste für die Operationstechnik

Talusfrakturen:
- Anatomische Reposition, geschlossen oder offen, vorläufige Fixation mit Kirschner-Drähten.
- Zugschraubenosteosynthese mit einer 6,5-mm-Spongiosaschraube von hinten (bei Halsfrakturen). Mit dem 4,5-mm-Bohrer wird ein Gleitloch für den Schraubenschaft in den dichten Knochen des Taluskörpers gebohrt (s. S. 81). Alternativ kann eine durchbohrte 7,0-mm-Schraube verwendet werden. Zur Sicherung der Rotation wird ein Kirschner-Draht parallel zur Schraube eingebracht.
- Bei komplexen Frakturen erfolgt die Fixation von der Medialseite mit 3,5-mm-Kortikalisschrauben oder 4,0-mm-Spongiosaschrauben als Zugschrauben (s. S. 195, 196).
- Knochendefekte werden mit Spongiosa aufgefüllt.

Kalkaneusfrakturen:
- Offene anatomische Reposition und vorläufige Fixation mit Kirschner-Drähten.
- Zugschraubenosteosynthese mit 3,5-mm-Kortikalisschrauben oder durchbohrten 3,5-mm-Schrauben bei gering dislozierten Frakturen (s. S. 133, 196). Die unterhalb des Sinus tarsi eingeführten Schrauben sollten das Sustentaculum tali sicher fassen. Die vordere Schraube wird nach oben gerichtet, die hintere mehr nach unten zur dichteren Substanz des Knochens. Es können auch 4,5-mm-Schrauben benutzt werden.
- Anlage einer 3,5-mm-Rekonstruktionsplatte (und/oder H-Platte) bei komplexen Frakturen.

Mittelfußluxationsfrakturen:
- Offene anatomische Reposition und vorläufige Fixation mit Kirschner-Drähten und/oder Repositionszangen bei Frakturen mit deutlicher Verschiebung oder Luxation.

- Einkerbung der betroffenen Knochen dorsalseitig ca. 1–1,5 cm distal des Gelenks.
- 3,5-mm-Kortikalisschrauben oder durchbohrte 3,5-mm-Schrauben werden als Zugschrauben senkrecht durch das Gelenk eingebracht. Das Bohrloch wird an das distale Drittel der Einkerbung plaziert, um eine Spaltung der Knochenbasis durch den Schraubenkopf zu verhindern. Man verwendet Schrauben für die Fixation des 1., 2. und möglicherweise auch 5. Mittelfußknochens.
- Einbohren von Kirschner-Drähten in den 3. und 4. Mittelfußknochen.

Mittelfußschaftfrakturen:
- Offene anatomische Reposition des 1. und 5. Strahls.
- Anlage einer Drittelrohrplatte dorsal oder medial am 1. Mittelfußknochen (s. S. 200).
- Anlage einer Viertelrohrplatte oder 2,7-mm-DCP lateral am 5. Mittelfußknochen.
- In den 3. und 4. Mittelfußknochen werden Kirschner-Drähte in korrekter Richtung eingebracht, um eine Extensionsfehlstellung zu vermeiden: Nach Frakturfreilegung wird der Draht intramedullär parallel der dorsalen Kortikalis und der Längsachse des Knochens nach distal gebohrt (s. Abb. 8). Nach anatomischer Reposition wird der Kirschner-Draht retrograd unter der dorsalen Kortikalis ins proximale Fragment zurückgebohrt.

7.21.7 Besondere Gesichtspunkte – Alternativen

Bei Talusfrakturen ist es sehr wichtig, die Blutversorgung zu erhalten. Jede Ablösung von Weichteilgeweben im Kopf- und Halsbereich oder am Sinus tarsi muß vermieden werden.

7.21.8 Nachbehandlung

- Saugdrainage für 24–36 h.
- Talusfrakturen: Bei zweifelhafter Stabilität und Knochenqualität wird eine dorsale Schiene in Rechtwinkelstellung des Sprunggelenks angelegt. Am 2. postoperativen Tag kann mit der vorsichtigen aktiven Bewegung aus der Schiene heraus begonnen werden. Nachts wird die Schiene angewickelt.
- Kalkaneusfrakturen: Hochlagerung für 3–4 Tage in einer rechtwinkligen Schiene zur Spitzfußprophylaxe. Früher Beginn vorsichtiger aktiver Bewegung mit häufigen Inversions- und Eversionsübungen. Abrollübungen mit Bodenkontakt sind erlaubt.
- Luxations- und Schaftfrakturen des Mittelfußes: Hochlagerung des Fußes in einer Gipsschiene, die tagsüber aktive Bewegungen erlaubt. Die Schiene wird nachts für einige Wochen belassen. Teilbelastung von 10 kg. Nach 6–8 Wochen kann mit der vollen Belastung begonnen werden.

7.21.9 Implantatentfernung

Bei Talus- und Kalkaneusfrakturen können die Schrauben und Platten nach 8–12 Monaten entfernt werden, falls sie Beschwerden verursachen. Bei Mittelfußluxationsfrakturen werden die Schrauben nach 12–14 Wochen entfernt, da dauernde Bewegungen im nicht versteiften Gelenk zu Schraubenermüdungsbrüchen führen können. Bei den Schaftfrakturen werden die Kirschner-Drähte nach 4 Wochen entfernt. Andere Implantate können bei Beschwerdefreiheit belassen werden.

7.21.10 Literatur

Heim U, Pfeiffer KM (1991) Periphere Osteosynthesen. Unter Verwendung des Kleinfragment-Instrumentariums der AO. 4. Aufl. Springer, Berlin Heidelberg New York

Müller ME, Allgöwer M, Schneider R, Willenegger H (1992) Manual der Osteosynthese. AO-Technik. 3. Aufl. Springer, Berlin Heidelberg New York

Schatzker J, Tile M (1987) The rationale of operative fracture care. Springer, Berlin Heidelberg New York

7.22 Literatur

Colton CL, Hall AJ (1991) Atlas of orthopedic surgical approaches. Butterworth – Heinemann, Oxford

Fernandez Dell'Oca (1989) Modular external fixation in emergency with the AO tubular system. Intergraf, Montevideo

Heim U (1991) Die Pilon-tibial-Fraktur. Springer, Berlin Heidelberg New York

Heim U, Pfeiffer KM (1991) Periphere Osteosynthesen. Unter Verwendung des Kleinfragment-Instrumentariums der AO. 4. Aufl. Springer, Berlin Heidelberg New York

Hierholzer G, Allgöwer M, Rüedi T (1985) Fixateur-externe-Osteosynthese. Springer, Berlin Heidelberg New York

Mast J, Jakob R, Ganz R (1989) Planning and reduction technique in fracture surgery. Springer, Berlin Heidelberg New York

Müller ME, Allgöwer M, Schneider R, Willenegger H (1992) Manual der Osteosynthese. AO-Technik. 3. Aufl. Springer, Berlin Heidelberg New York

Müller ME, Nazarian S, Koch P, Schatzker J (1990) The comprehensive AO classification of fractures of long bones. Springer, Berlin Heidelberg New York

Regazzoni P, Rüedi T, Winquist R, Allgöwer M (1985) The dynamic hip screw implant system. Springer, Berlin Heidelberg New York

Rüedi T, Hochstetter AHC von, Schlumpf R (1984) Operative Zugänge der Osteosynthese. Springer, Berlin Heidelberg New York

Schatzker J, Tile M (1987) The rationale of operative fracture care. Springer, Berlin Heidelberg New York

Séquin F, Texhammar R (1986) Das AO-Instrumentarium. Springer, Berlin Heidelberg New York

8 AO-Technik in der Wiederherstellungschirurgie

R. Hertel

8.1 Posttraumatische Heilungsstörungen

8.1.1 Fehlstellung

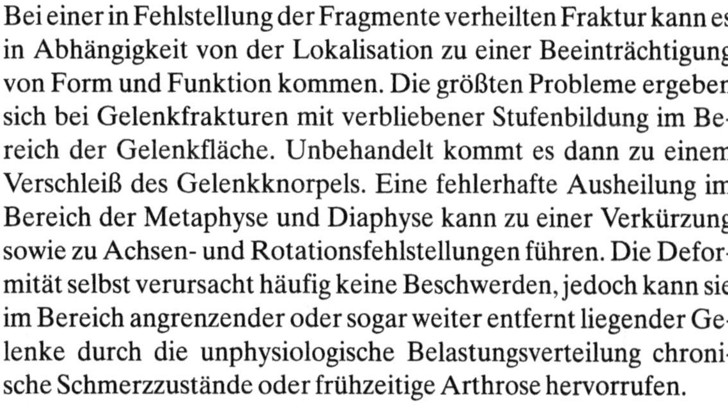

Bei einer in Fehlstellung der Fragmente verheilten Fraktur kann es in Abhängigkeit von der Lokalisation zu einer Beeinträchtigung von Form und Funktion kommen. Die größten Probleme ergeben sich bei Gelenkfrakturen mit verbliebener Stufenbildung im Bereich der Gelenkfläche. Unbehandelt kommt es dann zu einem Verschleiß des Gelenkknorpels. Eine fehlerhafte Ausheilung im Bereich der Metaphyse und Diaphyse kann zu einer Verkürzung sowie zu Achsen- und Rotationsfehlstellungen führen. Die Deformität selbst verursacht häufig keine Beschwerden, jedoch kann sie im Bereich angrenzender oder sogar weiter entfernt liegender Gelenke durch die unphysiologische Belastungsverteilung chronische Schmerzzustände oder frühzeitige Arthrose hervorrufen.

Die Ursache für Fehlstellungen liegt meistens in einer mangelhaften primären Reposition oder in einer nicht erkannten sekundären Verschiebung durch übermäßige Belastung während der Heilung.

Bei Kindern können posttraumatische Deformitäten trotz perfekter Reposition und Ausheilung in anatomischer Stellung vorkommen. Dies gilt besonders für Verletzungen der Wachstumsfuge, bei denen Wachstumsstörungen unterschiedlichen Ausmaßes auftreten können.

Eine Behandlung ist dann notwendig, wenn die Funktion gefährdet ist oder wenn ernste Komplikationen erwartet werden können. Die Korrektur sollte möglichst im Bereich der Fehlstellung erfolgen. In Ausnahmefällen läßt sie sich dadurch erreichen, daß eine zweite Deformität geschaffen wird, die die Fehlstellung ausgleicht. Die Osteosynthese des Korrektureingriffs erfolgt je nach Bedarf mit einer Platte, einem Marknagel oder einem Fixateur externe.

Fehlstellungen lassen sich am besten durch sorgfältige Erstbehandlung und engmaschige Nachkontrollen, besonders in Fällen relativer Instabilität, vermeiden.

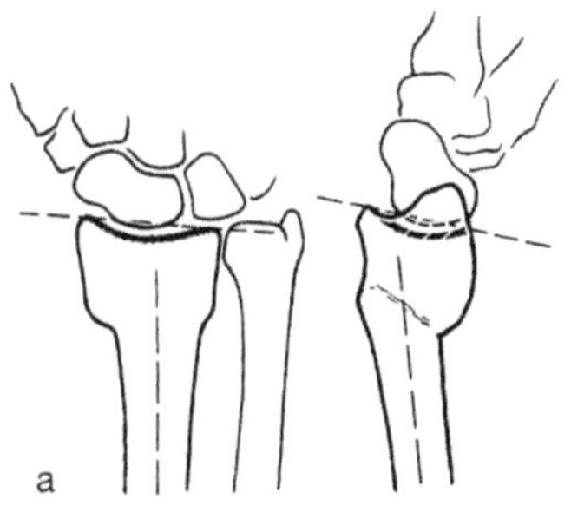

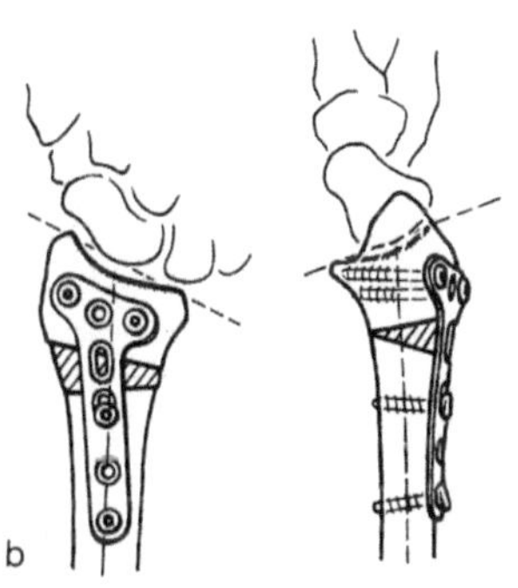

In Fehlstellung verheilte distale Radiusfraktur. **a** Typische Deformität nach unbehandelter Colles-Fraktur. Die Gelenkfläche ist nach dorsal und radial abgekippt. **b** In Höhe der Deformität erfolgt die Osteotomie. Ein kortikospongiöser, in beiden Ebenen keilförmiger Span wird eingefügt und die wiederhergestellte Knochenform mit einer 3,5-mm-T-Platte stabilisiert.

8.1.2 Verzögerte Frakturheilung – Pseudarthrose

Der für die Ausheilung einer Fraktur erforderliche Zeitraum hängt von verschiedenen Bedingungen ab. Die wichtigsten Einflußfaktoren sind die Lokalisation (metaphysär oder diaphysär), der Frakturtyp einschließlich des Verletzungsmechanismus, der Weichteilschaden, das Ausmaß der Störung der Gewebedurchblutung, Begleitverletzungen, der Allgemeinzustand des Patienten, Medikamente wie Steroide oder Antikoagulanzien sowie die Behandlungsmethode.

Die meisten Frakturen sind nach 4–6 Monaten knöchern konsolidiert. Ist eine Fraktur in der erwarteten Zeitspanne noch nicht verheilt, spricht man von einer verzögerten Heilung. Eine Pseudarthrose liegt vor, wenn die Konsolidierung der Fraktur auch nach 6–8 Monaten nicht erfolgt ist. Im Endstadium kann es zur Ausbildung eines falschen Gelenkes mit einem echten Gelenkspalt, Faserknorpel und einer Gelenkkapsel kommen.

Die Ursachen für die Pseudarthrosenbildung können biologischer oder mechanischer Natur sein. Biologische Einflußfaktoren sind mangelnde Gewebereaktionen aufgrund ausgeprägter Durchblutungsstörungen im Bereich des Knochens und der Weichteile, eingeschlagene Weichteile im Frakturspalt oder Infektionen. Zu den mechanischen Faktoren zählt eine zu starke relative Beweglichkeit an der Frakturstelle. Man muß sich darüber im klaren sein, daß das tolerierte Ausmaß an Beweglichkeit u. a. vom gewählten Osteosyntheseverfahren abhängt.

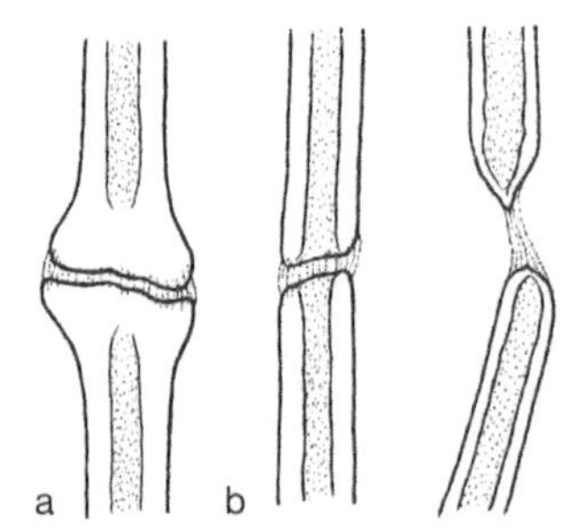

Zwei Formen einer Pseudarthrose. **a** Die hypertrophische Pseudarthrose hat das Aussehen eines Elefantenfußes und ist gut durchblutet. **b** Die atrophische Pseudarthrose zeigt eine Resorption der Knochenenden, was schließlich zu deutlichen Defekten führt.

Es lassen sich zwei verschiedene Formen der Pseudarthrose unterscheiden: die reaktive, hypertrophische und die arreaktive, atrophische Form. Im ersten Fall sind die Fragmentenden gut durchblutet und zu einer biologischen Reaktion fähig. Im Röntgenbild zeigt sich dabei typischerweise die Ausbildung eines sog. „Elefantenfußes". Charakteristisch für die zweite Form sind eine Mangeldurchblutung der Knochenenden, das Fehlen von Kallusgewebe sowie ein unterschiedlicher Grad an Knochenresorption. Jede Pseudarthrosenform kann infiziert oder nichtinfiziert sein. Die Behandlung ist auf eine Verbesserung der biologischen und mechanischen Bedingungen gerichtet.

Bei einer hypertrophischen Pseudarthrose ist eine Verbesserung des biologischen Potentials überflüssig. Hier muß allein das Ausmaß der Stabilität verbessert werden, was sich entweder durch eine Kompressionsplattenosteosynthese oder durch eine Marknagelung erreichen läßt. Durch den operativen Eingriff darf es jedoch zu keiner relevanten zusätzlichen Störung der Durchblutung kommen. Bei der atrophischen Form muß der biologische Zustand verbessert werden. Hierfür ist normalerweise eine Dekortikation und Anlage einer Spongiosaplastik erforderlich. Die Dekortikation beinhaltet auch die Entfernung abgestorbenen Knochens. Bei größeren Defekten kann eine Wiederherstellung des knöchernen Rohrs entweder durch einen Segmenttransport oder, bei noch größeren Substanzdefekten, durch ein freies mikrovaskuläres Knochentransplantat (z. B. Fibula) erfolgen.

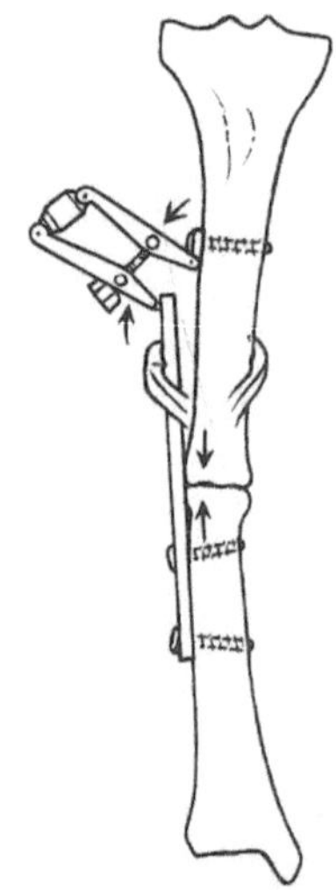

Kompressionsplattenosteosynthese einer hypertrophischen Pseudarthrose. Die Positionierung der Platte richtet sich nach der erforderlichen Achsenkorrektur. Die Platte wird zuerst an einem Fragment befestigt, dann wird der Plattenspanner am freien Ende eingehakt. Durch Schließen des Plattenspanners wird die Kompression erzeugt, während die Reposition mit einer Verbrügge-Zange gehalten wird.

Infizierte Pseudarthrosen stellen eine größere Herausforderung dar. In der Regel muß die Infektion zuerst durch ausgiebiges Débridement saniert werden. Hierfür muß alles nekrotische Gewebe entfernt werden. Zusätzlich ist die Entfernung sämtlicher infizierter Gewebe wünschenswert, aber manchmal praktisch nicht durchführbar. Dies gilt besonders für chronische Infektionen, bei denen der gesamte Knochen betroffen sein kann. Débridement und Re-

konstruktion erfolgen je nach Aktivität und Ausmaß der Infektion entweder in einem oder in mehreren Schritten. Die Rekonstruktion wird nach den oben beschriebenen Grundsätzen durchgeführt.
Infizierte Pseudarthrosen lassen sich vermeiden, wenn man bei offenen Frakturen eine aktive Infektverhütung durch frühzeitiges Débridement und Wiederherstellung des Weichteilmantels betreibt und für jede vorgegebene Fraktursituation ein geeignetes, schonendes Osteosyntheseverfahren wählt.

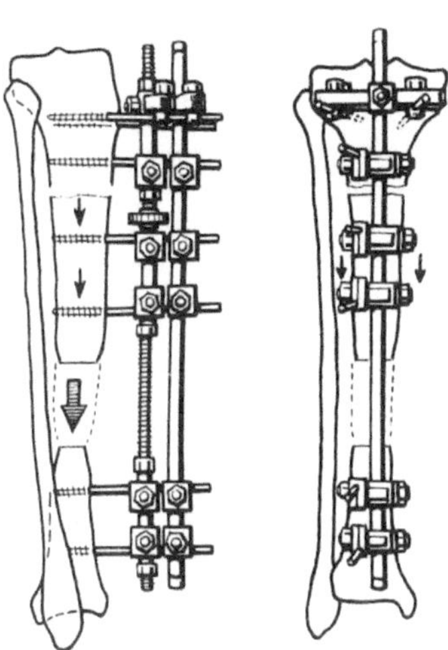

Segmenttransport für knöcherne Schaftdefekte. Der unilaterale Rohrfixateur wird mit einer Gewindestange versehen, auf der ein kurzes Rohr gleitet und von einer Transportmutter vorangetrieben wird. Nach der Osteotomie und einer Ruhephase von wenigen Tagen erfolgt der Transport mit einer Geschwindigkeit von 1 mm pro Tag.

8.1.3 Segmentaler Knochendefekt

Defekte größerer Knochensegmente sind echte zylindrische Lücken im Bereich des Knochenschafts. Ihre Länge kann zwischen 1 cm und mehr als 30 cm betragen. In der Regel stammen sie von Frakturen oder Tumoren. Ein Knochensegment wird nur selten als direkte Unfallfolge „verloren". Vielmehr tritt ein Defekt erst bei der späteren Behandlung offener oder geschlossener Verletzungen auf, wenn die chirurgische Sanierung des nekrotischen und/oder infizierten Knochens zu Segmentdefekten führt.
Derzeit stehen 4 Techniken zur Rekonstruktion von Knochensegmenten zur Verfügung:
1. Spongiosaplastik (autogen)
2. Segmenttransport
3. Gefäßgestieltes Knochentransplantat (autogen, z.B. Fibula)
4. Allogenes Knochentransplantat (Knochenbank)
In experimentellen Arbeiten läßt sich zeigen, daß eine von durchblutetem Periost umgebene Spongiosaplastik rasch in kortikalen Knochen umgewandelt wird. Dies könnte in Zukunft eine interessante Alternative sein.
Eine alleinige Spongiosaplastik ist für kleinere Defekte ausreichend, wobei 5–6 cm wahrscheinlich eine vernünftige Obergrenze für diese Methode darstellen.
Der Transport von Knochensegmenten ist ein faszinierendes Konzept, das durch Ilisarow bekannt wurde. Hierbei erfolgt prinzipiell eine zusätzliche Osteotomie proximal oder distal des Defekts. Mit Hilfe einer äußeren Fixateurvorrichtung wird das zentral gelegene Segment täglich um 1 mm transportiert. Ein Problem stellt die oft kompromittierte Durchblutung des Transportsegments dar, wodurch die Knochenneubildung und die Konsolidierung im Bereich der „Andockstelle" beeinträchtigt wird.
Die Transplantation gefäßgestielten Knochens ist ein sehr potentes Rekonstruktionsverfahren. Die vorwiegende Spenderregion liegt im Bereich der Fibula, von der ein bis zu 30 cm langes Segment entfernt werden kann. Zur Rekonstruktion von Femur und Tibia werden 2 parallele Fibulae und eine zusätzliche Spongiosaplastik verwendet. Mit dieser Methode kann die Vollbelastung normalerweise nach 6 Monaten erfolgen. Die Konsolidierungszeit ist unabhängig von der Defektlänge. Probleme ergeben sich bei der Durchführung und bei der Überprüfung der Durchgängigkeit der mikrochirurgischen Anastomosen.
Ein allogenes (homologes) Knochentransplantat ist in posttraumatischen Situationen wegen seiner hohen Infektionsrate kontra-

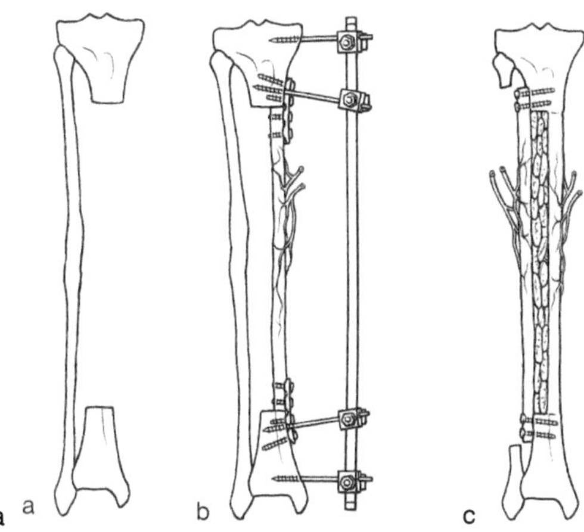

Gefäßgestielte Knochentransplantation. **a** Großer segmentaler Defekt, bei dem ein Segmenttransport nicht möglich ist. **b** Erster Schritt: Die gegenseitige Fibula wird mit Gefäßstiel verpflanzt. Eine exzentrische stabile Fixation ist für die frühe knöcherne Konsolidierung der Osteotomieflächen wesentlich. **c** Zweiter Schritt: 2 Monate später wird die gleichseitige Fibula mit Gefäßstiel nach medial versetzt und so die laterale Kortikalis der Tibia rekonstruiert. Der Spalt zwischen den beiden Fibulae wird mit autogener Spongiosa aufgefüllt.

indiziert. Nach einer Tumorresektion stellt es eine wertvolle Alternative dar, besonders in Kombination mit einer Gelenkprothese. Zur Verhinderung von Defekten muß auf eine Infektvermeidung in der frühen Phase nach der Verletzung Wert gelegt werden. Der Schlüssel hierzu liegt im primären Débridement und in der möglichst frühzeitigen Erzielung einer stabilen Weichteilbedeckung.

8.2 Degenerative Erkrankungen und Stoffwechselkrankheiten

8.2.1 Arthrose

Die primäre Arthrose ist eine Verschleißerkrankung von Gelenken, die vorwiegend durch eine mechanische Abnutzung des Gelenkknorpels verursacht wird. Sie schreitet mit zunehmendem Alter fort und betrifft meistens, aber nicht ausschließlich, die belasteten Extremitäten. Ganz überwiegend sind Hüft- und Kniegelenke befallen, was die Hauptursache für eine Invalidität in den sog. zivilisierten Ländern ist. Die operative Behandlung reicht von der Osteotomie, Arthrodese und Resektionsarthroplastik bis hin zum teilweisen oder vollständigen Gelenkersatz. In den Frühstadien sollten eher konservative Verfahren angewendet werden. Ein gutes Beispiel hierfür ist die proximale Tibiaosteotomie bei einer Varusgonarthrose. Durch Korrektur der Beinachse wird die Belastung von der medialen auf die noch relativ intakte laterale Gelenkfläche des Knies verlagert.

Arthrodesen sind hauptsächlich im distalen Extremitätenbereich indiziert, wo andere Gelenke den Funktionsverlust teilweise kompensieren können. Typische Beispiele sind die subtalare Arthrodese, die Arthrodese des oberen Sprunggelenks, des Handgelenks und des ersten Handwurzel-Mittelhand-Gelenks. Resektionsarthroplastiken zur Behandlung von Arthrosen beschränken sich auf kleine Gelenke, wie z. B. das Akromioklavikulargelenk oder das erste Mittelfuß-Zehen-Gelenk. Der vollständige Gelenkersatz hat sich für Hüfte, Knie, Schulter und Ellbogen als wertvoll erwiesen. Bis heute ist die Lebensdauer der Prothesen jedoch immer noch auf ein knappes Jahrzehnt begrenzt.

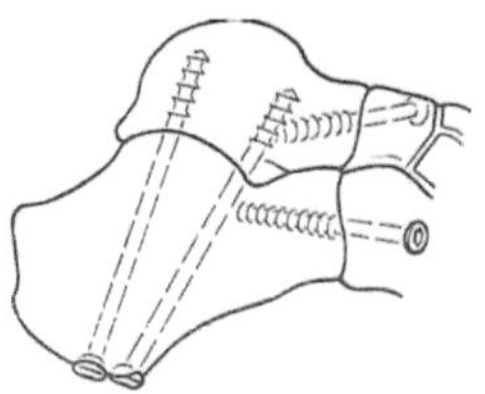

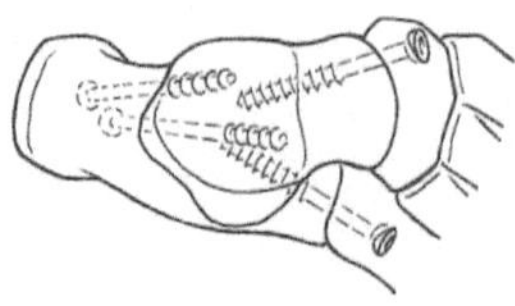

Arthrodese des subtalaren und Chopard-Gelenks. Nach Entknorpelung und teilweiser Entfernung der subchondralen Knochenschicht werden die Knochenflächen in gewünschter Ausrichtung aufeinandergestellt und mit Spongiosazugschrauben stabilisiert.

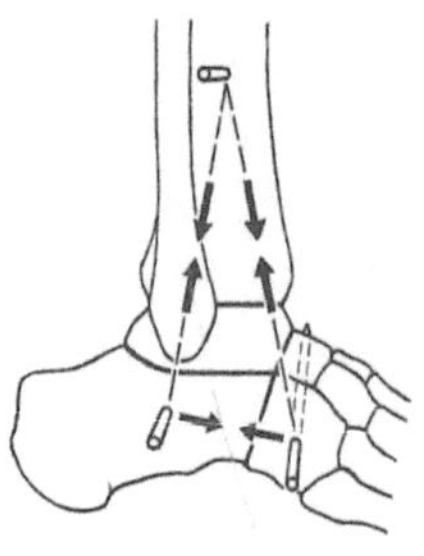

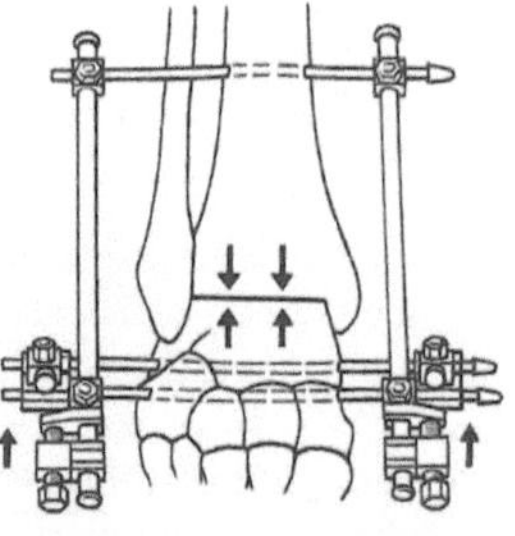

Arthrodese des Rückfußes und Sprunggelenks. Wenn eine Schraubenosteosynthese kontraindiziert oder nicht möglich ist (Infektion, sehr weicher Knochen), kann man mit einem Fixateur externe die notwendige Kompression der Osteotomieflächen erzielen.

8.2.2 Chronische Polyarthritis

Die chronische Polyarthritis ist eine entzündliche Gelenkerkrankung, bei der die Wucherung der Gelenkinnenhaut (Synovia), die möglicherweise durch einen Autoimmunmechanismus gegen Gelenkknorpel ausgelöst wird, zu einer fortschreitenden Zerstörung des Gelenks führt. Im Frühstadium liegt aufgrund der Schädigung des Bandapparates v. a. eine Instabilität der Gelenke vor, während die grobe Gelenkzerstörung erst zu einem späteren Zeitpunkt folgt. Eine frühzeitige Synovektomie kann den natürlichen Verlauf der Krankheit verzögern und ist besonders bei den peripheren Gelenken (Finger) und Sehnenscheiden angezeigt. Ihr Ziel ist es, die fortschreitende Gelenkzerstörung sowie Sehnenrupturen zu verhindern. Im fortgeschrittenen Stadium bestehen die Behandlungsmöglichkeiten je nach Lokalisation in der Gelenkversteifung (Arthrodese) oder dem totalen Gelenkersatz, der für alle größeren Gelenke und für die Fingergrund- und -mittelgelenke angezeigt ist. Arthrodesen sind vorwiegend im Hand- und Fußbereich zur Achsenkorrektur vorgesehen. Aufgrund des geringen Mineralsalzgehaltes rheumatoider Knochen müssen die Osteosynthesetechniken entsprechend angepaßt werden. Eine Kombination aus Kirschner-Drähten und Zuggurtungscerclagen ist die wirkungsvollste Stabilisierungsmethode. Alternativ kann man auch einen Fixateur externe für die Kompression der Osteotomiefläche anwenden. Schrauben können für spezielle Indikationen (Versteifungen des oberen und/oder unteren Sprunggelenks) verwendet werden, obwohl sie evtl. keinen ausreichenden Halt im Knochen finden. Häufig ist eine zusätzliche Ruhigstellung im Gipsverband nötig.

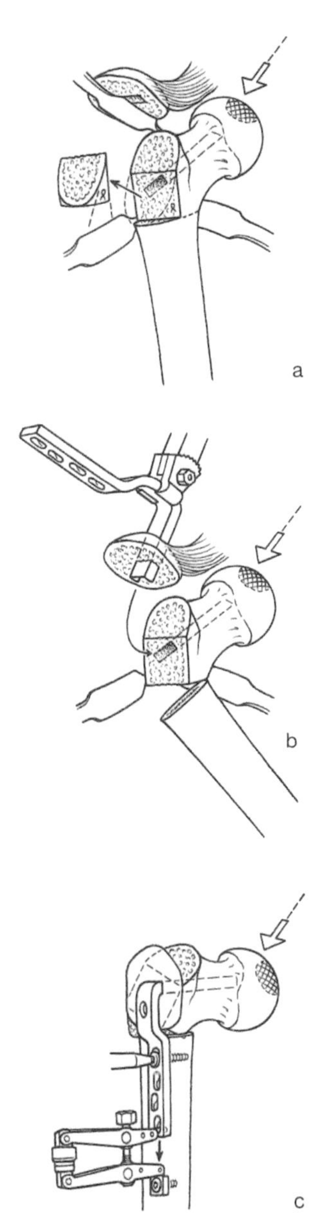

Intertrochantäre Flexions-/Varisationsosteotomie bei avaskulärer Nekrose des Femurkopfes. **a** Der nekrotische Bereich befindet sich meistens im vorderen oberen Quadranten des Kopfes *(schraffiert)*. Der Zweck der Osteotomie ist die Entlastung des erkrankten Kopfteils. **b** Nach der Osteotomie des großen Trochanters folgt eine Keilresektion und eine quere intertrochantäre Osteotomie. **c** Mit einer 90°-Winkelplatte läßt sich der gewünschte Korrekturwinkel durch indirekte Reposition einstellen. Die schräg aufeinander stehenden Osteotomieflächen heilen problemlos knöchern aus.

8.2.3 Avaskuläre Nekrose

Die avaskuläre Nekrose ist eine lokale Erkrankung des spongiösen Knochens im Bereich von Epiphysen. Es handelt sich dabei um eine Störung der Gefäßversorgung, die zu einer teilweisen oder vollständigen Nekrose des subchondralen Knochens führt. Hierdurch kommt es zu einem mechanischen Versagen des nekrotischen Knochens und schließlich zu einer Fraktur der subchondralen Knochenschicht, wodurch die Gelenkform und -mechanik beeinflußt werden. In Abhängigkeit von dem Ausmaß der Deformität kommt es früher oder später zu einer Zerstörung des Gelenks. Die Ursachen für die gestörte Blutversorgung sind entweder traumatisch (z. B. nach Schenkelhalsfraktur) oder liegen in einer Störung des Stoffwechsels (z. B. chronischer Alkoholismus, Immunsuppression, Taucherkrankheit oder Sichelzellanämie).
Eine klassische Behandlungsmethode der partiellen Femurkopfnekrose vor dem Einsetzen degenerativer Gelenkveränderungen ist die intertrochantäre Flexions-/Varisationsosteotomie. Der biomechanische Hintergrund dieser Operation ist die Entlastung des betroffenen Gelenkflächenabschnitts durch Rotation aus der Hauptbelastungszone heraus, wodurch eine weitere Schädigung verhindert werden kann.

8.3 Tumoren

8.3.1 Gutartige und bösartige Tumoren

Obwohl Tumoren des Haltungs- und Bewegungsapparates relativ selten sind, ist ihre Frühdiagnose für eine vollständige Genesung wesentlich, besonders bei den aggressivsten Tumoren unter ihnen. Erste Zeichen sind entweder Schmerzen oder lokale Schwellungszustände. Konventionelle Röntgenaufnahmen zeigen häufig Osteolysen oder osteoblastische Veränderungen. Feine Details, wie z. B. ein sklerotischer Randsaum um eine Osteolyse, die Veränderung der äußeren Knochenform oder die Art der Periostreaktion, können häufig bei der genaueren Bestimmung des Aggressivitätsgrades weiterhelfen. Knochenszintigraphie, Kernspintomographie, Computertomographie und Angiographie sind zusätzliche diagnostische Mittel zur Bestimmung der anatomischen und biologischen Eigenschaften des Tumors. Letztendlich ist eine Biopsie für die definitive Diagnosestellung in der Mehrzahl der Fälle notwendig.

Der nächste Schritt besteht aus der Einschätzung des Aggressivitätsgrades des Tumors und der nachfolgenden interdisziplinären Planung der Behandlung. Bösartige Tumoren müssen grundsätzlich mit einem Sicherheitsabstand von mehreren Zentimetern im gesunden Gewebe reseziert werden. Es gibt verschiedene Rekonstruktionstechniken, die sich die unterschiedlichen Osteosynthesemethoden zunutze machen. Der Schlüssel zu einer erfolgreichen Rekonstruktion liegt in der feinen Abstimmung zwischen Biologie und Mechanik.

8.3.2 Metastasen

Skelettmetastasen kommen häufig vor. Sie treten oft durch eine spontane (pathologische) Fraktur in Erscheinung, d. h. der befallene Knochen bricht ohne richtige Gewalteinwirkung. Es gibt osteolytische und osteoblastische Metastasen. Osteolytische Metastasen entstehen am häufigsten durch Karzinome der Brust, des Bronchialsystems, der Schilddrüse oder der Niere. Bei osteoblastischen Metastasen liegt meistens ein Prostatakarzinom vor.

Die Behandlung ist hauptsächlich palliativ, d. h. lindernd, da eine Heilung oft nicht mehr möglich ist. Bei vorwiegender Schmerzsymptomatik und unwesentlicher Schwächung der Skelettstabilität kann eine Bestrahlung von Nutzen sein. Liegen ausgedehnte Osteolysen mit einer drohenden pathologischen Fraktur vor, sollte eine prophylaktische Stabilisierung mittels einer Verbundosteosynthese erfolgen. Bei gebrochenem Knochen wird im Bereich der Osteolyse der Tumor entfernt und ebenfalls eine stabile Verbundosteosynthese durchgeführt. Diese erfolgt nach den bekannten Prinzipien der offenen Reposition und Osteosynthese entweder mit Platten oder Marknägeln. Mit Knochenzement (Methylmethacrylat, Pallacos) wird der Defekt aufgefüllt, wodurch die Verbundosteosynthese eine primäre sowie mittel- oder langfristige Stabilität erhält. Zusätzlich kann eine Bestrahlung und/oder Chemotherapie angewendet werden.

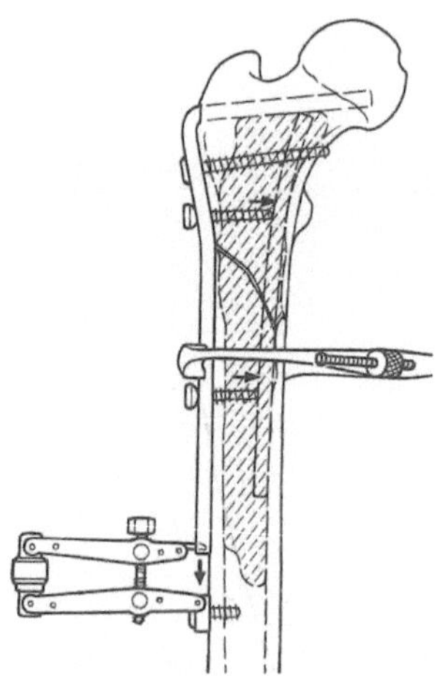

Verbundosteosynthese pathologischer Frakturen (Metastasen). Nach der Tumorausräumung wird die Fraktur mit einer äußeren (und evtl. inneren) Platte stabilisiert. Mit Hilfe von durchgesteckten Schrauben läßt sich die Lage der im Markraum gelegenen Platte fixieren, während die Defekthöhle mit Knochenzement unter Druck aufgefüllt wird. Der Verbund ist stabil genug für eine sofortige Vollbelastung.

8.4 Angeborene Deformitäten

Angeborene Fehler sind definitionsgemäß schon bei der Geburt vorhanden. Einige sind sofort sichtbar, andere treten erst innerhalb der ersten Lebensjahre in Erscheinung. Sie beruhen entweder auf genetischen Ursachen oder auf fetalen Schädigungen v. a. während der ersten 3 Schwangerschaftsmonate, in denen der Keimling durch toxische Substanzen besonders leicht geschädigt werden kann. In diesem Zeitraum findet nämlich die Entwicklung der Körperform und der Organe statt.
Die häufigsten Lokalisationen angeborener Deformitäten liegen im Bereich des Fußes und der Hüfte: Ungefähr 2 % aller Neugeborenen haben einen Klumpfuß, und 1,5 % zeigen eine angeborene Luxation oder Dysplasie des Hüftgelenks, wobei es große regionale Unterschiede gibt. Die Behandlung ist zunächst konservativ. Korrigierende Schienen, Quengelgipse oder Orthesen (äußere Stützapparate) reichen häufig aus. Im fortgeschrittenen Stadium kann ein operativer Korrektureingriff notwendig werden.

8.5 Glossar

Abstützung: Eine Abstützplatte trägt den darüberliegenden Knochen.
Allogen (homolog): Gewebetransplantat (z. B. Knochen) von einem Spender derselben Gattung, der aber genetisch verschieden ist. Knochen wird in der Regel ohne Gefäßanbindung verpflanzt. Untersuchungen auf Gewebeverträglichkeit sind im Gegensatz zu Organtransplantationen nicht unbedingt notwendig.
Anastomose: Verbindung (Naht) zwischen 2 Gefäßen oder röhrenförmigen Strukturen.
Ankylose: Spontane Einsteifung eines Gelenks im Verlauf einer Erkrankung von Knochen, Gelenken oder Muskeln.
Arthrodese: Versteifung eines Gelenks durch eine Operation.
Biopsie: Entnahme einer Gewebeprobe mit anschließender histologischer Untersuchung zur Diagnosefindung.
Chemotherapie: Behandlung bösartiger Tumoren mit intravenös verabreichten Medikamenten, um deren Wachstum aufzuhalten oder zu verlangsamen.
Débridement: Entfernung des gesamten nicht durchbluteten Gewebes.
Deformität: Fehlerhafte Form des Bewegungsapparates.
Faserknorpel: Narbengewebe nach einer Verletzung des Gelenkknorpels.
Kallus: Bei der normalen Frakturheilung bildet sich Kallus zur Überbrückung des Frakturspalts. Es handelt sich um ein Gewebe, das aus dem Frakturhämatom und dem Periostschlauch entsteht und im weiteren Verlauf Kalksalze einlagert.
Kortikotomie: Spezielle Osteotomie, bei der der Markraum und das Periost nicht verletzt werden, während der kortikale Knochen mit einem Meißel durchtrennt wird.
Mikrovaskulär: Die Bezeichnung „mikrovaskuläre Anastomosen" oder „mikrovaskulärer Gewebetransfer" bezieht sich auf die Notwendigkeit eines Operationsmikroskops für die technische Durchführung.
Nekrose: Absterben von Organen, Organteilen oder Geweben.
Osteoblastisch: Knochenbildend.
Osteolytisch: Knochenabbauend.
Osteotomie: Kontrollierte Fraktur eines Knochens mit Säge oder Meißel.

Pseudarthrose: Ausbleibende knöcherne Konsolidierung auch noch 9 Monate nach der Verletzung.
Reposition: Korrekte Achsen- und Rotationseinstellung einer primär dislozierten Fraktur.
Spongiosaplastik: Knochentransplantat aus spongiösem oder kortikospongiösem Knochen zur Rekonstruktion von knöchernen Defekten.
Synovektomie: Operative Entfernung der Synovialhaut (Innenschicht der Gelenkkapsel).
Verzögerte Frakturheilung: Nach 6 Monaten noch nicht konsolidierte Fraktur.

8.6 Literatur

Brunner CF, Weber BG (1981) Besondere Osteosynthesetechniken. Springer, Berlin Heidelberg New York

Mast J, Jakob R, Ganz (1989) Planning and reduction techniques in fracture surgery. Springer, Berlin Heidelberg New York

Müller ME, Allgöwer M, Schneider R, Willenegger H (1992) Manual der Osteosynthese. AO-Technik. 3. Aufl. Springer, Berlin Heidelberg New York

Weber BG, Cech O (1973) Pseudarthrosen. Pathophysiologie-Biomechanik-Therapie-Ergebnisse. Huber, Bern

9 Operative Behandlung des wachsenden Skeletts

C. Colton

9.1 Anatomie des Wachstums

Lange Röhrenknochen wachsen im Bereich der knorpeligen Wachstumsfugen. Diese Scheiben eines hochspezialisierten Knorpelgewebes befinden sich zwischen den Knochenenden *(Epiphysen)* und dem Knochenschaft. Der Bereich des Schaftes neben der Wachstumsfuge heißt *Metaphyse,* der Hauptteil des Schaftes *Diaphyse.* Die der Epiphyse am nächsten gelegene Knorpelschicht wird von Blutgefäßen ernährt, die sich von der epiphysären Durchblutung abzweigen. Sie besteht aus kleinen Knorpelzellen (Chondrozyten), die durch Zellteilung allmählich an Zahl zunehmen.

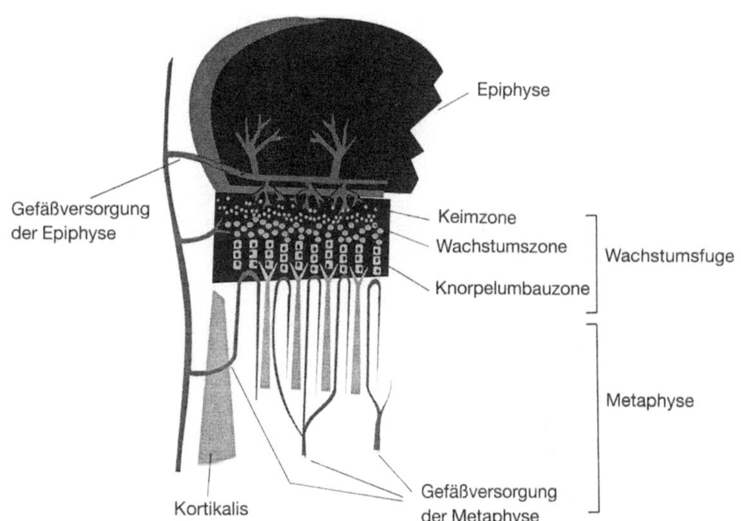

Diese „Ur"knorpelzellen befinden sich in der Keimzone der Wachstumsfuge, und die von ihnen abstammenden Tochterzellen bilden die Wachstumszone. Nachdem sie entstanden sind, beginnen die neuen Zellen zu schwellen (hypertrophieren) und ordnen sich parallel zur Knochenlängsachse in Kolonnen an. Durch Zunahme des Durchmessers dieser Zellen verdickt sich die Wachstumsfuge und führt zu einem Längenwachstum. In dem Maße, wie neue Zellen von der Keimzone gebildet werden, erfolgt im metaphysären Bereich der Wachstumsfuge eine zunehmende Trennung der in axialen Zellsäulen angeordneten älteren Zellen durch die Septen der sie umgebenden Knorpelgrundsubstanz (Matrix); jede Zelle liegt in ihrer eigenen „Schicht" (Lakune).
Die Wand dieser Septen verkalkt immer mehr. In den reiferen Schichten der Wachstumsfuge sterben die alten hypertrophierten

Zellen ab, nachdem Gefäßsprossen aus metaphysären Blutgefäßen ihre Lakunen aufgebrochen haben. Gleichzeitig werden die verkalkten Knorpelsepten mit neuem Knochen bedeckt und bilden so die ersten Bälkchen als Grundstruktur für die metaphysäre Spongiosa (Verkalkungszone). Diese primären Bälkchen (Trabekel) werden dann in der metaphysären Zone durch knochenabbauende und -anbauende Zellen in normale Spongiosabälkchen umgebaut. Der kortikale Knochen wird vom Periost direkt ohne Umweg über eine Knorpelschicht gebildet.

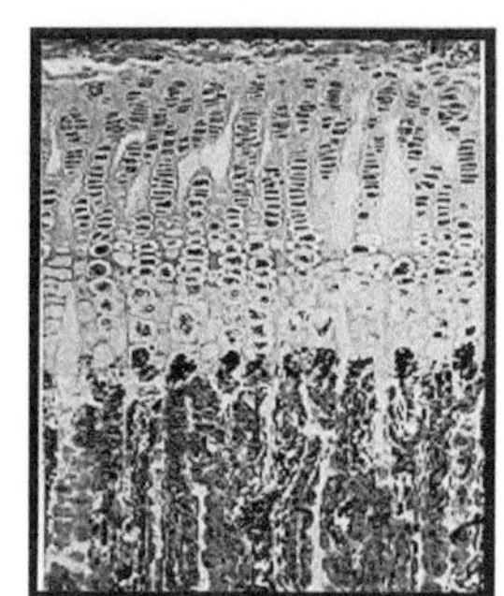

9.2 Verletzungen der Wachstumsfuge

Die intakte Wachstumsfuge kann axialen Belastungen gut widerstehen, vorausgesetzt, die Grenzmembran um die Knorpelscheibe ist unverletzt. Gegenüber Scherkräften, die entweder durch eine seitliche Verschiebung oder durch Drehbewegungen entstehen, liegt jedoch nur eine geringe Resistenz vor. Die Zone des Blasenknorpels mit einer großen Menge an Zellplasma und nur geringer Grundsubstanz ist die mechanisch schwächste Schicht, in der Scherkräfte zu einer Lösung der Wachstumsfuge führen können. Es gibt verschiedene Typen von Wachstumsfugenverletzungen, und zwar je nach Kombination mit einer zusätzlichen epiphysären und/oder metaphysären Fraktur. Sie werden nach Salter und Harris oder auch nach Aitken klassifiziert.

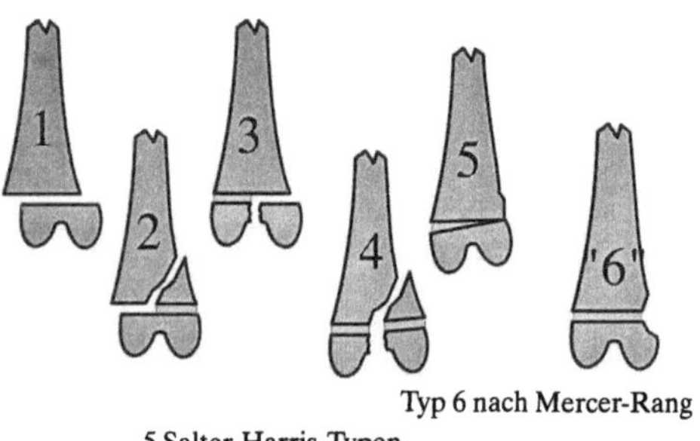

Typ 6 nach Mercer-Rang

5 Salter-Harris-Typen

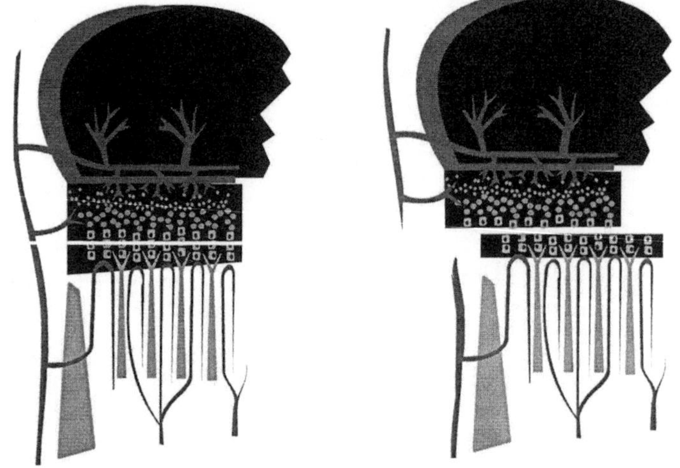

Die Abb. zeigt die Scherzone (Blasenknorpel); man kann erkennen, daß die Keim- und die Wachstumszone eine intakte Blutversorgung behalten.

9.3 Indikationen zur operativen Behandlung

Die meisten kindlichen Frakturen können konservativ behandelt werden. Eine sog. Frakturkrankheit in Form von Gelenksteife, deutlichem Muskelschwund, Durchblutungsänderungen und Lymphödembildung hat bei Kindern keine Bedeutung. Die knöcherne Heilung erfolgt schnell und kann fast immer garantiert werden. Durch diese rasche knöcherne Konsolidierung wird jedoch auch der vorhandene Zeitraum für Behandlungsentscheidungen eingeschränkt – bei schneller Heilung wird auch eine in Achsen- oder Rotationsfehlstellung stehende Fraktur schnell konsolidieren!

Obwohl sich eine Fehlstellung am wachsenden Skelett in vielen Fällen von selbst korrigiert, wird diese Korrektur mit zunehmender Skelettreife oder wenn die Deformität nicht in der Ebene des nächstgelegenen Gelenks liegt, weniger wahrscheinlich.

Nicht ausgleichbare Verschiebungen machen evtl. einen operativen Eingriff notwendig, exakte Indikationen lassen sich jedoch nicht angeben; die Entscheidung muß aufgrund klinischer Erfahrung getroffen werden. Einige der Wachstumsfugenverletzungen, v.a. bei Beteiligung der Gelenkfläche (Typ 3 und 4 nach Salter und Harris), müssen bei Dislokation operativ behandelt werden. Jede derartige Fixation sollte eine weitere Schädigung des Wachstumsknorpels vermeiden. Implantate werden daher normalerweise vollständig innerhalb der Epiphyse oder Metaphyse eingebracht – ohne die Wachstumsfuge zu kreuzen. Kleine durchbohrte Schrauben sind hierfür sehr hilfreich. Ganz selten sind die Knochenfragmente zu klein für Schrauben, so daß Kirschner-Drähte benutzt werden müssen, die jedoch eine weniger stabile Fixation ergeben und eine zusätzliche Ruhigstellung mit äußerer Schienung erforderlich machen.

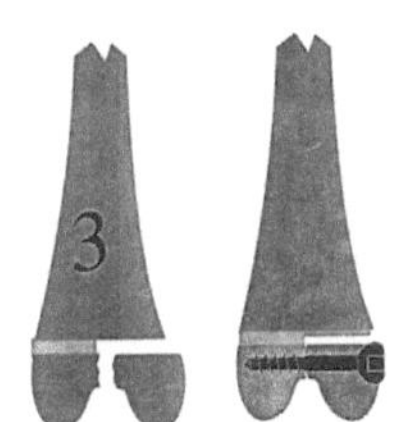

Bei der Plattenosteosynthese wachsender Knochen muß daran gedacht werden, daß der kindliche Knochen sich plastisch deformieren kann und daß die erreichbare Kompression geringer ist als beim Erwachsenen. Außerdem kann auf die Schrauben nur ein geringeres Drehmoment ausgeübt werden, da der wachsende Knochen sehr gefäßreich und daher poröser ist als ein ausgewachsener Knochen. Es bedarf erheblicher chirurgischer Erfahrung, um den Knochen nicht zu schädigen. Die Marknagelung ist bei Kindern kaum einsetzbar, da es praktisch unmöglich ist, den Nagel einzubringen, ohne einen beträchtlichen Schaden für die Wachstumsfugen zu riskieren. Im allgemeinen lassen sich nachfolgende Indikationen zur operativen Frakturbehandlung bei Kindern angeben:

- Unkontrollierbare Verschiebung der Knochenfragmente aufgrund von Frakturgegebenheiten oder des Patientenzustands (Schädel-Hirn-Trauma, zerebrale Lähmung, mangelnde Kooperation aus anderen Gründen)
- Verschobene Epiphysenfugenverletzungen, besonders bei Beteiligung der Gelenkfläche
- Frakturen mit Schädigung größerer Gefäße
- Mehrfache Frakturen beim polytraumatisierten Kind
- Schwere offene Frakturen oder solche mit schwerem begleitendem Weichteilschaden
- Osteotomien bei orthopädischen und rekonstruktiven Korrekturoperationen
- Bestimmte spezielle Verletzungen einschließlich:
  Instabile Monteggia-Frakturen
  Instabile Beckenverletzungen
  Schenkelhalsfrakturen
  Traumatische Epiphysenlösungen des Femurkopfes
  Dislozierte Abrißfrakturen der Eminentia intercondylaris

9.4 Externe Fixation

In bestimmten Situationen ist eine äußere Fixation bei Kindern vorteilhaft. Beim polytraumatisierten Kind ist sie schnell und zuverlässig einsetzbar. Ein „floating knee" kann mit minimaler innerer Fixation behandelt werden, wenn man kurzfristig einen femorotibialen Fixateur externe zu seinem Schutz verwendet. Bei schweren offenen Frakturen besteht eine eindeutige Indikation zur Fixateur-externe-Behandlung. Die hierfür erforderlichen Techniken sind die gleichen wie bei der Behandlung von Erwachsenen, außer daß die Wachstumsfuge geschont werden muß. Da die knöcherne Heilung bei Kindern normalerweise rasch und selten verzögert eintritt, kann der Fixateur in den meisten Fällen relativ frühzeitig wieder entfernt werden.

9.5 Glossar

Abscherung: Scherkräfte können eine Gleitverschiebung eines Körperteils gegenüber einem anderen verursachen, im Gegensatz zu Zug- oder Druckkräften, die zu einer Verlängerung oder Verkürzung führen können.

Chondrozyten: Aktive Zellen bei jeder Art von Knorpel, sei es Gelenkknorpel oder Wachstumsknorpel, Faserknorpel etc. Sie bilden sowohl die Kollagenfasern als auch die Mukopolysaccharide der Knorpelgrundsubstanz *(Matrix)*.

Eminentia intercondylaris: Der Bereich am Schienbeinkopf, der zwischen dem medialen und lateralen Tibiaplateau liegt und an dem die Vorder- und Hinterhörner der Menisken sowie die tibialen Ansätze der beiden Kreuzbänder befestigt sind.

Floating knee: Frakturen des Femurs und der Tibia am gleichen Bein, so daß das Kniegelenk vom übrigen Skelett isoliert ist.

Lymphödem: Ansammlung wäßriger Flüssigkeit in den Geweben als Folge eines schlechten Lymphabflusses, normalerweise aufgrund von Kompression der Lymphgefäße von außen.

Matrix: Relativ strukturlose Substanz zwischen den Knorpelzellen. Sie besteht aus einem Netzwerk von Kollagenfasern, die in einem „Gelee" aus mit Wasser vollgesaugten Mukopolysacchariden (komplexe organisch-chemische Substanz in großen Molekülketten) liegen.

Monteggia-Verletzung: Dislozierte Ulnafraktur mit einer Luxation des Radiusköpfchens aus seiner Gelenkverbindung mit dem Capitulum humeri. Die Verletzung wurde erstmals im 19. Jahrhundert von Giovanni Battista Monteggia, einem italienischen Arzt, beschrieben.

Periost: Das Periost ist die Hülle, die die äußere Oberfläche des Knochens umgibt. Es spielt eine aktive Rolle bei der Blutversorgung des Knochens und beim Knochenumbau.

Polytrauma: Mehrfachverletzung. Ein Patient mit einem Verletzungsindex (Injury Severity Score, ISS) von mehr als 16 wird normalerweise als polytraumatisierter Patient angesehen.

Trabekel: Solide knöcherne Verstrebung im spongiösen Knochen („Knochenbälkchen").

9.6 Literatur

Rang M (ed) (1983) Children's fractures, 2nd edn. Lippincott, Philadelphia

Weber BG, Brunner C, Freuler F (1980) Treatment of fractures in children and adolescents. Springer, Berlin Heidelberg New York

10 Infektionen nach Osteosynthesen

C. Colton

Knocheninfektionen stellen eine ernste Komplikation dar. Keime können auf dem Blutweg in einen bis dahin gesunden Knochen gelangen und zu einer hämatogenen Osteomyelitis führen. Diese Erkrankung tritt normalerweise nur bei Kindern auf und wird hier nicht weiter erörtert. Im Erwachsenenalter ist eine Knocheninfektion entweder Folge einer offenen Fraktur oder sie tritt als Komplikation nach einer Osteosynthese auf. Bei guter chirurgischer Versorgung sind die Infektionsraten in beiden Fällen niedrig. Die Vermeidung einer Infektion bei der Osteosynthese geschlossener Frakturen hängt von vielen Faktoren ab, dazu gehören:

- Einwandfreies aseptisches Arbeiten des OP-Personals und OP-Teams
- Atraumatischer Umgang mit den Weichteilen
- Gute Disziplin im OP-Saal
- Erhaltung der Blutversorgung für den Knochen und die Weichteile
- Stabile Frakturversorgung
- Operationszeitpunkt

Bei der Osteosynthese offener Frakturen muß zusätzlich im Bereich der Verletzung ausgiebig gespült und alles avitale Gewebe sorgfältig chirurgisch entfernt werden. Eine Infektion im Frakturbereich führt zu lokalem Absterben von Weichteilen und Knochen, wobei ein Knochen mit geringer Blutversorgung besonders empfindlich ist. Verletzungen nach Einwirkung hoher Energien mit bereits stark geschädigtem Gewebe sind schwierig zu behandeln, wenn es zusätzlich zu einer Infektion kommt.
Eine Infektion muß vermutet werden, wenn der postoperative Schmerz größer ist als erwartet, oder zunimmt, wenn das Wundgebiet geschwollen und unerwartet druckschmerzhaft ist, oder wenn es zu einer Rötung der Haut und/oder einem Temperaturanstieg kommt. Wenn ein ernsthafter Verdacht auf eine Infektion vorliegt, muß eine chirurgische Therapie erfolgen. Abwartendes und beobachtendes Verhalten führt zu einem zunehmenden Gewebeverlust und zur Verschlimmerung der Komplikation. Ein Frühinfekt verlangt eine erneute Freilegung des Frakturbereichs. Falls totes oder infiziertes Gewebe vorliegt, muß es, selbst wenn es sich um Knochen handelt, entfernt werden. Es gibt einen chirurgischen Grundsatz, der besagt, daß jeder tote und infizierte Knochen auf die eine oder andere Weise in einem Eimer landet! Dies kann durch großzügiges Débridement, Amputation oder Tod erfolgen. Die erste Möglichkeit ist vorzuziehen, die anderen sind katastrophal.

Die chirurgisch behandelte Wunde wird dann ausgiebig mit viel Flüssigkeit gespült, vorzugsweise Hartmann- oder Ringer-Laktat-Lösung, da durch die Verdünnung eine Verschmutzung mit Keimen beseitigt wird.

Lokale Antibiotika können entweder im Rahmen einer Spül-/saugdrainage oder durch Implantation eines bakteriziden Materials, wie z. B. Polymethymethacrylat-(PMMA-)Ketten, in das infizierte Gebiet gebracht werden. Wichtiger ist eine systemische Therapie mit einem wirksamen Antibiotikum, das sich nach dem Ergebnis des Wundabstrichs richtet. Bei frühzeitiger Freilegung des infizierten Bereichs findet sich reichlich Flüssigkeit und Gewebe zur schnellen Identifizierung des betreffenden Erregers.

Die Fraktur sollte stabil sein. Falls das einliegende Implantat weiterhin für Stabilität sorgt, sollte es nicht entfernt werden. Ist aber andererseits das Implantat gelockert, muß die Fraktur durch ein anderes internes Verfahren oder alternativ durch einen Fixateur externe erneut stabilisiert werden. Wenn der Infekt unter Kontrolle ist, müssen weichteilrekonstruktive Maßnahmen ergriffen werden; dafür stehen je nach Situation verschiedene Techniken zur Verfügung, wie z. B. Meshgraft-Hautverpflanzung, lokale fasziokutane oder Muskelschwenklappen oder freier mikrovaskulärer Gewebetransfer.

Im letzten Stadium der Behandlung infizierter Osteosynthesen, nach Eindämmung des Infekts und der Wiederherstellung des Weichteilmantels, wird die knöcherne Heilung fortgeführt. Hierfür kann eine geschlossene oder offene Spongiosaplastik (Papineau-Technik) oder ein Knochensegmenttransport notwendig sein.

10.1 Glossar

Antibiotikum: Eine von vielen verschiedenen Substanzen, z. B. Penicillin, die von bestimmten Pilzen, Bakterien oder anderen Organismen (und auch synthetisch) hergestellt werden und die das Wachstum von Mikroorganismen hemmen oder diese zerstören können. Sie werden in großem Ausmaß zur Vorbeugung und Behandlung von Infektionen eingesetzt.

Bakterizid: Fähigkeit, Bakterien abzutöten.

Hämatogen: Auf dem Blutweg.

Osteomyelitis: Ein akuter oder chronischer Entzündungszustand des Knochens und seiner Markhöhle aufgrund einer bakteriellen Infektion.

Sachverzeichnis

Springer-Verlag und Umwelt

Als internationaler wissenschaftlicher Verlag sind wir uns unserer besonderen Verpflichtung der Umwelt gegenüber bewußt und beziehen umweltorientierte Grundsätze in Unternehmensentscheidungen mit ein.

Von unseren Geschäftspartnern (Druckereien, Papierfabriken, Verpackungsherstellern usw.) verlangen wir, daß sie sowohl beim Herstellungsprozeß selbst als auch beim Einsatz der zur Verwendung kommenden Materialien ökologische Gesichtspunkte berücksichtigen.

Das für dieses Buch verwendete Papier ist aus chlorfrei bzw. chlorarm hergestelltem Zellstoff gefertigt und im pH-Wert neutral.

MIX
Papier aus verantwortungsvollen Quellen
Paper from responsible sources
FSC® C105338

If you have any concerns about our products,
you can contact us on
ProductSafety@springernature.com

In case Publisher is established outside the EU,
the EU authorized representative is:
Springer Nature Customer Service Center GmbH
Europaplatz 3, 69115 Heidelberg, Germany

Printed by Libri Plureos GmbH
in Hamburg, Germany